Augenheilkunde der Gegenwart

Im Auftrage der Deutschen Ophthalmologischen Gesellschaft
herausgegeben von E. Engelking, Heidelberg, W. Löhlein, Berlin,
O. Marchesani, Münster i. W., und A. Pillat, Graz

Schriftleitung:

E. Engelking und A. Pillat

Band 3

Das Gesichtsfeld

Untersuchungsgrundlagen, Physiologie und Pathologie

Von Hans Lauber

Springer-Verlag Wien GmbH

Das Gesichtsfeld

Untersuchungsgrundlagen, Physiologie und Pathologie

Von

Professor Dr. Hans Lauber

Krakau

Mit 258 größtenteils farbigen Abbildungen im Text

Springer-Verlag Wien GmbH

ISBN 978-3-662-01940-5   ISBN 978-3-662-02235-1 (eBook)
DOI 10.1007/978-3-662-02235-1

Vorwort.

Die Lehre vom Gesichtsfeld geht, wie so viele grundlegende Untersuchungen, auf ALBRECHT VON GRAEFE zurück. Der große Meister der Augenheilkunde hat als erster das Gesichtsfeld bei Augenkranken systematisch untersucht, wichtige Tatsachen festgestellt und die diagnostische Bedeutung der Untersuchungsergebnisse erkannt. AUBERT und FÖRSTER haben das Perimeter geschaffen und damit einen handlichen Behelf für die Untersuchung, der auf lange Jahre hinaus das kampimetrische Verfahren verdrängt hat, bis BJERRUM auf die Bedeutung einer verfeinerten Technik aufmerksam machte und seine Eignung zur Untersuchung der zentralen Gesichtsfeldteile besonders hervorhob. Seitdem sein Vorgehen Gemeingut der Augenärzte geworden ist, hat die Untersuchung des Gesichtsfeldes neue, für Diagnose, Prognose und Beurteilung der Therapie gleich wichtige Tatsachen zutage gefördert, und unsere Kenntnisse über die Pathologie mancher Erkrankungen wesentlich bereichert und vertieft. Das Bestreben, die vorhandenen Kenntnisse auf dem Gebiete der Gesichtsfelduntersuchung zusammenzufassen, hat schon vor langer Zeit zur Entstehung mehrerer Werke geführt: W. SCHOEN, Die Lehre vom Gesichtsfelde und seinen Anomalien, 1874; R. PAULI, Beiträge zur Lehre vom Gesichtsfelde, 1875; OLE BULL, Perimetrie, 1895; BAAS, Das Gesichtsfeld, 1896.

In diesen Büchern war das damalige Wissen über die Erscheinungen im Gesichtsfelde erschöpfend zusammengefaßt. Indessen sind unsere Kenntnisse um so Vieles fortgeschritten, daß diese Arbeiten als veraltet gelten müssen, so Wertvolles sie auch enthalten. Es lag daher nahe, neuerdings eine zusammenfassende Darstellung zu geben. Daß ein Bedürfnis für ein solches Buch vorliegt, geht daraus hervor, daß in der Zwischenzeit fünf Bücher erschienen, die dem Gegenstande gewidmet sind: L. C. PETER, The principles and practice of perimetry, 1923; BRUDZEWSKY, Podrecznik perymetrji klinicznej (Handbuch der klinischen Perimetrie), 1925; R. I. LLOYD, Visual field studies, 1926; TRAQUAIR, An introduction to clinical perimetry, 1. Aufl. 1927, 2. Aufl. 1931, 3. Aufl. 1938, und MALBRÁN, Campo visual normal y patologico, 1. Aufl. 1929, 2. Aufl. 1936. Nicht nur der Umstand, daß drei dieser Werke in englischer und je eines in polnischer und spanischer Sprache erschienen sind, rechtfertigt die Herausgabe eines deutschen Buches, welches dasselbe Thema bearbeitet, sondern auch der Inhalt und die Form der neuen Bücher macht eine neuerliche Darstellung nicht überflüssig. Das Buch von LLOYD strebt offenbar keine Vollständigkeit an, sondern stellt einen Niederschlag der persönlichen, zum Teil recht verdienstvollen Arbeiten des Verfassers dar. Das Buch von PETER soll vollständig sein und strebt offenbar auch an, dem wissenschaftlichen Forscher als Behelf zu dienen. Es kann aber nicht verhehlt werden, daß die Vollständigkeit nicht erreicht ist und daß die Bibliographie einen schwachen Punkt des Buches darstellt. Sie ist nicht nur unvollständig, enthält nicht nur falsche Angaben, die als Druckfehler zu werten sind und bei der Korrektur nicht gefunden wurden, sondern auch Literaturhinweise ohne genügende bibliographische Daten, so daß sie schwer oder gar nicht auffindbar sind. Das Buch von BRUDZEWSKI zeichnet sich durch außerordentliche Klarheit, Einheitlichkeit und Gründlichkeit aus; seinen Zweck, dem Praktiker das notwendige Wissen zu vermitteln, erfüllt es vollständig. Der Verfasser hat absichtlich keine Literatur angeführt, wodurch sich der Wert des Werkes für den wissenschaftlichen Arbeiter bedeutend vermindert. Ganz ausgezeichnet ist das Buch von TRAQUAIR, das viel mehr enthält, als sein bescheidener Titel verspricht. Wie hoch es bewertet wird, geht daraus hervor, daß es in elf Jahren drei Auflagen erlebt hat. Ebenso klar wie das zuletzt besprochene Werk, steht es wissenschaftlich weit höher. Man sieht sofort, daß es die Frucht vieljähriger, systematischer Beschäftigung mit dem Stoff darstellt, gegründet auf vollständiger Kenntnis der Materie und logisch durchdacht. Die Gesichtsfelder, welche den Kern jedes solchen Buches bilden müssen, sind mit der größten Sorgfalt und Genauigkeit aufgenommen, und die Einzeichnung mehrerer Isopteren in den meisten Gesichtsfeldern trägt allen Anforderungen der modernen Untersuchungstechnik Rechnung. Auch TRAQUAIR will vor allem für den Praktiker schreiben und streift daher manche Fragen nur, soweit sie für die Praxis von Belang sind. Er legt daher auch keinen Wert auf erschöpfende Darstellung der mannigfaltigen Untersuchungsbehelfe und Verfahren, und bringt nur die wichtigsten Literaturangaben, wobei er aber diejenigen Arbeiten hervorhebt, welche ausführliche Literaturverzeichnisse enthalten. Zweifellos ist es das beste Buch über den Gegenstand. Der Verfasser hat es seinen Nachfolgern schwer gemacht, es ihm gleichzutun oder ihn gar zu übertreffen. Das neueste Buch von MALBRÁN, Campo visual normal y patologico, Buenos Aires, 1936, lehnt sich stark an TRAQUAIRS Buch an. Der Verfasser hat die Anatomie stärker berücksichtigt und dabei wertvolle Ergebnisse von Forschungen mitgeteilt, die von argentinischen Autoren durchgeführt worden sind. Sehr sorgfältig berücksichtigt MALBRÁN die Pathologie der krankhaften Zustände und besonders liebevoll behandelt er die Erkrankungen des Chiasma. Hier hat die ständige Zusammenarbeit mit einem ausgezeichneten Neurochirurgen ihm reichliches, wertvolles, gut beobachtetes Material zur Verfügung gestellt, so daß dieses Kapital besonders gegenüber den anderen hervorsticht. Dagegen sind die Gesichtsfeldveränderungen bei den Veränderungen des eigentlichen Gehirnes wesentlich kürzer gehalten. Die schwache Seite des Buches ist das Literaturverzeichnis. Es ist sehr zu bedauern, daß der Verfasser vielfach Autoren anführt, ohne im Literaturverzeichnis ihre Arbeiten anzuführen, so daß eine Benutzung seiner Quellen sehr erschwert ist.

Im vorliegenden Buche hat sich der Verfasser zur Aufgabe gemacht, ein möglichst vollständiges Bild unserer heutigen Kenntnisse auf dem Gebiete der Untersuchungen des Gesichtsfeldes zu geben, die Anatomie, die Physiologie, die Technik der Untersuchung und die einschlägige Apparatur, die allgemeine und spezielle Pathologie der Gesichtsfeldanomalien, darzustellen. Dabei sollte die Literatur in einem Ausmaß angeführt werden, die es dem wissenschaftlichen Forscher ermöglicht, die wichtigen einschlägigen Arbeiten leicht zu finden; eine vollständige Anführung der Kasuistik wäre nicht nur überflüssig, sondern würde eine unnütze Belastung des Buches darstellen. Die Literatur ist jeweils am Schluß eines Abschnittes aufgeführt. Ich hoffe, mit dieser Arbeit eine Lücke im derzeitigen deutschen Schrifttum ausgefüllt und somit etwas Nützliches geleistet zu haben.

Dem Verlag gebührt mein bester Dank für die vorzügliche Ausstattung des Buches trotz der zeitbedingten Schwierigkeiten.

Krakau, im Dezember 1943.

Hans Lauber.

Inhaltsverzeichnis.

Einleitung.

Die Untersuchung eines Organs kann nur dann als vollständig angesehen werden, wenn seine Funktion in allen Belangen festgestellt worden ist. Beim Auge sind viele verschiedene physiologische Funktionen zu untersuchen, wenn eine vollständige Vorstellung von der Leistung des Auges erlangt werden soll. Wohl kommt in erster Linie die Funktion der Macula in Betracht, welche den wertvollsten und höchst organisierten Teil der Netzhaut darstellt; nebenbei darf aber die Untersuchung des extramacularen Sehens nicht vernachlässigt werden, weil dieses nicht nur eine wichtige Rolle bei der Orientierung im Raume und der richtigen Verwendung des Sehorgans überhaupt spielt, sondern für die Auffindung und Beurteilung vieler pathologischer Zustände die Grundlage bildet. Die Funktionsprüfung des extramacularen Sehens wird aber zum großen Teil bei der Gesichtsfelduntersuchung in ihrer verschiedenen Form durchgeführt, und deshalb bildet die Perimetrie ein wichtiges Kapitel der Augenheilkunde.

Auf die Frage, wann das Gesichtsfeld untersucht werden soll, müßte die Antwort lauten: bei jeder Augenuntersuchung, welche den Anspruch auf Vollständigkeit erhebt. Daß die genaue Gesichtsfeldprüfung in jedem einzelnen Krankheitsfalle nicht durchführbar ist, weil sie an die Zeit des Arztes und des Kranken zu große Ansprüche stellen würde, muß zugegeben werden. Kein Kliniker erhebt alle physikalischen und funktionellen Befunde in jedem Falle in gleicher Weise: die ärztliche Kunst besteht eben zum Teil darin, zu erkennen, welche Untersuchungen erforderlich sind und welchen nur eine sekundäre Bedeutung zukommt. Man muß aber daran festhalten, daß in jedem Falle, in dem das Sehvermögen nicht die normale Höhe erreicht und die Ursachen dieses Verhaltens durch die objektive Untersuchung nicht unzweifelhaft als in Brechungsfehlern oder Veränderungen des bilderzeugenden Apparats begründet klargelegt worden sind, eine Untersuchung des Gesichtsfeldes erforderlich ist. Da wir bei der ärztlichen wie bei jeder naturwissenschaftlichen Untersuchung nichts als selbstverständlich oder gegeben betrachten dürfen, sondern die Tatsachen und ihre Abhängigkeit voneinander stets neuerlich feststellen müssen, so sind wir auch verpflichtet, wenn wir einen Funktionsausfall finden, dessen Ursache in einwandfreier Weise festzustellen. L. LLOYD macht den sehr beherzigenswerten Vorschlag, in jedem Fall, in dem nach Korrektion vorhandener Brechungsfehler nicht volle Sehschärfe erreicht wird, zumindest nach zentralen Skotomen zu suchen, z. B. mit den HAITZschen stereoskopischen Proben, wozu nur wenig Zeit erforderlich ist, um eine zentrale Ursache der Herabsetzung der Sehschärfe sicher ausschließen zu können. Freilich wäre es richtiger, auch parazentrale Skotome in die Untersuchung einzubeziehen. Eine Unterlassung kann schwere Folgen nach sich ziehen. So ist es mir vorgekommen, daß ich bei einem hochgradig myopischen Manne, der über Abnahme des Sehvermögens klagte und zentrale Veränderungen in der Aderhaut und Netzhaut aufwies, parazentrale Skotome bestimmte und in der Annahme, es handle sich um eine Abnahme der Funktion infolge der zentralen myopischen

Veränderungen, die Prüfung der peripheren Gesichtsfeldgrenzen unterließ und erst viel später entdeckte, daß es sich um eine temporale Hemianopsie handelte, die durch einen Hypophysentumor verursacht worden war. Vor kurzem sah ich eine Kranke, deren linkes Auge nach Angabe der früher behandelnden Ärzte infolge akuter retrobulbärer Neuritis fast erblindet war. Sie klagte über eine Sehstörung des rechten Auges, deren Grundlage in einem parazentralen Skotom erkannt wurde, welches das Lesen bedeutend erschwerte. Hätte ich mich mit dieser Feststellung zufrieden gegeben, so wäre wohl hier eine beginnende retrobulbäre Neuritis anzunehmen gewesen. Die Untersuchung der peripheren Gesichtsfeldgrenzen für Weiß und Farben ließ die hemianopische Natur des Skotoms und dadurch das Vorhandensein einer beginnenden temporalen Hemianopsie erkennen, welche von der Kranken nicht bemerkt werden konnte. Der Röntgenbefund ließ eine Erweiterung der Sella und die Zerstörung der Proc. clinoidei posteriores erkennen. Damit war die Diagnose der retrobulbären Neuritis hinfällig geworden. Es hat sich eben um einen der Fälle von Schädigung des Opticus durch eine Geschwulst der Hypophyse gehandelt, in denen neben, mitunter auch ohne temporale Gesichtsfeldeinschränkung ein zentrales oder parazentrales Skotom sich findet.

Es gibt auch Fälle, in denen die Gesichtsfelduntersuchung Aufschluß über den Zustand der Netzhaut oder des Sehnerven gibt, der infolge von Medientrübung nicht mit dem Augenspiegel zu erhalten ist. Besonders die Beschaffenheit des Farbengesichtsfeldes kann dabei den Schluß erlauben, ob und in welcher Ausdehnung die Netzhaut eine gute Funktion besitzt. Aus der Gestalt der Gesichtsfeldausfälle kann man erschließen, daß z. B. eine Netzhautablösung vorhanden ist, was noch sicherer anzunehmen sein wird, wenn ein in der Gestalt dem Ausfall für Weiß ähnlicher, nur größerer Ausfall für Blau vorhanden ist. Bei rascher oder plötzlicher Abnahme des Sehvermögens im Verlaufe einer Iridocyclitis kann die Untersuchung des Gesichtsfeldes das Vorhandensein eines Zentralskotoms aufdecken, wodurch eine Mitbeteiligung des Sehnerven als Grundlage der Funktionsstörung gesichert erscheint.

Von der größten Bedeutung ist das Studium des Gesichtsfeldes bei Fällen von retrobulbärer Neuritis und Glaukom, wo unsere therapeutischen Entschlüsse sehr wesentlich durch das Verhalten des Gesichtsfeldes bestimmt werden. Besonders beim Glaukom ist das Verhalten der in den zentralen Teilen des Gesichtsfeldes vorhandenen Skotome ein außerordentlich feines Reagens für das Fortschreiten oder die Besserung des Krankheitsprozesses. Hier ist die Vernachlässigung der genauesten Gesichtsfelduntersuchung eine Unterlassung, die nicht zu rechtfertigen ist. Man kann gerade hier den richtigen Zeitpunkt für das operative Eingreifen verpassen, wenn man nicht genau nach BJERRUM oder ELLIOT untersucht und sich Gewißheit über die Verhältnisse im zentralen Teile des Gesichtsfeldes verschafft hat.

Die Verbesserung und womöglich Vereinheitlichung der Untersuchungsverfahren und -bedingungen sind geeignet, die Zusammenarbeit der Ärzte im Interesse der Kranken zu erleichtern. Durch die Vereinheitlichung der Untersuchungsbedingungen könnten die perimetrischen Ergebnisse der Einzelnen unmittelbar miteinander verglichen werden, wie es bereits mit anderen Feststellungen der Fall ist. Die Verbindung der perimetrischen Untersuchung mit der kampimetrischen nach den Grundsätzen von BJERRUM muß noch mehr Gemeingut aller Augenärzte werden. Diesbezüglich bessern sich die Verhältnisse rasch, da die Erkenntnis der Unzulänglichkeit der ausschließlichen Verwendung des Perimeters sich so weit verbreitet hat, daß sie niemand ableugnen kann, ohne Gefahr zu laufen, als rückständig zu gelten. Eine kampimetrische Vorrichtung, die es ermöglicht, das Gesichtsfeld mit kleinen Marken in größerer Entfernung zu untersuchen, wird sicherlich bald in keinem Ordinationszimmer fehlen. Wenn die Studierenden die einschlägigen Tatsachen kennenlernen, wird es vielleicht auch mancher praktische Arzt versuchen, durch Untersuchung des Gesichtsfeldzentrums, wozu es keiner kostspieligen Apparatur bedarf, das Vorhandensein einer ernsteren Erkrankung festzustellen und in Erkenntnis der Bedeutung des Leidens den Kranken frühzeitig einer fachärztlichen Behandlung zuzuführen. Wo nicht anders möglich, darf die Prüfung mit der Hand vorgenommen werden, dabei kann eine gröbere Gesichtsfeldstörung ausgeschlossen werden; besonders in den neurologisch oder internistisch wichtigen Fällen gestattet dieses Verfahren eine ausgesprochene Hemianopsie auszuschließen. Die Aufmerksamkeit der Praktiker aller Fächer sollte viel mehr auf diese einfache Untersuchungsmethode hingelenkt werden, die sich jedem, der sie übt, als sehr nützlich erweist.

I. Geschichte der Kenntnisse vom Gesichtsfeld.

Die ersten Nachrichten über einen Sehraum, nicht ein Seh- oder Gesichtsfeld, gehen auf den Alexandriner Mathematiker EUKLID (zirka 300 v. Chr.) zurück. Dieser gibt an, daß vom Auge gerade Linien als Sehstrahlen ausgehen, und diejenigen Gegenstände, die von den Linien getroffen werden, sichtbar sind. EUKLID hat sich wohl eine Vorstellung über den Teil des Raumes, der gleichzeitig überblickt werden kann, gemacht, da er angibt, daß zwei Augen, deren Abstand dem Durchmesser einer Kugel gleich ist, die halbe Kugelfläche gleichzeitig übersehen können und daß ein Auge nur weniger als die Hälfte der Kugeloberfläche zu übersehen imstande ist. Der gleichfalls in Alexandrien lebende Mathematiker PTOLEMÄUS (zirka 150 n. Chr.) hat sich mit Messungen des Gesichtsfeldes beschäftigt. Sein erstes Buch der Optik ist nicht auf uns gekommen: wir wissen aber, daß er durch Messung die Ausdehnung des Gesichtsfeldes in vertikaler und horizontaler Richtung bestimmt hat. Unsere hauptsächlichste Quelle sind DAMIANOS (4. Jahrh. n. Chr.) und HELIODORUS VON LARISSA, die des PTOLEMÄUS Ansichten wiedergeben. Sie behaupten, daß man von der Himmelskugel nur den vierten Teil auf einmal überblicken könne, ebenso vom Horizont. Der Durchschnitt des Sehkegels ist nach HELIODORUS ein Kreis. Während PTOLEMÄUS Messungen angestellt hatte, beruhen die Angaben von HELIODORUS zum Teil auf theoretischen Überlegungen. Die Strahlen gehen bei allen diesen Autoren vom Auge aus, und die Spitze des Strahlenkegels liegt nicht in der Pupille, sondern hinter ihr. Die Unrichtigkeit der Behauptung, daß ein rechtwinkliger Kegel von der Kugelfläche des Himmels den vierten Teil ausschneide, ist von VOLLGRAFF gezeigt worden, und auch HIRSCHBERG weist darauf hin. Dieser Fehler ist wahrscheinlich DAMIANOS zuzuschreiben, da PTOLEMÄUS ein solcher Fehler nicht zuzumuten ist. Die genannten Autoren unterscheiden zwischen einem deutlichen zentralen und einem undeutlichen peripheren Sehen. GALEN (130 bis 210 n. Chr.) macht die gleichen Angaben bezüglich des Sehraumes wie DAMIANOS, nur verlegt er die Spitze des Kegels in die Pupille, macht also hier einen Fehler, den DAMIANOS vermieden hatte.

In den Schriften der Alten finden sich auch Beweise dafür, daß gewisse Kenntnisse von Ausfallserscheinungen im Gesichtsfelde bekannt waren. Im zweiten Buch der HIPPOKRATISchen Schriften ist die Hemianopsie erwähnt. SOKRATES spricht von der Sonnenschädigung des Auges, und GALEN weiß, daß alle, die die Sonne mit bloßem Auge beobachten, Schaden an ihren Augen nehmen. Er kannte sowohl die Hemianopsie als auch die periphere Gesichtsfeldeinengung und den Ausfall der Gesichtsfeldmitte.

Spätere Autoren des Altertums, so PLOTINUS (204 bis 270 n. Chr.), LACTANTIUS (gestorben 325 n. Chr.), MAKROBIUS (um 400 n. Chr.), NEMESIUS (um 400 n. Chr.), ISIDORIUS HISPALENSIS (um 600 n. Chr.), unterscheiden sich in ihren Angaben nicht von ihren Vorgängern. Die Kenntnisse der Alten dürften im Mittelalter zum großen Teil vergessen worden sein. ALKINDI (9. Jahrh. n. Chr.) macht die Angabe, daß die Sehschärfe von der Mitte gegen die Peripherie des Gesichtsfeldes abnehme. ALHAZEN (um 1000 n. Chr.) führt alle Sehstrahlen auf den Mittelpunkt der Linse hin. Dieser Punkt wird (ebenso wie die Öffnung in der Regenbogenhaut) als Pupille bezeichnet. Infolge dieser Auffassung macht er den Sehkegel von der Größe der Pupille abhängig, liegt bei ihm ja doch die Linse, die er als das Organ des Sehens betrachtet, in der Mitte des Auges. Einen wesentlichen Fortschritt bedeutet die Auffassung ALHAZENS, daß die Strahlen von den Gegenständen zum Auge gehen. Dieser arabische Forscher hat einen großen Einfluß auf die Schriftsteller des christlichen Abendlandes ausgeübt, so auf WITELO (1220 bis 1279), ROGER BACON (1216 bis 1293), JOHN PECKHAM, BARTOLOMÄUS ANGLICUS, ALBERTUS MAGNUS. Hervorzuheben ist die Angabe WITELOS, daß der größte Sehwinkel ein annähernd gerader ist. Während der Renaissance haben sich zuerst Künstler mit Fragen der Optik beschäftigt, so LEON BATTISTA ALBERTI (1435), LORENZO GHIBERTI (1378 bis 1455), PIERO DELLA FRANCESCA (1420 bis 1492), die alle auch Wissenschaftler und Mathematiker waren, sich aber von dem Einfluß ihrer Vorgänger nicht befreien konnten. FRANCISCUS MAUROLYCUS (1494 bis 1575) hat durch Beobachtung richtig den Unterschied zwischen zentralem und peripherem Sehen festgestellt, begeht aber Fehler bei der Deutung dieser Erscheinung.

Die erste Angabe einer Methode zur Aufnahme der Gesichtsfeldgrenzen geht auf PORTA (1593) zurück. Es ist eine kampimetrische Gesichtsfeldaufnahme. PORTA läßt auf einem Brett ein Merkzeichen fixieren und bringt Steinchen auf das Brett in eine solche Lage, daß sie gerade verschwinden: auf diese Weise kann der Umriß des Feldes festgestellt werden. Trotz dieser richtigen Methodik sagt PORTA, daß die Gestalt des Sehfeldes kreisförmig sei. Er wußt aber, daß man mehr als den vierten Teil des Himmels auf einmal überblicken könne und erkannte die Bedeutung der Ausdehnung des Gesichtsfeldes für die freie Bewegung im Raum. PORTA untersuchte auch die Ausdehnung des Sehfeldes bei verschiedener Beleuchtung und verschiedenem Hintergrund und stellte fest, daß es bei weißem Hintergrund am kleinsten ist. FRIEDRICH RISNER (1606) nahm denselben Standpunkt ein wie die Mathematiker des Altertums. Seine Ansichten bedeuten also gegenüber PORTA einen Rückschritt. JOHANNES KEPLER macht (1604) die Angabe, daß das gemeinsame Gesichtsfeld beider Augen etwas mehr als eine Halbkugel umfaßt. Er hat dieselbe Erscheinung beobachtet, die HELMHOLZ später mitgeteilt hat, nämlich, daß ein in der peripheren Zone des Gesichtsfeldes befindlicher Gegenstand weniger weit vom Fixierpunkt zu liegen scheint als der Wirklichkeit entspricht. FRANCISCUS AGULIONIUS (1567 bis 1617) weist darauf hin, daß vorspringende Teile des Gesichtes das Gesichtsfeld in einigen Richtungen einschränken. HIERONYMUS FABRICIUS AB AQUAPENDENTE (1537 bis 1619) unterscheidet zwischen Gesichtsfeld und Blickfeld und schätzt den horizontalen Durchmesser des Gesichtsfeldes auf 180°. Eine ähnliche Angabe macht M. A. DE DOMINIS (1610).

Die erste wichtige Entdeckung der Neuzeit auf dem Gebiete des Gesichtsfeldes war die des blinden Fleckes durch MARIOTTE (1666), der untersuchen wollte, welcher Art das Sehen auf der Eintrittsstelle des Sehnerven sei. Sein Ver-

such erregte damals großes Aufsehen, so daß er ihn im Jahre 1686 vor dem König
von England wiederholen mußte. Er konnte den Versuch auch so einrichten,
daß bei beiden offenen Augen zwei Gegenstände verschwanden, indem sie auf
die blinden Flecke fielen; ihre anderen Bilder wurden durch den vorgehaltenen
Daumen verdeckt. Le Cat (1767) berechnete die Größe des blinden Fleckes,
fand ihn aber viel kleiner, als der Wirklichkeit entspricht. Bei ihm findet sich
die Angabe, daß das Gesichtsfeld eine konstante Größe hat. Daniel Bernoulli
zeichnete den blinden Fleck auf den Fußboden und stellte fest, daß er eine
elliptische Gestalt hat. Bei der Berechnung der Größe des blinden Fleckes
gelangte er wegen ungenügender Kenntnisse der Konstanten des Auges zu
übermäßig großen Zahlen. Schon Kepler hatte das Bild der Außengegenstände
auf der hinteren Wand des Augapfels, also auf der Netzhaut, entstehen lassen.
Die Erkenntnis, daß die Netzhaut das Wahrnehmungsorgan der Lichteindrücke
darstellt, ist aber erst eine Errungenschaft der Gelehrten des 19. Jahrhunderts.

1676 beschreibt Willis Gesichtsfelddefekte bei Erkrankungen des Auges
und 1696 Hamberger Skotome nach Sonnenblendung. Boerhave spricht
von Skotomen und gibt ein Verfahren zur Lagebestimmung der Skotome an,
indem er den Kranken einen kleinen Gegenstand fixieren läßt, worauf der Kranke
angeben kann, wo der dunkle Fleck liegt. Porterfield spricht 1759 nicht nur
vom Gesichtsfeld des Menschen, sondern auch von demjenigen der Tiere; er hatte
bereits erfaßt, daß infolge der Stellung der Augen die Vögel fast den ganzen
Horizont überblicken können, dasselbe könne in ähnlicher Weise auch der Hase.

Die ersten genauen Messungen der Ausdehnung des Gesichtsfeldes wurden
von Thomas Young (1800) veröffentlicht. Er gibt die Ausdehnung des Gesichtsfeldes mit 50° nach oben, 70° nach unten, 60° nach innen und 90° nach außen an,
teilt aber auch mit, daß das Gesichtsfeld bei einem anderen Beobachter größer
war, aber in denselben Verhältnissen. Weiter wird die rasche Abnahme der
Sehschärfe vom Zentrum gegen die Peripherie festgestellt, wobei Young allerdings angibt, daß die Sehschärfe von 6° bis 8° an fast stationär sei, was mit neueren
Untersuchungen nicht übereinstimmt. Die Lage und die Größe des blinden
Fleckes werden angegeben und die anatomischen Größen gleichfalls bestimmt.
25 Jahre später erschien Purkinjes Schrift: „Neue Beiträge zur Kenntnis des
Sehens in subjektiver Hinsicht", in der er eine ausgezeichnete Darstellung der
Verhältnisse des Gesichtsfeldes liefert. Nicht nur die Grenzen desselben wurden
im Dunkelzimmer mit einer Flamme aufgenommen, und zwar bei normal weiter
und künstlich erweiterter Pupille, sondern Purkinje hat auch die Grenzen für
Farben gefunden und mitgeteilt. Er hat als erster die periphere Farbenblindheit
der Netzhaut festgestellt.

Die Augenärzte dieser Zeit haben schon Kenntnis von Gesichtsfelddefekten
gehabt. Beer (1817) kennt zentrale und parazentrale Skotome, ferner die Hemianopsie, doch kann er begreiflicherweise bei dem damaligen Stande der Medizin
keine genauen Erklärungen für das Zustandekommen der Gesichtsfeldausfälle
geben. Er nimmt wohl an, daß sie zum Teil auf Schädigungen der Netzhaut,
zum Teil auf solchen der Nervenbahnen beruhen, kann aber die beiden Grundlagen nicht voneinander trennen. Fischer (1832) kennt das Freibleiben des
oberen Teiles des Gesichtsfeldes bei Verlust des übrigen. Desmarres (1847)
beschreibt Skotome und periphere Gesichtsfeldausfälle, wirft aber solche infolge
von Netzhauterkrankungen, z. B. Netzhautablösung (als obere Hemianopsie
bezeichnet) und solche infolge Veränderung der Nervenbahnen (seitliche Hemianopsie) zusammen. Himly (1842) unterscheidet Amaurosis peripherica (wir
würden konzentrische Gesichtsfeldeinschränkung sagen) und Amaurosis centralis
(Zentralskotom). Er kennt bereits die Beeinträchtigung des Gesichtsfeldes

durch Netzhautblutungen. STELLWAG (1853) drückt sich unbestimmter aus. Er kennt zwar „Umnebelungen und Verfinsterungen einzelner Aichungen des Gesichtsfeldes", spricht von partieller und totaler Amaurose bzw. schwarzem Star, beschränkt sich aber, wie er ausdrücklich hervorhebt, auf einige Andeutungen. Ätiologisch kommen bei ihm Erkrankungen der Netz- und Aderhaut, des Sehnerven und besondere Erkrankungen des Gehirns und der Hirnhäute in Betracht. Genauere Mitteilungen über Hemianopsie macht er nicht, auch nicht dort, wo er über Atrophie des Sehnerven infolge von Druck der Hypophyse oder von Folgen der Gehirnapoplexie spricht. Den physiologischen Tatsachen wendet STELLWAG keine besondere Aufmerksamkeit zu. Bei der Abhandlung über Physiologie macht er nicht einmal numerische Angaben über die Ausdehnung des Gesichtsfeldes, obgleich ihm die Arbeiten von PURKINJE bekannt waren. Dagegen beschäftigt er sich eingehend mit dem blinden Fleck. Nirgends finden sich auch nur Versuche, die Größe oder genauere Lage von Skotomen zu bestimmen.

Untersuchungen physiologischer Art wurden im Zeitraum zwischen den Arbeiten YOUNGS und PURKINJES und der zu erwähnenden Arbeit v. GRAEFES mehrere angestellt, brachten aber nicht prinzipiell Neues. Für die Augenärzte ergab sich keine wesentliche Förderung, weil die Gesichtsfelduntersuchung nicht Gemeingut der Augenärzte wurde. Erst ALBRECHT v. GRAEFE führte die Gesichtsfelduntersuchung als diagnostisches Verfahren in die systematische Untersuchung der Augenärzte ein und sicherte ihr in der Augenheilkunde einen dauernden Platz. Wir können daher das Jahr 1856, in dem v. GRAEFE, erst 28 Jahre alt, seine Arbeit „Über die Untersuchung des Gesichtsfeldes bei amblyopischen Affektionen" veröffentlichte, als das Geburtsjahr der klinischen Perimetrie betrachten. v. GRAEFE hat die Bedeutung der Gesichtsfelduntersuchung für die Diagnostik erkannt und die wichtigsten Typen der Gesichtsfeldstörungen festgestellt. Er bediente sich durchaus der kampimetrischen Methode der Untersuchung, charakterisierte in der erwähnten Schrift die konzentrische Gesichtsfeldeinengung, die Vergrößerung des blinden Fleckes, das Zentralskotom, die homonyme, bitemporale und binasale Hemianopsie, besprach die graduell verschiedenen Gesichtsfeldausfälle, das relative und absolute Skotom. Dieser Aufsatz enthält eine erstaunliche Fülle von Beobachtungen und die Ansichten in bezug auf diagnostische und prognostische Bedeutung der Gesichtsfeldausfälle, die hier niedergelegt sind, entsprechen im großen und ganzen den heutigen Anschauungen. v. GRAEFE hat durch diese Arbeit den Grund zu allen späteren Forschungen und Erkenntnissen gelegt, und auch auf dem Gebiete der klinischen Erforschung der Gesichtsfelddefekte nimmt er für alle Zeiten eine überragende Stellung ein. Von da an bleibt das Interesse für die Untersuchung des Gesichtsfeldes ständig wach und langsam ist sie ein unentbehrliches Rüstzeug für die Untersuchung der Sehstörungen geworden. Hier wie auf manchem anderen Gebiete gab erst die Ausgestaltung der technischen Behelfe in bequemer Form, womit die Genauigkeit der Untersuchung erhöht und der Zeitverlust bei der Untersuchung vermindert wurde, der Allgemeinheit der Augenärzte den Impuls, das Verfahren ständig anzuwenden. FÖRSTER, der seine ersten Versuche gemeinsam mit AUBERT (1857) ausgeführt hatte, machte den bedeutsamsten Schritt von der kampimetrischen Methode zur perimetrischen durch die Erfindung des Perimeters. Auf der Tagung der Gesellschaft Deutscher Naturforscher und Ärzte in Karlsbad (1862) machte er seine erste Mitteilung darüber, der weitere auf dem Internationalen Ophthalmologischen Kongreß in Paris (1867) und der Tagung der Ophthalmologischen Gesellschaft in Heidelberg (1869) folgten. Mit der Konstruktion des Perimeters war ein Behelf gegeben, der die Genauigkeit,

Gleichförmigkeit und Raschheit der Untersuchung steigerte, wodurch die Verbreitung der Technik der Gesichtsfelduntersuchung wesentlich gefördert wurde. Dieses Perimeter ist das Vorbild der meisten Apparate zur Gesichtsfelduntersuchung geblieben, die im Laufe der Zeit gebaut worden sind.

Während das FÖRSTERsche Perimeter die Projektion der empfindenden Netzhautteile auf eine Kugeloberfläche dadurch erreichte, daß ein Halbkreisbogen um eine Achse drehbar angebracht war und nacheinander in alle Meridiane gebracht werden konnte, suchten andere Forscher zur Untersuchung Halbkugelflächen zu verwenden. Die älteste Vorrichtung dieser Art ist das Perimeter von SCHERK (1872), das eine große Reihe von Nachfolgern erhielt; als letzter davon sei die Vorrichtung von IGERSHEIMER erwähnt.

Mit der Zeit wurde die perimetrische Technik verfeinert; v. GRAEFE hatte die Gesichtsfelduntersuchung bei herabgesetzter Beleuchtung empfohlen, um geringe Störungen der peripheren Netzhautfunktionen feststellen zu können. Diese Untersuchungsart ist durch die Farbenperimetrie, deren Grundlage auf PURKINJE zurückgeht und deren sich AUBERT, FÖRSTER, SCHÖN u. a. zu bedienen begannen, in den Hintergrund gedrängt worden; doch wird in neuerer Zeit ihr Wert immer wieder hervorgehoben. Die Mängel, welche der Farbenperimetrie anhafteten und sie vielfach in Mißkredit zu bringen drohten, sind in neuerer Zeit zum großen Teil beseitigt worden. v. HESS (1889) hat die Grundlagen der peripheriegleichen und invariablen Farben geschaffen, die ENGELKING und ECKSTEIN (1920) den Fachgenossen allgemein zugänglich gemacht haben.

Die Wiedereinführung der kampimetrischen Messung von Skotomen wurde besonders von BJERRUM (1899), mit dessen Namen dieses Untersuchungsverfahren wohl für immer verknüpft bleiben wird, befürwortet. Seine Nachfolger haben dieses Verfahren vielfach abgeändert und verbessert, und langsam hat es sich Bahn gebrochen und wird wohl bald von allen sorgfältigen Untersuchern angewendet werden.

Die Arbeiten von FERREE und RAND (1922) stellen einen Versuch dar, bei der Aufnahme des Gesichtsfeldes eine möglichste Gleichmäßigkeit der Versuchsbedingungen zu erreichen. Sie haben zur Konstruktion eines Perimeters geführt, das den idealen physiologischen Bedingungen sehr nahe kommt.

Die Einführung der Stereoskopie in den Dienst der Gesichtsfelduntersuchung durch HAITZ (1904) ist eine Tat, die gute Früchte getragen hat. Die Verbindung dieses Grundsatzes mit der Untersuchung mittels kleinster Objekte führt zu einer besonderen Verfeinerung der Untersuchung, welche an die Grenze der Leistungsfähigkeit der meisten Menschen führt, sie wohl auch vielfach überschreitet. Die Überfeinerung der Methodik kann leicht zu Fehlern führen, wie dies bereits v. HESS hervorgehoben hat.

1926 hat EVANS die binokulare Untersuchung des Gesichtsfeldes mittels des Stereokampimeters von LLOYD sorgfältig ausgebaut und dem Verhalten der den Netzhautgefäßen entsprechenden Skotomen besondere Aufmerksamkeit gewidmet. Dem Verhalten dieser Skotome unter physiologischen und pathologischen Bedingungen wird mit Recht größere Aufmerksamkeit gewidmet, und das Untersuchungsverfahren der „Angioskotometrie“ sollte immer mehr als wertvolle Ergänzung der anderen Untersuchungsverfahren des Gesichtsfeldes in Anwendung kommen.

Im letzten Jahrzehnt sind Bestrebungen zur Vereinheitlichung der Bedingungen zur Gesichtsfeldaufnahme, ähnlich wie dies für die Bestimmung der Sehschärfe bereits geschehen ist, deutlicher hervorgetreten als dies je früher der Fall war. Sie sind nicht nur von einzelnen Forschern befürwortet, sondern von den Organisatoren der Internationalen Kongresse unter ihren Schutz genommen worden. Eine Kommission, bestehend aus H. M. Traquair, Luther C. Peter und H. Lauber, wurde beauftragt, Vorschläge für die Standardisierung der Perimetrie auszuarbeiten. Diese wurden in den Verhandlungen des Amsterdamer Kongresses veröffentlicht und auf dem Madrider Kongreß angenommen.

Die praktische Anwendung der Verfeinerung der Gesichtsfelduntersuchung, die Bjerrum eingeleitet hatte, ist in dessen Heimat Dänemark weitergepflegt worden und hat eine kräftige Unterstützung in den Ländern englischer Zunge gefunden, deren Beispiel die Augenärzte anderer Länder allmählich gefolgt sind. Die Entwicklung der Methodik ist noch im Flusse und noch nicht zu einem ähnlichen relativen Abschluß gekommen, wie dies in bezug auf die Untersuchung der Sehschärfe eher behauptet werden kann.

Die Fortschritte der Technik auf verschiedensten Gebieten wird auch in der Gesichtsfelduntersuchung zukünftig Veränderungen bedingen. Alle Verbesserungen der Untersuchung werden dazu beitragen, ihre Bedeutung zu erhöhen und unsere Kenntnisse zu erweitern.

Literatur.

Aguilonius, Franciscus: Opticorum libri sex. Antwerpen 1613. — Alberti, Leon Battista: Della pittura 1435. — Albertus, Magnus: De' sensu et sensato. Historia naturalis. liber IX. — Alhazen in Risner: Opticae thesaurus. Basel 1572. — Alkindi: De aspectibus. — Aquapendente, Hieronymus Fabricius ab: Opera omnia anatomica et physiologica. 1738. — Aubert, H. u. R. Förster: Beiträge zur Kenntnis des indirekten Sehens. Graefes Arch. 3/2, 1 (1857).

Bacon, Roger: Opus majus. — Bartholomäus Anglicus: Prospectoria communis. Leipzig 1504. — Beer, C. F.: Lehre von den Augenkrankheiten, 2. Bd. Wien: Camesinasche Buchhandlung 1817. — Bjerrum, J.: Über Untersuchung des Gesichtsfeldes. Med. Selskab Förhandl. 1889, 219. — Boerhave, H.: Praelectiones de morbis oculorum. 1708.

Le Cat: Traité des sens. 1776.

Damianos: $\Delta\alpha\mu\iota\alpha\nu\tilde{o}\upsilon$ $\varphi\iota\lambda o\sigma\acute{o}\varphi o\upsilon$ $\tau o\tilde{\upsilon}$ $'H\lambda\iota o\delta\acute{\omega}\rho o\upsilon$ $\Lambda\alpha\rho\iota\sigma\sigma\alpha\acute{\iota}o\upsilon$ $K\varepsilon\varphi\acute{\alpha}\lambda\varepsilon\tilde{\iota}\alpha$ $\tau\tilde{\omega}\nu$ $\acute{o}\pi\tau\iota\varkappa\tilde{\omega}\nu$. — Desmarres, L. A.: Traité théorique et pratique des maladies des yeux. Paris 1847. — Doesschate, G.: Ten.: Über die Geschichte der Kenntnis des Gesichtsfeldes. Arch. Augenhk. 108, 317 (1933).

Engelking u. Eckstein: Peripheriegleiche und invariable Perimeterobjekte zur Vereinfachung und Verbesserung der Farbenperimetrie. Freiburg: Speyer und Körner, 1920. — Euclidis: Optica ed J. L. Heiberg. 1895.

Ferree a. Rand: An illuminated perimeter with campimeter features. Amer. J. Ophthalm. 5, 455 (1922). — Fischer, J. N.: Klinischer Unterricht in der Augenheilkunde. Prag 1832. — Förster, R.: Bericht über die 17. Vers. dtsch. Naturforscher u. Ärzte in Karlsbad S. 284, 1862. — Über Gesichtsfeldmessungen. Bericht über den Intern. Ophthalm. Kongr. in Paris. Klin. Mbl. Augenhk. 5, 293 (1867). — Das Perimeter. Vers. ophthalm. Ges. Heidelberg. Klin. Mbl. Augenhk. 7, 411 (1869). — Francesca, Piero della: De prospectiva pingendi. Ed. Winterberg 1899.

Galenus Claudius: $\Pi\varepsilon\varrho\tilde{\iota}$ $\chi\varrho\varepsilon\acute{\iota}\alpha\varsigma$ $\tau\tilde{\omega}\nu$ $\acute{\varepsilon}\nu$ $\acute{\alpha}\nu\vartheta\varrho\acute{\omega}\pi o\upsilon$ $\sigma\acute{\omega}\mu\alpha\tau\iota$ $\mu o\varrho\acute{\iota}\omega\nu$ $\lambda\acute{o}\gamma o\iota$ ζ. — Ghiberti, Lorenzo. — v. Graefe, A.: Über die Untersuchung des Gesichtsfeldes bei amblyopischen Affektionen. Graefes Arch. 2/2, 258 (1856).

Haitz: Binokulare Untersuchung des Gesichtsfeldzentrums vermittels des Stereoskops. Klin. Mbl. Augenhk. 42, 321 (1904). — Hamberger: Optica oculorum vitia 1696. — Heliodorus Larissaeus: Capita opticorum (ed. 1758). — Helmholtz, H. v.: Handbuch der physiologischen Optik, 2. Aufl. Hamburg u. Leipzig: Leop. Voß 1896. — Hess, C.: Über den Farbensinn beim indirekten Sehen. Graefes Arch. 35/3, 1. (1889). — Untersuchungen über die Methoden der klinischen Perimetrie. Arch Augenhk. 84, 1 u. 85, 1 (1919). — Himly, K.: Krankheiten und Mißbildungen des menschlichen Auges und deren Heilung. Berlin: Hirschwald 1843. — Hirschberg, J.: Geschichte der Augenheilkunde im Altertum. Gr.-S.-Handb., 2. Aufl. 12, 168, 343

(1899). — Geschichte der Augenheilkunde in der Neuzeit. Gr.-S.-Handb. **14**, 263, 265, 459 (1911).

IGERSHEIMER, J.: Ein neuer Weg zur Erkenntnis krankhafter Vorgänge im Seh-nerven. Vers. ophthalm. Ges. Heidelberg **1916**, 343. — ISIDORUS HISPALENSIS: De hemisphaeriis Lib. III.

KEPLER, JOHANNES: Ad Vitellionem paralipomena. 1604.

LACTANTIUS: Divinarum institutionum libri VII. — LAUBER, H.: Zur Geschichte der Untersuchung des Gesichtsfeldes. Festschr. f. NEUBURGER, 1928. — LAUBER, H.: H. M. TRAQUAIR u. LUTHER C. PETER: Vereinheitlichung der Perimetrie. Consilium Ophthalmologicum Holland 1929. — LLOYD, R. J.: Evolution of Perimetry. Arch. Ophthalm. (Am.) **15**, 71 (1936).

MACROBIUS: De natura hominis Cap. VII. Leipzig: Ed. Eyssenbardt 1893. — MARIOTTE, E.: Mémoires de l'Académie de Médecine **1**, 68 (1666). — Philosoph. Transact. **1668**, 658. — Nouvelle découverte touchant la vue. Paris 1668. — MAURO-LYCUS FRANCISCUS: Theoremata de lumine et umbra. 1613. — MORTON, H. MC. J.: Historical and other notes regarding the perimeter and perimetry. Amer. J. Ophthalm. **6**, 740 (1923). — Historic memorabilia regarding the visual field and perimetry. Amer. J. Ophthalm. **13**, 888 (1930).

PECKHAM, JOHANNES: Johannes Peckhams s. Pithanus, Episc. Cantuarensis Prospectora communis. Leipzig 1504. — PLOTINUS: Enneadae. Oxford: ed. Creuzer 1935. — PORTA GIAMBATTISTA DELLA: De refractione. 1593. — PORTERFIELD, WILLIAM: A treatise on the eye. 1759. — PTOLEMAEUS CLAUDIUS: $M\varepsilon\gamma\acute{\alpha}\lambda\eta$ $\sigma\nu\nu\tau\alpha\xi\iota\varsigma$. — PURKINJE, J. E.: Neue Beiträge zur Kenntnis des Sehens in subjektiver Hin-sicht. Berlin 1825.

RISNER, FRIDERICUS: Opticae theraurus. Basel 1572. — Opticae libri quatuor. 1606.

SCHERK: Ein neuer Apparat zur Messung des Gesichtsfeldes. Klin. Mbl. Augenhk. **7**, 411 (1869). — SCHOEN, W. D.: Lehre vom Gesichtsfeld und seinen Anomalien. 1874. — STELLWAG V. CARION, K.: Die Ophthalmologie vom naturwissenschaftlichen Standpunkte, II. Erlangen: Encke 1855.

WILLIS, TH.: Pathologia cerebri. Oxford 1666. — WITELO: $\Pi\varepsilon\varrho\acute{\iota}$ $\acute{o}\pi\tau\iota\varkappa\tilde{\eta}\varsigma$. Nürn-berg 1535.

YOUNG, TH.: On the mecanism of the eye. Philosoph. Transact. **92**, 23 (1800).

II. Anatomische Grundlagen der Perimetrie.

Die Untersuchung des Gesichtsfeldes hat nicht nur den Zweck, das Vorhanden-sein von Funktionsausfällen oder Funktionsherabsetzung der extramakularen Netzhautteile ausfindig zu machen, sondern auch die Aufgabe, gleichzeitig fest-zustellen, wo sich der Sitz des pathologischen Prozesses befindet. Die Kenntnis der Anatomie der Sehbahn bietet zahlreiche Anhaltspunkte für die topische Diagnostik der Sehstörungen. Deshalb soll hier die Anatomie der Sehbahn so weit beschrieben werden, als es für diese Art der Diagnostik erforderlich ist.

Die Netzhaut setzt sich grundsätzlich aus dem neuroepithelialen und dem Gehirnteil zusammen. Die Unterscheidung von Stäbchen und Zapfen in der Neuroepithelschicht und ihre verschiedene topische Verteilung bildet die Grund-lage der Duplizitätstheorie, nach der die Zapfen die Fähigkeit der Farbenwahr-nehmung besitzen und die bei Helladaptation tätigen Teile der Netzhaut sind, die Stäbchen dagegen die Organe der Wahrnehmung bei Dunkeladaptation sind und der Fähigkeit der Farbenwahrnehmung entbehren. Da die Macula ausschließlich Zapfen enthält, diese mit der Entfernung von der Macula zahlen-mäßig immer mehr gegenüber den Stäbchen zurücktreten, werden Farben am besten mit der Macula erkannt; der Farbensinn nimmt gegen die Peripherie der Netzhaut und, was dasselbe ist, des Gesichtsfeldes, immer mehr ab. Dagegen besteht ein Übergewicht der exzentrischen Netzhautteile gegenüber der Macula

in bezug auf das Sehen bei herabgesetzter Beleuchtung. Die Macula ist bei
stark herabgesetzter Beleuchtung funktionsunfähig, was sich im Vorhandensein

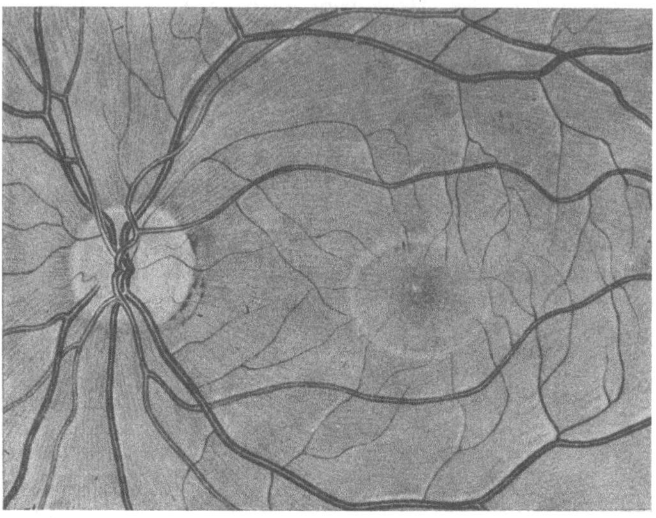

Abb. 1. Verlauf der Sehnervenfasern und der Gefäße in der Netzhaut im rotfreien Lichte gesehen.

eines zentralen Skotoms zu erkennen gibt. Andere Eigentümlichkeiten des
Baues der Neuroepithelschicht spielen bei der Untersuchung des Gesichtsfeldes
keine besondere Rolle. Die gegen die Peripherie hervortretende geringere Ausbildung der äußeren Netzhautschichten ist das anatomische Substrat für die in der Peripherie geringere Funktion der Netzhaut, z. B. für die peripherwärts abnehmende Punktsehschärfe. Auch in der unmittelbaren Nachbarschaft der Papille verdünnen sich die Netzhautschichten mit Ausnahme der Nervenfaserschicht; die Neuroepithelschicht reicht am weitesten gegen den Papillenrand, wobei die Neuroepithelien zum Teil rudimentär werden; sie reichen aber nicht bis an den Rand des Lederhaut-Aderhaut-Kanals.

Am wichtigsten vom Standpunkte der Gesichtsfelduntersuchung ist die Kenntnis des Nervenfaserverlaufes in der Netzhaut, den schon v. MICHEL (1875) dargestellt hat, und der gegenwärtig von jedem Untersucher bei Verwendung des rotfreien Lichtes mit dem Augenspiegel gesehen werden kann (Abb. 1). Die von den nasalen Teilen der Netzhaut der Papille zustrebenden Nervenfasern verlaufen geradlinig radiär. Nach außen von dem durch die Papille verlaufenden

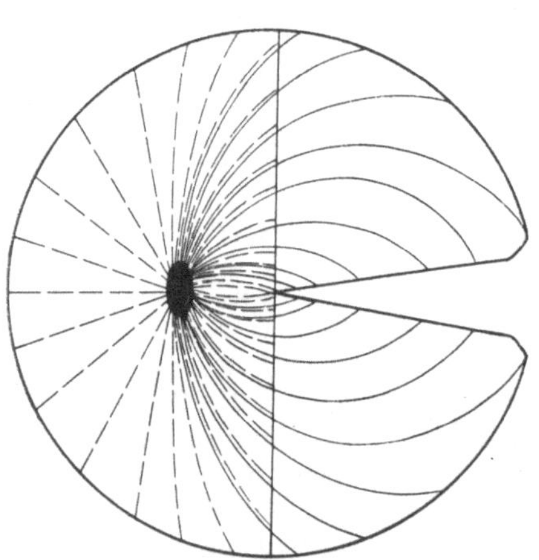

Abb. 2. Die temporale Naht (Raphe) der Netzhaut. Die äußere Netzhautgrenze ist entsprechend der Naht nach der Fovea verlaufend gedacht und etwas geöffnet. Die ausgezogenen Linien bedeuten ungekreuzt verlaufende Fasern, die gestrichelten Linien gekreuzte Fasern. Die Abbildung läßt erkennen, daß sich die macularen Fasern zwischen die aus den oberen und unteren Quadranten stammenden Fasern einschieben.

senkrechten Meridian beschreiben die Fasern Bögen, deren Konkavität der
Macula zugewendet ist. Die von den entferntesten oberen und unteren Netzhaut-

teilen stammenden Fasern beschreiben Bögen von großem Krümmungsradius, während die von näher zur Macula gelegenen Stellen stammenden Fasern stärker gekrümmte Bögen beschreiben. Die aus der Macula stammenden Fasern verlaufen gleichfalls gekrümmt, nur die vom nasalen Teil der Macula stammenden Fasern verlaufen geradlinig zur Papille. Infolge dieser Anordnung der Fasern besteht

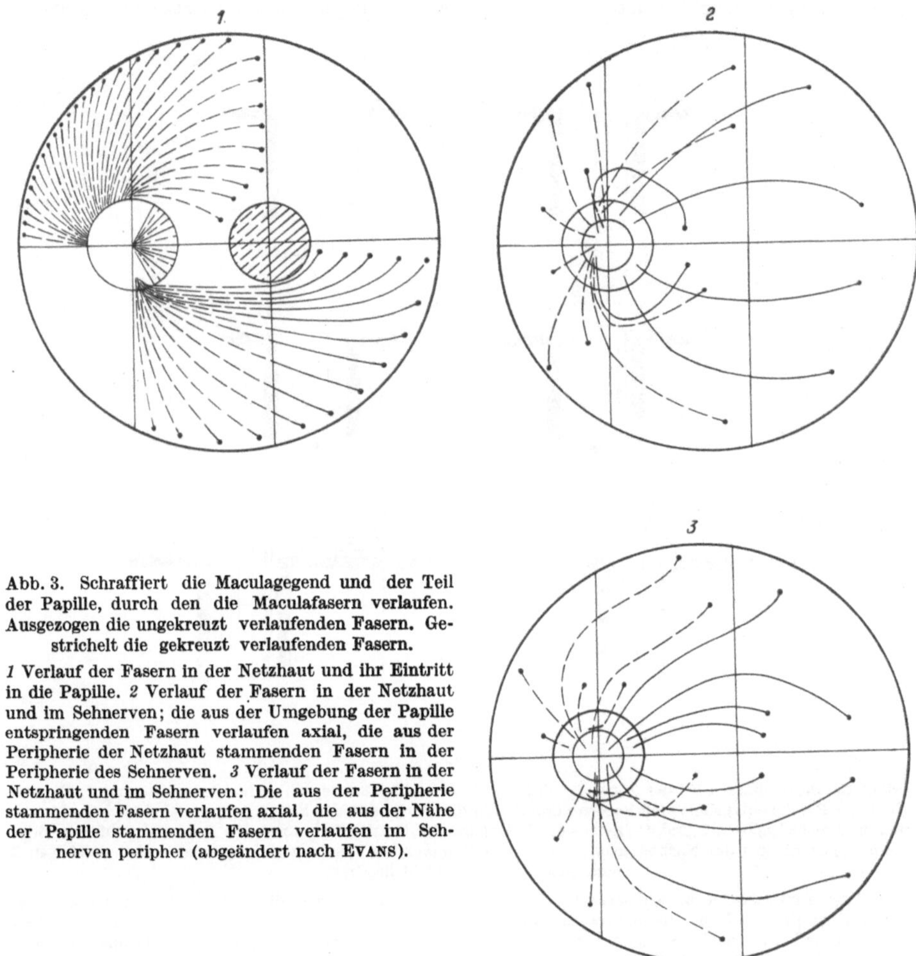

Abb. 3. Schraffiert die Maculagegend und der Teil der Papille, durch den die Maculafasern verlaufen. Ausgezogen die ungekreuzt verlaufenden Fasern. Gestrichelt die gekreuzt verlaufenden Fasern.

1 Verlauf der Fasern in der Netzhaut und ihr Eintritt in die Papille. *2* Verlauf der Fasern in der Netzhaut und im Sehnerven; die aus der Umgebung der Papille entspringenden Fasern verlaufen axial, die aus der Peripherie der Netzhaut stammenden Fasern in der Peripherie des Sehnerven. *3* Verlauf der Fasern in der Netzhaut und im Sehnerven: Die aus der Peripherie stammenden Fasern verlaufen axial, die aus der Nähe der Papille stammenden Fasern verlaufen im Sehnerven peripher (abgeändert nach EVANS).

nach außen von der Fovea centralis eine nur im rotfreien Lichte sichtbare Nahtlinie (Raphe), die bis an die äußerste Grenze der Netzhaut reicht. Die periphere Grenze der Netzhaut biegt hier gewissermaßen zentralwärts um und erreicht die Fovea centralis (Abb. 2). Dadurch werden der obere und untere temporale Netzhautquadrant durch die Naht voneinander getrennt. Berücksichtigt man, worauf EVANS (1939) hingewiesen hat, daß bei Halbseitenblindheit die Trennungslinie der beiden Gesichtsfeldhälften durch den Fixationspunkt und nicht durch den blinden Fleck geht, so ergibt sich, daß die von der temporalen Netzhauthälfte stammenden Fasern, die nicht dem papillomacularen Bündel angehören, zu der temporalen Hälfte der Papille oberhalb oder unterhalb des papillomacularen Bündels hinziehen; die nasal von der durch die Macula gezogenen Senkrechten

entspringenden Nervenfasern die nasale Hälfte der Papille bilden (Abb. 3).
Daraus ergibt sich nach EVANS (l. c.) der folgende schematische Verlauf: In
der oberen Hälfte der Zeichnung sind die Nervenfasern der Netzhaut eingezeichnet,
die die nasale Hälfte der Papille bilden, in der unteren Hälfte die Nervenfasern,
die neben dem papillomacularen Bündel (das gestrichelt gezeichnet ist) die
temporale Papillenhälfte bilden. Aus dieser Zeichnung ergibt sich, daß sich die
Fasern teilweise überkreuzen müssen. Diese Anordnung der Sehnervenfasern

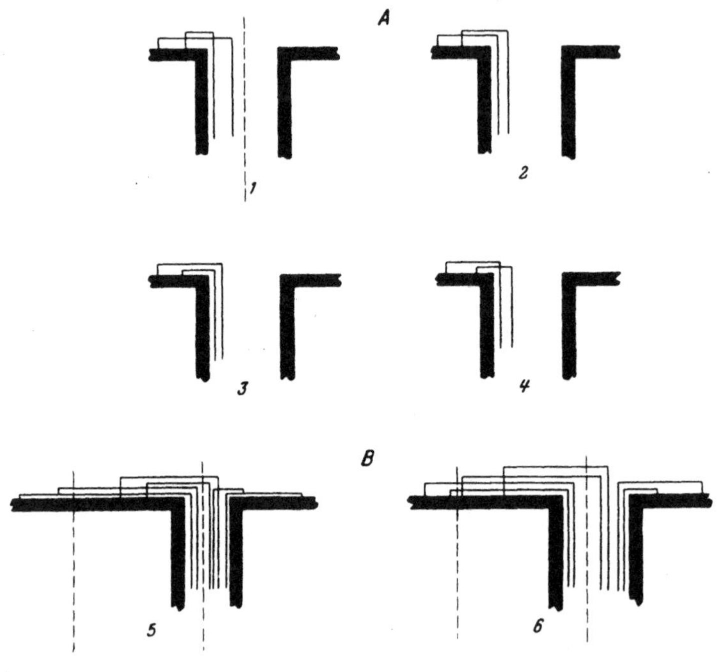

Abb. 4.

A Verlauf der Nervenfasern bei der Annahme, daß sie die Achse des Sehnerven nicht kreuzen. *1* und *3*: Die aus
der Nähe der Papille entspringenden Fasern verlaufen in der Peripherie des Sehnerven, wobei sie sich in *1* überkreuzen, in *3* nicht kreuzen. *2* und *4*: Die aus der Peripherie der Netzhaut stammenden Fasern verlaufen im Sehnerven peripher, die aus der Nachbarschaft der Papille stammenden Fasern verlaufen axial, wobei sie sich in *2*
überkreuzen, in *4* sich nicht kreuzen.

B Verlauf der Nervenfasern im Sehnerven bei Annahme, daß die im Chiasma die Seite wechselnden Fasern im
Sehnerven nasal liegen. *5* Die aus der Nachbarschaft der Papille stammenden Fasern verlaufen im Sehnerven
axial, die aus der Peripherie der Netzhaut stammenden Fasern liegen im Sehnerven peripher. *6* Die aus der Nachbarschaft der Papille stammenden Fasern verlaufen im Sehnerven peripher, die aus der Peripherie der Netzhaut
stammenden Fasern axial (nach EVANS).

in der Netzhaut hat große klinische Bedeutung: wenn auch die Nervenfasern
nicht anatomisch gebündelt sind, so verlaufen sie doch so regelmäßig geordnet,
daß Krankheitsherde in oder am Rande der Papille die Leitungsfähigkeit solcher
aneinanderliegender Nervenfaserbündel verursachen, wodurch scharf umschriebene
Netzhautgebiete von der Funktion ausgeschaltet erscheinen.

　　Von klinischer Bedeutung ist gleichfalls die Frage, ob die von der Peripherie
der Netzhaut kommenden Fasern im Sehnerven mehr zentral liegen, wie dies
LEBER (1868), BUNGE (1884), E. FUCHS (1885), annahmen, oder peripher im
Sehnerven verlaufen, wie dies JATZOW (1885), UHTHOFF (1886), WIDMARK (1898)
und WILBRAND-SAENGER (1904) behaupten. VAN DER HOEVE (1919) und

LODDONI (1930) halten die Frage für nicht gelöst. SJAAF und ZEEMAN (1924) wiesen durch Untersuchungen mittels des MARCHI-Verfahrens nach Durchschneidung des Sehnerven nach, daß die den peripheren Netzhautteilen entstammenden Fasern sich weder an die Innen- noch an die Außenseite der Faserlage halten. Die nach EVANS (1939) wiedergegebenen Zeichnungen (Abb. 4) bilden die verschiedenen Möglichkeiten des Verhaltens der aus den zentralen und peripheren Netzhautteilen stammenden Nervenfasern beim Eintritt in die Papille ab. Die einem Sektor entstammenden Fasern legen sich papillenwärts über die aus einem dorsalen Quadranten stammenden Fasern und werden von den ventralen Fasern überlagert. Die am Papillenrande zusammengedrängten Faserbündel bleiben im Sehnerven nicht beisammen. Der Querschnitt des Sehnerven ähnelt nicht etwa einem genauen Abklatsch der Netzhaut. Er gibt nur eine gröbere topographische Übereinstimmung zwischen Netzhautsektoren und Sehnervenquadranten wieder (Abb. 5).

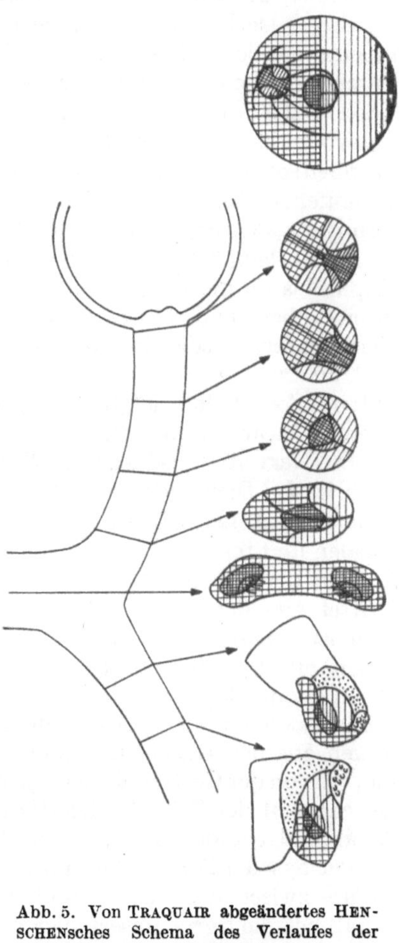

Auch der Verlauf der Blutgefäße in der Netzhaut ist von klinischer Bedeutung. Die Hauptäste der A. und V. centralis retinae verlaufen in der Nervenfaserschicht in einer Anordnung ähnlich der der Nervenfasern. Die Gefäße der temporalen Netzhauthälfte beschreiben einen oberen und unteren Bogen um die Maculagegend, die der nasalen Netzhauthälfte verlaufen annähernd radiär. Die kleineren Äste der temporal bogenförmig verlaufenden Arterien überschreiten auch den horizontalen durch die Macula verlaufenden Meridian in der Regel nicht oder nur ganz unwesentlich. Diese Gefäßanordnung ist für das Verständnis klinischer Erscheinungen von Bedeutung.

Über den temporalen Rand der Papille ziehen meist zwei kleine Arterien zur Macula (Aa. maculares). Ihnen entsprechende Venen führen einen Teil des Blutes aus der Macula ab. Nicht selten übernimmt eine cilioretinale, von den Ciliargefäßen abstammende Arterie die Blutversorgung eines temporal von der Papille gelegenen Netzhautteiles von verschieden großer Ausdehnung. Es können auch zwei cilioretinale Arterien vorhanden sein.

Abb. 5. Von TRAQUAIR abgeändertes HENSCHENSches Schema des Verlaufes der Nervenfasern von der Netzhaut bis zum äußeren Kniehöcker.

Die Arterien der Netzhaut sind Endarterien, so daß der Verschluß eines arteriellen Gefäßes durch Ischämie den von ihr versorgten Netzhautbezirk außer Funktion setzt und zu dessen Atrophie führt. Die Capillaren der Netzhaut sind in zwei Schichten geordnet, von denen die innere die Nervenfaser- und Ganglienschicht versorgt, die andere die innere Körnerschicht. Die Capillaren sind in der Maculagegend besonders weit und lassen der Foveola entsprechend ein Gebiet von zirka 0,5 mm Durchmesser gefäßfrei, entsprechend dem Fehlen der inneren Netzhautschichten.

Die äußeren Netzhautschichten werden von der Choriocapillaris ernährt. Diese bezieht ihr Blut aus den hinteren kurzen Ciliararterien und den rücklaufenden Ästen der hinteren langen und den Ästen der vorderen Ciliararterien. Das Capillarnetz ist in der Maculagegend besonders dicht und weit. Anastomosen der Arteriolen in der Aderhaut sind im hintersten Abschnitt und an der Grenze gegen den Strahlenkörper vorhanden, fehlen in der mittleren Zone der Aderhaut. Dieser Umstand ist bei der Entstehung des Ringskotoms bei Retinitis pigmentosa ursächlich in Betracht gezogen worden.

Eine lotrecht durch die Fovea centralis ziehende Gerade trennt die Netzhaut in eine nasale und eine temporale Hälfte. Die aus der ersteren stammenden Fasern kreuzen in ihrem weiteren Verlaufe die Mittellinie und treten in den Tractus der anderen Seite über. Die aus der temporalen Hälfte stammenden Fasern verlaufen im Tractus derselben Seite. Diese Hälfte wird durch die Rhaphe in einen oberen und unteren Quadranten geteilt. Ausschließlich bogenförmig verlaufende Fasern ziehen in die gleichseitige Hirnhälfte, während sowohl bogenförmig als auch radiär verlaufende die Seite kreuzen. Die Umgebung der Papille entsendet lediglich gekreuzt verlaufende Fasern. In idealer Verlängerung der Raphe bis an die nasale Netzhautgrenze erhält man eine Teilung der Netzhaut in eine obere und untere Hälfte, die sich anatomisch im weiteren Verlaufe der Nervenfasern ausdrückt: die aus der oberen Netzhauthälfte stammenden Fasern verlaufen auch im Sehnerven oben, die aus der unteren Netzhauthälfte stammenden unten. So erhält schließlich die obere Netzhauthälfte ihre Vertretung in der oberen Calcarinalippe, die untere in der unteren.

Die Nervenfaserschicht der Netzhaut ist in der Nähe der Papille am dicksten, doch ist die Dicke der Schicht auf dem nasalen und oberen Umfange der Papille bedeutend größer als am temporalen Rande, weil sämtliche Nervenfasern der nasalen und temporal oberen sowie unteren peripheren Netzhautteile in den zwei nasalen Dritteln des Papillenrandes diesen überschreiten, während das temporale Drittel von den von der Macula herstammenden Fasern eingenommen wird. Hier ist also die Nervenfaserschicht am dünnsten. Die Gefäße treten oben und unten, oft etwas temporal vom senkrechten Meridian der Papille über den Rand. Die individuell verschiedene Anordnung der Gefäße bedingt wahrscheinlich die Verschiedenheit der Gesichtsfeldausfälle beim Glaukom. Die Nervenfasern biegen aus der Ebene der Netzhaut unter verschiedenen Winkeln nach hinten um, die von der Gestalt der Papille und des Lederhaut-Aderhaut-Kanals abhängen. Durchbricht der Sehnerv die Hüllen des Augapfels senkrecht, so sind die Winkel annähernd gerade; bei schiefem Durchtritt des Sehnerven können die Winkel auf der nasalen Seite recht spitz, auf der entgegengesetzten stumpf sein. An der Grenze zwischen Netzhaut und Aderhaut ist der Durchtrittskanal am engsten, so daß sich die Nervenfasern hier stark zusammendrängen. Nach hinten von diesem Engpaß erweitert sich der Kanal, doch tritt gleichzeitig die Siebplatte auf, die ziemlich viel Raum beansprucht. Hinter der Siebplatte treten die Markscheiden der Nervenfasern auf; die Länge des Sehnervenstammes in der Augenhöhle beträgt 25 bis 35 mm. Zirka 6 bis 15 mm hinter dem Augapfel dringen die Zentralgefäße in den Sehnerven ein. Die Vene dringt hinter der Arterie durch die Duralscheide und den Zwischenscheidenraum. In 42% der Fälle (FRY 1930, 1931) liegt beim Durchtritt durch die Sehnervenscheiden die Arterie unmittelbar vor der Vene und beide Gefäße durchdringen die Sehnervenscheiden senkrecht zu deren Oberfläche. In 58% der Fälle verläuft die Vene, nachdem sie die Pialscheide erreicht hat, eine Strecke weit (bis zu 8 mm) in dieser nach vorne, um erst dann in den Sehnerven einzudringen. Dabei liegt wiederum die Arterie vor der Vene und nimmt einen mehr senkrechten Verlauf zu den Sehnervenscheiden.

Im Sehnerven selbst können die beiden Gefäße miteinander verlaufen, oder die weiter hinten im Nerven liegende Vene kreuzt die Arterie in fast geradem Winkel und legt sich erst weiter vorne an die Arterie an. Dabei stülpen die Gefäße beim Eintritt in den Sehnerven die Pia ein, so daß das die Zentralgefäße der Netzhaut im Sehnerven umschließende Bindegewebe als Fortsetzung der Pia anzusehen ist (BEHR 1935).

Der mitunter schräge Verlauf der Vene kann für die Entstehung der Stauungspapille von Bedeutung sein.

Die harte Sehnervenscheide, die mit der Arachnoidea und der Pia den Sehnerven umhüllt, verschmilzt im Sehnervenkanal mit der Beinhaut. Die Zwischenscheidenräume stehen mit denen des Schädels in offener Verbindung. Der intrakanalikulare Teil des Sehnerven hat eine Länge von zirka 8 bis 9 mm, der Durchmesser des Kanals beträgt zirka 6 mm. An dieser Stelle ergeben sich Beziehungen des Sehnerven zu den Nebenhöhlen der Nase. Die hinteren Siebbeinzellen liegen nach innen vom vorderen Ende des Sehnervenkanals, der innen und oben von der Keilbeinhöhle umfaßt werden kann. Es handelt sich um die Nachbarschaft der Keilbeinhöhle derselben Seite, ausnahmsweise auch der der anderen Seite. Sehr verschieden ist der Anteil, den die Wand der Keilbeinhöhle an der Bildung des Knochenkanals nimmt: es kann sich um einen kleinen Teil der inneren Wand handeln, es kann aber die Keilbeinhöhle den Kanal fast vollständig umfassen.

Es folgt der intrakranielle Teil bis zum Chiasma, der 10 bis 13 mm lang ist. (Extreme Größen 4 bis 17 mm [SCHAEFFER 1924], 4 bis 21 mm [TRAQUAIR 1931].) Die Sehnerven gehen in das Chiasma über, dessen Lage mit der Länge des intrakraniellen Teiles der Sehnerven innig zusammenhängt. Die A. ophthalmica liegt im Canalis opticus unter dem Sehnerven und zieht dann nach außen zur Carotis interna. Das Chiasma weist folgende Maße auf: sagittale Länge 7 mm (extreme Werte 4 bis 10 mm [SCHAEFFER 1924]), transversale Breite 9 bis 11 mm, Dicke zirka 5 mm. Der Sehnerv liegt beim Eintritt in die Schädelhöhle zwischen der A. ophthalmica und einer Falte der harten Hirnhaut sowie dem Stirnlappen des Gehirns. Je nach der Länge der intrakraniellen Sehnervenabschnitte ist der Winkel, den die beiden Nerven beim Übergang in das Chiasma bilden, ein stumpfer (kurze Sehnerven) oder ein spitzer (lange Sehnerven). Im ersteren Falle liegt das Chiasma auf dem Tuberculum sellae und die Unterfläche der Nerven liegt auf der Schädelbasis zwischen Limbus sphenoidalis und Tuberculum sellae auf dem hohlen Keilbeinkörper. Gewöhnlich berührt es die Schädelbasis nur wenig und liegt etwas über dem Diaphragma sellae und der hinteren Sattellehne. Das Chiasma steht nur ausnahmsweise (5% der Fälle [SCHAEFFER 1924]) in Berührung mit dem Sulcus chiasmatis, liegt meist etwas von ihm entfernt. Es befindet sich subarachnoideal in der Cysterna basalis und bildet den Boden des Recessus ventriculi tertii, der beinahe bis zu dem vorderen Rande des Chiasma reicht. Das Chiasma ist daher von Cerebrospinalflüssigkeit umspült. Die Arachnoidea ist zwischen den Sehnerven ausgespannt und zieht von dort zur Spitze des Stirnlappens, ferner zu den Carotiden und dem Schläfenlappen. Das Chiasma ist folglich von einer dünnen Membran umgeben, die es mit der Hirnbasis verbindet. Entzündliche Verdickungen dieser Gewebe können einen Druck auf die Sehbahnen ausüben, worauf besonders in neuerer Zeit hingewiesen worden ist, und zur Vornahme chirurgischer Eingriffe Veranlassung geben. Der zwischen dem Chiasma und dem Diaphragma sellae gelegene Raum kann verschieden gestaltet sein; er kann spaltförmig sein, in anderen Fällen eine Tiefe von 10 mm erreichen. Meist beträgt seine Tiefe ungefähr 5 mm. Zwischen dem Chiasma und der hinteren Sattellehne liegt das Infundibulum, das von hinten oben nach

unten vorne zieht. Letzteres tritt durch einen Ausschnitt in der Mitte der Oberkante der Sattellehne und beschreibt einen nach vorne konvexen Bogen unterhalb
des Chiasma zur Hypophyse verlaufend. Dabei erzeugt es mitunter einen Eindruck in Gestalt einer Furche an der unteren Fläche des Chiasma. Die Arachnoidea umschließt das Infundibulum dicht und der Zwischenraum zwischen
Chiasma und Infundibulum ist von einem Netzwerk von subarachnoidalen
Gewebsbälkchen eingenommen. Die Hypophyse liegt unter dem Diaphragma
sellae und ist in eine Kapsel der harten Hirnhaut eingeschlossen, die gleichzeitig
teilweise die Wand der Sinus cavernosi und intercavernosi bildet. Die Lage des
Chiasma beeinflußt den Verlauf des Infundibulum und auch seine Gestalt. Je
weiter vorne das Chiasma liegt, desto steiler verläuft das Infundibulum. Es
kann entweder senkrecht nach unten verlaufen oder sogar etwas von vorne nach
hinten gerichtet sein. Liegt hingegen das Chiasma weit hinten, so zieht das Infundibulum sehr schräg von hinten nach vorne. Es kann dabei sogar sein unteres
Ende vor dem Durchtritt durch das Diaphragma sellae im vorderen Chiasmawinkel sichtbar sein. Die Ausbildung des Diaphragma sellae unterliegt großen
Verschiedenheiten: zuweilen ist es derb, in manchen Fällen dagegen besteht es aus
einem sehr lockeren Gewebe mit zahlreichen kleinen Lücken. Die Durchtrittsöffnung für das Infundibulum kann sehr eng oder auch recht weit sein. Diese
Verhältnisse haben für die Wachstumsrichtung von Geschwülsten des Hirnanhanges mitunter große Bedeutung. Die Tractus optici kreuzen die hintere
Sattellehne und können bei weit vorne liegendem Chiasma von unten her durch
die Proc. clinoidei posteriores eingedellt werden, falls diese stark entwickelt
sind. Weiter hinten stehen die Tractus optici mit der Schädelbasis nicht mehr
in Berührung. Sie verlaufen zwischen Tuber cinerum und Gyrus diagonalis
rhinencephali, weiterhin zwischen der äußeren Fläche des Hirnschenkels und dem
Gyrus hippocampi zum äußeren Kniehöcker. Anfangs sind sie frei, mit Ausnahme
der Innenseite, wo sie in Gestalt einer schmalen Leiste mit der Außenwand des
dritten Ventrikels verbunden sind. Sie schmiegen sich weiterhin den Hirnschenkeln
innig an, die sie umschlingen und mit denen sie zum großen Teil verlötet sind.
An seinem hinteren Ende flacht sich der Tractus ab und weist eine Rinne, die
Tractusrinne, auf, die sich nach hinten vertieft, so daß von zwei Tractuswurzeln
gesprochen wurde. Die Ansicht der Teilung des Tractus in zwei Wurzeln entspricht
nicht den Tatsachen, da alle Fasern des Tractus in den äußeren Kniehöcker einstrahlen; die Annahme, daß die medialen dem inneren Kniehöcker zustreben, hat
sich als irrig herausgestellt. Während des Verlaufes nach außen, hinten und etwas
oben dreht sich der Tractus um seine Achse, so daß die Leiste, die ihn mit dem
Gehirn verbindet, zuerst dorsomedial, später dorsolateral liegt und die freie
Kante des Tractus von außen nach unten zu liegen kommt.
     Topographisch wichtig sind die Beziehungen zwischen den optischen Bahnen
und den Arterien. Die A. carotis interna tritt aus dem Canalis caroticus vor der
Spitze des Felsenbeines in den Sinus cavernosus, in den sie sofort rechtwinkelig
nach oben abbiegt, und gelangt in die Nähe des Proc. clin. post., biegt nochmals
rechtwinkelig um und verläuft nun nach vorne, wobei sie gestreckt oder leicht
S-förmig gekrümmt gegen die Fossula carotica unter dem Proc. clin. ant. zieht.
Schließlich macht sie eine scharfe Krümmung nach oben und hinten, verläuft
am Proc. clin. ant. vorüber durch das Dach des Sinus cavernosus und die Dura
und gelangt in die Cisterna chiasmatis. Während ihres Verlaufes durch den
Sinus gibt sie Äste an die Hypophyse ab. Nach dem Durchtritt durch die harte
Hirnhaut liegt die Carotis unterhalb des äußeren Randes des Sehnerven, besonders
bei hinten liegendem Chiasma und langen Sehnerven. Hier geht die A. ophthalmica
ab, die unter dem Sehnerven verläuft. Ungefähr dem seitlichen Winkel des

Chiasma entsprechend wendet sich die Carotis nach außen, gibt feine Zweige an das Chiasma und den Anfang des Tractus opticus ab. Hier entspringt die A. communicans post., die über das Dach des Sinus cavernosus an der hinteren Sattellehne vorbei unter dem Tractus opticus nach hinten zieht und in die A. cerebri posterior mündet.

Vom vorderen Umfange der A. carotis entspringt die A. cerebri ant., die nach innen abbiegt und unter dem Trigonum olfactorium um den äußeren Rand und dann über die obere Fläche des Sehnerven weiter verläuft, um beim Eingange in die große Hirnspalte durch die A. communicans ant. sich mit der A. cerebri ant. der anderen Seite zu verbinden. Die mitunter sehr kurze A. communicans ant. verläuft oberhalb des Tuberculum sellae.

Der aus den Aa. carotides, communicantes posteriores, cerebri posteriores, cerebri anteriores und communicans anterior bestehende arterielle Anostomosen-ring, Circulus arteriosus Willisii, umfaßt den Türkensattel mit dessen Lehne und liegt horizontal über dem Sinus cavernosus. Der vordere Teil des Ringes liegt über den Sehnerven, der hintere unter den Tractus optici. Da es sich um Endarterien handelt, werden vorkommende Asymmetrien durch stärkere Aus-bildung einzelner Bestandteile als Verstärkung schwächer entwickelter ausge-glichen. Besonders SCHAEFFER (1924) hat auf die äußerst mannigfaltige Ent-wicklung der Bestandteile des Circulus arteriosus aufmerksam gemacht, wobei auch sehr verschiedene Verlaufsrichtungen der einzelnen Arterien in Erscheinung treten. Infolgedessen können sowohl die Nervi als auch die Tractus optici von Arterien gekreuzt werden und auch das Chiasma in schräger oder sagittaler Richtung von der A. cerebri ant. eingedellt werden. Natürlich können sich solche Verhältnisse bei arteriosklerotischen Veränderungen (WILBRAND und SAENGER 1904) der Gefäße als besonders bei Vergrößerung der Hypophyse auswirken und sehr verschiedene klinische Bilder mit schwer verständlichen Gesichtsfeldaus-fällen bedingen. Auch die Aa. communicantes post. können stark entwickelt und abnorm gelagert sein und dadurch das Chiasma oder die Tractus optici beeinflussen.

Von großer Bedeutung ist der Verlauf der einzelnen Gruppen von Nerven-fasern in der Sehbahn. Es zeigt sich, daß die aus bestimmten Teilen der Netz-haut stammenden Fasern einen gemeinsamen Verlauf nehmen, wenn sie sich auch nicht in morphologisch unterscheidbare Bündel gruppieren. Im folgenden wird trotzdem der Kürze halber die Bezeichnung „Nervenfaserbündel" ange-wendet werden. Nach unseren heutigen Kenntnissen läßt sich die Netzhaut in acht Teile teilen, von denen stammende Fasern (Faserbündel) sich durch ihren Verlauf voneinander unterscheiden lassen. Der horizontale und der vertikale, durch die Fovea (und dementsprechend den Fixationspunkt des Gesichtsfeldes) verlaufende Meridian teilt die Netzhaut und das Gesichtsfeld in vier Quadranten. In jedem dieser Quadranten nehmen die aus der Macula stammenden Fasern eine gesonderte Stellung ein. Man unterscheidet das papillomaculare Bündel als Gegensatz zu den aus der Peripherie stammenden Fasern. Im papillomacularen Bündel müssen weiterhin die vier Quadranten unterschieden werden. Durch die Arbeiten, besonders von UHTHOFF (1901), WILBRAND und SAENGER (1904), HENSCHEN (1926), sind wir über den Verlauf der Nervenfaserbündel zwischen Netzhaut und äußerem Kniehöcker in vielen Beziehungen unterrichtet. Die vom nasalen Teil der Macula stammenden Fasern liegen ober- und unterhalb des horizontalen Meridians in der Papille und nehmen hier ein keilförmiges Areal ein. Ihnen schließen sich oben und unten die macularen Fasern von den temporalen Quadranten der Macula an. Die vom temporalen oberen und unteren Quadranten der Netzhaut stammenden Fasern liegen im oberen und unteren Teile der

Papille; die von den nasalen Quadranten stammenden Fasern liegen über und unter dem horizontalen Meridian nasal in der Papille. Die gleiche Anordnung findet sich auch unmittelbar hinter der Siebplatte. Es entfernt sich dann das papillomaculare Bündel vom Rande des Sehnerven, wobei der gegen die Mitte des Nerven gerichtete Rand des Bündels breiter (Abb. 5), der gegen den Rand gerichtete schmäler wird, bis er schließlich einen runden Querschnitt annimmt

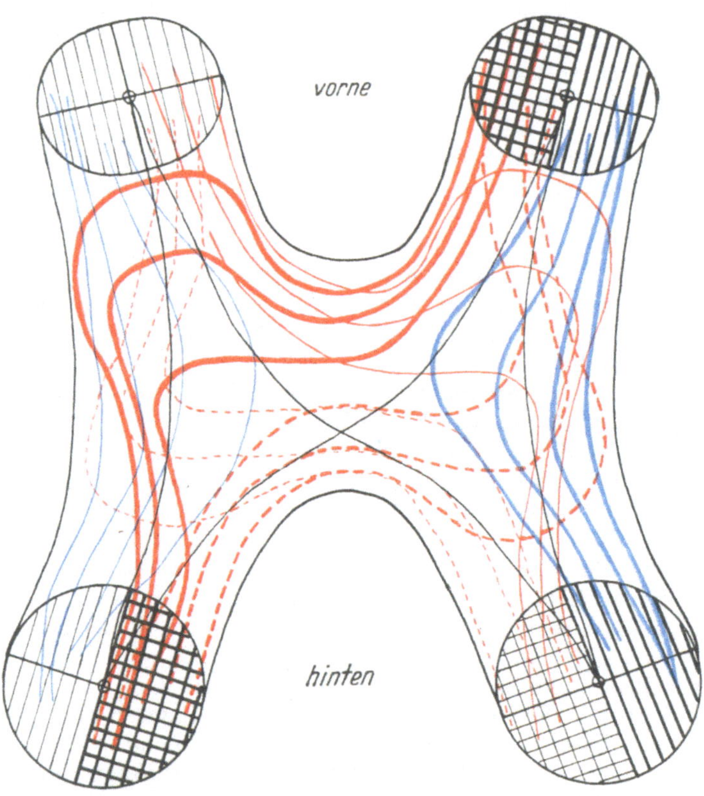

Abb. 6. Schema des wahrscheinlichen Verlaufes der Nervenfasern im Chiasma. Das Chiasma ist von oben gesehen. Die vom rechten Sehnerven nach hinten ziehenden Fasern sind stark, die vom linken Sehnerven nach hinten ziehenden Fasern sind schwach gefärbt.

und axial im Sehnerven liegt. In diesem zentralen Strang liegen die von den einzelnen Quadranten stammenden Fasern ober- und unterhalb der Horizontalen und nasal und temporal von der Senkrechten, entsprechend dem Quadranten der Netzhaut. Nach außen schließen sich die von der temporalen Peripherie der Netzhaut stammenden Fasern wieder durch die Horizontale, in obere und untere geschieden, an. Nasal schließen sich die von der nasalen Netzhautperipherie stammenden Fasern an, wiederum durch die Horizontale voneinander getrennt. Dabei ist die Schicht der nasalen Fasern dicker als die der temporalen. In der Schädelhöhle flacht sich der in der Augenhöhle und im Sehnervenkanal runde Sehnerv in dorsoventraler Richtung ab. Der nasale Teil des papillomacularen Bündels nimmt eine elliptische Gestalt an. Die temporalen Fasern dieses Bündels umgreifen klammerartig das temporale Ende der Ellipsen in verhältnismäßig dünner Schicht; die nasalen peripheren Fasern verhalten sich ähnlich, nur ist

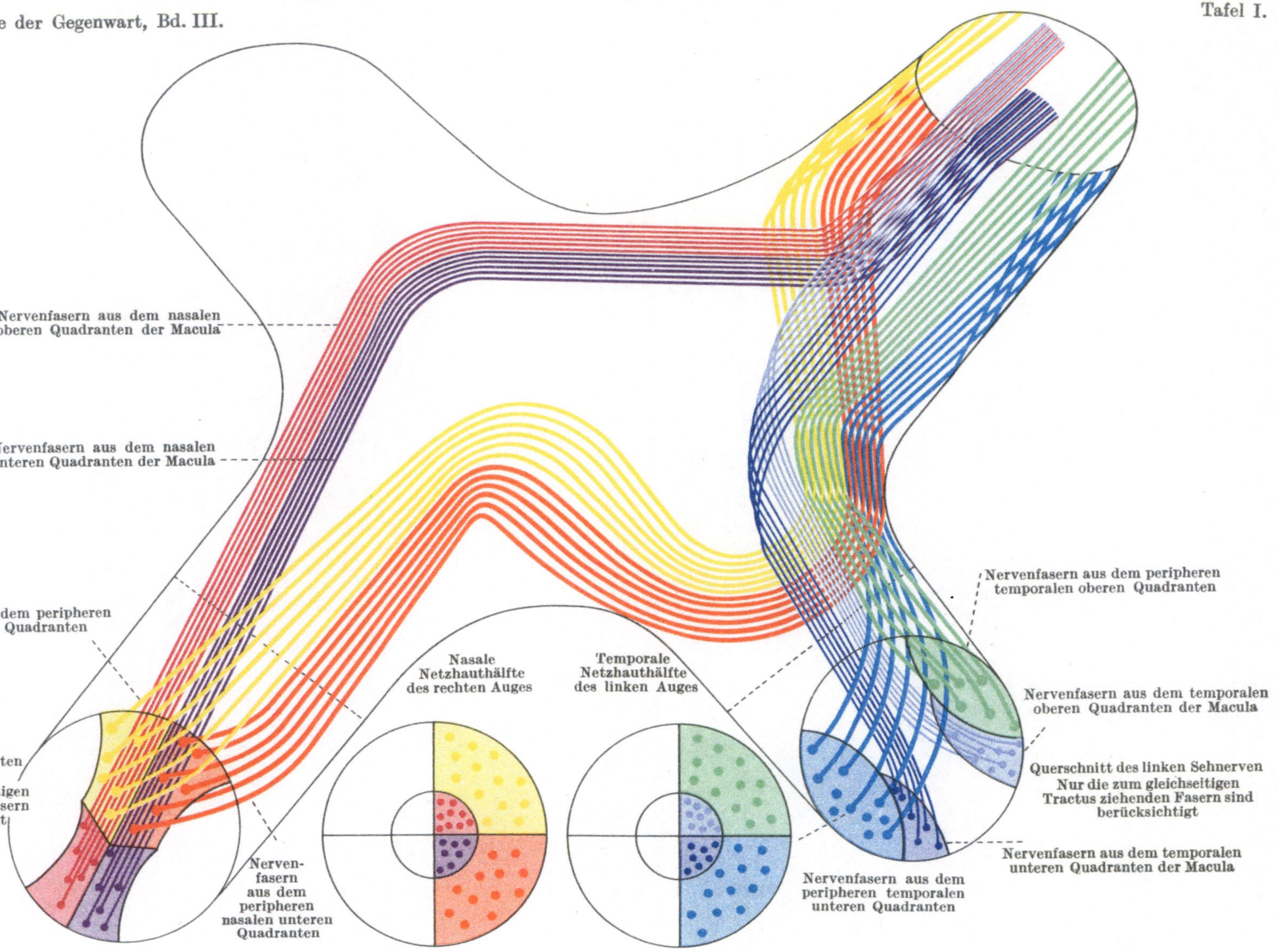

Abb. 7. Schema des Verlaufes der Sehnervenfasern im Chiasma nach MALBRAN.

die Dicke der von ihnen gebildeten Schicht größer, der Umfang der von ihnen bedeckten Ellipsenoberfläche kleiner als dies bei den temporalen Fasern der Fall ist.

Die Aufklärung des Faserverlaufes im Chiasma ist sehr schwierig, so daß trotz großer auf seine Erforschung aufgewendeter Arbeit noch nicht alle Einzelheiten klargestellt sind. Den im folgenden zu schildernden Verlauf kann man als durch anatomische und klinische Untersuchungen gesichert betrachten. Die aus dem nasalen unteren Quadranten der Netzhaut stammenden, innen unten im Sehnerven liegenden Fasern verlaufen im Chiasma vorne und unten (ventral) (Abb. 6 und 7). Die zuvorderst liegenden Fasern biegen nach Überschreitung der Mittellinie in den Sehnerven der Gegenseite in Gestalt einer Schlinge ein, gelangen bis an seinen temporalen Rand und verlaufen dann, die ungekreuzten Fasern querend, in den nasalen unteren Quadranten des Tractus der Gegenseite. Die aus dem nasalen oberen Quadranten der Netzhaut stammenden Fasern sind in ihrem Verlaufe zuerst nach außen gerichtet und dringen in Schleifenform in den Tractus derselben Seite ein und biegen erst dann gegen die Mittellinie um, die sie am hintersten Rande des Chiasma entlang verlaufend in seiner ventralen Hälfte überschreiten. Sie liegen dann nasal oben im Tractus. Die von diesen Nervenfasern gebildeten Schlingen liegen also nicht in einer Ebene, sondern verlaufen anfangs abwärts, in ihrem letzten Abschnitt wieder aufwärts. Sie lassen sich daher bei der anatomischen Untersuchung nicht in einer Schnittebene darstellen.

Die aus dem temporalen oberen Quadranten der Netzhaut stammenden Fasern bilden in ihrem Verlaufe durch das Chiasma einen sanften, nach innen zu konvexen Bogen, ohne jedoch die Mittellinie zu erreichen, und verlaufen in dem temporalen oberen Quadranten des Tractus weiter. In ihrem Verlauf im Chiasma sind sie sowohl beim Eintritt in das Chiasma als auch beim Austritt mit gekreuzten Fasern untermischt. Die aus dem temporalen unteren Quadranten der Netzhaut stammenden Fasern liegen der äußeren Oberfläche des Chiasma an und treten in den temporalen unteren Quadranten des Tractus ein. Auch sie sind in ihrem chiasmalen Verlaufe mit gekreuzten Fasern vermischt, wenn auch in geringerem Grade als die ventraler liegenden ungekreuzten Fasern.

Die macularen Fasern müssen in ihrem Verlaufe noch besonders berücksichtigt werden. Die im hinteren Teile des orbitalen und im kanalikularen Sehnerven axial gelegenen macularen Fasern sondern sich vor ihrem Eintritt in das Chiasma in zwei Gruppen. Nach RÖNNE (1910) verlaufen die gekreuzten Fasern des papillomacularen Bündels dorsalwärts zur ventro-lateralen Seite des hier im Sehnerven von außen oben nach innen unten verlaufenden gliösen Septums. Sie liegen im Chiasma oben und kreuzen die Seite im mittleren und inneren Drittel. Infolgedessen liegen am hinteren Rand des Chiasma lediglich gekreuzte maculare Fasern, worauf das frühe Auftreten von bitemporal-hemianopischen Skotomen bei Chiasmaschädigungen beruht.

Die ungekreuzten Maculafasern liegen axial und etwas unten im hinteren Ende des Sehnerven, verlaufen leicht geschweift mit temporal gerichteter Konkavität nach hinten, um im Tractus wieder eine zentrale Lage einzunehmen.

Der komplizierte Verlauf der aus den nasalen Netzhauthälften stammenden Fasern hängt wahrscheinlich mit ihrer Umgruppierung zusammen, deren Notwendigkeit sich daraus ergibt, daß die aus homonymen Netzhauthälften stammenden Fasern sich so im Tractus aneinanderlegen, daß die von identischen Netzhautstellen stammenden Fasern nebeneinander zu liegen kommen. Die Notwendigkeit der Umgruppierung ergibt sich aus dem verschiedenen Verlauf der Nervenfasern in der nasalen und der temporalen Netzhauthälfte und der Tatsache der innigen Nachbarschaft von aus identischen Netzhautpunkten stammenden Faserbündeln im Tractus. Da Schädigungen in der Sehbahn kongruente oder symmetrische Gesichtsfeldausfälle bedingen, muß es zu einer Umlagerung der Fasern zwischen dem vorderen Ende des Chiasma und dem Kniehöcker kommen, also im Chiasma und im Tractus. Dabei bestehen drei Möglichkeiten: 1. ist die Lagerung der aus der nasalen Netzhauthälfte stammenden Fasern maßgebend und die aus der temporalen Netzhauthälfte stammenden Netzhautfasern legen sich ihnen an, oder 2. die Anordnung der aus der temporalen Netzhauthälfte stammenden Fasern ist maßgebend und die aus der nasalen Netzhauthälfte des anderen Auges stammenden Fasern lagern sich ihr an, oder 3. es entsteht eine vollständig neue Lagerung, als deren Folge sich eine ganz neue Architektur in der Sehnervenbahn entwickelt. RÖNNE (1911) ist der Ansicht, daß die aus der nasalen Netzhauthälfte stammenden Fasern sich der Anordnung der aus der temporalen Netzhauthälfte stammenden anpassen. Bestimmend für diese Ansicht ist die häufige Bildung von Quadrantenausfällen des Gesichtsfeldes in der nasalen Gesichtsfeldhälfte, entsprechend der Nervenfasernrhaphe der temporalen Netzhauthälfte. Die anatomische Grundlage für die Quadrantenhemianopsie ist dieselbe wie für die Entstehung des nasalen Sprunges. In der Sehbahn liegen die Maculafasern zwischen den aus dem oberen und unteren temporalen Netzhautquadranten stammenden Netzhautfasern, trennen sie also voneinander. Diese Zwischenlagerung der Maculafasern schafft die Möglichkeit der getrennten Schädigung jedes Quadranten. Diese gegenseitigen Lagerungsverhältnisse bestehen vom Sehnerven angefangen bis zur occipitalen Sehbahn. RÖNNE (l. c.) wie auch GORDON HOLMES (1918) weisen darauf hin, daß bei Quadrantenhemianopsie die ausgefallenen Quadranten meist eine scharfe geradlinige Abgrenzung aufweisen.

Der verhältnismäßig einfache und einheitliche Verlauf der ungekreuzten Nervenfaserbündel im Chiasma im Vergleich zu dem komplizierten Verlauf der die Mittellinie kreuzenden Fasern spricht gleichfalls dafür, daß die letzteren sich den ersteren anlagern.

Die klinischen Beobachtungen über die bei Chiasmaschädigung entstehenden Gesichtsfeldausfälle bilden eine wesentliche Unterstützung zur Aufhellung des Faserverlaufes im Chiasma. Es können Gesichtsfelddefekte auftreten, die die Faseranordnung in der nasalen oder temporalen Netzhauthälfte wiedergeben, also bogenförmige Skotome, die im vertikalen Meridian abbrechen (RÖNNE 1910, TRAQUAIR 1917, IGERSHEIMER 1918). Eine weitere, dafür sprechende Erscheinung ist das Übrigbleiben des oberen nasalen Gesichtsfeldquadranten bei weit fortgeschrittener bitemporaler Hemianopsie. Dabei ist die Begrenzung dieses Quadranten sowohl im vertikalen wie im horizontalen Meridian eine gerade Linie. Der geradlinige Verlauf der letzteren Grenze ist durch die Nervenfaserrhaphe bedingt. Solche Fälle werden von RÖNNE (l. c.), UHTHOFF (1915), TRAQUAIR (1917), WILBRAND und SAENGER (1915), v. HIPPEL (1923) beschrieben.

Der von TRAQUAIR (1917) hervorgehobene, fast gesetzmäßige Ablauf der Entwicklung der temporalen Hemianopsie mit der bestimmten Reihenfolge des Ergriffenseins von Netzhautquadranten beweist eine streng eingehaltene Gruppierung der Nervenfasern im Chiasma. Die Quadranten werden in folgender Reihenfolge geschädigt: Temporal oberer, temporal unterer, nasal unterer, nasal oberer; dabei wird der temporal obere Quadrant entweder zuerst von der Peripherie aus angegriffen, oder es entsteht zuerst ein bitemporales hemianopisches Zentralskotom, das sich peripheriewärts im Quadranten ausbreitet. Der temporal untere Quadrant wird zuerst in seinem zentralen Teil angegriffen; der Ausfall dehnt sich nach der Peripherie zu aus. Dieses Verhalten des Gesichtsfeldes spricht dafür, daß eine häufige Schädigung (wohl durch eine Hypophysengeschwulst) die Fasern im Chiasma in einer bestimmten Reihenfolge schädigt. Beginnt der Druck, wie es meistens der Fall ist, von unten und hinten auf das Chiasma zu wirken, so werden zuerst die am hinteren Rand des Chiasma verlaufenden gekreuzten Maculafasern geschädigt, dann die Hauptmasse der hinteren Hälfte des Chiasma, in der die Fasern des oberen temporalen Gesichtsfeldquadranten verlaufen. Es folgt die vordere Hälfte der Sehnervenkreuzung, welche die Fasern aus dem unteren temporalen Quadranten enthält. Das häufige Erhaltenbleiben des peripheren Anteiles des temporalen unteren Quadranten spricht dafür, daß die aus der Peripherie des nasalen oberen Netzhautquadranten stammenden Fasern ganz vorn im Chiasma verlaufen. Beginnt der Druck die ungekreuzten Bündel zu schädigen, so unterliegen ihm zuerst die im mittleren Teil der im Chiasma verlaufenden Fasern, die aus dem temporal oberen Netzhautquadranten entsprechend dem nasal unteren Netzhautquadranten stammen. Am meisten seitwärts müssen im Chiasma die aus dem temporal unteren Netzhautquadranten (entsprechend dem nasal oberen Gesichtsfeldquadranten) stammenden Fasern liegen. Den von TRAQUAIR (1917) erhobenen Befunden sind die von JOSEFSON (1903, 1915) und von CUSHING und WALKER (1915) ähnlich.

Im und jenseits des Chiasma erfolgt eine Umgruppierung der Fasern in dem Sinne, daß eine Annäherung der aus homonymen Netzhautteilen stammenden Fasern stattfindet und zum Schlusse Fasern von homologen Netzhautstellen sich aneinanderlegen. Es sprechen wichtige Gründe dafür, daß die Aneinanderlagerung der Fasern im vorderen Teil des Tractus opticus sich wohl schon dem Abschluß nähert. Neben den älteren Arbeiten von SCHAFFER (1898), DE GRAZIA (1900), BERNHEIMER (1910), KELLERMANN (1897) sind es die Arbeiten von WILBRAND (1926) und schließlich ZEEMAN (1925), ZEEMAN und BROUWER (1925, 1926), und BROUWER (1928, 1930), die in manchen Beziehungen Klarheit über die einschlägigen Fragen gebracht haben. Darnach sind die Fasern im Tractus nicht diffus verteilt, sondern es lassen sich Gebiete von Fasern verschiedenen Ursprunges abgrenzen, wobei das papillomaculare Bündel, wenn auch nicht vollständig, so doch ziemlich scharf von den peripheren Netzhautfasern getrennt ist. Dies geht sowohl aus Untersuchungen pathologischer Fälle beim Menschen als auch aus experimentellen Untersuchungen von ZEEMAN an Affen hervor.

Klinische Tatsachen sprechen dafür, daß die Anlagerung der gekreuzten Fasern an die ungekreuzten sich nicht gleich in vollem Umfang am Anfange des Tractus vollzieht, sondern hier zwar schon weitgehend zustande gekommen, aber erst in seinen hintersten Teilen vollständig ist. Es handelt sich darum, daß bei Tractushemianopsien die Symmetrie der Gesichtsfeldausfälle vielfach keine vollkommene ist, was aber zutrifft, wenn die Unterbrechung im rückwärtigen Teil des Tractus erfolgt.

HENSCHEN (1910) gibt auf Grund seiner an der Sehbahn der Einäugigen ausgeführten Untersuchungen folgendes Schema der Lagerung der Fasern im Tractus: Das gekreuzte Bündel liegt innen unten und bildet ein scharf begrenztes Feld auf dem Querschnitt des Tractus, das sich bis zum äußeren Kniehöcker erhält. Das ungekreuzte Bündel liegt höher oben, oben-innen von den gekreuzten Fasern. Die GUDDENsche Kommissur liegt noch weiter nach oben-innen. BROUWER und ZEEMAN (1925), ZEEMAN (1925, 1926), und BROUWER (1929), BROUWER, VAN HEUVEN und BIEMOND (1928) haben an Affen umschriebene Verletzungen des Gesichtsfeldes unter der Leitung des Augenspiegels gesetzt und die entstehenden Entartungen in der Sehbahn verfolgt. Die von den unteren nasalen Quadranten der beiden Netzhäute stammenden Fasern liegen im Tractus innen unten (Abb. 8), wo sie sich mit den Fasern von den homonymen Quadranten der Netzhaut der entgegengesetzten Seite vereinigen. Hier liegen also die von den korrespondierenden Teilen beider Netzhäute stammenden Fasern beieinander. Die macularen Fasern nehmen einen großen Teil des Querschnittes des Tractus ein. Sie liegen im vorderen Teil des Tractus nahe seinem Rande, rücken weiter hinten gegen die Mitte zu. In der Nähe des Chiasma liegen sie im oberen Teil des Tractus und bilden hier ein keilförmiges Feld, dessen Spitze nach unten innen gerichtet ist. Nach den Versuchen der genannten Forscher läßt sich keine scharfe Grenze zwischen den von den macularen und peripheren Fasern eingenommenen Gebieten führen. Die Übergänge sind unscharf und allmählich.

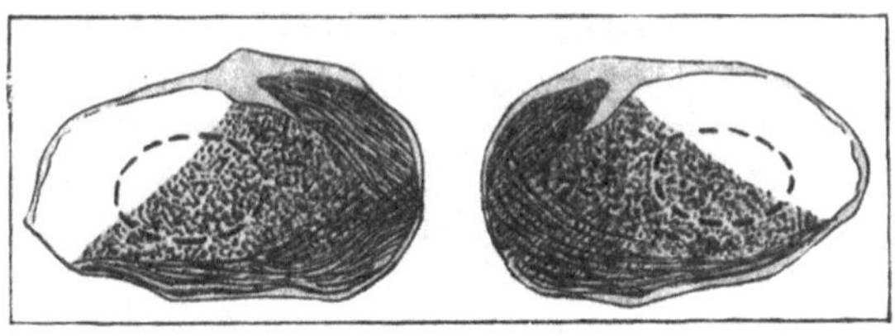

a

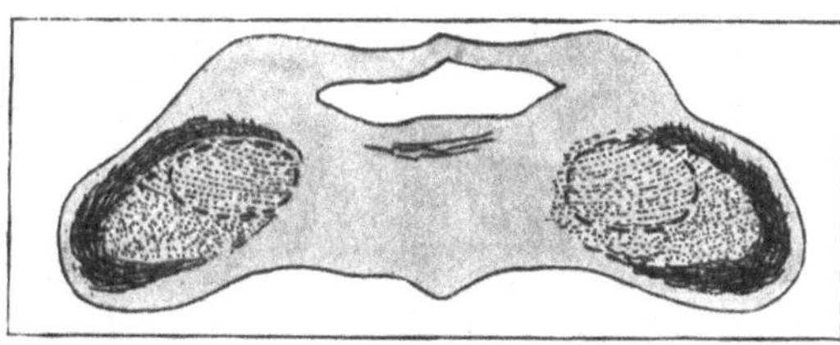

b

Abb. 8 a und b. Schema der Faseranordnung im N. opticus vor und im Tractus opticus hinter dem Chiasma. Gekreuzte Fasern schwarz, ungekreuzte weiß. Papillomaculares Bündel durch einen Ring abgegrenzt (nach WILBRAND).

Die dem temporalen Halbmond entsprechenden Fasern verlaufen nach WILBRAND (1926) im Sehnerven außen und treten alle im Chiasma auf die Gegenseiten hinüber. Sie liegen im Chiasma als dünne Schicht außen hinten.

Nach WILBRAND (1900) liegen sie der Außenfläche als dünne Auflagerung auf. Während PFEIFER (1925) der Ansicht ist, daß sie den untersten Teil der Sehstrahlung einnehmen, meinen TRAQUAIR (1927) und WILBRAND (l. c.), daß sie im medialsten Teile der Sehstrahlung verlaufen. POLIAK (1932) gibt an, daß sie sowohl von oben wie von unten die Sehrinde erreichen.

Der äußere Kniehöcker gilt mit Recht als das primäre Zentrum der Sehbahn. Fast die ganze Masse der im Tractus verlaufenden Fasern strahlt in den äußeren Kniehöcker ein, so daß es heute sehr zweifelhaft ist, ob der Thalamus opticus und der vordere Vierhügel überhaupt zur Sehsphäre gehören. Im äußeren Kniehöcker lassen sich sechs Schichten unterscheiden, deren Verbindung mit den verschiedenen Netzhaut- und Hirnrindenbezirken von verschiedenen Autoren erforscht worden ist. MINKOWSKI (1913), HENSCHEN (1926), PFEIFER (1924, 1925, 1930), BALADO und FRANKE (1929, 1930, 1931), BALADO (1932). Die Schichten liegen mit ungefähr parallel verlaufenden Grenzen untereinander. Beginnt man die Zählung von oben, so stehen die Schichten 1 und 3 mit den nasalen Quadranten der rechten Netzhaut, die Schichten 2 und 4 mit den temporalen Quadranten der linken Netzhaut in Verbindung. Die übrigen beiden Schichten stehen in innigem Zusammenhang mit der Sehrinde. Die Schichten 1 und 3 sind in ihrem vorderen Anteil recht dick, und hier liegt wohl die Vertretung der Macula. Weiter hinten, besonders in der 1. Schicht, enden die aus der peripheren Netzhaut stammenden Fasern. Die in den äußeren und unteren Teilen der Schichten 2 und 4 endigenden Fasern stammen aus der Peripherie der temporalen Netzhautquadranten, während die macularen Fasern in der Schicht 2 und dem größten Teil der Schicht 4 endigen. Die Schicht 5 wird durch die Schicht 6 (der großen Ganglienzellen) in zwei Teile, einen dorsalen und einen ventralen, geteilt. Der dorsale Teil steht in Zusammenhang mit der Schicht 2 und 4 (Abb. 9), also mit den ungekreuzten Fasern, der ventrale Teil mit den Schichten 1 und 3 (Abb. 10).

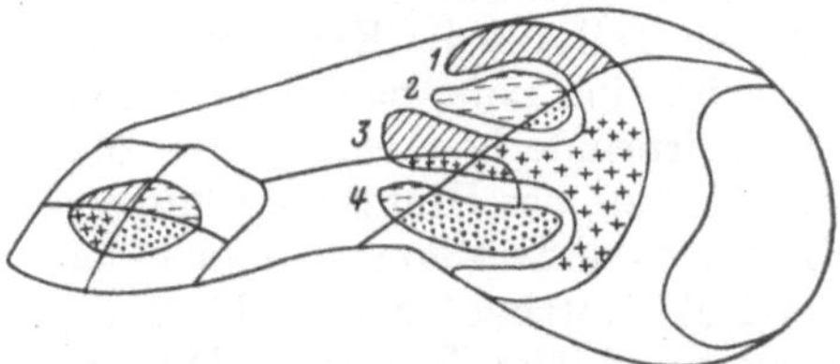

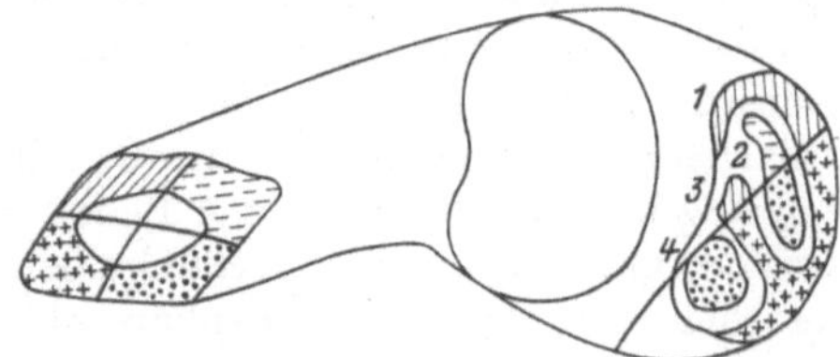

Abb. 9. Schema des Verlaufes der papillomacularen Fasern im Tractus opticus und im Corpus geniculatum laterale. Auf dem Querschnitt des Tractus nehmen die macularen Fasern die Mitte ein. Der Kniehöcker ist in seinem vorderen Teil schräg durchschnitten. Die Art der Endigung der macularen Fasern in den Schichten *1, 2, 3* und *4* des Kniehöckers ist erkennbar.

Abb. 10. Schema des Verlaufes der aus der Peripherie der Netzhaut stammenden Fasern im Tractus opticus und im Corpus geniculatum laterale. Auf dem Querschnitt des Tractus und auf dem Querschnitt des hinteren Teiles des Kniehöckers ist die Lage der Fasern erkennbar.

Weder BROUWER und ZEEMAN (1925), noch BALADO und FRANKE (l. c.) haben Fasern aus dem Tractus in das Pulvinar und das Corpus quadrigeminum anterius verfolgen können.

Die geniculo-corticale Bahn (GRATIOLETsche Sehstrahlung) ist nicht mehr eine kompakte Masse von miteinander zusammenhängenden Fasern der Sehbahn wie der Sehnerv und der Tractus. Die aus dem äußeren Kniehöcker austretende Fasermasse strebt auseinander und bildet eine verhältnismäßig dicke Marklamelle, die von außen das Unterhorn und das Hinterhorn des Seitenventrikels umfaßt und von diesen Gebilden ihre Gestalt erhält. Die geniculocorticalen Fasern verlaufen in den Stratum sagittale externum der Sehstrahlung. Die Sehmarklamelle (PFEIFER 1924, 1925, 1930) hat eine große vertikale Ausdehnung.

Die geniculo-corticale Bahn (GRATIOLETsche Sehstrahlung) liegt mit ihrem Anfang in der inneren Kapsel, und zwar nach hinten vom Linsenkern, in ihrem rückwärtigen Teil hinter den sensorischen Fasern und nach innen von der Hörstrahlung. Sehr bald strebt die Fasermasse der Sehstrahlung auseinander. Der obere Saum der Sehmarklamelle steigt steil aufwärts, verläuft dann entweder horizontal oder etwas aufsteigend, überbrückt den Ventrikel an der Ursprungstelle des Unterhorns und zieht an der Fissura parieto-occipitalis in das Mark des Cuneus, senkt sich nach hinten unten und endet in den hintersten Anteilen des Hinterhauptlappens. Der untere Saum steigt gegen das vordere Ende des Seitenventrikels ab, schlägt sich bogenförmig um diesen herum, verläuft zwischen Boden des Unterhorns und der Fissura collateralis zur Unterlippe der Fissura calcarina. Dabei bildet dieser Teil der Sehmarklamelle eine nach vorne konvexe Schleife, die zuerst von A. MEYER (1907) beschrieben worden ist. Die Unterlippe der Fissura calcarina ist länger als die Oberlippe. Die Sehmarklamelle bildet ein ununterbrochenes Ganzes von unregelmäßiger, durch die Gebilde der Umgebung bedingter Gestalt. Die aus der oberen Netzhauthälfte stammenden Fasern strahlen in die Oberlippe der Calcarina, die aus der unteren Netzhauthälfte stammenden Fasern in die Unterlippe ein. Dabei enden die macularen Fasern in der Gegend des hinteren Poles des Hinterhauptlappens, nachdem sie in der Sehmarklamelle wahrscheinlich eine mittlere Lage eingenommen hatten.

Die Sehsphäre des Hinterhauptlappens ist durch das Vorhandensein des VICQ D'AZYRschen oder GENNARIschen Streifens charakterisiert und weist eine ganz eigenartige Cytoarchitektonik auf. Die Abgrenzung von den umgebenden, anders gebauten Rindenteilen ist eine vollkommen scharfe. Diese Area striata erstreckt sich über die Lippen der an der medialen Oberfläche des Hinterhauptlappens liegenden Fissura calcarina, deren Aussehen individuellen Schwankungen unterliegt und greift mit einem verschieden großen Teil auf die Konvexität des Hinterhauptlappens über. Die Fissura calcarina ist eine tiefe, nach hinten sich abflachende Furche, so daß die Oberfläche der Hirnrinde hier eine große Ausdehnung hat. In bezug auf die Bedeutung der Sehrinde des Hinterhauptlappens bestehen große Meinungsverschiedenheiten: HENSCHEN und die ihm zustimmenden Forscher betrachten die Sehsphäre als eine corticale Netzhaut und verlegen die Apperception der Seheindrücke und die Erinnerungsbilder in andere Rinden-

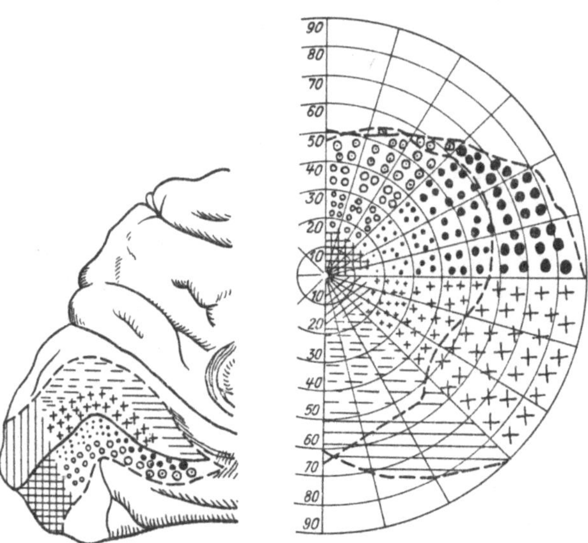

teile. NIESSL V. MAYENDORF betrachtet dagegen die Sehrinde als psychisches Sehzentrum. Jedenfalls entspricht die Sehrinde eines Hinterhauptlappens den beiden homonymen Netzhauthälften derselben Seite. Im vordersten Teile ist die nasale Peripherie der gegenseitigen Netzhaut vertreten, der temporale Halbmond, und er enthält nur ungekreuzte Fasern (Abb. 11). Weiter hinten liegen die Vertretungen der homonymen Netzhauthälften, wobei die macularen Teile ganz rückwärts vertreten sind. Wie bereits erwähnt, finden die oberen Netzhautquadranten ihre Vertretung in der oberen Lippe

Abb. 11. Beziehungen zwischen der Projektion der Netzhaut im Gesichtsfeld und in der Sehrinde (nach GORDON HOLMES). Die Fissura calcarina ist weit geöffnet. Das Projektionsgebiet der Macula ist groß im Vergleich zu dem der Netzhautperipherie.

der Calcarina, die unteren in der unteren Lippe. Strittig sind also viele wichtige Fragen, auch die nach der beiderseitigen Vertretung der Macula.

Über die Blutversorgung der zentralen Sehbahnen ist zu sagen, daß der Tractus opticus in das Versorgungsgebiet der A. chorioides ant. gehört, an das noch kleine Äste der A. communicans post. herantreten. Die A. chorioides ant. versorgt auf dem Wege des Thalamus-Kniehöckerstiels auch mittelbar das Chiasma und unmittelbar die hinteren zwei Drittel des Tractus, den äußeren Kniehöcker und den Beginn der Sehstrahlung, der auch Blut aus dem Gebiet der A. cerebri post. erhält. Der Hauptteil der Sehstrahlung wird durch die A. fossae Sylvii mit Blut versorgt, nur der hintere Teil fällt in das Versorgungsgebiet der A. cerebri post., zu deren Gebiet die Sehrinde gehört. Hier ist es ihr letzter Ast, der als Ramus posterior inferior oder A. calcarina den ganzen Cuneus versorgt (MISCH 1929).

Der hintere Pol des Hinterhauptlappens erhält seine Blutversorgung noch von der A. fossae Sylvii. Das eigentliche maculare Gebiet der Hirnrinde liegt gerade an der Grenze zwischen den Versorgungsbezirken der A. cerebri media und posterior. Die Endäste dieser beiden Gefäße verbinden sich miteinander;

in der Pia bilden sie hier ein dichtes Netzwerk, von dem Äste in die Hirnsubstanz selbst eindringen. Die Auffassung der Arterien des Gehirns als Endarterien im strengen Sinne des Wortes hat durch die Arbeiten von PFEIFER (1928, 1929) eine Abänderung erfahren. Die Arterien besitzen tatsächlich doch präcapillare Verbindungen miteinander, ebenso wie die Venen sich miteinander verbinden und sogar arterio-venöse Verbindungen bestehen. Wenn auch kürzere Arterienäste vorwiegend die Rinde versorgen und längere Äste tiefer zum Mark ziehen, so ist eine vollständige Trennung der Blutversorgung von Rinde und Mark nicht vorhanden.

Literatur.

ABELSDORFF: Beiderseitiges zentrales Skotom bei im übrigen normalem Gesichtsfeld nach Hinterhauptschuß. Klin. Mbl. Augenhk. **56**, 172 (1916). — ABBIE: The clinical significance of the anterior choroidal artery. Brain **56**, 233 (1933). — The morphology of the fore-brain-arteries. J. Anat. (Brit.) **68**, 433 (1934). — AXENFELD, TH.: Hemianopische Gesichtsfeldstörungen nach Schädelschüssen. Klin. Mbl. Augenhk. **55**, 126 (1915).

BALADO, M.: Lecciones de Cirugia neurologica Ateneo. Buenos Aires 1932. — BALADO, M., E. ADROGUÉ u. E. FRANKE: Contribución al estudio anatomico de las hemianopsias en cuadrante. Arch. Oftalm. B. Air. **4**, 233 (1929). — BALADO u. FRANKE: Sobre il modo de penetración de las fibras de la bandeleta en el geniculado externo del hombre. Rev. Soc. argent. Biol. **5**, 707 (1929) und C. r. Soc. Biol. **103**, 1278 (1929). — Degeneración alternada de las capas del geniculado externo del hombre. Arch. Argent. Neurl. (1930) und Sem. méd. (Arg.) Nr. 39 (1930). — Sobre il modo de penetración de las fibras de la bandeleta en el geniculado externo del hombre. Bol. Inst. Clin. quir. Univ. B. Air. **6**, 22 (1930) und Arch. Oftalm. B. Air. **5**, 31 (1930). — Estudios sobre las vias ópticas. El geniculado externo del hombre su estructura histológica, el pregeniculado. Bol. Inst. Clin. quir. Univ. B. Air. **7**, Nr. 55 (1931). — Estudios sobre las vias ópticas. Geniculado externo del maimon. Pithecus nemestrinus Linneo IV. El Dia Medico **1931**, 890. — Estudios sobre las vias ópticas. Geniculado externo del mangabey obscuro. Cercoputhecus fuliginosus Brehm V. El Dia Medico **1931**, 178. — Estudios sobre las via ópticas VII. Trayecto de la radiación optica en el hombre. Arch. argent. Neur. **9**, 117 (1933). — BALADO u. MALBRÁN: Sobre la localización cortical de la mácula. Acción Médica Nr. 8 (**1932**). — Contribución a la estructura dela quiasma óptico humano (hemianopsia binasal). Sem. méd. (Arg.) **40**, 797 (1933). — Compresión y sección del quiasma por las arterias del poligono de Willis. Arch. argent. Neur. **9**, 126 (1933). — BALADO, M., J. MALBRÁN u. E. FRANKE: Doble incongruencia hemianopsica de origen cortical. Arch. argent. Neur. **10**, 201 und Arch. Oftalm. B. Air. **9**, 295 (1933). — Incongruensia hemianópsica derecha por lesión primitiva del cuerpo geniculado externo izquierdo (isopteras internas). Arch. argent. Neur. **11**, 143 (1933). — Sobre il trajecto intraneural de las fibras ópticas correspondientes a la porción de la retina, compredida dentro de los 30°. Arch. argent. Neur. **12**, 53 (1935). — BEHR, C.: Beitrag zur Anatomie und Klinik des septalen Gewebs und des Arterieneinbaues im Sehnervstamm. Gracfes Arch. **134**, 227 (1935). — BENEDICT, W. L.: Early diagnosis of pituitary tumor with ocular phenomena. Amer. J. Ophthalm. **3**, 571 (1920). — BERNHEIMER, S.: Die Sehnervenkreuzung beim Menschen. Wien. klin. Wschr. **1896**, 769. — Die Wurzelgebiete der Augennerven, ihre Verbindung und ihr Anschluß an die Gehirnrinde. Gr.-S.-Handb., 2. Aufl., 1. Abt. 2 (1899). — BROUWER, B.: Über die Projektion der Netzhaut des Auges im Hirn. Vlaamsch. geneesk. Tschr. 1929/I, 417 (1929). — Über die Projektion der Macula auf die Area striata des Menschen. J. Psychol. u. Neur. **40**, 147 (1930). — BROUWER, B., G. J. VAN HEUVEN u. A. BIEMOND: Experimentell-anatomische Untersuchungen über die optischen Systeme im Hirn. Versl. Akad. Wetensch. Amsterd., Afd. Natuurk. **37**, 512 (1928). — BROUWER, B. a. W. P. C. ZEEMAN: Experimental anatomical investigations concerning the projection of the retina on the primary optic centres in apes. J. Neur. (Brit.) **6**, 1 (1925). — The projection of the retina in the primary optic neuron in monkeys. Brain **49**, 1 (1926). — BUNGE: Faserverlauf im optischen Leitungsapparat. Halle 1884.

CUSHING, H. a. C. B. WALKER: Chiasmal lesions with especial reference to bitemporal hemianopia. Brain **37**, 341 (1914—1915).

DANDY, W. E. a. E. GOETSCH: The blood supply of the pituitary body. Amer. J. Anat. **11** (1910—1911). — DOGIEL, A. S.: Über die Ausstrahlungsweise der Opticusfasern in der menschlichen Retina. Arch. mikrosk. Anat. **40**, 1 (1892).

FAWCETT, E.: Origin and intracranial course of the ophthalmic artery. J. Anat. a. Physiol. **30**, 49 (1896). — FOIX et HILLEMAND: Les artères de l'axe encéphalique jusqu'au diencéphale inclusivement. Rev. neur. (Fr.) **2**, 705 (1925). — FRY, W. E.: Variations in the intraneural course of the central vein and artery of the retina. Arch. Ophthalm. (Am.) **6**, 921 (1931). — Variations in the intraneural course of the cerebral vein of the retina. Arch. Ophthalm. (Am.) **4**, 180 (1930). — FUCHS, E.: Die periphere Atrophie des Sehnerven. Graefes Arch. **31/1**, 177 (1885).

DE GRAZIA, F.: Contributi alle degenerazioni secondarie delle vie ottiche nell'uomo. Clin. Ocul. (It.) **1900**, 303.

HEGNER: Über seltene Formen von hemianopischen Gesichtsfeldstörungen nach Schußverletzungen. Klin. Mbl. Augenhk. **55**, 642 (1915). — HENSCHEN, S. E.: Klinische und anatomische Beiträge zur Pathologie des Gehirnes. Upsala **1892**, H. 2. S. 217. Zentrale Sehstörungen. M. Lewandowskys Handb. der Neurologie **1**, 891. Berlin: Springer 1910. — Die Vertretung der beiden Augen in der Sehbahn und in der Sehrinde. Graefes Arch. **117**, 419 (1926). — Zur Anatomie der Sehbahn und des Sehzentrums. Graefes Arch. **117**, 403 (1926). — HESEN et DE VIALET: Traité d'anatomie. Testut **2** (1911). — VAN DER HOEVE: Die Bedeutung des Gesichtsfeldes für die Kenntnis des Verlaufes und der Endigung der Sehnervenfasern der Netzhaut. Graefes Arch. **98**, 243 (1919). — Die Bedeutung des Gesichtsfeldes für die Kenntnis des Verlaufes und der Endigung der Sehnervenfasern der Netzhaut. Graefes Arch. **102**, 184 (1920). — Sehnerv und Nasennebenhöhlen Klin. Mbl. Augenhk. **68**, 691 (1922). — HOLMES, G.: Disturbances of vision by cerebral lesions. Brit. J. Ophthalm. **2**, 352 (1918). — Disturbances of vision by cerebral lesions. Brit. J. Ophthalm. **2**, 449, 506 (1918).

IGERSHEIMER, I.: Zur Pathologie der Sehbahn. II. Über Hemianopsie. Graefes Arch. **97**, 67 (1918).

JATZOW, R.: Beitrag zur Kenntnis der retrobulbären Propagation des Chorioidealsarkoms und zur Frage des Faserverlaufes im Sehnervengebiet. Graefes Arch. **31/2**, 205 (1885). — JOSEFSON, A.: Studier ofver akromegali och hypophysistumörer. Arsberättelse från Sabbatsberg Sjukhus i Stockholm. för 1901 och 1902, Stockholm 1903.

KELLERMANN, M.: Anatomische Untersuchungen atrophischer Sehnerven mit einem Beitrag zur Frage der Sehnervenkreuzung im Chiasma. Klin. Mbl. Augenhk. **17**, Beilageh. (1879). — KOLISKO: Über die Beziehungen der Arteria chorioidea anterior etc. Wien 1891. — KOLMER, W. u. H. LAUBER: Auge. Handb. d. mikr. Anat. d. Menschen III/2. Berlin: Springer 1936.

LAWRENCE, T. W. P.: Position of the optic commissure in relation to the sphenoid bone. J. Anat. a. Physiol. (Proc. anat. Soc.) **28**, 18 (1893—1894). — LEBER, TH.: Beiträge zur Kenntnis der atrophischen Veränderungen des Sehnerven nebst Bemerkungen über die normale Struktur des Nerven. Graefes Arch. **14/2**, 164 (1868). — LENZ: Die hirnlokalisatorische Bedeutung der Maculaaussparung im hemianopischen Gesichtsfelde. Klin. Mbl. Augenhk. **53**, 30 (1914). — LILLIE, W. I.: Ocular phenomena in cases of chiasmal lesions not of pituitary origin: report of six cases. Surg. Clin. N. Amer. **1**, 1363 (1921). — LODDONI: Sul decorso delle fibre nervose nel nervo ottico e nella retina. Ann. Ottalm. **58**, 468 (1930).

MAYER, L. L.: The optic pathway. Arch. Ophthalm. (Am.) **23**, 382 (1940). — MEYER, A.: The connection of the occipital lobe and the present status of the cerebral visual affections. Trans. Amer. Physicians **22**, 7 (1907). — MEYERHOF: Beitrag zur unteren Hemianopsie nach Schädelschuß. Klin. Mbl. Augenhk. **56**, 161 (1916). — MICHEL, J.: Über die Ausstrahlungsweise der Opticusfasern in der menschlichen Retina. Festschr. f. Ludwig, 1875. — MINKOWSKI: Die Zenkersche Theorie der Farbenperzeption. Z. Sinnesphysiol. **48**, 211 (1913). — MISCH, W.: Die cerebralen Gefäßverschlüsse und ihre klinischen Syndrome. Zbl. ges. Neur. u. Psychiatr. **53**, 673 (1929).

NISSL V. MAYENDORF, E.: Über den Ursprung und Verlauf der basalen Züge des unteren Längsbündels. Arch. Psychiatr. (D.) **61**, 273, (1919).

OTTAVIANI: Über die anatomischen volumenometrischen Beziehungen zwischen Türkensattel und menschlicher Hypophyse. Radiol. clin. **8**, Nr. 3.

PFEIFER, R. A.: Die anatomische Darstellung des zentralen Abschnittes der Sehleitung. Vers. ophthalm. Ges. Heidelberg **44**, 95 (1924). — Myelogenetisch-anatomische Untersuchungen über den zentralen Abschnitt der Sehleitung. Monogr. Neur. u. Psychiatr. **43**, 1925. — Die Angioarchitektonik der Großhirnrinde. Berlin: Springer 1928. — Grundlegende Untersuchungen über die Angioarchitektonik des menschlichen Gehirns. Berlin: Springer 1929. — POLJAK, S.: Projection of the retina upon the cerebral cortex based upon experiments with monkeys. Amer. Res. nerv. a. ment. dis. Proc. **13**, 535 (1934).

RÖNNE, H.: Pathologisch-anatomische Untersuchungen über alkoholische Intoxikationsamblyopie. Graefes Arch. **77**, 1 (1910). — Über den Faserverlauf im Chiasma, beleuchtet durch einige Gesichtsfelduntersuchungen. Klin. Mbl. Augenhk. **48/1**, 455 (1910). — Die anatomische Projektion der Macula im Corpus geniculatum externum. Zbl. ges. Neur. u. Psychiatr. Orig. **22**, 469 (1914). — Über Inkongruenz und Asymmetrie im homonym hemianopischen Gesichtsfelde. Klin. Mbl. Augenhk. **54**, 399 (1915). — Die Organisation des corticalen Sehzentrums und sein Verhältnis zum Gesichtsfeld. Zbl. ges. Neur. u. Psychiatr. **14**, 497 (1917). — Über Quadrantenhemianopsie und die Lage der Maculafasern in der occipitalen Sehbahn. Klin. Mbl. Augenhk. **63**, 358 (1919).

SCHAFFER, K.: Über die Anatomie der zentralen Sehbahnen. Z. Augenhk. **28**, 280 (1912). — Über die Sehnervenkreuzung beim Menschen. Orv. Hetil. (Ung.) **41**, (1897). SCHAEFFER, J. P.: The visual pathway and the paranasal sinuses. Trans. Sect. Ophthalm. amer. Assoc. **1921**, 26. — Some points in the regional anatomy of the optic pathway, with especial reference to tumors of the hypophysis cerebri and resulting changes. Anat. Rec. (Am.) **28**, 243 (1924). — SCHIFF-WERTHEIMER, S.: Les syndromes hémianopsiques dans le ramolissement cérébral. Paris: Doin 1926 u. Rev. d'Oto-Neuro-Ocul. (Fr.) **4**, 561 (1926). — SCHOENBERG, M. J.: Intracranial treatment of syphilitic and parasyphilitic optic nerve affections. Physiologic evidences: Researches in intravital staining of the optic nerve. Trans. Sect. Ophthalm. amer. med. Assoc. **1916**, 11, u. J. Amer. med. Assoc. **66**, 2054 (1916). — DE SCHWEINITZ, G. E.: The Bowman Lecture. Concerning certain ocular aspects of pituitary body disorders mainly exclusive of the usual central and peripheral hemianopic field defects. Trans. ophthalm. Soc. U. Kingd. **43**, 12 (1923). — DE SCHWEINITZ a. CARPENTER: The ocular symptoms of lesions of the optic chiasma with report of three cases of bitemporal hemiopia. J. Amer. med. Assoc. **44**, 81 (1905). — SJAAF u. ZEEMAN: Über den Faserverlauf in der Netzhaut und im Sehnerven beim Kaninchen. Graefes Arch. **114**, 192 (1924).

TRAQUAIR, H. M.: Bitemporal hemianopia, the later stages and the special features of the scotoma. With an examination of current theories of the mechanism of production of field defects. Brit. J. Ophthalm. **1**, 216, 281, 337 (1917). — The course of the geniculo-calcarine visual path in relation to the temporal lobe. Brit. J. Ophthalm. **6**, 251 (1922).

UHTHOFF, W.: Untersuchungen über den Einfluß des chronischen Alkoholismus auf das menschliche Sehorgan. Graefes Arch. **32/4**, 95 (1886). — Beiträge zu den hemianopischen Gesichtsfeldstörungen nach Schädelschüssen, besonders solche im Bereiche des Hinterhauptes. Klin. Mbl. Augenhk. **55**, 104 (1915).

WALLIS, G. F. C.: Some observations upon the anatomical relations of the optic nerves and chiasma to the sphenoid bone. Practitioner **1917**, 41. — WEED, L. H.: The absorption of cerebrospinal fluid into the venous system. Amer. J. Anat. **31** (1923). — WIDMARK: Über die Lage des papillomaculären Bündels. Mitt. med.-chir. Inst. Stockholm (Jena) 1898. — WILBRAND, H.: Über die Organisation der kortikalen Fovea und die Erklärung einiger Erscheinungen aus dem Symptomenkomplex der homonymen Hemianopsie. Z. Augenhk. **54**, 1 (1925). — Schema des Verlaufes der Sehnervenfasern durch das Chiasma. Z. Augenhk. **59**, 135 (1926). — Über makulare Aussparung. Z. Augenhk. **58**, 261 (1926). — Der Faserverlauf durch das Chiasma und die intrakraniellen Sehnerven. Berlin 1929. — WILBRAND, H. u. A. SAENGER: Die Neurologie des Auges. III/1 (1904).

ZANDER, R.: Über die Lage und die Dimensionen des Chiasma opticum und ihre Bedeutung für die Diagnose der Hypophysentumoren. Dtsch. med. Wschr. Vereinbeil. **1897**, 13. — ZEEMAN, W. P. C.: Distribution des fibres optiques et les centres primaires. Bull. et Mém. Soc. franc. d'Ophtalm. **38**, 632 (1925).

III. Das physiologische Gesichtsfeld.

Außengrenzen und Isopteren.

Das Gesichtsfeld kann als derjenige Teil des auf eine Fläche projizierten Raumes definiert werden, der bei ruhiggehaltenem Blick gleichzeitig überschaut wird. Bei einäugiger Betrachtung der Außenwelt erkennen wir zwar die ungleiche Entfernung verschiedener Gegenstände von uns, sind aber leicht imstande, sie auf eine Fläche zu projizieren. Diese Eigentümlichkeit des Sehens tritt so stark hervor, daß es oft unmöglich ist, den Unterschied der Entfernung von Gegenständen zu erkennen. Bei beidäugiger Betrachtung ist die Erkennung des Unterschiedes der Entfernung der Gegenstände vom Beobachter und ihrer relativen Lage zueinander, das stereoskopische Sehen, bedeutend erleichtert und bildet mit eine hervorragende Eigenschaft des beidäugigen Sehaktes. Eine aufmerksame Betrachtung der Erscheinungen im einäugigen Gesichtsfeld läßt sofort den großen Unterschied zwischen der Wahrnehmung der in der Nähe des Blickpunktes liegenden Gegenstände und der weiter von diesem Punkt entfernten erkennen. Bei den ersteren nehmen wir deutlich Gestalt und Farbe wahr; hier sind also Sehschärfe und Farbensinn sehr ausgesprochen. Mit der Entfernung der sichtbaren Gegenstände vom Blickpunkte nimmt das Bild der Gegenstände an Deutlichkeit und Farbigkeit ab, es wird matter und farbenschwächer. Diese Erscheinung steigert sich in den Randteilen des Gesichtsfeldes so weit, daß wir nur das Vorhandensein von Gegenständen erkennen, ja dies mitunter erst, wenn sie sich bewegen oder verändern. Schon diese oberflächliche Orientierung weist auf den Unterschied der mittleren und äußeren Teile des Gesichtsfeldes hin. Die Grenze dieser beiden Teile kann vom praktischen Standpunkt aus bei 25° vom Fixationspunkt angenommen werden. Aus den erwähnten Umständen ergibt sich ferner, daß es nicht genügt, die Ausdehnung des Gesichtsfeldes festzustellen, sondern daß es notwendig ist, die Beschaffenheit der Wahrnehmungen innerhalb der Gesichtsfeldgrenzen kennenzulernen. Man kann hier den Vergleich mit geographischen Karten anwenden. Zu Beginn des 19. Jahrhunderts waren zwar die Umrisse Afrikas genau bekannt, und unsere heutigen Kenntnisse sind diesbezüglich nur um weniges genauer als damals, aber das Innere dieses Erdteiles wies nur wenige Einzelheiten, dagegen große weiße Flächen auf, die erst in der Zwischenzeit ausgefüllt worden sind. Einer solchen alten Karte von Afrika gleicht ein Gesichtsfeld, bei dem nur die äußeren Grenzen bestimmt worden sind. Da die Untersuchung des Gesichtsfeldes mit der des extramacularen Sehens gleichgesetzt werden sollte, müssen die verschiedenen Wahrnehmungsqualitäten innerhalb der Gesichtsfeldgrenzen untersucht werden. RÖNNE (1915) und TRAQUAIR (1924) haben verdienstlicherweise das Gesichtsfeld mit einer Insel verglichen, bei der wir nicht nur den Umriß, sondern auch die Oberflächenbeschaffenheit berücksichtigen müssen, um ein Bild von ihr zu erhalten. Als die hauptsächliche Sehqualität, die bei der Beurteilung der einschlägigen Verhältnisse in Betracht kommt, muß die Sehschärfe gelten, schon deshalb, weil die anderen Sehqualitäten in einem Verhältnis zur Sehschärfe stehen. Da die Sehschärfe mit der Entfernung vom Fixationspunkte sehr rasch absinkt, sind die für die Bestimmung der zentralen Sehschärfe gebräuchlichen Verfahren nicht anwendbar, und auch die Bestimmung der Punktsehschärfe ist für praktische Zwecke nicht geeignet. Sie dient zum physiologischen Studium der extramacularen Netzhautfunktion (Abb. 12). Das Verfahren, das bei der Untersuchung des extramacularen Sehens hauptsächlich in Verwendung steht und für praktische Zwecke ausreicht, ist die Untersuchung der Erkennungsfähigkeit der Netzhautteile für Gegenstände von abgestufter Größe oder Gesichtswinkel auf einem Hintergrunde von größtem Helligkeitskontrast. Grundsätzlich

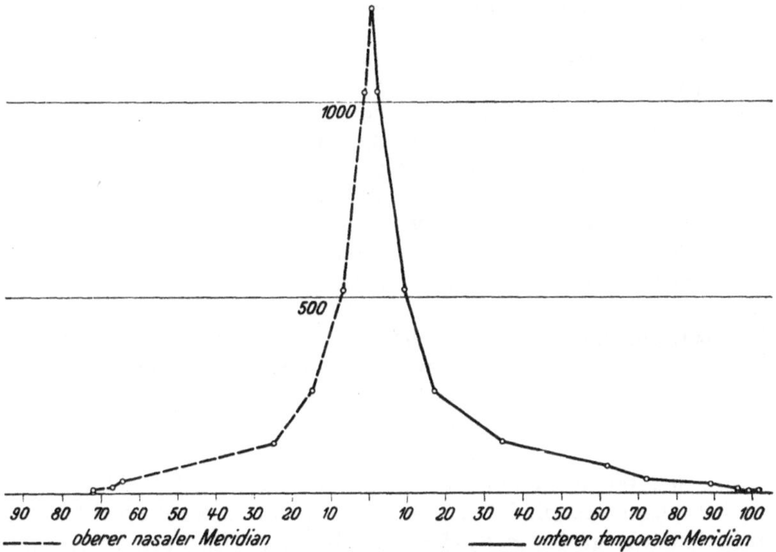

Abb. 12. Kurve der Punktsehschärfen im horizontalen Gesichtsfeldmeridian. Ordinaten — Punktsehschärfen. Abszissen — Entfernung vom Fixationspunkt in Graden.

untersuchen wir mit weißen Objekten auf schwarzem Hintergrunde behufs Erzielung größtmöglichen Kontrastes und mit farbigen Objekten auf möglichst neutralem Hintergrunde. Dabei spielt zweifellos der Lichtsinn eine große Rolle. Es handelt sich um eine Reizschwellenbestimmung, wobei, entgegen den meisten Untersuchungen auf dem Gebiete der Sinnesphysiologie, es sich um die Erkennung von maximalen und nicht von minimalen Helligkeitsunterschieden handelt. Hier bestehen weitgehende Analogien mit der Sehschärfenbestimmung, bei der auch Objekte mit maximalem Helligkeitsunterschied und möglichst kleinem Gesichtswinkel verwendet werden. Abstufungen sind bei beiden Untersuchungen durch Änderung des Gesichtswinkels, der Beleuchtung und damit des Helligkeitskontrastes möglich. Dabei ist die Änderung des Gesichtswinkels das einfachste Vorgehen, wird daher auch am meisten angewendet, wodurch die Möglichkeit der quantitativen Gesichtsfelduntersuchung entsteht. Man vergesse nicht, daß es sich bei der Gesichtsfelduntersuchung um eine Sehschärfenbestimmung handelt. Daher ist die Aufzeichnung des Gesichtswinkels des Reizobjekts von größter Bedeutung. Dieser kann in Graden und Teilungen von Graden angegeben werden, was aber unpraktisch ist, oder nach dem Objektdurchmesser. Ähnlich wie bei der Sehschärfenaufzeichnung verwenden wir zweckmäßigerweise einen

Bruch, dessen Zähler der Durchmesser des Reizobjekts, dessen Nenner die Entfernung des Reizobjekts vom Auge, beide in Millimetern, ausgedrückt, ist.

Führt man ein Reizobjekt in verschiedenen Meridianen in das Gesichtsfeld ein und verbindet die Punkte seines Wahrgenommenwerdens miteinander, so erhält man eine Linie, die als „Isoptere" bezeichnet wird.

Tab. 1. Isopteren im normalen Gesichtsfeld nach Rönne (1915).

Gesichts-winkel	Durch-messer des Objektes	Entfernung in Millimetern	auß.	auß. unt.	unt.	inn. unt.	inn.	inn. ob.	ob.	auß. ob.	Reziproker Wert des Ge-sichtswinkels
9°	160	1000	107	102	76	67	62	72	69	95	1
4,5°	80	1000	104	99	76	67	62	72	69	91	2
2,25°	40	1000	101	96	76	67	62	72	69	91	4
1,14°	20	1000	99	96	76	67	62	72	69	88	8
34,2′	10	1000	93	89	76	67	62	67	69	79	16
17,2′	5	1000	82	72	69	59	60	64	66	75	32
8,6′	5	2000	72	62	51	47	50	47	51	50	64
4,3′	2,5	2000	33	34	27	25	31	25	24	25	128
2,1′	2,5	4000	10	17	13	12	15	15	11	12	256
1,0′	1,25	4000	10	9	8	7	6	6	4	6	512
0,5′	0,63	4000	Ungefähr 1° 20′								1024
0,45′	0,63	4800	Im Fixationspunkt erkennbar								1236

Die Angaben einzelner Forscher über die Isopteren sind verschieden, wohl zum Teil wegen der voneinander abweichenden Untersuchungsverfahren, doch sind bei gleichen Gesichtswinkeln und Untersuchungsentfernungen die Ergebnisse einander sehr angenähert. Bei gleichen Winkelwerten sind die Isopteren meist um so enger, je größer die Untersuchungsentfernung ist. Die Winkelwerte von 1/330 und 6/2000 sind einander fast gleich, das Gesichtsfeld für 6/2000 ist aber wesentlich kleiner als für 1/330. Diese Erscheinung beruht wohl zum großen Teil darauf, daß aus größerer Entfernung dasselbe Objekt lichtschwächer erscheint als aus geringerer Entfernung. Dies erklärt zum Teil die größere Empfindlichkeit und Genauigkeit der Untersuchung nach Bjerrum.

Die von Traquair angegebenen Größen geben die weitesten Grenzen an, sind also als Maximalwerte anzusehen. Untersuchungen verschiedener Personen liefern ziemlich stark voneinander abweichende Werte, besonders für Objekte von kleinen Winkelwerten. Traquair bemerkt mit Recht, daß es für jeden Untersucher sehr lehrreich ist, sein Gesichtsfeld mit kleinen Objekten aufnehmen zu lassen, damit er die Lage des Untersuchten gut zu verstehen imstande ist. Er hebt hervor, daß die Untersuchung mit farbigen Reizobjekten keinen solchen Unterschied der Isopteren von gleichem Winkelwert bei Untersuchungen in verschiedenen Entfernungen gibt, wie dies bei Untersuchung mit weißen Reizobjekten der Fall ist. Nur im temporalen Teil des Gesichtsfeldes macht sich die erwähnte Erscheinung geltend. So ist das Gesichtsfeld für 2/330 (Winkel 20,8′) von gleicher, nur in einigen Meridianen geringerer Ausdehnung als das Gesichtsfeld für 10/2000 (Winkel 17,2′), außer nach außen hin; in dieser Richtung besteht deutlicher Unterschied für Blau, geringerer für Rot und unbedeutender für Grün. Traquair nimmt an, daß die größere Helligkeit des Objekts bei geringerer Untersuchungsentfernung die Weißvalenz des Objekts steigert, so daß die Farbenvalenz dadurch herabgesetzt wird. Er macht auf die übereinstimmenden Angaben der Untersuchten aufmerksam, daß ein farbiges Reizobjekt, nachdem es als farbig wahrgenommen worden war, bei Annäherung an die Gesichtsfeldmitte zuerst farblos wird und dann in zunehmend gesättigtem Farbenton erscheint. Es besteht also ein physiologisches Ringskotom für Farben in der Peripherie des für die betreffende Entfernung und Größe des Reizobjekts vorhandenen Gesichtsfeldes.

RÖNNE (1915) gibt an, daß das Gesichtsfeld für 10/300 Rot (11′) von gleicher oder geringerer Größe ist als das Gesichtsfeld für Weiß 10/2000 (17′), also die physiologischen Grenzen des Gesichtsfeldes fast erreicht.

Tab. 2. Isopteren im normalen Gesichtsfeld nach TRAQUAIR.
A. Für Weiß.

Beobachter	Winkel in Minuten	Durchmesser des Objekts in Millimetern	Entfernung in Millimetern	Gesichtsfeld in Grad			
				auß.	unt.	inn.	ob.
TRAQUAIR	0,86	1,0	4000	8,3	7,4	8,5	5,3
RÖNNE	1,0	1,25	4000	10,0	8,0	6,0	4,0
WALKER	1,72	1,2	2500	20	18	17	17
SINCLAIR	1,72	1,0	2000	26	25	26	24
HEFFTNER	1,72	1,0	2000	22	18	18	15
WALKER	2,1	1,2	2000	30	26	25	24
RÖNNE	2,1	2,5	4000	10	13	15	11
WALKER	4,3	1,2	1000	51	43	40	47
RÖNNE	4,3	2,5	2000	33	27	31	24
MEISLING	5,15	3,0	2000	30	30	30	25
HEFFTNER	5,15	3,0	2000	32	29	25	26
SINCLAIR	5,15	3,0	2000	37	30	30	25
IGERSHEIMER	6,9	2,0	1000	48	36	39	36
RÖNNE	8,6	5,0	2000	72	51	50	51
FERREE, RAND u. MONROE	10,2			64	46	47	38
MEISLING	10,3	6,0	2000	50	40	40	35
SINCLAIR	10,3	6,0	2000	50	40	40	35
TRAQUAIR	10,4	1,0	330	80	59	57	48
WALDECK	11,46	1,0	300	70	55	55	51
WALKER	15,0	1,2	286	90	64	60	52
RÖNNE	17,2	5,0	1000	82	69	60	66
TRAQUAIR	20,8	2,0	330	87	65	60	50
WALDECK	23,0	2,0	300	83	60	58	58
RÖNNE	34,3	10,0	1000	93	76	62	69
HEFFTNER	34,4	3,0	300	70	55	56	50
FERREE, RAND u. MONROE	60			90	70	60	58
HEFFTNER	229	20,0	300	96	66	59	54
RÖNNE	275	80	1000	104	76	62	69

B. Für Farben.

Beobachter	Winkel	Durchmesser des Objekts in Millimetern	Entfernung in Millimetern	Blau				Rot				Grün			
				auß.	unt.	inn.	ob.	auß.	unt.	inn.	ob.	auß.	unt.	inn.	ob.
PETER	52′ ?	5	330 ?	65	48	39	39	40	30	25	26	30	25	19	18
HIRSCHBERG	—	10	—	62	54	42	40	52	47	32	28	32	23	20	20
DE SCHWEI-NITZ	2°	10^2	300	80	58	45	40	65	45	30	33	50	30	25	27
LANDOLT	—	10^2	—	90	70	56	56	84	56	37	38	78	49	27	32
BAAS	—	20^2	—	84	62	50	48	75	50	40	39	63	43	33	32

LANCHESTER (1934) und später BAIR und HARLEY (1940) haben bei sorgfältiger Aufnahme der peripheren Gesichtsfeldgrenzen bei intelligenten Beobachtern entsprechend dem oberen Ende des senkrechten Meridians eine Einkerbung gefunden, die hier die kontinuierliche Gesichtsfeldgrenze unterbricht. Unten ist eine solche Kerbe seltener. Als Erklärung kann die geringere Dichte der Anordnung der Stäbchen und Zapfen in den entsprechenden Gegenden der Netzhaut, wie sie OSTERBERG (1935) beschrieben hat, herangezogen werden.

Tab. 3. Farbenisopteren nach TRAQUAIR.

Gesichts-winkel	Durchmesser d. Objekts in Millimetern	Ent-fernung	Blau (Grade)				Rot (Grade)				Grün (Grade)			
			auß.	unt.	inn.	ob.	auß.	unt.	inn.	ob.	auß.	unt.	inn.	ob.
1,7′	1	2000	4,4	3,5	4,4	3,2	2	1,8	0,2	1,3	1,6	1,4	1,3	1,3
3,4′	2	2000	7,3	6,4	7,7	5,3	4	2,4	3,7	3,0	3,8	2,5	3,2	2,5
5,1′	3	2000	11	11	13	8	6	4,5	6,5	4,2	5	3,0	4,6	3,0
8,6′	5	2000	17	14	18	12	8	5	8	6	7	4,6	7	5,0
17,2′	10	2000	27	22	25	20	13	9	13	8	9	7,6	9,7	6,6
34,4′	20	2000	33	28	32	27	20	13	18	13	15	10	14	9,6
1° 9′	40	2000	—	—	—	—	32	20	20	19	22	16	17	14
10,4′	1	330	38	16	23	15	13	7	11	8	6	4	6	4
20,8′	2	330	50	20	26	17	22	11	14	11	13	7	10	6
31,2′	3	330	74	29	30	24	42	13	17	15	17	18	12	9
52,0′	5	330	80	33	35	30	53	21	23	22	28	12	14	12
1° 44′	10	330	87	47	43	37	79	35	29	31	49	16	21	18
3° 28′	20	330	89	55	46	41	85	46	36	37	65	21	22	21
6° 56′	40	330	92	58	48	43	87	52	41	42	70	30	29	29

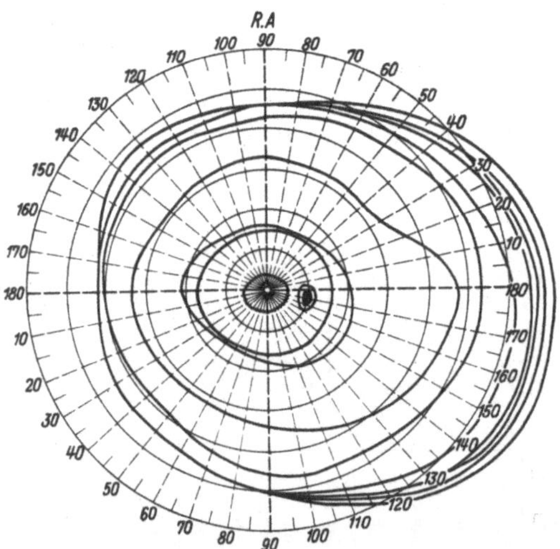

Abb. 13. Isopteren des normalen Gesichtsfeldes für Objektgrößen nach der Tabelle (nach TRAQUAIR).

Die Isopteren in einem Gesichtsfeld kann man mit den Höhenschichtungslinien einer Karte vergleichen (Abb. 13). Je mehr solcher Isopteren in ein Gesichtsfeld eingezeichnet sind, eine desto genauere Kenntnis von der Beschaffenheit der Funktion innerhalb der Gesichtsfeldgrenzen werden wir besitzen. Ebenso wie beim Kartenzeichnen, tragen wir bei der Aufzeichnung des Gesichtsfeldes die Einzelheiten auf eine Fläche ein, und so entsteht die Darstellung der Funktion der Netzhaut im Gesichtsfeld. Man bekommt dann eine viel richtigere Vorstellung vom Gesichtsfeld (Abb. 14).

RÖNNE (1915) und TRAQUAIR (1937) haben den waagrechten Meridian des Gesichtsfeldes als Durchschnitt der Gesichtsfeldinsel wiedergegeben. RÖNNE hat zwei Darstellungen geboten. In beiden und ebenso bei TRAQUAIR wird auf der Abszisse die Ausdehnung des Gesichtsfeldes für einen bestimmten Reiz gegeben, während bei der einen Darstellung die Ordinaten den Punktsehschärfen entsprechen, in der anderen die Logarithmen der Punktsehschärfen verwendet werden. Das letztere Verfahren ist logisch richtiger, weil die Punktsehschärfe die reziproken Werte der Reizschwellen darstellen; diese geben aber die Empfindungswerte nicht an. Nach dem WEBERschen Gesetze verhalten sich die Empfindungen proportional zum Logarithmus des Reizes. Der Reizwert eines Objekts für zwei verschiedene Netzhautstellen ist umgekehrt proportional den Schwellenwerten dieser Netzhautstellen, und die Empfindungswerte sind nach dem WEBERschen Gesetz proportional dem Logarithmus des reziproken Wertes der Reizschwellen. Nach denselben Grundsätzen hat als erster im Jahre 1927 mein damaliger Assistent Dr. MAUKSCH ein plastisches Modell des Gesichtsfeldes nach dem Wachsplattenverfahren hergestellt. Im größeren Maßstabe habe ich ein solches Modell ausgeführt (Abb. 15 a). Dabei sind den Isopteren entsprechend aus Holzbrettchen die Gesichtsfelder für verschiedene Reizstärken ausgeschnitten. Die

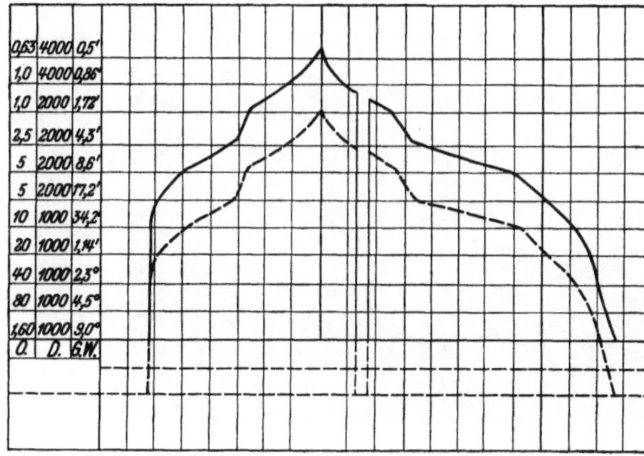

Abb. 14. Horizontalschnitt durch das Gesichtsfeld.

Die ausgezogene Basallinie gibt in Graden die Ausdehnung des Gesichtsfeldes wieder (Abszissen). Die Ordinaten entsprechen dem Logarithmus der Sehschärfe. O. Durchmesser des Reizobjekts in Millimetern. G. W. Gesichtswinkel, bezogen auf den Knotenpunkt. Mit 90 beginnend wird der Gesichtswinkel für jede folgende Isoptere halbiert. Der blinde Fleck erscheint als Loch mit kraterförmig erweiterter Öffnung. Er ist etwas breiter als in Wirklichkeit dargestellt, da sein größter Durchmesser dargestellt ist, der in Wirklichkeit unterhalb der Horizontalen liegt. Die gestrichelte Linie gibt das Gesichtsfeld wieder bei gleichmäßiger Senkung der Funktion (nach TRAQUAIR).

Dicke der Brettchen entspricht dem Logarithmus der Punktsehschärfen. Die durch das Übereinanderlegen der Brettchen entstehende plastische Figur wurde dann in Wachs ausmodelliert, wobei die Ränder der Brettchen (Abb. 15 a) geschwärzt worden waren, damit man sie als Isopteren erkennen könne. Sieht man ein solches Modell von oben an oder photographiert man es aus der Vogelperspektive, so erhält man die Projektion auf die Ebene, die der gewöhnlichen graphischen Aufzeichnung entspricht (Abb. 15 b). TRAQUAIR (1938) und EVANS (1938) haben ähnliche Modelle abgebildet. Die Betrachtung des Gesichtsfeldmodells läßt einen beträchtlichen Unterschied der nasalen und temporalen Gesichtsfeldhälfte deutlich erkennen. Während in der temporalen Hälfte das Ufer der Gesichtsfeldinsel flach ausläuft, d. h. die aufeinanderfolgenden Isopteren abgestufter Reize deutlich voneinander entfernt sind, fällt die Insel nasal steil ab. Mit anderen Worten, liegen hier mehrere Isopteren nahe beieinander, fallen zum Teil miteinander zusammen. Aus der Gestalt der Abdachung der Insel läßt sich erkennen, daß in den intermediären Teilen des Gesichtsfeldes die Grenzen für bestimmte Reizobjekte bei Anwendung des BJERRUMschen Verfahrens scharf sind, was für den Wert der Methode spricht. Auch die Isopteren in pathologischen Gesichtsfeldern sind im intermediären Teil ziemlich genau bestimmbar, wenn auch nicht so genau wie im normalen Gesichtsfeld.

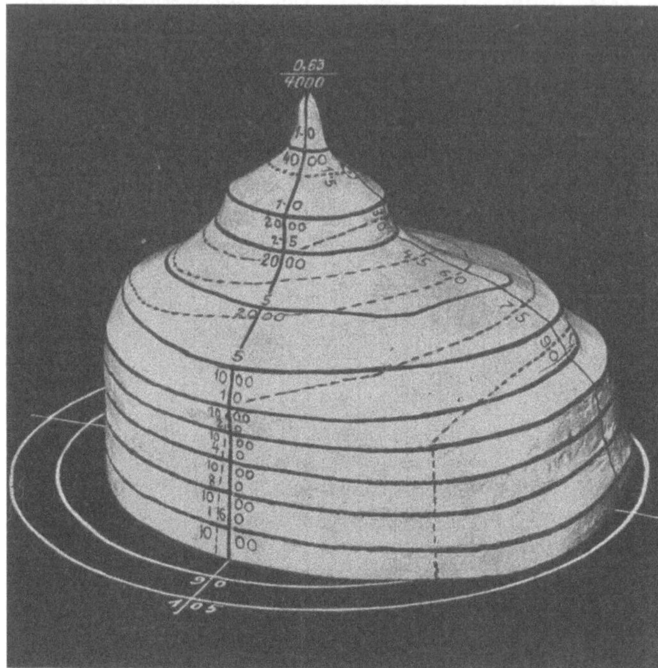

Abb. 15 a. Die Gesichtsfeldinsel (Modell des Gesichtsfeldes) nach den Angaben von Rönne und Traquair. Die ausgezogenen Schichtlinien sind die Isopteren für die angegebenen Reizobjekte und Entfernungen vom Auge des Untersuchten. Die gestrichelten Linien stellen den Verlauf der Parallelkreise dar. Zum Vergleich seitliche die Tabelle von Abb. 14.

0,63	4800	0,45′
0,63	4000	0,5′
1,0	4000	0,86′
1,0	2000	1,72′
2,5	2000	4,3′
5,0	2000	8,6′
5,0	1000	17,2′
10,0	1000	34,2′
20,0	1000	1,14°
40,0	1000	2,3°
80,0	1000	4,5°
160,0	1000	9,0°

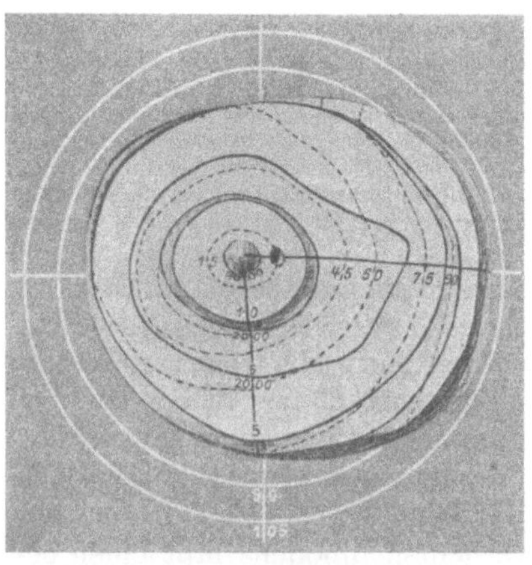

Abb. 15 b. Die Gesichtsfeldinsel von oben gesehen. Übereinstimmung mit Abb. 13.

Der blinde Fleck.

Im Gesichtsfeld findet sich nach außen vom Fixationspunkt, entsprechend dem Durchtritte des Sehnerven, eine lichtunempfindliche Stelle, der blinde Fleck, der 1666 von Mariotte entdeckt worden ist. Er entspricht dem Teile des Augenhintergrundes, der keine Neuroepithelien besitzt. Da das Vorhandensein des blinden Fleckes uns nicht zum Bewußtsein kommt, ist er als physiologisches negatives Skotom zu bezeichnen. Dem Studium des blinden Fleckes ist viel Aufmerksamkeit gewidmet worden. Da die Papille nasal von der Fovea centralis und etwas höher als diese liegt, findet sich der blinde Fleck temporal vom Fixationspunkt und mit seiner Mitte etwas unter der durch den Fixationspunkt durchgehenden Horizontalen.

Aus Tab. 4 sind die Ergebnisse der Untersuchungen zahlreicher Forscher über die Größe des blinden Fleckes und seine Lage im Verhältnis zum Fixationspunkt und der durch den letzteren gezogenen Horizontalen ersichtlich. Es muß dabei berücksichtigt werden, daß es sich entweder um Einzeluntersuchungen

Tab. 4. Zahlenmäßige Angaben über den blinden Fleck.

Untersucher und Jahr	Anzahl der Fälle	Horizontaler Durchmesser	Vertikaler Durchmesser	Mitte des blinden Fleckes bis Fixationspunkt	Nasaler Rand bis Fixationspunkt	Temporaler Rand bis Fixationspunkt	Mitte des blinden Fleckes unter der Horinzontalen durch den Fixationspunkt	Oberer Rand des blinden Fleckes über der Horizontalen durch den Fixationspunkt	Flächenmaß auf Kampimeter in 33 cm Entfernung
YOUNG 1801	—	3° 5′	—	—	12° 56′	16° 1′	—	—	—
HANNOVER u. THOMSEN 1832	22	6° 10′	—	—	11° 56′	18°	—	—	—
GRIFFIN 1838	11	7° 31′	—	15° 34′	—	—	1° 22′	—	—
LISTING 1853	—	5° 55′ 9″	—	—	12° 34′ 5″	18° 33′ 24″	—	—	—
FICK u. DU BOIS REYMOND 1853	2	5° 33′ 30″	—	—	12° 24′	19° 18′	—	—	—
AUBERT 1865	1	5° 51′	6°	—	14° 21′	20° 34′	—	—	—
WITTICH 1863	—	7° 45′	—	—	14° 36′	22° 30′	—	—	—
LANDOLT 1873, 1904	—	6° 45′	—	—	—	—	—	—	—
OLE BULL 1895	—	6° 30′	—	—	—	—	—	—	—
BJERRUM 1890	—	5° 4′ 44″	—	—	—	—	—	—	—
HELMHOLTZ 1867, 1896	—	6° 56′	—	—	12° 25′	18° 55′	—	—	—
VAN DER HOEVE 1912	100	5° 42′ 55″	7° 26′	15° 33′ 47″	—	—	1° 40′ 41″	—	—
PETER 1916	einige 100	5° 28′	7° 49′	—	—	—	1° 30′	—	—
GRADLE 1916	13	4° 54′	7° 45′	16° 33′ 32″	13° 15′ 35″	18° 9′ 35″	0° 54′ 30″	2° 58′	—
EPPENSTEIN 1918	75	5° 17′	7° 17′	16° 14′	—	—	1° 25′ 2″	—	—
EICHENBERGER 1921	184	5° 28′	5° 3′	16° 30′	16° 2′	—	1° 25′	—	—
DE VINCENTIIS 1922	18	5° 30′	7° 15′	15°	—	—	bis zu 3°	—	—
MARLOW 1923	—	6° 9′	7° 56′	—	13° 6′	—	—	2° 24′	—
FERREE, RAND und WENTWORTH 1925	10	4° 28′ 36″	6° 45′ 36″	16° 30′	—	—	—	—	8,74 qcm
TRAQUAIR 1927	—	5° 7′ 5″	7° 17′	15° 37′ 36″	—	—	1° 24′	—	—
INCZE 1928	66	5° 27′ 32″	6° 22′ 50″	—	—	—	—	—	—
WENTWORTH 1931	200	5° 29′ 36″	7° 45′	16° 10′	13° 36′ 54″	17° 40′ 24″	1° 29′ 6″	2° 23′ 24″	11,4 qcm
KALKUTINA 1937	—	4° 54′	—	—	—	—	—	—	—
Grenzwerte {	—	4° 28′ 36″	5° 28′	12° 11′ 28″	9° 48′	15° 29′	0° 53′ 4″	2° 23′ 24″	5,7 qcm
	—	7° 25′ 38″	9° 25′	18° 6′	18° 25′ 54″	22° 30′	4° 58′ 20″	2° 58′	17,5 qcm

3*

oder um den Durchschnitt einer geringeren oder größeren Anzahl von Fällen handelt, so daß die Grenzwerte von den Mittelwerten beträchtlich abweichen. Bei den Angaben der verschiedenen Forscher muß auch das Untersuchungsverfahren berücksichtigt werden, um Vergleiche ziehen zu können. Deshalb sind einzelne Werte, so z. B. von YOUNG (1801) und EICHENBERGER (1921) nicht in der Tabelle angeführt worden. YOUNG untersuchte den waagrechten Durchmesser des blinden Fleckes, indem er zwei Kerzen gegeneinander bewegte, bis sie beide sichtbar wurden oder bei der Annäherung verschwanden. Dieses Vorgehen läßt sich in bezug auf Genauigkeit nicht mit den Untersuchungen am BJERRUM-Schirm aus 2 m Entfernung mit kleinen Reizobjekten vergleichen. Es sei noch darauf hingewiesen, daß es sich in der Tabelle nur um an normalen Augen erhobene Werte handelt. Bei der Augenspiegeluntersuchung hat man zur Genüge feststellen können, wie normale Papillen sich voneinander durch ihre Größe unterscheiden und wie ihre Lage zur Macula verschieden sein kann.

Die in der Tabelle angeführten Werte beziehen sich auf die Untersuchungen mit weißen Objekten auf schwarzem Grunde oder umgekehrt. Bei der Untersuchung mit farbigen Reizobjekten läßt sich feststellen, daß die Funktion der Netzhaut in der Nachbarschaft der Papille nicht plötzlich auf Null sinkt, sondern daß der blinde Fleck von einem Ring umgeben ist, in dem die Empfindungen herabgesetzt sind, so daß der blinde Fleck für Farben größer ist als für Weiß. Dies steht mit dem anatomisch erhobenen Befunde zusammen, daß die Netzhaut in der unmittelbaren Umgebung der Papille unvollkommen entwickelt ist, die Stäbchen und Zapfen kleiner sind als in der Nachbarschaft und ihre Anordnung unregelmäßiger ist. Das absolute Skotom ist somit von einem relativen umgeben, der „amblyopischen Zone" von BJERRUM (1890). Untersucher, die diesem Punkte besondere Aufmerksamkeit gewidmet haben, kommen zu dem gleichen Ergebnis: SINCLAIR (1905), VAN DER HOEVE (1912), HAYCRAFT (1910), TRAQUAIR (1927), WENTWORTH (1931), EVANS (1928). Der absolute blinde Fleck ist von einem Saume von 7′ bis 15′ umgeben, in dem die Weißempfindung herabgesetzt ist, also ein relatives Skotom für Weiß besteht (VAN DER HOEVE l. c.). Nach außen schließt sich diesem Ring ein farbenblinder Ring an, wobei dieser für Blau am schmalsten ist, dann folgt Gelb, Grün und am weitesten vom Rande des blinden Fleckes liegt die Grenze für Rot (HAYCRAFT l. c.). Die ganze Breite dieser amblyopischen Zone beträgt ungefähr 1°. Bei diesen Untersuchungen ist die Methodik sehr wichtig und die Unterschiede im Untersuchungsverfahren erklären die etwas voneinander abweichenden Ergebnisse der verschiedenen Forscher. Die einschlägigen Untersuchungen sind am besten aus einer Entfernung von mindestens 2 m mit kleinsten Reizobjekten vorzunehmen.

HELMHOLTZ hat schon im Jahre 1856 (erster Teil der im Jahre 1867 erschienenen Physiologischen Optik) gezeigt, daß man bei sorgfältiger Untersuchung am Rande des blinden Fleckes die großen Netzhautgefäße nachweisen kann. Aber erst die Einführung beidäugiger Fixation mittels des Stereokampimeters von LLOYD hat es möglich gemacht, die Netzhautgefäße im Gesichtsfeld auf große Entfernungen von der Papille nachzuweisen (EVANS 1926). Die sogenannte Angioskotometrie ermöglicht durch Verfeinerung der Untersuchungstechnik festzustellen, daß auch feinere Netzhautgefäße ein Hindernis für die Wahrnehmung äußerer Eindrücke bilden. Bekannt ist, daß wir die Schatten der Netzhautgefäße für gewöhnlich nicht sehen und erst der PURKINJEsche Versuch sie uns sichtbar macht. Nichtsdestoweniger sind sie vorhanden und können auf Grundlage der Kenntnis physiologischer Verhältnisse für die Erkennung pathologischer Veränderungen nutzbar gemacht werden. Allerdings erfordert die Aufnahme der Gefäße im Gesichtsfeld mittels des Stereokampimeters gutes

Beobachtungsvermögen, viel Geduld und Zeit. EVANS (1938) gibt an, daß bei Untersuchung des blinden Fleckes nach angioskotometrischer Methode sein Rand wie ein Zahnrad gezackt ist. Die Zacken sind als Ausdruck der Gefäße des ZINNschen Gefäßkranzes anzusehen. Nasalwärts in der Horizontalen oder deren Nähe ziehen eine oder zwei Zacken horizontal gegen den Fixationspunkt, entsprechend den Maculaarterien. Unter gewissen Umständen wurden die vom blinden Fleck ausgehenden Angioskotome breiter, so bei Druck auf den Augapfel (auch auf den der anderen Seite), Anhalten der Ausatmung, Druck auf die Halsvenen, umgekehrte Körperlage (Kopf tief), Einwirkung starken Lichtes auf das Auge, eventuell auch auf das andere. Diese Erscheinung ist nicht etwa auf Verbreiterung oder Verschmälerung der Gefäße selbst zurückzuführen. Die Forscher, die sich mit diesen Fragen besonders beschäftigt haben, sind der Ansicht, daß unter dem Einfluß verschiedener Momente perivasculare Lymphräume, die mit den Gewebsspalten selbst in Zusammenhang stehen, breiter oder schmäler werden, daß gleichzeitig mehr Plasma aus den Gefäßen austreten kann, und die Aufnahme der Gewebsflüssigkeit durch die Venen verzögert wird. Diese Vorgänge rufen die Veränderungen in den Angioskotomen hervor, die nicht nur als einfache Gewebsschatten aufgefaßt werden dürfen, wofür sie zuerst gehalten wurden. Veränderungen der Angioskotome physiologischer Art gehen allmählich in dem Grade nach stärkere Veränderungen unter pathologischen Verhältnissen über. Die Berücksichtigung der Verhältnisse der Angioskotome verspricht noch manche Aufklärung pathologischen Geschehens, dessen Verständnis bisher unzulänglich war. Die Größe des blinden Fleckes wird von verschiedenen Faktoren beeinflußt. HATA (1940) hat festgestellt, daß der blinde Fleck bei Anspannung der Akkommodation um vier Dioptrien durch Pilokarpin oder durch Aufsetzen eines Haftglases sich zuerst nach außen, dann nach allen Richtungen vergrößert. Auch die Einwirkung starken Lichtes verursacht Vergrößerung des blinden Fleckes (SAUBERMANN 1939), was mit den angeführten Angaben von EVANS (l. c.) übereinstimmt. Vergrößerung des blinden Fleckes als Anzeichen pathologischer Veränderungen führt SAMOILOW (1938) an. Tuberkulineinspritzung bei tuberkulöser Aderhautentzündung bewirkt Vergrößerung des blinden Fleckes, die infolge Ödems der Papille eintritt. Wird dieses Ödem durch Calciumiontophorese zur Rückbildung gebracht, verkleinert sich der blinde Fleck. Diese Beobachtungen wurden von BENSTEIN (1940) bestätigt.

Einatmung von Sauerstoff (ROSENTHAL 1939), Einnahme von Sulfanilamid (ROSENTHAL 1939), von Benzedrinsulfat (ROSENTHAL und SEITZ 1940) bewirkt Verkleinerung, besonders Verschmälerung der Angioskotome. Verschiedene Einflüsse sind also imstande, die Größe des blinden Fleckes zu verändern.

Will man sich ein Urteil über das extramaculare Sehen bilden, oder in anderen Worten, über die Funktion der peripheren Netzhautteile, so muß man eine Anzahl von Isopteren feststellen. Liegen sie in nicht zu großen Abständen voneinander, so kann man annehmen, daß die Funktion zwischen ihnen allmählich verläuft.

Als Mitte des Gesichtsfeldes dient der Fixationspunkt, der normalerweise der Foveola centralis entspricht. Eine durch diesen Punkt verlaufende Senkrechte teilt das Gesichtsfeld in zwei ungleiche Hälften, ungleich nicht nur an Ausdehnung, sondern auch an Funktion. Die nasale, kleinere Hälfte deckt sich normalerweise mit einem Teil des temporalen Gesichtsfeldes des anderen Auges: die größere, temporale Hälfte deckt sich in ihrem zentralen Teile mit der nasalen Gesichtsfeldhälfte des anderen Auges, während der Rest, der „temporale Halbmond", nur einäugige Eindrücke vermittelt.

Anatomische und physiologische Gesichtsfeldgrenzen.

Die Außengrenzen des Gesichtsfeldes sind anatomisch bedingt, zum Teil
durch die Außengrenzen der funktionsfähigen Netzhaut, d. h. annähernd durch
die Lage der Ora serrata, zum Teil durch die anatomische Beschaffenheit der
Umgebung des Auges, hauptsächlich der Ränder der Augenhöhle. Bei horizontalem geradeaus gerichtetem Blick schränken der Nasenrücken, der obere Augenhöhlenrand und die Augenbraue das Gesichtsfeld ein, mitunter auch die Wange
und der Schnurrbart. Man kann die durch die erwähnten Faktoren bedingten
Gesichtsfeldgrenzen als die anatomischen bezeichnen, im Gegensatz zu den
physiologischen, die man dadurch bestimmen kann, daß man den Fixationspunkt
in der Weise verlagert, daß die anatomischen Nachbarteile die Ausdehnung des
Gesichtsfeldes nicht beeinträchtigen können. Man muß dann für die Bestimmung

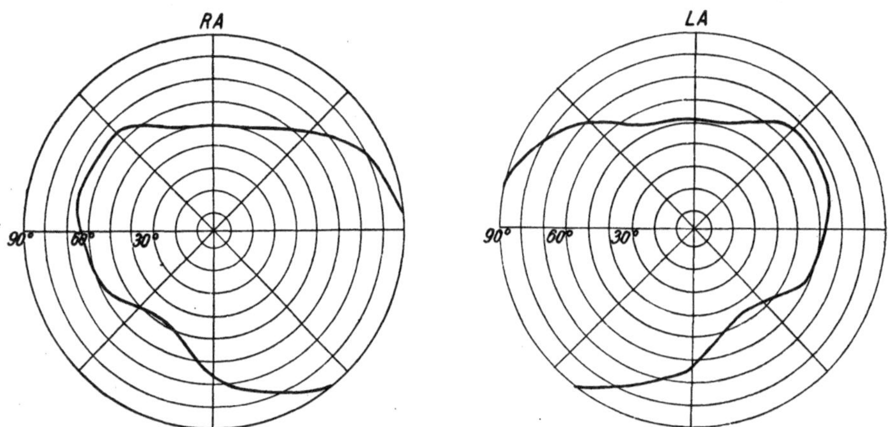

Abb. 16. Außengrenzen für Weiß 3/330 des rechten und linken Auges.

der nasalen Gesichtsfeldgrenze den Fixationspunkt nach außen verlagern, bei
der Bestimmung der oberen Grenze nach unten unter gleichzeitiger Hebung
des Oberlides. In den meisten Fällen spielen diese Verhältnisse keine praktische
Rolle, wohl aber bei pathologischen Zuständen, z. B. bei Ptosis oder sehr tiefem
Sitze der Augäpfel. Die Unterschiede zwischen den anatomischen und physiologischen Grenzen des normalen Gesichtsfeldes sind nicht groß. Man wird gut tun,
bei besonders hervortretenden Merkmalen (Tiefliegen der Augen, sehr große
Nase) dies ausdrücklich zu vermerken.

Zum Studium der Netzhautfunktion bestimmt man die Verhältnisse des Gesichtsfeldes jedes Auges getrennt (Abb. 16). Physiologisch wichtig ist aber das Verhalten
des Gesichtsfeldes bei beidäugigem Sehen — das summarische Gesichtsfeld. Um
den gemeinsamen Fixationspunkt liegt ein großer beidäugiger Teil des gemeinsamen Gesichtsfeldes, der oben und unten bis zur Grenze des einäugigen Gesichtsfeldes, in der Waagrechten jeder Seite vom Fixationspunkt bis gegen 60°
reicht. In diesem Gebiete tritt die höhere Funktion der Stereoskopie auf. Nach
außen von dem binocularen Gesichtsfeld liegt beiderseits je ein halbmondförmiger
Teil, der lediglich einem Auge gehört, der temporale Halbmond. Das binoculare
Gesichtsfeld hat in der Waagrechten eine Ausdehnung von ungefähr 120°, die
temporalen Halbmonde von je 30 bis 40°. In der Senkrechten beträgt der Durchmesser des (binocularen) Gesichtsfeldes ungefähr 130°. Der gesamte waagrechte
Durchmesser des Gesichtsfeldes beider Augen beträgt bei 200° (Abb. 17).

Bei der Bestimmung der Gesichtsfeldgrenzen spielen außer anatomischen auch physiologische Bedingungen eine große Rolle. Je intensiver der zur Untersuchung verwendete Reiz und je größer der Kontrast gegenüber der Umgebung, desto ausgedehnter sind die Gesichtsfeldgrenzen. Bei der Untersuchung im Dunkelraume mit intensiven kleinen Lichtquellen ist die Grenze des Gesichtsfeldes bis zu 110°, ja 115° außen hinausgeschoben, während bei Verwendung von weißen Papierobjekten auf schwarzem Hintergrunde bei 160/1000 (RÖNNE 1915) die Grenze bei 107° liegt. Diese extremen physiologischen Gesichtsfeldgrenzen spielen in der praktischen Perimetrie keine Rolle. Bei der Darstellung von Isopteren nach RÖNNE und TRAQUAIR sind durchschnittliche Verhältnisse, d. h. Untersuchung mit Papierobjekten auf schwarzem Grunde bei nordseitiger Tagesbeleuchtung angenommen.

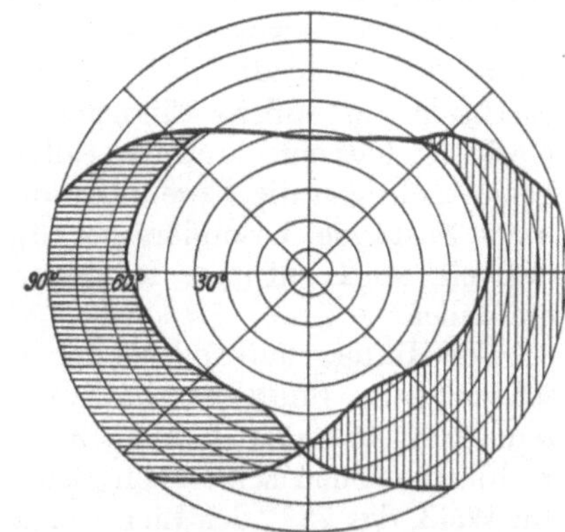

Abb. 17. Grenzen des summarischen Gesichtsfeldes, in dem der binokulare Teil und die beiden monokularen Teile (temporale Halbmonde) erkennbar sind.

Die sich an Arbeiten früherer Autoren anschließenden Untersuchungen von FERREE und RAND in den Jahren 1922 bis 1933 in bezug auf das normale Gesichtsfeld und seine Untersuchung haben zur Feststellung geführt, daß auf die Gestaltung der Verhältnisse im Gesichtsfeld eine Anzahl von Bedingungen Einfluß nehmen. Es handelt sich um die Größe der Reizobjekte, den Kontrast gegenüber dem Hintergrunde, die Beschaffenheit des Hintergrundes — besonders bei Untersuchung mit farbigen Objekten — die Stimmung des betreffenden Netzhautteiles, die Adaptation des Auges, die Intensität der Beleuchtung, die Dauer des Reizes, die Sättigung der Farben.

Die Faktoren, die einen Einfluß auf die Größe und Beschaffenheit des Gesichtsfeldes haben, kann man in solche einteilen, die in den Eigentümlichkeiten des Untersuchten liegen, und solche, die von den Versuchsbedingungen abhängen. Zu den ersteren gehören: Tiefe der Vorderkammer, Pupillengröße, Bau der Augenhöhle und ihrer Umgebung, Refraktion, Geschlecht und Alter, zum Teil auch der Allgemeinzustand des Untersuchten (Ermüdung und Ermüdbarkeit, Aufmerksamkeit, Intelligenz u. dgl. m.).

Zu den zweiten gehören: Beschaffenheit des Hintergrundes, Beleuchtung, Adaptationszustand, Objektgröße, Geschwindigkeit der Bewegung des Objekts, Dauer der Einwirkung und Richtung der Bewegung, Sättigung der Farben und ihre Weißvalenz.

Eine seichte Vorderkammer und daher eine, bei der die Ebene der Regenbogenhaut weiter vorne liegt, begünstigt etwas weitere Gesichtsfeldgrenzen im Vergleich zu tiefer Vorderkammer, bei der die Regenbogenhaut ziemlich weit von der Hornhaut entfernt ist; bei weiter Pupille ist das Gesichtsfeld etwas weiter als bei enger, daher ist die Wirkung der pupillenerweiternden und -verengernden Mittel nicht gleichgültig.

Bei Kurzsichtigkeit ist das Gesichtsfeld gewöhnlich enger als bei Übersichtigkeit, was die Folge der Verschiedenheit im anatomischen Bau des Augapfels ist. FERREE, RAND und MONROE (1929) haben den Einfluß von Refraktion, Geschlecht und Alter auf das Gesichtsfeld studiert. Auch sie kamen zum Ergebnis, daß die Gesichtsfelder Emmetroper und Hypermetroper etwas weiter sind als die Myoper. Bei Jugendlichen ist das Gesichtsfeld im allgemeinen weiter als im

Alter. Bei Frauen ist das Gesichtsfeld eher weiter als bei Männern, bei denen die Augen vielfach tiefer liegen als beim weiblichen Geschlecht, und Nase sowie Augenbrauen stärker entwickelt sind als bei Frauen.

Schon bei normalen Menschen unter physiologischen Bedingungen gibt es große Unterschiede der Aufmerksamkeit, des Auffassungsvermögens, der Reaktion auf äußere Eindrücke, die geeignet sind, bei der Untersuchung des Gesichtsfeldes eine deutliche Rolle zu spielen. Körperliche und geistige Ermüdung beeinträchtigen die Ergebnisse der Untersuchung. Um so wichtiger sind krankhafte Zustände, besonders nervöse Erkrankungen. So ist es mir vorgekommen, daß ein an Hirntumor leidender Kranker während der Gesichtsfeldaufnahme einschlief.

Der Hintergrund soll bei der Aufnahme des Gesichtsfeldes für Weiß möglichst schwarz sein. SCHNABEL hatte zu diesem Zweck den Perimeterbogen mit schwarzem Samt bekleben lassen. FERREE und RAND (1930) haben bei ihren Untersuchungen einen schwarzen Hintergrund, der 4% des Lichtes zurückwarf, und ein Weiß, das 78% des Lichtes zurückwarf, verwendet. Es sind dies die HERING-schen Papiere (Nr. 30 und Weiß von HERING). Je größer der Kontrast zwischen Hintergrund und Objekt, desto leichter wird dieses bemerkt und desto größer wird die Ausdehnung des Gesichtsfeldes. Was die Beleuchtung betrifft, so nimmt die Ausdehnung des Gesichtsfeldes mit Zunahme der Beleuchtung bis zu einer gewissen Grenze zu. Ist die Beleuchtung zu niedrig, so verengen sich die Grenzen des Gesichtsfeldes, während bei zu intensiver Beleuchtung Blendung eintritt und die Grenzen des Gesichtsfeldes wiederum enger werden. FERREE und RAND (1923) haben als Beleuchtung, bei der normale Grenzen erzielt werden, 20 Fußkerzen, LAUBER (1925) 200 Lux ermittelt. Zuletzt hat noch MELANOWSKI (1935) festgestellt, daß die besten Beleuchtungsbedingungen für Gesichtsfelduntersuchungen zwischen 200 und 1000 Lux liegen. Praktisch genügen 200 Lux. Bei höherer Beleuchtungsintensität nehmen die Gesichtsfeldgrenzen für Weiß und Farben ab.

Das Gesichtsfeld bei herabgesetzter Beleuchtung.

Gewöhnlich wird das Gesichtsfeld bei helladaptiertem Auge untersucht. Es ist daher darauf zu achten, daß der Untersuchte vorher nicht bei ungenügender Beleuchtung gewartet hat. Es kann aber von Nutzen sein, die Untersuchung bei herabgesetzter Beleuchtung, d. h. bei Dunkeladaptation, vorzunehmen. Dabei ist die Leistung der Fovea centralis herabgesetzt, und es besteht dementsprechend ein Zentralskotom. Daher muß ein genügend leuchtender Fixationspunkt vorhanden sein, wie dies STARGARD (1910) angegeben hat. Die Verhältnisse bei Gesichtsfelduntersuchung bei herabgesetzter Beleuchtung haben noch LAUBER (1928), MELANOWSKI (1935), ROLL (1937) und BAIR (1940) untersucht. Die Ergebnisse von LAUBERS Untersuchungen sind aus den Tab. 5 und 6 ersichtlich. MELANOWSKI (l. c.) fand, daß bei einer Beleuchtungsintensität von 1,5 Lux das Mittel von acht Meridianen 50° betrug, d. h. ungefähr $^5/_6$ des normalen Gesichtsfeldes bei 200 Lux ausmachte.

Neben der physiologischen Bedeu-

Tab. 5. Am Perimeter.

Beleuchtungs-intensität in Lux	Größe des Gesichtsfeldes von 12 Meridianen	Mittlere Halbmesser des Gesichtsfeldes (die vorige durch 12 gebrochene Zahl)
80	893	74
28	840	70
16	806	67
0,6	738	61
0,13	597	50
0,047	595	49
0,015	444	37

tung der Gesichtsfeldaufnahme bei herabgesetzter Beleuchtung muß ihre Bedeutung bei der Untersuchung pathologischer Zustände hervorgehoben werden. Wir machen uns vielfach keinen genügenden Begriff von der Bedeutung hemeralopischer Störungen im Gesichtsfeld und ihrer praktischen Auswirkung. Die Adaptation ist ein physiologischer Prozeß, dessen Störung im pathologischen Bild sicher von größerer Bedeutung ist als vielfach angenommen wird. Die Einengung des Gesichtsfeldes bei herabgesetzter Beleuchtung oder das Auftreten von Ausfällen darin lassen einen Funktionsausfall erkennen, der bei der Untersuchung des nicht dunkel adaptierten Auges vielfach nicht so deutlich hervortritt. Entsprechende Untersuchungen enthüllen die hemeralopischen Störungen in vielen Fällen von Glaukom, Sehnervenschwund, Pigmententartung der Netzhaut, die sonst teilweise oder ganz übersehen werden könnten und für die Auffassung des Krankheitsbildes und die Beurteilung der Arbeits-

Tab. 6. Am Kampimeter	
Beleuchtungs-intensität in Lux	Größe des Gesichtsfeldes von 8 Meridianen
160	168
90	149
50	127
25	107
16	98
10	93
9	87
5,06	80
5,0	78
2,85	58
2,50	40
1,60	30
1,58	27
1,0	22

fähigkeit der Kranken große Bedeutung besitzen. AMSLER (1940) nimmt das Gesichtsfeld des dunkel adaptierten Auges am Perimeter von MAGGIORE einmal mit hellem Reizobjekt auf, dann mit demselben Reizobjekt, dessen Helligkeit auf ein Sechzehntel der ursprünglichen herabgesetzt ist. Aus dem Vergleich der auf diese Weise erhaltenen Gesichtsfeldgrenzen zieht AMSLER prognostische Schlüsse.

Das Farbengesichtsfeld.

Es ist schon längst bekannt, daß die Ausdehnung des Gesichtsfeldes von der zur Prüfung verwendeten Objektgröße abhängig ist, da sie einen wichtigen Faktor der Reizintensität bildet. Die Darstellung der Isopteren und Gesichtsfeldmodelle ist beredt genug. Hier sei noch hervorgehoben, daß man nicht nur entsprechend der sich immer mehr durchsetzenden Tendenz mit kleinen Reizobjekten untersuchen soll, sondern der Eigenheit des Falles entsprechend oft mit großen und sogar sehr großen, um sich eine richtige Vorstellung von der Sehleistung und den Lebensbedingungen zu verschaffen.

Die vorher in Betracht gezogenen Bedingungen spielen bei der Untersuchung der Farbenempfindung des extramacularen Gesichtsfeldes eine besonders bedeutsame Rolle. Alle bisher betrachteten Faktoren sind dabei noch wichtiger als bei der Untersuchung des Gesichtsfeldes für Weiß oder Formen. Der Adaptationszustand und damit auch die Beleuchtung, die Objektgröße, die Beschaffenheit des Umfeldes sind außerordentlich wichtig. Dazu kommt noch die Sättigung der Farben. Während man oft liest, die Peripherie der Netzhaut sei farbenblind, ergibt die Untersuchung mit genügend großen und gesättigten farbigen Objekten, daß Farben (außer Grau) auch in den äußersten Teilen des Gesichtsfeldes gesehen und erkannt werden. Freilich trifft dies nicht für kleine und besonders für nicht genügend gesättigte farbige Objekte zu (AUBERT 1857, FERREE und RAND 1920). Bei der praktischen Anwendung der Gesichtsfelduntersuchung muß die Peripherie des Gesichtsfeldes als farbenblind gelten.

HESS (1889) hat darauf hingewiesen, daß die Farbenwahrnehmung in der Peripherie gesteigert ist, wenn die Helligkeit des Umfeldes oder Hintergrundes dem des farbigen Objekts gleich ist. Daher ist es richtiger, die Untersuchung mit farbigen Objekten nicht bei schwarzem Hintergrunde vorzunehmen. Bei schwarzem Hintergrunde wird das Objekt peripher wegen seines Helligkeitskontrastes gegenüber dem Hintergrund und nicht wegen seiner farbigen Valenz wahrgenommen. Von einem grauen Hintergrunde von gleicher Helligkeit wird es erst sichtbar, wenn sein farbiger Wert überschwellig wird. Daher die schon bis auf OLE BULL (1881) und HEGG (1892) zurückreichenden Bestrebungen, der Verwendung peripheriegleicher invariabler Farben auf grauem Hintergrunde gleicher Helligkeit, die durch HESS (1889) und v. KRIES (1897) eine genaue physiologische Grundlage erhielten und von ENGELKING und ECKSTEIN (1920) verwirklicht worden sind. Diese Farben auf grauem Hintergrunde sind peripher erst wahrnehmbar, wenn ihr Farbwert in Erscheinung tritt. Sie besitzen ferner die Eigenschaften, daß die in der Peripherie wahrgenommene Farbe sich nicht verändert, wobei noch die Grenzen für Rot und Grün sowie für Blau und Gelb paarweise zusammenfallen. Um aber allen Bedingungen gerecht zu werden, mußte die Sättigung der Farben bedeutend herabgesetzt werden, wodurch ihre Sichtbarkeit in der Peripherie abnimmt und die Grenzen der Farbengesichtsfelder enger werden, als dies bei Verwendung der gewöhnlichen, mehr gesättigten Farbenobjekte der Fall ist. Dieser Umstand und die technisch nicht ganz befriedigende Ausführung der Farbenpapiere in der schweren Zeit unmittelbar nach dem Weltkriege hat zur Folge gehabt, daß sich diese Farben nicht durchgesetzt haben. Die Frage wenigstens invariabler Farben, d. h. solcher, die ihren Farbton während ihrer Sichtbarkeit nicht verändern, ist noch nicht in zufriedenstellender Weise gelöst. Die soeben erwähnte Invariabilität hängt nicht nur damit zusammen, daß Pigmentfarben nicht spektral rein sind, sondern haftet auch den Spektralfarben an. So erscheint spektrales Rot unter den meisten Bedingungen zuerst in der Peripherie des Gesichtsfeldes farblos hell, dann gelb und erst später rot. Darauf ist der Umstand zurückzuführen, daß die Gesichtsfeldgrenzen für Farben vielfach bei steigender Intelligenz und Beobachtungsgabe und kritischer Einstellung enger erscheinen als bei weniger sorgfältig analysierenden Beobachtern. Interessant sind die diesbezüglichen Versuche von GURVIČ (1928), der Gruppen von Untersuchten gebildet hat, die nach ihrer Intelligenz abgestuft waren. Die erste Gruppe bildeten wenig intelligente Menschen, die zweite Gruppe intelligente Menschen verschiedener Berufe, die dritte Gruppe Ärzte verschiedener Anstalten. Die Gesichtsfelder für Rot waren bei den Angehörigen der letzten Gruppe am engsten, was auf die höhere Kritik der eigenen Beobachtungen zurückzuführen ist.

Der Einfluß des Umfeldes und der Stimmung des Auges unter dem Einfluß der vor der Untersuchung betrachteten Gegenstände beruht auf folgendem: War dem Auge vor der Untersuchung eine schwarze Fläche dargeboten worden, so besteht ein weißes Nachbild, das sich mit dem farbigen Objekt mischt; das Umgekehrte entsteht, wenn dem Auge vorher eine weiße Fläche dargeboten worden war. Hatte das Auge vorher eine graue Fläche von derselben Helligkeit betrachtet, so fallen störende Nachbilder fort, und die Sättigung der Farbe erscheint größer (FERREE und RAND 1924). PETER (1931) hat diese Erscheinungen durch Versuche illustriert. Diese Erscheinungen sind als Ausdruck des Sukzessiv- bzw. des Simultankontrastes anzusehen. Sie spielen bei der genauen Gesichtsfelduntersuchung eine nicht zu vernachlässigende Rolle. Für Rot und Blau der Heidelberger Farbenpapiere ist ein Grau mit Reflexionsquotienten von 7,6%, für Grün von 28,6% erforderlich, um ein Umfeld von gleicher Helligkeit zu erhalten.

Das Gesichtsfeld verändert sich nicht nur unter dem Einfluß unmittelbar auf das Auge wirkender physiologischer Faktoren, sondern auch bei Einwirkung verschiedener Bedingungen auf den Organismus als Ganzes. So hat CARMI (1926) festgestellt, daß das Gesichtsfeld in großer Höhe (Monte Rosa, Col d'Olén, 2871 m) bei Ermüdung nach der Bergbesteigung weiter ist als in der Ebene nach entsprechender Ruhe. Er führt diese Erscheinung darauf zurück, daß die Blutversorgung der Netzhaut gesteigert ist. Die Papillen waren deutlich hyperämisch. Vielleicht wirkt die Steigerung des Adrenalinspiegels im Blute mit, wodurch Pupillenerweiterung zustande kommen könnte.

GOLDMANN und SCHUBERT (1933) haben ihren Versuchen bei Herabsetzung des Sauerstoffgehaltes der Atmungsluft, bzw. bei Herabsetzung des Luftdruckes in der Unterdruckkammer entsprechend einer Höhenlage von über 6000 m Einschränkungen der nasal-oberen Gesichtsfeldgrenzen erhalten, die sie auf eine ungenügende Durchblutung der temporalen Netzhautteile zurückführen. W. und A. KYRIELEIS und P. SIEGERT (1935) haben bei ähnlichen Versuchen solche Gesichtsfeldeinschränkungen nicht erhalten und führen die Ergebnisse der früheren Forscher auf eine Abnahme der Aufmerksamkeit und der Reaktionsfähigkeit der Beobachter unter den gegebenen Versuchsbedingungen zurück. Bei entsprechender Aufmunterung der Beobachter fehlen daher die Gesichtsfeldeinschränkungen. Die angioskotometrischen Untersuchungen von EVANS und McFARLAND (1938) ergeben eine Vergrößerung der Angioskotome bei Herabsetzung des Sauerstoffgehaltes der Atmungsluft entsprechend größeren Höhen. Es kann bei dieser Untersuchung das Gesichtsfeld bis auf den zentralen Teil von 8 bis 10° um den Fixationspunkt verschwinden. Beziehungen zur Herabsetzung des Blutdruckes ließen sich nicht nachweisen. Das Verhalten nicht nur einzelner Versuchspersonen, sondern auch der beiden Augen derselben Versuchsperson bei Herabsetzung des Sauerstoffgehaltes der Atmungsluft ist verschieden.

ROSENTHAL (1939) ließ Versuchspersonen Sauerstoff einatmen und hat dabei Verschmälerung der Angioskotome festgestellt. Diese Beobachtung kann als Ergänzung der Versuche mit Herabsetzung des Sauerstoffgehaltes der Atmungsluft dienen. Derselbe Forscher hat festgestellt, daß bei Darreichung von Sulfanilamid sich die Angioskotome verschmälern, um nach Aussetzung der Mittel ihre frühere Gestalt wieder anzunehmen. Auch die Darreichung von Benzedrinsulfat (ROSENTHAL und SEITZ 1940) verschmälert die Angioskotome.

D. und M. MACHT (1939) berichten, daß Morphin, Heroin, Codein, Dilaudid, Pantopon und andere Analgetica, Salicylate, Acetanilid, gewisse Barbitursäureabkömmlinge und Amidopyrin das Gesichtsfeld deutlich verengern, während Kobragift es erweitert.

Die Grenzen für Farben im normalen Gesichtsfeld sind nicht nur von der Größe des Reizobjekts und dem Hintergrund sowie dem Adaptationszustande des Auges abhängig, sondern in hohem Grade auch von der Intensität des Reizes. Bei Anwendung von Pigmentfarben (Papiermarken) kann keine so große Intensität erreicht werden als bei der Verwendung von spektralen Lichtern. Es haben denn auch FERREE und Rand (1920) wie insbesondere WENTWORTH (1930) bei Versuchen mit spektralen Lichtern festgestellt, daß dabei die Grenzen der Farbenwahrnehmung mit denen für die Wahrnehmung von Weiß zusammenfallen. Dabei ergab sich, daß die Abnahme der Empfindungen oder die Zunahme der Schwellenwerte nicht gleichmäßig von der Mitte des Gesichtsfeldes gegen die Peripherie verläuft, sondern Unregelmäßigkeiten vielfach auftreten, auch Überkreuzungen der Grenzen von Reizen bestimmter Intensität öfters vorkommen. Diese Feststellungen haben auch große praktische Bedeutung. Sie beweisen die schlechten Eigenschaften der gewöhnlich verwendeten Pigmentpapiere. Viel größere Helligkeit und Farbensättigung läßt sich mittels Lichtpunktwerfer erzielen, doch ist es dabei nicht möglich, eine Helligkeitssteigerung des Reizobjekts gegenüber dem Hintergrund zu vermeiden, da das Licht des Reizobjekts zum Lichte des Hintergrundes hinzutritt. Stellt man die Gesichtsfeldgrenzen für farbige Reizobjekte gleicher Größe fest, so sind die Grenzen für Blau am weitesten, dann folgt die Grenze für Rot, schließlich die für Grün. KARBOWSKI (1939) hat Versuche unternommen, bei denen gleich große Scheibchen Heidelberger Farbenpapiere den Untersuchten dargeboten wurden, und bestimmte die Entfernung, aus der jede Farbe erkannt wurde. Bei schwarzem Hintergrunde betrug das Verhältnis der Entfernungen für Rot, Grün und Blau 5 : 3 : 2. Bei grauem Hintergrunde war das Verhältnis 5 : 3,6 : 3. Nimmt man also das Gesichtsfeld mit rotem Reizobjekt von 2 mm, Grün 3 mm und Blau 5 mm Durchmesser auf, so erhält man gleich weite Gesichtsfeldgrenzen.

Objektive Perimetrie.

Die Gesichtsfelduntersuchung ist eine subjektive Feststellung des Zustandes des Gesichtsfeldes. HARMS (1940) hat es unternommen, eine objektive Unter-

Tab. 7. Bogenlängen in Millimetern bei Radien von Millimetern.

	300	330	1000	1200	1700	2000	2270	2400	4000
10′	0,9	1,0	2,9	3,5	4,9	5,1	6,6	7,0	11,6
20′	1,7	1,9	5,8	7,0	9,9	11,6	13,2	14,9	23,3
30′	2,7	2,9	8,7	10,5	14,8	17,4	19,8	20,9	34,9
40′	3,5	3,9	11,6	13,9	19,9	23,3	26,4	27,0	46,5
50′	4,4	4,8	14,5	17,4	24,7	29,1	33,0	34,9	58,2
1°	5,2	5,8	17,4	20,9	29,7	34,9	39,6	41,9	69,8
2°	10,5	11,6	34,9	41,9	59,2	69,8	79,2	83,8	139,6
3°	15,7	17,4	52,4	62,8	89,0	104,7	118,9	125,7	209,4
4°	20,9	23,2	69,8	83,8	118,7	139,6	158,5	167,6	279,2
5°	26,2	28,6	87,5	104,7	148,4	174,5	198,1	209,4	349,1
6°	31,4	34,8	104,7	125,7	178,0	209,4	237,6	251,3	418,9
7°	36,7	40,6	122,2	146,7	207,8	244,5	274,5	293,4	489,0
8°	41,9	46,4	139,6	167,5	237,4	279,2	316,9	335,1	558,5
9°	47,1	52,1	157,0	188,5	277,0	314,1	356,6	377,0	628,3
10°	52,4	57,9	174,0	209,4	296,7	349,1	396,2	418,9	698,1

Tab. 8. In Minuten ausgedrückter Winkelwert von Reizobjekten.
Entfernung in Millimetern.

Durchmesser der Reizobjekte in Millimetern	300	330	1000	1200	1700	2000	2270	2400	4000
1	11,46	10,3	3,4	2,9	2,0	1,72	1,48	1,4	0,86
2	23,0	20,6	6,9	5,7	4,0	3,44	2,96	2,8	1,72
3	34,4	30,9	10,3	8,6	6,1	5,15	4,44	4,3	2,58
5	57,4	51,5	17,2	14,3	10,1	8,6	7,40	7,1	4,33
6	68,8	61,8	20,6	17,2	12,2	10,3	8,88	8,6	5,2
	1° 8,8′	1° 8′	—	—	—	—	—	—	—
10	114	103	34,2	28,6	20,2	17,2	14,8	14,3	8,6
	1° 54′	1° 43′	—	—	—	—	—	—	—
20	229	206	68,4	57,2	40,4	34,4	29,6	28,6	17,2
	3° 49′	3° 26′	1° 8,4′	—	—	—	—	—	—
80	1145	824	275	214,8	161,6	137,6	118,4	107,4	68,8
	19° 5′	13° 44′	4° 35′	3° 34′	2° 41,6′	2° 17,6′	1° 58,4′	1° 47,4′	1° 8,8′

Tab. 9. Winkelwert der zum Fixationspunkt gezogenen Tangenten.
Entfernung des Auges vom Kampimeter in Millimetern.

Länge der Tangenten in Millimetern	1000	1200	2000	2270	2400
50	2° 52′	2° 23′	1° 26′	1° 16′	1° 10′
100	5° 43′	4° 46′	2° 52′	2° 31′	2° 23′
150	8° 38′	7° 07′	4° 17′	3° 47′	3° 35′
200	11° 19′	9° 28′	5° 43′	5° 02′	4° 46′
250	14° 02′	11° 37′	7° 07′	6° 16′	5° 57′
300	16° 42′	14° 02′	8° 32′	7° 32′	7° 08′
350	19° 17′	16° 16′	9° 56′	8° 46′	8° 18′
400	21° 49′	18° 26′	11° 19′	10°	9° 28′
450	24° 14′	20° 33′	12° 41′	11° 13′	10° 37′
500	26° 34′	22° 37′	14° 02′	12° 25′	11° 46′
550	28° 45′	24° 37′	15° 22′	13° 37′	12° 54′
600	30° 58′	26° 34′	16° 42′	14° 48′	14° 02′
650	33° 01′	28° 27′	18°	15° 59′	15° 09′
700	34° 59′	30° 15′	19° 17′	17° 08′	16° 16′
750	36° 52′	32°	20° 36′	18° 17′	17° 21′
800	38° 40′	33° 41′	21° 49′	19° 25′	18° 26′
850	40° 22′	35° 19′	23° 03′	20° 32′	19° 30′
900	41° 59′	36° 52′	24° 14′	21° 37′	20° 33′
950	43° 32′	38° 18′	25° 24′	22° 43′	21° 36′
1000	45°	39° 49′	26° 34′	23° 45′	22° 37′
1050	46° 24′	41° 11′	27° 42′	24° 49′	23° 38′
1100	47° 43′	42° 31′	28° 49′	25° 50′	24° 37′
1150	49°	43° 47′	29° 54′	26° 52′	25° 36′
1200	50° 12′	45°	30° 58′	27° 52′	26° 34′
1250	51° 20′	46° 10′	32°	28° 50′	27° 28′
1300	52° 26′	47° 17′	33° 01′	29° 48′	28° 27′
1350	53° 28′	48° 22′	34° 01′	30° 44′	29° 21′
1400	54° 28′	49° 23′	34° 56′	31° 40′	30° 12′
1450	55° 24′	50° 23′	35° 59′	32° 34′	31° 08′
1500	56° 19′	51° 20′	36° 52′	33° 27′	32°
1550	57° 10′	52° 15′	37° 47′	34° 20′	32° 51′
1600	58°	53° 08′	38° 40′	35° 11′	33° 41′
1650	58° 47′	53° 59′	39° 31′	36° 01′	34° 31′
1700	59° 32′	54° 47′	40° 22′	36° 50′	35° 19′
1750	60° 15′	55° 34′	41° 11′	37° 38′	36° 05′
1800	60° 57′	56° 19′	41° 59′	38° 25′	36° 48′
1850	61° 36′	57° 02′	42° 46′	39° 11′	37° 38′
1900	62° 14′	57° 43′	43° 32′	40°	38° 22′
1950	62° 51′	58° 24′	44° 16′	40° 40′	39° 06′
2000	63° 26′	59° 02′	45°	41° 23′	39° 48′

suchung des Gesichtsfeldes zu ermöglichen. Ausgehend von der verschiedenen pupillomotorischen Erregbarkeit verschiedener Netzhautstellen sowie von der Annahme enger Koppelung von Sehschärfe und pupillomotorischer Erregbarkeit jeder Netzhautstelle, hat er auf Grundlage des Vergleiches der pupillomotorischen Erregbarkeit zweier Netzhautstellen ein Gerät hergestellt, das die Lichtreaktion der Pupille bei Reizung einzelner Netzhautstellen zu werten erlaubt. Es wurden Stellen, die $^1/_2$, $^1/_3$, $^1/_5$, $^1/_{10}$ und $^1/_{20}$ der zentralen pupillomotorischen Erregbarkeit aufweisen, miteinander verbunden. Man erhält auf diese Weise Grenzen, die denen der Farbengesichtsfelder sehr ähnlich sind.

Weitere Untersuchungen pathologischer Fälle durch FRYDRYCHOWICZ und HARMS (1940) haben die praktische Anwendbarkeit des Verfahrens dargetan. Es ist wohl denkbar, daß der Ausbau des Verfahrens zur Umwandlung der Gesichtsfelduntersuchung aus einem subjektiven in ein objektives Untersuchungsverfahren ermöglichen wird.

Tab. 10. Tangenten für Radien (zu kampimetrischen Zwecken).

Grade	1000 mm	1200 mm	2000 mm	2270 mm	2400 mm	Grade	1000 mm	1200 mm	2000 mm	2270 mm	2400 mm
1	18	21	34	40	42	26	488	585	975	1107	1170
2	35	42	55	79	84	27	510	606	1019	1157	1223
3	52	63	105	119	126	28	532	638	1063	1207	1276
4	70	84	140	159	168	29	554	665	1109	1259	1330
5	88	105	175	199	210	30	577	692	1155	1311	1386
6	105	126	210	239	252	31	601	721	1202	1364	1442
7	123	147	246	278	295	32	625	749	1250	1419	1500
8	141	169	281	319	337	33	649	779	1299	1475	1559
9	158	190	316	360	380	34	675	809	1349	1532	1619
10	176	212	353	401	423	35	700	840	1401	1590	1681
11	194	233	389	431	467	36	727	872	1450	1651	1744
12	213	255	425	483	510	37	754	904	1507	1712	1809
13	231	277	462	524	554	38	781	937	1563	1775	1875
14	249	299	499	566	598	39	810	972	1620	1839	1943
15	268	322	536	609	643	40	843	1007	1678	1907	2014
16	287	344	574	651	688	41	869	1043	1739	1973	2086
17	306	367	611	694	734	42	900	1080	1801	2045	2161
18	325	390	650	738	780	43	933	1119	1865	2117	2238
19	344	413	689	782	826	44	966	1159	1931	2193	2318
20	364	437	728	827	874	45	1000	1200	2000	2270	2400
21	384	461	768	872	921	46	1036	1243	2071	2352	2485
22	404	485	808	918	970	47	1080	1287	2145	2436	2574
23	425	501	849	963	1019	48	1111	1333	2221	2523	2665
24	445	534	890	999	1068	49	1150	1381	2301	2613	2761
25	466	560	932	1047	1190	50	1192	1430	2384	2707	2860

Tab. 11. Tabelle zur Herstellung der Tangentenskalen für den BJERRUM-Schirm.

1	0,01745	16	0,2867	31	0,6009
2	0,03492	17	0,3057	32	0,6249
3	0,0524	18	0,3249	33	0,6494
4	0,0699	19	0,3443	34	0,6745
5	0,0874	20	0,3640	35	0,7002
6	0,1051	21	0,3839	36	0,7265
7	0,1228	22	0,4040	37	0,7535
8	0,1405	23	0,4245	38	0,7813
9	0,1584	24	0,4452	39	0,8098
10	0,1763	25	0,4663	40	0,8390
11	0,1944	26	0,4877	41	0,8693
12	0,2125	27	0,5095	42	0,9004
13	0,2309	28	0,5317	43	0,9325
14	0,2493	29	0,5543	44	0,9657
15	0,2679	30	0,5773		

Zur Herstellung der Tangentenskala wird die in Millimetern ausgedrückte Länge des Radius mit der Tangente multipliziert. Z. B. bei der Entfernung vom Schirm von 2000 mm beträgt die Tangente für 5° 2000 mm × 0,0874.

Literatur.

AMSLER, M.: Netzhautablösung und Lichtsinnperimetrie. Klin. Mbl. Augenhk. **104**, 515 (1940). — AUBERT: Über die Grenzen der Farbenwahrnehmung auf den seitlichen Teilen der Retina. Graefes Arch. **3/2**, 38 (1857). — AUGIER: Über den Einfluß des Helligkeitskontrastes auf Farbenschwellen. Z. Psychol. **41**, 344 (1906) usw.

BAIR, H. L. a. D. HARLEY: Midline notching in the normal field of vision. Amer. J. Ophthalm. **23**, 183 (1940). — BAIRD: The colour sensitivity of the peripheral retina. Carnagié Inst. of Washington 1905. — BARBIERI, A.: Das helle Sehfeld und der Pupillenreflex. Arch. Oftalm. B. Air. **4**, 618 (1929). — BARKER, D. B.: Asymmetries of the visual fields. Brit. J. physiol. Opt. **9**, 125 (1935). — BENSTEIN, I.: Kampimetrische Untersuchungen über die Wirkung der Ca-Iontophorese auf Netzhautödem. Vestn. Oftalm. **16**, 48 (1940). — BERENS, C.: Examination of the blind spot of Mariotte. Trans. amer. ophthalm. Soc. **21**, 271 (1923). — J. Aviat. **3**, 84 (1932). — BJERRUM: Über eine Zufügung zur gewöhnlichen Gesichtsfeldmessung. 10. Med. Kongr. Berlin, Abt. 10, S. 68 (1890). — BRØNS, J.: The blind spot of Mariotte. Acta ophthalm. (Dän.) Suppl. **17** (1939). — BULL, O. B.: Studien über Lichtsinn und Farbensinn. Graefes Arch. **27/1**, 54, 1881. — BUTZ, R.: Untersuchungen über die physiologischen Funktionen der Peripherie der Netzhaut. In.-Diss. Dorpat 1883.

CARMI, A.: Ricerche sul campo visivo in alta montagna in rapporto alla fatica. Atti Congr. d'Ottalm. **1925**, 107; Ann. Ottalm. **54**, 1108 (1926). — CHARPENTIER: De la vision avec les diverses parties de la rétine. Arch. phys. norm. et patolog. Thèse de Paris (1877). — Nouvelles recherches sur la sensibilité de la rétine. Arch. Ophtalm. (Fr.) **2**, 234, 308, 487 (1882).

DESRIVIÈRES, J. E.: La perception des objets en mouvement à la périphérie du champ visuel. Déterminations quantitatives. Bull. Soc. Ophthalm. Par. **1937**, 587. — DONDERS, F. C.: Die Grenzen des Gesichtsfeldes in Beziehung zu denen der Netzhaut. Graefes Arch. **23/2**, 255, 1877.

ENGELKING u. ECKSTEIN: Neue Farbenobjekte für die klinische Perimetrie. Klin. Mbl. Augenhk. **64**, 664 (1920). — Physiologische Bestimmungen von Musterfarben für klinische Perimetrie. Klin. Mbl. Augenhk. **64**, 88 (1920). — EPPENSTEIN, A.: Die Untersuchung des Gesichtsfeldzentrums und des blinden Fleckes mittels des „Universalprismenapparates". Klin. Mbl. Augenhk. **60**, 620 (1916). — EVANS, J. M.: Introduction to clinical scotometry. Yale University Press 1938. — EVANS, J. M. a. R. A. McFARLAND: Effects of oxygen deprivation on the visual field. Amer. J. Ophthalm. **21**, 968 (1938).

FERREE a. RAND: Factors which influence the color sensitivity of the periferal retina. Trans. amer. ophthalm. Soc. **18**, 244 (1920). — Intensity of light in relation to the examination of the eye. Brit. J. Ophthalm. **20**, 331 (1936). — FERRE, C. E., G. RAND a. M. M. MONROE: Studies in Perimetry I. Preliminary work on a diagnostic scale for the form field. Amer. J. Ophthalm. **9**, 95 (1926). — FERREE, C. E., G. RAND a. H. A. WENTWORTH: The blind spot for achromatic and chromatic stimuli. Amer. J. Ophthalm. **8**, 620 (1925). — FRYDRYCHOWICZ u. HARMS: Ergebnisse pupillomotorischer Untersuchungen bei Gesunden und Kranken. Ber. 53 Zusammenk. Dtsch. Ophthalm. Ges. Dresden **1940**, 71. — Das pupillomotorische Perimeter. Ibidem 326.

GOLDMANN, H. u. G. SCHUBERT: Untersuchungen über das Gesichtsfeld bei herabgesetztem Sauerstoffdruck der Atmungsluft. Arch. Augenhk. **107**, 216 (1933). — Das Gesichtsfeld in großen Höhen. Acta aerophysiol. (D.) **1**, 78 (1933). — GRAEFE, A. v.: Über die Untersuchung des Gesichtsfeldes bei amblyopischen Affektionen. Graefes Arch. **2/2**, 258 (1855). — GROENOUW: Über die Sehschärfe der Netzhautperipherie und eine neue Untersuchungsmethode derselben. Arch. Augenhk. **26**, 85 (1893). — GURVIČ, B.: Diagnostische Bedeutung des Gesichtsfeldes für Rot bei Prüfung mit kleinen Objekten. Russ. Ophthalm. J. **8**, 203 (1928).

HARMS, H.: Objektive Perimetrie. Ber. 53. Zusammenk. Dtsch. Ophthalm. Ges., Dresden **1940**. **63**. — HATA, B.: Über das sog. Koyamasche Blickerweiterungsphänomen bei der Akkommodationsanstrengung. Chou-Ganka-Iho **32**, 11 (1940). — HEGG, E.: Zur Farbenperimetrie. Graefes Arch. **38/3**, 145 (1892). — HESS, C.: Über den Farbensinn bei indirektem Sehen. Graefes Arch. **35/4**, 1 (1889). — HOLTH, S.:

Meine Drei-Objekt-Probe für zentrales Farbenskotom — auch bei Rotgrünblinden oder an anderen Farbensinnabnormen. Klin. Mbl. Augenhk. **67**, 166 (1921). — An indelible „3 — object" comparative test for central colour scotoma — also in cases of congenital colour abnormalities. Brit. J. Ophthalm. **12**, 309 (1928). — HUMMELS-HEIM, E.: Die Bedeutung der Objektgröße für die Ausdehnung der Gesichtsfeldgrenze. Klin. Mbl. Augenhk. **42**/II, 372, 1902.

IGERSHEIMER, I.: Über Skotombildung und die Bedeutung der Lumbalpunktion bei luetischen Erkrankungen des Opticus. Klin. Mbl. Augenhk. **53**, 63 (1914). — IVJAKIN, P.: Zur Untersuchungsmethodik der Größenveränderungen des blinden Flecks. Sow. Wjestn. Oftalm. **6**, 826 (1935).

JACKSON, E.: Subjective studies of the blind spot and visual fields. Amer. J. Ophthalm. **19**, 34 (1936). — JAEGER, M.: Der blinde Fleck am Perimeter von Maggiore. Inaug.-Diss. Halle 1937. — JAKOWLEW, P. A.: Der Einfluß von Tönen auf die Größe des Gesichtsfeldes. Sehempfindungen und Apperzeptionen. Leningrad 1935.

KALKOUTINA, M.: Die physiologischen Abmessungen des blinden Fleckes und das Angioskotom. Vest. Oftalm. **11**, 670 (1937). — KARBOWSKI, M.: Die diagnostische Bedeutung des Farbengesichtsfeldes. Klin. oczna **17**, 204 (1939). — KÖNIG, W.: Über Gesichtsfeldermüdung und deren Beziehung zur conzentrischen Gesichtsfeldeinschränkung bei Erkrankungen des Centralnervensystems. Arch. Psychiatr. (D.) **25**, 561 (1893). — Die Abhängigkeit der Sehschärfe von der Beleuchtungsintensität. S. ber. Berl. Akad. 1897, 559. — KRIES, J. v.: Über die Farbenblindheit der Netzhautperipherie. Z. f. Psychol. usw. **15**, 247 (1897). — Über die absolute Empfindlichkeit der verschiedenen Netzhautteile im dunkeladaptierten Auge. Z. Psychol. usw. **15**, 327 (1897). — KRÜKOW: Objektive Farbenempfindung in der Peripherie der Retina. Inaug.-Diss. Moskau 1873. — KYRIELEIS, W.: Gibt es eine physiologische Aufmerksamkeitsschwäche der nasalen Gesichtsfeldperipherie? Arch. Augenhk. **109**, 190 (1935). — KYRIELEIS, W., A. KYRIELEIS u. P. SIEGERT: Untersuchungen über das Gesichtsfeld bei Sauerstoffmangel und bei Unterdruck. Arch. Augenhk. **109**, 178 (1935).

LANCHESTER, F. W.: Discontinuities in the normal field of vision. J. of Anat. (Brit.) **68**, 224 (1934). — LANG, B.: The unobstructed field in perimetry. Trans. ophthalm. Soc. U. Kingd. **43**, 330 (1923). — LAUBER, H.: Zur Methodik der Gesichtsfeldmessung bei herabgesetzter Beleuchtung. Russ. Oftalm. J. **8**, 166 (1928).

MACHT, D. u. M. MACHT: Comparative effect of cobra venom and opiates on vision. J. exper. Psychol. (Am.) **25**, 481 (1939). — MARIOTTE, E.: Mémoires de l'Académie de Médecine 1, 68 (1666). — MEISNER: Zur Asymmetrie der Gesichtsfelddefekte bei Homonymhemianopsie. Klin. Mbl. Augenhk. **98**, 814 (1937). — MELANOWSKI, W. H.: Die der besten Funktion des Sehorganes entsprechenden Grenzen der Beleuchtung. Klinika Oczna **13**, 500 (1935).

ØSTERBERG, G.: Topography of the layer of rods and cones in the human retina. Acta ophthalm. (Dän.) Suppl. **6** (1935).

PRESSBURGER, E. u. I. SOMMER: Über die Beeinflussung des Gesichtsfeldes durch labyrintäre Reize. Graefes Arch. **133**, 352 (1935).

RICHTER: Refraktion und blinder Fleck. Klin. Mbl. Augenhk. **77**, 215 (1926). — RIDELL, L. A.: The use of the flicker phenomenon in the investigation of the field of vision. Brit. J. Ophthalm. **20**, 331 (1926). — ROELOFS, C. u. L. BIERENDS DE HAAN: Über den Einfluß der Beleuchtung auf die Sehschärfe. Graefes Arch. **107**, 151 (1922). — RÖNNE, H.: Gesichtsfeldstudien über das Verhältnis zwischen der peripheren Sehschärfe und dem Farbensinn, speziell die Bedeutung derselben für die Prognose der Sehnervenatrophie. Klin. Mbl. Augenhk. **49**, 154 (1911). — Zur Theorie und Technik der Bjerrumschen Gesichtsfelduntersuchung. Arch. Augenhk. **78**, 284 (1911). — Über klinische Perimetrie. Arch. Augenhk. **87**, 137 (1921). — ROLL, J.: Über quantitative Perimetrie bei Glaukom. Untersuchungen mit in ihrer Helligkeit abgestuften Objekten im verdunkelten Raume. In.-Diss. Freiburg 1937. — ROSEN-THAL, C. M.: Changes in angioscotomas associated with the administration of sulfanilamide. Arch. Ophthalm. (Am.) **22**, 73 (1939). — Changes in angioscotomas associated with inhalation of oxygen. Ibid. **22**, 385 (1939). — ROSETHAL, CH. a. C. P.

SEITZ: Alterations in angioscotomas following the oral administration of benzidrine sulphate. Amer. J. Ophthalm. **23**, 545 (1940).

SAMOILOW, A.: Herdreaktion bei Augentuberkulose. Vestn Oftalm. **13**, 183 (1938). — SAUBERMANN, G. B. S.: Über den Einfluß der Beleuchtungsintensität auf die Größenmessung des blinden Fleckes im normalen Auge. Ophthalmologica (Schweiz.) **97**, 364 (1939). — SINCLAIR: Bjerrums method of testing the field of vision to advantage of the method in clinical work, and ist special value in the diagnosis of glaucoma. Trans. ophtalm. Soc. U. Kingd. **25**, 384 (1905); Ophth. Rev. **1905**, 189. — STARGARDT: Über Störungen der Dunkeladaptation. Arch. Ophthalm. (D.) **73**, 77 (1910). — STREIFF, E. B.: Sulla frequenza di una predominanza del lato destro nel campo visivo binoculare e sui rapporti con la prevalenza di un arto o di un occhio. Rass. ital. Ottalm. **3**, 66 (1934).

TRAQUAIR, H. M.: Clinical detection of early changes in the visual field. Arch. Ophthalm. (Am.) **22**, 947 (1939). — TROVATI, E.: Sulla esistenza di una riserva funzionale retinica oltre i già noti limiti nel campo visivo. Boll. Ocul. **12**, 364 (1933). — Riserva funzionale retinica (Trovati) nel campo della visione summaria binoculare e nel campo della visione panoramica monoculare. Boll. Ocul. **12**, 755 (1933). — TSCHERMAK, A.: Beobachtungen über relative Farbenblindheit im indirekten Sehen. Arch. ges. Physiol. **82**, 559 (1900). — Über Merklichkeit und Unmerklichkeit des blinden Fleckes. Erg. Physiol. **24**, 330 (1925).

WALDECK, E.: Über das Abhängigkeitsverhältnis der Gesichtsfeldgrenzen von der Objektgröße. Inaug.-Diss. Bonn 1902. — WERTHEIM, T.: Über die indirekte Sehschärfe. Z. Psychol. usw. **7**, 172 (1894).

XILO, N.: Estensione del campo visivo nelle differenti ametropie e influenza nei suioi limiti sia dell'addatamento retinico come del filtro attenuante la luce. Bologna 1923.

Blinder Fleck.

AUBERT, H.: Physiologie der Netzhaut. Breslau 1865, 256.

BJERRUM, J.: Ein Zusatz zur gewöhnlichen Gesichtsfelduntersuchung und über das Gesichtsfeld bei Glaukom. Verh. 10. Intern. med. Kongr. Berlin 4/2, 66 (1890). — BULL, O.: Perimetrie 1895, 7.

EICHENBERGER, J.: Untersuchungen über die Variabilität von Lage und Größe des blinden Fleckes an 184 normalen Augen. Z. Augenhk. **46**, 88 (1921). — EVANS, J.: An introduction to clinical Scotometry. New Haven: Yale University Press 1938.

FERREE, C. E., G. RAND a. H. A. WENWORTH: The blind spot for achromatic and chromatic stimuli. Amer. J. Ophthalm. **8**, 620 (1925). — The influence of brightness of surrounding field or background one the size and shape of the blind spot for color. Amer. J. Ophthalm. **13**, 690 (1930). — FICK, A. u. P. DU BOIS-REYMOND: Über die unempfindliche Stelle der Retina im menschlichen Auge. Müllers Arch. Anat. 1852, 396.

GRADLE, H. S.: The blind spot. Ann. Ophthalm. (Am.) **25**, 740 (1916). — GRADLE, H. S. a. S. J. MEYER: The blind spot. Amer. J. Ophthalm. **12**, 802 (1929). — GRIFFIN: Contributions to the physiology of vision. London med. Gaz. **2**, 223 (1838).

HANNOVER, A.: Das Auge. Beiträge zur Anatomie, Physiologie und Pathologie dieses Organs. Leipzig 1852, 172. — HANNOVER u. THOMSEN: Bidrag till ojets Anatomie. København 1832. — HELMHOLTZ, H.: Physiologische Optik 1867, 213; 1896, 252. — HOEVE, VAN DER: Die Größe des blinden Fleckes und seine Entfernung vom Fixationspunkte im emmetropen Auge. Arch. Augenhk. **70**, 155 (1912).

INCZE, A.: Über die richtige Bestimmung des blinden Fleckes. Arch. Augenhk. **99**, 670 (1928).

LANDOLT, E.: Die direkte Entfernung des blinden Fleckes von der Fovea. Med. Zbl. 1871. — Farbenperception der Netzhautperipherie. Ber. Ophthalm. Ges. Heidelberg, Klin. Mbl. Augenhk. **11**, 376 (1873). — La distanza diretta tra la macula lutea e la papilla del nervo ottico. Ann. Ottalm. **2**, 65 (1872). — LANDOLT, E. u. HUMMELSHEIM: Die Untersuchungsmethoden. Gr.-S. Handb., 2. Aufl., IV/1, 503 (1904). — LANDOLT, M.: Beobachtungen über die Wahrnehmbarkeit des blinden Fleckes. Arch. Augenhk. **54**, 108 (1906). — LISTING, J. B.: Zur Dioptrik des Auges. Wagners Handwörterbuch d. Physiol. **4**, 402 (1853).

MARLOW, S. B.: Observations on the normal blind spot. N. Y. J. Med. **23**, 369 (1923).

OTUKA, J.: Über den Helligkeitsgrad des zentralen Skotomes (I. Mitt.) Acta Soc. ophthalm. jap. **42**, 2497 (1938). — OVIO, G.: Osservazioni sulla regione cieca di Mariotte. Ann. Ottalm. **36**, 3 (1906). — La regione cieca di Mariotte el'irradiazione. II. Progr. Oftalm. **1906**, 174.

PETER, L. C.: Perimetric sudies of the normal and pathologic blind spot of Mariotte. Trans. amer. Acad. Ophthalm. a. Ot., Omaha **1915**, 250. — Ann. Ophthalm. (Am.) **25**, 261 (1916).

RÖSSLER, F.: Die Höhenlage des blinden Fleckes in normalen Augen. Arch. Augenhk. **86**, 55 (1920).

SNELLEN u. LANDOLT: Die Funktionsprüfung des Auges. Gr.-S. Handb., 1. Aufl. **3**, 60 (1874).

TSCHERMAK, A.: Über Merklichkeit und Unmerklichkeit des blinden Fleckes. Erg. Physiol. **24**, 330 (1925).

VINCENTIIS, G. DE: Il comportamento della macchia cieca nell'occhio normale e patologico. Ann. Ottalm. **50**, 495 (1922).

WENTWORTH, H. A.: Variations in the normal blind spot with special reference to the formation of a diagnostic scale. II. The color blind spot. Amer. J. Ophthalm. **14**, 1118 (1931). — WITTICH: Studien über den blinden Fleck. Graefes Arch. 9/3, 1 (1863).

YOUNG, TH.: On the mecanism of the eye. Philos. Trans. **23**, 47 (1801).

IV. Vorrichtungen zur Untersuchung des Gesichtsfeldes und Verfahren zur Aufzeichnung der Befunde.

Die Behelfe zur Aufnahme des Gesichtsfeldes lassen sich in zwei große Gruppen scheiden, zwischen denen es auch fließende Übergänge gibt. Die eine Gruppe besteht aus den sogenannten kampimetrischen Apparaten, die andere aus den perimetrischen. Seit der ersten Angabe eines Kampimeters, dem allerdings dieser Name noch nicht beigelegt wurde, durch v. GRAEFE (1856) ist die Zahl der zur Gesichtsfeldmessung bestimmten Vorrichtungen eine ungeheuer große geworden. Es ist daher ausgeschlossen, auch nur den größeren Teil dieser Apparate zu beschreiben, an deren Erfindung viel Scharfsinn und Geschicklichkeit gewendet worden ist. Es wird notwendig sein, sich auf die prinzipiellen Momente zu beschränken und diejenigen Typen näher zu beschreiben, welche den idealen Anforderungen, die an solche Apparate gestellt werden müßten, bei Wahrung ihrer praktischen Verwendbarkeit am nächsten kommen.

Das Gesichtsfeld stellt die Projektion der perzipierenden Netzhautteile auf eine nach Belieben gewählte Fläche der Außenwelt dar. Wählt man als solche Fläche eine der frontalen parallele Ebene und versucht die Projektion auf diese Fläche, so geht man nach dem kampimetrischen Verfahren vor. Wählt man zur Projektion eine Hohlkugel, in deren Mittelpunkt sich der Knotenpunkt des Auges befindet, so wendet man das perimetrische Verfahren an. Beide Verfahren haben ihre Vorteile und Nachteile, beide besitzen Anhänger und Gegner, und gerade in der letzten Zeit hat sich, besonders in der englischen und amerikanischen Literatur, ein lebhafter Streit über dieses Thema entwickelt. Historisch ist, wie erwähnt, in bezug auf die Untersuchung des Gesichtsfeldes in pathologischen Fällen, das kampimetrische Verfahren das ältere. v. GRAEFE zeichnete auf einem Bogen Papier radiär vom Fixationspunkt ausstrahlende Punktreihen und ließ sich vom Untersuchten mitteilen, welche Punkte sichtbar waren, bzw. welche Punkte ihm unsichtbar blieben oder undeutlich erschienen. Schon wenige

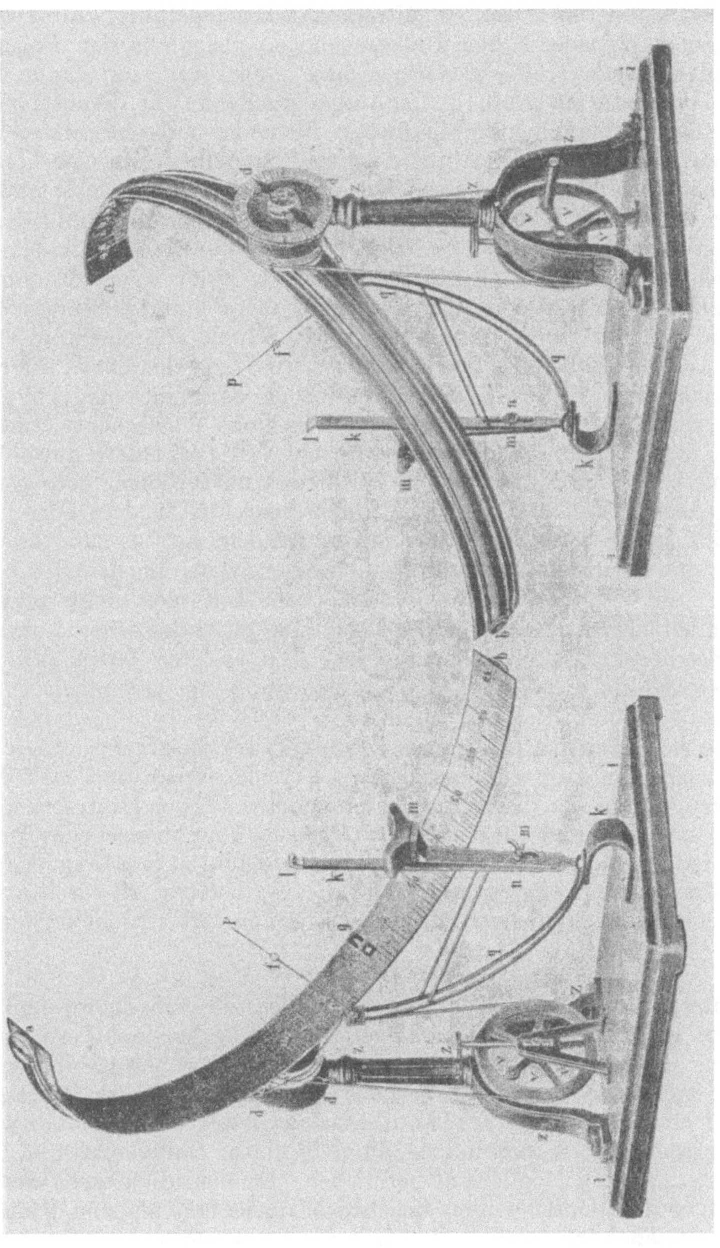

Abb. 18. Perimeter (nach FÖRSTER).

Jahre später hat DE WECKER (1867) die Vorrichtung handlicher gestaltet und die Möglichkeit geboten, die Grenzen auf dem Apparat unmittelbar festzuhalten. Im wesentlichen ist dieses Verfahren von BJERRUM (1889) für seine Methode der Gesichtsfeldaufnahme beibehalten worden, bei der ein schwarzer Vorhang von 2 m Seitenlänge als Projektionsebene dient.

PURKINJE (1825) hatte bereits bei seinen physiologischen Untersuchungen die Lichtquelle, mit der er die Grenzen des Gesichtsfeldes zu bestimmen versuchte, in einem Bogen um das Auge als Mittelpunkt herumgeführt. Aubert (1865) hatte bei seinen physiologischen Untersuchungen gleichfalls den Bogen angewendet, und Förster (1867) gestaltete diese Apparatur zum ersten klinisch brauchbaren Perimeter aus (Abb. 18). Der Ausgangsgedanke war, die auf einer Kugeloberfläche angeordneten lichtempfindlichen Elemente auf eine andere Kugeloberfläche zu projizieren. Der Apparat bestand aus einem um eine horizontale Achse drehbaren Halbkreis, in dessen Mittelpunkt sich das Auge befand, wobei dessen Lage durch eine Kinnstütze annähernd gesichert wurde. Auf dem matt geschwärzten Bogen, dessen rückwärtige Fläche eine Gradeinteilung aufwies, wurde durch Schnurzug ein Objektträger bewegt, welcher zur Aufnahme der Prüfungsmarken bestimmt war. Die Bewegung des Schnurtriebes geschah von einer Kurbel aus und wurde durch eine zweite Schnur von einem an der Fußplatte des Instruments befestigten Rade mit Kurbel bewerkstelligt. Die Stellung des Kreisbogens zum Horizont ließ sich an einer Kreiseinteilung ablesen. Im Drehpunkt des Halbkreises war ein Fixationspunkt angebracht. Diese Vorrichtung ist das Vorbild für eine ganze Anzahl von Perimetern geworden, die alle die Grundzüge des Försterschen Perimeters mit größerer oder geringerer Abänderung beibehalten haben. Die Abänderungen, die an dem Försterschen Perimeter im Laufe der Zeit vorgenommen wurden, hatten zum Zweck, die Genauigkeit der Gesichtsfeldaufnahme zu erhöhen, wobei die Erfinder bei ihren Bemühungen um die Verbesserungen sich zum Teil von rein praktischen Erwägungen leiten ließen, zum Teil die Ergebnisse physiologischer Forschungen in den Dienst der Praxis zu stellen suchten. Ein anderer Zweck der Verbesserungen bestand im Bestreben, die Untersuchung zu vereinfachen und zu beschleunigen und damit Zeit zu gewinnen.

Will man sich über das Ideal eines Perimeters Klarheit verschaffen, so muß man die einzelnen in Betracht kommenden physiologischen und mechanischen Momente analysieren. Zu diesen Momenten gehören: 1. der Hintergrund, 2. die Beschaffenheit des Perimeterbogens, 3. die Größe des Durchmessers des Perimeterbogens, 4. das Fixationsobjekt, 5. die Testobjekte und ihre Bewegungsvorrichtungen, 6. die Zentrierung des Auges und die Festhaltung dieser Zentrierung, 7. die Beleuchtung des Perimeters, 8. die Registrierung der aufgenommenen Daten.

1. Der Hintergrund.

Der Hintergrund, vor dem das Perimeter aufgestellt sein sollte, muß zweckmäßigerweise ein möglichst gleichmäßiger, in der Farbe dem Perimeterbogen gleicher sein. Er sollte sich auch nicht zu nahe vom Perimeter befinden, damit dieses keine störenden Schatten erzeuge. Durch diese Art des Hintergrundes wird sowohl eine Ablenkung der Aufmerksamkeit des Untersuchten als auch eine Beeinflussung der Wahrnehmung durch Reflexe, Helligkeits- und Farbensimultankontraste nach Möglichkeit vermieden. Da man die Person des Untersuchers, falls er dem Untersuchten sichtbar ist, gleichfalls als zum Hintergrund gehörig betrachten kann, wäre es idealerweise anzustreben, daß er sich durch seine Kleidung vom Hintergrund möglichst wenig abhebe. In Verfolgung dieses Gedankens wurde verschiedentlich vorgeschlagen, daß der Untersucher bei Aufnahme des Gesichtsfeldes vor dem schwarzen Bjerrumschen Vorhang schwarze Handschuhe trage und schwarz gekleidet sei. Solche Vorschläge sind sicher rationell, aber werden sich in der Praxis nicht immer durchführen lassen. Sie können auch dadurch ersetzt werden, daß die Hand des Untersuchers nach Möglichkeit unsichtbar gehalten wird; dieses kann durch einen Schirm geschehen, welcher von gleicher Farbe wie der Perimeterbogen sein sollte, und den mit der Hand zu betreibenden Teil des Perimetermechanismus verdeckt, oder, bei freier

Führung der Testobjekte, durch lange und dünne, in der Farbe dem Hintergrund
gleichende Träger, an welchen die Testobjekte befestigt sind; dadurch wird die
Hand des Untersuchers so weit von dem jeweils gereizten Netzhautpunkt ab-
gerückt, daß eine Störung der Beobachtung nicht ins Gewicht fallen kann. Es
wäre anzustreben, daß der Hintergrund, vor dem das Perimeter aufgestellt
wird (dasselbe gilt auch für kleinere Kampimeter), gleichmäßig matt schwarz
oder matt grau gehalten werde, je nachdem das Perimeter in einer dieser beiden
Farben gehalten ist. Die von MARX (1921) und GUIST (1925) vorgeschlagene
Führung des Testobjekts mittels eines hinter dem Perimeter bzw. Kampimeter
befindlichen Magneten, wobei die Testobjekte magnetisch sein müssen, löst
diese Frage für körperliche Testobjekte. Eine andere und in vielen Beziehungen
bessere Lösung stellt die Projektion von Lichtpunkten auf das Perimeter oder
Kampimeter, mittels eines hinter dem Untersuchten befindlichen Projektors,
wie dies zuerst ZEEMAN (1925) gemacht hat. Über die Vorrichtungen von LOPEZ
LACARRÈRE, BEST, MAGITOT und LAUBER wird später berichtet werden; hier sei
vorläufig nur darauf verwiesen.

2. Die Beschaffenheit des Perimeterbogens.

Bei den meisten Perimetern wird der Bogen entweder aus Hartgummi, Metall
oder Holz hergestellt und innen matt geschwärzt. Man kann sich leicht überzeugen,
daß in den meisten Fällen, besonders beim Hartgummi, eine vollständige Mattie-
rung nicht gelingt, so daß mehr oder minder aufdringliche Reflexe auf dem Perimeterbogen entstehen, welche die Bedingungen der Beobachtung ungünstig
beeinflussen. Es ist daher zweckmäßiger, wie es PRIESTLY SMITH (1909) vorgeschlagen hat, und ich es auch selbst an meinem älteren Perimeter habe durchführen lassen, den Perimeterbogen innen mit einem schwarzen Tuch zu bekleben,
welches keine Reflexe zu erzeugen imstande ist. Es ist notwendig, daß die Oberfläche des Perimeterbogens von ganz gleichmäßiger Beschaffenheit sei. Die an
manchen Perimeterbogen sichtbaren Schrauben oder Schraubenlöcher sind
unvorteilhaft, ebenso eventuelle Kittlinien des Papiers, womit der Perimeterbogen bedeckt ist. Sie wirken teils störend für den Beobachter, können in manchen
Fällen unbewußt oder bewußt als Anhaltspunkt für die Angabe der Gesichtsfeldgrenze dienen, besonders wenn Simulation vorliegt. Bei Verwendung des Perimeters zur Entlarvung von Simulanten habe ich mit Erfolg den Kunstgriff verwendet, auf dem Tuch des Perimeterbogens einen kleinen weißen Faden liegen
zu lassen (als anscheinend unabsichtliche Verunreinigung), der dem Simulanten
als Marke diente; er gab das Erscheinen des Testobjekts regelmäßig dann zu,
wenn er das Fädchen verdeckte. Wurde an einem anderen Tage ein ähnlicher
kleiner Gegenstand in einer anderen Entfernung vom Fixationspunkt angebracht,
so bildete nunmehr dieser die Marke für die Angabe der Gesichtsfeldgrenze.

FERREE und RAND (1920) halten den Perimeterbogen neutral grau, und
auch an dem neuen von mir gebauten Perimeter kann der Perimeterbogen mit
einem grauen Papier von ENGELKING und ECKSTEIN bedeckt werden. Die schwarze
Farbe des Perimeterbogens hat den Vorteil des höheren Helligkeitskontrastes
zwischen der weißen Marke und dem Hintergrund, so daß es leicht ist, das erste
Erscheinen des weißen Testobjekts in der Peripherie wahrzunehmen. Wie groß
dabei der Helligkeitskontrast ist, wurde von FERREE und RAND (1930) festgestellt, die ermittelten, daß tiefschwarzes Papier 4%, weißes Papier der HERING-
schen Papierserie 78% des Lichtes reflektiert. Dagegen hat eine neutralgraue,
in der Helligkeit der Farbenmarke gleiche Farbe des Perimeterbogens den
großen Vorteil, daß bei der Farbenperimetrie die Wahrnehmung des farbigen
Testobjekts lediglich dann erfolgt, wenn seine farbige Valenz für den Beobachter

auftritt und nicht die Helligkeitsvalenz für die erste Wahrnehmung des Testobjekts auslösend wirkt. Dabei ist für jede der verwendeten Farben ein anderes
Grau erforderlich, was in der praktischen Ausführung dieses Vorschlages Schwierigkeiten verursacht. FERREE und RAND (1922) verwenden stets dieselbe graue
Farbe, lassen aber das farbige Testobjekt auf einem grauen Trägerblatte von
ihm gleicher Helligkeitsvalenz erscheinen und decken es durch ein ebensolches
graues Blatt zu. Das Objekt wird nur auf kurze Zeit freigegeben. Bei Verwendung
von projizierten Lichtpunkten ist der Unterschied der Heiligkeitsvalenz nicht
zu vermeiden, da ja der Projektor an der betreffenden Stelle eine starke Erhöhung der Helligkeit hervorruft. Bei dem Perimeter, das ich habe bauen lassen,
sind beide Möglichkeiten vorgesehen, indem nach Belieben ein grauer oder
schwarzer Perimeterbogen verwendet werden kann. Beim alten FÖRSTERschen
Apparat und bei manchen Perimetern, die ihm nachgebildet worden sind, war
der Perimeterbogen recht breit (bis zu 8 cm), was den Vorteil haben sollte,
einen breiteren Hintergrund für das Testobjekt zu schaffen. Die Breite des
Perimeterbogens war also gewissermaßen ein Ersatz für die nicht besonders
berücksichtigte Beschaffenheit des Hintergrundes. Bei späteren Perimetern
wurde vielfach der Bogen sehr schmal gehalten, besonders bei allen Perimetern,
die transportabel und zum Gebrauch am Krankenbett gedacht waren. Maßgebend waren hier Gründe der Gewichts- und Raumersparnis, welche die Erfinder
leiteten. Ist der Hintergrund den Anforderungen annähernd entsprechend, so
besteht keine besondere Notwendigkeit für eine bestimmte Breite des Perimeterbogens. Aus praktischen Gründen ist eine Breite von 12 cm zu empfehlen, da
ja in sehr vielen Fällen die Beschaffenheit des Hintergrundes den hervorgehobenen
Anforderungen nicht genügt, und der Bogen daher den Hintergrund zum Teil
ersetzen soll, was nur bei größerer Breite möglich ist.

Bei dem ursprünglichen AUBERT-FÖRSTERschen Apparat wurde ein halb-
kreisförmiger Bogen verwendet. Viele spätere Erfinder benutzten Viertelkreisbogen, wie er z. B. im weit verbreiteten Perimeter von MAC HARDY oder von
PRIESTLY SMITH in Verwendung steht. Liegt der Fixationspunkt im Drehungsmittelpunkt des Bogens, d. h. 90 Bogengrade von jedem Ende entfernt, so ist
die Aufnahme der wirklichen physiologischen Gesichtsfeldgrenze auf der temporalen Seite unmöglich, da sie sich jenseits von 90° befindet. Dem könnte
entweder dadurch abgeholfen werden, daß der Perimeterbogen über 90° (bis
etwa 120°) verlängert würde, was jedoch technische Schwierigkeiten bereitet,
oder es kann die Fixationsmarke zeitweise aus der Mitte des Perimeterbogens
nasalwärts verlegt werden, so daß die Bestimmung der wirklichen Gesichtsfeldgrenze möglich wird. Es ist wichtig, daß bei Verwendung eines Viertelkreisbogens
die Ausdehnung des Perimeterbogens auf jeden Fall über den Fixationspunkt
hinausgehe, und daß bei den sogenannten selbstregistrierenden Perimetern
das Testobjekt über den Fixationspunkt nach beiden Seiten hin und her bewegt
werden könne.

3. Der Krümmungshalbmesser des Perimeterbogens.

Aus mannigfachen Gründen spielt der Durchmesser des Perimeterbogens
für die gesamte Untersuchung eine bedeutende Rolle. Je größer der Krümmungshalbmesser, desto genauer wird im allgemeinen die Gesichtsfeldaufnahme
durchgeführt werden können, weil denselben linearen Verschiebungen des Testobjekts viel kleinere Winkelwerte entsprechen. Hinderlich steht einer beliebigen
Vergrößerung des Durchmessers des Perimeterbogens die Raumfrage entgegen.
So konnte ELLIOT (1918) sein Perimeter von 1 m Krümmungsradius nur in
einem besonderen Raume fix an der Wand anbringen lassen. Es halten sich

daher seit FÖRSTER die Perimeter fast alle in kleineren Ausmaßen, so daß der Durchmesser des Perimeterbogens meist 66 cm, also der Krümmungsradius 33 cm beträgt. Der mit dieser geringen Abmessung verbundene Nachteil ist mit einer der Gründe für BJERRUM gewesen, das Untersuchungsverfahren an seinem Vorhang vorzuschlagen, und derselbe Grund hat auch IGERSHEIMER zum Bau eines großen Hohlkugelperimeters geführt. Für praktische Zwecke und auch für eine ganze Reihe physiologischer Untersuchungen, insbesondere für die Bestimmung der peripheren Gesichtsfeldgrenzen, genügt die herkömmliche Größe des Perimeters. Auch FERREE und RAND (1921) haben diese Größe bei ihrem Standardapparat beibehalten. Die internationale Kommission hat gleichfalls diese Abmessung empfohlen. Es besteht kein zwingender Grund, von diesem Herkommen abzuweichen, vorausgesetzt, daß der Untersucher imstande ist, die perimetrische Aufnahme des Gesichtsfeldes in dem ihm wichtig erscheinenden Abschnitt durch eine Aufnahme, sei es auf dem BJERRUMschen Schirm oder dem IGERSHEIMERschen Hohlkugelperimeter, zu ergänzen. Bei dieser Größenbeschaffenheit des Perimeters darf man nicht vergessen, daß sowohl die Akkommodation als auch das bei Presbyopen, notwendigerweise bei Einhaltung dieser Entfernung auftretende undeutliche Sehen in Zerstreuungskreisen das Ergebnis beeinflussen muß. Bei der Besprechung der Beschaffenheit des Fixationspunktes werden diejenigen Vorrichtungen erwähnt werden, welche der Akkommodationsanspannung entgegenwirken sollen.

4. Die Fixationsmarke.

In der direkten Fortsetzung der Blicklinie und gleichzeitig im Drehpunkt des Perimeterbogens soll das Fixationsobjekt liegen. Von seinem ursprünglichen Vorschlag (1867), den blinden Fleck als Mittelpunkt des Gesichtsfeldes anzunehmen, ist FÖRSTER selbst später (1883) abgekommen. Dieser Vorschlag hatte infolge des Widerspruches, der sich sofort erhoben hatte, keinen Eingang in die Praxis erhalten. Bei den meisten Perimetern besteht das Fixationsobjekt in einem weißen Elfenbeinkopf oder einer weißen Papiermarke vom Durchmesser von etwa 10 mm. Für die Aufrechterhaltung der Fixation ist solch ein Objekt nicht so gut geeignet wie ein ringförmiges von gleichem Durchmesser. Wir wissen, daß die Fixation keine absolute sein kann, daß physiologischerweise beständig kleinste Bewegungen des Auges vor sich gehen, so daß der wirkliche Fixationspunkt fortwährend kleinen Schwankungen unterliegt. Wird das Fixationsobjekt sehr klein gehalten, so kommt es bei längerer Fixation leicht dazu, daß es für den Beobachter undeutlich wird oder gar verschwindet. Ein zu kleines Fixationsobjekt hat ferner den Nachteil, daß es bei erheblicher Amblyopie, besonders des Gesichtsfeldzentrums, vom Untersuchten entweder gar nicht oder nur undeutlich gesehen werden kann. Eine größere weiße Fläche als ein Objekt von 10 mm Durchmesser auf dunklem Grund hat auch sicher einen Einfluß im Sinne der Umstimmung der Netzhaut in der Maculagegend. Es ist daher zweckmäßiger, ein ringförmiges Fixationsobjekt zu benutzen, wobei der innere Durchmesser des Ringes 8 mm, der äußere 10 mm, somit die Breite des Ringes 2 mm betragen kann. Diese Beschaffenheit des Fixationspunktes ermöglicht es dem Beobachter, einen schwarzen oder grauen Punkt als Fixationsobjekt zu benutzen, wobei der Ring dazu bestimmt ist, als Grenze der kleinen Bewegungen der Gesichtslinie zu dienen. Hält man die Drehungsachse des Perimeterbogens hohl (B. CARTER 1872), so kann man den Untersuchten durch den so hergestellten Hohlzylinder hindurchblicken lassen. Dadurch wird gleichzeitig die Möglichkeit geschaffen, das Fixationsobjekt weit hinter den Perimeterbogen zu verlegen, so daß die Akkommodation entspannt wird, bzw. es auch den Presbyopen ermöglicht, das

Fixationsobjekt deutlicher zu sehen, als es bei dem Krümmungsradius des Perimeters von 33 cm möglich wäre. Für die Beschaffenheit des Fixationsobjekts sind verschiedene Vorschläge gemacht worden, von denen die praktisch wertvollsten hier angeführt werden sollen. Im Fixationspunkt kann sich ein kleiner Spiegel befinden (BLIX 1882, C. B. WALKER 1913, FERREE and RAND 1922), in welchem der Untersuchte sein eigenes Auge sehen und die Pupille desselben fixieren kann. Durch dieses Mittel wird auch die Entfernung des Fixationsobjekts verdoppelt, was, wie erwähnt, vorteilhaft ist. Praktisch ist der Spiegel nur bei heller Iris und sehr guter Beleuchtung anwendbar, da sonst die Sichtbarkeit des eigenen Auges, das ja nicht direkt beleuchtet wird, ungenügend ist. Es ist ferner zwischen dem Fixationspunkt und dem Auge des Untersuchten in direkter Verlängerung der Drehungsachse des Perimeterbogens ein kleiner Ring angebracht worden (ALBERTOTTI 1885). Bei entsprechender Abmessung desselben sieht der Untersucher den Fixationspunkt so, als füllte er den Ring aus. Durch diese Vorrichtung wird richtiges Einhalten der Blickrichtung wesentlich gefördert. Es ist auch möglich, eine Sammellinse vor dem Fixationspunkt in der Weise anzubringen, daß der Fixationspunkt dem Beobachter deutlich wird. Die durch die Linse auf das Auge des Beobachters auffallenden Strahlen sind nun fast parallel und das Objekt erscheint darum in die Ferne hinausgerückt. Auch durch diese Vorrichtung wird Entspannung der Akkommodation und Verdeutlichung des Fixationsobjekts für Presbyope erreicht. Bei Ametropen kann durch die Verschiebung der Linse der Strahlengang so beeinflußt werden, daß das Fixationsobjekt auch ihnen deutlich erscheint. Es ist auch ferner das Fixationsobjekt auf einem Träger in der rückwärtigen Verlängerung der Drehungsachse des Perimeterbogens angebracht worden, so daß der Beobachter durch die hohl gehaltene Achse des Perimeterbogens das weiter rückwärts liegende Fixationsobjekt sieht (FERREE and RAND 1922).

5. Die Reizobjekte.

Beim Test- oder Reizobjekt oder der beweglichen Marke, welche zur Bestimmung der peripheren Grenzen sowie der Beschaffenheit des Gesichtsfeldes innerhalb derselben bewegt wird, spielen die Größe und die Beschaffenheit eine wesentliche Rolle. Was die Größe betrifft, so muß sie abhängig gemacht werden von dem besonderen Zweck, den man bei der Untersuchung verfolgt. Da die Wahrnehmbarkeit von Gegenständen in der Peripherie bis zu einer gewissen Grenze mit deren Größenzunahme steigt, wird es sich empfehlen, zur Aufnahme der peripheren Grenzen nicht allzu kleine Objekte zu verwenden. Für gewöhnliche Zwecke genügt ein Quadrat von 3 mm Seitenlänge oder ein Kreis von 3 mm Durchmesser vollständig. Ob man nun quadratische oder kreisförmige Objekte verwendet, spielt keine wesentliche Rolle; die letzteren werden gegenwärtig häufiger verwendet. Will man Defekte, besonders in den mehr zentral gelegenen Teilen des Gesichtsfeldes, aufnehmen, so erhöht sich die Genauigkeit der Aufnahme durch Verringerung der Größe des Testobjekts. Für die rasche Orientierung über das Vorhandensein größerer Ausfälle im Gesichtsfeld am Perimeter kann man die früher erwähnte Marke weiter verwenden. Bei der genauen Abmessung wird es sich empfehlen, kleinere Objekte zu verwenden, bzw. die Aufnahme am BJERRUMschen Schirm anzuwenden. Zu physiologischen Zwecken hat man wiederholt auf das schon von PURKINJE (1825) verwendete Verfahren der Aufnahme der Gesichtsfeldgrenzen mit einer kleinen Lichtquelle zurückgegriffen. Auch die Verwendung eines der zahlreichen elektrischen Perimeter, bei denen das Testobjekt ein von rückwärts von einem Lämpchen beleuchtetes Glas darstellt, könnte diesen Zwecken dienen.

Es ist selbstverständlich, daß die Reizobjekte in ihrer Beschaffenheit möglichst rein und gleichmäßig erhalten werden sollen. Es ist dies wohl mit ein Grund, weshalb vielfach kleine Elfenbeinkugeln in Verwendung gestanden sind. Allerdings ist deren Farbe nicht rein weiß, doch haben sie den großen Vorteil, leicht sauber gehalten werden zu können. Die meist in Verwendung stehenden Papiermarken schmutzen sehr rasch, so daß das Weiß der Testobjekte vielfach von wirklichem Weiß wesentlich verschieden ist. Die Verwendung von bemalten Stahlkugeln (MARX) oder von Glaskugeln (lange Hutnadeln [MADDOX 1915]) kann befürwortet werden. Wird ein Perimeter von den üblichen Größenabmessungen verwendet, so kann es genügen, die Seitenlänge bzw. den Halbmesser des verwendeten Testobjekts anzugeben. Physiologisch richtig ist es, das Winkelmaß des verwendeten Testobjekts zu nennen, wodurch der Untersucher in seiner Mitteilung weniger von der Abmessung des verwendeten Perimeters abhängig ist. BJERRUM hat vorgeschlagen, die Objektgröße und die Entfernung des Aufnahmeschirmes vom Auge des Untersuchten gleichzeitig analog der Sehschärfenbezeichnung mittels eines Bruches auszudrücken, dessen Zähler der in Millimetern ausgedrückte Durchmesser des Testobjekts, dessen Nenner die gleichfalls in Millimetern ausgedrückte Entfernung des Aufnahmeschirmes ist. So z. B. bedeutet 2/2000 die Aufnahme des Gesichtsfeldes mit einem Testobjekt von 2 mm Durchmesser aus einer Entfernung von 2 m. Diese Bezeichnungsweise hat bereits weite Verbreitung gefunden.

Was die farbigen Objekte betrifft, so wird seit langer Zeit (SCHOEN 1873) Papier aus dem Heidelberger Farbenbuch, bzw. das HERINGsche Papier verwendet. Man darf sich aber keiner Täuschung hingeben, daß etwa diese Farbenmarken strengen physiologischen Anforderungen genügen. Pigmentfarben sind ja niemals spektral rein, sondern sie sind Gemische verschiedener Farben und können bei gleichem Aussehen doch verschiedene Zusammensetzungen haben. Bei der Farbenperimetrie zeigt sich daher, daß vielfach zuerst die eine Komponente der Mischfarbe wahrgenommen wird und erst später die Hauptfarbe, nach der das Testobjekt benannt wurde. Diese Erscheinung erschwert dem Beobachter ungemein die Feststellung der wirklichen Grenzen für eine gewünschte Farbe, was zu Ungenauigkeit der Angaben führt. Es hat nicht an Versuchen gefehlt, reine Spektralfarben für die Perimetrie zu verwenden, doch ist bis jetzt keine befriedigende Lösung dieser Bestrebung gefunden worden. Manche Autoren haben die Lösung der Frage auf anderem Wege angestrebt. Sie haben vor eine kleine Lichtquelle farbige Gläser angebracht, bei denen die spektrale Analyse eine annähernde Reinheit der betreffenden Farben vom spektrographischen Standpunkt aus hatte erkennen lassen (SULZER 1899). Auch Farblösungen in kleinen Behältern wurden für diese Zwecke angegeben (SULZER 1899). Gegenwärtig ist es möglich, durch Herstellung von Gelatineplättchen mit Anilinfarbstoffen fast vollständig spektral richtige Farbfilter herzustellen, die als Filter für Projektoren verwendet werden können.

Alle diese Apparate leiden an dem Fehler, daß sie verhältnismäßig große Gegenstände darstellen, welche sich nur allzu deutlich von dem Hintergrund des Perimeterbogens abheben und so unwillkommene Versuchsbedingungen schaffen. OLE BULL (1881), später HESS (1889) und HEGG (1892) haben auf die Notwendigkeit der Verwendung besonderer Farbenobjekte hingewiesen, und BULL sowohl wie HEGG haben sich große Mühe gegeben, durch Farbenmischungen farbige Objekte anzufertigen, die den an sie gestellten Anforderungen genügen könnten. Dazu waren Farben nötig, die bei der ersten peripheren Wahrnehmung der Farbenvalenz sogleich im selben Farbton erscheinen, der sich bei zentraler Fixation darbietet. Einer allgemeinen Ausbreitung der von

OLE BULL und HEGG hergestellten Farben standen große technische Schwierigkeiten entgegen. HESS (1889) hat für die Herstellung peripheriegleicher invariabler
Farben die Farbenmischung mittels des Farbenkreisels verwendet. Um ein
peripheriegleiches Grün herzustellen, wurden Papiere von Schweinfurtergrün
und Blau genommen. Die Größe des Blausektors schwankt zwischen 60 und 110°.
Auch für die Herstellung eines peripheriegleichen Rot ist ein Zusatz von Blau
(40 bis 50°) erforderlich. Blaue und gelbe Papiere konnte HESS nicht ohne Zusatz einer anderen Farbe verwenden. Die auf diese Weise hergestellten Farben
sind aber immer nur für bestimmte Bedingungen invariabel, so daß sie für genaue
physiologische Versuche jedesmal wieder neu hergestellt werden müssen. Einen
bedeutenden Fortschritt in der Lösung dieser Frage bildet die Herstellung von
invariablen und peripheriegleichen Farben durch ENGELKING und ECKSTEIN
(1920), welchen es gelang, auf streng physiologischen Grundlagen den Forderungen
ihrer Vorgänger, insbesondere von HESS, zu genügen. Die ENGELKING-ECKSTEIN-
schen Farbenpapiere sind wirklich invariabel und peripheriegleich. Sie besitzen
den Nachteil, daß die Farbensättigung eine verhältnismäßig geringe ist. Leider
hat es sich herausgestellt, daß diese Papiere, die in den ersten Jahren nach dem
Weltkrieg hergestellt worden waren, nicht dauerhaft und unveränderlich genug
sind. Dieser Umstand und ihre geringe Sättigung der Farben ist wohl der Grund,
weshalb sie keine Verbreitung gefunden haben.

Die farbigen Papiere stellen das einfachste und billigste Verfahren zur Untersuchung des Farbengesichtsfeldes dar. Richtiger ist die Untersuchung mit
Spektralfarben. Versuche zu ihrer Verwendung reichen weit zurück. SCHELSKE
(1863) zerlegte einen Sonnenstrahl im Dunkelzimmer mittels eines Prismas.
Eine Konvexlinse vereinigte die gewünschten farbigen Strahlen im Spalt eines
schwarzen Schirmes. Eine zweite Linse warf die Strahlen auf einen Schirm
durchsichtigen Papiers, der als Objekt diente. LANDOLT (1873) brachte auf
ähnliche Weise hergestellte Spektrallichter auf einen Schirm am Ende des Perimeterbogens und ließ die Fixiermarke am Perimeterbogen sich entlang bewegen.
Ähnlicher Anordnungen haben sich auch RÄHLMANN (1874) und KLUG (1875)
bedient.

Das Perimeter von MAGGIORE, das die derzeit vollkommenste Einrichtung
für die Untersuchung des Gesichtsfeldes mit Spektralfarben darstellt, wird auf
S. 80 beschrieben.

Es ist begreiflich, daß bei Aufnahme der Farbengrenzen des Gesichtsfeldes
der Wechsel der Farben eine große Rolle spielen muß. Bietet man dem Untersuchten in einer Reihe aufeinanderfolgender Meridianaufnahmen stets dieselbe
Farbe dar, so unterliegt er leicht der Versuchung, die Farbe als erkannt anzugeben, wenn er das Testobjekt entweder infolge einer Helligkeitsvalenz oder
irgendeiner anderen Farbenvalenz erkannt hat. Ist man imstande, willkürlich
und unauffällig die Farben rasch zu wechseln, so kann man dem Untersuchten
immer wieder andere Farben darbieten, wodurch die Anspannung seiner Aufmerksamkeit und damit die Richtigkeit seiner Angaben wesentlich erhöht werden
kann. Zu diesen Zwecken ist eine ganze Reihe von Objektträgern angegeben
worden, die meist auf dem Prinzip der RECOSSchen Scheibe aufgebaut sind;
MAC HARDY (1882), GAZEPY (1884), DE VINCENTIIS (1898), DALLOS (1914),
BALLABAN (1898). Auf einer Scheibe sind die Farben in Sektoren aufgetragen,
so daß nach Belieben jede Farbe durch Drehung dieser Scheibe in einer Blende
eingestellt werden kann, deren Größe durch eine zweite darüber befindliche und
gleichfalls drehbare Scheibe nach Belieben innerhalb gewisser Grenzen ab-
änderbar ist. Solche Objektträger, die man mit BALLABAN als Cyclochrome
bezeichnen kann, haben den schon früher erwähnten Nachteil der Größe

der das farbige Objekt umgebenden Apparatur. Solche Cyclochrome sind sowohl auf dem Perimeterbogen selbst beweglich befestigt als auch an stabförmigen Handgriffen angebracht worden: OPPENHEIMER (1913), WALKER (1913), PEARSON (1914), PETER (1915), ELLIOT (1922). Eine Vorrichtung der ersteren Art erlaubt es, durch eine einem photographischen Auslöser nachgeahmte Vorrichtung die Farbe auf der Blende zu wechseln und auch die Größe der Blendenöffnung zu ändern, ohne daß der Untersucher seine Hand dem Objektträger anzunähern braucht (MEYROWITZ 1915). Die Vorrichtung von PETER ermöglicht es, die Farben und die Blenden auf einem stabförmigen Objektträger nach ähnlichen Grundsätzen zu ändern. Einfacher ist es, auf dem Draht, der die Testobjekte trägt, an jedem Ende eine federnde Vorrichtung anzubringen, in welche die schmalen Streifen schwarzen oder grauen Kartons eingeklemmt werden, die zum Tragen der farbigen Papiermarken dienen. Bringt man auf jeder Seite des Kartons eine Marke anderer Farbe an, zweckmäßigerweise auf einer Seite Rot, auf der anderen Seite Grün, auf dem zweiten Karton Blau und Gelb, so verfügt man gleichzeitig über vier verschiedene Testobjekte, die man dem Untersuchten in beliebiger Reihenfolge darbieten kann.

Grundsätzlich ist anzustreben, daß das Reizobjekt in einem dem Hintergrund gleichen Umfelde sich befinde, wenn ein solches nicht vollständig ausfallen kann. Letzteres ist bei der Vorrichtung von MARX (1918, 1920) möglich, welcher als Testobjekt Stahlkugeln verwendet, die mittels eines Elektromagneten von der rückwärtigen Seite auf einem Schirm hin und her bewegt werden. Es hat sich aber gezeigt, daß Stahlkugeln sich sehr schwer gleichmäßig mit Farbe überziehen lassen, außerdem kann bei größeren Kugeln ihr Schatten etwas störend wirken. Sie sind von GUIST (1925) durch Stahlplättchen ersetzt worden, die auf ihrer vorderen Seite das als Testobjekt dienende Papier tragen, auf der rückwärtigen mit Celluloid überzogen sind, was ihre Gleitfähigkeit erhöht. Diese Objekte kommen der eben ausgesprochenen Anforderung am nächsten. Ist eine solche Vorrichtung nicht anwendbar, so sollten die weißen und farbigen Testobjekte entweder gar kein Umfeld besitzen, indem Kugeln oder Papiermarken an einem sehr dünnen, mit dem Hintergrund gleichfarbigen, matten Träger befestigt sind, so daß der Träger sich vom Hintergrund des Perimeterbogens nicht abhebt, oder das Umfeld sollte von gleicher Farbe wie der Perimeterbogen sein. FERREE und RAND (1922) befestigen ihre Testobjekte in der Mitte eines peripheriegleichen Umfeldes und decken das ganze Testobjekt zuerst mit einem grauen gleichfarbigen Blatte zu, um es bei Erreichen der annähernd bekannten Grenze des Gesichtsfeldes für die betreffende Farbe für kurze Zeit freizugeben. Diese Versuchsanordnung geht aus dem Bestreben hervor, möglichst genaue physiologische Versuchsbedingungen herzustellen. Jedenfalls sind alle größeren Markenträger unzweckmäßig, da ihre Bewegung vom Untersuchten viel früher wahrgenommen wird als das eigentliche Testobjekt, wodurch er suggestiv veranlaßt werden kann, die Wahrnehmung des eigentlichen Testobjekts anzugeben, bevor sie wirklich eingetreten ist.

Eine weitere wichtige Quelle irrtümlicher Angaben liegt in dem Geräusch, welches die Reibung des Testobjekts trotz aller Sorgfalt in der Herstellung der Apparatur bei der Bewegung erzeugt. Hier wirkt das Bewußtsein der Annäherung des Testobjekts auf den Untersuchten suggestiv und veranlaßt ihn zu unrichtigen Angaben. Dies ist ein sehr gewichtiger Grund, die Perimeter, bei welchen der Untersucher mit freier Hand das Testobjekt an einem langen Träger den Perimeterbogen entlang führt, den sogenannten selbstregistrierenden Perimetern, bei denen das Testobjekt mittels mechanischer Vorrichtungen am Perimeterbogen entlang geführt wird, vorzuziehen. Bei Verwendung der Handführung ist es selbstverständlich erforderlich, daß dem Untersucher eine Reihe, der Größe nach abgestufter Testobjekte zur Verfügung stehe, die am Träger rasch auswechselbar sind, bzw. daß er mehrere Träger mit solchen Marken bereit liegen hat, um sie schnell wechseln zu können.

In neuerer Zeit hat die Technik uns die Möglichkeit gegeben, Lichtmarken verschiedener Größe auf das Perimeter oder Kampimeter zu werfen und dadurch Lichtpunkte als Testobjekte zu verwenden. ZEEMAN (1925) hat dieses Prinzip bei seinem Perimeter angewendet, das aber im Dunkelraum, also bei Dunkeladaptation des Auges, zu verwenden ist. BEST (1930) hat einen Projektor von ZEISS herstellen lassen, mittels dessen man Lichtpunkte verschiedener Größe auf dem BJERRUM-Schirm verwenden kann. Die Vorrichtung ist aber für das Perimeter ungeeignet. Der Pistolet périmétrique von MAGITOT (nicht veröffentlicht) ist hingegen nur für das Perimeter verwendbar und ziemlich lichtschwach. LOPEZ LACARRÈRE (1931) hat die Lichtprojektion für ein Kampimeter herstellen lassen, das gleichfalls nicht für das Perimeter verwendbar ist. TAKAHASHI (1931) hat eine Lichtprojektionsvorrichtung für das Perimeter angegeben, dessen Einzelheiten außerhalb Japans nicht bekannt sind. 1933 habe ich von der Firma Reichert in Wien einen Lichtpunktwerfer herstellen lassen, der so lichtstark ist, daß er sich sowohl für Perimeter als auch für Kampimeter, also für Entfernungen zwischen 330 und 2000 mm eignet. Die Lichtprojektion ist auch von HERTEL (1929), MAGGIORE (1924 und 1936) und MAGITOT angewendet worden, allerdings nur für die Perimetrie. Diese Art der Lichtprojektion besitzt den Vorteil, daß die Führung der Objekte vollständig geräuschlos ist, die Marken stets dieselbe Helligkeit haben und stets rein sind. Einzelne dieser Vorrichtungen sind so lichtstark, daß sie auch bei Tageslicht angewendet werden können. Wie bereits erwähnt, läßt sich bei dieser Art der Objekte eine Gleichheit des Objekts mit dem Hintergrund in bezug auf Helligkeitsvalenz nicht erreichen, doch kann man sehr gesättigte Farben von großer Ähnlichkeit mit Spektralfarben erzielen.

6. Die Fixierung des Kopfes.

Schon bei den ältesten Vorrichtungen zur Aufnahme des Gesichtsfeldes findet sich eine Kinnstütze, welche die richtige Stellung des Kopfes und dadurch des Auges des Untersuchten gewährleisten sollte. Es ist ganz ausgeschlossen, mittels einer solch primitiven Einrichtung den gewünschten Zweck zu erreichen. Es besteht gar kein Zweifel, daß eine Einbeißvorrichtung am besten dem Zweck entsprechen würde. Sie läßt sich aber wohl in der Praxis nicht allgemein anwenden. Am zweckmäßigsten ist es, die Stellung des Kopfes und dadurch des Auges durch eine Kinn- und eine Stirnstütze, wie sie z. B. die Firma Zeiß für manche ophthalmologische Instrumente in Verwendung gebracht hat, zu fixieren. Die Kinn- und die Stirnstütze müssen gegeneinander beweglich sein, um den verschiedenen Entfernungen zwischen Kinn und Auge Rechnung tragen zu können. Es muß die Stirnstütze, wie bei der ZEISSschen Vorrichtung, so gestaltet sein, daß sie nirgend störend im Gesichtsfeld erscheine, und es ist zu empfehlen, sie durch eine Binde zu ergänzen, welche um den Kopf geschlungen wird und, ähnlich wie die Stirnbänder der Nasen- und Ohrenspiegel, festgeschnallt werden kann. Dadurch wird verhindert, daß der Kopf aus der richtigen Einstellung zurückweicht. Bei dem von mir gebauten Perimeter ist die ZEISSsche Vorrichtung insofern abgeändert, als die Schraube, welche die Stirnstütze um die horizontale Frontalachse bewegt, sich nicht an den Träger anstemmt, sondern durch denselben hindurchgeführt wird, so daß eine Stellungsveränderung der Stirnstütze beim Versuch, den Kopf zurückzuziehen, verhindert wird. Es ist zweckmäßig, wie ich es bei meinem älteren Perimeter vor Jahren getan habe, die Kinnstütze mittels Zahntriebes beweglich machen zu lassen, und ebenso durch Schraubenbewegungen eine horizontale Verschiebung der gesamten Vorrichtung, welche den Kopf fixiert, zu ermöglichen. Auf diese Weise ist es leicht, das Auge in allen drei Dimensionen des Raumes passiv zu bewegen.

Bei den älteren Apparaten wurde die Stellung des Auges dadurch bestimmt, daß ein Draht, der auf den Träger der Kinnstütze aufgeschoben werden könnte, an seinem einen Ende eine Kugel trug. Wurde der Untersuchte in eine Stellung gebracht, daß diese Kugel sich an den unteren Orbitalrand anlehnte, so befand sich der Knotenpunkt des Auges annährend in der Mitte des Perimeterbogens. Eine solche Bestimmung der Lage des Kopfes ist keine absolut genaue. FERREE und RAND bestimmen die Entfernung des Auges vom Perimeterbogen durch folgende kleine Vorrichtung: An den als Fixationsobjekt dienenden Spiegel in der Drehungsachse des Perimeterbogens wird ein Stab angelegt, der an seinem anderen Ende eine kleine Metallplatte aufweist. Der Stab ist so lang, daß das Auge des Untersuchten sich in der richtigen Entfernung vom Perimeterbogen befindet, wenn die Platte die geschlossenen Lider berührt. Ist die Stellung des Auges auf diese Weise bestimmt worden, so wird der Stab wieder entfernt. Es folgt dann eine genaue optische Einstellung dadurch, daß durch kleine Verschiebungen der Kopfstützen es dem Untersuchten ermöglicht wird, sein Auge im Spiegel zu sehen oder nach Wegnahme des letzteren durch die hohle Drehungsachse des Perimeterbogens hindurch zu sehen. Schon ALBERTOTTI (1884) hat eine Zentrierung des Auges dadurch zu erreichen versucht, daß er im Perimeterbogen, sowohl in der Mitte als an zwei seitlichen Stellen Löcher anbringen ließ, durch die der Untersuchte ohne Kopfbewegung hindurchblicken mußte. Diese Methode ist sicher eine recht genaue, hat aber keine weite Verbreitung gefunden. Die Einstellung, wie sie FERREE und RAND vornehmen, dürfte wohl allen praktischen Zwecken genügen. Ist das Auge und auch der Kopf in die richtige Stellung gebracht und das Stirnband geschlossen, so ist die Einstellung des Auges für die Dauer der Untersuchung genügend gesichert. Die Zentrierung des Auges an dem von mir gebauten Perimeter (1925, 1926), die prinzipiell dem Verfahren von FERREE und RAND gleicht, geschieht nur bezüglich der Höheneinstellung durch Hebung oder Senkung der Kinnstütze, die Einstellung in der Horizontalen wird dadurch ermöglicht, daß die den Perimeterbogen tragende Säule mittels Trieb und Schraube gedreht wird, bis das untersuchte Auge durch die zentrale Bohrung des Perimeters das hinter dem Perimeter befindliche Fixationsobjekt erblickt. Am schönsten ist die Zentrierung des Auges im ZEISS-Projektionsperimeter nach MAGGIORE (HARTINGER 1936) gelöst, indem durch einen Zwillingsprojektor zwei helle Ringe auf der Hornhaut des untersuchten Auges entworfen werden. Durch vertikale und horizontale Verschiebungen des Kopfes des Untersuchten soll erreicht werden, daß die beiden Ringe zu einem konzentrisch zur Pupille liegenden Ring verschmelzen, woran die richtige Lage des Auges erkannt wird.

7. Die Beleuchtung des Perimeters.

Die Lösung der Frage der Beleuchtung des Perimeters hat seit jeher große Schwierigkeiten verursacht. Es wird meist vorgeschlagen, das Perimeter vor ein großes Fenster oder zwischen zwei Fenster zu stellen, um eine möglichst gleichmäßige Beleuchtung aller Teile des Perimeterbogens zu gewährleisten. Dieses könnte bei horizontaler Stellung des Perimeterbogens bis zu einem gewissen Grade erreicht werden. Bei vertikaler Stellung desselben ist aber die Beleuchtung der oberen und unteren Teile stets viel geringer als die des mittleren Teiles. Unten liegt der Schatten des Kopfes des Untersuchten, oben hält der Perimeterbogen selbst das vom Himmel kommende Licht ab. Der letztere Umstand läßt sich dadurch wesentlich beheben, daß man auf ein Fensterbrett unmittelbar hinter dem Untersuchten entsprechend geneigte Spiegelscheiben legt, welche das Himmellicht dem Perimeterbogen zuspiegeln. v. Hess (1919) hat, um diesen Umstand deutlich zu beweisen, folgenden Versuch angestellt: Bei senkrecht gestelltem Perimeterbogen wird an der höchsten und tiefsten Stelle des Bogens je eine weiße Marke von 2 cm Durchmesser angebracht. In der Gegend der Kinnstütze stellt man zwei unter einem rechten Winkel aneinanderstoßende Planspiegel mit waagrechter Kante so auf, daß man die beiden Marken gleichzeitig nebeneinander sehen kann; die untere erscheint weiß, die obere grau. Durch Zwischenhalten von grauen Gläsern von bekannter Absorption konnte Hess bestimmen, daß die Helligkeit der oberen Marke ein Achtel der unteren betrug. Unter gewöhnlichen Verhältnissen wird der untere Teil des Perimeterbogens zum Teil vom Kopfe beschattet, es wirkt für verschiedene Teile des Bogens bei dessen verschiedenen Stellungen das von den Wänden des Raumes reflektierte Licht mit. Für manche Stellungen des Reizobjekts kommen noch andere störende Momente dazu: steht das Objekt oben, so vermindert die Beschattung der Wimpern die Helligkeit des Objekts. Aber nicht nur die Verhältnisse des Reizobjekts spielen bei dessen verschiedener Stellung eine Rolle. Es kommt noch der Umstand in Betracht, daß bei peripherer Lage des Probeobjekts die Menge des durch die Pupille eintretenden Lichtes geringer wird, und zwar im Verhältnis des Cosinus des Einfallwinkels.

Wenn auch durch Maßnahmen, wie die obenangeführten, die meisten Fehler der Beleuchtung des Perimeterbogens für den gegebenen Augenblick behoben werden können, so stößt die Untersuchung des Gesichtsfeldes bei Tageslicht auf ein Hindernis, das menschliche Kraft nicht zu beeinflussen vermag. Die absolute Lichtmenge, d. h. die Intensität der Beleuchtung des Perimeters, muß mit den Tagesstunden und den Jahreszeiten, mit der Bewölkung usw. solchen Schwankungen unterliegen, daß die Versuchsbedingungen bei Gesichtsfeldaufnahme zu verschiedenen Zeiten, ja bei wechselnder Beleuchtung sogar während der einzelnen Gesichtsfeldaufnahme so beträchtlich wechseln, daß die erzielten Ergebnisse kaum mehr miteinander verglichen werden können. Dieser Übelstand ist seit jeher empfunden worden. Daher das Verlangen, bei der Gesichtsfeldaufnahme die Stunde, die Bewölkung und die anderen die Beleuchtung beeinflussenden Faktoren nach Möglichkeit anzugeben (Freytag 1911). Bei Einhaltung dieser Vorsichtsmaßregeln kann der Vergleich verschiedener Gesichtsfeldaufnahmen etwas erleichtert werden. Völlig ausgeschlossen ist es dagegen, die Gesichtsfeldaufnahmen verschiedener Untersucher an verschiedenen Orten sicher miteinander zu vergleichen, da die örtlichen Versuchsbedingungen (Himmelsrichtung des Untersuchungsraumes, Fenstergröße, Umgebung usw.) außerordentlich voneinander abweichen. Diese Tatsachen erklären es, daß man immer wieder zu dem Vorschlag zurückkehrt, die Untersuchung des Gesichtsfeldes im dunklen Raum bei einer konstanten Beleuchtung vorzunehmen. Es unterliegt keinem Zweifel, daß hierdurch viel eher gleichmäßige Versuchsbedingungen erreicht werden können. Hat man sich über die Art und Intensität der Beleuchtung des Perimeterbogens und der Testobjekte geeinigt, so könnten die Gesichtsfeldaufnahmen verschiedener Untersucher viel eher miteinander verglichen werden; wenn diese Vergleiche auch keine absolute Genauigkeit gewährleisten, so ist die Genauigkeit doch der bei Vergleichen der Sehschärfenaufnahme annähernd gleich. Gerade in Amerika hat sich in den letzten Jahren der Ruf nach einer Standardisation, zu deutsch, gleichmäßigen Regelung der Bedingungen der Gesichtsfelduntersuchungen immer lauter gestaltet, und diesen Bestrebungen verdankt das Normalperimeter von Ferree und Rand seine Entstehung. Es wird dabei die Gesichtsfeldaufnahme in einem optischen Zimmer bei unveränderlicher Beleuchtung dieses Raumes vorgenommen und die Erfinder dieses Perimeters haben auch für die gleichmäßige und unveränderliche Beleuchtung des Perimeterbogens Sorge getragen.

Die Vorrichtung von FERREE und RAND besteht darin, daß senkrecht zum Perimeterbogen und fest mit diesem verbunden ein Viertelkreisbogen befestigt ist, an dessen Ende sich eine in ein Gehäuse eingeschlossene elektriche Beleuchtungsvorrichtung befindet. Auf der entgegengesetzten Seite dieses Bogens ist ein Gewicht angebracht. Das Licht ist gegenüber dem Beobachter vollständig verdeckt. Es ist innerhalb weiter Grenzen abstufbar, und die Beleuchtung kann mittels Amperemeters und Rheostaten ständig auf gleicher Höhe erhalten werden. Das von einer elektrischen Glühlampe ausgestrahlte Licht wird durch ein eigenes Lichtfilter dem Tageslicht gleichgemacht und beleuchtet den ganzen Perimeterbogen gleichmäßig. Selbstverständlich wird durch Drehung des Perimeterbogens um seine Achse die Beleuchtung nicht verändert, da die Beleuchtungsvorrichtung jede Bewegung des Perimeterbogens mitmacht. Wird eine Vereinbarung bezüglich der Intensität der Beleuchtung des Perimeterbogens erreicht, so würde damit ein großer Schritt in der Richtung der Vereinheitlichung der Gesichtsfeldaufnahmen geschehen. Bei Benutzung einer solchen Vorrichtung ist man von den sonstigen Verhältnissen in bezug auf Beleuchtung vollständig unabhängig, wobei der große Vorteil gegenüber den sogenannten elektrischen oder selbstleuchtenden Perimetern erreicht ist, daß erstens nicht im dunklen Zimmer, sondern in einem mit einer bestimmten Beleuchtung versehenen Raum gearbeitet wird, und zweitens Fehler einer zu großen Lichtstärke des Testobjekts, wie dies bei elektrischen Perimetern häufig der Fall ist, vermieden werden. Durch entsprechende Verminderung der Beleuchtungsintensität kann eine Prüfung des Gesichtsfeldes auch bei herabgesetzter Beleuchtung durchgeführt werden. Das Prinzip der gleichmäßigen Beleuchtung des Perimeterbogens durch eine Lichtquelle, die sich senkrecht über dem Krümmungsmittelpunkt des Perimeters befindet, ist außer von FERREE und RAND auch von mir und MALBRAN angewendet worden. MEESMANN hat konzentrisch zum Perimeterbogen einen zweiten Bogen anbringen lassen, der die Beleuchtung trägt. Andere Untersucher, wie BACHSTEZ (persönliche Mitteilung), CARRILL (1922) und wohl auch andere, haben eine gegen den Untersuchten abgedeckte Lampe am Perimeterbogen selbst anbringen lassen, die den Bogen, wenn auch nicht gleichmäßig, so doch stets gleich beleuchtet. Andere Vorrichtungen bestehen in der Anbringung von Lampen an einem den Kopf des Untersuchten umgebenden Rahmen. Die beste Art der Beleuchtung des Perimeterbogens stellt die nach dem Prinzip von FERREE und RAND dar.

8. Die Aufzeichnung der Befunde.

Die Aufzeichnung der bei der Untersuchung erhobenen Befunde gestaltet sich prinzipiell verschieden, je nachdem es sich um mechanisch betriebene Perimeter oder um solche handelt, bei denen die Objektführung mit der Hand geschieht. Bei letzteren muß der Untersucher die Stellung des Testobjekts am Perimeterbogen ablesen und den festgestellten Punkt in ein Schema eintragen. Bei den selbstregistrierenden Perimetern geschieht die Aufzeichnung mechanisch auf ein dem Apparat eingefügtes Schema. Wenn auch das letztere Verfahren meist einen gewissen Zeitgewinn gewährleistet, so ist es mit Fehlern behaftet, indem die Zentrierung des Perimeterschemas und die genaue Einstellung der Registriervorrichtung nicht immer mit der gewünschten Genauigkeit erfolgt. Bei einer Prüfung mehrerer Perimeter verschiedener Herkunft habe ich festgestellt, daß bei genauer Zentrierung des Perimeterschemas die Aufzeichnungen auf demselben oft um 5 bis 10° von dem wirklichen Wert abwichen. Bei einiger Übung kann der Untersucher die Aufzeichnung sehr rasch auf dem Schema eintragen, so daß in bezug auf Genauigkeit der Aufzeichnung diejenige mit der Hand der mechanischen wohl vorzuziehen ist.

Mit dem Vorhergehenden sind die verschiedenen Bedingungen erörtert worden, die für den Bau eines befriedigend arbeitenden Perimeters notwendig sind. Es soll nun die Beschreibung jener Apparate folgen, welche im allgemeinen gebräuchlich sind, ferner von solchen, die nach der Meinung des Verfassers dem Ideal am nächsten kommen.

a) Das Perimeter von MC HARDY — HARRY — LANG.

Es besteht aus einem Viertelkreisbogen aus Hartgummi, der auf einem Metallfuß angebracht ist, welch letzterer etwas gehoben und gesenkt werden kann, um die Einstellung gegenüber dem Auge des Untersuchten zu erleichtern. Der

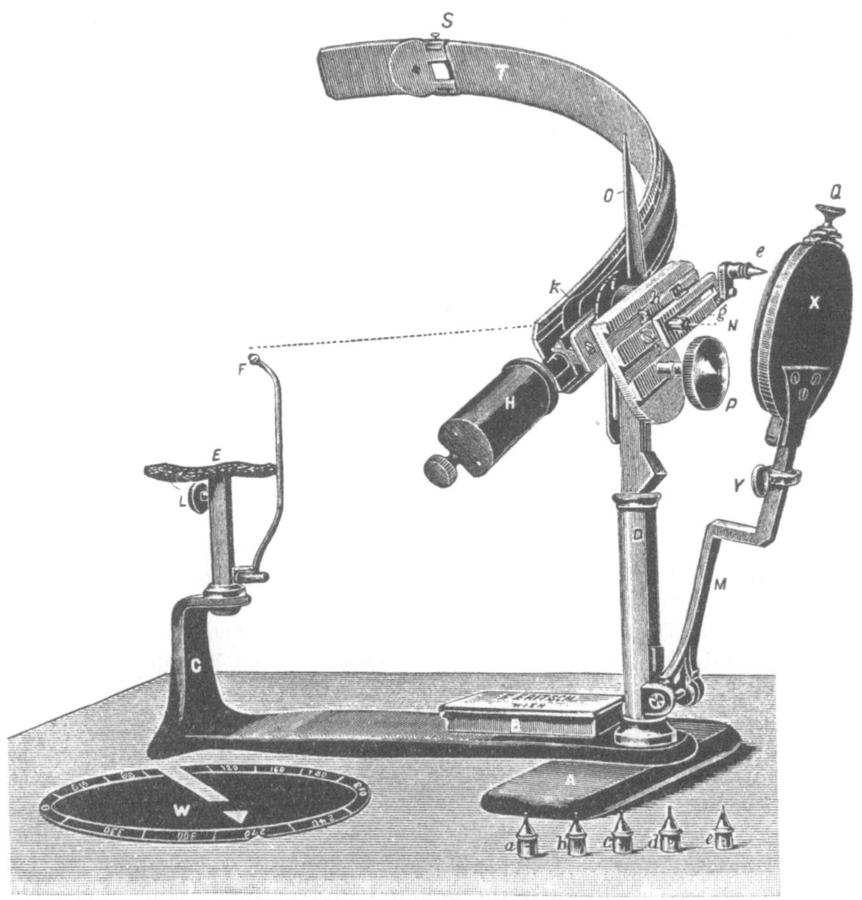

Abb. 19. Perimeter (nach MC HARDY).

Viertelkreisbogen kann in jeden beliebigen Meridian eingestellt werden, was durch ein vorhandenes Gegengewicht erleichtert wird, das in der Verlängerung des Bogens, jenseits des Fixationspunktes angebracht ist. Durch eine Federvorrichtung schnappt der Perimeterbogen in Entfernung von je 15° von selbst ein und wird in dieser Stellung festgehalten. Als Fixationsobjekt dient ein Elfenbeinknopf von meist 8 mm Durchmesser. Eine unmittelbar hinter dem Perimeterbogen seiner Achse aufsitzende Hartgummischeibe von 25 cm Durchmesser verdeckt den Bewegungsmechanismus, die Hand des Untersuchers und die Registriervorrichtung. Die Bewegung des dem Bogen entlang gleitenden Objektträgers, der meistens ein sogenanntes Cyclochrom darstellt, geschieht mittels einer um ein Rad am Ende des Perimeterbogens laufenden Darmsaite, welche um einen auf der Drehungsachse des Perimeterbogens befestigten kurzen Zylinder in beiden Richtungen gewickelt werden kann. Die Bewegung wird durch einen ziemlich großen gerieften Metallknopf bewerkstelligt, der gleichzeitig einen Zahntrieb bewegt. Dieser letztere setzt den Stift der Registriervorrichtung in Bewegung. An der Säule, welche das Perimeter trägt, ist mittels eines Scharnieres ein Träger befestigt, dessen Ende ein Brett mit Rahmen zur Aufnahme des Perimeterschemas trägt. Der spitze Stift der Registriervorrichtung drückt beim Anschlagen des das Schema tragenden Brettes ein Loch in das Schema, wobei eine dahinter befindliche Leder- oder Korkplatte das Eindringen des Stiftes ermöglicht. Um Beschädigungen der Hand des Untersuchers nach Tunlichkeit hintanzuhalten, ist der Stift der Registriervorrichtung von einer Hülse umgeben, welche mittels einer Feder nach vorne geschoben wird, so daß die Spitze in der Hülse verschwindet; beim Andrücken des Registrierstiftes an das das Schema tragende Brett wird die Hülse zurückgeschoben, so daß der Stift in das Schema eindringen kann. Gegenüber dem Perimeterbogen befindet sich eine Kinnstütze, die der Höhe nach verschiebbar ist. Sie trägt zwei Vertiefungen, die auf jeder Seite der Symmetrieebene des Apparats liegen, so daß das rechte oder linke Auge in die Mitte gebracht werden kann. Die genaue Einstellung des Kopfes und des Auges geschieht mittels eines eine Kugel tragenden Zeigers, der auf einen kurzen Zylinder aufgesetzt werden kann, welcher an der die Kinnstütze tragenden Säule befestigt ist. Der Knopf des Zeigers bezeichnet die Stelle, an der sich der untere Orbitalrand befinden soll, um das Auge richtig einzustellen. Das Gegengewicht des Perimeterbogens trägt eine Schraube mit Mutter und auf jeder Seite davon je einen kurzen Stift. Die Schraube und die Stifte sind bestimmt, sich in die entsprechenden Löcher einer Metallplatte einzufügen, die dann mittels der Schraubenmutter festgeklemmt wird. Diese Metallplatte dient als Träger einer Hartgummiplatte in Gestalt eines Kugelsegments von etwas geringerem Krümmungsradius als der Perimeterbogen. Diese Scheibe besitzt in der Mitte ein Loch, welches bei richtiger Einstellung genau vor den Fixationspunkt des Perimeterbogens zu stehen kommt. Auf der Hartgummischeibe sind die Meridiane und die Parallelkreise eingeritzt, jedoch nicht gefärbt, so daß sie sich nicht wesentlich abheben. Diese Scheibe, die bis 30° vom Fixationspunkt nach allen Richtungen reicht, stellt ein dem Perimeter beigefügtes Kampimeter dar.

Ganz ähnliche Apparate sind gebaut worden, mit dem einzigen Unterschiede, daß das Fixationsobjekt und die Testobjekte von rückwärts mittels kleiner Lämpchen beleuchtet werden. Es sind das die sogenannten elektrischen Perimeter, für die sich Elliot besonders eingesetzt hat. Trotz der nicht unbeträchtlichen Zahl solcher Apparate, von denen der älteste von Polignani (1896) stammt, scheinen sie sich nicht allgemein eingebürgert zu haben, was darauf zurückzuführen ist, daß sie erstens kostspieliger sind als das Tageslichtperimeter, zweitens vom Untersucher eine gewisse Kenntnis der Elektrotechnik in ihrer Handhabung verlangen und daß drittens insbesondere der Testobjektträger sich noch mehr vom Perimeterbogen abhebt, als es die gewöhnlichen Cyclochrome tun: Williams (1898), Neuschüler (1899), Williams (1899), Skeel (1900), Moor (1903), Lewis (1903), Polack (1905), Lindsay Johnson (1906), Wölfflin (1910),

BLACK (1913), CRAMPTON (1913). Die bisherigen sogenannten elektrischen Perimeter hatten den Nachteil, daß sie die Untersuchung nur im Dunkelzimmer zuließen, da ihre Objekte für die Verwendung bei Tageslicht zu lichtschwach waren, außerdem der Objektträger noch größer und auffälliger war als bei den anderen Perimetern. HERTEL (1924) hat von ZEISS ein Perimeter bauen lassen, das diese Nachteile nicht besitzt. Die Farben sind invariabel und von gleicher Eindruckshelligkeit und können durch einen leicht verschieblichen Goldbergkeil in ihrer Helligkeit in beträchtlichem Maße verändert werden. Sie sind durch Blenden auch in ihrer Größe veränderlich. Dabei ist der ganze Beleuchtungs- und Bewegungsapparat für den Beobachter unsichtbar hinter dem Perimeterbogen verborgen. Die Objekte erscheinen dem Beobachter durch einen Schlitz des Perimeterbogens. Da bei dem Perimeter die notwendigen Stromregulierungs- und Meßapparate in Verwendung stehen, ist für eine möglichst große Gleichmäßigkeit der Versuchsbedingungen vorgesorgt. Die Probeobjekte sind dabei so lichtstark, daß die Untersuchung bei Tageslicht, sogar bei dem Lichte zugewendetem Gesichte des Untersuchten vorgenommen werden kann, wodurch die möglichst gute Erhaltung der Helladaptation gewährleistet ist.

b) Das Perimeter von FERREE und RAND,

das von der amerikanischen Ophthalmologischen Gesellschaft als Normalinstrument angenommen worden ist, ist folgendermaßen gebaut[1] (Abb. 20):

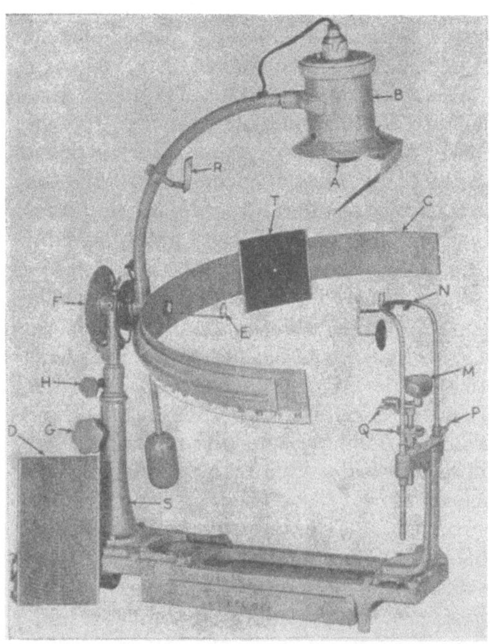

Abb. 20. Perimeter (nach FERREE und RAND).

1. Beleuchtung: Befindet sich die Lichtquelle senkrecht zur Ebene des Perimeterbogens in dessen Krümmungsmittelpunkt, so ist sie gleich weit von jedem Punkt des Perimeterbogens entfernt. Der Einfallswinkel der Lichtstrahlen wird für jeden Punkt des Perimeterbogens gleich sein. Um diesen Grundsatz zu erfüllen, besteht das Perimeter aus zwei Bogen gleicher Krümmung. Der eigentliche Perimeterbogen ist halbkreisförmig, der andere senkrecht dazu angebracht viertelkreisförmig. Er trägt in seiner Fortsetzung, jenseits der Drehungsachse ein Gegengewicht. Am Ende dieses letzteren Bogens, der mit dem ersten fest verbunden ist, befindet sich die Lichtquelle, sie ist von einem Gehäuse umgeben, das so gebaut ist, daß die Augen des Untersuchten und des Untersuchers geschützt sind, ohne daß die Beleuchtung des Perimeterbogens beeinträchtigt wird. Das Lampengehäuse ist aus schwarzem Eisenblech verfertigt und innen schwarz bemalt, damit das Licht möglichst nur vom Glühfaden der Lampe ausgehe. Die

---

[1] Genaue, nur stellenweise gekürzte Wiedergabe der Originalbeschreibung. Einschaltungen des Verfassers.

Maße des Gehäuses betragen 10,8 × 10,8 × 12,7 cm. Eine rechtwinkelige Öffnung, 5,3 cm breit, ist aus der Wand des Gehäuses, welche dem Perimeterbogen zugewendet ist, an dessen unterem Ende, ebenso aus den anstoßenden Seitenwänden in der Ausdehnung von 7,6 cm ausgeschnitten. Die Lampe steht so zur Öffnung des Gehäuses, daß das Licht vom Glühfaden frei auf jeden Punkt des Perimeterbogens fällt, ohne daß irgendwelche Schatten entstehen. Um die Auswechslung der Lampe zu ermöglichen, ist der Boden dieser Hülle mittels eines Scharnieres an seinem rückwärtigen Ende am Gehäuse befestigt und durch zwei Riegel festgehalten. Zur Vermeidung der Überhitzung des Gehäuses ist es gut ventiliert durch besonders gebaute lichtdichte Ventilationsöffnungen, wovon sich vier im schrägen Dach des Gehäuses und vier auf jeder Seite am Boden befinden. Es ist beim Bau des Lampengehäuses Vorsorge getroffen, das künstliche Licht dem Tageslicht gleichzumachen. Dieses kann auf zwei verschiedenen Wegen erreicht werden. 1. Eine gute Mazdalampe von 75 Watt, Type C_2 (blaue Birne), kann unter Anwendung eines Amperemeters und eines Rheostaten als Lichtquelle verwendet werden. Diese im gewöhnlichen Handel käufliche Birne gibt ein Licht, das nur ungefähr die Eigenschaften des Tageslichtes besitzt. Die Oberfläche dieser Birne ist mattiert, um das Licht zu zerstreuen. Die Lichtintensität auf dem Perimeterarm bei Verwendung dieser Lampe beträgt 17 Fuß Kerzen = 178,5 HK. 2. Eine Mazdalampe von 75, 100 oder 150 Watt, Type C (helle Birne), wird je nach der gewünschten Lichtintensität verwendet. Das Licht dieser Lampe wird dem Tageslicht gleichgemacht durch ein Lichtfilter in Gestalt eines doppelt mattierten Kragens oder Zylinders von sorgfältig ausgesuchtem Tageslichtglas von 6,3 cm Breite und 10,2 cm Durchmesser, welches in den Ausschnitt am Boden des Lampengehäuses eingeführt werden kann, so daß es die nach drei Seiten gerichtete Öffnung vollständig ausfüllt. Ist das Filter befestigt, kann das Licht lediglich durch dieses nach außen dringen. Das Filter wird durch drei Schrauben, welche am Boden des Gehäuses befestigt sind, in seiner Lage erhalten. Dieser Boden ist, wie erwähnt, so an einem Scharnier befestigt, daß er heruntergeklappt werden kann, um das Lichtfilter einzuführen, worauf er zurückgeklappt und durch kleine Riegel gesichert festgehalten wird. Dieses von der Mazdalampe, Type C, durch das Filter dringende Licht ist nach spektrophotometrischen Untersuchungen dem vom Nordhimmel ausgehenden Lichte sehr ähnlich. Der Durchlässigkeitskoeffizient des Glases beträgt 15%. Die Lichtintensität des von einer 100 Watt Mazdalampe, Type C, auf den Perimeterarm fallenden Lichtes beträgt 2,6 Fußkerzen = 27,3 HK; diese Lichtintensität ist sehr günstig, um das Gesichtsfeld bei herabgesetzter Beleuchtung aufzunehmen. Wird höhere Lichtintensität gewünscht, so wird eine Lampe von größerer Wattstärke eingefügt. Diese Beleuchtungsvorrichtung sorgt für gleichmäßige Beleuchtung des Perimeterbogens in allen Meridianen mit Licht von guter Intensität und Qualität. Sie ermöglicht eine Genauigkeit der Kontrolle, welche die Versuchsbedingungen jenen in einem physiologischen Laboratorium bezüglich der Gleichmäßigkeit annähert. 3. Die Helligkeit der Vorexposition und des Umfeldes. Die Helligkeit der Fläche, welchen das Auge vor der Gesichtsfeldaufnahme ausgesetzt ist, kann die Ausdehnung der Gesichtsfeldgrenze in einigen Meridianen im Ausmaße von 17° bis 20° beeinflussen. Wurde das Auge einer helleren Fläche ausgesetzt, so entsteht ein dunkleres Nachbild. Diese Nachbilder verändern weitgehend die Sättigung der Farbenempfindung, folglich auch ihre Schattierung. Ein Hintergrund oder ein Umfeld, das heller oder dunkler ist als die Farbe, hat einen ähnlichen, wenn auch nicht so großen Einfluß auf die Grenzen. In diesem Falle ist der störende, achromatische Effekt auf physiologische Induktion der Kontraste zurückzuführen. Der verschiedene

Einfluß der Helligkeit kann nur dadurch beseitigt werden, daß beide in einem Grau von gleicher Helligkeit, wie die Farbe gehalten sind. Hier ist die genaue Kontrolle der Beleuchtungsintensität für alle Teile des Perimeterbogens von großer Bedeutung. Mit anderen Worten, die Schattierung des Grau, welches notwendig ist, um die gleiche Helligkeitsvalenz mit der Farbe aufzuweisen, ändert sich mit Änderung der Beleuchtung. Daher setzt die Auswahl eines Grau, welches bezüglich der Helligkeit der Farbe stets gleich ist, Gleichmäßigkeit und Beständigkeit der Beleuchtung voraus. Durch die Angleichung der Helligkeit des Hintergrundes an die Farbe wird auch noch ein anderer Vorteil erreicht. Er besteht darin, daß, wenn die Farbe und der Hintergrund von derselben Helligkeit sind, das Testobjekt vollständig verschwindet, wenn es an der Empfindlichkeitsgrenze des Gesichtsfeldes für die betreffende Farbe angelangt ist, anstatt in ein farbloses Grau sich umzuwandeln, welches Unsicherheit beim Beobachter erzeugt. Dies bewirkt einen Effekt derselben Art wie beim Fleckphotometer, bei welchem ein Verschwinden des Fleckes bei Beleuchtungsgleichheit erreicht wird, und erleichtert bedeutend die Genauigkeit der Angaben. Die Kontrolle über die Lichtintensität bei der Vorexposition und des Umfeldes wird auf folgende Weise erreicht: Am Objektträger ist ein Aluminiumhälter in der Größe von 12,7 × 15,2 cm befestigt, welcher Papierblätter aufnehmen kann. Diese Papiere sind in Schattierungen von Grau gehalten, welche den vier Farben Rot, Gelb, Grün und Blau der HERINGschen Pigmentpapiere gleichen, wenn sie peripher gesehen werden. In der Mitte jedes dieser Blätter ist eine Scheibe des entsprechenden Farbenpapiers aufgeklebt, welche unter dem Gesichtswinkel von 1° erscheint. Um die Vorexposition richtig zu gestalten, sind gleiche Marken ohne Farbenscheiben vorgesehen. Zuerst wird die Testmarke an die Stelle gesetzt, welche untersucht werden soll, und mit dem vollständig grauen Papier bedeckt. Der Beobachter wird aufgefordert, seine Aufmerksamkeit dieser Stelle zuzuwenden, worauf das Deckblatt für eine Sekunde weggehoben und dann wieder auf seinen Platz zurückgebracht wird. Man kann aber auch lediglich durch Verschiebung des Testobjekts die Grenzen festzustellen suchen. Der Perimeterbogen sowie die anderen Bestandteile sind in einem Grau gehalten, das die Mitte zwischen dem einerseits für Blau, anderseits für Gelb peripheriegleichen Grau entspricht, welches hellste und dunkelste Testobjekte der Farbenserie darstellen. Im Laboratorium ist auch der Tisch, auf welchem das Perimeter aufgestellt ist, in derselben Farbe gehalten und steht vor einem Schirm von gleicher Farbe. Die letzten Vorsichtsmaßregeln sind aber überflüssig.

4. Die Genauigkeit und Stetigkeit der Fixation. Um diese Bedingung genau zu erfüllen, sind zwei Möglichkeiten in Betracht gezogen worden: 1. Ein kleiner runder Spiegel wird als Fixationsobjekt verwendet, in welchem der Untersuchte sein eigenes Auge erblickt. Bei richtiger Einstellung der Blicklinie, die dann senkrecht zur Mitte der Spiegeloberfläche steht, sieht der Beobachter seine Pupille und Iris zentriert. Diese einfache Vorrichtung [die von BLIX (1886) stammt] ist sehr nützlich in der Feststellung der richtigen Stellung des Auges, und es erleichtert dem Beobachter die Einhaltung der genauen Fixation. Gewöhnliche Fixationsobjekte gewährleisten keine exakte Fixationsmöglichkeit. Genaue Kontrollen beweisen, daß der Beobachter keineswegs immer das Fixationsobjekt anblickt, wenn er der Meinung ist, dieses zu tun. Die einzige Kontrolle bei monokularer Fixation ist die Deutlichkeit des Sehens, und dieses ist ein Kriterium, das sehr wesentlich schwankt. Bei Verwendung eines Spiegels hat der Beobachter ein genau definiertes Fixationsobjekt. Eines der Bedenken gegen die Verwendung eines Spiegels ist die Möglichkeit der Blendung durch dessen Oberfläche, wahrscheinlich auf einer diffusen Spiegelreflexion beruhend.

Diesem Einwand wird dadurch begegnet, daß bei unserem Apparat eine kleine Blende die Strahlen der Beleuchtungslampe vom Spiegel abhält. Diese Blende kann zurückgeklappt werden. Ist sie eingeschaltet, so erhält das Auge des Beobachters vom Spiegel nur dasjenige Licht, welches vom Auge selbst ausgeht und vom Spiegel zurückgeworfen wird. Diese Einrichtung erhöht bedeutend die Klarheit des Bildes und erleichtert dem Beobachter dessen Wahrnehmung. Die Beseitigung des Spiegelreflexes wird durch die Beleuchtungsvorrichtung besonders erleichtert, da das Licht nicht, wie gewöhnlich, von einem hinter dem Beobachter befindlichen Fenster auf das Perimeter fällt. Ein anderer theoretischer Einwand liegt darin, daß der Beobachter, um das Bild seiner Iris und der Pupille deutlich zu sehen, auf eine Entfernung akkommodieren muß, die doppelt so groß ist wie die des Spiegels vom Auge. Beträgt diese Entfernung wie im gegebenen Falle 33 cm, so bedingt die Fixation bei Verwendung des Spiegels eine Verschiedenheit der Einstellung von $1^1/_2$ Dioptrien der Fixationsmarke gegenüber dem Testobjekt. Welchen Einfluß dieser Zustand auf die genaue Aufnahme der Gesichtsfeldgrenzen haben wird, läßt sich im vorhinein nicht feststellen. Wahrscheinlich ist die Undeutlichkeit der Abbildung durch diesen Fehler der dioptrischen Einstellung für periphere Testobjekte zu vernachlässigen, in Anbetracht der undeutlichen Abbildung peripherer Objekte überhaupt. Es war nicht möglich, bei Verwendung einer Beleuchtungsintensität von 17 Fußkerzen (= 178,5 HK) einen abschätzbaren Unterschied in den Empfindlichkeitsgrenzen bei der angegebenen Versuchsanordnung zu finden, gegenüber jener bei genauer Einstellung auf 33 cm. Eine zweite Vorrichtung für die Kontrolle der Fixation beruht auf dem gleichen Grundsatz wie eine Visiervorrichtung und kann als parallaktische oder Visiervorrichtung bezeichnet werden. Eine kleine Scheibe oder ein Knopf von 8 mm Durchmesser, welcher im Drehungsmittelpunkt des Perimeterbogens befestigt ist, wird durch eine ringförmige Öffnung von 7 mm Durchmesser eines kleinen Metallplättchens, welches 9 cm näher zum Auge als der Fixationspunkt angebracht ist, gesehen. Die Ebene des Metallplättchens und der ringförmigen Öffnung stehen beide senkrecht zur Blicklinie, wenn das Auge richtig eingestellt ist. Bei dieser Stellung scheint der Fixationspunkt die Öffnung nicht ganz auszufüllen. Der Fixationspunkt und die Umrandung der Öffnung sind beide schwarz gehalten, so daß bei richtiger Blickrichtung die Fixationsmarke als schwarzer Kern eines schmalen grauen Ringes erscheint. Die Kontrolle der Fixation durch diese Vorrichtung ist eine sehr genaue. Bei geringer Abweichung der Stellung oder der Fixation des Auges verschwindet ein Teil oder der ganze Ring entsprechend der Richtung der Abweichung (PEDRAZZOLI 1880). Ebenso wie der früher beschriebene Spiegel ist diese Vorrichtung auf einem kurzen Stift befestigt, der in die hohle Achse des Perimeterbogens eingefügt werden kann.

Während diese Vorrichtungen die genaue Richtung der Blicklinie gewährleisten, müßte für die richtige Entfernung des Auges vom Spiegel und für die Übereinstimmung der Gesichtsfeldmeridiane, die am Perimeterbogen abgelesen werden, mit den Netzhautmeridianen vorgesorgt werden. Um die richtige Entfernung des Auges vom Perimeterbogen zu bestimmen, ist ein Stab von 33 cm Länge vorgesehen, an dessen einem Ende senkrecht dazu eine kleine Metallplatte befestigt ist. Das eine Ende dieses Stabes wird auf den Mittelpunkt des Spiegels aufgesetzt; die Entfernung des Auges des Beobachters ist richtig, wenn die Metallplatte am anderen Ende gerade das geschlossene Lid berührt. Die Festhaltung dieser Stellung wird mittels eines später zu besprechenden Mechanismus bewirkt.

Für die Einhaltung der richtigen Kopfstellung haben die Verfasser eine ähnliche Stirnstütze und einen Kinnhalter angegeben, wie sie ZEISS bei verschiedenen

Apparaten verwendet. Die Einstellung der Höhe und der Seite nach geschieht mittels der Hand, wobei die Stütze dann durch Anziehen einer Schraube festgehalten wird. Für die Bewegung entsprechend der Sagittalebene verwenden sie Schraubeneinstellung. Um die Einstellung von Augen, die mit Zentralskotom behaftet sind, bewerkstelligen zu können, ist folgender Behelf vorgesehen: Statt der gewöhnlichen Fixationsmarke wird eine Vorrichtung in die Drehungsachse des Perimeters hineingeschoben, bei der vom Mittelpunkt 4 bis 16 gleichwinkelig verteilte Drähte ausgehen, welche der Krümmung des Perimeterbogens angepaßt sind und sich ungefähr bis 25° vom Mittelpunkt des Perimeterbogens nach allen Richtungen erstrecken. Auf jedem dieser Drähte ist eine kleine Marke verschiebbar. Der Beobachter führt in die hohle Drehungsachse des Perimeterbogens ein kleines Fernrohr mit Fadenkreuz ein, durch welches er das Auge des Kranken beobachtet. Er lenkt den Blick des Kranken in solcher Weise, daß ihm das Auge in der Mitte des Fadenkreuzes erscheint. Nun wird auf einigen Drähten der Fixationsvorrichtung die Marke bis an die Grenze des Skotoms herangeschoben und der Kranke dann aufgefordert, das Auge so in Stellung zu halten, daß diese Fixationsmarken sichtbar bleiben. Mittels dieser Vorrichtung kann man auch die Grenzen eines Zentralskotoms bestimmen. Es ist anderseits möglich, lediglich unter Zuhilfenahme des angegebenen Fernrohres und ständiger Kontrolle der Stellung des Auges eine annähernd genaue Fixation festhalten zu lassen, so daß unterdessen die peripheren Gesichtsfeldgrenzen aufgenommen werden können. Bei diesem letzteren Verfahren kann es wünschenswert sein, das Auge des Kranken besser sichtbar zu machen. Hierzu dient ein kleiner Metallspiegel, der an dem die Lampe tragenden Bogen des Perimeters angebracht ist; wird dieser Spiegel, der mit einer entsprechenden Arretiervorrichtung versehen ist, heruntergeklappt, so fällt Licht von der Beleuchtungslampe auf das Auge des Kranken. Wird dieser Spiegel nicht benötigt, so läßt er sich wieder zurückklappen. Ferner ist eine Vorrichtung vorgesehen, um die Fixation hochmyopischer Augen zu ermöglichen. Sie ist gleich der früher beschriebenen Visiervorrichtung aus Knopf und Ring bestehend. Nur sind die Abmessungen anders gehalten, und die ganze Vorrichtung wird näher ans Auge herangeschoben. Der Knopf hat 8 mm Durchmesser und liegt 16 cm vom Perimeterbogen entfernt. Der Durchmesser der Öffnung, durch die man auf den Knopf blickt, beträgt 6 mm und die Entfernung vom Knopf $9^{1}/_{2}$ cm. Um die Fixation bei Presbyopen (auch hochgradig Hypermetropen) zu erleichtern, ist folgende Vorrichtung angegeben: Sie besteht aus einer Röhre von $17^{1}/_{2}$ cm Länge und 8 mm Durchmesser und einem leichten Metallstab, der an dem Ende dieser Röhre befestigt ist, und der eine senkrecht darauf stehende geschwärzte Aluminiumscheibe von 3 cm Seitenlänge trägt, in deren Mitte eine graue Scheibe von 4 mm Durchmesser aufgeklebt ist. Dieses ist das Fixationsobjekt. Diese Vorrichtung wird von der rückwärtigen Seite in die hohle Drehungsachse des Perimeterbogens bis zur Tiefe von $4^{1}/_{2}$ cm eingeschoben, was durch die Anbringung einer Arretierungsmarke erleichtert wird. Bei richtiger Einstellung der Gesichtslinie blickt der Untersuchte durch diese Röhre und sieht die dahinter befindliche Fixationsmarke. Sie wird von der Beleuchtungslampe mit Licht versehen und befindet sich 33 cm hinter dem Perimeterbogen. Zwischen der Röhre und der Fixationsmarke ist eine bewegliche Sammellinse aufgestellt, durch deren Verschiebung das Objekt für jeden Grad von Presbyopie oder Hypermetropie deutlich sichtbar gemacht werden kann. Befindet sich diese Linse in der Entfernung ihrer Brennweite von der Fixationsmarke, so sind die von der letzteren auf das Auge des Beobachtenden fallenden Strahlen einander parallel. Es erscheint somit das Objekt in 6 m Entfernung (!). Für die genaue Aufnahme von Skotomen ist eine graue kampimetrische Scheibe vorgesehen, die dem Perimeterbogen entsprechend gekrümmt ist, und die auf solche Weise an dem Testmarkenträger befestigt werden kann, daß sie mittels des letzteren an jedem Teil des Perimeterbogens aufgestellt werden kann. Wird diese kampimetrische Scheibe, die mit einer zentralen Öffnung versehen ist, in die Mitte des Perimeterbogens geschoben, so befindet sich das Loch genau an der Drehungsachse des Perimeterbogens, deckt sich also mit dem normalen Fixationspunkt. Auf dieser Scheibe sind 16 Meridiane aufgezeichnet und mit ganz feinen Gradmarken versehen, was die Ablesung der Skotomgrenzen wesentlich erleichtert. Da die Abgrenzung von Skotomen am leichtesten stattfindet, wenn die Reizmarke in der Richtung der Meridiane bewegt wird, so kann man die Mitte der kampimetrischen Scheibe mittels der angegebenen Anordnung immer in die annähernde Mitte des Skotoms bringen und nun dessen Grenzen genau bestimmen.

Dieses sind die Angaben, welche FERREE und RAND über ihr Perimeter machen. In dieser Beschreibung fehlt vollständig das Breitenmaß des Perimeterbogens, ferner Angaben darüber, auf welche Weise der Objektträger den Perimeterbogen entlang geführt wird, ebenso darüber, wie die Meridiane der Bogenstellung abgelesen werden, und weiters auch die Angabe über die Brechkraft der Linse, welche bei der Fixationsvorrichtung für Presbyopie in Verwendung steht. Die Verfasser sprechen den Wunsch aus, es möchte möglich sein, mittels Emailfarben die notwendigen Marken auf Metallplättchen malen zu können, damit die verschiedenen farbigen Marken abwaschbar wären. Die Formulierung dieses Wunsches beweist wohl, daß ihnen dies bisher nicht gelungen ist und sie gezwungen sind, sich mit grauen und farbigen Papieren zu behelfen.

c) Das Perimeter von LAUBER.

Nach Versuchen mit verschiedenen Perimetern, auch mit eigenen Modellen, die mich aber auf die Dauer nicht befriedigten, habe ich nunmehr ein neues Perimeter herstellen lassen, das viel gemeinsame Eigenschaften mit dem von FERREE und RAND besitzt, manches wurde auch direkt übernommen. Während FERREE und RAND auf dem Perimeterbogen einen großen Testobjektträger angebracht haben, der breiter ist als der Perimeterbogen und, wie aus der Abbildung erkennbar ist, sich infolge Schattenbildung recht deutlich vom Perimeterbogen abhebt, verwendete ich nunmehr frei mit der Hand zu führende, auf dünnem grauem Draht befestigte Testobjekte oder magnetische Plättchen, die durch Magnete bewegt werden. Dieser Draht trägt in einiger Entfernung von seinem Ende eine kleine ringförmige Verdickung; wird diese auf den Rand des Perimeterbogens gelegt, so befindet sich das Testobjekt genau in der Mitte des Bogens. Hierdurch scheint seine richtige Lage in einem gewünschten Meridian gewährleistet. Seitdem ich den Lichtpunktwerfer besitze, verwende ich ausschließlich ihn.

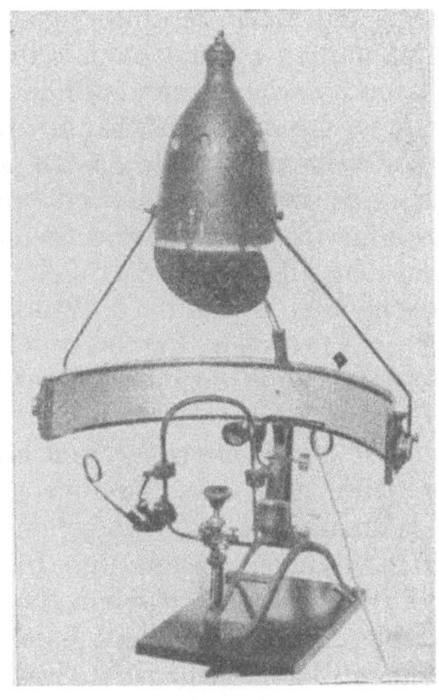

Abb. 21. Perimeter (nach LAUBER).

Das Perimeter (Abb. 21) besteht aus einem Stativ, das auf einem in der Höhe verstellbaren Tisch befestigt ist. Das eine Ende des Stativs trägt die Kinn-

und Stirnstütze. Die Kinnstütze ist grob mit der Hand verschiebbar und durch eine Schraube in der gewünschten Höhe festzustellen. Ein feinerer Schraubentrieb erlaubt eine genauere Höheneinstellung. Eine seitliche Verschiebung ist absichtlich nicht vorgesehen. Als Stirnstütze dient die von ZEISS bei den verschiedenen augenärztlichen Apparaten verwendete, mit dem Unterschied, daß der Bogen durch eine Schraube und einen Schneckentrieb verstellbar ist und gleichzeitig fixiert wird, so daß der Untersuchte den Bogen durch Druck nicht nach vorn umlegen kann. Ein Stab von der Länge des Halbmessers des Perimeterbogens, der an einem Ende eine Scheibe trägt, wird mit dem einen Ende auf den Fixationspunkt aufgesetzt; das andere Ende soll auf den geschlossenen Lidern des zu untersuchenden Auges aufruhen. Ist die Entfernung des Auges vom Fixierpunkt auf diese Weise bestimmt, so wird die Stirnstütze in die richtige Stellung gebracht. Befestigt man vorsichtshalber den Kopf des Untersuchten an der Stirnstütze mittels eines Bandes, gleich dem für die Befestigung von Stirnreflektoren verwendeten, so ist eine unveränderte Haltung des Kopfes während der Untersuchung gewährleistet.

Auf dem anderen Ende des Stativs ist eine um ihre Achse vertikal drehbare Säule angebracht, welche den Perimeterbogen trägt. Sie ist gleichfalls mit einer Schraube und einem Triebe verbunden, welche die Drehung genau zu regeln erlauben. Die Drehung dient zur Zentrierung des Perimeters für das rechte und linke Auge. Der Kopf des Untersuchten bleibt also bei der Untersuchung des rechten oder linken Auges in derselben Stellung, und der Perimeterbogen wird so gedreht, daß die richtige Zentrierung erreicht wird. Der Pfeiler trägt auf seinem oberen Ende die hohle Achse des halbkreisförmigen doppelten Perimeterbogens, die virtuell eine Drehung um 360°, in Wirklichkeit eine solche von 300° ermöglicht. An der hohlen Horizontalachse ist ein Halbkreisbogen von 34 cm Krümmungshalbmesser befestigt. Dieser außen geschwärzte massive Metallbogen, der nach beiden Seiten mehr als einen Viertelkreisbogen bildet, trägt einen zweiten Bogen aus dünnem Messingblech, der zum ersten konzentrisch liegt und einen Krümmungshalbmesser von 33 cm aufweist. Die beiden Bogen sind nur an ihren Enden miteinander verbunden, so daß sich überall ein freier Raum zwischen ihnen befindet. Auf dem ersten Bogen sind nach einem Verfahren von GUIST zwei Hufeisenmagnete montiert, deren magnetische Pole durch eine Feder gegen die Mitte des Messinghalbkreises angedrückt werden. Dieser letztere hat eine Höhe von 11,7 cm und ist so hoch, daß der Träger der Magnete vollständig hinter ihm verschwindet, daher dem Untersuchten unsichtbar bleibt. Der dem Untersuchten zugekehrte, breite Perimeterbogen besitzt oben und unten einen Falz, in den nach Wunsch ein matter schwarzer Zelluloid- oder ein grauer ENGELKINGscher Papierstreifen eingeschoben werden kann, so daß bei der Schwarz-Weiß-Perimetrie der schwarze, bei der Farbenperimetrie der graue Hintergrund für die Aufnahme gesichert ist. Den grauen Papierstreifen habe ich zuletzt durch einen Streifen von Rhodoid (0,2) ersetzt, der sich als sehr geeignet erwiesen hat. Die Streifen sind 136 cm lang und 10 cm breit und an den Enden mit Laschen versehen, so daß sie mit deren Hilfe sich leicht über den Bogen ziehen lassen. Sie bieten einen Hintergrund von 100 mm Breite dar, besitzen in der Mitte ein Loch, das aus gewissen Gründen durch ein kleines durchsichtiges Zelluloidscheibchen verschlossen ist. Der die Magnete tragende Wagen, der zwischen den beiden Perimeterbogen sich bewegt, wird durch einen Schnurbetrieb geführt. Als Objekte dienen kleine Stahlplättchen, die auf der rückwärtigen Fläche einen Überzug von Zelluloid besitzen, auf der Vorderseite diejenigen Papiere tragen, die der Untersucher verwenden will. Sie werden vom Magneten stets in der Mitte des breiten Perimeterbogens gehalten, und der

Untersuchte sieht außer dem noch zu beschreibenden Fixationspunkt nur das Objekt auf dem Bogen, ohne Anhaltspunkte dafür zu haben, wie es sich bewegt. Es ist daher der Fehler vermieden, daß der Objektträger vom Beobachter früher gesehen werden kann als das Objekt selbst. Der Verschluß der Öffnung im Papierstreifen hat den Zweck, zu verhindern, daß das durch den Magneten angezogene Objekt im Fixationspunkt stecken bleibt. Der massive äußere Perimeterbogen trägt auf seiner äußeren Fläche die Gradeinteilung, die zur Ablesung notwendig ist. Eine weiße Marke auf dem Magnetwagen gibt den Stand des Testobjekts auf dem inneren Perimeterbogen an. Die Breite des Perimeterbogens hat den Zweck, den die Bewegung des Testobjekts bewirkenden Mechanismus vor dem Untersuchten vollständig zu verbergen, ferner einen breiteren gleichmäßigen Hintergrund zu schaffen. Dem Perimeter ist ein zweiter kleiner Hufeisenmagnet beigegeben, der mit einem Zeichen versehen ist, das sich auf dem den Magneten tragenden Wagen wiederholt. Der eine der Magneten ist herausnehmbar und trägt auf einer Seite die Aufschrift „G", auf der anderen „R". Während des Gebrauches wird er so eingefügt, daß das „G" (Gebrauch) dem Beschauer zugewendet ist, während der Ruhe soll das „R" (Ruhe) sichtbar sein. Er dient dabei als Anker, damit der andere Magnet nicht an Zugkraft einbüßt.

Wie erwähnt, ist die Achse des Perimeters hohl, und da die beiden Perimeterbogen und die Achse in einer Gesamtlänge von 85 mm einen Kanal darstellen, dessen Durchmesser 7 mm beträgt, so kann dieser Kanal zur Zentrierung des Perimeterbogens verwendet werden. Zu diesem Zweck wird eine kurze Röhre auf der von dem Untersuchten abgewendeten Seite in die hohle Achse eingeführt. Mit dieser Röhre ist ein Stab verbunden, der 27 cm lang ist und an seinem Ende eine Metallplatte trägt. Die schwarze Metallplatte weist in der Mitte einen weißen Ring auf und kann vermittels zweier Spiegel von der gemeinsamen Lichtquelle des Apparats beleuchtet werden. Die richtige Zentrierung für das untersuchte Auge ist dann erreicht, wenn der Untersuchte durch die Bohrung am Fixationspunkt hindurch den weißen Ring erblickt. Als Fixationsvorrichtung kann auch nach dem Vorgange von Blix ein kleiner Spiegel verwendet werden, der das als Fixationsobjekt dienende Loch des rückwärtigen Bogens verschließt. Um für Hypermetrope und Presbyope eine deutliche Abbildung zu erreichen, ist auf dem Stäbchen verschieblich eine Konvexlinse von 5 Dioptrien angebracht, welche eine deutliche Einstellung ermöglicht. Mit der Achse fest verbunden ist eine dem Untersucher allein sichtbare Scheibe, welche eine Gradeinteilung zur Ablesung der Stellung des Perimeterbogens trägt. Diese ist entsprechend dem Tabobogen von 0° bis 360° numeriert und ist für beide Augen gleich. Für die Aufnahme der peripheren Gesichtsfeldgrenze bei Vorhandensein von Zentralskotom dient eine besondere Fixationsvorrichtung. Es muß dabei vor allem ein Streifen am Perimeterbogen eingeführt werden, dessen Öffnung nicht verschlossen ist. Durch diese Öffnung wird in die hohle Achse des Perimeterbogens eine Röhre eingeführt, die 24 radiär angeordnete Drähte trägt, welche die gleiche Krümmung wie der Perimeterbogen aufweisen und ein Kugelsegment von gleichem Halbmesser wie der Perimeterbogen bilden. Auf jedem Draht, der rückwärts eine Gradeinteilung trägt, ist eine weiße Perle verschieblich angebracht. Der eine der Drähte trägt am Ende eine rote Perle. Dieser Draht wird senkrecht gestellt. Durch die hohle Achse beobachtet der Untersucher das Auge des Kranken und lenkt seinen Blick so, daß die Öffnung der Hohlachse fixiert wird. Nun wird an mindestens vier voneinander gleich entfernten Drähten die weiße Perle so lange gegen die Mitte vorgeschoben, bis sie den Rand des Zentralskotoms erreicht. Der Kranke fixiert auf diese Weise, daß er die vier vorgeschobenen Perlen gleichzeitig im Auge behält. Dieses Verfahren gewährleistet eine ziemlich gute zentrale Fixation, bei welcher die peripheren Gesichtsfeldgrenzen mit der gewünschten Genauigkeit aufgenommen werden können. Schiebt man noch auf anderen Drähten die Perlen bis zur Grenze des Skotoms vor, so erhält man eine Darstellung seiner Grenzen mit einer Genauigkeit, wie sie eben am Perimeter möglich ist. Die eingehende Untersuchung muß natürlich am BJERRUM-Schirm stattfinden.

Ähnlich der Anordnung von FERREE und RAND ist die Beleuchtungsvorrichtung über dem Krümmungsmittelpunkte des Perimeterbogens angebracht. Die Lampe mit ihrem Gehäuse wird von drei Spangen getragen, die von den Enden und der Mitte des Perimeterbogens ausgehen. Unterhalb dieses Bogens befindet sich ein Gegengewicht, welches gleichzeitig dazu dient, drei verschiedene Spiegel zu tragen. Zwei davon, die auf einer beinahe senkrecht zum Träger stehenden Achse drehbar sind, dienen zur Beleuchtung der früher erwähnten Fixationsmarke, mittels der dritten kann das Auge des Untersuchten beleuchtet werden.

Es bestand das Bestreben, eine solche Beleuchtung zu erreichen, wie sie bei einem gegen Norden gerichteten großen Fenster zur Mittagsstunde im Hochsommer von unbewölktem Himmel geliefert wird. Zu diesem Zweck wurde die Beleuchtung einer 2 m von einem den vorangeführten Bedingungen entsprechenden Fenster im Hygienischen Institut der Universität Wien aufgestellten weißen Papierfläche gemessen. Es ergab sich, daß das von dieser Fläche reflektierte Licht eine Helligkeit von 200 Meterkerzen hatte. FERREE und RAND haben bei ihrem Perimeter eine Beleuchtungsstärke von 178 Meterkerzen auf dem Perimeterbogen erreicht. Keine der im Handel erhältlichen Tageslichtlampen konnte diesen Anforderungen genügen. Schon FERREE und RAND hatten diese Tatsache festgestellt. Die Lösung dieser Aufgabe hat in äußerst dankenswerter Weise Herr Dr. HERMANN WEISS von der Lumina G. m. b. H. in Wien erreicht, von dem auch die nachfolgenden Angaben stammen.

Die Beleuchtung des Perimeters mit künstlichem Licht hat gemäß den Zwecken, welchen dasselbe dienen soll, folgenden Forderungen zu genügen: 1. sie soll konstant, 2. an jeder Stelle des Perimeterbogens gleich und rund 200 Meterkerzen sein. 3. Es wird verlangt, daß sie peripheriegleiche Farben, z. B. die gestrichenen Papiere von ENGELKING und ECKSTEIN, in dem gleichen Farbton wie bei Tageslicht wiedergibt, da andernfalls Peripheriegleichheit für dieselben nicht mehr bestehen würde.

Es wurde zunächst festgestellt, daß farbige Papiere bei Tageslicht und beim Licht von gasgefüllten Glühlampen (Halbwattlampen) im Farbton beträchtlich verschieden sind, so daß die Notwendigkeit gegeben war, das Licht der Halbwattlampe, welche die geeignetste Lichtquelle für den vorliegenden Zweck ist, zu korrigieren. Mit gasgefüllten Glühlampen mit gefärbter Birne („Tageslichtglühlampen") verschiedener Handelsmarken war keine genügende Korrektur zu erzielen, es erwies sich als nötig, das Licht der Halbwattlampe dem Tageslicht weit besser zu nähern, als dies bei den Tageslichtglühlampen geschieht. Immerhin zeigte sich, daß die Heidelberger Farbenpapiere nicht zu den Pigmenten gehören, die durch künstliches Licht stark verändert werden, und es gelang deshalb, mit einer Farbenglaskombination als Filter auszukommen, die, wenn auch kein künstliches Tageslicht im strengen Sinne des Wortes, so doch eine ausreichende Annäherung an solches verwirklicht. Die Papiere zeigen bei Tageslicht und bei dem so korrigierten Lampenlicht den gleichen Farbton, wovon wir uns wiederholt mit Hilfe eines einfachen Apparats, der einen unmittelbaren objektiven Vergleich gestattet, überzeugt haben. Die Lichtschwächung durch das gefundene Filter beträgt ein Zehntel (d. h. es werden rund 90% des Gesamt-

lichtes der Glühlampe verschluckt, nur 10% bleiben [als künstliches Tageslicht]
übrig). Gemäß diesem und den Dimensionen des Perimeters zeigten Rechnung
und Versuch, daß zur Erzielung der geforderten 200 Lux auf dem Perimeterbogen eine Lampe von mindestens 500 Watt, also eine vergleichsweise sehr
starke Lampe gewählt werden muß.

Die Anordnung zeigt Abb. 21. Die Glühlampe ist wie üblich in ein glocken-
förmiges Gehäuse eingeschlossen, welches das ebene Filter trägt, direktes Lampenlicht abschirmt und nur gefiltertes Licht austreten läßt, wobei ein Schirm verhindert, daß direktes Licht das Auge des Untersuchten trifft. Die Glühlampe
ist von der gewöhnlichen Type mit ringförmigem Leuchtdraht. Sie wurde so
angebracht, daß erstens die Ebene des Leuchtdrahtes parallel zum Perimeterbogen und zweitens der Mittelpunkt des Leuchtdrahtringes in einer Geraden
liegt, die man erhält, wenn man im Zentrum des den Perimeterbogen bildenden
Kreises eine Senkrechte zur Ebene dieses Kreises errichtet. Bei dieser Lage
des Leuchtdrahtringes zum Perimeterbogen wird der Forderung genügt, daß
der Perimeterbogen an jeder Stelle die gleiche Beleuchtung erhalte, wie aus
den bekannten photometrisch ermittelten Lichtverteilungskurven von Glühlampen hervorgeht. Der absolute Wert dieser Beleuchtung in Lux wurde mit
Hilfe des Lux-Meters gemessen und rund 210 Lux = 198,4 Meterkerzen gefunden.
Die gewählte Beleuchtung ist endlich auch konstant. Sie ist es nämlich so weit,
als die als Lichtquelle dienende Glühlampe selbst konstant ist. Nun verliert
die 500-Watt-Lampe nach mehreren hundert Brennstunden weniger als 10%
ihrer Intensität, ist also für den vorliegenden Fall mehr als ausreichend konstant.

Durch die gewählte Anordnung sind die Forderungen nach Konstanz, Gleichmäßigkeit, absoluter Größe und Tageslicht, gleicher Farbenwiedergabe der Beleuchtung erfüllt.

Die Untersuchung mit dem Perimeter geschieht grundsätzlich im verfinsterten
Raum. Auf diese Weise wird eine Gleichmäßigkeit der Bedingungen erreicht,
die auch bei Berücksichtigung der Stromschwankungen im Kabelnetz der Elek-
trizitätswerke die Verhältnisse bei Tageslicht bei weitem übertrifft. Es muß
dabei berücksichtigt werden, daß bei einer solchen Beleuchtungsintensität, wie
sie durch das Perimeter geboten wird, kleine Schwankungen nicht ins Gewicht
fallen. Durch Auswechseln der 500-Watt-Lampe gegen eine schwächere, z. B.
eine 100-Watt-Lampe, können die Bedingungen für Perimetrie bei herabgesetzter
Beleuchtung hergestellt werden.

Damit ist meines Erachtens ein Perimetermodell hergestellt, welches den
berechtigten Anforderungen der Physiologie und der Praxis gleichermaßen entspricht. Das Perimeter ist mit einer Fixiermarke versehen, die an jeder Stelle
des Perimeterbogens angebracht werden kann. Sie besteht aus einer leicht
federnden Klammer, welche den Rand des Bogens umfaßt und an seiner Vorderfläche an einem dünnen grauen Drahte eine Fixationsmarke trägt. Durch das
Festklemmen dieser Marke 20° nasal vom eigentlichen Fixationspunkte wird
es möglich, die Ausdehnung des Gesichtsfeldes auch jenseits von 90° temporal
vom Fixationspunkte zu untersuchen. Die 500-Watt-Lampe ist in einer Goliathfassung eingeschraubt. Um schwächere Lampen zur Untersuchung bei herabgesetzter Beleuchtung verwenden zu können, ist dem Perimeter eine in die
Goliathfassung einschraubbare Fassung beigegeben. Wird sie in die Goliathfassung eingeschraubt, so kann jede beliebige Halbwattlampe im Perimeter verwendet werden. Es ist dadurch die Möglichkeit gegeben, eine beliebige Herabsetzung der Beleuchtung anzuwenden.

Seit dem Jahre 1932 habe ich die Papierobjekte vollständig verlassen und
bediene mich nur mehr des von mir (1932) angegebenen Lichtpunktwerfers

(Abb. 22), der es ermöglicht, weiße und farbige Lichtpunkte vom Durchmesser zwischen 10 und 1 mm auf den Perimeterbogen zu werfen. Der Untersucher steht hinter dem Untersuchten, der keinen Anhaltspunkt dafür hat, wo das Reizobjekt erscheinen wird, und dessen Bewegung sowie den Farbenwechsel nicht hören kann. Die Untersuchung ist vollständig geräuschlos. Die Hellig-

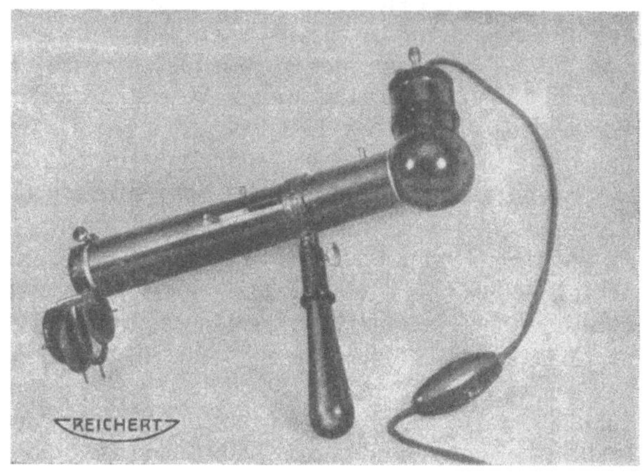

a)

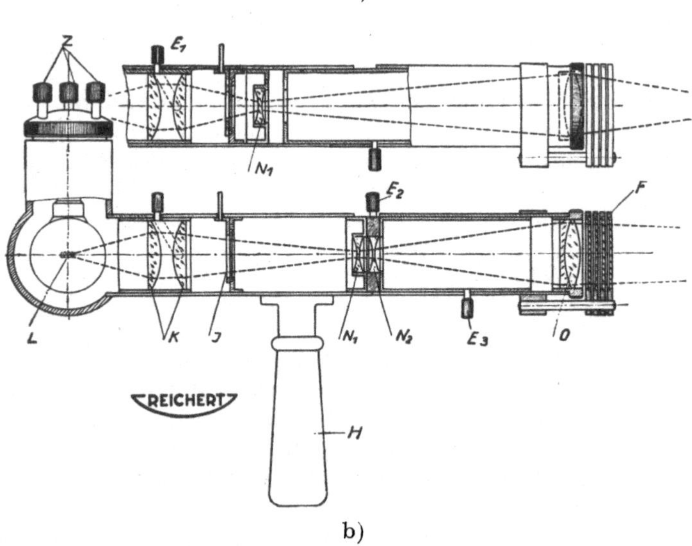

b)

Abb. 22a und b. Lichtpunktwerfer (nach LAUBER).

keit des farblosen (weißen) Lichtkreises ist so groß, daß er mehr Licht zurückwirft als ein weißer Papierkreis, somit der Helligkeitskontrast gegenüber dem schwarzen Hintergrund sehr groß und daher günstig ist. Dabei ist die spezifische Helligkeit nicht groß genug, um durch Irradiation das Objekt größer erscheinen zu lassen, als es wirklich ist. Der Lichtpunktwerfer ist nicht nur für die perimetrische, sondern auch für die kampimetrische Untersuchung sowohl am BJERRUM-Schirm als auch am Stereokampimeter von LLOYD verwendbar. Die Einzelheiten des Baues sind in der Zeitschrift für Augenheilkunde beschrieben worden (LAUBER 1932). Infolge der Verwendung des Lichtpunktwerfers kann das Normalperimeter ohne die komplizierte Vorrichtung zur Bewegung der magnetischen Perimetermarken hergestellt werden. Um nun dem hinter dem Untersuchten stehenden Arzt die Ablesung der Gradeinteilung des Perimeterbogens zu ermöglichen, habe ich an den Rand des Perimeterbogens einen zirka 1,5 cm breiten Cellophanstreifen angeklebt, der die Gradeinteilung trägt. Sie ist für den Untersuchten nicht erkennbar, kann aber abgelesen werden, wenn man die Hand hinter den Bogen hält und dadurch einen hellen Hintergrund schafft. Läßt man die Befunde von einer Hilfsperson aufzeichnen, die gleichzeitig die Fixation seitens des Untersuchten kontrolliert, so wirft der Untersucher den Lichtpunkt von der Mitte des Perimeterbogens auf den Cellophanstreifen, von dem die Ablesung seitens der Hilfsperson sehr leicht ist.

Einen eigenartigen Typus eines Perimeters stellt

d) Der Apparat von DE VINCENTIIS

dar: Der Apparat (Abb. 23) besteht aus einem schweren Basisstück von 23 cm Höhe, auf welchem lotrecht ein Metallkreis von 30 cm Durchmesser und

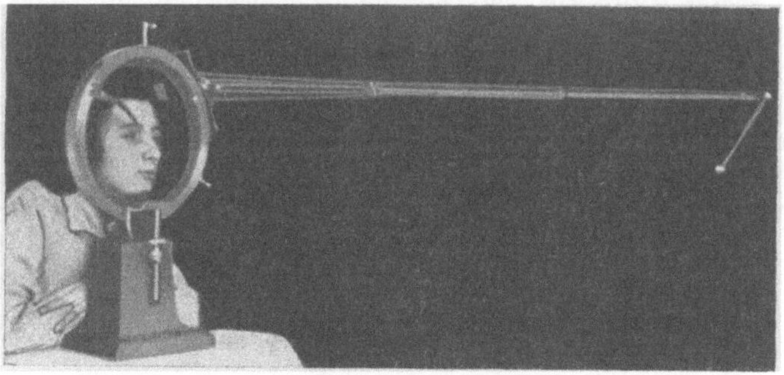

Abb. 23. Perimeter (nach DE VINCENTIIS).

3 cm Dicke befestigt ist. Auf der rückwärtigen Fläche dieses Kreises ist ihm ein gleicher eingepaßt, der mittels einer Federvorrichtung auf dem ersten Kreis um 180° um eine zu seiner Ebene senkrechten Achse gedreht werden und in jeder Stellung stehenbleiben kann. Am Rande dieses beweglichen Kreises befindet sich ein Träger, an welchem ein metallischer Halbkreis von $12^1/_2$ cm befestigt ist, auf solche Weise, daß er zu den ersten beiden Kreisen genau senkrecht steht. In der Mitte dieses dritten Kreises ist ein in seiner Ebene beweglicher Eisenstab durch einen Zapfen befestigt; der rückwärtige Teil dieses Stabes ist länger als der Halbmesser der Scheibe, gefenstert und an seinem Ende mit einem halbkreisförmigen metallenen Handgriff, dessen Bogen mit einer Gradeinteilung versehen ist. Durch eine einschnappende Federvorrichtung kann der Stab in jeder Stellung festgehalten werden. Der vordere Teil des Stabes ist 122 cm lang, auf dem Durchschnitt dreieckig: die Spitze des Dreiecks ist dem Mittelpunkt des großen Kreises zugewendet. Der Halbkreis ist in Grade geteilt, seine Mitte mit 0 bezeichnet und die Gradeinteilung nach beiden Seiten bis 90 geführt. Auf der Rückseite des feststehenden großen Kreises ist eine Teilung von 5 zu 5 Graden angebracht. Auf dem langen Stabe ist ein leichter Schieber beweglich, an dem senkrecht zum Stabe ein kleines, gleichfalls dreikantiges Metallstäbchen angelötet ist, dessen Kante gegen den Mittelpunkt der Kreise gerichtet ist. Am Ende dieses Stäbchens wird das Probeobjekt befestigt, in Gestalt von Metall-

scheibchen, deren Durchmesser von 5 bis 40 mm abgestuft und deren Flächen mit bunten oder weißen Papieren beklebt sind.

An der Basis ist eine doppelte Kinnstütze angebracht, die in der Höhe verschieblich ist, und eine zarte rechtwinklig gebogene Querstange, deren vertikaler Arm eine kleine konische Metallröhre trägt, die zur Drehungsachse des beweglichen Kreises zentriert ist. Diese Querstange kann leicht beseitigt werden, da ihr Ende in einem Schlitz der Basis eingefügt ist. Der Apparat ist, sorgfältig geschwärzt, auf einem Tische befestigt. Er ist von einem schwarzen Vorhang halbkreisförmig umgeben, der entweder an der Wand oder an einem 3 m hohen Holzrahmen befestigt ist und bis zum Boden reicht. Der Boden ist zwischen Vorhang und Apparat schwarz gestrichen, der Raum soll gut beleuchtet sein, und der Untersuchte mit dem Rücken zum Fenster sitzen. Der Apparat erlaubt die Untersuchung in verschiedenen Entfernungen, von denen die größte 120 cm beträgt.

Während die bisher erwähnten und eine große Anzahl anderer Perimeter sämtlich mit einem Kreisbogen versehen waren, welcher durch Drehung um eine Achse in einem beliebigen Meridian eingestellt werden konnte, wodurch die Möglichkeit geboten war, das Gesichtsfeld in allen Meridianen zu untersuchen, sind schon frühzeitig Versuche gemacht worden, eine Kugeloberfläche als Perimeter zu verwenden. Die erste Angabe darüber rührt von SCHERK (1872) her, der eine hölzerne Hohlkugel herstellen ließ, deren eine Hälfte jeweils zurückgeklappt werden konnte, um die Belichtungsverhältnisse für die stehengebliebene zu verbessern. CARTER (1872) verwendete einen Kugelquadranten, der um eine Achse drehbar gemacht wurde, und der an der Drehungsachse mit einem Loch zum Durchblicken versehen war. SCHWEIGGER (1873) gab eine innen geschwärzte Halbkugel an, die mit radiär gestellten Bohrlöchern versehen war. Wurde eines dieser Bohrlöcher geöffnet, und die Halbkugel um ihre horizontale Achse gedreht, so konnten die Verhältnisse in dem betreffenden Parallelkreise festgestellt werden. JEAFFRESON (1873) verwendete eine Halbkugel, wobei das von einem (unterhalb des Auges des Beobachters angebrachten) Spiegel zurückgeworfene Lichtbüschel einen Lichtfleck auf der Oberfläche der Hohlkugel entwarf. Durch Bewegung dieses Lichtfleckes wurde das Gesichtsfeld untersucht. STILLING (1877) verwendete eine Glaskugel mit zwei einander gegenüberliegenden Öffnungen. Durch eine derselben blickte der Patient in die Kugel, die entgegengesetzte Öffnung mit einer dahinter angebrachten Marke diente als Fixationsobjekt. Die Marken wurden außen an der Glaskugel hin und her geführt. Dieses Perimeter besaß den Nachteil sehr geringer Abmessungen. GALEZOWSKI (1884) verwendete eine Achtelkugeloberfläche, die aus fächerförmig zusammenlegbaren Teilen bestand, also ein Mittelding zwischen einem Perimeterbogen und einer Hohlkugeloberfläche. ASCHER (1898) gab eine Halbkugel aus Zelluloid an, an deren Außenfläche die Marken herumgeführt wurden. MONDÉJAR (1898) ließ eine Halbkugel mit 32 den Meridianen entsprechenden feinen Spalten herstellen. In diese Spalten konnten von rückwärts Stecknadeln mit weißen oder farbigen Köpfen bewegt werden, die zur Bestimmung der Gesichtsfeldgrenzen dienten. An der betreffenden Stelle blieben sie stehen, so daß sich eine graphische Darstellung der Gesichtsfeldverhältnisse ergab. BARDSLEY (1908) verwendete gleichfalls eine schwarze Hohlkugel, in deren Mitte ein Loch gleichzeitig zur Fixation für den Patienten und zur Beobachtung für den Untersucher diente. Die Bewegung der Marken wurde unsichtbar für den Beobachter und geräuschlos ausgeführt, indem in einem meridionalen Schlitz eine Marke vorgeschoben ward, die dann durch Drehung der Hohlkugel zirkular bewegt wurde. REBER und MCCOOL (1911) verwenden einen Apparat, der nach dem Prinzip eines Regenschirmes gebaut ist. MIZUO (zitiert von NAKAMURA, 1915) hat ein tragbares Halbkugelperimeter angegeben. Der letzte, der sich einer Hohlkugel bedient hat, war IGERSHEIMER (1916), der eine Hohlkugel von 2 m Durchmesser verwendet, die schwarz ausgekleidet und mit für den Patienten kaum sichtbaren Meridian- und Parallelkreiszeichnungen versehen wurde. Die Führung der Objekte geschah aus freier Hand mittels dünner schwarzer Träger. ZEEMAN (1925) hat ein Verfahren angegeben, das sowohl als kampimetrisches als auch als perimetrisches verwendet werden kann. Er selbst hat an ein Hohlkugelperimeter gedacht, aber wegen der technischen Schwierigkeiten die Hohlkugel durch drei Wände eines Zimmers ersetzt. Er wendet das Prinzip von REID (1886) an, der das Bild eines leuchtenden Punktes durch Drehung eines Prismas dem Perimeterbogen entlang führte. ZEEMAN verwendet eine Wolfram-Bogenlampe von Philips, in deren Strahlengang eine Kondensorlinse eingeschaltet ist. Diese wirft das Licht senkrecht nach unten auf ein in 30 cm liegendes rechteckiges Prisma, das sich direkt über dem Kopf des Untersuchten befindet. Durch dieses Prisma wird das Lichtbüschel auf eine Kampimeterfläche geworfen. Wird das Prisma um eine vertikale Achse gedreht, so wandert das Lichtbüschel in horizontaler Richtung. Ein zweites rechteckiges Prisma, das alle Bewegungen des ersten mitmacht, ist um eine horizontale Achse drehbar und erlaubt das Lichtbüschel vertikal zu bewegen. Zwischen beiden Prismen ist eine Linse angebracht, welche die Öffnung des unmittelbar über der Kondensorlinse liegenden Diaphragmas auf der Kampimeterfläche abbildet. Durch Wechseln des Kondensors und der Blenden kann man Lichtflecke verschiedener Größe in verschiedenen Entfernungen abbilden. Durch Einschaltung von grauen oder farbigen Keilen kann die Helligkeit und die Farbe des Lichtes abgestuft werden. Die Bewegungen beider Prismen sind mittels einer einzigen kleinen Stange ausführbar. Der Lichtfleck kann daher in jeder beliebigen Richtung bewegt werden, so daß die Objektführung in radiärer, zirkulärer oder in beliebiger anderer Richtung stattfinden kann. Von derselben Lichtquelle wird ein schmales Lichtbüschel verwendet, um einen Fixationspunkt oder Ring herzustellen, indem in seinen Gang eine Platte mit loch- oder ringförmiger Lücke eingeschaltet ist. Ein Spiegel und eine Linse bringen diese Lichtmarke an der gewünschten Stelle zur Abbildung. Durch Färbung des Fixations- und des Reizbüschels läßt sich die Untersuchung nach der binocularen Methode von SCHLÖSSER ausführen. Diese Apparatur ermöglicht die Untersuchung des Gesichtsfeldes in beliebiger Entfernung, kann also der gewöhnlichen perimetrischen als auch der kampimetrischen Untersuchung nach BJERRUM dienstbar gemacht werden. Wechsel in der Intensität, Größe und Farbe des Testobjekts ist rasch und leicht ausführbar. ZEEMAN verwendet als Aufnahmsfläche die drei Wände eines 140 cm breiten Raumes, die weiß angestrichen und durch kleine Lämpchen schwach beleuchtet sind.

Ähnlich hat EPPENSTEIN (1918) den Universalprismenapparat von BIELSCHOWSKY angewendet, wobei das eine Auge das Objekt fixiert und durch Stellungsänderungen der Prismen vor dem anderen Auge das Bild des Objekts auf verschiedene Netzhautstellen geworfen wird. Die Beobachtung soll leicht sein, und das Verfahren eine genaue und rasche Untersuchung der zentralen Teile des Gesichtsfeldes erlauben. SCHOENBERG (1929) hat zur Untersuchung der Gesichtsfeldmitte die Objektführung mittels eines Prismas angegeben, die eine geräuschlose, genaue Bewegung des Objekts ermöglicht.

Behufs Vereinfachung und Verkleinerung des Gewichtes bei der Abmessung des Perimeters wurden verschiedene Versuche mitgeteilt. Während beim SCHWEIGGERschen Handperimeter (1888) es sich lediglich um einen tragbaren Halbkreisbogen von 15 bis 20 cm Halbmesser handelte, der auch späterhin

Nachahmung gefunden hat (OZOULAY 1888, JOCQS 1890, WICHERKIEWICZ 1895, LAVAGNA 1895 und JAMES 1903), haben andere Autoren den Versuch unternommen, statt des Bogens seine Sehne zu verwenden, was eine wesentliche Vereinfachung darstellt, so PEDRAZZOLI (1880, 1888, 1895), BAGOT (1893), HELMBOLD (1897), GAGZOW (1898), PARISOTTI (1899) und HOLTH (1914, 1921). Bei diesen Apparaten, die zum großen Teil als tragbare Perimeter gedacht sind, wird meistens das Objekt aus freier Hand entlang dem Stabe geführt, oder es sind, wie bei HOLTH, kleine Marken in den Stab selbst eingelassen, oder aber es handelt sich, wie bei PEDRAZZOLI um ein stabiles Instrument, an dem das Objekt mittels Schnur oder Trieb bewegt wird, wie bei einem Perimeter. Es soll noch darauf hingewiesen werden, daß DANA (1894) und PRICE (1917) vereinfachte tragbare Perimeter angegeben haben, bei denen das Objekt am Ende eines Stabes herumgeführt wird, dessen Drehungspunkt unterhalb des Auges des Beobachters sich befindet. WILSON (1894) vereinfacht den Apparat weiter, indem er den Stab durch eine Schnur ersetzt. Er kommt dabei zum Bau des primitivsten Apparats, der angegeben worden ist. Eine gleichfalls sehr einfache Vorrichtung hat AZOULAY (1893) angegeben. Ein zusammenlegbarer biegsamer Meterstab wird mittels eines an beiden Enden befestigten Fadens zu einem Halbkreis zusammengebogen und dann in einen Halter eingeklemmt. Es entsteht dadurch ein Perimeterbogen von 28 cm Radius. Einzig in seiner Art ist das Perimeter von DYER (1885), der aus einer Drahtspirale eine Halbkugel bilden ließ. Das Objekt bewegt sich entlang der Spirale, so daß es annähernd im Kreise bewegt wird und durch alle Meridiane hindurchgehen muß. Da der Apparat nur einmal in der Literatur erwähnt wird, besitzt er wohl nur noch ein historisches Interesse. HERTZELLS (1909) Blitzlichtperimeter besteht aus einem Bogen, auf dem von 5 zu 5° kleine Lämpchen befestigt sind, deren jedes durch einen Kontaktdruck zum Aufleuchten gebracht wird. Durch Drehen einer Schraube können vor alle Lämpchen gleichzeitig gleichfarbige Gelatinplättchen vorgeschoben werden (Rot, Grün, Blau). Ein stärkerer Druck auf die Kontakte bewirkt die Einzeichnung in ein Schema.

MAGGIORE hat ein Perimeter erfunden, das die Untersuchung des Gesichtsfeldes mit Spektralfarben ermöglicht, die in bezug auf Größe des Objekts, die Lichtintensität und die Sättigung veränderlich sind.

e) Der Apparat von MAGGIORE

besteht in der Hauptsache aus folgenden Teilen (Abb. 24):

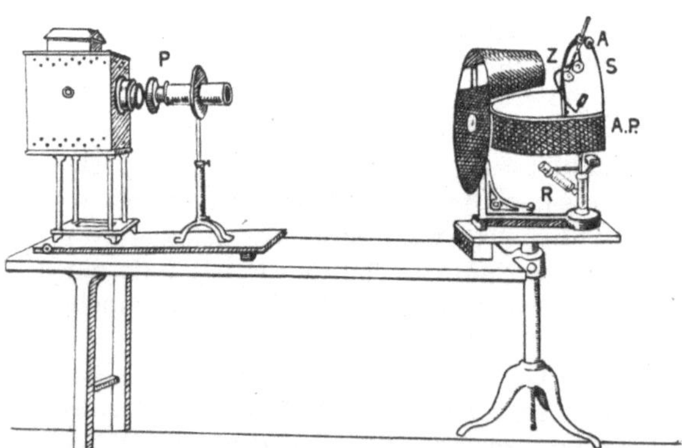

Abb. 24. Perimeter mit Spektralfarben (nach MAGGIORE).

1. Aus einer Bogenlampe von 30 Ampere, deren Helligkeit durch einen Rheostaten nach Belieben geändert werden kann.

2. Aus einem Prisma mit direkter Durchsicht von einer möglichst großen Zerstreuungskraft, hergestellt von Pellin in Paris.

3. Aus einer spaltförmigen Blende, deren Breite durch eine Schraube kontinuierlich verändert werden kann. Diese Blende ist zwischen der Öffnung der Bogenlampe und der hinteren Öffnung des das Prisma enthaltenden Rohres eingeschaltet. Die Bogenlampe und das Prisma können mittels einer einfachen

Vorrichtung auf dem Tische in zwei Richtungen in ihrer Stellung geändert werden; sie können um eine vertikale Achse gedreht und in der Höhe verschoben werden.

4. Aus einem gewöhnlichen, etwas abgeänderten Perimeter mit breitem Bogen. An beiden Enden des Perimeterbogens 90° vom Mittelpunkt desselben sind die beiden Enden eines vertikalen Messingbogens angelötet. In der Mitte dieses kleinen Bogens ist mit einer Schraube eine kleine Messingachse von ungefähr 30 cm Länge befestigt, an deren unterem Ende zwei kleine Spiegel gelenkig angebracht sind; sie sind in einen sechseckigen Rahmen gefaßt und geneigt, der obere um 35°, der untere um 30°. Diese beiden Spiegel sind übereinander in der Weise angebracht, daß sie sich gegenseitig mit ihren Rändern berühren, und ihre Neigung gegenüber der Achse ist so gewählt, daß die zwei Strahlenbüschel, die von derselben Quelle im Spektralapparat stammen, in derselben Höhe auf den Perimeterbogen fallen. Durch eine Drehbewegung des unteren Spiegels kann das reflektierte Strahlenbündel auf jeden beliebigen Punkt des Perimeterbogens geworfen werden. In den Verlauf der beiden Strahlenbüschel ist eine Blende eingeschaltet, die von einem mit dem unteren Spiegel in Zusammenhang stehenden Träger gehalten wird. Eine Blende liegt der Fläche des oberen Spiegels an. Die Blende für den unteren Spiegel, der sich um sich selber dreht, ist durch einen Arm von entsprechender Länge mit der Drehungsachse in Verbindung; durch eine einfache mechanische Vorrichtung wird bewirkt, daß jede Winkeldrehung des Spiegels von einer doppelt so großen Verlagerung der Blende begleitet wird, um dem Spiegelungsgesetze zu genügen. Ist der Spiegel gegen die Mitte des Perimeterbogens gerichtet, so befindet sich die Blende auf derselben Achse. Gelangt der Spiegel bis 45°, so befindet sich die Blende auf 90°. Jede Blende ist mit fünf Öffnungen von 1 mm bis 10 mm versehen und ermöglicht die Verwendung einer dieser Öffnungen oder keiner.

An der Drehungsachse des Perimeters ist senkrecht zu ihr auf der Außenseite des Bogens eine schwarze Pappscheibe befestigt, die sich mit dem Perimeterbogen dreht. Entsprechend dem oberen Sektor der Scheibe bei horizontaler Stellung des Perimeterbogens weist die Scheibe eine rechteckige Öffnung von 3 × 10 cm Größe auf, deren längere Seite vertikal steht. Diese Öffnung gestattet den Durchtritt nur eines Streifens des Spektrums und schließt die anderen Teile des Spektrums aus. Eine gleichfalls geschwärzte Pappröhre verhindert die seitliche Streuung des durch die Öffnung hindurchtretenden Lichtbüschels.

Zur Vervollständigung der Vorrichtung dient eine kleine Glühlampe, die unter der Kinnstütze angebracht ist; sie gestattet, mittels einer vorgeschalteten Linse ihr Licht auf ein fast punktförmiges Areal des Perimeterbogens zu vereinigen.

Handhabung der Vorrichtung: Es soll z. B. der horizontale Netzhautmeridian untersucht werden. Das aus dem Spektralapparat heraustretende Licht ist bereits in seine Komponenten zerlegt, und der Durchschnitt des Lichtbüschels hat die Gestalt eines Rechteckes von 10 cm Höhe und 3 cm Breite. Das Spektrum wird deutlich auf der Rückfläche der großen Scheibe abgebildet, und zwar in der Höhe der darin befindlichen Öffnung. Durch Drehung des Trägers des Spektralapparats kann man die Farbe der Wahl aus dem Spektrum auf die Öffnung fallen lassen. Das gewählte Strahlenbüschel trifft in seinem Verlauf die beiden übereinander angeordneten Spiegel; das von dem unteren Spiegel zurückgeworfene Licht trifft wieder die Blende und bildet auf dem Perimeterbogen eine Scheibe von gewünschter Größe. Die Lichtintensität dieser Scheibe kann durch Veränderung des zwischen Bogenlampe und Prisma befindlichen Spaltes nach Belieben abgestuft werden.

Soll die Netzhautfunktion im vertikalen Meridian studiert werden, so genügt es, das Prisma und die spaltförmige Blende entsprechend zu senken, was mit zwei Handgriffen an dem tragenden Tische geschehen kann, so daß die gewünschte Farbe des Spektrums auf den Spalt der großen Pappscheide fällt. Für die Zwischenmeridiane hat man das Prisma und den Perimeterbogen entsprechend zu drehen.

Bemerkungen über die Verwendung der Vorrichtung: Die Vorrichtung kann für verschiedene Zwecke verwendet werden: 1. Für die Untersuchung der peripheren Teile der Netzhaut; in diesem Falle läßt man den Lichtpunkt fixieren, der in der Mitte des Perimeterbogens durch die unter der Kinnstütze befindliche Lampe projiziert wird. Die Blende vor dem fixen Spiegel wird geschlossen und man arbeitet nur mit der beweglichen Blende, wobei man die Blendenöffnungen verändern kann, um verschieden große Farbenfelder auf dem Perimeterbogen zu erzeugen. 2. Zu verschiedenen Untersuchungen zwischen zentralem und peripherem Sehen. In diesem Falle werden beide Blenden in Verwendung genommen. Die erste erlaubt die Untersuchung der zentralen Netzhautteile, die andere die der peripheren. Der Apparat ermöglicht in genauester Weise die gleichzeitige Veränderung der Farbe beider Felder unabhängig von ihrer Stellung auf dem Perimeterbogen, dagegen ist es nicht möglich, ihre Helligkeit abzuändern, abgesehen von den kleinen Unterschieden, die sich aus dem verschiedenen Auffallen der Strahlen auf den fixen Spiegel, der stets senkrecht zum Verlauf der Strahlen steht, und auf den drehbaren, je nach seiner Neigung gegenüber den auffallenden Strahlen, ergibt. 3. Bei Verwendung der Apparatur im Finstern kann das Verhalten des Farbensinnes bei dunkeladaptiertem Auge untersucht werden, entsprechend der größeren oder geringeren Helligkeit der Umgebung.

Wird das Prisma durch einen Polarisationsapparat (den der Verfasser von Dubosq-Pellin in Paris bezogen hat) ersetzt, so kann man die Sichtbarkeit der Komplementärfarben in der Peripherie miteinander vergleichen. Zu diesem Zweck wird der Analysator so angeordnet, daß die beiden farbigen Bilder in der horizontalen Ebene entworfen werden, oder für die Untersuchung des vertikalen Meridians so, daß sie in einer Vertikalebene stehen. In beiden Fällen genügt eine kleine Verschiebung des beweglichen Tisches, um eine der beiden Farbenflächen auf den kleinen Spiegel fallen zu lassen. Durch Drehung der zwischen den Analysator und die Polarisation geschalteten Quarzplatte können die Farbenpaare nach Wunsch geändert werden.

Speciale-Ciricione (1924) verwendet eine Lichtquelle, deren Licht durch Totalreflexion an Prismen in zwei gleichwertige Büschel geteilt wird; diese werden durch zwei gleiche Prismen geschickt und ergeben zwei gleiche Spektren. Die Spektren können übereinandergelegt und dadurch Farbenmischungen hergestellt werden. Durch Bewegung der Fixation längs des Perimeterbogens können auch periphere Netzhautteile untersucht werden.

Das mechanisch vollkommenste Perimeter stellt das

f) Das Zeiss-Projektionsperimeter nach L. Maggiore

dar (Hartinger 1936, Serr 1937) (Abb. 25). Es stellt ein selbstregistrierendes Instrument dar, bei dem das Gesichtsfeldschema für den Untersuchten unsichtbar beleuchtet wird. Krümmungsradius des Bogens 333 m. Der Bogen ist grau lackiert, wobei der Weißgehalt (Albedo) 35% beträgt. Er reicht beiderseits bis zu 100° vom Fixationspunkt. Die Zentrierung mittels Kinn- und Stirnstütze ist sehr einfach und genau. Dazu dient ein Zwillingsbildwerfer, der auf dem untersuchten Auge zwei leuchtende Ringe erzeugt. Das untersuchte Auge muß so lange verschoben werden, bis die beiden Ringe zu einem zur Pupille konzentrischen zusammenfließen. Dann wird der Zwillingsbildwerfer ausgeschaltet. Als Fixierzeichen gilt ein von rückwärts beleuchtetes Kreuz, dessen Helligkeit für Hell- und Dunkeladaptation geändert werden kann. Von einer Nitralampe von 3,8 Ampere Stromstärke und 3,5 Volt Spannung wird das Licht für die Fixationsmarke, den Zwillingsbildwerfer, die Beleuchtung des Gesichtsfeldschemas und die Prüfzeichen geliefert. Ein über der Trägersäule des Perimeterbogens befindlicher Bildwerfer wirft das Bild der Glühspirale der Nitralampe mittels eines Doppelkondensors durch eine Röhre auf die Beleuchtungslinse und diese entwirft auf einem schwenkbaren Planspiegel ein Bild der dicht beim Kondensor liegenden Blendenöffnung. Der Spiegel wirft das Bild auf den Perimeterbogen. Da das Strahlenbündel vom Spiegel unter einem Winkel von 30° auf den Perimeterbogen fällt, entsteht auf diesem ein leicht elliptisches Leuchtfeld, wobei der Unterschied der beiden Achsen der Ellipse 15% beträgt.

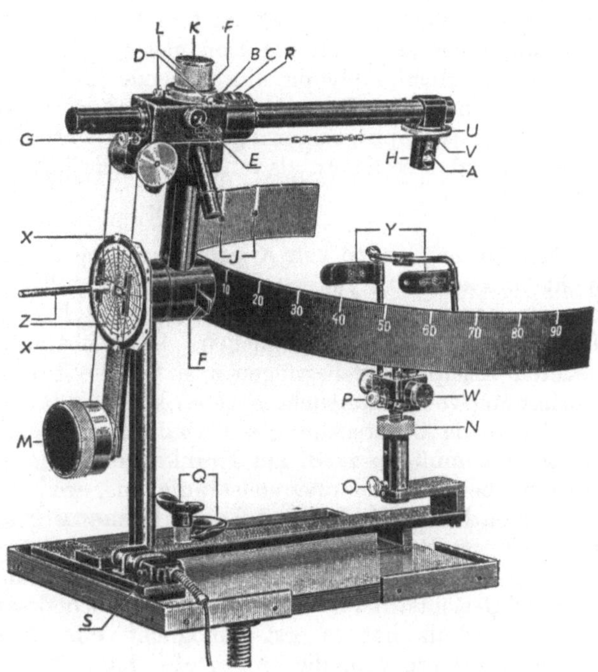

Abb. 25. Das Projektionsperimeter (nach MAGGIORE).
N Rändelring, *O* Klemmschraube, *J* Fixierzeichen, *W* Metallwalze, *P* Schraubenkopf, *Y* Abdeckblenden.

Drei hintereinander liegende REKOSSsche Scheiben enthalten Blenden, Graugläser und Farbgläser. Die Blenden ergeben Lichtellipsen von den Größen 10/333 (1,7°), 5/333 (0,9°), 3/333 (0,5°) und 1/333 (0,2°). Die von der Glashütte Schott und Genossen stammenden Farbgläser sind so ausgewählt, daß die Farbkreise möglichst den Heidelberger Perimeterfarben entsprechen. Die Graugläser erlauben die Abschwächung des Lichtes auf $^1/_4$, $^1/_{16}$ und $^1/_{64}$. Die Bewegung der Reizmarken geschieht vollkommen geräuschlos durch das Drehen eines Handrades und eines Seilzuges. Durch eine halbe Drehung des Handrades wird das Reizobjekt von einem Ende des Perimeterbogens zum anderen bewegt.

Das soeben beschriebene Projektionsperimeter nach MAGGIORE stellt die bisher vollkommenste selbstregistrierende Vorrichtung zur Untersuchung des Gesichtsfeldes dar und dabei eine optisch-mechanische Glanzleistung. Die einzige schwache Seite der Vorrichtung ist die ungenügende Lichtstärke der Reizmarken. Infolge dieses Umstandes kann die Untersuchung nicht bei hellem Tageslicht vorgenommen werden, sondern bei herabgesetzter Tagesbeleuchtung oder im künstlich gleichmäßig erhellten Raum. Es können Zweifel darüber bestehen, ob dabei die für die Untersuchung des Farbengesichtsfeldes erforderliche Helladaptation gewährleistet ist.

SPEKTOR (1937) beschreibt ein Perimeter, bei dem mittels einer mechanischen Vorrichtung auf der Außenseite des Perimeterbogens zwei Zahnrädchen mittels eines Griffes bewegt werden. Bei Drehung des Griffes im Sinne des Uhrzeigers entfernen sich die Zahnrädchen voneinander, bei Drehung in umgekehrter Richtung nähern sie sich einander. Von den Zahnrädchen gehen Drähte über den Rand des Perimeterbogens auf seine Vorderfläche, und in das gespaltene Ende des Drahtes kann man Papiermarken, die als Reizobjekte dienen, einfügen. Der Vorteil dieses Perimeters besteht darin, daß der Untersuchte bei Festhalten der zentralen Fixation gleichzeitig zwei Reizobjekte sieht und besonders bei Hemiamblyopie Unterschiede im Aussehen der beiden Reizobjekte wahrnehmen kann. Besonders in den ersten Stadien der bitemporalen Hemianopsie bei Hypophysenstörungen soll die Untersuchung mit diesem Perimeter bessere Ergebnisse liefern als mit den gewöhnlichen Vorrichtungen.

g) Die Kampimeter.

Eine große Gruppe von Apparaten stellen die Kampimeter dar, welche aber nicht in Gegensatz zu den Perimetern gestellt werden sollen, sondern nach unseren heutigen Anschauungen eine wertvolle Ergänzung der perimetrischen Gesichtsfeldaufnahme ermöglichen. Die meisten älteren und auch einige der neueren Kampimeter begnügen sich für die Untersuchung mit einer geringen Entfernung vom Untersuchten. Man kann sie für diejenigen Fälle gelten lassen, bei denen die Untersuchung außerhalb des augenärztlichen Ordinationsraumes stattfinden muß, so z. B. am Krankenbett. Sie scheiden aber für die Untersuchung beim Augenarzte vollständig aus, weil sie den Untersucher zwingen, den wesentlichen Vorteilen der von Bjerrum geschaffenen Methodik zu entsagen. Es ist Bjerrums noch viel zu wenig gewürdigtes Verdienst, die Untersuchung des Gesichtsfeldes mit Objekten eingeführt zu haben, die unter sehr kleinem Gesichtswinkel erscheinen. Diese bedeutsame Verbesserung der Untersuchungstechnik hat es erst ermöglicht, eine Anzahl von äußerst wichtigen Befunden zu erheben, die eine große diagnostische Bedeutung beanspruchen.

Wie erwähnt, war die erste Vorrichtung, die v. Graefe (1851) zur Aufnahme des Gesichtsfeldes angegeben hatte, ein Kampimeter, bestehend aus einem Papierbogen, auf dem radiär vom Fixationspunkt ausgehende Punktreihen aufgezeichnet waren. de Wecker (1867) hat einen schwarzen Schirm herstellen lassen mit radiär verlaufenden Drahtstäben, auf denen kleine Kugeln verschiebbar angebracht waren, mittels deren die Gesichtsfeldgrenze bestimmt und auch gleich festgehalten wurde. Es folgte noch eine größere Reihe verschiedener Kampimeter, die alle keine wesentliche Verbesserung darboten. Erst Bjerrum (1889) machte einen großen Schritt vorwärts. Er verwendet einen schwarzen, matten Tuchschirm von 2 m Seitenlänge. Der Untersuchte befindet sich in der Entfernung von 2 m vom Schirm. Es werden nun an dünnen schwarzen Trägern Objekte verschiedener Größe, zumeist kleine, von einem Durchmesser zwischen 2 bis 5 mm mit der Hand frei über den Schirm geführt. Diese Art der Gesichtsfeldaufnahme mit kleinen Objekten stellt eine wesentliche Verfeinerung der Technik dar und erlaubt es, geringe Abweichungen der Netzhautfunktion von der Norm festzustellen. Durch Verlegung des Fixationspunktes an den einen Rand des Vorhanges kann das Gesichtsfeld in beträchtlicher Ausdehnung aufgenommen werden. Durch Untersuchung am Bjerrumschen Schirm aus einer größeren Entfernung (bis zu 6 m) kann das Verfahren, wie dies Vogt vorgeschlagen hat, noch verfeinert werden.

Wird am Bjerrumschen Schirm mit farbigen Reizobjekten untersucht, so ist es vorteilhaft, einen grauen statt eines schwarzen Schirmes zu verwenden, wie dies nach Angaben von Schepens (1939) in einigen Londoner Augenspitälern der Fall ist.

Die Bjerrumsche Technik hat nur langsam Eingang in die Praxis gefunden.

In späteren Jahren sind verschiedene Abänderungen seines Schirmes und der Objektträger angegeben worden, die keine wesentliche Verbesserung bedeuten. Eine solche stellt die Einrichtung dar, die ich mir habe anfertigen lassen. In einem Rahmen von 2 m Seitenlänge ist ein Stoff ausgespannt, wie ihn die amerikanischen selbstrollenden Rouleaus aufweisen: er ist schwarz, matt und glatt. Der Rahmen ist 50 cm vor einer Wand aufgestellt und durch zwei Eisenstäbe oben befestigt. Man kann auch in einem Türrahmen einen Selbstroller anbringen, muß aber dann seinen unteren Rand am Fußboden befestigen können. Auf der Rückfläche des Stoffes sind die Meridiane und Parallelkreise aufgezeichnet. Um Raum zu sparen, kann der Selbstroller, wie ich es 1929 angegeben habe, an einem an der Wand befestigten Schwenkarm angebracht werden. Ist der Vorhang zusammengerollt und der Arm an die Wand angelehnt, so nimmt die Vorrichtung fast keinen Platz ein, kann aber in kürzester Zeit für den Gebrauch in die erforderliche Lage gebracht werden. Als Testobjekte werden die beim Normalperimeter beschriebenen Stahlplättchen mit Celluloidüberzug der hinteren Fläche verwendet, die auf ihrer Vorderfläche die Papiermarken von gewünschtem Durchmesser auf schwarzem Grunde tragen, wenn die Marken kleiner sind als ihre Träger. Die Führung des Testobjekts geschieht von der Rückfläche des Schirmes mittels eines Hufeisenmagnets. Ich habe solche Magnete von den Böhlerwerken in Wien[1] zu diesem Zwecke besonders herstellen lassen. Zweckmäßig ist es, zwei Magnete zu haben, ihre Nordpole mit einer leicht sichtbaren Marke (weißer Ölanstrich) zu versehen und sie so aufzubewahren, daß Nord- und Südpol aufeinander liegen. Damit der Untersucher den Untersuchten kontrollieren kann, ist im Rahmen ein schief gestellter Spiegel angebracht, in dem der Untersucher den Untersuchten beobachten kann. Bei dieser Art der Anordnung sieht der Untersuchte außer dem Fixationspunkt und dem sich bewegenden Testobjekt nichts. Er kann nicht einmal aus der Stellung der Hand des Untersuchers einen Schluß auf die Bewegungsrichtung des Reizobjekts ziehen. Noch besser ist die Verwendung eines Lichtpunktwerfers. BIRCH-HIRSCHFELD (1930) empfiehlt neben magnetisch bewegten Testobjekten am BJERRUM-Schirm den Lichtpunkt des SIMONschen Augenspiegels, der auf der rückwärtigen Fläche des Schirmes geführt wird und das Tuch des Schirmes durchleuchtet. Der Untersuchte kann nur den Lichtpunkt sehen und besitzt keinen Anhaltspunkt für die Richtung der Bewegung, die beliebig gewählt werden kann. Der einzige Nachteil des Verfahrens, das auch die Verwendung farbiger Lichtreize erlaubt, ist die Unmöglichkeit, die Größe des Reizobjekts zu verändern. Wichtig sind auch diejenigen Kampimeter, welche im Gegensatz zu den Perimetern angegeben worden sind. Während bei den letzteren die meridionale Führung des Testobjekts fast ausschließlich verwendet wurde, waren manche Forscher bemüht, eine zirkuläre Objektführung zu handhaben, die ihrer Ansicht nach wesentliche Vorteile darbietet; so SCHWEIGGER (1873), PRIESTLY SMITH (1906), BIRCH-HIRSCHFELD (1912), HIRD (1912, 1913), CRUISE (1912), LANGDON (1912), ELLIOT (1918). Die Abmessungen dieser Kampimeter waren meistens bescheidene, wodurch ein wesentlicher Vorteil der BJERRUMschen Methodik geopfert wurde. ELLIOT (1918) hat ein Kampimeter angegeben, das ich (1929) verbessert habe. Es besteht aus einer kreisförmigen, mit schwarzem Tuch bespannten Scheibe von 120 cm Durchmesser, die um eine dem Mittelpunkte des Kreises entsprechende horizontale Achse drehbar ist. An zwei einander entgegengesetzten Stellen des Scheibenrandes ist je eine Metallöse angebracht, durch die eine schwarze, matte, dünne Schnur gezogen ist, auf der man eine weiße oder farbige Glasperle aufgefädelt

---

[1] Gebrüder Böhler & Co. A. G., Wien I, Elisabethstraße 12.

hat. An ihren Enden befinden sich ein Haken und eine Öse, so daß die Schnur zu einer endlosen geschlossen werden kann, deren Länge so gewählt wird, daß sie straff gespannt ist. Haken und Öse werden über oder unter der Achse auf die Rückseite der Scheibe gebracht, und die Perle so verschoben, daß sie den Fixationspunkt berührt. Auf einem die Scheibe verspreizenden Kreuzarm ist eine für die Untersuchungsentfernung von 1200 mm berechnete Tangentenskala aufgeklebt. Man verschiebt nun Haken und Öse, wodurch gleichzeitig auch die Perle verschoben wird. Die Lage von Haken und Öse bezeichnet daher die Lage der Perle. Es ist nun möglich, die von ELLIOT angestrebte und für manche Untersuchungen sehr zweckmäßige Kreisführung des Objekts vorzunehmen. Man kann aber auch in jedem Meridian das Objekt von der Peripherie gegen das Zentrum oder umgekehrt führen, da auch die radiäre Objektführung möglich ist. Durch Verbindung radiärer und kreisförmiger Bewegung kann auch vertikale, horizontale oder fast jede beliebige andere Bewegung ausgeführt werden, was die Verwendungsfähigkeit des Kampimeters erhöht. Auf dem Träger der Achse ist eine Kreisscheibe mit Gradeinteilung befestigt, während an der Verspreizung der Scheibe ein Zeiger angebracht ist, der die Meridianstellung der Perle anzeigt. Die Achse kann von einem Ständer getragen oder auch mittels eines Eisengestelles am Türrahmen befestigt werden.

Hier sei auch das Verfahren angeführt, das SALZER unter der Bezeichnung der Übersichtsperimetrie auf dem Naturforschertag in Düsseldorf 1926 beschrieben hat. Auf einer Tafel von 50 cm Durchmesser werden mit einer Leuchtfarbe in Abständen von 1 cm Punkte von 5 mm Größe angebracht. Später (1927) hat er den Punkt oder Strichmuster auf den Schirm projiziert. In der Mitte des Kampimeters befindet sich ein größerer Fixationspunkt. An das Perimeter kann ein Teil einer Hohlkugel angeschlossen werden. Auf solchem Hintergrund treten Gesichtsfeldausfälle leicht in Erscheinung, so daß intelligente Kranke mit einem Stab die Grenzen der Ausfälle leicht bezeichnen können. Die Ergebnisse der Untersuchung mittels des Überblicksperimeters sollen die Genauigkeit des BJERRUMschen Verfahrens erreichen, hie und da sie sogar übertreffen.

Die Kampimeter ermöglichen die Aufnahme nur der mittleren Teile des Gesichtsfeldes, weil die Fläche sonst zu groß sein müßte, und schließlich die Tangente von 90° unendlich ist. GAUDISSART hat (1927) eine Vorrichtung angegeben, die die Vorteile des Kampimeters besitzt und daneben die Aufnahme des Gesichtsfeldes bis zu 55° ermöglicht. Sie stellt eine Abänderung einer von CLIFFORD B. WALKER beschriebenen Apparatur dar. Der Schirm bildet eine Pyramide von 2,5 m horizontaler und 2,5 m vertikaler Seitenlänge. Die Pyramidenhöhe mißt 30 cm bei einer Untersuchungsdistanz von 1 m. Die Fehler gegenüber einer Kugeloberfläche betragen bei 40° 2%, bei 50° 7%, während der Fehler bei einem Tangentenschirm bereits 55% beträgt. Untersucht man aus 2 m Entfernung, so kann das Gesichtsfeld bis 27° aufgenommen werden.

Eine Anzahl von Kampimetern ist besonders in der englischen Literatur unter der Bezeichnung Skotometer oder Skotomagraphen angeführt, weil ihre Erfinder sie hauptsächlich zur Aufnahme von Ausfällen im zentralen Teil des Gesichtsfeldes verwendet wissen wollten. Unter der Bezeichnung Skotometer sind auch mehrere Vorrichtungen angegeben worden, die keine Kampimeter sind, vielmehr entweder Reizobjektträger oder Vorrichtungen anderer Art, die zur Bestimmung von Zentralskotomen dienen. Sie sollen hier nicht in Betracht gezogen werden. Dieses schließt die Erkenntnis in sich, daß jene Apparate nicht dazu bestimmt sind, die Perimeter zu ersetzen, sondern sie zu ergänzen. In die Gruppe dieser Apparate gehören auch die Vorrichtungen zur Aufnahme des Gesichtsfeldes bei Vorhandensein eines zentralen Skotoms, bei dem die

Schwierigkeit der fehlenden zentralen Fixation besteht. Wenn man sich auch an einem nicht zu großen Perimeter dadurch zu helfen vermag, daß man den Kranken veranlaßt, seinen Finger auf die Fixationsmarke zu legen mit der Aufforderung, seinen Finger anzublicken und somit den Muskelsinn als Ersatz für die zentrale Fixation heranzieht, so ist diese Art der Fixation erstens unsicher und zweitens bei Störung des Muskelsinnes und der Tiefensensibilität undurchführbar. HIRSCHBERGER (1890) hat als erster die binokulare Fixation in die perimetrische Technik eingeführt. SCHLÖSSER (1901) hat seine Technik vervollkommnet. Es kann das andere Auge zur Fixation herangezogen werden. Vorrichtungen dazu haben COWAN und MARCOVE (1930), RÖSSLER (1932) und FINCHAM (1930) angegeben. Ich habe mir eine Fixiervorrichtung anfertigen lassen, die an der Stirnstütze des Perimeters befestigt ist. Die Stirnstütze weist auf jeder Seite ein Kugelgelenk auf, dem ein kurzer, rechtwinkelig gebogener Metallstab als Träger der Fixiervorrichtung dient, die auch zur Verdeckung des anderen Auges bei genügender Fixation des Untersuchten verwendet wird. Eine Röhre paßt auf den rechtwinkelig abgebogenen Träger; das andere Ende dieses Trägers ist mittels eines Kugelgelenkes mit der eigentlichen Fixiervorrichtung verbunden. Diese besteht aus zwei rechtwinkelig miteinander verbundenen Rohrstutzen von 4 und 5 cm Länge. Das längere Rohr ist an seinem Ende so geschweift, daß es sich an den Orbitalrand anlegen läßt, ist auch am Rande mit Samt gepolstert. 2 cm von seiner Öffnung befindet sich eine Linse von + 8,0 Dioptrien. Der ausspringende Winkel der miteinander verbundenen Rohrstutzen ist unter 45° abgeschrägt, so daß eine ovale Öffnung entsteht, die durch eine an einem Scharnier angebrachte, an ihrer Innenfläche mit schwarzem Samt belegte Metallplatte verschlossen werden kann. In dieser Öffnung befindet sich eine Glasplatte, auf der ein Ring von 10 mm Durchmesser in einem Kreuz aufgemalt ist, und zwar so, daß der Ring in der Mitte des dem Auge anliegenden Rohres liegt. Bei geöffnetem Fenster wird die Fixiervorrichtung so eingestellt, daß die Fixiermarke des Perimeters vom Beobachter in der Mitte des Ringes erblickt wird. Dann wird das Fenster verschlossen, und jetzt erscheint dem Beobachter ein Ring in einem Kreuz an derselben Stelle wie früher. Dies wird dadurch erreicht, daß in der Öffnung des zweiten Rohrstutzens ein Drahtkreuz mit zentralem Ring angebracht ist, das sich von einer matten Glasplatte abhebt, die mittels eines Trägers 10 cm von der Öffnung des Rohrstutzens angebracht ist. Wenn der Untersuchte mit dem guten Auge den Ring fixiert, befindet sich dies Auge in der Stellung, in der es den Fixierpunkt des Perimeters fixieren würde. Erforderlichenfalls kann der Rohrstutzen durch eine Metallkapsel vollständig. verschlossen werden. Dann ist das betreffende Auge vom Sehakt ausgeschlossen und das untersuchte Auge wird allein zur Untersuchung herangezogen. Für jede Seite ist eine besondere Fixiervorrichtung vorgesehen.

h) Die stereoskopischen Kampimeter.

Die Fixation des gesunden oder besseren Auges kann bei Anwendung des Stereoskops in den Dienst der Untersuchung gestellt werden, wie dies zuerst HAITZ (1904) getan hat. In ein Stereoskop, dessen Linsen 19 cm Brennweite, bzw. 5,25 Dioptrien Brechkraft besitzen, und mit ihren Mittelpunkten 8,5 bis 9 cm voneinander entfernt sind, werden Bildtafeln in der Brennebene der Linsen eingeführt. Die Tafel besteht aus zwei Halbbildern, von denen jedes einen kräftigen peripheren Umriß von Kreis- bzw. Achteckform aufweist und eine Gradeinteilung besitzt. Die Zeichnung ist in hellgrauem Ton auf schwarzem Hintergrund ausgeführt. Gemeinsam sind beiden Bildern außer dem Umriß je zwei schräg gestellte Diagonalen. Sie sollen wegen ihrer Wichtigkeit besonders hervorstechen und sind daher weiß gefärbt. Ihnen kommt die Aufgabe zu, die beiden Augen zur noch genaueren Einhaltung der richtigen Stellung anzuspornen. Sie verlaufen deshalb unter 45°, nicht horizontal und vertikal, so daß bei Seiten- oder Höhenabweichung eines Auges immer beide Linien doppelt erscheinen. Ihr Schnittpunkt bezeichnet die Fixationsstelle. Ihre Kreuzung ist nicht ganz durchgeführt, sondern es sind die Linien in der Mitte auf eine Strecke von 1,66 mm = = 0,5° unterbrochen. Diese negative Art der Nullpunktbezeichnung gewährt den Vorteil, daß die Augen, weil sie nicht durch einen zentralen hellen Gegenstand geblendet werden, besser auf feinste Sättigungsunterschiede der Marken reagieren. Es werden dadurch auch widersprechende Konturen vermieden. Wäre nämlich keine zentrale Unterbrechung vorhanden, so würde, falls die Macula beider Augen intakt wäre, an dieser Stelle zwischen der Linienkreuzung und dem Prüfungsobjekt ein Wettstreit entstehen, und das letztere würde zeitweise verschwinden, ohne daß ein Skotom bestünde. So findet aber die Marke geradezu bequem Platz in der Lücke. Die gewählte Art der Festhaltung der Fixation ermöglicht bei beiderseitigen Affektionen der Macula, ein Auge auch dann noch zur Fixation zu benutzen, wenn es selbst mit einem kleinen absoluten Skotom behaftet ist. Allerdings darf dasselbe die Größe von etwa $^1/_2°$ nicht überschreiten. Andernfalls erhöht sich die sonst sehr geringe Fehlergrenze in entsprechendem Grade. Ebenfalls, um den Wettstreit der Umrisse zu vermeiden, trägt nur das eine Teilbild eine Gradeinteilung. Da sie im allgemeinen nur vom Arzt und nicht auch vom Kranken gesehen zu werden braucht, ist sie in dunklerem Grau gehalten. Das Teilbild mit der Gradeinteilung kommt jeweils auf die Seite des zu untersuchenden Auges zu liegen. Das kreisförmige Kampimeter eignet sich mehr für gröbere und rasche Untersuchungen, während feinere Einzelheiten besser mit dem quadratisch geteilten gefunden werden. Hier ist die Marke nicht zentripetal, sondern die Linien entlang zu führen. An den Figuren befinden sich endlich außerhalb des peripheren Umrisses hellgraue Scheiben, die als Kontrollzeichen dienen. Die Gradeinteilung ist nur dann richtig, wenn die Mitten der Figuren 19 cm von der zugewendeten Hauptebene der gleichseitigen Linse, bzw. etwa 18,8 cm von der zugewendeten Basiskante entfernt sind. Wird ein anderes Stereoskop als das angegebene verwendet, so müssen entsprechende Abänderungen vorgenommen werden. Die Gradeinteilung des stereoskopischen Kampimeters geht von 0 bis 10° und zwei benachbarte Linien werden unter dem Gesichtswinkel von 1° gesehen. Die Größe der Zwischenräume wurde auf doppelte Weise bestimmt: erstens empirisch mit Hilfe der nasalen Grenzen des blinden Fleckes im horizontalen Meridian, und zweitens mittels theoretischer Konstruktionen. Die Vergrößerung, welche das Stereoskop herbeiführt, beträgt 23:19. Ametrope Individuen bekommen bei der Untersuchung das die Ametropie korrigierende Glas vorgesetzt. Steht das Brillenglas im vorderen Brennpunkt des Auges, so erscheint auch die Gradeinteilung in richtiger Größe. Als Objekthälter dienen Drähte mit einem Handgriff, die Marken von 1,25 bzw. 2 mm Seitenlänge tragen. Die kleineren Marken sind für den Teil des Gesichtsfeldes innerhalb 5° um den Fixationspunkt, die anderen für den äußeren Teil bestimmt. Für die Einzeichnung der Befunde hat der Verfasser eigene Perimeterschemata drucken lassen. Die HAITZsche Vorrichtung gewährt die Möglichkeit der genauen Aufnahme von kleinsten Skotomen im Zentrum des Gesichtsfeldes. Sie hat aber den Nachteil, daß die Ausdehnung des der Untersuchung zugänglichen Gesichtsfeldanteiles eine recht beschränkte ist und nicht einmal den blinden Fleck in sich einschließt. Diesen Nachteil hat RALPH LLOYD (1920) beseitigt, indem er den kampimetrischen Tafeln eine bedeutend größere Ausdehnung gegeben hat, so daß der blinde Fleck darin eingeschlossen ist (Abb. 26). Mittels seines Apparats, der bis 35° auf der

Schläfenseite, 10° auf der Nasenseite und 25° nach oben und unten vom Fixationspunkt sich ausdehnt, kann ein großer Teil des Gesichtsfeldes untersucht werden. Dazu ist ein besonderes Stereoskop erforderlich und natürlich auch besondere Schemata. Sonst folgt der Erfinder den Richtlinien von HAITZ. Das Stereokampimeter von LLOYD habe ich dahin abändern lassen, daß die Scheidewand an einem Scharnier befestigt ist. Es ist somit möglich, sie so weit schief zu stellen, daß das gesunde Auge den (binokularen) Fixationspunkt noch sieht, auf Seite des untersuchten Auges das Gesichtsfeld nasal um 12° vergrößert ist, was mitunter bei größeren zentralen oder parazentralen Skotomen nützlich ist.[1] Auch andere Apparate machen von der Verwendung der binokularen Fixation Gebrauch. So TOMLINSON (1909, 1910) und HENDERSON (1914). Apparate mit Benutzung des Stereoskops von PIGEON haben JOSEPH (1907, 1909) und ONISHI (1914) gebaut.

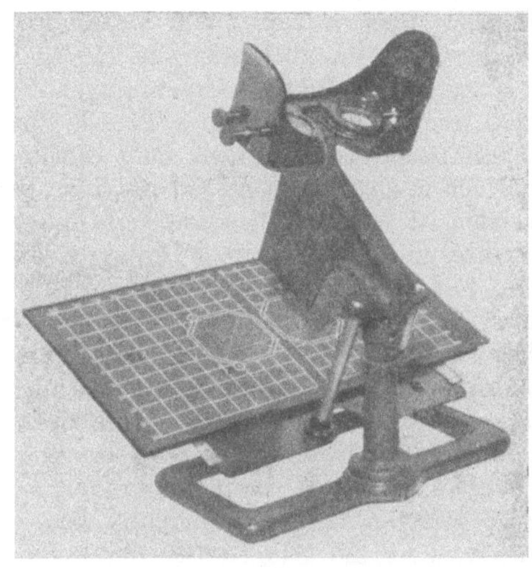

Abb. 26. Stereokampimeter (nach LLOYD).

Wenn man die zahlreichen Kampimeter und Skotometer überblickt und sich die Zwecke, für welche sie gebaut sind, vergegenwärtigt, ist die Auswahl unter den Apparaten nicht besonders schwer. Handelt es sich um die Aufnahme von Gesichtsfeldausfällen am Krankenbette, so wird eines der kleinen Modelle, vielleicht am besten das von PRIESTLY SMITH, BIRCH-HIRSCHFELD oder auch von PETER, ganz gute Dienste leisten. Für die eigentliche Skotometrie mit kleinen Marken wird man sich am besten des BJERRUMschen Schirmes oder des Skotometers von ELLIOT bedienen.

Bei allen kampimetrischen Verfahren wird das Gesichtsfeld auf einer Tangentialebene aufgezeichnet, welche von der heute üblichen Projektion einer Kugeloberfläche auf eine Ebene, wie sie sich bei der Perimetrie eingebürgert hat, sehr wesentlich abweicht. Es ist daher notwendig, um die perimetrischen und kampimetrischen Befunde unmittelbar miteinander vergleichen zu können, beide in gleicher Weise graphisch darzustellen. Das einfachste Verfahren ist die Projektion der Tangentialebene auf die Kugeloberfläche. Da der Krümmungsradius dieser Kugeloberfläche, welcher dem Abstand des Kampimeters vom Auge des Untersuchten gleich ist, und die lineare Ausdehnung des Tangentenabschnittes bekannt sind, so ist die Darstellung der entsprechenden Abschnitte auf der Kugeloberfläche eine Sache einfacher trigonometrischer Berechnung. Da der Krümmungsradius AO und die Tangentenstrecke AB bekannt sind, so ist mittels der Formel $\log \mathrm{tg} = \dfrac{\log AO}{\log AB}$ die Berechnung gegeben. Ist anderseits der Winkel bekannt, so braucht man aus den Tabellen lediglich die Tangente der betreffenden Winkel herauszulesen und mit dem Radius zu multiplizieren. BIRCH-HIRSCHFELD (1912) und DOWNEY (1923) haben zur Vereinfachung $AO = 58$ cm angenommen, wobei in der Nähe des Fixationspunktes ein Tangentenabschnitt von 1 cm Länge $= 1°$ ist.

---

[1] Hergestellt von Universitätsoptiker A. Schwarz jr., Wien IX, Spitalgasse 3.

Da sich in der Praxis, vom Vorschlag BJERRUMS ausgehend, in einer Entfernung von 2 m zu untersuchen, bestimmte Entfernungen der Aufstellung des Kampimeters vom Patienten als zweckmäßig erwiesen, sind behufs Zeitersparnis die Berechnungen der entsprechenden Größe tabellarisch zusammengestellt worden. Dies ist bereits von SINCLAIR (1905), SEIDEL (1914), HEFFTNER (1915), RÖNNE (1915) und FLEISCHER (1918) zum großen Teil durchgeführt worden. RÖNNE hat dabei die Berechnungen für Entfernungen von 1000, 1200, 2000, 2270 und 2400 mm in einer Tabelle zusammengefaßt. Als Begründung für die angeführten Entfernungen mag dienen, daß die Entfernung von 1 und 2 m vielfach in der Praxis gebräuchlich ist, der Abstand von 227 mm deshalb gewählt worden ist, weil bei diesem 20 cm linearer Ausdehnung in der Gegend des Nullpunktes auf dem Schirm 5° entsprechen. Die Abstände von 1200 und 2400 mm sind mit herangezogen worden, weil diese Teile einer Quotientenreihe sind, die auch den Radius des Perimeters von 300 mm enthalten. Infolgedessen werden die Gesichtswinkel bei derselben Objektgröße ebenfalls eine Quotientenreihe bilden müssen, so daß die Gesichtswinkel auf dem Perimeter und dem BJERRUMschen Schirm immer einfache Multipla von einander darstellen werden. Für den einzelnen Untersucher wird es recht zweckmäßig sein, sich ein Lineal herzustellen, auf dem die Bogengraden entsprechenden Tangenten für diejenigen Entfernungen aufgetragen sind, aus denen er gewöhnlich untersucht. Dadurch wird die Abmessung der erlangten Ergebnisse auf dem Kampimeter ganz wesentlich beschleunigt. E. MARX (1920) hat auf seiner Vorrichtung hinten die entsprechenden Maße aufgezeichnet. Bei der Aufnahme des Gesichtsfeldes zeichnet er die betreffenden Punkte auf der Rückfläche des Schirmes ein und erhält somit eine für den Beobachter unsichtbare und dabei graphische Darstellung des erhobenen Befundes, die dann auf ein entsprechendes Schema übertragen wird. E. O. MARKS (1921) hat eine Art von Pantographen gebaut, welcher die Befunde vom BJERRUMschen Schirm automatisch auf ein Schema überträgt. Ein ähnliches Verfahren hat auch SALZER (1926) angewendet. Dies stellt also ein ähnliches Verfahren dar wie bei den selbstregistrierenden Perimetern. Für die Aufzeichnung der Ergebnisse der Untersuchung hat ELLIOT eine Tabelle angegeben, bei welcher die Gradzahlen von 1 bis 27 untereinander angegeben werden und in horizontalen Zeilen daneben die Meridianzahlen eingeschrieben werden können, bei denen sich ein Befund ergibt. Dabei bedient er sich bestimmter Zeichen. An der Stelle, wo das Objekt verschwindet, wird unter die betreffende Meridianzahl ein Strich gesetzt. Dort, wo es undeutlich wird, wird die Ziffer von einer Kreislinie umschlossen. Gewöhnt man sich an solche ständige Aufzeichnungen, so ist der Befund dann auf ein entsprechendes Schema leicht zu übertragen. Es sei auf die Tabellen 10 und 11 (S. 46) hingewiesen, welche die Linearbeträge der Tangentenabschnitte für alle Winkelgrade zwischen 1° bis 50° bei gegebenen Radien anführen und für Linearausdehnungen von 5 zu 5 cm die entsprechenden Winkelgrade für dieselben Radien zusammenfassen.

So wertvoll das kampimetrische Verfahren für die Aufnahme der zentralen Teile des Gesichtsfeldes ist, so kann es für die Aufnahme der peripheren Gesichtsfeldgrenzen nicht angewendet werden, weil die Tangente eines Bogens von 90° gleich unendlich ist, d. h. sich ein Bogenabschnitt von 90° nicht auf eine Ebene projizieren läßt. Es bietet auch das kampimetrische Verfahren jenseits von etwa 30° keine Vorteile gegenüber dem perimetrischen.

Wie sollte ein Augenarzt, wie eine Spitalsabteilung für Augenkranke in bezug auf Gesichtsfelduntersuchung ausgestattet sein? Die Ausrüstung des Augenarztes sollte aus einem Perimeter, einem Kampimeter mit 2 m Untersuchungsabstand und einem stereoskopischen Untersuchungsbehelf bestehen. Als Peri-

meter ein breiter Halbkreisbogen mit Gradeinteilung an der Rückfläche des
Bogens. Als Objekte entweder Lichtpunkte eines Lichtpunktwerfers oder Heidel-
berger Papierkreise an dünnen schwarzen oder grauen Drähten, je nach der
Farbe des Perimeterbogens. Als Kampimeter der BJERRUM-Schirm, eventuell
in der von mir (1929) beschriebenen raumsparenden Ausführung (s. S. 85).
Als stereoskopische Einrichtung zumindest die HAITZschen Tafeln, besser das
Stereokampimeter von LLOYD, das auch die angioskotometrische Untersuchung
ermöglicht.

Eine Spitalsabteilung sollte über ein Perimeter mit zentraler Beleuchtung
nach FERREE und RAND oder nach LAUBER mit Lichtpunktwerfer verfügen,
mittels dessen die Untersuchung im verfinsterten Raum auszuführen wäre.
Daneben ist ein BJERRUM-Schirm, sehr zweckmäßig auch ein ELLIOTsches Kampimeter und schließlich ein Stereokampimeter erforderlich.

Neurologische und besonders neurochirurgische Abteilungen sollten eine
Vorrichtung zur Untersuchung des liegenden Kranken besitzen, wie sie z. B. von
CLIFFORD B. WALKER (1917) beschrieben worden ist.

Praktische Ärzte können mit einem Kampimeter nach BJERRUM oder ELLIOT
mit 1 m Untersuchungsabstand gut auskommen, um daran zentrale und parazentrale Gesichtsfeldausfälle und schließlich hemianopische Ausfälle feststellen
zu können. Solche Vorrichtungen lassen sich nach den Vorschlägen von mir
(1929), BIRCH-HIRSCHFELD (1930), oder ZAMENHOF (1936) mit sehr geringen
Kosten herstellen.

Es möge anhangsweise noch auf die Lokalisationsperimetrie hingewiesen
werden, die besonders in den letzten Jahren zwecks genauer Bestimmung der
Lage von Netzhautrissen ausgebildet worden ist. Es ist indes nicht möglich, eine
Beschreibung der verschiedenen Modelle zu bringen. Fast alle Methoden verwenden das perimetrische Prinzip in einer oder der anderen Form. Da es sich
dabei aber nicht um Untersuchung des Gesichtsfeldes handelt, ist dieses Kapitel
nicht eigentlicher Gegenstand des vorliegenden Werkes. Es wird daher nur
das Schrifttum angeführt.

i) Aufzeichnung der Gesichtsfeldbefunde.

Zur Wiedergabe und Aufzeichnung der erhobenen Gesichtsfeldbefunde kann
man sich entweder einfacher ziffernmäßiger Aufschreibung bedienen oder, was
zweckmäßiger ist, eine graphische Darstellung anfertigen. Das erstere Verfahren
ist wenig üblich, weil es nicht anschaulich ist. Man findet in manchen Veröffentlichungen Angaben über Einschränkung des Gesichtsfeldes bis auf eine
bestimmte Gradzahl in dem mit Zahlen bezeichneten Meridian. Diese Notizen
sind im Verständnis dadurch erschwert, daß die Bezeichnung der Gesichtsfeldmeridiane nicht einheitlich durchgeführt ist. Andere Autoren, so z. B.
GILLET DE GRANDMONT (1885), geben die Gesichtsfeldgrenzen in vier Meridianen
an und führen einfach die betreffenden Ziffern ohne Meridianbezeichnung an,
wodurch die Aufzeichnung für den nicht Eingeweihten unverständlich bleibt.
Erst wenn eine Regelung der Meridianbezeichnung sich allgemein eingebürgert
haben wird, kann man die Voraussetzungen für gegeben erachten, um die Angaben
über Verhältnisse im Gesichtsfeld mit wenigen Ziffern festzuhalten.

Sehr vorteilhaft unterscheiden sich von den erwähnten Versuchen die graphischen Aufzeichnungen des Gesichtsfeldes. Bei der graphischen Aufzeichnung
der Gesichtsfeldbefunde ist man seit Begründung der Perimetrie so vorgegangen,
daß das Gesichtsfeld in der Weise aufgezeichnet wurde, wie es der Untersuchte
bei der Aufnahme gesehen hat, und wie es der Untersucher sähe, wenn er hinter
dem Untersuchten stünde. Bei diesem Verfahren befindet sich das Gesichts-

feldschema gegenüber dem Untersuchten und die von einem Netzhautpunkt kommende Richtungslinie durchstößt das Papier an einer Stelle; dieser Punkt wird auf der dem Untersuchten zugewendeten Seite des Papiers angezeichnet, oder man betrachtet die nach dem üblichen Verfahren aufgenommenen Gesichts-

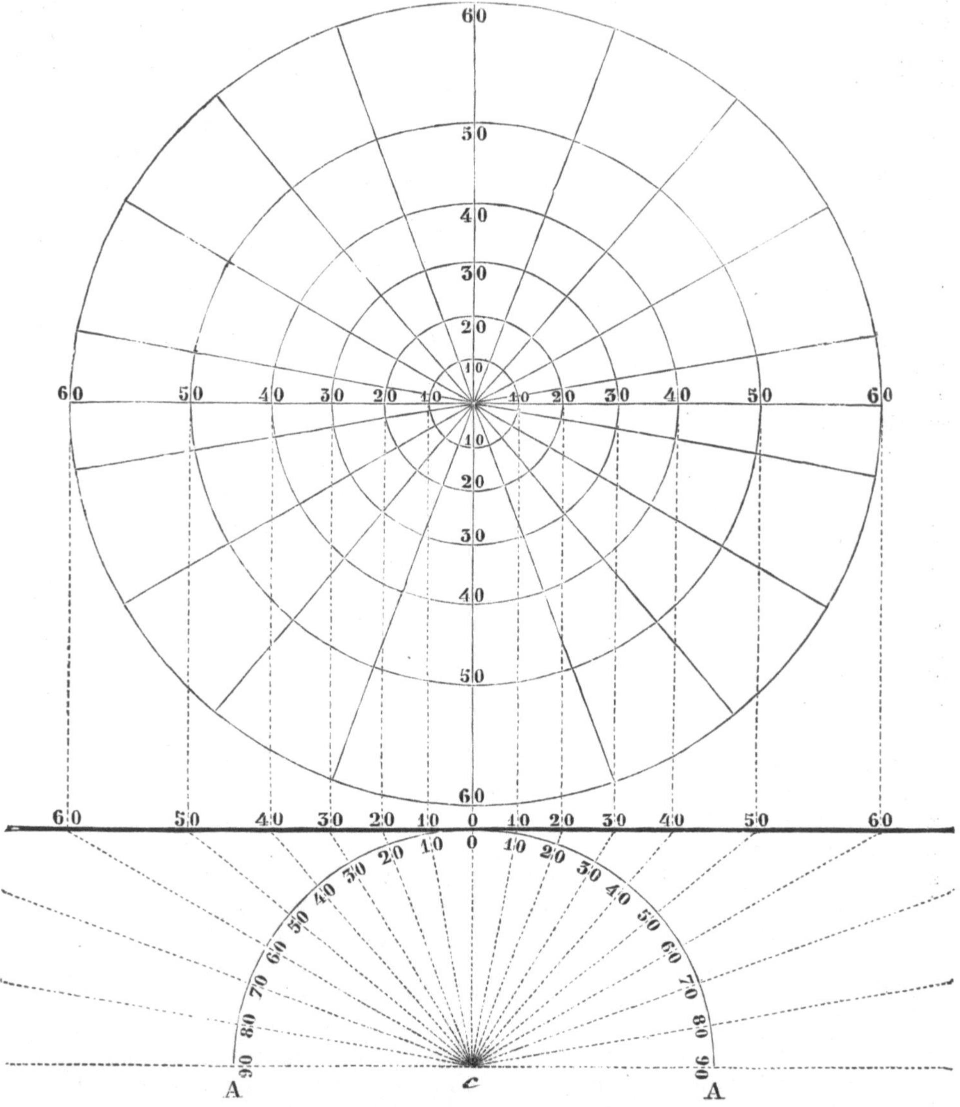

Abb. 27. Gesichtsfeldschema bei zentraler Projektion.

felder von hinten, wie wenn das Papier durchsichtig wäre. Will man die Gesichtsfeldbefunde mit den ihnen zugrunde liegenden anatomischen Befunden in Beziehung bringen, so muß man entweder sich an Stelle des Untersuchten denken oder ihm gegenüber stehend; das, was rechts ist, links denken und umgekehrt. Neuerdings haben sich einige Forscher, URIBE TRONCOSO (1922) und besonders PETER (1931) dafür eingesetzt, die Gesichtsfeldbefunde so aufzuzeichnen, wie sie den anatomischen Verhältnissen entsprechen. Diese Art der Darstellung des Gesichtsfeldes wird zumeist, wenn auch nicht immer, in den französischen Veröffentlichungen verwendet. Dabei müßten die Punkte, in denen die Richtungsstrahlen das Gesichtsfeldschema durchstoßen, auf der vom Untersuchten abgewendeten Seite des Papiers angezeichnet werden, oder man betrachtet die nach dem üblichen Verfahren aufgenommenen Gesichtsfelder von hinten, wie wenn das Papier durchsichtig wäre. Beides ist ohne weiteres möglich. Dann befinden sich die Gesichtsfeldausfälle auf derselben Seite wie die sie bedingenden anatomischen Veränderungen. Will man sie aber noch dazu höhengerecht haben, so muß auch oben und unten vertauscht werden, was auf diese Weise nicht durchführbar ist. Dazu muß man sich des unten beschriebenen Verfahrens von SZYMANSKI (1923) bedienen. Man könnte darüber rechten, welches Verfahren das rationellste ist. Die Versuche, das übliche Aufzeichnungsverfahren, d. h. so wie der Untersuchte das Gesichtsfeld sieht, das seit Einführung der Gesichtsfelduntersuchung als klinisches Untersuchungsverfahren stets und überall angewendet wurde, abzuändern, haben wenig Aussicht sich durchzusetzen. Ist man es gewohnt, so trifft die anatomische Erklärung der Gesichtsfeldbefunde auf keine Schwierigkeiten. Handelt es sich um die Wiedergabe kampimetrischer Befunde, so ist die Aufgabe sehr einfach: man braucht lediglich die auf dem Schirm oder der

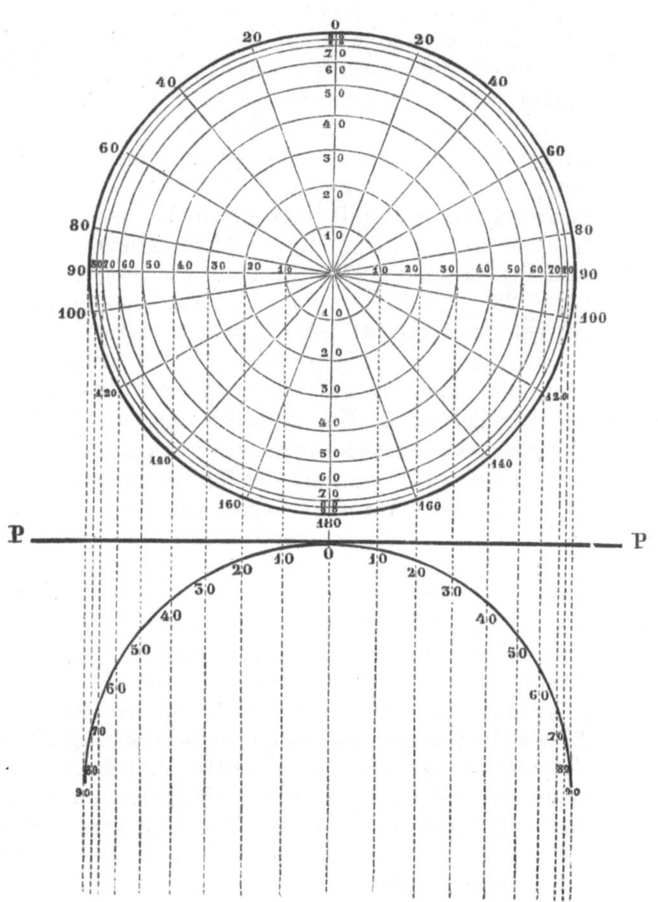

Abb. 28. Gesichtsfeldschema bei orthogonaler Projektion.

Tafel erhaltene Aufzeichnung in verkleinertem Maßstab auf Papier zu übertragen. Um dies zu erleichtern, haben die Erfinder und Beschreiber verschiedener Kampimeter auf der Vorder- oder Rückfläche der Kampimeter entweder Meridiane und Parallelkreise aufgezeichnet oder ein Netz von senkrechten und waagrechten Linien gezogen. Auf der für stereoskopische Untersuchungen bestimmten Vorlage von HAITZ oder LLOYD ist das Kartennetz aufgezeichnet. Einzelne Autoren geben an, daß sie ihre Kampimeteraufnahmen photographieren. Ist dabei das Größenverhältnis zwischen Bild und Original bekannt oder ist eine der erwähnten Kartenzeichnungen auf dem Kampimeter eingezeichnet, so ist das Verständnis des Bildes ohne weiteres gegeben. Diese kampimetrischen Aufnahmen stellen eine Projektion auf eine Ebene dar und sind mit den gewöhnlichen perimetrischen Befunden nicht ohne weiteres vergleichbar.

Die Aufzeichnung der perimetrischen Befunde ist eine mathematische Aufgabe eigener Art. Es handelt sich hier um die graphische Projektion der Oberfläche einer Halbkugel auf eine Ebene. Man kann hierbei in verschiedener Art vorgehen. Der einfachste Versuch ist der vom Krümmungsmittelpunkt der Kugeloberfläche bzw. des Kreises, die Radien durch die angegebenen Punkte des Bogens bis zur Tangente zu verlängern und auf diese Weise eine kampimetrische Projektion der Perimeteraufnahme zu erreichen (zentrale oder gnomonische Projektion) (Abb. 27). Praktisch kann dieses Verfahren nur bis zur Ausdehnung von etwa 60° durchgeführt werden, da den weiter peripher gelegenen Bogenabschnitten immer größere Tangentenabschnitte entsprechen und bei 90° die Tangente gleich unendlich wird. Dieses Verfahren wurde sehr bald verlassen. Man hat diese Projektion als zentrale bezeichnet. Die mit den (den gleichen Winkelgraden entsprechenden) Tangentenabschnitten vom Mittelpunkt gegen die Peripherie zu gezeichneten Parallelkreise (von 10 bis 10°) liegen in stets zunehmender Entfernung voneinander. Eine andere, gleichfalls verlassene Projektionsart, ist die von HIRSCHBERG (1875) angegebene orthographische oder orthogonale Projektion (Abb. 28). Bei diesem Verfahren werden zum Radius des Kreises, der zum Tangentialpunkt geführt wird, parallele Linien durch die entsprechenden Punkte des Kreisbogens gezogen und bis zur Tangente verlängert. Die dadurch auf der Tangente entstehenden Linienabschnitte dienen als Radien für die Zeichnung der Parallelkreise. Es ist dabei selbstverständlich, daß die Kreise gegen die Peripherie immer mehr aneinanderrücken, und daß eine Projektion eines Punktes jenseits 90° sich innerhalb des 90° entsprechenden Kreises befinden muß. Diese Projektion erschwert das Verständnis der erhobenen Befunde und bewirkt eine hochgradige Verzerrung der Umrisse. Sie hat nicht vermocht sich einzubürgern.

Eine Verbesserung gegenüber der zentralen stellt die sogenannte polare Projektion dar (Abb. 29), wie sie in der Geographie verwendet wird. Von dem dem Tangentialpunkt entgegengesetzten Pole des Kreises werden Gerade durch die einzelnen Punkte der Kreisoberfläche bis zur Tangentialebene gezogen. Bei diesem Verfahren ist es wohl möglich, die Projektion der Kugeloberfläche bis jenseits von 90° zu führen, es haftet ihr aber der Fehler an, daß die Parallelkreise, die gleichen Bogenabschnitten entsprechen, gegen die Peripherie zu weiter voneinander abstehen als in der Mitte. LANDOLT (1878) hat diesen Fehler dadurch nahezu zu beseitigen gesucht, daß er den Punkt, von dem die Projektion stattfindet, auf das 1,7fache des Krümmungsradius vom Mittelpunkt des Kreises hinausrückt (Abb. 30). Er bezeichnet diese Projektion als äquidistant, da die Zwischenräume zwischen den peripheren Parallelkreisen etwas kleiner sind als zwischen den zentralen.

FÖRSTER hat die Projektion in der Weise vorgenommen, daß er jeden Meridian gewissermaßen vom Perimeter abwickelt und ihn auf die Tangentialebene überträgt, d. h. die Projektion der Kugeloberfläche geschieht derart, daß die Parallelkreise stets dieselbe lineale Entfernung zwischen einander einschließen (Mittelabstandstreue oder äquivalent polare Projektion) (Abb. 31). Dieses Verfahren bietet den Vorteil, daß gleichen Abschnitten im Augenhintergrunde gleiche Abschnitte der Meridiane nicht nur auf dem Perimeterbogen, sondern auch in der Projektion entsprechen. Dabei ist es möglich, die Projektion auch nach Erfordernis auf Abschnitte jenseits von 90° auszudehnen. Diesem Verfahren haftet allerdings auch ein gewisser Mangel an, nicht nur in theoretischer Hinsicht, indem es sich um keine geometrische Projektion handelt, sondern auch im praktischen, weil die Zwischenräume zwischen den Meridianen in der Peripherie größer

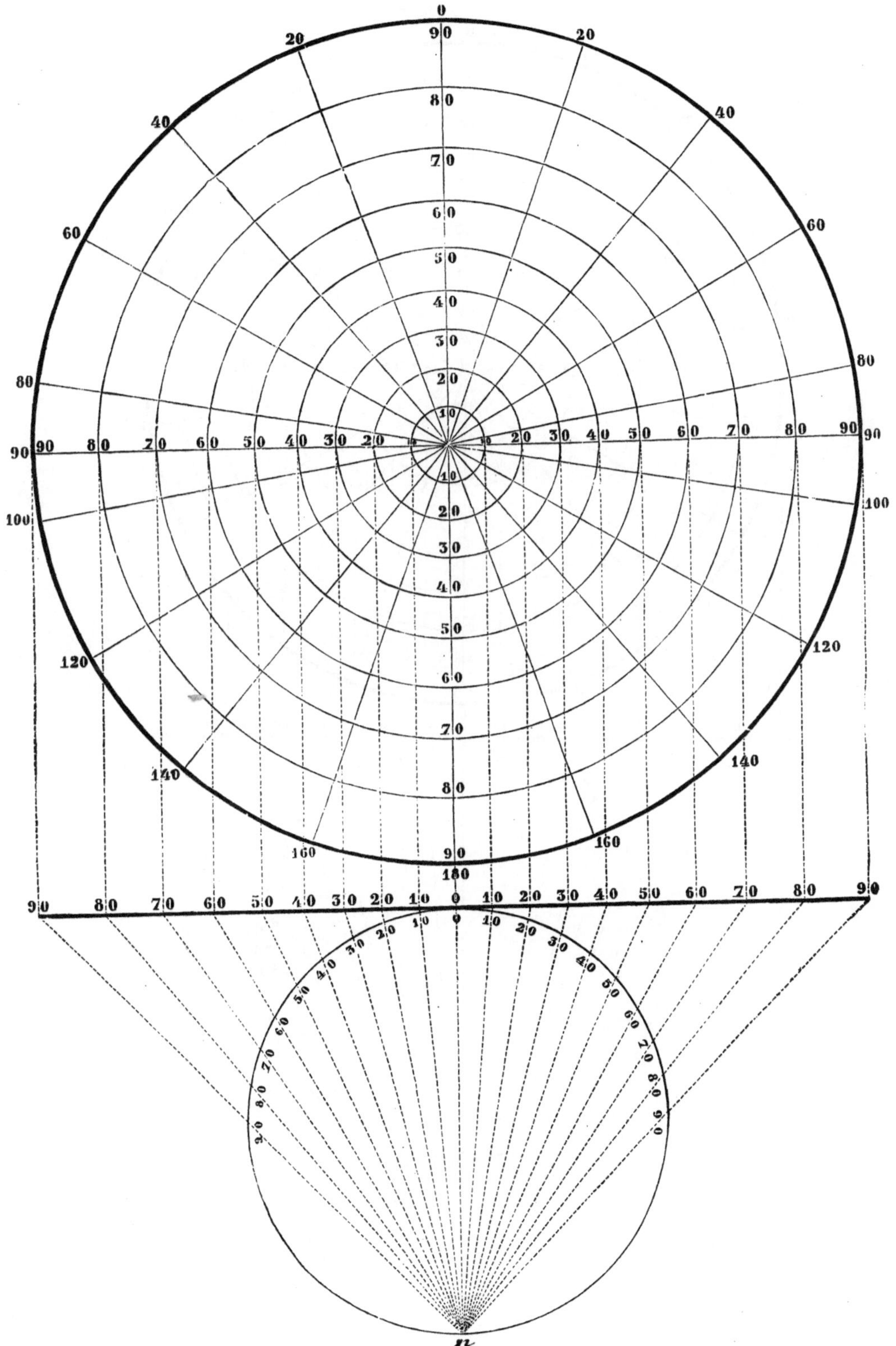

Abb. 29. Gesichtsfeldschema bei polarer Projektion.

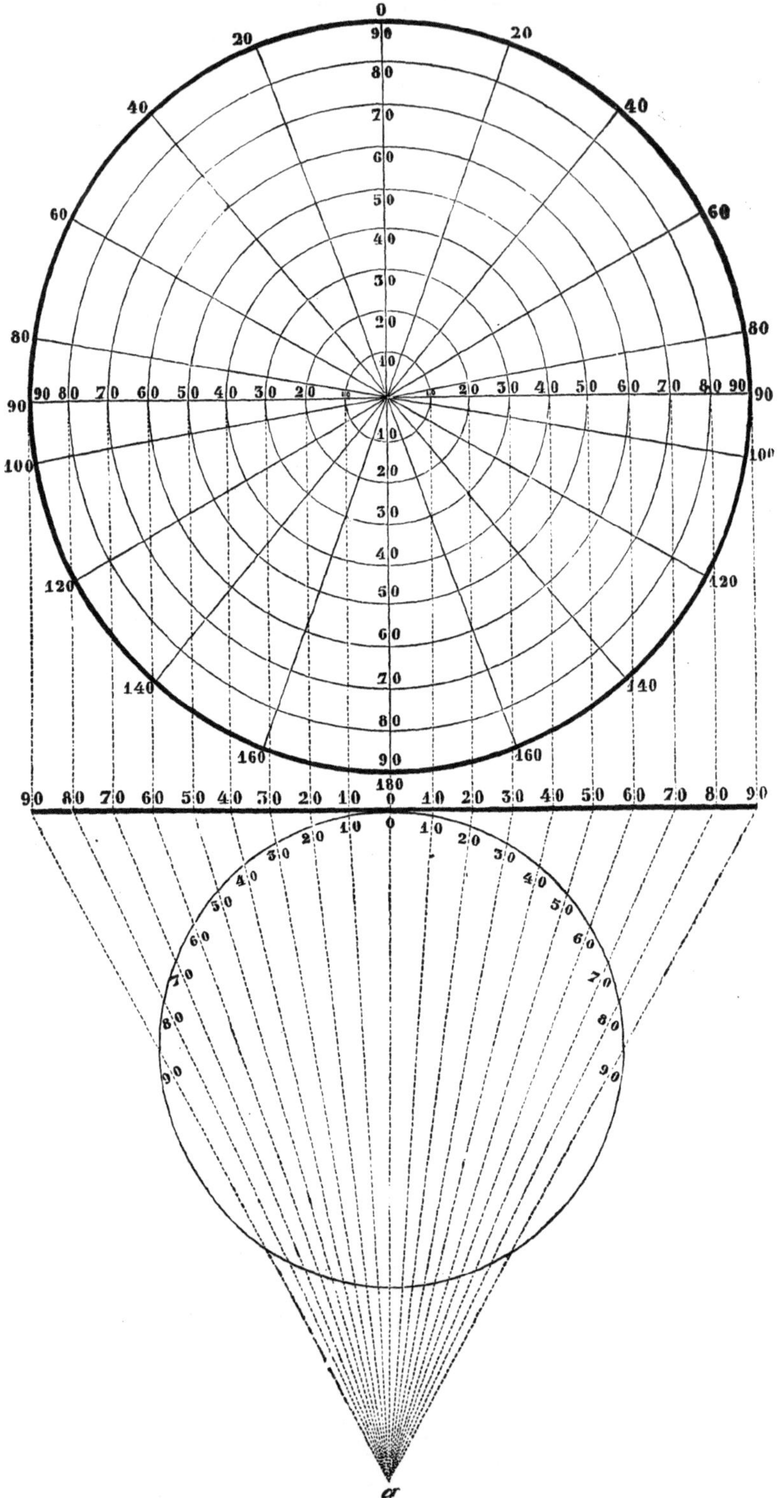

Abb. 30. Gesichtsfeldschema bei äquidistanter Projektion.

sind als in der Mitte, und zwar nicht nur entsprechend der Zunahme der Entfernung zwischen den Meridianen der Kugeloberfläche zwischen 0 bis 90°, sondern auch darüber hinaus. Man kann sich dies dadurch vergegenwärtigen, daß man eine Kugeloberfläche (Abb. 32) entsprechend einer Anzahl von Meridianen radiär bis zum Mittelpunkt einschneidet und sie auf eine Fläche legt. Es entsteht eine Art Rosette mit Zwischenräumen zwischen den einzelnen Teilen. Diese Zwischenräume stellen gewissermaßen den Überschuß an Fläche dar, der sich bei der Projektion dieser Halbkugel auf die Ebene nach dem angegebenen Prinzip ergibt. GROE-NOUW (1895) hat die nach verschiedenen Projektionen sich ergebenden Verzerrun-

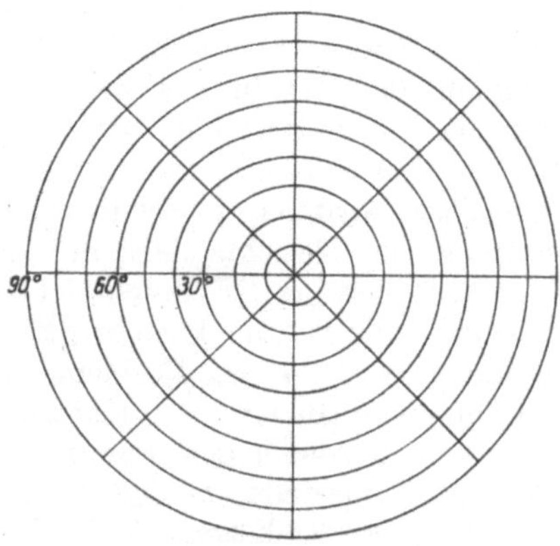

Abb. 31. Gesichtsfeldschema bei äquivalenter polarer Projektion.

gen eines quadratischen Abschnittes der Netzhaut in der Gegend des Äquators dargestellt und berechnet. Bei der FÖRSTERschen Projektion erhält man ein Paralleltrapez mit zwei parallelen Seiten von 82 und 73 mm und nicht

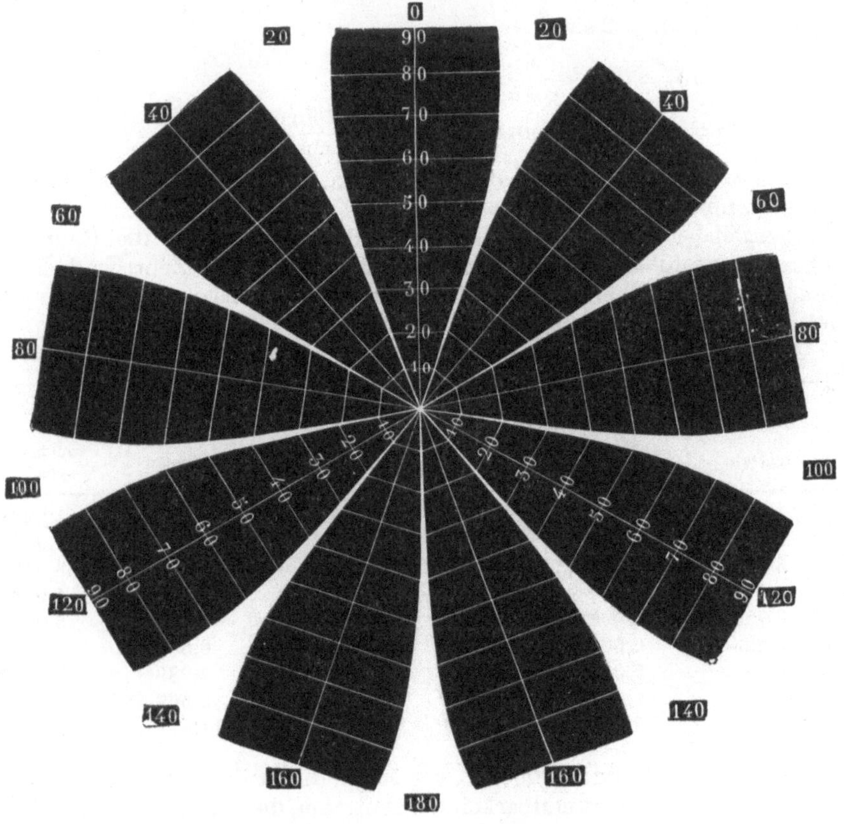

Abb. 32. Das auf eine Hohlkugel aufgezeichnete Gesichtsfeldschema bei äquidistanter Projektion, 12 Meridiane entsprechend aufgeschlitzt und auf eine Ebene gelegt. Zwischen den Sektoren erscheint der Flächenüberschuß bei äquidistanter Projektion des Gesichtsfeldes.

parallelen von je 52 mm Länge. Bei HIRSCHBERGs orthogonaler Projektion erhält man ein Rechteck mit 52 und 5 mm Seitenlänge. Während das letztgenannte Ergebnis das Extrem der Verzerrung bei der Projektion eines Kugelabschnittes auf eine Ebene darstellt, beweist die Projektion nach dem FÖRSTERschen Verfahren, daß es ohne Verzerrung nicht abgeht. Ist man sich aber der Tatsache bewußt, so wird man in der Praxis keine Schwierigkeit haben, die entsprechenden Befunde des Gesichtsfeldes mit denen am Augenhintergrunde zu vergleichen.

Der Projektion der Gesichtsfeldaufnahme auf eine Ebene liegt dieselbe Aufgabe zugrunde, die bei der kartenmäßigen Darstellung der Erdoberfläche zur Lösung gebracht wird. Diese Probleme sind in zahlreichen Monographien bearbeitet worden, von denen die Kartenentwurfslehre von ZÖPPRITZ-BLUDAU (1912) angeführt werden mag. Für die verschiedenen Projektionsarten werden eigene Formeln aufgestellt, welche die Radien der Projektionskreise in Abhängigkeit vom Radius der Kugel als Funktionen der entsprechenden Winkel darstellen. Sie seien für die angeführten Projektionsarten einzeln angeführt. Dabei bedeutet δ den der entsprechenden Gradzahl des Bogenwinkels entsprechenden Zentriwinkel.

Halbmessergesetze für die Projektionen:

zentrale (gnomonische): $f(\delta) = \operatorname{tg} \delta$;

mittelabstandstreue (äquivalent polare): $f(\delta) = \operatorname{arc} \delta$;

orthographische (orthogonale): $f(\delta) = \sin \delta$;

flächentreue: $f(\delta) = 2 \sin \dfrac{\delta}{2}$;[1]

äquipolare: $f(\delta) = 2 \dfrac{\sin \delta}{1 + \cos \delta}$;

äquidistant polare von LANDOLT: $f(\delta) = \dfrac{a \sin \delta}{a + \cos \delta - 1}$.

In den letzteren bedeutet a die Entfernung des Projektionspunktes von dem Tangentenpunkte (bei LANDOLT $2{,}7\,r$).

Zum Vergleiche seien in den nachfolgenden zwei Tabellen die Radien der Parallelkreise angeführt, die den ziffernmäßig angegebenen Zentriwinkeln entsprechen, und die Flächenmaße in den entsprechenden Abständen von der Mitte des Gesichtsfeldschemas.

Tabelle 12.

Winkel-grade	Art der Projektion					
	zentrale	äquivalent polare	orthogonale	flächentreue	äquipolare	äquidistant polare
10	1,000	1,000	1,000	1,000	1,000	1,000
20	2,064	2,000	1,970	1,992	2,012	1,962
30	3,274	3,000	2,879	2,970	3,057	3,012
40	4,759	4,000	3,702	3,924	4,152	4,012
50	6,759	5,000	4,411	4,849	5,319	5,053
60	9,823	6,000	4,987	5,777	6,586	6,084
70	15,58	7,000	5,411	6,581	7,989	7,113
80	32,16	8,000	5,671	7,375	9,569	8,123
90	∞	9,000	5,759	8,113	11,41	9,092

Aus diesen Tab. 12 und 13 ergeben sich schon direkt die Fehler der einzelnen Projektionsarten: die Unanwendbarkeit der zentralen, die starken Verzeichnungen

---

[1] Von TATSUYI INOUYE angewendet in: Die Sehstörungen bei Schußverletzungen der kortikalen Sehsphäre. W. Engelmann, Leipzig 1909.

Tab. 13. Flächenmaße.

Winkelgrade	Fläche auf der Kugel	Ebenenprojektionen					
		zentrale	äquivalent polare	orthogonale	flächentreue	äquipolare	äquidistant polare
10	1,000	1,000	1,000	1,000	1,000	1,000	1,000
20	3,970	4,261	4,000	3,879	3,970	4,045	3,849
30	8,819	10,72	9,000	8,291	8,819	9,344	9,072
40	15,40	22,65	16,00	13,70	15,40	17,24	16,09
50	23,51	45,68	25,00	19,46	23,51	28,29	25,54
60	32,91	96,49	36,00	24,87	32,91	43,38	37,05
70	43,31	242,80	49,00	29,28	43,31	63,81	50,59
80	54,39	1034,00	64,00	32,16	54,39	91,58	65,97
90	65,82	∞	81,00	33,16	65,82	130,15	82,67

der äquipolaren, die starke Verkürzung der orthogonalen in der meridionalen Richtung, so daß die äquivalent polare, die flächentreue und die äquidistant polare zur engeren Wahl übrigbleiben. Die letztere steht der äquivalent polaren sehr nahe, weist bezüglich der Flächenmaße etwas größere Fehler auf und ist komplizierter in den Beziehungen der Parallelkreise zueinander. Die flächentreue kompensiert die Fehler in den Parallelkreisen durch Verkürzung in der meridionalen Richtung und ähnelt darin der orthogonalen. Die äquivalent polare ist sehr einfach, sie weist keine gar zu großen Fehler auf und ist meridiantreu, da den gleichen Abständen auf den Perimeterbogen gleiche Abstände auf den Meridianen des Schemas entsprechen. Sie hat, wie RÖNNE (1924) hervorhebt, den Nachteil, daß gleichen Abschnitten der Parallelkreise des Perimeters nicht gleiche Strecken im Schema entsprechen, sie ist nicht parallelkreistreu. In dieser Beziehung ist die orthogonale Projektion besser, so daß bei zirkularer Objektführung die Fehler bei dieser Projektion kleiner sind als bei der äquivalent polaren Projektion.

Bei allen Projektionen müssen Verzerrungen der Skotomform, bzw. der Gestalt der peripheren Grenzen sich ergeben. Diese Verzerrung ist bei orthogonaler Projektion, wie oben erwähnt, besonders hochgradig. Dafür kann man die richtige Form des Skotoms einfach dadurch erhalten, daß man einen Meridian durch die Mitte des Skotoms zieht, und an den Stellen, in denen die Grenzen des Skotoms den Meridian schneiden, zu diesem Lote errichtet. Diese beiden Lote erreichen den äußeren Kreis des Gesichtsfeldschemas an zwei Stellen. Der zwischen diesen zwei Punkten liegende Abschnitt des Kreises gibt die lineare Längenausdehnung der meridionalen Ausdehnung des Skotoms. Diese Möglichkeit, die wahre Größe des Skotoms leicht zeichnerisch aus der Verkürzung des Schemas darzustellen, ist nur für die orthogonale Projektion gültig. Meistens wird jetzt die äquivalent polare Projektion von FÖRSTER angewendet, die auch in diesem Buche zur Anwendung kommt.

Während in bezug auf die Projektion das FÖRSTERsche Verfahren wohl zur allgemeinen Durchführung gelangt ist, und gleichfalls über die Projektion der Macula als Mittelpunkt für die Perimeterschemen Einigkeit besteht, sowie endlich die Bezeichnung der Parallelkreise vom Mittelpunkt ausgehend selbstverständlich erscheint, ist in bezug auf die Bezeichnung der Netzhautmeridiane ein einheitliches Vorgehen nicht erzielt worden. FÖRSTER (1883), hat vorgeschlagen, die Zählung am oberen Ende des vertikalen Meridians mit 0° zu beginnen und für das rechte Auge nach rechts herum und für das linke nach links herum bis zu 360° zu führen. SNELLEN (1869) hat die Einteilung angegeben, bei der am oberen Ende des vertikalen Meridians die Bezeichnung 0 steht und dann mit

Betonung der Bezeichnung der Gradeinteilung nasal und temporal bis 180°
geführt wird. KNAPP (1886) und NIEDEN (1886) hatten nach HELMHOLTZ' Vorgang den Nullpunkt an das linke Ende jedes horizontalen Meridians gesetzt
und die Meridiane in der Richtung des Uhrzeigers bis 359° weitergezählt.. Auf
dem Luzerner Kongreß (1904) befürwortete HUMMELSHEIM die Einteilung von
SNELLEN-LANDOLT (1874), und KNAPP schloß sich dieser Empfehlung an. Auf
dem Neapler Kongreß 1909 wurde von einem Komitee (ÉPERON, HESS, JESSOP,
NUEL, REYMOND) vorgeschlagen, nach englischem Muster beiderseits am nasalen
Ende des horizontalen Meridians mit 0 zu beginnen und unten herum bis 180°
(für Ophthalmometer und Perimeter) weiterzugehen. Der Kongreß beschloß
jedoch, im nasalen Ende des horizontalen Meridians mit 0 zu beginnen, aber die
Zählung dem Bogen entlang oben herumzuführen. In Amerika ist (nach PETER
1923) die Numerierung üblich, die mit 0 am oberen Ende des vertikalen Meridians
angefangen und nach beiden Seiten bis 180° weitergezählt wird. Betrachtet
man aber die Veröffentlichungen in den amerikanischen Zeitschriften, z. B.
Amer. J. Ophthalm., Jg. 1923, so sieht man in friedlichem Nebeneinander die
verschiedensten Meridianbezeichnungen. So neben der SNELLEN-LANDOLTschen
die trigonometrische und dann auch eine der trigonometrischen gerade entgegengesetzte, bei welcher statt am linken Ende des horizontalen Meridians der Nullpunkt sich am rechten Ende befindet. Es ist somit klar ersichtlich, daß eine
Einheitlichkeit in dieser Beziehung in Amerika keineswegs besteht. ELLIOT
setzt den Nullpunkt an das linke Ende des horizontalen Meridians und zählt
in der Richtung des Uhrzeigers bis 360° (trigonometrische Rechnung). Die vorstehenden Angaben beweisen, daß trotz des Beschlusses des Neapler Internationalen Kongresses weder eine nationale noch eine internationale Einheitlichkeit in bezug auf die Bezeichnung der Gesichtsfeldmeridiane besteht. Die Frage
wird dadurch noch kompliziert, daß man bestrebt ist, die Achsenbezeichnungen
der Brillengläser und der Hornhautmeridiane am Ophthalmometer in derselben
Weise durchzuführen wie die Bezeichnung der Netzhautmeridiane am Perimeter,
und dabei auf die optische Industrie und auf die Praxis Rücksicht nehmen muß.
Das irrtümliche Fortlassen von „n" und „r" bei der SNELLEN-LANDOLTschen
Bezeichnung kann leicht zu Irrtümern führen. Die einfache Angabe des Meridians,
falls nicht beigefügt wird, nach welchem Verfahren man sich richtet, kann im
internationalen Verkehr zu Mißverständnissen und Unannehmlichkeiten führen.
Von diesem Standpunkt aus ist vielleicht die trigonometrische Zählung eine
Vereinfachung, weil sie gleichermaßen für beide Augen gilt. Gegen dieselbe ist
der Einwand erhoben worden, daß sie dem symmetrischen Bau der Augen
keine Rechnung trage. Da man aber zur Erkenntnis kommen muß, daß eine
allen Wünschen und Ansichten Rechnung tragende Regelung unmöglich ist,
wird man sich doch für eine einheitliche Bezeichnung entscheiden müssen. In
Deutschland ist man fast allgemein bei der Achsenbezeichnung der Zylinder-
gläser zum Tabobogen übergegangen, weil die großen optischen Firmen seit
langer Zeit ihre Apparate für diese Einteilung eingerichtet und die Ophthalmologen
dazu gebracht haben, sich ihnen anzuschließen. Ein wissenschaftlicher Grund
für diese Einteilung läßt sich nicht beibringen. Es ist nun vorgeschlagen worden,
diese Bezeichnung auch für die Meridiane des Gesichtsfeldes anzunehmen, damit
auf beiden Gebieten Einheitlichkeit hergestellt werde. Gegen diesen Vorschlag
ist nicht mehr einzuwenden als gegen alle anderen, die die bilaterale Symmetrie
der Augen im Kopfe nicht berücksichtigen. Ich selbst habe neuerdings für
meinen eigenen Gebrauch und für meine Klinik eigene Gesichtsfeldschemata
drucken lassen, die denen fast vollständig gleichen, welche seinerzeit SCHNABEL
auf seiner Klinik eingeführt hat, und die dank ihrer Größe es gestatten, die Felder

beider Augen in dasselbe Schema einzutragen. Dadurch entsteht der Vorteil, daß man sofort einen Überblick über das beidäugige Gesichtsfeld gewinnt. Auf demselben Blatt befinden sich zwei Schemata für die Aufzeichnung der nach ELLIOT oder BJERRUM erhobenen Befunde. COWAN (1920, 1921) hat sich die Aufgabe gestellt, das Gesichtsfeldschema in der Weise einzuteilen, daß aus den Eintragungen die Ausdehnung des betroffenen Netzhautbezirkes unmittelbar ersichtlich werde. Von der Voraussetzung ausgehend, daß die Netzhaut nach allen Richtungen bis 180° empfindlich sei und unter Zugrundelegung eines Krümmungsradius von 22 mm berechnet er, daß einem Bogengrad eine lineare Ausdehnung von 0,25598 mm entspricht, somit unter Vernachlässigung der geringen Abweichung 1 mm (1,02392 mm) linearer Ausdehnung der Netzhaut einer Bogenlänge von 4° entspricht. Er zieht durch den senkrechten und waagrechten Meridian des Perimeterschemas in Abständen von je 4° horizontale und vertikale Linien, mittels derer er das ganze Gesichtsfeld in Quadrate teilt. Auf diese Weise erreicht er eine annähernde Messung der eingetragenen Befunde nach Millimetern. Selbstverständlich kann hierbei von einer mathematischen Genauigkeit keine Rede sein, auch aus dem schon früher angeführten Grunde der mathematisch ungenauen Projektion der Kugeloberfläche auf eine Ebene nach dem FÖRSTERschen Verfahren. SZYMANSKI (1923) hat die Aufgabe auf eine andere Weise gelöst. Er hat auf einem dünnen Papier auf einer Seite die Gesichtsfeldschemata beider Augen nebeneinander drucken lassen, auf der rückwärtigen Seite des Papiers dieselben Schemata, nur umgekehrt, so daß die Umrisse bei der Durchsicht durch das dünne Papier einander decken. Die rückwärtigen Schemata sind gegenüber den Bildern auf der Vorderseite wie durch eine Konvexlinse umgekehrt, d. h. nicht nur rechts und links sind vertauscht, sondern auch oben und unten. Diese letzteren Schemata geben die Abbildung der Netzhaut des betreffenden Auges. Die Anordnung ist so getroffen, daß, wenn man das Papier in der Mitte senkrecht faltet, so daß die rückwärtigen Flächen aneinanderliegen, und ein Pauspapier einlegt, die Einzeichnung der Grenzen des Gesichtsfeldes die richtige Einzeichnung im Netzhautschema bedingt. Zerschneidet man das Papier entsprechend der früher gemachten Falte, legt man die beiden Netzhautschemata derart aufeinander, daß beide nach oben gekehrt sind, wobei wieder ein Pauspapier eingeschoben wird, und zeichnet man die Empfindlichkeitsgrenze der zuoberst liegenden Netzhaut durch, so erhält man auf dem unteren Blatte die Zeichnung der beiden Netzhautgrenzen vereinigt. Aus dieser Abbildung kann man direkt die Projektion im Zentralnervensystem ablesen. Diese Darstellungsweise hat dank ihrer besonderen Anschaulichkeit sicherlich großen didaktischen Wert.

Die Darstellungen des summarischen Gesichtsfeldes erfolgen entweder auf die Weise, daß die beiden Einzelgesichtsfelder nebeneinander abgebildet werden, oder indem sie beide in ein Gesichtsfeldschema eingetragen werden, wobei für die Bezeichnung der Verhältnisse beider Gesichtsfelder verschiedene Stricharten in Anwendung kommen. Diese Darstellungsweise ist sehr anschaulich und daher besonders für Lehrzwecke geeignet.

In den stereoskopischen Tafeln von HAITZ (1904) ist die vertikale und horizontale Linienführung so angeordnet, daß dem Zwischenraum zwischen zwei benachbarten Linien eine Ausdehnung von 1° zukommt. LLOYD hat dasselbe Prinzip bei seinem stereoskopischen Kampimeter angewendet.

Es ist von verschiedenen Autoren in die Gesichtsfeldschemata die Grenze des kleinsten normalen Gesichtsfeldes eingezeichnet worden. Für den Arzt hat dies wohl wenig Wert; höchstens, wenn er zur Beruhigung dem Kranken zeigen will, daß die Gesichtsfeldgrenzen bei ihm den normalen entsprechen.

Dies gilt selbstverständlich auch für die Grenzen der Farbengesichtsfelder. Für die Einzeichnung der letzteren seitens des Arztes ist es am praktischesten, eine Anzahl von farbigen Stiften bereitzuhalten, mittels derer man die Grenzen einzeichnet. Die so erhaltene Darstellung ist ohne weiteres verständlich, und es bedarf nicht einer genauen Orientierung über verabredete Strichelungen verschiedener Art, die doch niemals ein wirklich anschauliches Bild der Verhältnisse liefern können. Die den selbstregistrierenden Perimetern beigegebenen verschieden geformten Ansatzstücke zur automatischen Einzeichnung der Farbengrenzen sind meistens deshalb unbrauchbar, weil sie das Perimeterschema zerreißen und dadurch eine gute und haltbare Aufzeichnung illusorisch gemacht wird.

Bei der Zeichnung der Gesichtsfeldgrenzen wird vielfach so verfahren, daß die einzelnen Punkte durch gerade Striche miteinander verbunden werden, wodurch eckige Umrisse entstehen, die sicherlich nicht den natürlichen Verhältnissen entsprechen. Vermehrt man die Anzahl der aufgenommenen Punkte, so verlieren sich die Ecken und der Umriß bekommt bogenförmige, sanfter oder stärker gekrümmte Gestalt. Bei Kenntnis dieser Tatsache ist es richtiger, die Umrisse nicht geradlinig, sondern bogenförmig zu zeichnen; man begeht dabei sicherlich keine größeren Fehler als bei der geradlinigen Zeichnung.

Will man die Veränderungen der Gesichtsfeldausdehnung kurz ziffernmäßig oder graphisch darstellen, ohne eine größere Anzahl von Gesichtsfeldschemata abzubilden oder eine große Zahl von Ziffern anzuführen, die nur bei besonderer Aufmerksamkeit ein deutliches Bild zu geben vermögen, so kann man in verschiedener Weise verfahren. FERREE, RAND und MONROE (1926) machen den Vorschlag, das Gesichtsfeld planimetrisch zu messen, verwerfen aber dieses Verfahren wegen der Umständlichkeit. Sie addieren die Gradzahl der Gesichtsfeldausdehnung in einer bestimmten Anzahl von Meridianen und dividieren die erhaltene Zahl durch die Zahl der Meridiane. Man kann die planimetrische Ausmessung des Gesichtsfeldes an der Hand des Gesichtsfeldschemas ausführen. Verwendet man z. B. ein Schema mit 24 Meridianen und 9 Parallelkreisen, so enthält das Schema 216 sphärische Rechtecke. Zählt man nun die Zahl der innerhalb der Gesichtsfeldgrenzen erhaltenen Rechtecke, so erhält man einen Anhaltspunkt für die Größe der Gesichtsfeldausdehnung. Auf diese Weise sind KASASS und SCHAFFRAN (1926) vorgegangen. Aus eigener Erfahrung kann ich beide Verfahren empfehlen, glaube aber, daß die planimetrische genauer ist, außer man verwendet für das FERREE-MONROEsche Verfahren eine größere Anzahl von Meridianen. Man kann zur graphischen Darstellung der Gesichtsfeldveränderungen die gewonnenen Zahlen als Ordinaten und die Zeitabstände als Abszissen auftragen und erhält auf diese Weise ein übersichtliches Bild des Ganges der Änderung der Gesichtsfeldgröße.

Literatur.

ADAMS, P. H.: A new perimeter. Ophthalmoscope 7, 80 (1909). — ADROGUÉ, E. u. I. LAGOS: Perimeter und normale Isopteren. Bol. Inform. oftalm. (Arg.) 5, 265 (1932). — Perimeter und normale Isopteren. Rev. Asoc. méd. argent. 47, 2069 (1933). — AHLSTRÖM, G.: Sur la perception lumineuse à la périphérie du champ visuel. Ann. Ocul. (Fr.) 115 (1896). — ALAJMO, B.: L'uso del foro stenopeico per la determinazione degli scotomi centrali. Boll. Ocul. 4, 51 (1925). — ALBERTOTTI, J.: Ein autometrisches, selbstregierendes Perimeter. Klin. Mbl. Augenhk. 22, 465 (1864). — ANTONELLI, A.: Il scotometro. Ann. Ottalm. 22, 19, u. Ann. Ocul. (Fr.) 110, 31 (1893). — ARKIN: Über die diagnostische Bedeutung der Flächenperimetrie. Klin. oczna (Pol.) 2, 120 (1924). — ARMAIGNAC: Mensuration et notation du champ visuel. Arch. Ophtalm. (Fr.) 28, 593 (1909). — ASCHER, J.: Ein transparentes Kugelperimeter aus Celluloid für den Handgebrauch. Ophthalm. Klin. 2, Nr. 5 u. 12 (1898). — ASMUS, E.: Eine

Verbesserung der Mechanik des Försterschen Perimeters. Klin. Mbl. Augenhk. 54, 516 (1915). — AUBARET: Étude d'un nouveau modèle de campimètre. Arch. Opthalm. (Fr.) 26, 693 (1906). — AUBERT: Physiologie der Netzhaut. Breslau 1865. — AUBERT, H. u. R. FÖRSTER: Beiträge zur Kenntnis des indirekten Sehens. Graefes Arch. 3/2, 38 (1857). — AULAMO, R.: Perimetrie mit peripheriegleichen und invariablen Farben von Engelking und Eckstein. Duodecim (Fld.) 41, 29 (1925). — On colour perimetry at the periphery with similar and invariable (Engelking a. Eckstein) colours under physiological conditions. Acta Ophthalm. (Dän.) 2, 331 (1925). — AZOULAY: Périmètre de poche. Rec. Ophtalm. 16, 555 (1893).

BAAS, A.: Das Gesichtsfeld. Stuttgart 1896. — Gesichtsfeldmerkmale. Z. prakt. Ärzte. 117 (1898). — BADAL: Note sur la mesure et la représentation graphique du champ visuel à l'aide du périmètre portatif et du schémographe. Ann. Ocul. (Fr.) 74, 239 (1875). — BAGOT: Nouveau périmètre de poche. Ann. Ocul. (Fr.) 110, 100 (1893). — BALLABAN, TH.: Cyclochrom. Zbl. prakt. Augenhk. 22, 312 (1898). — BARBIERI, A.: Das helle Sehfeld und der Pupillenreflex. An. Oftalm. B. Air. 4, 618 (1929). — Die objektive Perimetrie und ein neues pupilloskopisches Perimeter. Prens. med. Argent. 16, 928 (1929). — BARDSLAY: A new form of scotometer. Trans. ophthalm. Soc. U. Kingd. 28, 98 u. Ophthalm. Rev. (Am.) 27, 327 (1908). — BASEVI, V.: Über die direkte Entfernung der negativen physiologischen Skotome von dem Fixierpunkte und dem Mariotteschen Fleck. Arch. Augenhk. 22, 1 (1890). — BEACH, S. A.: The scoop perimeter. Amer. J. Ophthalm. 2, 796 (1919). — BEACH, S. L.: Perimeter. Trans. amer. med. Assoc. 56, 234 (1920). — BECKER: Neue Untersuchungen über die exzentrische Sehschärfe. Wiesbaden 1883. — BEHR, C.: Reflexcharakter der Adaptationsvorgänge, insbesondere der Dunkeladaptation und der Beziehungen zur topischen Diagnose und zur Hemeralopie. Habilitationsschr. Graefes Arch. 75/2 (1910). — Die Untersuchung des intermediären Gesichtsfeldes. Vers. ophthalm. Ges. Jena, 43, 216 (1922). — BENEDIKT, M.: Der Daltonismus bei Sehnervenatrophie. Graefes Arch. 10/2, 185 (1864). — BERENS, C.: Examination of the blind spot of Mariotte. Trans. amer. ophthalm. Soc. 21, 271 (1923). — BERENS, C., D. KERN a. BRITTAIN E. PAYNE: A tangent screen with artificial daylight illumination. Amer. J. Ophthalm. 17, 826 (1934). — BEST, F.: Zur Theorie der Hemianopsie und der höheren Sehzentren. Graefes Arch. 100, 1 (1919). — Zur Gesichtsfeldbestimmung am BJERRUM-Schirm. Vers. ophthalm. Ges. Heidelberg 48, 333 (1932). — BIALETTI: Sulla ricerca stereoscopica degli scotomi. Gi. Accad. Med. Torino 171 (1898). — BICHELONNE: Considérations sur la simulation du rétrécissement concentrique du champ visuel. Ann. Ocul. (Fr.) 129, 252 (1903). — BIRCH-HIRSCHFELD: Kleiner Apparat zur Feststellung zentraler Skotome, der aus zwei gegeneinander drehbaren Scheiben besteht. Vers. ophthalm. Ges. Heidelberg 38, 350 (1912). — Kleiner, leicht zu improvisierender Apparat zur Ergänzung der Prüfung am PRIESTLY-SMITHschen Scotometer zur genaueren Bestimmung zentraler Skotome. Vers. ophthalm. Ges. Heidelberg 38, 351 (1912). — Zum Kapitel der Sonnenblendung des Auges. Z. Augenhk. 28, 324 (1912). — Die schwarze Tuchwand, eine einfache Vorrichtung zur Perimetrie. Klin. Mbl. Augenhk. 84, 808 (1930). — BISSEL, E. J.: A special wide angle stereoscope for use with HAITZ and BISSEL central scotoma and blind spot tests. Trans. amer. Acad. Ophthalm. a. Ot., Omaha 1917, 115. — BJERRUM, J.: Über Untersuchung des Gesichtsfeldes. Med. selsk. Forhandl. 1889, 219. — Ein Zusatz zur gewöhnlichen Gesichtsfelduntersuchung und über das Gesichtsfeld bei Glaukom. Nord. ophthalm. Tskr. (Schwed.) 2, 144 (1889). — Ein Zusatz zur gewöhnlichen Gesichtsfelduntersuchung und über das Gesichtsfeld bei Glaukom. Verh. 10. Intern. med. Kongr. zu Berlin 4, 66 (1890). — BLACK: A practic electric perimeter. Opthalm. Rec. (Am.) 22, 135 (1913). — BLACKMAR, F. B.: A scotoma plate attachment for perimeters. Amer. J. Ophthalm. 8, 377 (1925). — BLAIR, W.: A tangent-screen scotometer with illuminating devise. Atlant. med. J. (Am.) 31, 723 (1928). — BLIX, M.: Ein selbstregistrierendes Perimeter. Z. Instrumentenkd. April 1882. — BLOOM u. GARTEN: Vergleichende Untersuchungen der Sehschärfe des hell- und dunkeladaptierten Auges. Pflügers Arch. 72, 372 (1898). — DU BOIS-REYMOND: Ein Perimeter. Zbl. prakt. Augenhk. 8, 283 (1884). — BOURGEOIS: Périoptométrie pratique. Rec. Ophthalm. 15, 154 (1892). — BRAUNSCHWEIG, P.: Eine neue Form des Perimeters

Z. Instrumentenkd. **1891**, 58. — BROWN, E. I.: Convenient and accurate measurement of blind spots and scotomata. Amer. J. Ophthalm. **4**, 665 (1921). — A combined perimeter and scotometer, simple and efficient. Amer. J. Ophthalm. **5**, 724 (1922). — BRÜCKNER: Über die Sichtbarkeit des blinden Fleckes. Pflügers Arch. **136**, 610 (1910). — BÜCKLERS, M.: Leuchtender Fixierpunkt am Handperimeter. Klin. Mbl. Augenhk. **95**, 375 (1935). — BULL, OLE B.: Studien über Lichtsinn und Farbensinn. Graefes Arch. **27/1**, 54 (1881). — Sur la périmétrie au moyen de pigments colorés. Ann. Ocul. (Fr.) **110**, 169 (1893). — Sur la périmétrie au moyen des pigments colorés. Ann. Ocul. (Fr.) **111**, 284 (1894). — BUNGE: Über Gesichtsfeld und Faserverlauf im optischen Leitungsapparat. Habilitationsschrift. Halle 1884. — BURCHARDT, M.: Internationale Sehproben zur Bestimmung der Sehschärfe und Sehweite. Kassel 1871. — BUSCHKE, W.: Spiegeleinrichtung zur Erleichterung der Hohlkugelperimetrie. Klin. Mbl. Augenhk. **96**, 506 (1936). — BUTZ, R.: Untersuchungen über die physiologischen Funktionen der Peripherie der Netzhaut. Inaug.-Diss. Breslau 1883. — Vorläufige Mitteilungen über Untersuchungen der physiologischen Funktionen der Peripherie der Netzhaut. Arch. Anat. usw. **1881**, 441. — BYRNE, F. E.: A new scotometer. Brit. J. physiol. Opt. **6**, 142, (1932).

CALDERARO: Contributo allo studio della visione indiretta. Clin. ocul. (It.) **12** (1913). — CALHOUN, F. PH.: An electric color finder to be used in mapping out the visual field and blind spot. Trans. amer. Acad. Ophthalm. a. Ot., Omaha 323 (1915). — CAMPOS: Remarques sur la détermination du champ visuel binoculaire à l'aide des couleurs chez les strabiques. Ann. Ocul. (Fr.) **150**, 199 (1913). — CANTONNET: La région papillo-maculaire et la périmétrie des couleurs dans le décollement rétinien. Arch. Ophtalm. (Fr.) **26**, 693 (1906). — CARTER, B.: Ein neues Perimeter. Klin. Mbl. Augenhk. **10**, 282 (1872). — Two perimeters. Trans. ophthalm. Soc. U. Kingd. **6**, 506 und Ophthalm. Rev. **5**, 118 (1886). — CHARLES: Demonstration of the stereoscopic scotoma charts of HAITZ. (Ophthalm. Sect. St. Louis med. Soc.) Ophthalm. Rec. **1908**, 260. — A convenient form of the HAITZ stereoscopic chart for the investigation of scotoma. Amer. J. Ophthalm. **30**, 69 (1913). — CHARPENTIER, A.: Nouvel instrument pour l'exploration de la sensibilité rétinienne. Gaz. méd. 1877, 126. — Perception des couleurs à la périphérie de la rétine. Arch. Ophtalm. (Fr.) **3**, 12 (1883). — Nouveaux faits sur la sensibilité lumineuse. Arch. Ophtalm. (Fr.) **7**, 13 (1887). — CHODIN, A.: Über die Empfindlichkeit für Farben in der Peripherie der Netzhaut. Graefes Arch. **23/3**, 177 (1877). — CLAIRBORNE, J. H.: A ball-capped wand for the rapid examination of the visual field. Refractionist. Boston **1**, 19 (1894). — COMBERG, W.: Zur Untersuchung des peripheren Gesichtsfeldes **65**, 409 (1920). — Einrichtung des MCHARDYschen Perimeters zur Aufnahme des Totalgesichtsfeldes **73**, 327 (1924). — COWAN, A.: A suggestion for a new perimetric chart. Amer. J. Ophthalm. **3**, 49 u. **4**, 28 (1920). — COWAN, A. a. M. E. MARCOVE: A method of mapping scotomata with tangent screen by binocular fixation. Amer. J. Ophthalm. **12**, 656 (1929). — CRAMPTON: An electric perimeter. Ophthalm. Rec. (Am.) **22**, 163 (1913). — CRITCHETT, A.: Chart for measuring the field of vision, Brit. med. J. **9** (1881). — CRUISE: A scotometer for testing defects of colour vision in the central field. Trans. opthalm. Soc. U. Kingd. **32**, 185 und Ophthalm. Rev. (Am.) **31**, 125 (1912).

DANA, C. L.: A portable perimeter Med. J. a. Rec. (Am.) **9**, 495 (1894). — DAVIDSON, MORRIS: Application of the bar-reader to campimetry, stereocampimetry and other purposes. Amer. J. Ophthalm. **11**, 966 (1928). — DAVIS: Recent improvement in perimetry. Ophthalm. Rec. (Am.) **16**, 180, 210 (1906). — DEEREN: Quelques critiques sur les périmètres. Rec. Ophthalm. (Am.) **12**, 475, 519 (1889). — Contribution à l'étude du champ visuel périphérique. Rec. Ophthalm. **12**, 344 (1889). — DEICHLER, K. W.: The „triple light" as a practical method of perimetric illumination. Amer. J. Ophthalm. **11**, 803 (1928). — DEKKING, H. M.: BJERRUM-Lämpchen. Ndld. Tschr. Geneesk. **1932**, 5503. — DENNET: DYERS perimeter. Amer. J. Ophthalm. **3**, 359 (1886). — DENNIS, D. N.: An attachment for taking light fields. Arch. Ophthalm. (Am.) **43**, 624 (1914). — DIMMICK, F. L.: A simple campimeter. Amer. J. Psychol. **45**, 148 (1933). — DOBROWOLSKY, W.: Über den Abstand der Fovea centralis von dem Zentrum des blinden Fleckes in Augen von verschiedener Refraktion. Kl. Mbl. Augenhk. **9**, 437 (1871). — Zur Lehre von der Größe des Gesichtsfeldes. Kl. Mbl.

Augenhk. 10, 159 (1872). — Über die Empfindlichkeit des Auges gegen die Lichtintensität der Farben (Farbensinn) im Zentrum und an der Peripherie der Netzhaut. Pflügers Arch. 12, 441 (1876). — DOBROWOLSKY W. u. A. GAINE: Über die Lichtempfindlichkeit (Lichtsinn) an der Peripherie der Netzhaut. Pflügers Arch. 12, 437, 1876. — DONDERS, F. C.: Die Grenzen des Gesichtsfeldes in Beziehung zu denen der Netzhaut. Graefes Arch. 23/2, 255 (1877). — DOR: Beiträge zur Elektrotherapie der Augenkrankheiten. Graefes Arch. 29, 320 (1873). — DOWNEY, J. W.: A self registrating campimeter and scotometer. Amer. J. Ophthalm. 6, 281 (1923). — DOYNE, P. G.: Some observations with the scotometer. Trans. ophthalm. Soc. U. Kingd. 41, 281 (1921). — DUANE, A.: A tangent plane for accurately mapping scotomata and the field of fixations and single-vision and for indicating the precise position of double images in paralysis. Ophthalm. Rec. (Am.) 16, 497. Trans. amer. ophthalm. Soc. 42, 67, (1906). — Mapping of scotoma. Arch. Ophthalm. (Am.) 44, 487 (1906). — A tangent curtain. Arch. Ophthalm. (Am.) 43, 591, 1914. — DYER, E.: A new perimeter. Trans. amer. ophthalm. Soc. 21, 686 (1885). — The hemispherical wire perimeter. Ophthalm. Rev. (Am.) 5, 273 (1886).

EBBECKE, U.: Der farbenblinde und schwachsichtige Saum des blinden Fleckes. Pflügers Arch. 185, 173 (1920). — ELLIOT, R. H.: Perimeters and perimetric observations. Trans. Ophthalm. Soc. U. Kingd. 33, 185 (1918). — A treatise on Glaucoma, 2nd Ed., 257 S. London: Henry Frowde and Hodder & Stoughton 1922. — EMMERSON, J. B.: A new instrument of testing the field of vision. Med. Rev. a. Rec. (Am.) 23, 251 (1883). — A new instrument for testing the field of vision. Post-Graduate med. J. 46 (1889). — EMMERT: Die Größe des Gesichtsfeldes in Beziehung zur Akkommodation. Arch. Augenhk. 11, 303 (1882). — Wie verhält sich die bei Astigmatismus durch das Ophthalmometer gefundene Axenstellung, welche der Astigmatiker den korrigierenden Cylindergläsern bei Selbsteinstellung gibt? Ber. Intern. ophthalm. Kongr. in Luzern 77 (1904). — Zur Gradeinteilung der Ophthalmometer und Perimeter. Betrachtungen zu den Beschlüssen des Neapeler Kongresses. Arch. Augenhk. 67, 327 (1910). — Zur Bezeichnung der Gesichtsfeldmeridiane. Klin. Mbl. Augenhk. 49/2, 511 (1911). — ENGELKING, E.: Perimetrie mit „physiologischen" (peripheriegleichen und invariablen) Farbenobjekten. Vers. ophthalm. Ges. Heidelberg 42, 127 (1920). — Über den methodischen Wert physiologischer Perimeterobjekte. Erfahrungen mit peripheriegleichen, invariablen Farben bei den angeborenen und erworbenen Störungen des Farben- und Lichtsinnes. Graefes Arch. 104, 75 (1921). — ENGELKING, E. u. ECKSTEIN: Peripheriegleiche und invariable Perimetrieobjekte zur Vereinfachung und Verbesserung der Farbenperimetrie. Freiburg i. Br.: Speyer & Koerner 1920. — Physiologische Bestimmung von Musterfarben für die klinische Perimetrie. Klin. Mbl. Augenhk. 64, 88 (1920). — Neue Farbenobjekte für die klinische Perimetrie. Klin. Mbl. Augenhk. 64, 664 (1920). — EPINATJEW: Perimetrischer Indikator von einfacher Konstruktion. Westn. Ophthalm. (Russ.) 16, 571 (1899). — EPPENSTEIN: Zur Untersuchung des Gesichtsfeldzentrums und des blinden Fleckes mittels des „Universalprismenapparates". Klin. Mbl. Augenhk. 60, 620 (1918). — EPSTEIN, S.: Über ein neues Perimeter. Z. Instrumentenkd. 1885, 400. — EVANS, J. N.: The field of vision. Ophthalmoscope 698, 776, 839 (1911). — The field of vision. Ophthalmoscope 10, 23, 76 (1912). — The campimeter recording and plotting chart. Amer. J. Ophthalm. 7, 691 (1924). — A standardized test object for visual field studies electric illumination. Amer. J. Ophthalm. 7, 854, 1924. — A prism scotometer. Amer. J. Ophthalm. 8, 60 (1925). — Reflection illuminator for perimetric studies of bedridden patients. Amer. J. Ophthalm. 11, 444 (1928). — The construction of a campimeter. Amer. J. Ophthalm. 14, 625 (1931). — Perimeter spot light object. Arch. Ophthalm. (Am.) 7, 614 (1932). — EXNER, S.: Über die Funktionsweise der Netzhautperipherie. Graefes Arch. 32, 1 (1886). — Bemerkungen über die intermittierenden Netzhautreizungen Pflügers Arch. 3, 214 (1870).

FAVORY, A.: Un nouveau modèle de scotomètre. Bull. Soc. Ophthalm. Par. 1928, Nr. 5, 295. — FELDMAN, J. B.: An improved illuminator and pupillometer. Arch. Ophthalm. (Am.) 9, 974 (1933). — FENTON, R.: Screen celluloid scotometer. Amer. J. Ophthalm. 6, 916 (1923). — FERGUS, F.: The recording of perimetric tracings. Brit. J. Ophthalm. 11, 369 (1927). — FERREE, C. E. a. G. RAND: An optic room and a method of standardizing its illumination. Psychoanal. Rev. (Am.) 19, 364 (1913). — The campperimeter — an illuminated perimeter with campimeter features. Trans. Amer. Ophthalm. Soc. 18, 146 (1920). — A new laboratory and clinic perimeter. J. exper. Psychol. (Am.) 5, 46 (1922). — An illuminated perimeter with campimeter features. Amer. J. Ophthalm. 5, 455 (1922). — Variable factors influence the breadth of the color fields. Amer. J. Ophthalm. 5, 886 (1922). — Some contributions to the science and practice of ophthalmology. Intern. Congr. Ophthalm. Washington 1922, 479. — The effect of variations of the intensity of the illumination of the perimeter arm on the determination of the color fields. Psychol. Rev. (Am.) 29, 457 (1922). — Effect of brightness of preexposure and surrounding field on breadth and shape of the colour field for stimuli of different sizes. Amer. J. Ophthalm. 7, 843, 1924. — FERREE, C. E., G. RAND a. M. M. MONROE: Studies in Perimetry. I. Preliminary work on a diagnostic scale for the form field. Amer. J. Ophthalm. 9, 95 (1926). — FERRI: La perimetria ed i perimetri registratori. Ann. Ottalm. 14, 53 (1885). — FICK, A. u. DU BOIS-REYMOND: Müllers Arch. (Anat.) 1852, 405. — FICK, E.: Studien über Licht- und Farbenempfindungen. Pflügers Arch. 43, 441 (1888). — Über Stäbchen- und Zapfensehschärfe. Graefes Arch. 45, 336 (1898). — FINCHAM, E. F.: A stereo-fixation apparatus for use with BJERRUM Screen. Trans. opt. Soc. Lond. 31, 36 (1930). — FLEISCHER: Über die BJERRUMsche Methode der Gesichtsfelduntersuchung und über ihre Resultate beim Glaukom. Klin. Mbl. Augenhk. 50/2, 50, 103, 306 (1912). — Zur Kampimetrie nach BJERRUM. Klin. Mbl. Augenhk. 60, 269 (1918). — FLOROFF, E. K.: Über die BJERRUMsche Methode der Gesichtsfelduntersuchung bei Glaukom und einigen anderen Augenerkrankungen. Verh. 1. Ärztekongr. d. Wolgagebietes in Kasan. 288 (1923). — Bemerkungen zur Methode der Gesichtsfeldmessung nach BJERRUM. Russ. Ophthalm. J. 3, 335 (1924). — FORKNALL, A. J.: The Seidelscope. Brit. J. Ophthalm. 6, 29 (1932). — FÖRSTER: Ber. 17. Vers. Dtsch. Naturforscher u. Ärzte in Karlsbad 284, 1862. — FÖRSTER, R.: Über Gesichtsfeldmessungen. Ber. Intern. Ophthalm.-Kongr. Paris. Klin. Mbl. Augenhk. 5, 293 (1867). — Das Perimeter. Vers. ophthalm. Ges. Heidelberg in Klin. Mbl. Augenhk. 7, 411 (1869). — Gesichtsfeldmessung bei Anaestesie der Retina. Vers. ophthalm. Ges. Heidelberg 9, 162 (1875) in Klin. Mbl. Augenhk. 13. — Das Kartennetz zur Eintragung des Gesichtsfeldes. Vers. ophthalm. Ges. Heidelberg 15 in Klin. Mbl. Augenhk. 21, 131 (1883). — FOSTER, J.: A scotometer protraction. Proc. Soc. Med. (Lond.) 26, 38, 1932. — A comparator for perimeter and scotometer charts (Nr. II) Proc. Soc. med., Lond. 26, 1035 (1933). — FOSTER, J. G.: A universal perimeter Arch. Ophthalm. (Am.) 12, 910 (1934). — FOUCAULT: Les sensations visuelles élémentaires en dehors de la région centrale de la rétine. Année psychol. 22, 1 (1922). — FREYTAG: Demonstration eines Gesichtsfeldschemas für Peripherie und Zentrum. Vers. ophthalm. Ges. Heidelberg 37, 372 (1911).

GAGZOW, R.: Einige Verbesserungen am Perimeter von HELMBOLD. Klin. Mbl. Augenhk. 36, 184 (1898). — GAHLEN: Entoptischer Befund bei Chorioretinitis. Verh. physiol.-med. Ges. Würzburg 41, 99 (1911). — GALEZOWSKI: Nouveau modèle de périmètre. Rec. Ophthalm. 7, 649 (1884). — Périmètre portatif. Arch. Ophtalm. (Fr.) 5, 181 (1885). — Du planimètre et de l'examen du champ visuel à l'aide de cet instrument. Rec. Ophthalm. 21, 507, 1898. — GAUDENZI: Presentazione d'un doppio perimetro aploscopico. Ann. Ottalm. 27, 597 (1898). — Di un doppio perimetro aploscopico per gli esami della funzione binoculare e delle subalterazioni. Ann. Ottalm. 28, 257 (1899). — GAUDISSART, P.: La périmétrie quantitative. Ann. Ocul (Fr.) 163, 730 (1926). — GAZÉPY: Campimètre portatif. Rec. Ophthalm. 7, 455 (1884). — GELB, A. u. GOLDSTEIN: Psychologische Analysen hirnpathologischer Fälle auf Grund von Untersuchungen Hirnverletzter. VII. Über Gesichtsfeldbefunde bei abnormer Ermüdbarkeit des Auges (sog. Ringskotome). Graefes Arch. 109, 387 (1922). — GELPKE, TH. u. BIHLER: Die operative Behandlung der myopischen Schwachsichtigkeit. Beitr. Augenhk., H. 29 (1897). — GERTZ: Einige Bemerkungen über das zentrale Sehen bei der angeborenen totalen Farbenblindheit und ein Beitrag zur Diagnostik der Zentralskotome. Arch. Augenhk. 70, 202 (1911). — GILES, T. A.: A new perimeter. Arch. Ophtalm. (Am.) 22, 1 (1893). — GILLET DE GRANDMONT: Périmètre enrégistreur et numérateur. Arch. Ophtalm. (Fr.) 5, 181 (1885). — De la nécessité d'une numération commune en péripotométrie. Rec. Ophthalm. 8 (1885). — Périoptométrie et chromatopsie: périmètre et chromatoptomètre. Arch. Ophthalm. (Fr.) 8, 208 (1888). — GOLDBERG: Zur Herstellung neutral grauer Keile und verlaufender Filter für Photometrie. Z. wiss. Photogr. 10 (1911). — GOLDSTEIN, K. u. A. GELB: Das „röhrenförmige Gesichtsfeld" nebst einer Vorrichtung für perimetrische Gesichtsfelduntersuchungen in verschiedener Entfernung. Neur. Zbl. 1918, Nr. 22. — GRADLE, H. S.: The blind spot. Ann. Ophthalm. (Am.) 24, 637 (1915). — Practical perimetry. Illinois med. J. 1, 435 (1922). — The blind spot. J. Michigan med. Soc. 21, 435 (1922). — v. GRAEFE: Über die Untersuchung des Gesichtsfeldes bei amblyopischen Affektionen. Graefes Arch. 2/2, 258 (1855). — Mitteilungen von Krankheitsfällen und Notizen vermischten Inhalts: Fall von Miosis von Dr. FELIX v. WILLEBRAND. Graefes Arch. 1/1, 319 (1855). — Vorträge aus dessen Klinik über Amblyopie und Amaurose, mitgeteilt von Dr. ENGELHARDT. Klin. Mbl. Augenhk. 3, 129 (1865). — GREEFF, R.: Zur Vereinheitlichung der Achsenbezeichnung und der Gesichtsaufnahmen. Klin. Mbl. Augenhk. 81, 851 (1928). — GRIFFIN: Contribution to the physiology of vision. Med. Gaz. Lond. (1838). — GROENOUW, A.: Wo liegt die vordere Grenze des ophthalmoskopisch sichtbaren Augenhintergrundes? Graefes Arch. 35/3, 29 (1889). — Über die Sehschärfe der Netzhautperipherie und eine neue Untersuchungsmethode derselben. Arch. Augenhk. 26, 85, und Habilitationsschr. Breslau 1893. — Beiträge zur Kenntnis der konzentrischen Gesichtsfeldeinengung. Graefes Arch. 15/2, 172, 1894. — Über die beste Form der Gesichtsfeldschemata. Arch. Augenhk. 31, Erg.-H. 75 (1895). — Gesichtsfeldschema mit eingezeichneten Farbengrenzen. Vers. ophthalm. Ges. Heidelberg 36, 304 (1910). — GROS, H.: Un nouveau périmètre. Ann. Ocul. (Fr.) 165, 255 (1928). — GRUNERT: Eine Vorrichtung zur Skotometrie. Vers. ophthalm. Ges. Heidelberg 33, 329 (1905). — GUILLERY, H.: Zur Physiologie des Netzhautzentrums. Pflügers Arch. 66, 401 (1897). — Über die Empfindungskreise der Netzhaut. Pflügers Arch. 68, 120 (1897). — Akkommodation und Gesichtsfeld Arch. Augenhk. 36, 272 (1898). — GUIST, G.: Über ein selbstregistrierendes Magnetperimeter. Z. Augenhk. 55, 209 (1925). — GURFINKEL: Apparat zur Untersuchung des Gesichtsfeldes. Charkower Med. Ges. I (1891). — GUTIERREZ-PONCE: Un scotomètre. Soc. ophthalm. de Paris, Mars 1892.

HAAB, O.: Die wichtigsten Störungen des Gesichtsfeldes. Breslau 1893. — HAITZ, E.: Binokulare Untersuchung des Gesichtsfeldzentrums vermittels des Stereoskops. Klin. Mbl. Augenhk. 42/2, 321 (1904). — Tafeln zur binokularen Untersuchung des Gesichtsfeldzentrums vermittels des Stereoskops. Wiesbaden: Bergmann 1905. — Schemata für das Gesichtsfeldzentrum. Wiesbaden: Bergmann 1910. Schemata für das Gesichtsfeldzentrum. Wiesbaden: Bergmann 1911. — Tafeln zur binokularen Untersuchung des Gesichtsfeldzentrums vermittels des Stereoskops. München: J. F. Bergmann 1923. — HAMMER: Gerät zur Demonstration von Gesichtsfelddefekten. Klin. Mbl. Augenhk. 92, 402 (1934). — HARMAN, N. B.: A direct record scotometer for investigating the central field of vision. Brit. J. Opthalm. 5/4, 175 (1921). — A direct record scotometer. Proc. Soc. Med., Lond., Sect. Ophthalm. 14, 12 (1921). — A detachable arm for converting the stand of the direct record scotometer into a full field portable perimeter. Trans. Ophthalm. Soc. U. Kingd. 41, 326 (1921). — Miscellaneous. An instrument to facilitate the taking of fields of vision where there is a central scotoma: The scotograph. Trans. Ophthalm. Soc. U. Kingd. 48, 241 (1928). — HARTINGER, H.: Neuerungen im Perimeterbau (Projektionsperimeter nach L. MAGGIORE). Vers. ophthalm. Ges. Heidelberg 51, 421 (1936). — Das Zeiß-Projektionsperimeter nach L. MAGGIORE. Z. ophthalm. Opt. 24, 39 (1936). — HAYCRAFT, A.: A delicate method of mapping out blind spot. Lancet August 19th 1911. — HEFFTNER: Objektgröße und Gesichtsfeld. Graefes Arch. 89, 186 (1915). — HEGG, E.: Zur Farbenperimetrie. Graefes Arch. 38/3, 145 (1892). HEINE: Kritik der „HESSschen Bemerkungen" betreffend den Nachweis angeborener zentraler Skotome. Arch. Augenhk. 52, 236 (1905). — Über das zentrale Skotom. Verh. Ges. Dtsch. Naturforscher u. Ärzte, 76 Vers. zu Breslau, Abt. f. Augenhk. 2/2, 326 (1905). — HELMBOLD: Ein Perimeter für den praktischen Arzt. Klin. Mbl. Augenhk. 35, 435 (1897). — v. HELMHOLTZ: Physiologische Optik, 1. Aufl. 1876. — Physiologische Optik. Hamburg u. Leipzig 1896. — HENDERSON, T.: A scotometer. Ophthalmoscope

12, 279 (1914). — HENKER, O.: Über Neuerungen auf dem Gebiete der ophthalmologischen Untersuchungsinstrumente. Z. ophthalm. Opt. 2, 16 (1914). — HERCZOGH, H: Vorrichtungen zur Bestimmung der zentralen Amblyopie. Z. Augenhk. 18, 89 (1907). — HERING: Die Untersuchung einseitiger Störungen des Farbensinnes mittels binokularer Farbengleichungen. Graefes Arch. 36/3, 1, (1890). — HERTEL, E.: Über Perimetrie und Perimeter. Vers. ophthalm. Ges. Heidelberg 44, 45 u. 50 (1924). — HERTZELL: Das Blitzlicht-Perimeter. Berl. klin. Wschr. 1909, 2147. — HESS, C. v.: Über den Farbensinn bei indirektem Sehen. Graefes Arch. 35, 1, Vers. ophthalm. Ges. Heidelberg 20, 24 (1889) (in Klin. Mbl. Augenhk. 27). — Untersuchung eines Falles halbseitiger Farbensinnstörung am linken Auge. Graefes Arch. 36/3, 24, (1890). — Bemerkungen zur Untersuchung auf zentrales Skotom. Arch. Augenhk. 52, 388 (1905). — Untersuchungen über die Methoden der klinischen Perimetrie. Arch. Augenhk. 84, 1, 85, 1 (1919). — Die angeborenen Farbensinnstörungen und das Farbengesichtsfeld. 86, 317 (1920). — HESSBERG: Ein Beitrag zur angeborenen totalen Farbenblindheit. Klin. Mbl. Augenhk. 47, 129 (1909). — HEYMANN, F. M.: Demonstration eines Instrumentes zur Gesichtsfeldmessung. Vers. ophthalm. Ges. Heidelberg 1868, 415. — HILBERT, R.: Darstellung der Gesichtsfeldgrenzen. Arch. Augenhk. 12, 436 (1883). — Ortsbestimmungen derjenigen Zone der Retina, in welcher lichtschwache Objekte am deutlichsten wahrgenommen werden. Fschr. Med. 1884, Nr. 796. — HIPPEL, E. v.: Ein von Dr. LUNTZ konstruierter Apparat zur genauen Messung der makularen Aussparung und kleinster parazentraler Skotome. Vers. ophthalm. Ges. Heidelberg 49, 455 (1932). — HIRD, R. B.: Scotometer for measuring central scotoma. Ophthalmoscope 10, 142 (1912). — A hand perimeter. Ophthalmoscope 11, 540 (1913). — HIRSCHBERG, J.: Zur Gesichtsfeldmessung. Arch. Augenhk. 4/2, 268 (1875). — Zur Gesichtsfeldmessung. Zbl. prakt. Augenhk. 4 (1880). — HIRSCHBERGER: Binokulares Gesichtsfeld Schielender. Münch. med. Wschr. 1890, 61. — HOEVE, J. v. d.: Die Größe des blinden Fleckes und seine Entfernung vom Fixationspunkte in emmetropischen Augen. Arch. Augenhk. 70, 155 (1911). — Die Bedeutung des Gesichtsfeldes für die Kenntnis des Verlaufes und der Endigung der Sehnervenfasern in der Netzhaut. Antwort an Prof. Dr. IGERSHEIMER. Graefes Arch. 102, 184 (1920). — HOLDEN, W. A.: On the test of the light sens of the periphery of the retina for diagnostic purposes. Arch. Ophthalm. (Am.) 23, 40 (1894). — HOLLOWAY, T. B.: Exhibition of a BJERRUM stick. Amer. Ophthalm. Soc. 12, 966 (1909). — HOLLOWAY, T. B. a. A. COWAN: An adjustable tangent screen with artificial day light examination. Trans. amer. Ophthalm. Soc. 25, 333 (1927). — HOLTH, S.: Paavisning of central Farvescotom. Hosp. tid. (Dän.) 1907, 845. — Om paavisning af central farvescotom. Norsk Mag. Laegevidensk. (Norw.) 1908, 460. — Apparatus for early detection of central colour scotoma. Norsk Mag. Laegevidensk. (Norw.) Mai 1908. — Das Kordenperimeter. Ein billiges Tascheninstrument für gute Gesichtsfelduntersuchungen. Klin. Mbl. Augenhk. 53, 197 (1914). — A new perimeter. Ophthalmoscope, 13, 14 (1915). — Meine Drei-Objekt-Probe für zentrale Farbenskotome — auch bei Rotgrünblinden und anderen Farbensinnabnormen. Klin. Mbl. Augenhk. 67, 166 (1921). — An indelible, „3-object" comparative test for central colour scotomata also in cases of congenital colour abnormalities. Brit. J. Ophthalm. 12, 309 (1928). — HOLTH et SOEDERLINDH: Du diagnostic des scotomes centraux pour les couleurs à l'aide de trois objets identiques simultanés. Ann. Ocul. (Fr.) 140, 169 (1908). — HOOR: Mein neues leuchtendes Perimeter. Budap. orv. Ujság 1903, Nr. 1. — HOUDIN, R.: C. r. Congr. pér. internat. d'ophthalm. Congr. de Paris 1868, 70. — HUDSON, A. C.: Light spot perimeter. Proc. Soc. Med. Lond. 9, Sect. Ophthalm. 14 VI, 1916. — Proc. Soc. Med., Lond., Sect. Ophthalm. 1917. — Large perimeter with excentric system of registration. Trans. ophthalm. Soc. U. Kingd. 33, 216, 1918. — Description of new perimeter. Proc. Soc. Med. (Lond.) 14, Sect. Ophthalm. 28 (1921). — HUECK: Von den Grenzen des Sehvermögens. Müllers Arch. Anat. 1843, 94. — HUMMELSHEIM, E.: Die Bedeutung der Objektgröße für die Ausdehnung der Gesichtsfeldgrenzen. Klin. Mbl. Augenhk. 40, 372 (1902). — Ein Vorschlag zur Einigung über die Meridianbezeichnung bei der Astigmatismus- und Gesichtsfeldaufnahme. Ber. 10. Internat. ophthalm. Kongr. Luzern 3 (1904).

IGERSHEIMER, J.: Ein neuer Weg zur Erkenntnis krankhafter Vorgänge im Sehnerven. Vers. ophthalm. Ges. Heidelberg 40, 343 (1915). — Zur Pathologie der Sehbahn. Graefes Arch. 96, 1 (1918). — INGHAM, S. D. a. TH. C. LYSTER: Abnormalities of the visual fields. J. Amer. med. Assoc. 82, 17 (1924). — INOUYE, T.: Die Sehstörungen bei Schußverletzungen der corticalen Sehsphäre. Leipzig: Engelmann 1909. — ISAKOWITZ, J.: Zur Lokalisationsperimetrie. Klin. Mbl. Augenhk. 92, 107 (1924).

JAMES: A new portable perimeter. Lancet 1903, Nr. 1. — JEAFFRESON: A new perimeter. Brit. med. J. 1873. — JOCQS: Modification dans l'emploi du périmètre de FOERSTER. Ann. Ocul. (Fr.) 103, 250 (1890). — JOHNSON, LINDSAY: A new electric perimeter. Trans. ophthalm. Soc. U. Kingd., Ophthalm. Rev. 25, 51 (1906). — An electric perimeter based on Mr. TUESKY SMITHs instrument. Trans. ophthalm. Soc. U. Kingd. 26, 214 (1906). — JOSEPH: Recherche et mensuration des scotomes centraux par la méthode stéréoscopique au moyen du stéréoscope dièdre de Pigeon. Clin. Ophthalm. 13, 344 (1907). — Recherche et mensuration des scotomes centraux. Procédé nouveau de la méthode stéréoscopique par l'emploi du stéréoscope dièdre de Pigeon. Arch. Ophthalm. (Fr.) 28, 98 (1908). — JULER, F. A.: Modification of ELLIOT's scotometer. Proc. Soc. Med. 18, 3, Sect. Ophthalm. 1924.

KASASS, I. u. G. SCHAFFRAN: Die periphere Neuritis optica in der Frühperiode der Syphilis. Arch. Oftalm. (Russ.) 1, 369 (1926). — KATURA NAOYOSI: Untersuchungen über das statische sowie dynamische Gesichtsfeld und das Blickfeld. I. Mitt. über das eigne Perimeter und den Meßapparat der Höhendimensionen der Augenumgebung. Acta Soc. Ophthalm. Jap. 38, 421 (1934). — KATZ: Apparat zur numerischen Bestimmung der zentralen und peripheren Lichtempfindlichkeit des Auges (Lichtsinn-Perimeter). Z. prakt. Augenhk. 17, 73 (1893). — Ein Perimeter zur Prüfung der Empfindlichkeit des Auges für sukzessive Lichtkontraste des nervösen Sehapparates. Wratsch 20, 898 (1899). — KESTENBAUM, D. A.: Zur Perimetrie. Vers. ophthalm. Ges. Heidelberg 44, 37 (1924). — KIRSCHMANN: Über die Helligkeitsempfindung im indirekten Sehen. Philos. Stud. (Wundt) 5, 447 (1889). — KLECZKOWSKI, T.: Verwendung von schief zur Augenachse gestellten Flächen zur Untersuchung der peripheren Teile des Gesichtsfeldes. Przegl. lek. (Pol.) 1919, Nr. 3. — KLEIN, M.: Localization on the fundus: contributions on meridian faults; a new localizing perimeter. Brit. J. Ophthalm. 17, 145 (1933) — KLEINSASSER: Physiologische Ringskotome. Z. Augenhk. 47, 268 (1922). — KLIEN: Über die psychisch bedingten Einengungen des Gesichtsfeldes. Arch. Psychiatr. (D.) 42, 359 (1907). — KLUG, F.: Über Farbenempfindung beim indirekten Sehen. Graefes Arch. 21/1, 251 (1875). — KNAPP, H.: Über die Meridianbezeichnung bei Brillen- und Sehfeldbestimmung. Arch. Augenhk. 16, 195 (1886). — On the symmetry of our visual apparatus as a dual organ. Plea to modify the customary notation of the ocular meridians. Ophthalm. Rec. 12, 391 (1902). — Noch einmal die Symmetrie unseres Augenpaares zur Medianebene des Körpers im Gegensatz zur Asymmetrie des Einzelauges mit besonderer Berücksichtigung der Meridiane. Internat. ophthalm. Kongr. Luzern 1904, 8. — KOCH, C. C.: Charting the visual field. Amer. J. physiol. Opt. 7, 218 (1926). — KOH, CHOKO: Mein Skotometer. Acta Soc. ophthalm. jap. 27, 399 (1923). — KÖLLNER, H.: Die Störungen des Farbensinnes, ihre klinische Bedeutung und ihre Diagnose. Berlin: S. Karger 1912. — Der blinde Fleck im binokularen Sehfelde. Arch. Augenhk. 71, 306 (1912). — Das gesetzmäßige Verhalten der Richtungslokalisation im peripheren Sehen nebst Bemerkungen über die klinische Bedeutung ihrer Prüfung. Pflügers Arch. 184, 134 (1920). — Ein neues Gesetz der Richtungslokalisation und seine Bedeutung für die Frage der Angewöhnung an das Sehen Einäugiger. Vers. ophthalm. Ges. Heidelberg 42, 142 (1920). — Die klinische Prüfung der Richtungslokalisation im peripheren Sehen, ihre Ergebnisse bei Einäugigen, sowie über die philogenetische Bedeutung des Lokalisationsgesetzes. Arch. Augenhk. 88, 117 (1921). — KÖNIG, A.: Beobachtungen über Gesichtsfeldeinengungen nach dem FÖRSTERschen Typus. Arch. Augenhk. 22, 264 (1891). — Über den menschlichen Sehpurpur und seine Bedeutung für das Sehen. S.ber. Berl. Akad. Wiss. 1894. — KÖNIGSHOFER: Das Distinktionsvermögen der peripheren Teile der Netzhaut. Inaug.-Diss. Erlangen 1875. — Komitee-Ber. Internat. Kongr. Neapel: Einheitliche Meridianbezeichnung bei Astigmatismus. Klin. Mbl. Augenhk. 47/1,

451 (1909). — KRIES, J. v.: Über die Abhängigkeit zentraler und peripherer Sehschärfe von der Lichtstärke. Zbl. Physiol. 8, 694 (1894). — Über die absolute Empfindlichkeit der verschiedenen Netzhautteile im dunkeladaptierten Auge. Klin. Mbl. Augenhk. 35, 327 (1897). — In Nagels Handb. d. Physiol. des Menschen, 3. Bd. Braunschweig: Vieweg & Sohn 1905. — KRONER: Über die Gesichtsfeldermüdung. Z. klin. Med. 54/3, 4 u. Inaug.-Diss. Berlin 1904. — KRUSIUS: Klinische Beiträge zur Frage des topischen Wertes des hemianopischen Prismenphänomens und der Hemikinesie bei hemianopischen Störungen. Arch. Augenhk. 65, 383 (1910). — KRZEMICKI, L.: Messung der Gesichtswinkel am Kampimeter. Klinika oczna (Pol.) 12, 65 (1934). — KÜMMELL: Nachweis von Skotomen. Vers. nordwestl. Augenärzte Rostock, 2. März 1922. Klin. Mbl. Augenhk. 68, 389 (1922). — Zum Nachweis von Skotomen. Z. Augenhk. 48, 443 (1922).

LAMPEL: Tabellen über die Außenseiten des Gesichtsfeldes für weiße und farbige Objekte. Inaug.-Diss. Leipzig 1906. — LANDOLT, E.: Il perimetro e la sua applicazione. Ann. Ottalm. 1, 1 (1871). — Die direkte Entfernung zwischen Macula lutea und Nervus opticus. Med. Zbl. 45 (1871). — La distanza tra la macula lutea ed il centro della papilla. Ann. Ottalm. 1 (1871). — Farbenperception der Netzhautperipherie. Vers. ophthalm. Ges. Heidelberg 7, 376 (1873). — Traité complet d'ophthalmologie de DE WECKER et LANDOLT, S. 606. Paris 1878. — Gr.-S. Handb., 2. Aufl. Bd. 2, 4 (1904). — LANDOLT, M.: Beobachtungen über die Wahrnehmbarkeit des blinden Fleckes. Arch. Augenhk. 15, 108 (1906). — LANG, B.: Scotometry. Proc. Soc. Med., Lond. 14, 45 u. Brit. J. Ophthalm. 5, 157 (1921). — A new form of scotometer. Proc. Soc. Med., Lond. 14, Sect. Ophthalm. (1921). — The unobstructed field in perimetry. Trans. ophthalm. Soc. U. Kingd. 43, 330 (1923). — LANGDON: Scotometer. Ophthalm. Rec. 21, 376 (1912). — LANGER: Über Gesichtsfeldeinschränkungen nach dem FÖRSTERschen bzw. WILBRANDschen Typus. DEUTSCHMANNS Beitr. z. Augenhk. H. 68. Inaug.-Diss. Breslau 1907. — DE LAPERSONNE: Un nouveau périmètre pratique. Ann. Ocul. (Fr.) 103, 29 (1890). — LAUBER, H.: Ein Normalperimeter als Grundlage zur Vereinheitlichung der Gesichtsfeldaufnahmen. Z. Augenhk. 57, 481 (1925). — Ein Normalperimeter und die Grundlagen zur Vereinheitlichung der Gesichtsfeldaufnahmen. Vers. ophthalm. Ges. Heidelberg 45, 80 (1925). — Über Perimetrie. Z. Augenhk. 60, 216 (1926). — Zur Methodik der Gesichtsfelduntersuchung bei herabgesetzter Beleuchtung. Russ. Ophthalm. J. 8, 166 (1928). — Raumsparende Anbringung des BJERRUMschen Vorhanges und Verbesserung des ELLIOTschen Skotometers. Kl. Mbl. Augenhk. 83, 310 (1929). — Ein Lichtpunktwerfer für Perimetrie und Campimetrie. Vers. ophthalm. Ges. Heidelberg 49, 487 (1932). — Ein Lichtpunktwerfer für Perimetrie und Kampimetrie. Z. Augenhk. 81, 299 (1933). — Die Technik der Untersuchung des extramacularen Sehens. Abderhaldens Handb. d. biol. Arbeitsmethoden, Abt. V, T. 6, Nr. 5, 6, 7 (1927). — LAVAGNA: Perimetro del Prof. LANDOLT modificato. Congr. 14 dell' assoc. oftalm. ital. A. Ottalm. Suppl. 21, Fasc. 4, 36 (1895). — LEBER, TH.: Über das Vorkommen von Anomalien des Farbensinnes bei Krankheiten des Auges, nebst Bemerkungen über einige Formen von Amblyopie. Graefes Arch. 15/3, 26 (1869). — LEWIS, A.: A modification of the perimeter, with electric transillumination of the mires. Ophthalm. Rec. 13, 111 (1903). — LEWKOWITSCH, H.: An improved perimeter and screen for examining the field of vision. Brit. J. Ophthalm. 5, 166 (1921). — LIÉVIN, H.: Über die Größe und Begrenzung des normalen Gesichtsfeldes. Inaug.-Diss. Königsberg 1877. — LISTING, J. B.: Ber. Kgl. Sächs. Ges. Wiss. 1852, 149. — LLOYD, R. J.: The stereoscopic campimeter slate. Ophthalm. Rec. (Am.) 1917, 391. — The stereoscopic campimeter slate. N. Y. med. J. 112, 944 (1920). — Measuring the deviation of a strabismic eye on a stereoscopic campimeter. Amer. J. Ophthalm. 6, 839 (1923). — Visual field studies. N. Y. 1926. — Evolution of perimetry. Arch. Ophthalm. (Am.) 15, 713 (1936). — LO CASCIO, G.: Influenza della posizione della papilla del nervo ottico rispetto all'asse ottico dell' occhio sulla forma della proiezione perimetrica. Ann. Ottalm. 50, 607 (1922). — LOHMANN: Über die lokalen Unterschiede der Verschmelzungsfrequenz auf der Retina und ihr abweichendes Verhalten bei der Amblyopia congenita. Graefes Arch. 68, 395 (1908). — LOPEZ: Formule du champ visuel. Rec. Ophthalm. 354 (1907). — LOPEZ-LACARRÈRE: Ein einfaches registrierendes Photokampimeter. Klin. Mbl. Augenhk.

86, 133 (1931). — Registrierendes Photokampimeter. Arch. Oftalm. Hisp. A. 31, 223 (1931). — LOWERY, H. A., H. FLIM a. E. W. RICHARDSON: A comparative study in perimetry. Brit. J. physiol. Opt. 9, 1 (1935). — LUNDBERG, A.: Nouvel oculaire de fixation pour la détermination du champ visuel en cas de scotome central unilatéral. Acta Ophthalm. (Dän.) 16, 116 (1938). — LYLE, D.: A stereoscopic fixation attachment for the perimeter. Arch. Ophthalm. (Am.) 9, 817 (1933).

MABILLON: Mise au point de la question de l'utilité du relevé des champs visuels colorés pour le diagnostic et le prognostic de certains troubles nerveux consécutifs au traumatisme. J. Méd. Brux. 29 Oct. 1903. — MACKAY, E.: A hand campimeter for the confrontation test. Brit. J. Ophthalm. 16, 150 (1932). — MADDOX, E. E.: An improved hat-pin for visual field. Ophthalm. Rec. 24, 304 (1915). — MAGGIORE, L.: Sulla perimetria a mire spettrali di tono, intensità, saturazione e grandezza variabili (Contributo allo studio della sensibilità cromatica della retina). Ann. Ottalm. 52, 247 (1924). — MAKLAKOFF: Le périmètre de précision. Rec. Ophthalm. 7, 1884. — MARKS, E. O.: A recording scotometer. Brit. J. Ophthalm. 5, 170 (1921). — A recording scotometer. Optician 63, 123 (1922). — MARLOW, S. B.: Observations on the normal blind spot. N. Y. J. Med. 23, 369 (1923). — MARX, E.: Enkele Opmerkinger over de bepaling van den Grenzen van het gezechtsfeld. Ndl. Tschr. Geneesk. 1918, 2. Hälfte, Nr. 11. — A few notes regarding the determination of the limits of the visual field. Brit. J. Ophthalm. 4, 459 (1920). — MASSELON: Fragments d'Ophthalmologie. Ann. Ocul. (Fr.) 73, 118 (1875). — MATTHIESSEN, L.: Über die geometrische Gestalt der theoretischen Retina des periskopischen schematischen Auges. Graefes Arch. 25/4, 272 (1879). — MAUTHNER, L.: Vorlesungen über die optischen Fehler des Auges. Wien 1876. — Die Funktionsprüfungen des Auges. Wiesbaden 1879. — MAYER, L. L.: Light stimuli of minimal measured duration as means of perimetry. Brit. J. Ophthalm. 14, 541 (1935). — MAYER, L. L. a. I. C. SHERMAN: A method of flicker perimetry. Amer. J. Ophthalm. 21, 390 (1938). — MAYERHAUSEN, G.: Ein neues selbstregistrierendes Perimeter. Arch. Augenhk. 13, 207 (1884). — Verbesserungen an meinem selbstregistrierenden Perimeter. Arch. Augenhk. 15, 306 (1885). — MACCOY, L. L.: Appliances used in ophthalmic surgery. West. J. Surg. (Am.) 40, 415 (1932). — MACHARDY: A new selfregistering perimeter. Ophthalm. Rev. 1 (1882). — MCLEAN, A. J.: Practical perimetry: Construction and operation of the tangent screen. Canad. med. Assoc. J. 36, 578 (1937). — MCMORTON, H.: Historical and other notes regarding the perimeter and perimetry. Amer. J. Ophthalm. 6, 740 (1923). — Notes regarding the perimeter and perimetry. Optician 66, 233 (1923). — MEISLING: Über Untersuchung des Gesichtsfeldes mit kleinen weißen Objekten besonders bei Glaukom. Inaug.-Diss. Kopenhagen 1899. — Papierproben zum Nachweis der Farbenskotome. Hosp. tid. 67, 37 (1924). — Recherches sur l'examen du champ visuel avec des objects blancs d'angle visuel petit; valeur et examen dans le glaucome Ann. Ocul. (Fr.) 124, 417 (1900). — MELLO: Note sur un nouvel instrument destiné à la mesuration du champ visuel et la diplopie. Arch. Ophthalm. (Fr.) 5, 276 (1885). — MENESTRINA, G.: Di un espediente di tecnica di perimetria binoculare per la determinazione del campo visivo negli occhi privi della visione centrale (quando questa sia presenta nell'occhio non in esame). Gi. Ocul. 7, 1 (1926). — MEYER, ED.: Traité pratique des maladies des yeux. Paris 1880. — MICHEL, A.: Modification et simplification du campimètre. Mode d'emploi chez les gens suspects de dissimulation. Confér. intern. des services sanit. et d'Hyg. Bruxelles 1898. — Campimètre en verre. Rev. gén. Opthalm. (Schwz.) 17, 498 (1898). — MOACYR, A.: Muster für die ophthalmologischen Untersuchungen. Rev. Opthalm. S. Paulo 1, 228 (1932). — MÖLLER, H. U.: Über die Adaptation und ihre Messung durch die photometrischen Gläser nach TSCHERNING. Acta ophthalm. (Dän.) 1, 324 (1923). — MÖSER, C.: Das Perimeter und seine Anwendung. Inaug.-Diss. Breslau 1869. — MONDÉJAR: Un nouveau périmètre controlleur. Rev. med. y chir. practic. cas. 15. X. Ann. Ocul. (Fr.) 121, 159 (1898). — MORETTI: Scotometro degli scotomi centrali. Ann. Ottalm. 38, 295 (1919). — MOSSO: Il campo del BJERRUM nella nevrite del fascetto papillomaculare e nella oftalmia simpatica. Ann. Ottalm. 38, 262 (1909).

NAGEL: In Tigersted, Handb. d. physiol. Methodik 3/2. Leipzig: Hirzel 1909. — L'étalonnage des couleurs et le choix des échantillons colorés (Musterfarben). Ann.

d'Oc. **143**, 477, 1916. — NAKAMURA: Use of perimeter of Nizuo. Act. Soc. ophthalm. jap., April 1915. — NEUSCHÜLER: Ein Perimeter für das Dunkelzimmer. Sitzgber. Berl. Opthalm. Ges. Zbl. prakt. Augenhk. **23**, 240 (1899). — NIEDEN, A.: Gesichtsfeldumrisse zum Gebrauch für gewöhnliche und für selbstregistrierende Perimeter. 1911. — Demonstration des selbstregistrierenden Perimeters von McHARDY. Vers. ophthalm. Ges. Heidelberg 17, 241 (1885) (in Klin. Mbl. Augenhk. **23**) — Demonstration eines Perimeterschemas. Vers. ophthalm. Ges. Heidelberg 18, 100 (1886) (in Klin. Mbl. Augenhk. **24**). — NIEDERHOFF, P.: Das Flimmer-Perimeter, ein Apparat zur genauen Untersuchung des Gesichtsfeldes. Klin. Mbl. Augenhk. **96**, 601 (1936).

OLIVER, A.: A brief summation of the interrelationship of binocular field of vision and combined areas of astigmine. Ann. Ophthalm. (Am.) Jan. (1906). — OLOFF: Über Gesichtsfeldbefund bei psychogenen Erkrankungen. Vers. ophthalm. Ges. Jena **43**, 256 (1922). — ONISHI, Y.: Eine Modifikation von „Stéréoscope dièdre à miroir bisecteur" Pigeons als Binokularperimeter. Act. Soc. ophthalm. jap. **18**, 227 (1914). — OPPENHEIMER: Ein Halter für Perimeterobjekte. Z. ophthalm. Opt. **1**, 17 (1913/14). — OSTWALD: Das absolute System der Farben. Z. physiol. Chem. **91** 179 (1916). — OTTO, F.: Beobachtungen über hochgradige Kurzsichtigkeit und ihre operative Behandlung. Forts. Graefes Arch. **43/3**, 543 (1896). — OVIO: Sul campo visivo. Osservazioni di fisiologia oculare. Ann. Ottalm. **11**, 181 (1903). — Osservazioni sulla regione cieca di MARIOTTE. Ann. Ottalm. **36**, 3, (1907). — OZULAY, L.: Campimètre de poche. Progr. méd. (Fr.) **46**, 428 (1888).

PARISOTTI: Presentazione di un auto-perimetro registratore. Ann. di Ottalm. **28**, 113 (1898). — Nouveau périmètre enrégistreur. Ann. Ocul. (Fr.) **122**, 130 u. Rec. Ophthalm. **22**, 385 (1899). — Conversazioni sulla perimetria. Nuovo perimetro registratore. Boll. Reale Acc. med. Roma **25**, 91 (1899). — PASCAL, J. T.: Fixationsvorrichtung für Perimetrie. Z. Augenhk. **75**, 105 (1931). — PASSOW: Demonstration einer in der Lichtstärke exakt abstufbaren Apparatur zur Campimetrie im Dunkelraum. Vers. opthalm. Ges. Heidelberg **49**, 482 (1932). — PAUL, L.: Beiträge zur Lokalisationsophthalmoskopie, I. Klin. Mbl. Augenhk. **89**, 730 (1932). — Gesichtsfeld und Augenhintergrundschema. Einzeichnung und Ausmessung von Lokalisationsbefunden des Augenhintergrundes. Klin. Mbl. Augenhk. **89**, 534 (1932). — PAVIA, L.: Ein neuer Apparat zur fehlerlosen Gesichtsfeldbestimmung. Rev. Asoc. méd. argent. **46**, 1888 (1932). — PEARSON, J.: Illuminated scotometer capable of beeing used for railway color test. Ophthalmoscope. **12**, 408 (1914). — PEDRAZZOLI: Nuovo perimetro. Ann. Ottalm. **17**, 217 (1888). — Perimetria. Atti Congr. Med. intern. Roma **6**, 113 (1895). — PES: Presentazione di un nuovo modello di perimetro con movimenti a cursore di manovella Ann. Ottalm. **31**, 731 (1902). — PETER, L. C.: A new hand campimeter. Trans. amer. Acad. Ophthalm. a. Ot., Omaha 316 u. Ophthalm. Rec. (Am.) **24**, 331 (1915). — A form of color test object for perimetric work. Arch. Ophthalm. (Am.) **44**, 416 (1915). — Artificial daylight illumination for perimetric study and general office use. Trans. Amer. Acad. Ophthalm. a. Ot., Omaha 1917, 119. — Uniformity in the essentials of perimetry. Amer. J. Ophthalm. **3**, 584 (1920). — Newer methods in perimetry and the character of studies for which they are especcially adapted. Brit. J. Ophthalm. **4**, 441 (1920). — Standardisation of perimetric technic. Internat. Congr. Ophthalm. Washington 1922, 613. — Anatomic method of recording fields in perimetry. Trans. Amer. ophthalm. Soc. **23**, 144 (1925). — PETERS, A.: Über das Vorkommen und die Bedeutung des sog. Verschiebungstypus des Gesichtsfeldes. Dtsch. Z. Nervenhlk. **5**, 302 (1894). — PIETSCH: Die Ausdehnung des Gesichtsfeldes für weiße und farbige Objekte. Inaug-.Diss. Breslau 1896. — PIPER: Über die Abhängigkeit des Reizwertes leuchtender Objekte von ihrer Flächen- und Winkelgröße. Z. Psychol. usw. **32**, 98 (1903). — PITOU: Un nouveau campimètre. Ann. Ocul. (Fr.) **180**, 37 (1892). — Campopérimètre. Rev. gén. Ophthalm. (Schwz.) **19**, Nr. 9 u. 10 (1900). — PLACZEK: Der FÖRSTERsche Verschiebungstypus, ein objektives Symptom der traumatischen Neurose. Berl. klin. Wschr. 1882, Nr. 35, 36. — PÖTSCHKE, O.: Beiträge zur Diagnostik und Prognostik der Amblyopien durch Gesichtsfeldprüfung. Inaug.-Diss. Berlin 1878. — POLACK: Périmètre-photomètre. Ann. Ocul. (Fr.) **133**, 45 (1905). — POLIGNANI, E.: Il perimetro e le sue applicazione in ottalmiatria. Napoli 1896. — POPPELREUTER: Die psychischen Schädigungen durch Kopfschuß im Kriege. Leipzig 1917. — Posey: Bardsley Scotometer. Ophthalm. Rec. (Am.) **21**, 80 (1912). — Post, jr. M. Hayward: The field of fixation, introducing a new technique. Trans. amer. ophthalm. Soc. **23**, 246 (1925). — Price, N. W.: A simple rapid perimeter. Ophthalm. Rec. (Am.) **26**, 244 (1917). — Purkinje: Beobachtungen und Versuche zur Physiologie der Sinne. Berlin 1825.

Radojewic: Die Erkennbarkeit von Antiqua- und Frakturbuchstaben im indirekten Sehen. Inaug.-Diss. Würzburg 1920. — Rählmann, E.: Über Farbenempfindung in den peripheren Netzhautpartien in bezug auf normale und pathologische Brechungszustände. Inaug.-Diss. Halle 1872. — Über Schwellenwerte der verschiedenen Spektralfarben an verschiedenen Stellen der Netzhaut. Graefes Arch. **20**/1, 232 (1874). — Über Verhältnisse der Farbenempfindung bei indirektem und direktem Sehen. Graefes Arch. **20**/1, 15 (1874). — Randall, B. A.: A new perimeter for measuring the visual field. Med. News Philad. **45**, 419 (1884). — Reber & McCool: Umbrella perimeter. Sec. on Ophthalm. Coll. Physiol. (Am.) Philadelphia. January 1911. — A new perimeter. Ophthalm. Rec. **20**, 192 (1911). — Reich: Material zur Bestimmung der Gesichtsfeldgrenzen und der dynamischen Verhältnisse der musculi recti externi und interni in Augen mit verschiedener Refraktion. Inaug.-Diss. Petersburg 1817. — Reid, Th.: Perimeter. Ophthalm. Rev. (Am.) **5** (1886). — Resnikow, M.: Ein neuer perimetrischer Indikator zur Gesichtsfeldmessung. Wratsch. **19**, 1079 (1898). — Reuss, A. v.: Untersuchungen über die optischen Konstanten ametropischer Augen. Graefes Arch. **23**/3, 183 (1877). — Das Gesichtsfeld bei funktionellen Nervenleiden. Leipzig u. Wien 1902. — Rhoads, J. N.: Functional chromo periodic hemianopsia. Amer. J. Ophthalm. **6**, 392 (1923). — Ricci, E.: Metodi e apparecchi scotometrici. Boll. Ocul. **2**, 603 (1923). — Perimetro microgoniometro a grande raggio. Boll. Ocul. **3**, 729 (1924). — Rochon-Duvigneaud: Une méthode de détermination du champ visuel chez les vertrébrés. Quelques résultats obtenus par cette méthode. Leur conséquences. Ann. Ocul. (Fr.) **159**, 561 (1922). — Rochon-Duvigneaud, A., E. Bourdelle et G. Dubar: Détermination du champ visuel anatomique monoculaire du cheval par la méthode de l'image transsclérale. C. r. hebd. Séances Acad. Sci. **180**, 785 (1925). — Rönne, H.: Über das Gesichtsfeld bei Glaukom. Klin. Mbl. Augenhk. **47**, 12 (1909). — Über das Vorkommen von Nervenfaserdefekten im Gesichtsfelde und besonders über den nasalen Sprung. Arch. Augenhk. **74**, 180 (1913). — Zur Theorie und Technik der Bjerrumschen Gesichtsfelduntersuchung. Arch. Augenhk. **78**, 284 (1915). — Über klinische Perimetrie. Arch. Augenhk. **87**, 137, 1921. — On visual field charts. Acta ophthalm. (Dän.) **2**, 164, 1924. — Rössler, F.: Die Höhenstellung des blinden Fleckes in normalen Augen. Arch. Augenhk. **86**, 55 (1920). — Ein neuer Fixierapparat zur Gesichtsfeldaufname. Vers. ophthalm. Ges. Heidelberg **49**, 489 (1932). — Rupp: Über die Dauer der Nachempfindung auf den seitlichen Teilen der Netzhaut. Inaug.-Diss. Königsberg 1869.

Salomonsohn: Über die sog. pathologische Netzhautermüdung. Berl. klin. Wschr. 1894, Nr. 70. — Salzer, F.: Die vereinfachte Gesichtsfeldaufnahme nach Bjerrum und ihre praktische Bedeutung. Vers. ophthalm. Ges. Heidelberg **44**, 47 (1924). — Überblicksperimetrie. Klin. Mbl. Augenhk. **78**, 6 u. 85 (1927). — Weiteres zur Überblicksperimetrie. Klin. Mbl. Augenhk. **79**, 813 (1927). — Verbesserte Überblicksperimetrie. Verh. 13 Internat. Kongr. Ophthalm. **1**, 25 (1930). — Ergebnisse der Überblicksperimetrie. Klin. Mbl. Augenhk. **85**, Beilageh. 34 (1930). — Sattler, C. H.: Gerät zur objektiven und subjektiven Messung des Schielwinkels, zur graphischen Darstellung des Blickfeldes und zur Gesichtsfelduntersuchung nach Bjerrum. Z. Augenhk. **68**, 469 (1929). — Schadow, G.: Die Lichtempfindlichkeit der peripheren Netzhautteile im Verhältnis zu deren Raum- und Farbensinn. Pflügers Arch. **19**, 439 (1879). — Schäfer, L. K.: Ein Apparat für Demonstration und Versuche über den blinden Fleck. Z. biol. Technik u. Methodik **2**, 39 (1910). — Scheerer, R.: Abänderungen am Handmeßgerät und am Gesichtsfeldblatt zur Ortung von Netzhautablösungen. Klin. Mbl. Augenhk. **94**, 681 (1935). — Schelske, R.: Zur Farbenempfindung. Graefes Arch. **9**/3, 41 (1863). — Zur Farbenempfindung III. Rotblindheit infolge pathologischen Prozesses. Graefes Arch. **11**/1, 171 (1865). — Schenkl, A.: Ein Beitrag zur Sehfeldbestimmung. Prager Vierteljahresschr. 1874, Nr. 123, 77. — Schepens, Ch.: A propos de la périmétrie. Enseignements recueillis dans quelques cliniques londonniennes. Bull. Soc. belge Ophthalm. 78, 73 (1939). — SCHERK: Ein neuer Apparat zur Messung des Gesichtsfeldes. Klin. Mbl. Augenhk. 10, 151 (1872). — SCHIÖTZ, HJ.: Ein selbstregistrierendes Perimeter. Arch. Augenhk. 16, 13 (1885). Et selvregistrerende Perimeter. Norsk Mag. Laegevidensk. (Norw.) 15, 329 (1886). — Ein neues selbstregistrierendes Perimeter. Norsk Mag. Laegevidensk. (Norw,) 1915, 1108. — SCHLEICH, G.: Untersuchungen über die Größe des blinden Fleckes und seine räumlichen Beziehungen zum Fixationspunkt. Mitt. ophthalm. Klin. Tübingen 2/2, 181 (1885). — SCHLÖSSER: Die für die Praxis beste Art der Gesichtsfelduntersuchung, ihre hauptsächlichen Resultate und Aufgaben. VOSSIUS, zwanglose Abh. 3, H. 8 (1901) . — SCHMERL: Eine einfache Perimeterbeleuchtung. Klin. Mbl. Augenhk. 87, 246 (1931). — SCHMIDT-RIMPLER, H.: Zur Simulation konzentrischer Gesichtsfeldeinengungen mit Berücksichtigung der traumatischen Neurosen. Dtsch. med. Wschr. 1892, Nr. 24. — SCHNELLER: Zur Lehre von der Ernährung der Netzhaut. Graefes Arch. 25/3, 1, 1879. — Eine praktische Methode, Sehschärfe und Gesichtsfeld bei herabgesetzter Beleuchtung zu prüfen. Tagesbl. Vers. Dtsch. Naturforscher u. Ärzte. Danzig 1880, 253. — SCHÖN, W.: Über die Grenzen der Farbenempfindungen in pathologischen Fällen. Klin. Mbl. Augenhk. 11, 171 (1873). — Die Lehre vom Gesichtsfeld. Berlin 1874. — SCHÖNBERG, M. J.: Prismoskopische Perimetrie. Eine neue Methode zur Aufzeichnung parazentraler Skotome und anderer Defekte des Gesichtsfeldes. Klin. Mbl. Augenhk. 83, 533 (1929). — SCHRÖTER, P.: Zur Gesichtsfeldmessung. Klin. Mbl. Augenhk. 12, 39 (1874). — SCHWARZ: Die Funktionsprüfung des Auges. Berlin: S. Karger 1904. — SCHWEIGGER, C.: Demonstration eines neuen Perimeters. Berl. klin. Wschr. (1873) 261. — Notiz über die mediane Gesichtsfeldgrenze. Graefes Arch. 25/1, 254 (1879). — Ein handliches Perimeter. Arch. Augenhk. 19, 469 (1888). — Hemiopie und Sehnervenleiden. Graefes Arch. 22/3, 276 (1876). — SEGAL, S.: Über die Lichtempfindlichkeit der Retina und eine einfache Methode zur Bestimmung derselben. RUSSKAJA Med. 1888, Nr. 1 u. 2. — SEIDEL, E.: Beiträge zur Frühdiagnose des Glaukoms. Untersuchungen über das zentrale Gesichtsfeld mit Prüfungsobjekten unter kleinem Gesichtswinkel (BJERRUM). Graefes Arch. 88, 102 (1914). — SENN: Beiträge zu den Funktionsprüfungen der Netzhautperipherie, Lichtsinnperipherie. Mitt. Klin. u. Med. Inst. Schweiz. Basel u. Leipzig u. Inaug.-Diss. Bern 1885. — SERR, H.: Klinische Erfahrungen mit dem neuen Zeiß-Projektionsperimeter (nach MAGGIORE). Vers. ophthalm. Ges. Heidelberg 51, 203 (1936) u. Graefes Arch. 136, 477 (1937). — SHAHAN, W. E.: Normal stereoperimetry. Trans. amer. med. Assoc. Sect. Opthalm. 75 ann. meeting 199 (1924). — SIEMSEN: Über konzentrische Gesichtsfeldeinengung bzw. den Verschiebungstypus unter besonderer Berücksichtigung der Unfallverletzten. Inaug.-Diss. Berlin 1895. — SIMON, R.: Über die Entstehung der sog. Ermüdungseinschränkung des Gesichtsfeldes. Graefes Arch. 40/4, 276 (1894). — SIMPSON, R. K.: A tangent rule as a diagnostic instrument. Amer. J. Ophthalm. 17, 705 (1934). — SINCLAIR, A. H. H.: BJERRUMS method of testing the field of vision, the advantages of the method in clinical work, and its special value in the diagnosis of glaucoma. Trans. ophthalm. Soc. U. Kingd. 25, 384 und Ophthalm. Rev. (Am.) 1905, 189. — The early diagnosis of glaucoma by the screen test. Trans. Edinbgh. med. chir. Soc. 25, 249 (1906). — A collapsible apparatus for testing the field of vision. Ophthalm. Rev. (Am.) 26, 217 (1907). — SKEEL: An improved perimeter. Trans. Amer. Ophthalm. Soc. 36, 196 (1900). — SMITH, E. T.: A simple lighting system for the tangent screen. Trans. amer. ophthalm. Soc. 22, 165 (1924). — SMITH, G. W.: A note in perimetric records. Ophthalm. Rev. (Am.) 4, 266 (1885). — SMITH, PRIESTEY: A new registering perimeter. Trans. ophthalm. Soc. U. Kingd. 3, 294 (1883). — A mode of illuminating the perimeter. Ophthalm. Rev. (Am.) 2, Nr. 21 (1883). — A scotometer for diagnosis of glaucoma and other purposes. Trans. ophthalm. Soc. U. Kingd. 26, 215 u. Ophthalm. Rev. (Am.) 25, 153 (1906). — An improved perimeter. Trans. ophthalm. Soc. U. Kingd. 29, 52 u. Ophthalm. Rev. (Am.) 28, 27 (1909). — SNELLEN, H.: Die Richtung der Hauptmeridiane des astigmatischen Auges. Graefes Arch. 15/2, 199 (1869). — SNELLEN, H. u. E. LANDOLT: Graefe-Saemisch Handbuch der gesamten Augenheilkunde, 1. Aufl., Bd. III. — SNYDAECKER: A useful addition to the test. chart. Arch. Augenhk. 69, 411 (1911). — SPECIALE CIRICIONE, F.: Il senso chromatico ed il suo esame clinico. Ann. di Ottalm. 52,

137 (1924). — SPEKTOR, S. A.: Ein neues Perimeter zur Untersuchung des Gesichtsfeldes mit zwei Objekten und die Vorteile dieser Vorrichtung. Sow. Wjestn. Oftalm. 10, 861 (1937). — v. SPEYR: Vereinheitlichung der Gesichtsfeldmeridiane. Klin. Mbl. Augenhk. 49/2, 247 (1911). — Bezeichnung der Gesichtsfeldmeridiane Klin. Mbl. Augenhk. 49/2, 664 (1911). — STARGARDT: Die Untersuchung des Gesichtsfeldes bei Dunkeladaptation mit besonderer Berücksichtigung der Solutio retinae. Klin. Mbl. Augenhk. 44, 353 (1906). — Die Untersuchung des Gesichtsfeldes bei Dunkeladaptation (Physiol. Ver. in Kiel). Münch. med. Wschr. 1907, 962. — STEVENS, W. L. C.: Description of a registering perimeter Trans. Internat. med. Congr., 7 Sess., London 3, 123 (1882). — STILLING, J.: Notiz über einen neuen Perimeter. Zbl. prakt. Augenhk. 1, 105 (1877). — STOCK, W.: Abwaschbare Perimeterobjekte. Klin. Mbl. Augenhk. 94, 110 (1935). — STOEBER: Du champ visuel simple ou achromatique et de ses anomalies. Arch. Ophtalm. (Fr.) 3 (1883). — SULZER: De la périmètrie des couleurs. Ann. Ocul. (Fr.) 122, 433 (1899). — Über Perimetrie der Farben. Verh. Internat. Kongr. Utrecht. Z. Augenhk. 2, 70, Beilageheft (1899). — SWEET: A new recording perimeter. Ophthalm. Rec. (Am.) 10, 365 (1900). — SZYMAŃSKI, J.: Gesichtsfeldschema zur automatischen Einzeichnung der Empfindlichkeitsgrenzen der Netzhaut für Licht. Klin. oczna (Pol.) 1, 20 (1923).

TAKAHASHI, S.: Demonstration of a new photo-perimeter for measuring the visual field. Acta Soc. ophthalm. jap. 35, 979 (1931). — TAKAHASHI's megalo-photoperimeter. Acta Soc. ophthalm. jap. 36, 1953 (1932). — TERSON: Sur l'utilité de la recherche du champ visuel. Arch. Méd. Toulouse, 15 février 1903. — THORNER: Die Grenze der Sehschärfe. Klin. Mbl. Augenhk. 48, 590 (1910). — TIEDTKE, H.: Eine einfache Registriervorrichtung für die „schwarze Tuchwand" nach BIRCH-HIRSCHFELD. Klin. Mbl. Augenhk. 94, 683 (1935). — TINGLEY, L. P.: An electric pointer. Trans. amer. Acad. Ophthalm. a. Ot., Omaha, 1915, 320. — TOMASSON, A. H.: A simplified tangent screen with suggestions on field taking. Arch. Ophthalm. (Am.) 55, 545 (1926). — TOMLINSON, J. H.: Scotomagraph with stereoscopic fixation. Brit. med. J. 2/2, 985, 1909. — Scotomagraph with stereoscopic fixation. Ophthalm. Rev. (Am.) 29, 90 (1910). — TRAQUAIR, H. M.: The quantitative method in perimetry, with notes on perimetric apparatus. Ophthalm. Rev. (Am.) 33, 65 (1914). — TREITEL, TH.: Über das Verhalten der peripheren und zentralen Farbenperzeption bei Atrophia nervi optici. Inaug.-Diss. Königsberg. — Über den Wert der Gesichtsfeldmessung mit Pigmenten für die Auffassung der Krankheiten des nervösen Sehapparates. Graefes Arch. 25/2, 29 u. 25/3, 1 (1879). — Über den Lichtsinn der Netzhautperipherie. Graefes Arch. 35/1, 50 (1889). — TRONCOSO, U.: A new anatomical notation of the visual field. Brit. J. Ophthalm. 10, 280 (1926). — Über eine neue Methode der Gesichtsfeldaufzeichnung. An. Soc. mex oftalm. y Ot. etc. 6, 59 (1927). — TRUC: Nouveau scotomètre central. Ann. Ocul. (Fr.) 118, 285 (1897).

UHTHOFF, W.: Notiz zur Gesichtsfeldmessung. Klin. Mbl. Augenhk. 19, 404 (1881). — Untersuchungen über den Einfluß des chronischen Alkoholismus usw. Graefes Arch. 33/1, 257 (1887). — USCHAKOFF: Über die Größe des Gesichtsfeldes bei Augen von verschiedener Refraktion. J. Müllers Arch. Anat. 3, 454 (1870).

VELHAGEN, K. jr.: Unser Lokalisationsperimeter. Kl. Mbl. Augenhk. 91, 583 (1933). — VINCENTIIS, G. DE: Slitta perimetrica a scatto con apertura variable modificazione alla slitta del perimetro LANDOLT. Lav. Clin. ocul. R. Univ. Napoli 5, 247 (1898). — Il comportamento della macchia cieca nell'occhio normale e patologico. Ann. Ottalm. 50, 495 (1922). — A proposito di un esame critico sul „Perimetro a raggio variabile". Boll. ocul. 3, 165 (1924). — VISSER: Gezichtsveldbepaling bij eenzigdige z. g. n. aangeboren gezichtszwakte. Mil.geneesk. Tijdschr. (Nd.) 1905. — VOGES: Die Ermüdung des Gesichtsfeldes. Inaug.-Diss. Göttingen 1895. — VOGT: Willkürliche Erzeugung und Beseitigung von vorübergehenden Blendungsskotomen während der Fixation einer grellen Fläche. Arch. Augenhk. 74, 41 (1913). — VOLKMANN, A. W.: Wagners Handwörterb. 3/1, 331 (1846).

WALDECK, E.: Über das Abhängigkeitsverhältnis der Gesichtsfeldgrenzen von der Objektgröße. Inaug.-Diss. Bonn 1902. — WALKER, C. B.: Some new perimetry instruments. J. Amer. med. Assoc. 61, 277 (1913). — New instruments for measuring visual field defects. Arch. Ophthalm. (Am.) 42, 277 (1913). — Observation on the topical diagnostic and psychiatrical value of the WILBRAND test with a new clinical instrument. Trans. amer. Acad. ophthalm. a. Ot., Omaha 19, 37 (1914). — Observations on topical diagnostic and psychiatrical value of the WILBRAND test with a new clinical instrument. Arch. Ophthalm. (Am.). 44, 109 (1915). — A contribution to the study of bitemporal hemianopsia with new instruments and methods for detecting slight changes. Arch. Ophthalm. (Am.) 44, 369 (1915). — Quantitative perimetry: practical devices and errors. Trans. amer. ophthalm. Soc. 15, 166; Arch. Ophthalm. (Am.) 46, 537 (1917). — Neurologic perimetry and a method of imitation daylight with electric illumination. Trans. Sect. Ophthalm. amer. med. Assoc. 1917, 141 u. Ophthalm. Rec. (Am.) 26, 600 (1917). — The value of quantitative perimetry in the study of ethmoidal sphenoidal sinusitis causing visual defects. Bost. med. J. 185, 321 (1912). — The time element in quantitative perimetry. Arch. Surg. (Am.) 18, 1036 (1929). — WALKER jr., CH. E.: A modification of HAITZ charts. Amer. J. Ophthalm. 17, 953 (1934). — WAUGH, D. D.: An improved test object for perimetry. Arch. Ophthalm. (Am.) 22, 450 (1939). — WEBER, E. H.: Wagners Handwörterb. 2, 528 (1846). — Über den Raumsinn und die Empfindungskreise in der Haut und im Auge. Ber. Leipz. Ges. Wiss. 2, 134 (1852). — WECKER, DE: Ein neuer Gesichtsfeldmesser. Klin. Mbl. Augenhk. 5, 275 (1867). — WEISS, L.: Über das Gesichtsfeld der Kurzsichtigen. Leipzig 1898. — WENTWORTH, H. A.: The tangentometer, a new portable instrument for charting tangent srceens at various distances. Arch. Ophthalm. (Am.) 12, 403 (1934). — WERTHEIM: Über die Zahl der Seheinheiten im mittleren Teile der Netzhaut. Graefes Arch. 33/2, 137 (1887). — Über die indirekte Sehschärfe. Z. Psychol. usw. 7, 172 (1894). — WEVE, H.: Eine einfache Art von Campimetrie. Ndld. Tschr. Geneesk. 69/1, 1658 (1925). — WICHERKIEWICZ: Campimètre de poche. Rev. gén. Ophthalm. (Schw.) 14, 241, 289 (1895). — WILBRAND, H.: Die Erholungsausdehnung des Gesichtsfeldes unter normalen und pathologischen Bedingungen. Wiesbaden (1896). — WILBRAND u. SAENGER: Über Sehstörungen bei funktionellen Nervenleiden. Leipzig 1892. — Neurologie des Auges III, 1904. — WILLETS: The prismatic perimeter. Ann. Ophthalm. a. Ot. 5 (1896). — Fixed fallacies in Ophthalmology. Amer. J. Ophthalm. 23, 114 (1906). — WILLIAM a. SINCLAIR: The apparatus for BJERRUM test. Ophthalm. Rev. (Am.) 25, 141 (1906). — WILLIAMS: A new perimeter. Amer. med. Assoc. a. Ophthalm. Rev. (Am.) 17, 365 (1898). — A modified perimeter. Trans. amer. ophthalm. Soc. 31, 567 (1899). — A convenient method to test the visual field for colour without the use of a perimeter, for application in cases suspected of increased intracranial tension. Lancet 181, 500 (1912). — WILSON, F. M.: A portable perimeter with its apology for existence. Trans. amer. ophthalm. Soc. 30, 226 (1894). — WITTICH: Studien über den blinden Fleck. Graefes Arch. 9/1 (1863). — WÖLFFLIN, E.: Elektrischer Beleuchtungsapparat zur Aufnahme des binokularen Gesichtsfeldes. Klin. Mbl. Augenhk. 48 I, 194 (1910). — WOINOW, M.: Über das Sehen mit dem blinden Fleck und seiner Umgebung. Graefes Arch. 15/2, 155 (1869). — WOLFFBERG, L.: Über die Prüfung des Lichtsinnes. Graefes Arch. 31/1, 23 (1885). — Die klinisch wichtigsten Punkte der Perimetrie mit besonderer Berücksichtigung der traumatischen Neurose. Arch. Augenhk. 47, 416 (1903). — Elektrischer Beleuchtungsapparat zur Aufnahme binokularen Gesichtsfeldes. Klin. Mbl. Augenhk. 48/1, 194 (1910). — WUNDT: Grundzüge der physiologischen Psychologie 2. Leipzig: Engelmann 1902.

ZADE: Ringskotome im Telegraphendienst. Z. Augenhk. 43, 681 (1920). — ZAMENHOF, A.: Wie kann man sich selbst ein Kampimeter bauen? Klin. oczna 4, 450 (1936). — ZEEMAN, W. P. C.: Vorrichtungen zu Untersuchungszwecken. Ndld. Tschr. Geneesk. 69/1, 1657 (1925). — Zur Methodik der Gesichtsfelduntersuchung. Arch. Augenhk. 96, 1 (1925). — ZEHENDER, W. v.: Historische Notiz zur Lehre vom Glaukom. Graefes Arch. 10/1, 152 (1864). — HELMBOLDS Perimeter nebst einigen Abänderungsvorschlägen. Graefes Arch. 52, 384 (1901). — ZENTMAYER, W.: The clinical value of perimetry. Ophthalm. Rec. (Am.) 1909, 372. — ZENTMAYER, W., G. S. CRAMPTON a. H. M. LANGDON: Report of committee on standardization of the illuminating of test-cards and perimeters. Trans. Amer. Ophthalm. Soc. 15, 324 (1917). — ZÖPPRITZ, K. u. A. BLUDAU: Leitfaden der Kartenentwurfslehre. Leipzig u. Berlin: Teubner 1912.

Lokalisationsperimetrie.

COLENBRANDER, M. C.: Die Lokalisation der Netzhautrisse. Arch. Augenhk. **126**, 424 (1931). — COMBERG: Handlokalisationsgerät für den Netzhautriß. Vers. ophthalm. Ges. Heidelberg **49**, 452 (1932). — COWAN, A. a. L. F. ANDREWS: Retinal detachment A method of accurately lokalizing tears. Arch. Ophthalm. (Am.) **5**, 760 (1931).

FISCHER, P. P.: Ein neues Lokalisations-Ophthalmoskop. Klin. Mbl. Augenhk. **86**, 388 (1931).

GUIST, G.: Ein Lokalisationsophthalmoskop. Vers. ophthalm. Ges. Heidelberg **48**, 343 (1930).

ISAKOWITZ, J.: Zur Lokalisationsperimetrie. Klin. Mbl. Augenhk. **92**, 107 (1934).

KLEIN, M.: Localization on the Fundus: contributions on meridian faults; a new localizing perimeter. Brit. J. Ophthalm. **17**, 145 (1933).

LEWITZKY, M.: Einige Bemerkungen über die Methoden der Lokalisation pathologischer Veränderungen im Fundus des Auges und ihre Projektion auf die Außenfläche der Sclera. Z. Augenhk. **63**, 163 (1927). — LINDNER, K.: Ein neuer Weg zur Lagebestimmung von Stellen des Augenhintergrundes und seine Verwendung bei der GONINschen Behandlung der Netzhautabhebung. Graefes Arch. **123**, 233 (1929). — LO CASCIO, G.: De la localisation des déchirures rétiniennes dans le décollement de la rétine. Bull. Soc. Ophthalm. Par. **1931**, 457.

PRZBYLSKAJA: Ein Lokalisator oder eine Vorrichtung zur Vereinfachung der Berechnungen beim Projektieren intrakulärer Herde auf die Augenoberfläche. Sov. Wjestn. Oftalm. **3**, 336 (1933).

VELHAGEN jun., K.: Unser Lokalisationsperimeter. Klin. Mbl. Augenhk. **91**, 583 (1933).

V. Die Methodik der Untersuchung des Gesichtsfeldes.

Bei der Aufnahme des Gesichtsfeldes ist die Methodik des Vorgehens von besonderer Bedeutung. Dabei müssen die verschiedenen Faktoren, welche in Betracht kommen, berücksichtigt werden. Es sind dies: die Vorbereitung des zu Untersuchenden, die Wahl der Apparatur, die Beschaffenheit der Fixationsvorrichtung und der Testobjekte, die Art der Führung der letzteren, wobei Richtung und Geschwindigkeit zu berücksichtigen sind, die Anzahl der aufzunehmenden Punkte und Empfindungsqualitäten, die untersucht werden sollen. Der Vorgang der Untersuchung muß von Fall zu Fall dem Zweck angepaßt werden. Man muß sich darüber klar sein, daß die Gesichtsfelduntersuchung ein subjektives Untersuchungsverfahren darstellt, da wir auf die Angaben des Untersuchten angewiesen sind. Um von ihm möglichst unabhängig zu sein und voraussehen zu können, was von ihm zu erwarten ist, soll eine genaue objektive Untersuchung der Augen sowie die Bestimmung der Sehschärfe der Gesichtsfelduntersuchung vorausgehen. Die letztere gibt dem Untersucher sehr wichtige Anhaltspunkte bezüglich mancher zu erwartender Gesichtsfeldausfälle. So findet man oft, daß der Untersuchte auf der Sehprobentafel entweder die links oder die rechts befindlichen Zeichen schwerer unterscheidet oder sie überhaupt nicht zu unterscheiden vermag. Diese längst bekannte Tatsache, die auf das Vorhandensein einer hemianopischen Störung oder eines parazentralen Skotoms hinweist, ist von JUNG (1928) bei bitemporal-hemianopischen Ausfällen beschrieben worden. Auf das Vorhandensein eines parazentralen Skotoms weisen Schwierigkeiten beim Lesen in der Nähe hin. Besondere Sorgfalt soll der ophthalmoskopischen Untersuchung gewidmet werden, zumal der der Maculagegend, da auch geringe Veränderungen wichtige Fingerzeige für die Gesichtsfelduntersuchung liefern können. Auch Medientrübungen sind genau zu beachten. Viel hängt bei der Untersuchung von der Individualität des Untersuchten ab. Wenn

M. Ponzo (1926) zwei Aufmerksamkeitstypen aufstellt, den torpiden mit starker Konzentration auf den Fixierpunkt und mit zu spätem Erfassen des von der Peripherie herankommenden Objekts und den mit der erhöhten Verteilbarkeit der Aufmerksamkeit, wobei die Objekte schon frühzeitig erkannt werden, ferner einen oszillierenden Typus, der zwischen den beiden anderen liegt, so muß hinzugefügt werden, daß alle möglichen Übergänge zwischen den Grundtypen vorkommen. Da die Aufnahme des Gesichtsfeldes die Prüfung der Funktion peripherer und zentraler Netzhautteile in bezug auf verschiedene Qualitäten der Empfindung darstellt, und dazu bestimmt ist, dem Untersucher eine Vorstellung darüber zu verschaffen, in welchem Funktionszustand sich die gesamte Netzhaut befindet, so muß angestrebt werden, durch die Untersuchung die Funktion in bezug auf die einzelnen Qualitäten zu erheben und darzustellen. In Betracht kommt zuerst die Feststellung der Sehschärfe peripherer Netzhautteile, der sogenannten Punktsehschärfe, weil bei der Gesichtsfelduntersuchung im allgemeinen eine solche für Gestalten (Schriftzeichen) nicht durchgeführt zu werden pflegt, da die Feststellung der peripheren Sehschärfe sensu strictori recht schwierig und nur unter gewissen physiologischen Bedingungen durchführbar ist; sie stellt an die Intelligenz und Beobachtungsgabe des Untersuchten Anforderungen, denen ein großer Teil der Kranken nicht gewachsen ist. Im allgemeinen fällt die Untersuchung der peripheren Sehschärfe mit der Untersuchung der Unterscheidungsfähigkeit von hellen Objekten gegen einen dunklen Hintergrund oder umgekehrt, von dunklen Objekten gegen einen hellen Hintergrund, zusammen. In der Regel wird die Untersuchung in der Weise ausgeführt, daß helle Gegenstände auf dunklem Hintergrund dargeboten werden und deren Wahrnehmung durch den Untersuchten aufgezeichnet wird. Für gewöhnlich wird die Funktion der Netzhaut gerade so wie bei der Aufnahme der Sehschärfe bei Helladaptation des Auges durchgeführt. Allerdings nicht bei Helladaptation im strengsten Sinne des Wortes, wie dies für physiologische Untersuchungen verlangt wird. Es ist somit nicht erforderlich, daß das zu untersuchende Auge durch längere Zeit einer stärkeren Lichtquelle oder dem freien unbewölkten Himmelslicht ausgesetzt werde, sondern man begnügt sich damit, den Kranken nicht vorher durch längeren Aufenthalt im Dunkelzimmer absichtlich dunkeladaptiert zu haben. Der Untersuchte soll bequem sitzen, sein durch eine Einstellvorrichtung in die richtige Stellung gebrachter Kopf soll sich nicht in einer für ihn unbequemen Haltung befinden, so daß störende Nebenempfindungen die Untersuchung nicht beeinträchtigen. In den meisten Fällen ist es durchaus angängig, das eine Auge vollständig zu verschließen, wenn es auch vorteilhaft ist, wie es Hirschberger (1890) und Tomlinson (1909) getan haben, die Beobachtung des Fixationspunktes binokular durchzuführen. Die binokulare Fixation erhöht zweifellos die Genauigkeit in der Festhaltung der gewünschten Blickrichtung. Bei Einstellung des Kopfes des Untersuchten soll nicht nur die richtige Stellung der Blicklinie gewährleistet sein, sondern es soll auch der Kopf in eine solche Haltung gebracht werden, daß die vorstehenden Teile des Gesichtsskeletts, insbesondere der Augenbrauenbogen und der Nasenrücken, das Gesichtsfeld nach der betreffenden Richtung möglichst wenig einengen. Im allgemeinen begnügen sich die Untersucher damit, die Frontalebene des Kopfes annähernd vertikal einzustellen. Bei tiefliegenden Augen treten dann der obere Augenhöhlenrand und die Augenbraue, ebenso der Nasenrücken als physikalische Begrenzung des Gesichtsfeldes stark in Erscheinung und nur durch entsprechende Bewegung des Kopfes kann dieses Hindernis beseitigt werden. Schon normalerweise fällt auf der Innenseite die physiologische Gesichtsfeldgrenze mit der anatomischen keineswegs zusammen, und es ist daher zur Bestimmung der ersteren notwendig, das Auge bei der Fixation des Mittelpunktes des Perimeters in Abduktionsstellung zu bringen. Es wird dadurch die Möglichkeit geboten, die richtige physiologische innere Grenze des Gesichtsfeldes zu bestimmen, ohne daß die Aufnahme der äußeren Grenze dadurch Einbuße erlitte. Es kann bei schlaffen Lidern, Ptosis oder Blepharochalasis notwendig sein, das Oberlid mit dem Finger oder einem Glasstäbchen zu heben oder heben zu lassen, um die obere Gesichtsfeldgrenze bestimmen zu können.

Vor Beginn der Untersuchung soll der Untersuchte darüber aufgeklärt worden sein, was von ihm verlangt wird, d. h. aufmerksam gemacht worden sein, daß er 1. die Fixation ständig beibehält und 2. bei Aufnahme der Gesichtsfeldgrenzen für Weiß das erste Erscheinen des Testobjekts angibt. Dies wird dem Kranken wesentlich erleichtert, wenn nicht aufdringliche Objektträger verwendet werden. Die Objektträger der meisten selbstregistrierenden Perimeter werden als große Gegenstände bereits vom Untersuchten wahrgenommen, und diese Wahrnehmung dem Untersucher mitgeteilt, bevor er das Weiß des Testobjekts selbst apperzipiert hat. Man hat daher sogar Gesichtsfeldgrenzen für Bewegung von denen für Weiß trennen wollen. Dieses ist physiologisch unrichtig, indem es sich hier lediglich um die Erscheinung handelt, daß eine sehr bedeutende Vergrößerung auch eines lichtschwächeren Testobjekts das Hinausrücken der Gesichtsfeldgrenzen gegen die Peripherie bedingt. In vielen Fällen handelt es sich dabei auch um ungenügende Aufmerksamkeit und ungenügendes Verständnis des Untersuchten. Man soll ferner den Untersuchten darauf hinweisen, daß die Deutlichkeit des sogar recht lichtschwachen Testobjekts mit der Annäherung gegen den Fixationspunkt zuzunehmen pflegt, und er den Untersucher aufmerksam machen soll, falls im Verlauf der Annäherung des Objekts an den Fixationspunkt das Testobjekt an Deutlichkeit abnehmen oder sogar verschwinden sollte. Bei Verwendung von Farben soll man sich vergewissern, daß der Untersuchte nicht überhaupt farbenblind oder in hohem Grade farbenanomal ist und daß er die Farben richtig zu bezeichnen versteht, und ihm zur Verwendung gelangende farbige Objekte zeigen. Er wird dann aufgefordert, bei Heranführung des Testobjekts von der Peripherie den Namen der Farbe, die ihm erscheint, zu nennen. Gerade bei dieser Untersuchung ist es unerläßlich, den Untersuchten nochmals darauf aufmerksam zu machen, daß er die Fixation genau beibehalten muß, da die Versuchung für ihn sehr groß ist, bei Erscheinen des Testobjekts dessen Farbe er noch nicht erkennen kann, dasselbe direkt anzublicken, um auf diese Weise die Frage nach der Farbe beantworten zu können. Dies gilt allerdings nur für die Fälle, die in der Praxis heutzutage noch überwiegen, wo zur Untersuchung nicht peripheriegleiche Farben verwendet werden. Ferner soll der Untersuchte verstanden haben, daß er nicht das Erscheinen des Objekts anzugeben hat, sondern erst den Augenblick, in dem er die Farbe des Objekts erkennt. Um die Verläßlichkeit der diesbezüglichen Angaben zu kontrollieren, ist es oft nützlich, hintereinander an der angegebenen Gesichtsfeldgrenze zwei verschiedene Farben erscheinen zu lassen.

Um sich über Aufmerksamkeit, Auffassungsfähigkeit und Genauigkeit der Angaben des Untersuchten eine Meinung bilden zu können, empfiehlt es sich, die Untersuchung probeweise in einigen Meridianen vorzunehmen und besonders den blinden Fleck aufzusuchen. Man kann sich dabei überzeugen, ob der Untersuchte seine Aufgabe richtig versteht und wie seine Angaben zu werten sind. Er übt sich etwas ein und kann dann richtigere Antworten geben, als dies ohne Vorbereitung möglich wäre.

Den Einfluß der Ametropie auf die Ausdehnung des Gesichtsfeldes hat BAIR (1940) untersucht. Die infolge der Ametropie entstehende Vergrößerung des

Netzhautbildes bewirkt eine Verminderung des Kontrastes zwischen Hintergrund und Reizobjekt. BAIR (l. c.) hat diese Veränderung für verschiedene Helligkeiten des Hintergrundes kurvenmäßig dargestellt. Es ergibt sich aus diesen Untersuchungen, daß beim Vergleich der Untersuchungsbedingungen bei Kurzsichtigkeit von 1,0 Dioptrie mit einer solchen von 2,0 Dioptrien, eine Untersuchungsentfernung von 1000 mm vorausgesetzt, bei Kurzsichtigkeit von 1,0 Dioptrie ein Reizobjekt von 1,0 mm Durchmesser, bei Kurzsichtigkeit von 2,0 Dioptrien ein Reizobjekt von 10 mm Durchmesser verwendet werden muß, um die gleichen Ergebnisse zu erhalten.

Ist das untersuchte Auge in hohem Grad ametropisch, so ist für die Aufnahme genauer Einzelheiten des Gesichtsfeldes das Vorsetzen des korrigierenden Glases notwendig. Bei Aufnahme peripherer Gesichtsfeldteile muß das Glas gegebenenfalls schräg vor das Auge, d. h. senkrecht zum Richtungsstrahl von der Peripherie zum Auge, gehalten werden. Ein starkes Konvexglas vergrößert, ein Konkavglas verkleinert den Gesichtswinkel des Objekts und den des Kampimeters und seiner Teile. Die wirklichen Werte lassen sich nach der von TSCHERNING (1908) angegebenen Formel berechnen $m = \dfrac{f}{f-a}$, wobei m die durch das Korrektionsglas bedingte Veränderung des Gesichtsfeldwinkels, a den Abstand des Glases von der Pupille (18 mm) und f die Brennweite des Korrektionsglases in Millimetern bedeutet. Mittels dieser Formel kann man die Veränderung des Gesichtswinkels bei jedem Korrektionsglas vornehmen. Wie ERGGELET (1932) und COMBERG (1941) beschrieben haben, bewirkt der Rand eines konvexen Brillenglases eine Unterbrechung des Gesichtsfeldes infolge der Wirkung seiner Randteile. Diese Unterbrechung hängt von der Brechkraft des Brillenglases ab. Bei einem Brillenglas von 42 mm Durchmesser liegt das Ringskotom bei 60°. Nach COMBERG beträgt die Winkelgröße des Skotoms bei einer Brechkraft von 2 Dioptrien 3° und steigt bis zu 16° bei einer Brechkraft des Konvexglases von 16 Dioptrien an. Konkavgläser verursachen Doppeltsehen in einem ringförmigen Gebiet. Dabei ist die Breite dieses Ringes größer als die Breite des durch Konvexgläser verursachten Ringskotoms.

Für die Aufnahme peripherer Gesichtsfeldgrenzen und die rasche Übersichtsorientierung über das Vorhandensein gröberer Gesichtsfeldstörungen und größerer Skotome, ebenso wie für die Untersuchung des Farbengesichtsfeldes eignet sich am besten das Perimeter, bzw. die Übersichtsperimetrie nach SALZER (1927). Nach dem im vorigen Kapitel Gesagten erübrigt es sich hier, genauer auf die Auswahl der Art des Perimeters einzugehen, und so sehr es wünschenswert wäre, daß Einigung bzw. Einheitlichkeit der Versuchsbedingungen bei allen Augenärzten auch auf dem Gebiete der Gesichtsfeldaufnahme erreicht würde, so wird es dem Geschmacke und der Überzeugung des einzelnen überlassen bleiben müssen, welches Modell des Perimeters er verwenden will. Es sei nur noch einmal darauf hingewiesen, daß die Verwendung einfacher Apparate mit Handführung der Testobjekte den selbstregistrierenden Apparaten vorzuziehen ist. Für die Aufnahme der Gesichtsfeldgrenzen für Weiß ist ein schwarzer Perimeterbogen geeigneter, während die Aufnahme der Farbengrenzen besser auf einem grauen Perimeterbogen geschieht, wobei peripheriegleiche, invariable Farben erwünscht wären. Auch für die Aufnahme des Gesichtsfeldes bei herabgesetzter Beleuchtung ist das Perimeter das Instrument der Wahl. Handelt es sich jedoch um die feinere Funktionsprüfung der zentralen Anteile des Gesichtsfeldes, so ist nach dem heutigen Stand unseres Wissens die Verwendung des Kampimeters in der Form des BJERRUMschen Schirmes am meisten zu empfehlen und stellt eine *unumgängliche* Ergänzung der Gesichtsfeldaufnahme dar. Daß im einzelnen auch noch das Skotometer von ELLIOT und für den Fall der Aufnahme von Zentralskotomen die HAITZsche stereoskopische Vorrichtung oder die von LLOYD außerordentlich nützlich sein kann, sei ausdrücklich hervorgehoben. Es wäre also die Ausstattung mit Perimeter, BJERRUMschem Schirm und einer stereoskopischen Vorrichtung für die Aufnahme zentraler Gesichtsfeldpartien erforderlich. Unter gewöhnlichen Verhältnissen ist ein Fixationsobjekt von ringförmiger Gestalt, bzw. die Verwendung einer Visiervorrichtung oder die Fixation des eigenen Auges im Spiegel anzuwenden. Ist eine binokulare Untersuchung bei vorhandenem Zentralskotom eines Auges aus irgendeinem Grunde nicht durchführbar, so kann je nach der vorhandenen Apparatur die Fixation in verschiedener Weise erreicht werden. Am einfachsten geschieht dies dadurch, daß der Finger des Untersuchten auf den Fixationspunkt gelegt wird, mit der Aufforderung an den Kranken, seine Fingerspitze anzublicken, trotzdem er sie nicht sieht. Besitzt man eine Fixationsvorrichtung, wie sie FERREE und RAND, DE WECKER (1867) und SCHENKL (1874) ausgebildet haben, so ist diese Vorrichtung mit Vorteil verwendbar. Ist dies nicht der Fall, so kann man, wie es PETER (1920) vorgeschlagen hat, zuerst den Kranken annähernd in der Richtung des Fixationsobjekts blicken lassen, dann das Auge durch Bewegung eines dem Kranken sichtbaren Gegenstandes entlang dem Perimeterbogen so lange sich bewegen lassen, bis das Fixationsobjekt dem Kranken erscheint. Es hat nunmehr die Grenze des zentralen Skotoms überschritten. Mißt man nun in der Weise, wie der Schielwinkel am Perimeter abgelesen zu werden pflegt, den Winkel zwischen der Blickrichtung des Kranken und der Achse des Perimeters, so hat man die Stellung, in welcher eine Fixationsmarke angebracht werden müßte, um in dieser Richtung die Grenze des Skotoms zu bestimmen. Führt man diese Art der Untersuchung an vier Meridianen durch, so kann man durch kleine, am Rande des Perimeterbogens festklemmbare Marken Fixationspunkte für den Kranken schaffen, die das Skotom einschließen und ein annähernd richtiges Festhalten der Blicklinie ermöglichen. Am Kampimeter kann man ähnlich verfahren. Verwendet man eine hölzerne Tafel als Kampimeterschirm, so zeichnet man ein großes Kreuz auf, dessen Enden bei annähernd richtiger Stellung der Blicklinie dem Kranken sichtbar sind, und löscht nun, vom Zentrum ausgehend, die Striche so weit weg, daß die das Skotom überragenden Teile der Kreuzarme erhalten bleiben, die, von der Peripherie aus entsprechend gekürzt, nun als Fixationspunkte für den Kranken dienen können. Dieser Vorschlag stammt von REBER (zit. von PETER 1920). Ist bei Zentralskotom eines Auges das andere Auge normal, so kann dieses zur Fixation verwendet werden, indem nach HIRSCHBERGER (1890) und SCHLÖSSER (1901) das fixierende Auge oder beide Augen mit einem farbigen Glas bedeckt werden und eine diesem nun unsichtbare Marke zur Untersuchung des anderen Auges verwendet wird. Besteht dabei Schielen, so müßte zuerst der Schielwinkel gemessen werden, und der Fixationspunkt entsprechend von der Mitte des Perimeterbogens oder des Kampimeters verlagert werden, damit die Blicklinie des zu untersuchenden Auges in die richtige Einstellung gehen könnte. Es ist auch möglich, die Fixation mit einer der auf S. 3 und 87 beschriebenen Vorrichtungen zu erhalten.

Als Testobjekt für die Untersuchung der Gesichtsfeldgrenzen für Weiß verwendet man bei einem Perimeterbogen von 30 bis 33 cm Krümmungsradius ein Objekt von 3 mm Durchmesser, welches bei normaler Beschaffenheit des Auges in der äußersten Peripherie des Gesichtsfeldes wahrgenommen wird. Die Verwendung größerer Objekte ist nicht nur zwecklos, sondern setzt die Genauigkeit der Untersuchung herab. Nur bei vorliegender höhergradiger Amblyopie oder hochgradiger Ametropie kann die Verwendung größerer Testobjekte notwendig sein.

Für die genauere Untersuchung der Funktion innerhalb der auf diese Weise gefundenen Grenzen verwendet man je nach dem angestrebten Zweck und der gewünschten Genauigkeit noch kleinere oder farbige Testobjekte oder geht zur Untersuchung mit verschieden großen Testobjekten am BJERRUMschen Schirm über. Auch farbige Objekte stellen bei entsprechend abgestufter Größe Testobjekte dar, die Isopteren für die Funktion innerhalb des Gesichtsfeldes erlauben. Für viele Zwecke kann statt der Verminderung des Wertes der Reizobjekte durch Verwendung farbiger Objekte eine einfache Verminderung der Größe des weißen Objekts in Anwendung kommen. In den meisten Fällen erhält man genauere Angaben, aber man muß sich darüber klar sein, daß die beiden Verfahren einander nicht ganz gleichzusetzen sind. Bei Verwendung sehr kleiner Objekte, z. B. 1 : 2000 oder 1 : 4000, prüft man die Punktsehschärfe oder den Lichtsinn kleinster Gruppen von Sehepithelien, vielleicht sogar einzelne Sehelemente, während man bei Verwendung etwas größerer farbiger Reizobjekte gleichzeitig den Farbensinn der betreffenden Netzhautelemente, und zwar größerer Gruppen, prüft. Als farbige Objekte verwendet man entweder wie bisher Heidelberger Farbenpapier oder Tuchmarken nach MARX oder besser Lichtpunkte eines Lichtpunktwerfers. Brauchbare peripheriegleiche und invariable Farbenpapiere besitzen wir derzeit nicht. Dabei ist es richtig, Testobjekte von etwas größerer Abmessung zu verwenden, z. B. solche von 5 mm Durchmesser. Wird ein sogenanntes elektrisches oder selbstleuchtendes Perimeter verwendet, so ist es zweckmäßig, die Objektgröße kleiner zu nehmen (Blendenöffnung von 1 mm Durchmesser), da die Helligkeit dieser Objekte eine viel höhere ist.

Bei freier Objektführung verwendet man meist als Träger lange geschwärzte Drähte, die an ihrem einen Ende eine federnde Vorrichtung besitzen, in die schmale Stücke schwarzen Kartons eingeklemmt werden, welche an ihrer Spitze die weiße oder farbige Papiermarke, das eigentliche Testobjekt, tragen. Um bei der Untersuchung rasch die Farbe wechseln zu können, ist es zu empfehlen, auf den beiden Seiten des schwarzen Objektträgers Marken von verschiedener Farbe aufzukleben. Hat man an beiden Enden des Drahtes solche Objektträger angebracht, so verfügt man gleichzeitig über vier verschiedene Testobjekte, die man in beliebiger Reihenfolge dem Untersuchten darbieten kann. Dadurch wird die Aufmerksamkeit erhöht, und man vermeidet den Fehler, der sich bei Untersuchung mit derselben Farbe in mehreren aufeinanderfolgenden Meridianen ergibt, nämlich, daß der Untersuchte die Farbe schon nennt, bevor er sie wirklich erkannt hat. Will man zentrale Gesichtsfeldteile mit solchen Testobjekten untersuchen, so führt man das Objekt am besten so in das Gesichtsfeld ein, daß der Untersuchte die Kante des Kartonstückes sieht, und dreht es erst an der Stelle mit der Fläche zum Untersuchten, an der man es darbieten will. Durch diese kleinen Kunstgriffe erhöht man die Genauigkeit der Untersuchung bedeutend. Man kann auch bei Aufnahme der Gesichtsfeldgrenzen dem Kranken abwechselnd Rot und Grün darbieten und den Ort feststellen, an dem die beiden Farben sicher voneinander unterschieden werden; auf diese Weise wird die Aufmerksamkeit des Untersuchten angespornt, wodurch genauere Angaben erhalten werden. Man kann die Kantung des Objekts mit Nutzen dazu verwenden, um die Aufmerksamkeit des Untersuchten zu prüfen, wozu sich auch das zeitweise Verschwindenlassen des Testobjekts im Bereiche des blinden Fleckes eignet. Bei Verwendung der Projektion von Lichtmarken lassen sich der Farbenwechsel und das Erscheinen des Testobjekts an beliebiger Stelle noch leichter erreichen.

Über die Art der Führung des Testobjekts gehen die in der Literatur niedergelegten Ansichten vielfach auseinander, wobei manche dogmatisch anmutende Ansichten die betreffenden Forscher in hohem Grade zu beeinflussen scheinen.

Der Zweck der Gesichtsfelduntersuchung besteht darin, nach Möglichkeit die Funktion *aller* Netzhautteile zu bestimmen. Dies würde in jedem einzelnen Falle einen großen Aufwand von Zeit und Mühe erfordern, und in vielen Fällen am Nachlassen der Aufmerksamkeit und schließlicher Erschöpfung des Untersuchten scheitern. Es ist daher empfehlenswert, sich gewissermaßen mit Stichproben zu begnügen und die ganze Aufmerksamkeit der genauen Bestimmung der Verhältnisse zuzuwenden, welche für den gegebenen Fall von besonderer Bedeutung sind. Es würde dem Ideal entsprechen, wenn es möglich wäre, das Testobjekt entlang jedem einzelnen Meridian von der Peripherie bis zum Fixationspunkt zu führen und diese radiäre Objektführung durch eine circulare entsprechend jedem Parallelkreise zu ergänzen. In Wirklichkeit genügt es, die Gesichtsfeldgrenzen in acht bis zwölf Meridianen zu bestimmen und erst dort eine enger nebeneinander liegende Führung des Testobjekts anzuwenden, wo eine Anomalie des Gesichtsfeldes erscheint oder zu erwarten ist. Die älteste Methode der Objektführung ist die sogenannte radiäre, entsprechend den Gesichtsfeldmeridianen. Sehr bald darauf ist bereits von HEYMANN (1868) und CARTER (1872) angeregt worden, das Testobjekt den Parallelkreisen entsprechend um den Fixationspunkt herumzuführen (circulare Methode). Als Abänderung dieses Vorschlages hat zu gelten, das Objekt *circulär* oder in Kreisen um den blinden Fleck als Mittelpunkt herumzuführen. Von manchen Forschern ist angegeben worden, daß sie sich fast ausschließlich eines dieser beiden Verfahren, d. h. radiärer oder circularer Objektführung, bedienen. Aber ebenso, wie überhaupt im Leben, führt auch bei der Untersuchung des Gesichtsfeldes jede Einseitigkeit zu unrichtigen Ergebnissen. Und es ist daher nicht zweckmäßig, irgendeines der angegebenen Verfahren ausschließlich anzuwenden.

Schon frühzeitig ist die Forderung aufgestellt worden, das Objekt senkrecht zur Grenze des Gesichtsfeldes bzw. des Gesichtsfeldausfalles zu führen, weil man dadurch imstande ist, diese Grenze recht genau zu bestimmen; daß dabei in einem Falle die radiäre Objektführung, im anderen Falle die circulare bessere Dienste leisten wird, ist klar. Manchmal ist dafür weder die eine noch die andere brauchbar, und es tritt hier die freie Objektführung als *bestes* Verfahren in ihre Rechte. Bei der genauen Untersuchung der Verhältnisse der Gesichtsfeldmitte ist es ratsam, einerseits die radiäre und circulare Objektführung anzuwenden, anderseits in enger Nebeneinanderfolge das Objekt vertikal und horizontal über das Gesichtsfeld zu führen. Bei genauer Aufmerksamkeit des Kranken werden bei diesem Verfahren auch kleine Ausfälle des Gesichtsfeldes wohl der Feststellung nicht entgehen. Während die radiäre und circulare Objektführung auch mittels des Perimeters vorgenommen werden können, ist die letzte Art des Vorgehens nur auf dem Kampimeter durchführbar. Ebenso ist es kaum möglich, bei unregelmäßig geformten, besonders nicht zentrisch liegenden Skotomen mittels des Perimeters das Testobjekt senkrecht zu den Grenzen der Gesichtsfeldausfälle zu führen. Aus dem Gesagten ergibt sich, daß die genaue Abgrenzung von Gesichtsfeldausfällen am besten am Kampimeter geschieht und am Perimeter oft überhaupt nicht durchführbar ist.

Wichtig und viel erörtert ist ferner die Frage, ob man das Testobjekt aus dem sehenden Bereich der Netzhaut in den blinden Bereich hineinführen oder umgekehrt aus dem blinden in den sehenden Teil hineinbewegen soll. Schon die Latenzzeit, welche zwischen der Wahrnehmung des Verschwindens oder des Auftretens des Objekts und der Mitteilung an den Untersucher sowie die Hemmung der Bewegung des Objekts durch letzteren vergeht, führt es mit sich, daß bei der Verschiebung des Objekts aus dem sehenden in den nichtsehenden Bereich die aufgezeichnete Grenze mehr in den letzteren fällt, während bei umgekehrter

Objektführung die Grenze sich gegen den sehenden Bezirk verschiebt. Bei zahlreichen Untersuchungen, besonders physiologischer Art, behufs Feststellung der genauen Lage und Größe des blinden Fleckes hat es sich immer wieder ergeben, daß die Größe des letzteren beim selben Beobachter kleiner bzw. größer ist, je nachdem das Objekt aus dem sehenden Netzhautbereich gegen den blinden Fleck oder aus dem letzteren gegen die sehende Netzhaut bewegt wurde. Je geringer die Beobachtungsgabe und je größer die Trägheit des Beobachters ist, desto mehr müssen die Werte voneinander abweichen, die sich bei entgegengesetzter Art der Objektführung ergeben. Erschwert wird die Feststellung insbesondere noch dann, wenn der absolute Gesichtsfeldausfall von einer ziemlich breiten Zone umsäumt ist, in welcher die Wahrnehmung nicht fehlt, sondern bloß herabgesetzt ist (relatives Skotom). Die Feststellung der Grenze des relativen Skotoms gegenüber dem voll funktionsfähigen Netzhautbereich einerseits und gegenüber dem absoluten Skotom anderseits ist noch schwieriger als die Abgrenzung eines scharf einsetzenden absoluten Skotoms gegenüber der vollfunktionierenden Netzhaut. In manchen Fällen wird gerade der Vergleich der Grenzen bei Führung des Objekts in der Richtung gegen die Skotomgrenze mit dem Befund bei entgegengesetzter Führung auch Aufschluß über die Breite eines relativen Defektes geben können. Da absolute Skotome für eine bestimmte Reizgröße oder Art fast stets von einer Zone abgeschwächter Wahrnehmung für das Testobjekt umgeben sind, ist hier die Untersuchung mit kleineren Objekten oder solchen von geringerem Reizwert (Farben) am Platze, um den Übergang von dem Gebiete des Fehlens absoluter oder höchstgradiger Abschwächung der Funktion zu dem der höchsten Funktion darstellen zu können.

Besondere Bedeutung erhält die Objektführung bei einigen typischen Gesichtsfeldausfällen, so bei der Abgrenzung hemianopischer Defekte, des nasalen Sprunges von RÖNNE, des blinden Fleckes und des BJERRUMschen Skotoms bei Glaukom. In den meisten Fällen von Hemianopsie sind die Grenzen des Ausfalles scharf. Hier bringt die circulare Objektführung am Perimeter genaue Ergebnisse zuwege, die dann für die zentralen Partien zweckmäßig am Skotometer ergänzt werden, wodurch insbesondere über das Vorhandensein und die Beschaffenheit einer macularen Aussparung Aufschluß gewonnen wird. Doch ist gerade in der macularen Gegend die Objektführung senkrecht zur vermuteten Grenze der hemianopischen Hälfte nicht zu entbehren. Ähnliches gilt von der Feststellung des nasalen Sprunges von RÖNNE, die in groben Umrissen sich bereits bei der perimetrischen Untersuchung mittels circularer Objektführung feststellen läßt, deren genaue Analyse jedoch der kampimetrischen Untersuchung vorbehalten bleiben soll. Bei der Abgrenzung des blinden Fleckes ist es von Nutzen, die Objektführung zentripetal und zentrifugal durchzuführen und eventuell die Zone, welche sich zwischen den auf diese Weise gewonnenen Grenzen ergibt, mittels kleinster weißer oder farbiger Objekte zu untersuchen, um die relative Herabsetzung der Wahrnehmung genauer erkennen zu können. Auf Grund sorgfältiger Untersuchungen empfiehlt INCZE (1928) mit Recht, bei der Aufnahme des blinden Fleckes das Objekt aus dem blinden Fleck zentrifugal zu führen, da man auf diese Weise die richtigen Grenzen viel genauer zu bestimmen imstande ist. Ein sinnreiches Verfahren zur Bestimmung der Größe des blinden Fleckes und der Gefäßskotome hat DASCHEWSKI (1937) angegeben. Es ist von KALKUTINA (1937) beschrieben worden. Auf einer schwarzen kampimetrischen Tafel wird bei 1 m Untersuchungsdistanz als Reizobjekt ein weißer Papierstreifen von 300 mm Länge verwendet, der in einem schwarzen Futteral steckt und auf der Rückseite eine Millimeterteilung aufweist. Der aus dem Futteral herausragende Teil des Papierstreifens wird auf die Länge von 85 mm gebracht.

Der Untersuchte schiebt den Papierstreifen im waagrechten Meridian des blinden Fleckes vor, so daß das Reizobjekt im blinden Fleck verschwindet. Ist der Durchmesser des blinden Fleckes gleich 85 mm oder größer, so verschwindet das weiße Papier vollständig in ihm. Ist der blinde Fleck kleiner, so kann auf seinen beiden Seiten das weiße Reizobjekt sichtbar sein, unterbrochen von einem leeren Raum. Durch Verlängerung oder Verkürzung des weißen Papierstreifens läßt sich der Durchmesser des blinden Fleckes sehr genau bestimmen. Dasselbe Verfahren bei einer Länge des aus dem Futteral herausragenden Teiles des Papierstreifens von 3 mm ermöglicht, die Angioskotome genau zu bestimmen. Wird statt eines weißen ein grauer Papierstreifen verwendet, so erhält man größere Werte für die Durchmesser sowohl des blinden Fleckes als auch der Angioskotome. Den Bruch, in dessen Zähler die mit weißem Reizobjekt erhaltenen Werte und in dessen Nenner die mit grauem Papier erhaltenen Werte eingetragen sind, nennt DASCHEWSKI den Index des betreffenden Durchmessers.

Für die Bestimmung der Skotome ist das Verfahren von DUANE (1914) recht zweckmäßig. Er führt zwei Objekte aus der Mitte des Skotoms in entgegengesetzter Richtung in den sehenden Teil des Gesichtsfeldes und erreicht dadurch eine genaue Bestimmung der Grenzen, selbst wenn die Fixation nicht gut ist. Der Feststellung der peripheren Gesichtsfeldgrenzen läßt man zweckmäßigerweise die Untersuchung des blinden Fleckes folgen, weil die Art, wie der Kranke das Verschwinden und Wiederauftreten des Testobjekts an der Grenze des blinden Bereiches angibt, gut dazu geeignet ist, eine Vorstellung von dessen Beobachtungsfähigkeit zu geben. Es kommt nicht gar so selten vor, daß es nicht möglich ist, bei einem Kranken das Vorhandensein des blinden Fleckes festzustellen, weil seine Intelligenz und Beobachtungsgabe den an ihn gestellten Anforderungen nicht genügt. Von den geistigen Fähigkeiten des Kranken hängt es ja im wesentlichen ab, wie man die Angaben werten kann, welche derselbe macht, und es ist öfters erforderlich, die Untersuchung mehrmals zu wiederholen, bis man zu einer halbwegs richtigen Vorstellung über die wirklichen Verhältnisse gelangen kann. Bei der Aufnahme des BJERRUMschen Skotoms ist es zweckmäßig, einerseits vom blinden Fleck ausgehend, das Objekt kreisförmig um den Fixationspunkt zu führen und dann die betreffende in Betracht kommende Strecke senkrecht zu der früheren Richtung der Objektführung abzutasten. Auf diese Weise gelingt es auch, kleine und schmale in diesem Bereiche liegende Gesichtsfelddefekte aufzufinden. ELLIOT legt großes Gewicht auf folgende Untersuchungsmethode: Auf seinem Skotometer setzt er das Testobjekt nacheinander auf jeden Parallelkreis zwischen 0 und 26° auf und führt dieses Objekt kreisförmig durch Drehung des Skotometers um den Fixationspunkt herum, wobei es ihm möglich ist, es sowohl aus der sehenden in die blinde als auch aus der blinden in die sehende Zone zu führen. Auf diese Weise erhebt ELLIOT Befunde von einer Genauigkeit, wie er sie mit anderen Verfahren zu erreichen nicht imstande war. Es wird sich aber auch hierbei empfehlen, dieses Verfahren durch eine in anderer Richtung gehaltene Objektführung zu ergänzen. Zur Bestimmung von Gesichtsfeldausfällen kann man sich auch des von SCHNABEL geübten, von C. HIRSCH (1896) beschriebenen Verfahrens bedienen: in der Mitte einer schwarzen Tafel liegt ein Punkt von 2 mm Durchmesser. Der Kopf wird mittels Beißbrettchen in 25 cm Entfernung von der Tafel gehalten. Der Untersucher führt ein kleines Objekt (Fixationsobjekt), z. B. die Spitze einer langen Hutnadel, der der Untersuchte mit dem Blicke folgt, in der entsprechenden Richtung. Der Untersuchte hat anzugeben, wann der große Punkt verschwindet. Wird die Entfernung von 25 cm eingehalten, erhält man in 16facher Vergrößerung den Umriß der ausgefallenen Netzhautstelle. Der Punkt in der Mitte der Tafel entspricht der Macula. Dreht man die Zeichnung um 180° um den Mittelpunkt, so ergibt sie den Gesichtsfeldausfall.

In Beziehung zu diesen Fragen steht das von IGERSHEIMER (1916, 1918, 1920) verfochtene Prinzip, das Objekt (außer in anderen Richtungen) stets senkrecht zur Verlaufsrichtung der Nervenfasern in der Netzhaut zu führen, weil man bei Benutzung kleinerer Objekte imstande sei, den Zusammenhang peripherer Skotome mit dem blinden Fleck in all den Fällen nachzuweisen, in denen die Erkrankung den Sehnerven selbst betrifft. Es unterliegt keinem Zweifel, daß dem Gedanken IGERSHEIMERS eine richtige Überlegung zugrunde liegt und daß sein Verfahren geeignet ist, in manchen Fällen Zusammenhänge aufzudecken, die sonst unbemerkt blieben. Es ist aber mit VAN DER HOEVE (1919, 1920) hervorzuheben, daß IGERSHEIMERS Satz keine allgemeine Geltung haben kann. IGERSHEIMER könnte nur dann recht haben, wenn die aus einem bestimmten Netzhautbezirk stammenden Fasern nicht nur mit den Ganglienzellen dieses Gebietes, sondern mit denen der zwischen ihm und der Papille liegenden Zellen in leitender Verbindung stehen würden. Dies ist jedoch nicht der Fall. HESS (1919) hat gegen die Verwendung von Objekten von kleinem Winkelwert Bedenken erhoben, da bei Verwendung solcher Reizobjekte Ausfälle im Gesichtsfeld an Stellen entstehen könnten, wo die größeren Netzhautgefäße verlaufen. Dieses ist auch richtig. Es wird aber, trotzdem die temporalen Gefäße ähnlich bogenförmig verlaufen wie die Nervenfasern, eine Verwechslung von durch Gefäße verursachten Skotomen mit Nervenfaserausfällen kaum vorkommen. Die Verwendung kleinster Objekte ist von J. N. EVANS zur Methode erhoben worden und ist anscheinend imstande, Gesichtsfeldausfälle erkennen zu lassen, die bei Untersuchung nach anderen Verfahren dem Untersucher entgehen müssen. EVANS untersucht am Stereokampimeter von LLOYD mit binokularer oder monokularer Fixation und verwendet Objekte von $^1/_8$ bis 1 mm Durchmesser, die er aus dünnem Silberdraht anfertigt. Mit diesen Objekten ist man imstande, die Netzhautgefäße von der Papille bis weit hinaus in die Peripherie kampimetrisch aufzunehmen. Aus den Aufnahmen ergibt sich, daß die Ausfälle im Gesichtsfeld oft viel breiter sind als den Gefäßschatten entsprechen würde, so daß EVANS der Ansicht ist, man könne mit seinem Verfahren die minder gute Funktion der den Gefäßen benachbarten Teile der Netzhaut nachweisen.

Ist ein großer, z. B. hemianopischer Gesichtsfeldausfall festgestellt, so darf nicht versäumt werden, auch im Bereich dieses Skotoms zu untersuchen, da es vorkommen kann, daß wider Erwarten innerhalb eines solchen Bereiches doch funktionsfähige Bezirke festgestellt werden können. Handelt es sich um einen im Zurückgehen begriffenen Ausfall, so ist es zweckmäßig, nach Verschwinden des Ausfalles für Weiß mit Farben nachzuuntersuchen, weil sich als Überreste des totalen Funktionsausfalles noch größere oder kleinere Farbenskotome finden können. Zur Feststellung des Vorhandenseins einer Hemiamblyopie eignet sich das Verfahren von SPEKTOR (1937), der sogar zur Ausführung seines Gedankens ein eigenes Perimeter hat herstellen lassen. Er bewegt in beiden Gesichtsfeldhälften gleiche Reizobjekte symmetrisch zum Fixationspunkt zentripetal oder zentrifugal. Diese Art der Untersuchung ermöglicht dem Untersuchten, Unterschiede in der Wahrnehmbarkeit oder in der Erscheinungsart der beiden Reizobjekte wahrzunehmen und dadurch das Vorhandensein von Funktionsunterschieden an beiden Gesichtsfeldhälften zu erkennen. Bei hochgradiger Herabsetzung des Sehvermögens oder bei Mangel jeglicher Apparatur kann man sich auf folgende Weise einen annähernden Begriff über die Beschaffenheit des Gesichtsfeldes verschaffen. Man stellt den Kranken mit dem Rücken gegen das Fenster und stellt sich in der Entfernung von $^1/_2$ bis 1 m ihm gegenüber, läßt das eine Auge mit der Hand verdecken und fordert den Kranken auf, nun direkt ins gegenüberliegende Auge, beziehungsweise wenn er dieses nicht kann, direkt ins Gesicht des Untersuchers zu schauen. Bei sehr großem zentralem Skotom wird man den Kranken mit der Stimme lenken können. Man schließt nun sein eigenes, dem verdeckten Auge des Kranken gegenüberliegendes Auge und führt die Hand oder einen hellen Gegenstand (z. B. ein Stück Papier, eine Watteflocke) von der Peripherie in der Art gegen die Blicklinie des Patienten, daß ihr Abstand vom Kranken und vom Untersuchten ungefähr gleich ist. Die Angaben des Kranken bezüglich des Auftretens und Verschwindens der Hand kann man durch die eigene Beobachtung kontrollieren, da ja unter den gegebenen Bedingungen die Projektion der Gesichtsfelder beider Personen auf eine mitten zwischen ihnen liegende Ebene annähernd zusammenfallen müßte. Dieses Verfahren (Konfrontationsmethode) kann (nach RÖNNE) in nützlicher Weise abgeändert werden, um sich rasch Gewißheit über das Vorhandensein oder das Fehlen einer gröberen hemianopischen Störung zu verschaffen. Man läßt den Kranken in der soeben beschriebenen Weise das Auge des Untersuchers fixieren und führt nun mit jeder Hand von der entgegengesetzten Seite ein gleiches Testobjekt in das Gesichtsfeld ein und nähert sie gleichmäßig der Mitte. Wird angegeben, daß die Objekte gleich deutlich gesehen werden, so ist eine hemianopische Störung gröberer Art nicht vorhanden. Verwendet man dabei farbige Testobjekte, so kann man rasch auch eine Farbenhemianopsie ausschließen oder feststellen. Das Verfahren, das nur sehr wenig Zeit in Anspruch nimmt, kann nicht häufig genug angewendet werden; es hat sich mir schon in vielen Fällen bewährt.

Bei geistig Abnormen oder bei Kindern wird man sich mitunter beschränken müssen, nur grobe Defekte festzustellen, besonders Hemianopsie. Dies kann außer durch die Prüfung mit der Hand auch auf diese Weise geschehen, daß man plötzlich von einer Seite Licht in das Auge mit einem Augenspiegel oder einer elektrischen Taschenlampe wirft, und die Reaktion des Untersuchten auf diesen Reiz beobachtet; darauf wird dasselbe Verfahren von der entgegengesetzten Richtung wiederholt. Bei unverläßlichen Untersuchten, die nicht imstande sind, bei Erscheinen des Objekts in der Peripherie des Gesichtsfeldes die Fixation einzuhalten, kann, lautlose Führung des Objekts vorausgesetzt, das Hinblicken nach dem Objekt als der Augenblick der Wahrnehmung desselben angesehen und die Gesichtsfeldgrenze danach bezeichnet werden. Dies ist die Ausnutzung des nicht unterdrückbaren Blickreflexes.

Die Aufnahme des Gesichtsfeldes mit kleinen Objekten am BJERRUMschen Schirm ergibt eine ganz bedeutende Einengung der peripheren Grenzen und erlaubt es, eine Herabsetzung der Funktion mancher Netzhautteile festzustellen, von denen kleine Objekte nur undeutlich gesehen werden oder auch verschwinden, während bei der gewöhnlichen Untersuchung am Perimeter volle Funktionsfähigkeit zu bestehen scheint. Verwendet man bei der Untersuchung am BJERRUMschen Schirm nacheinander Testobjekte von abnehmender Größe, so erhält man immer kleinere Gesichtsfelder mit konzentrisch zueinander angeordneten Grenzen. Man bestimmt auf diese Weise die Punktsehschärfe der peripheren Netzhautteile, indem das Testobjekt stufenweise verkleinert wird und dadurch Teile der Netzhaut mit höherer Reizschwelle nacheinander ausgeschaltet werden. Durch die Vergrößerung der Untersuchungsentfernung bis zu 6 m (VOGT) kann man das Verfahren noch verfeinern. In der folgenden von RÖNNE verfaßten Tabelle sind die Gesichtswinkel und die entsprechenden Punktsehschärfen für die acht Hauptmeridiane angegeben. Durch Verbinden der nebeneinander stehenden Punkte im Gesichtsfeld erhält man sogenannte

Isopterenkurven. Dieses Untersuchungsverfahren ist insbesondere bei Glaukom unerläßlich.

Gesichts-winkel	Temp.	Temp. unt.	Unt.	Nasal unt.	Nasal	Nasal ob.	Ob.	Temp. ob.	Punktseh-schärfe
160/1000	107	102	76	67	62	72	69	95	1
80/1000	104	99	76	67	62	72	69	91	2
40/1000	101	96	76	67	62	72	69	91	4
20/1000	99	96	76	67	62	72	69	88	8
10/1000	93	89	76	67	62	67	69	79	16
5/1000	82	72	69	59	60	64	66	75	32
5/2000	72	62	51	47	50	47	51	50	64
2,5/2000	33	34	27	25	31	25	24	25	128
2,5/4000	10	17	13	12	15	15	11	12	256
1,25/4000	10	9	8	7	6	6	4	6	512
1,63/4000				ungefähr 1° 20′					1024
0,63/4800				wird gerade zentral erkannt					1236

Ähnliche Ergebnisse liefert auch die Untersuchung bei herabgesetzter Beleuchtung. Hierbei kann entweder die Beleuchtung des Raumes durch Vorhänge herabgesetzt werden oder man verwendet im Dunkelzimmer ein sogenanntes elektrisches Perimeter, wobei die Lichtintensität der Probeobjekte herabgesetzt wird. Verwendet man die Beleuchtungsvorrichtung von FERREE und RAND, so kann durch Benutzung einer schwächeren Lampe eine Herabsetzung der Beleuchtung erreicht werden, wobei sie rechnerisch erfaßt werden kann, was bei den anderen Verfahren nicht der Fall ist. Es wäre natürlich auch möglich, durch Vorschalten von neutralen Gläsern vor die Lampe und das Lichtfilter die Beleuchtung meßbar herabzusetzen, wenn die Dichte der Gläser photometrisch bestimmt ist. SCHNABEL ist anders vorgegangen. Er setzte vor das Auge graue Gläser in lichtdichter Fassung und bestimmte nun die Gesichtsfeldgrenzen. Das Verfahren hat er nicht veröffentlicht. Es ist auf seine Untersuchungen über die Sehschärfe bei herabgesetzter Beleuchtung zurückzuführen. Würde man bei dieser Versuchsanordnung die photometrischen Gläser von TSCHERNING verwenden, so würde für verschiedene Adaptationszustände, bzw. für verschieden stark herabgesetzte Beleuchtung ein messendes Verfahren vorliegen. Die TSCHERNINGschen Graugläser, deren Lichtabsorption photometrisch gemessen ist, und die die einzelnen Farben des Spektrums annähernd gleichmäßig absorbieren, bilden eine Reihe von 0,25 bis 10,0. Nr. 1 läßt $1/10$ des Lichtes, Nr. 2 $1/100$, Nr. n $1/10^n$ durch. Einheit wird Photoptrie (Ph) genannt. Ein Glas von n Ph erlaubt den Durchgang von $1/10^n$ der ursprünglichen Lichtmenge. Da die Skala, die mit 0,25 beginnt, eine logarithmische ist, können die Gläser einfach addiert werden. Die lichtdichte Fassung mit einem photometrischen Glase stellt ein kleines Dunkelzimmer dar und erlaubt eine Adaptation für die gewünschte Helligkeit. Für die Untersuchung des Gesichtsfeldes kann dann jedes Tageslicht- oder andere Perimeter verwendet werden.

Bei herabgesetzter Beleuchtung können große Teile des Gesichtsfeldes von der Funktion ausgeschaltet sein, die bei voller Beleuchtung als vollwertig erschienen. Das bei herabgesetzter Beleuchtung aufgenommene Gesichtsfeld bildet einen Ausdruck für hemeralopische Störungen, wie sie nicht nur bei der essentiellen angeborenen oder bei der erworbenen mit Xerose vergesellschafteten Hemeralopie vorkommen, sondern als charakteristische Erscheinung bei vielen Erkrankungen, so insbesondere bei der tabischen Sehnervenatrophie und beim Glaukom in Erscheinung treten. Es ist oft überraschend, wie klein das bei herabgesetzter Beleuchtung aufgenommene Gesichtsfeld eines Kranken sein kann, in einem Zeitpunkt, in dem das bei voller Beleuchtung aufgenommene Gesichtsfeld eine noch sehr beträchtliche Ausdehnung aufweist. Diese Tatsache ist wie keine andere geeignet, dem Untersucher vor Augen zu führen, welch große Rolle die Hemeralopie im Krankheitsbild des Glaukoms und des Sehnervenschwundes spielt und wie stark die Kranken häufig unter der Hemeralopie zu leiden haben.

Soll die Untersuchung bei vollständiger Dunkeladaptation stattfinden, so muß auch die Apparatur den besonderen Bedingungen angepaßt werden. Als Fixationsobjekt dient am besten ein schwacher roter Lichtpunkt, der durch ein kleines Lämpchen, entsprechende Blende und rotes Lichtfilter sowie abschwächendes Matt- oder Grauglas hergestellt werden kann. Die Kontrolle der Fixation geschieht am besten durch gelegentliche Aufnahme des blinden Fleckes. Das Perimeter soll in den verschiedenen Meridianen federnd einschnappen, der Perimeterbogen weist nach STARGARD in Entfernungen von 10 zu 10° Einkerbungen auf, an denen die Stellung des Probeobjekts abgetastet wird. Als solche können selbstleuchtende Objekte dienen, kleine Glühlämpchen, die durch entsprechende Lichtfilter in ihrer Intensität genügend abgeschwächt sind (STARGADT 1906).

Es hat nicht an Bemühungen gefehlt, die qualitative Perimetrie durch eine quantitative zu ergänzen, welche es ermöglichen soll, feine Abstufungen der gleichen physiologischen Funktion in verschiedenen Teilen der Netzhaut festzustellen. BEHR (1922) verfährt in der Weise, daß er nacheinander das Gesichtsfeld für dieselbe Farbenqualität mit an Größe im Verhältnis von 1 : 2 abnehmenden Marken untersucht. Die sich ergebenden Grenzen sind bei fortschreitender Größenabnahme der Objekte immer enger und sind gewissermaßen ineinandergeschachtelt. Bleiben nun die auf diese Weise aufgenommenen Gesichtsfelder einander ähnlich, d. h. verlaufen die Grenzen zueinander konzentrisch, so entspricht der Zustand den normalen Verhältnissen. Zeigt sich aber, daß in einer bestimmten Richtung die mit kleinen Objekten aufgenommenen Grenzen der Mitte des Gesichtsfeldes näher liegen als an anderen Stellen, so bedeutet dies eine pathologische Herabsetzung der Netzhautfunktion in dem entsprechenden Bereiche. Im allgemeinen soll man nicht schematisch verfahren, sondern je nach der Eigentümlichkeit des Falles. Je mehr Isopteren man aufnimmt, desto genauer ist die Untersuchung. Man wird sich aber für praktische Zwecke nur so vieler Testobjekte bedienen, als für die Feststellung der Lage und Gestalt des Gesichtsfeldausfalles nötig ist, um den Kranken nicht überflüssigerweise zu ermüden und nicht zu viel Zeit zu opfern. Die Erfahrung lehrt einem, was für Testobjekte im gegebenen Falle für die Untersuchung erforderlich sind, und ihre richtige Auswahl bildet einen Teil der Kunst der Gesichtsfelduntersuchung. Bei der Aufnahme eines Zentralskotoms handelt es sich oft nicht so sehr um die genaue Grenzbestimmung als um den Vergleich der Wahrnehmung in der Mitte des Gesichtsfeldes und in exzentrischen Teilen desselben. BAIR (1940) setzt durch ein neutralgraues Filter die Beleuchtung auf 0,003 Millilamberts herab und untersucht das Gesichtsfeld nach einer Dunkeladaptation von fünf Minuten Dauer im Dunkelraume. Mittels dieser Methodik konnte er Ausfälle im Gesichtsfeldzentrum nachweisen, die mit Rot 2/1000 und Weiß 1/2000 nicht nachweisbar waren. Dieselbe Methodik erlaubte ihm nachzuweisen, daß bei Krankheitsherden im Hinterhauptlappen maculare Aussparung nicht besteht.

HESS hat (1903) zur Feststellung zentraler Skotome eine Anzahl weißer Pünktchen auf schwarzem Grunde dem beobachtenden Auge mittels eines Momentverschlusses für einen Augenblick zur Ansicht gebracht und aus den Angaben über das Vorhandensein sämtlicher oder das Fehlen einzelner Pünktchen

Schlüsse gezogen. Dieses Verfahren hat er Einwänden von HEINE (1905) und UHTHOFF (1903) gegenüber verteidigt; zu den üblichen Verfahren gehört es jedoch nicht.

Zur Feststellung der Ausdehnung des Gesichtsfeldes für Farben bedient sich HESS (1920) eines seiner Apparate zur Prüfung des Farbensinnes. Im wesentlichen besteht die Versuchsanordnung, wobei nur der horizontale Meridian nach außen vom Fixationspunkt untersucht wird, in folgendem: Der Untersuchte blickt durch ein scharfrandiges Loch in grauem Papier auf ein Paar farbige GOLDBERG-Keile (z. B. Gelb und Blau), die so weit übereinandergeschoben werden, daß das sich ergebende Grün bei exzentrischer Fixation weder blau noch gelb, sondern grau erscheint. Die Helligkeit wird durch eine unterhalb der Keile gelegene reflektierende weiße Fläche derart reguliert, daß im exzentrischen Sehen die Mischfarbe (Grün) von gleicher Helligkeit ist wie das Grau des Papiers, d. h. daß sie vollständig verschwindet. Der Untersuchte blickt auf einen kleinen Knopf, der mittels eines Drahtes in der Richtung des untersuchten Meridians bewegt wird. Dadurch wird bewirkt, daß die Mischfarbe nacheinander auf immer mehr peripherwärts gelegene Stellen der Netzhaut fällt. Um die örtliche Adaptation auszuschalten, wird das Loch mit einem der Grundfläche gleichen grauen Papier verdeckt und nur zeitweise freigelassen. Auf diese Weise läßt sich das Auftauchen des farbigen Punktes in der grauen Grundfläche sehr genau feststellen.

Bei den kleinen Ausfällen in den zentralen Partien des Gesichtsfeldes auf einem Auge wird man sich zweckmäßigerweise der HAITZschen Vorrichtung für stereoskopische Untersuchung des Gesichtsfeldes oder des Stereokampimeters von LLOYD bedienen, bei denen in bezug auf die Objektführung die obengenannten allgemeinen Gesichtspunkte befolgt werden können. Steht einem der Apparat von LLOYD zur Verfügung, so wird man auch in größerem Umkreis um den Fixationspunkt das Gesichtsfeld untersuchen können. Mittels dieses Verfahrens ist es möglich, auch sehr kleine Ausfälle des Gesichtsfeldes mit einem hohen Grade von Genauigkeit zu bestimmen.

Bei hochgradiger Myopie ist es mitunter schwer, die kleinen parazentralen Skotome, die durch die maculare Entartung entstehen, genauer zu lokalisieren. Man kann dieses mit einer für praktische Zwecke genügenden Genauigkeit tun, wenn man den Kranken auffordert, einen bestimmten Buchstaben eines kleingedruckten längeren Wortes (z. B. Nieden Nr. 1) anzublicken und anzugeben, welche andere Buchstaben dieses oder eines benachbarten Wortes unsichtbar sind. Es fällt den Kranken meist nicht schwer, die erforderlichen Angaben zu machen, wenn sie feinen Druck, z. B. Nieden Nr. 1, mit freiem Auge betrachten. Besonders leicht ist es, wenn man sich die Angaben aufgeschrieben hat, bei einer späteren Nachuntersuchung sich von der Veränderung des Gesichtsfeldausfalles eine genaue Mitteilung zu verschaffen.

Abgesehen von der Richtung, in welcher das Testobjekt geführt wird, sind die Geschwindigkeit und die Art der Bewegung wichtig. In den Veröffentlichungen werden bezüglich der Geschwindigkeit nur allgemeine Ausdrücke gebraucht, wie: mäßig, nicht zu rasch, entsprechend usw. Die Geschwindigkeit kann verschieden sein, je nach dem augenblicklichen Zwecke der Untersuchung. Bei der Übersichtsaufnahme des Gesichtsfeldes wird es genügen, wenn das Objekt in einem Meridian von der Peripherie bis zum Mittelpunkt in ungefähr 3 Sekunden herangeführt wird. Bei genauer Bestimmung der Grenzen von Gesichtsfeldausfällen wird die Geschwindigkeit bedeutend herabzusetzen sein. Absolute Größen anzugeben geht nicht an, weil die Geschwindigkeit von der Verfassung des Untersuchten wesentlich abhängt. Bei aufmerksamen, guten Beobachtern kann die Geschwindigkeit größer sein, wodurch überflüssige Ermüdung vermieden wird. Bei langsam auffassenden und beobachtenden Menschen wird die Geschwindigkeit eine entsprechend geringere sein müssen. Bei ganz genauer Aufnahme der Grenzen von Gesichtsfeldausfällen wird vielleicht die Geschwindigkeit von 10° in 1 Sekunde annähernd richtig sein.

In bezug auf die Objektführung bei der Farbenperimetrie sei darauf hingewiesen, daß die Objekte ziemlich schnell und gleichmäßig von der Peripherie gegen das Zentrum geführt werden sollen, da bei langsamer oder ungleichmäßiger Führung leicht Lokaladaptation der Netzhaut auftritt, wodurch Ungenauigkeiten der Ergebnisse entstehen.

TRAQUAIR (1927) gibt an, daß bei der Untersuchung am BJERRUMschen Schirme das Objekt mit der Geschwindigkeit von 1 Fuß in der Sekunde bewegt werden sollte. RÖNNE (1915) empfiehlt eine Geschwindigkeit von 20 bis 25 cm in der Sekunde. Es ist im allgemeinen vorteilhaft, eine gleichmäßige Bewegung des Testobjekts anzustreben. Ist man genötigt, wie es bei manchen selbstregistrierenden Perimetern der Fall ist, behufs Wechsels der Handstellung am bewegenden Schraubenkopf das Objekt stillstehen zu lassen, so kann man beobachten, daß die Angaben über Änderungen oder über scheinbare Änderungen des Testobjekts (dessen Auftreten, Verschwinden, Undeutlichwerden usw.) gerade dort angegeben wird, wo das Testobjekt stillsteht, bzw. sich wieder in Bewegung setzt.

Bei der Aufnahme der äußersten Gesichtsfeldgrenzen, gelegentlich auch bei der von Gesichtsfelddefekten, besonders wenn Amblyopie besteht, kann es vorteilhaft sein, das Testobjekt nicht in ruhig fortschreitender Bewegung zu führen, sondern es ständig kleine Zitterbewegungen machen zu lassen. Für die Peripherie ist dies ohne weiteres einleuchtend, wenn man sich vergegenwärtigt, daß die periphere Netzhaut für Bewegungswahrnehmung am meisten empfindlich ist, so daß ein sich ständig bewegendes Objekt eher wahrgenommen wird, besonders wenn durch eine ständige Hin- und Herbewegung dieselbe Netzhautstelle wiederholt gereizt wird. Es ist auf diese Weise möglich, die Wahrnehmung des Testobjekts dem Patienten viel leichter zu machen. In Zusammenhang mit dieser Tatsache steht die Beobachtung, daß kleine, in der Bewegung leicht wahrnehmbare Reizobjekte in der Peripherie des Gesichtsfeldes oft unsichtbar werden, wenn sie unbeweglich an einem Ort gehalten werden, trotzdem sie bei Bewegung peripher von dieser Stelle wahrgenommen werden.

Als Ausgangsverfahren bei der Untersuchung des Gesichtsfeldes kann das Vorgehen, wie es die internationale Kommission zur Vereinheitlichung der Perimetrie im Jahre 1929 vorgeschlagen hat, gelten: Gesichtsfeldaufnahmen am Perimeter mit weißem Objekt 3/330 und farbigen 5/330, dann Untersuchung am Kampimeter mit weißen Objekten 1/2000 oder gleichwertigen Reizen. Es sei nochmals betont, daß die Untersuchung dem Allgemeinzustand des Untersuchten, seiner Sehschärfe und dem Zwecke der Untersuchung entsprechen muß. Es kann daher notwendig sein, sowohl noch kleinere Reizobjekte zu verwenden als auch bedeutend größere.

Die in diesem Kapitel gemachten Angaben über die Untersuchungstechnik bei der Aufnahme des Gesichtsfeldes können nur allgemeine Ratschläge darstellen. Bei der Untersuchung spielt die Erfahrung des Untersuchers eine große Rolle; die Gesichtsfelduntersuchung ist nicht nur eine Wissenschaft, sondern auch eine Kunst. Man soll, um den Untersuchten nicht zu ermüden, mit dem geringsten Aufwand an Zeit und mit den möglichst einfachen Mitteln sich eine genaue Vorstellung von den Netzhautfunktionen in der ganzen Ausdehnung des Gesichtsfeldes verschaffen. Je länger die Untersuchung dauert, desto eher machen sich

Ermüdungserscheinungen beim Untersuchten geltend. Bei erschöpfbaren Kranken oder bei solchen, die recht unverläßliche Angaben machen, ist es notwendig, entweder nur einen Teil der Untersuchung auf einmal durchzuführen oder sie mehrmals zu wiederholen. Aus eben diesen Gründen wurde eingangs empfohlen, die Untersuchung im allgemeinen auf etwa acht Meridiane zu beschränken und nur in der Gegend, wo sich Störungen erkennen oder vermuten lassen, eine genaue Untersuchung durchzuführen. Man vergesse nicht, die Größe des verwendeten Reizobjekts und die Entfernung, aus der untersucht wurde, in Gestalt eines Bruches aufzuschreiben, wie dies BJERRUM empfohlen hat. Die Angabe „Gesichtsfeld normal" besitzt erst dann ihren richtigen Wert, wenn ihr die Aufzeichnung der Größe des Reizobjekts, seine Art und die Untersuchungsentfernung beigeschlossen sind.

Viel hängt bei der Untersuchung von der Individualität des Untersuchten ab. Wichtig, ja unerläßlich ist es, die Aufmerksamkeit des Untersuchten wach zu erhalten. Nur bei Menschen, die gewohnt sind, sich stark zu konzentrieren, oder aus deren Angaben man erkennen kann, daß sie ihre Aufmerksamkeit besonders anspannen, um möglichst genaue Angaben zu machen, kann man davon absehen, durch stetes Fragen nach der Sichtbarkeit des Objekts die Aufmerksamkeit beständig anzuspornen. Es ist erstaunlich, wie große Unterschiede zwischen dem Ergebnis der Gesichtsfelduntersuchung eines Anfängers und eines Erfahrenen sich ergeben. Es ist daher in einer Krankenabteilung oder einer Klinik unerläßlich, die Gesichtsfeldaufnahmen eines Anfängers nachzuprüfen, da man sich für die Diagnose oft in keiner Weise auf sie verlassen kann. Auch muß man zur richtigen Beurteilung des Verhaltens der Kranken die entsprechenden Verfahren aussuchen. So ist es dem Anfänger oft unverständlich, daß ein Kranker, bei dem er ein ganz enges Gesichtsfeld festgestellt hat, sich im Raume frei bewegen kann. Er berücksichtigt eben nicht, daß das Gesichtsfeld eine beträchtliche Ausdehnung hat, wenn man es mit einem großen Testobjekt aufnehmen würde. Man kann es nicht oft genug wiederholen, daß eine Gesichtsfeldaufnahme nur die Verhältnisse bei einer bestimmten Versuchsanordnung wiedergibt, und es notwendig ist, die Versuchsanordnung den Verhältnissen des Falles anzupassen, ferner die Versuchsbedingungen aufzuzeichnen, um bei einer Nachprüfung dieselben Bedingungen wieder verwenden zu können. Darin besteht eben die Kunst des Untersuchers, den die Erfahrung und die Überlegung leiten, daß er das richtige Vorgehen im gegebenen Falle aussucht und anwendet. Es bedarf der Anpassung an die Fähigkeiten, die körperlichen und geistigen Kräfte des Untersuchten einerseits und an die Zwecke der Untersuchung anderseits. Es ist ein großer Unterschied, ob man eine Untersuchung zu rein wissenschaftlichen Zwecken oder behufs Klärung einer Diagnose ausführt. Im letzteren Falle kann man vielleicht manche Feststellungen vernachlässigen, während man auf bestimmte Punkte besonders achten muß und auf die Herausarbeitung einer bestimmten Einzelheit Gewicht legt. So kommt es auch hier darauf an, nicht gedankenlos zu schematisieren, sondern zweckentsprechend zu individualisieren. Dabei prägt sich die Persönlichkeit des Untersuchers besonders aus und verleiht auch dem Ergebnis einen individuellen Stempel.

Literatur.

ABELSDORFF: Beiderseitiges zentrales Skotom bei im übrigen normalem Gesichtsfeld nach Hinterhauptschuß. Klin. Mbl. Augenhk. **56**, 172 (1916). — ALAJMO, B.: L'uso del foro stenopeico per la determinazione degli scotomi centrali. Boll. ocul. **4**, 51 (1925). — ALBERTOTTI, G.: Metodo grafico di determinazione del campo visivo. R. Accad. med. Torino 10. III. 1882. — Note preliminari dirette a stabilire sopra nuova base l'esame funzionale della visione. R. Accad. Med. Torino 30. XI. 1883. —

ARMAIGNAC: Mensuration et notation du champ visuel. Arch. Ophtalm. (Fr.) 28, 593, 1909. — ASHIKAGA, R.: Über die Beziehung zwischen dem Sehzentrum und dem Gesichtsfeld. Acta Soc. ophthalm. jap. 38, 675 (1934). — AULAMO, R.: On colour perimetry at the periphery with similar and invariable (ENGELKING a. ECKSTEIN) colours under physiological conditions. Acta ophthalm. (Dän.) 2, 331 (1925).

BAIR, H. L.: Some fundamental physiologic principles in study of the visual field. Arch. Ophthalm. (Am.) 24, 10 (1940). — BALADO, M. u. J. MALBRÁN: Frühdiagnose eines linksseitigen Hirntumors durch quantitative Perimetrie. Arch. argent. Neur. 8, 96 und Rev. Asoc. méd. argent. 46, 469 (1933). — BEHR: Die Untersuchung des intermediären Gesichtsfeldes. Vers. ophthalm. Ges. Jena 43, 216 (1922). — BERENS, C.: Examination of the blind spot of Mariotte. Trans. amer. ophthalm. Soc. 21, 271 (1923). — BERLING, E.: Visual fields taken by BJERRUMs method. Arch. Augenhk. 78, 152 (1915). — BEST, F.: Die Gesichtsfeldbestimmung am BJERRUM-Schirm. Vers. ophthalm. Ges. Heidelberg 48, 333 (1930). — Zur Methodik der Gesichtsfelduntersuchung. Z. Augenhk. 79, 457 (1933). — BJERRUM, J.: Ein Zusatz zur gewöhnlichen Gesichtsfelduntersuchung und über das Gesichtsfeld beim Glaukom. Verh. 10. Internat. med. Kongr. Berlin 4, 2, 66 (1890). — BRAUN, G.: Gesichtsfelduntersuchungen bei Schielenden. Klin. Mbl. Augenhk. 92, 600 (1934). — BROWN, E. J.: Convenient and accurate measurement of blind spots and scotomata. Amer. J. Ophthalm. 4, 665 (1921). — BUSCHMITSCH, D.: Messung der Veränderung des Augenhintergrundes. Vestn. Oftalm. 10, 251 (1937).

CAESAR, J.: Der heutige Stand des Problems der Vereinheitlichung der Augenuntersuchungsmethoden. Bratislav. lék. Listy 11, 336 (1931). — CAMPOS: Remarques sur la détermination du champ visuel binoculaire à l'aide des couleurs chez les strabiques. Ann. Ocul. (Fr.) 150, 199 (1913). — CANTONNET: La région papillomaculaire et la périmétrie des couleurs dans le décollement rétinien. Arch. Ophtalm. (Fr.) 26, 513 (1906). — CARTER, B.: An improved perimeter for measuring the field of vision. Lancet 2, 5 (1872). — CHARLES: Demonstration of the stereoscopic scotoma charts of HAITZ. Ophthalm. Rec. (Am.) 1908, 260. — CLUZET, J. et P. PONTHUS: Sur la mesure du champ visuel des couleurs. Résultats périmétriques obtenus avec des tests dits monochromatiques. C. r. Soc. Biol. 108, 1232 (1931). — COLLIN: Zur Methodik klinischer Farbensinnuntersuchung. Z. Augenhk. 15, 305 (1906). — COMBERG, W.: Einrichtung des McHARDYschen Perimeters zur Aufnahme des Totalgesichtsfeldes. Klin. Mbl. Augenhk. 73, 327 (1924). — Der Ringdefekt im Gesichtsfeld der Brillenträger. Klin. Mbl. Augenhk. 107, 585 (1941). — COWAN, A.: A suggestion for a new perimetrical chart. Amer. J. Ophthalm. 3, 49 (1920). — Perimetric charts used for measuring retinal lesions. Amer. J. Ophthalm. 4, 28 (1921). — COWAN, A. a. M. E. MARCOVE: A method of mapping scotomata with tangent screen by binocular fixation. Amer. J. Ophthalm. 12, 656 (1929).

DASHEVSKY, A. I.: Clinical angioscotometry. A new method, with the use of different contrast test objects. A. Ophthalm. (Am.) 19, 334 (1938). — DAVIS, A.: Recent improvements in perimetry. Ophthalm. Rec. (Am.) 1906, 180, 210. — DOYNE, P. G.: Some observations with the scotometer. Trans. ophthalm. Soc. U. Kingd. 41, 281 (1921). — DUGGAN, W. F.: Tangent screen scotometry. Arch. Ophthalm. (Am.) 23, 316 (1940).

ENGELKING, E.: Perimetrie mit physiologischen (peripheriegleichen und invariablen) Farbenobjekten. Klin. Mbl. Augenhk. 65, 394 (1920). — Über den methodischen Wert physiologischer Perimeterobjekte. Erfahrungen mit peripheriegleichen, invariablen Farben bei den angeborenen und erworbenen Störungen des Farben- und Lichtsinnes. Graefes Arch. 104, 75 (1921). — ENGELKING u. ECKSTEIN: Physiologische Bestimmung von Musterfarben für die klinische Perimetrie. Klin. Mbl. Augenhk. 64, 88 (1920). — Neue Farbenobjekte für die klinische Perimetrie. Klin. Mbl. Augenhk. 64, 664 (1920). — EPPENSTEIN, A.: Die Perimetrie parazentraler Skotome. Klin. Mbl. Augenhk. 53, 224 (1914). — Die Untersuchung des Gesichtsfeldzentrums und des blinden Fleckes mittels des Universal-Prismenapparates. Klin. Mbl. Augenhk. 60, 620 (1918). — ERGGELLT, H.: Das Gesichts- bzw. Blickfeld des Brillenträgers. Schieck-Brückner Kurzes Hdb. Ophthalm. 2, 806 (1932). — EVANS, J. N.: The field of vision. Ophthalmoscope 10, 23, 76 (1912). — A standardized test object for visual field studies electric illumination. Amer. J. Ophthalm. **7**, 854 (1924). — Angioscotometry. Amer. J. Ophthalm. **9**, 489 (1926). — Application de l'angioscotométrie à l'étude des affections sinusiennes d'origine nasale. Ann. Ocul. (Fr.) **169**, 717 (1932). — The scotometry of retinal oedema. Amer. J. Ophthalm. **16**, 417 (1933). — Fixation in scotometry. A critical inquiry. Arch. Ophthalm. (Am.) **16**, 106 (1936). — An introduction to clinical scotometry. New Haven Yale univ. press and London, Humphery Milford 1938.

FALCH: Om Farvekurver. S.ber. 3. Nord. ophthalm. Kongr. Hosptid. (Dän.) **1907**, Nr. 32, 845. — FAZAKAS, S.: Zentrale und periphere Sehschärfe für Farben. Magy. orv. Arch. **27**, 307 (1926). — FERGUS, F.: The recording of perimetric tracings. Brit. med. J. **1927**, Nr. 3444, 52. — FERREE, C. E. a. G. RAND: Perimetry. Variable factors influence in the breadth of the color fields. Amer. J. Ophthalm. **5**, 886 (1921). — Some contribution to the science and practice of ophthalmology. Internat. Congr. Washington **1922**, 479. — Further contributions to the science and practice of ophthalmology. Trans. ophthalm. Soc. U. Kingd. **45**, 815 (1925). — Methods for increasing the diagnostic sensitivity of perimetry and scotometry with the form field stimulus. Amer. J. Ophthalm. **13**, 118 (1930). — Two important factors in the size and shape of the form field and some of their relations to practical perimetry. J. gen. Physiol. (Am.) **6**, 414 (1932). — FERREE, C. E., G. RAND a. M. MONROE: Diagnostic scales for the 1 degree and 0,17 degree form field stimuli for the eight principal meridional quadrants taken separately. Arch. Ophthalm. (Am.) **6**, 518 (1931). — FERREE, C. E., G. RAND a. L. L. SLOAN: ROENNE's nasal step as studied with stimuli of different visibilities. Arch. Ophthalm. (Am.) **6**, 877 (1931). — Sensitive methods for the detection of BJERRUM and other scotomas. Arch. Ophthalm. (Am.) **5**, 224 (1931). — FLEISCHER, B.: Über die BJERRUMsche Methode der Gesichtsfelduntersuchung und über ihre Resultate beim Glaukom. Klin. Mbl. Augenhk. **50/2**, 62, 103 (1912). — Zur Kampimetrie nach BJERRUM. Klin. Mbl. Augenhk. **60**, 265 (1918). — FLEROFF, E. K.: Über die BJERRUM-sche Methode der Gesichtsfelduntersuchung bei Glaukom und einigen anderen Augenerkrankungen. Verh. Ärztekongr. d. Wolgageb. in Kasan **1923** 288. — FLOROW, E.: Bemerkungen zur Methode der Gesichtsfeldmessungen nach BJERRUM. Russ. Ophthalm. J. **3**, 335 (1924). — FÖRSTER, R.: Gesichtsfeldmessung bei Anästhesie der Retina. Vers. ophthalm. Ges. Heidelberg (in Klin. Mbl. Augenhk.) **15**, 162 (1876). — FOSTER, J.: The clinical value of colour fields. Trans. ophthalm. Soc. U. Kingd. **55**, 305 (1935). — FREYTAG: Demonstration eines Gesichtsfeldschemas für Peripherie und Zentrum. Vers. ophthalm. Ges. Heidelberg **37**, 372 (1911). — FRIEDENBERG: Clinical defects in measurments of defects in central visual field. N. Y. med. J., Dez. **1912**, 57. — Central scotoma and blind spot anomalies. Their clinical significance. Ophthalmology (Brit.) **9**, 527 (1913). — FUCHS, A.: Über kleinste dauernde Ringskotome nach Verkehrsunfällen und parazentrales Skotom nach elektrischer Ohrprüfung. Klin. Mbl. Augenhk. **91**, 20 (1933).

GAUDISSARD, P.: La périmétrie quantitative. Ann. Ocul. (Fr.) **163**, 730 (1926). — La périmétrie quantitative II. La périmétrie avec index colorés. Ann. Ocul. (Fr.) **166**, 177 (1929). — GERTZ: Bemerkungen über das zentrale Sehen bei der angeborenen totalen Farbenblindheit und ein Beitrag zur Diagnostik der Zentralskotome. Arch. Augenhk. **70**, 202 (1911). — GRADLE, H. S.: Practical perimetry. Illinois med. J. **41**, 435 (1922). — GREEF: Über das röhrenförmige Gesichtsfeld bei Hysterie. Berl. klin. Wschr. **1902**, Nr. 21. — GREEFF, R.: Zur Vereinheitlichung der Gesichtsfeldaufnahmen. Vers. ophthalm. Ges. Heidelberg **46**, 167 (1927). — Zur Vereinheitlichung der Achsenbezeichnungen und der Gesichtsfeldaufnahmen. Klin. Mbl. Augenhk. **81**, 851 (1928). — GRIFFIN: Contribution to the physiology of vision. Med. Gaz. Lond. **1838**. — GROENOUW, A.: Über die Sehschärfe der Netzhautperipherie und eine neue Untersuchungsmethode derselben. Arch. Augenhk. **26**, 85 (1893). — Gesichtsfeldschema für 5- und 10-Millimeter-Objekte. Wiesbaden: Bergmann. — GRÜTER: Erfahrungen mit der BJERRUMschen Methode der Gesichtsfelduntersuchung. Klin. Mbl. Augenhk. **52/1**, 152 (1913). — Neue Methoden der Gesichtsfelduntersuchung. Münch. med. Wschr. **1914**, 447 u. med. Klin. **1913**, 1999. — GUILLERY, H.: Vergleichende Untersuchungen über Raum-, Licht- und Farbensinn in Zentrum und Peripherie der Netzhaut. Z. Psychol. usw. **12**, 243 (1896). — GURVITSCH, B.: Diagnostische Bedeutung des Gesichtsfeldes für Rot bei Prüfung mit kleinen Objekten. Russ. Ophthalm. J. 8, 203 (1928).

HAITZ, E.: Binokulare Untersuchung des Gesichtsfeldzentrums mittels des Stereoskops. Klin. Mbl. Augenhk. 42/2, 321 (1904). — Tafeln zur binokularen Untersuchung des Gesichtsfeldzentrums vermittels des Stereoskops. Bergmann 1923. — HALBRON, P : Sur la périmétrie clinique. Ann. Ocul. (Fr.) 170, 817 (1933). — HAMILL, R. C.: Tubular vision. Arch. Ophthalm. (Am.) 12, 345 (1934). — HARMS: Lassen sich zentrale Skotome objektiv nachweisen? Ver. ophthalm. Ges. Heidelberg 51, 209 (1936). — HAWTHORNE, C. O.: Homonymous hemianopsia the principle of intracranial disease. Lancet, Mai 1914, 1325. — HAYCROFT, J. B.: Method of mapping blind spot of retina. Lancet, August 1911, 518. — HEFFTNER: Objektgröße und Gesichtsfeld. Graefes Arch. 89, 186 (1914). — HEINE, L.: Über das zentrale Skotom bei der kongenitalen Amblyopie. Klin. Mbl. Augenhk. 43/1, 10 (1905). — Kritik der HESSSchen „Bemerkungen betreffend den Nachweis angeborener zentraler Skotome". Arch. Augenhk. 52, 32 (1905). — Über das zentrale Skotom. Vers. dtsch. Naturforscher u. Ärzte Breslau 76/II, 326 (1905). — HERTEL, E.: Über Perimetrie und Perimeter. Vers. ophthalm. Ges. Heidelberg 44, 45 (1924). — HESS, C.: Neue Beobachtungen an total Farbenblinden. Vers. ophthalm. Ges. Heidelberg 31, 290 (1903). — Beobachtungen über das foveale Sehen der total Farbenblinden. Arch. ges. Physiol. 98, 464. — Bemerkungen zur Untersuchung auf zentrales Skotom. Arch. Augenhk. 52, 388 (1905). — Untersuchungen über die Methoden der klinischen Perimetrie. 1. Über Punktperimetrie. Arch. Augenhk. 84, 1 (1919). — Untersuchungen über die Methoden der klinischen Perimetrie. 2. Über Farbenperimetrie. Arch. Augenhk. 85, 1 (1919). — Einfache Apparate zur Untersuchung des Farbensinnes und seiner Störungen. Arch. Augenhk. 86, 222 (1920). — HEYMANN, F. M.: Demonstration eines Instruments zur Gesichtsfeldmessung. Ber. ophthalm. Ges. Heidelberg 1868, 415. — HIRSCH, C.: Zur Pathologie der Embolie der Netzhautschlagader. Graefes Arch. 33, Beilageh. 141 (1896). — HIRSCHBERG, J.: Über graphische Darstellung der Netzhautfunktion. Arch. Anat. usw. (Physiol. Abt.) 1878, 324. — HIRSCHBERGER: Binokulares Gesichtsfeld Schielender. Münch. med. Wschr. 1890. — VAN DER HOEVE: Die Bedeutung des Gesichtsfeldes für die Kenntnis des Verlaufes und der Endigung der Sehnervenfasern in der Netzhaut. Graefes Arch. 102, 184 (1920). — HOLDEN, W. A.: On tests of the light-sense of the periphery of the retina for diagnostic purposes. Arch. Ophthalm. (Am.) 23, 40 (1894). — HOLTH: Om paavisningen af central farvescotom. Norsk Mag. for laege videnskapen. 1908, 460. — HORNE, L.: Field of fixation and methods of measuring it. Ann. Ophthalm. (Am.) April 1906.

IGERSHEIMER: Über Skotombildungen und die Bedeutung der Lumbalpunktion bei luetischen Erkrankungen des Optikus. Klin. Mbl. Augenhk. 53, 63 (1914). — Ein neuer Weg zur Erkenntnis krankhafter Vorgänge in der Sehbahn. Klin. Mbl. Augenhk. 57, 153 (1916). — INCZE, A.: Über die richtige Bestimmung des blinden Fleckes. Arch. Augenhk. 99, 670 (1928). — INGHAM, S. D. a. T. C. LYSTER: Abnormalities of visual field. J. amer. med. Assoc. 82, 17, 1924. — IVJAKIN, P.: Zur Untersuchungsmethodik der Größenveränderungen des blinden Flecks. Sow. Vjest. Oftalm. 6, 826 (1935). — JUNG, J.: Zur Diagnose der Erkrankungen des Chiasma. Klin. Mbl. Augenhk. 81, 577 (1928).

KALKUTINA, M.: Die physiologischen Abmessungen des blinden Fleckes und der Angioskotome. Sow. Vjest. Oftalm. 11, 670 (1937). — KESTENBAUM: Zur Perimetrie. Vers. ophthalm. Ges. Heidelberg 44, 37 (1924). — KÜMMELL: Zum Nachweis von Skotomen. Z. Augenhk. 48, 343 (1922). — Nachweis von Skotomen. Klin. Mbl. Augenhk. 68, 389 (1922).

LAMPE: Tabellen über die Außengrenzen des Gesichtsfeldes für weiße und farbige Objekte. Inaug. Diss. Leipzig 1906. — LANCHESTER, F. W.: Discontinuities in the normal field of vision. J. Anat. (Brit.) 68, 224 (1934). — LANG, B.: Perimetry, the methods, means and manner of determining the size of a field of scotoma. Brit. J. Ophthalm. 4, 489 (1920). — The unobstructed field in perimetry. Trans. ophthalm. Soc. U. Kingd. 43, 330, 1923. — LAUBER, H.: Zur Methodik der Gesichtsfeldmessung bei herabgesetzter Beleuchtung. Russ. Ophthalm. J. 8, 166 (1928). — LAUBER, H., H. M. TRAQUAIR a. L. C. PETER: Vereinheitlichung der Perimetrie. Verh. 13. Internat.

Kongr. Ophthalm. 4, 17 (1930). — LINKSZ, A.: Modifikation an der Technik der farbigen Gesichtsfelduntersuchung. Gyógyászat (Ung.) 1931/1, 342. — LLOYD, R. J.: Stereoskop — Gesichtsfeldschema. O. Rec. 1917, 391. — Field study: When and why? Amer. J. physiol. Opt. 6, 129 (1925). — Visual field studies. New York: The technical press. 1926. — LO CASCIO, G.: Su di alcune particolarità nell'esame dell'acutezza visiva indiretta. Ann. Oftalm. 55, 489 (1927). — LUNDBERG, A.: Nouvel oculaire de fixation pour la détermination du champ visuel en cas de scotome central unilatéral. Acta ophthalm. (Dän.) 16, 116 (1938).

MAGGIORE, L.: Sulla perimetria a mire spettrali di tono, intensità, saturazione e grandezza variabili. Contributo allo studio della sensibilità cromatica alla periferia della retina. Ann. Ottalm. 52, 247 (1924). — MAGITOT, A.: L'angioscotométrie clinique. Ann. Ocul. (Fr.) 172, 273 (1935). — MARKS, E. O.: Instrument made by A. H. FIELD, Centralbuild. Sect. Ophthalm. Austral. med. Congr. Brisbane. — MARX, E.: Enkele opmarkingen over de bepaling von de grenzen van het gesichtsveld. Ndld. Tschr. Geneesk. 62/II, 895 (1918). — Einige Bemerkungen zur Bestimmung der Gesichtsfeldgrenzen. Brit. J. Ophthalm. 4, 459 (1920). — MATHIESSEN, L.: Über die geometrische Gestalt der theoretischen Retina des periskopischen schematischen Auges. Graefes Arch. 25/4, 257 (1879). — MAYER, L. L.: Visual fields with minimal light stimulus. Arch. Ophthalm. (Am.) 9, 353, (1933). — Light stimuli of minimal duration as means of perimetry. Arch. Ophthalm. (Am.) 14, 541 (1935). — The evolution of flash perimetry. Amer. J. Ophthalm. 20, 828 (1937). — McLEAN, A. J.: Practical perimetry: Construction and operation of the tangent screen. Canad. med. Assoc. J. 36, 578 (1937). — MEISLING: Papierproben zum Nachweis der Farbenskotome. Hosp. tid. (Dän.) 67, 37 (1924). — MENESTRINA, G.: Di un espediente di tecnica di perimetria binoculare per la determinazione del campo visivo negli occhi privi della visione centrale (quando questa si presente nell'occhio non in esame). G. Ocul. 7, 1 (1926). — MINOR: Reference chart of the field of vision. Amer. J. Ophthalm. 3, 287 (1886). — MORTON HOWARD, MC. J.: Historical and other notes regarding the perimeter and perimetry. Amer. J. Ophthalm. 9, 740 (1923).

NAKAMURA: Über die Auffindung des zentralen Skotoms durch die entoptische Netzhautgefäßfigur und deren praktische Anwendung. Acta. Soc. ophthalm. jap. Febr. u. Klin. Mbl. Augenhk. 52, 559 (1913). — NIEDEN: Gesichtsfeldumrisse zum Gebrauch für gewöhnliche und für selbstzeichnende Perimeter, 5. Aufl. Bergmann. — NIEMEYER, W.: Der Wert der Gesichtsfeldmessung bei den Chorioretinitiden. Arqu. Clin. oftalm. e otol ect. 3, 35 (1936).

OESTERBERG, G.: Some researches on the peripheral limits of the field of vision in the dark adapted eye. Acta ophthalm. (Dän.) 11, 204 (1933). — OLONCEVA, N.: Perimetrie mit kleinen weißen Objekten bei normalen und pathologischen Augen. Russ. Arch. Ophthalm. 7, 277 (1930). — OSWALD, A.: Beiträge zur Klinik des Ringskotoms, Z. Augenhk. 50, 39 (1923). — OTTOLAGNI S. u. M. CARRARA: Perioptometria e psicometria di uomini geniali. Arch. psych. 13, 381 (1892).

PETER, L. C.: Campimeter versus arc perimeter. Ophthalm. Rec. (Am.) Febr. 1917. — Artificial daylight illumination for perimetric study and general office use. Amer. J. Ophthalm. März 1918. — Newer methods in perimetry and the character of studies for which they are especially adapted. Brit. J. Ophthalm. 4, 441 (1920). — The standardisation of the illumination of test cards and perimeters. Brit. J. Ophthalm. 4, 420 (1920). — Uniformity in the essentials of perimetry. Amer. J. Ophthalm. 3, 584 (1920). — Standardization of perimetric technik. Internat. Congr. Washington 1922, 615. — Observations on central, paracentral and caecocentral scotomas. Trans. amer. ophthalm. Soc. 25, 275 (1927). — Methods and results in perimetry. Canad. med. Assoc. J. 21, 288 (1929). — PONZO, M.: Gli spostamenti dello sguardo como sintomo psicodiagnostico. Arch. ital. Psicol. 5, 46 (1926). — PUGLISI-DURANTI, G.: L'angioscotometria. Atti Congr. Oftalm. ital. 1936, 149.

REITSCH: Über zweckmäßige Gesichtsfeldverwertung bei der kompletten homonymen Rechtshemianopsie. Münch. med. Wschr. 1915, 1079. — REYMOND, O.: Studio clinico del campo visivo. L'Osservatore, Gazz. clin. 8, Nr. 9, 1882. — RICCI, E.: Metodi ed apparecchi scotometrici. Boll. Ocul. 2, 603 (1923). — RIDELL, L. A.: The use of the flicker phenomenon in the investigation of the field of vision. Brit. J.

Ophthalm. **20**, 385 (1936). — Rönne, H.: Über die Form der nasalen Gesichtsfelddefekte bei Glaukom. Graefes Arch. **71**, 52 (1909). — Über das Gesichtsfeld bei Glaukom. Klin. Mbl. Augenhk. **47**, 1, 12 (1909). — Demonstration einer Gradtabelle. Objekte und Gesichtsfeldschemata zu Bjerrums Gesichtsfelduntersuchung. Grenzsehschärfe des Gesichtsfeldes bei verschiedenen Objektsehwinkeln. Klin. Mbl. Augenhk. **52**, 554 (1913). — Zur Theorie und Technik der Bjerrumschen Gesichtsfelduntersuchung. Arch. Augenhk. **78**, 284 (1921). — Die klinische Perimetrie. Arch. Augenhk. **87**, 13 (1921).

Salzer, F.: Die vereinfachte Gesichtsfeldaufnahme nach Bjerrum und ihre praktische Bedeutung. Vers. ophthalm. Ges. Heidelberg **44**, 47 (1924). — Prinzipielles zur Perimetrie. 89. Vers. dtsch. Naturforscher u. Ärzte, Düsseldorf 1926. — Überblicksperimetrie. Klin. Mbl. Augenhk. **78**, 6, 85 (1927). — Samoiloff, A. J.: Études scotométriques de l'œil hypertendu. Ann. Ocul. (Fr.) **16**, 523 (1924). — Sattler, C. H.: Gerät zur objektiven und subjektiven Messung des Schielwinkels, zur graphischen Darstellung des Blickfeldes und zur Gesichtsfelduntersuchung nach Bjerrum. Z. Augenhk. **68**, 345 (1929). — Scheerer, R.: Abänderungen am Handmeßgerät und am Gesichtsfeldmeßblatt zur Ortung von Netzhautablösungen. Klin. Mbl. Augenhk. **94**, 681 (1935). — Schenkl, A.: Ein Beitrag zur Sehfeldbestimmung. Prag. Vierteljahrsschr. 1874, Nr. 123, 77. — Schlösser, C.: Die für die Praxis beste Art der Gesichtsfelduntersuchung, ihre hauptsächlichen Resultate und Aufgaben. Samml. Abh. d. Augenhk., herausg. v. Vossius 1901, H. 3, 8. — Schmidt-Rimpler: Zur Simulation konzentrischer Gesichtsfeldeinengungen mit Berücksichtigung der traumatischen Neurosen. Dtsch. med. Wschr. 1892, Nr. 24. — Schoenberg, M. J.: Prismoskopische Perimetrie. Eine neue Methode zur Aufzeichnung parazentraler Skotome und anderer Defekte des Gesichtsfeldes. Klin. Mbl. Augenhk. **83**, 533 (1929). — Scrini et Fortin: Du scotome central dans l'amblyopie congénitale et de son rapport avec l'accouchement. Arch. Ophtalm. (Fr.) **26**, 710 (1906). — Seidel, E.: Beiträge zur Frühdiagnose des Glaukoms. Untersuchungen über das zentrale Gesichtsfeld mit Prüfungsobjekten unter kleinem Gesichtswinkel. Graefes Arch. **88**, 102 (1914). Senn, A.: Beiträge zu den Funktionsprüfungen der Netzhautperipherie. Lichtsinnperimetrie. Mitt. a. d. Klinik u. med. Inst. d. Schweiz. Basel und Leipzig und Inaug.-Diss. Bern 1895. — Serr, H.: Klinische Erfahrungen mit dem neuen Zeiß-Projektionsperimeter (nach Maggiore). Graefes Arch. **136**, 477 (1937). — Shahan, W. E.: Normal stereoperimetry. Trans. Sect. Ophthalm. amer. med. Assoc. 1924, 199. — Sinclair: Bjerrums method of testing the field of vision, the advantages of the method in clinical work and its special value in the diagnosis of glaucoma. Trans. ophthalm. Soc. U. Kingd. **25**, 384, u. Ophthalm. Rev. (Am.) 1905, 189. — Spektor, S. A.: Ein neues Perimeter zur Untersuchung des Gesichtsfeldes mit zwei Objekten und die Vorteile dieser Vorrichtung. Wjestn., Ophthalm. **10**, 861 (1937). — v. Speyr: Vereinheitlichung der Gesichtsfeldmeridiane. Klin. Mbl. Augenhk. **49/II**, 247 (1911). — Bezeichnung der Gesichtsfeldmeridiane Klin. Mbl. Augenhk. **49/II**, 247 (1911). — Stumpf: Über einige Methoden zur Untersuchung der Augen mit Bewegungsreizen. Arch. Augenhk. **77**, 381 (1914).

Thomasson, A. H.: A simplified tangent screen with suggestions on field taking. Arch. Ophthalm. (Am.) **55**, 545 (1926). — A plea for greater uniformity in methods of field taking. Arch. Ophthalm. (Am.) **12**, 21 (1934). — Tomlinson, J. H.: Scotomagraph with stereoscopic fixation. Brit. med. J. 2/2, 985 (1909). — Scotomagraph with stereoscopic fixation. Ophthalm. Rev. (Am.) **29**, 90 (1910). — Traquair, H. M.: Quantitative method in perimetry: perimetric apparatus. Ophthalm. Rev. (Am.) **33**, 65 (1914). — An Introduction to Clinical Perimetry. London: Henry Kimpton 1927. — Fields of vision in intracranial lesions. Brit. med. J. **1933**, Nr. 3787, 229. — Clinical detection of early changes in the visual field. Arch. Ophthalm. (Am.) **22**, 947 (1939). — Troncoso, Uribe, M.: Über eine neue Methode der Gesichtsfeldaufzeichnung. An. Soc. mex. Oftalm. etc. **6**, 59 (1927). — Trovati, E.: Sulla esistenza di una riserva funzionale retinica oltre i già noti limiti nel campo visivo. Boll. Ocul. **12**, 364 (1933). — Riserva funzionale retinica (Trovati) nel campo della visione summaria binoculare e nel campo della visione panoramica monoculare. Boll. Ocul. **12**, 755 (1933). — Trüöl, H.: Die Beeinflussung der Schwellen für kurzdauernde

Helligkeitsänderungen durch eine zweite eben merkliche Aufhellung an beliebiger Stelle. Arch. Psychiatr. (D.) **85**, 467 (1932). — TSCHERNING: Verres de lunettes orthoscopiques. Arch. Opt. **1**, 401 (1908).

WALKER, C. B.: Colour interlacing and perimetry. Trans. amer. ophthalm. Soc., ref. Brit. J. Ophthalm. Jan. 1917. — Quantitative perimetry: practical devises and errors. Brit. J. Ophthalm. **2**, Nr. 3, (1918). — The value of quantitative perimetry in the study of postethmoidal sphenoidal sinusitis causing visual defects. Bost. med. J. **185**, 321 (1921). — The time element in quantitative perimetry. Arch. Surg. (Am.) **18**, 1036 (1929). — DE WECKER: Ein neuer Gesichtsfeldmesser. Klin. Mon. **5**, 275 (1867). — WEVE, H.: Eine einfache Art von Kampimetrie. Ndld. Tschr. Geneesk. **69/I**, 1658 (1925). — WILBRAND, H.: Über die wissenschaftliche Bedeutung der Kongruenz und Inkongruenz der Gesichtsfelddefekte. Jb. Psychiatr. (Ö.) **40**, 133 (1930). — WILLIAMS: A convenient method to test the visual field of colour without the use of a perimeter, for application in cases suspected of increased intracranial tension. Lancet **181**, 500 (1912). — WITTICH: Studien über den blinden Fleck. Graefes Arch. **9/3**, 1 (1863).

YOUNG, T. J. H.: An introduction to the study of visual fields. Brit. J. physiol. Opt. **10**, 188 (1936).

ZEEMANN, W. P. C.: Zur Methodik der Gesichtsfelduntersuchung. Arch. Augenhk. **96**, 1 (1925).

VI. Allgemeine Pathologie des Gesichtsfeldes.

1. Allgemeine Charakteristik der Skotome.

Aus der Darstellung der physiologischen Verhältnisse des Gesichtsfeldes und seiner anatomischen Grundlagen ergibt sich die Möglichkeit verschiedenartiger, oft gesetzmäßiger Ausfälle. Solche Ausfälle, „blinde Flecke" oder Dunkelflecke, Skotome können qualitativ, quantitativ und topisch verschieden sein. Ein Skotom kann vom Kranken spontan wahrgenommen werden, erscheint ihm als dunkler Fleck, der vor ihm schwebt, gelegentlich als Vorhang oder als eine Mauer, die ihm einen Teil der Außenwelt verdecken. Solche Skotome nennt man positive. Im Gegensatz dazu stehen die negativen, die dem Kranken spontan nicht zum Bewußtsein kommen und erst bei darauf gerichteter Untersuchung in Erscheinung treten. Zu den letzteren gehört z. B. das physiologische Skotom — der blinde Fleck.

Man verwendet die Bezeichnung der Skotome als absolute und relative. Bei Skotomen der ersten Art ist das Reizobjekt im Bereich des Ausfalles vollständig unsichtbar, im zweiten abgeschwächt oder verändert sichtbar. Dabei muß man sich darüber klar sein, daß ein Ausfall für ein kleineres oder schwächeres Reizobjekt absolut, für ein größeres oder stärkeres relativ sein kann. Es soll daher bei der Beschreibung von Skotomen, wie überhaupt in der Perimetrie, Objektgröße und Untersuchungsentfernung angegeben werden. Man findet auch Fälle, in denen anscheinend ein absolutes hemianopisches Skotom vorhanden und in der „blinden" Gesichtsfeldhälfte Lichtempfindung nachweisbar ist (BARD 1905, PASTORE 1927). Streng genommen sollte nur ein solches Skotom als absolut gelten, in dessen Bereich überhaupt keine Funktion vorhanden ist. Bei großen Gesichtsausfällen ist es möglich und verhältnismäßig leicht, mit starken Reizobjekten, z. B. mit kleinen, stark leuchtenden Lämpchen, nachzuweisen, ob im Bereich des Ausfalles Lichtempfindung besteht oder nicht. Bei kleineren Ausfällen ist dies oft nicht durchführbar, und die Frage, ob es sich um ein absolutes Skotom im strengen Sinne handelt, bleibt unentschieden.

Die Beeinträchtigung der Funktion eines Netzhautteiles kann entweder alle oder nur einzelne Empfindungsqualitäten betreffen, und dies in verschiedenem Grade. So kann bei nicht sehr sorgfältiger Untersuchung nur die Farbenwahrnehmung herabgemindert oder aufgehoben zu sein scheinen. Wir sprechen dann von einem relativen öder absoluten Skotom für einige oder alle Farben. Mit einem solchen Farbenskotom ist zumindest eine Herabsetzung der Weißwahrnehmung verbunden; sie kann auch für kleine weiße Reizobjekte aufgehoben sein oder es fehlt jede Funktion und der Ausfall ist absolut. Abstufungen der Wahrnehmung können mannigfache sein. Am besten verschafft man sich eine Vorstellung von den vorhandenen Verhältnissen durch Verwendung abgestufter Reizobjekte, wobei die Abstufung sowohl die Größe als auch die Qualität der Reizobjekte betreffen kann. Durch Anwendung dieser quantitativen Perimetrie kann man feststellen, ob der Übergang von dem normal funktionierenden zum schlecht oder nicht funktionierenden Teil des Gesichtsfeldes ein plötzlicher oder allmählicher ist (was meistens zutrifft), oder mit anderen Worten, ob der Niveauabfall in der Gesichtsfeldinsel ein steiler oder flacher ist und ob die Niveauherabsetzung bis zur Nullebene reicht oder nicht. Im allgemeinen sind in den zentralen Teilen des Gesichtsfeldes gelegene Skotome von einer schmäleren Zone eines relativen Ausfalles umgeben als peripher im Gesichtsfeld gelegene.

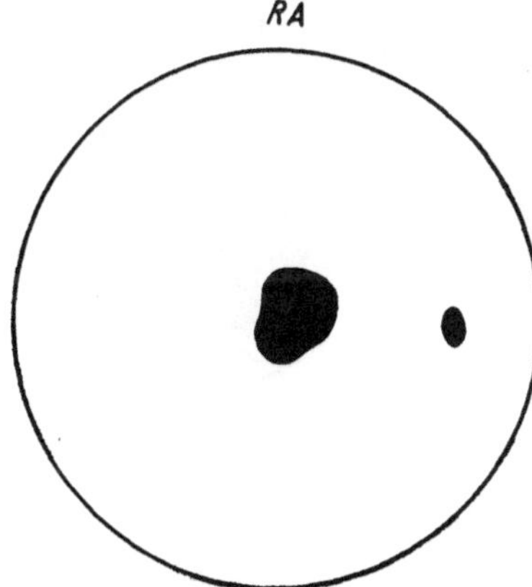

Abb. 33. Zentralskotom.

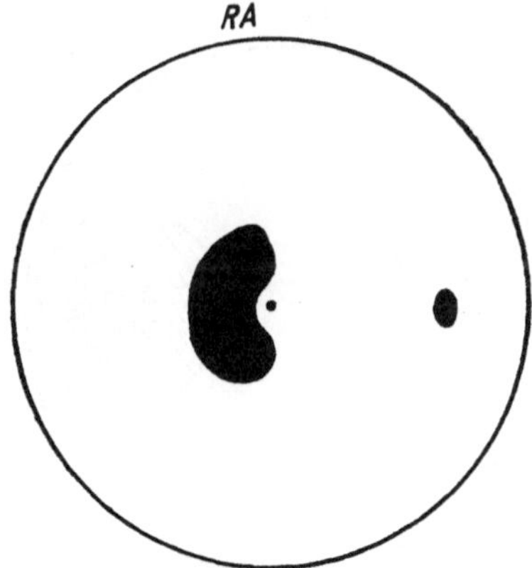

Abb. 34. Parazentrales Skotom.

Sind die Grenzen des Ausfalles anatomisch bedingt, so fehlt die amblyopische Zone und das (absolute) Skotom schneidet scharf ab. Die Feststellung dieses Umstandes oder seines Gegenteiles kann für die Beantwortung der Frage entscheidend sein, ob eine vertikale Grenzlinie eines Skotoms als hemianopische Grenzlinie anzusehen ist oder nicht. Bei echter Hemianopsie und beim nasalen Sprung ist die Grenze absolut und scharf.

Die Größe der Skotome kann sehr verschieden sein. Es gibt Skotome, die nur bei guter Aufmerksamkeit und sorgfältiger Untersuchungstechnik sich auffinden und abgrenzen lassen. Andere dagegen nehmen fast das ganze Gesichtsfeld ein. Ist ein Auge blind, so könnte man auch von einem totalen absoluten Skotom sprechen.

Von großer Bedeutung sind Lage und Gestalt der Skotome. Sie hängen vor allem von der Lage des das Skotom hervorrufenden Krankheitsherdes und seiner Größe ab.

Der Lage nach kann man zentrale (Abb. 33), den Fixationspunkt mit einschließende, parazentrale (Abb. 34), in der nächsten Nachbarschaft des Fixationspunktes liegende Skotome von peripheren unterscheiden, die sich in größerem Abstande vom Fixationspunkte befinden (Abb. 34). Eine besondere Bezeichnung ist den mit dem blinden Fleck zusammenhängenden Skotomen gegeben worden (Abb. 35). Es kann sich um eine Vergrößerung des blinden Fleckes nach allen Richtungen handeln, oder aber um Ausfälle, die vom blinden Fleck nach irgendeiner bestimmten Richtung verlaufen. Von diesen besitzen eine besondere Bedeutung die vom

blinden Fleck gegen den Fixationspunkt sich erstreckenden, da sie meist auf
einer Erkrankung des papillomacularen, funktionell sehr wichtigen Bündels
beruhen (Abb. 36). Schließt so ein Skotom den Fixationspunkt und den blinden
Fleck ein, so heißt es centrocaecales Skotom. Diese Bezeichnung ist richtiger
als die eines papillomacularen Skotoms, da es sich auf Erscheinungen im Gesichtsfeld und nicht auf anatomische Gebilde bezieht.

2. Durch Schädigung von Nervenfaserbündeln hervorgerufene Gesichtsfeldausfälle.

In bezug auf ihre Gestalt beanspruchen besondere Würdigung Ausfälle,
die durch Schädigung größerer oder kleinerer Nervenfaserbündel entstehen.
Sie können durch Leitungsunterbrechung von Nervenfaserbündeln in der Netzhaut, aber auch im Sehnerven bis zum äußeren Kniehöcker hin hervorgerufen
werden. Sie hängen mit dem Verlaufe der Nervenfasern in der Netzhaut und
den Nervenbahnen innig zusammen (s. S. 13). Die Gestalt des Ausfalles ent-

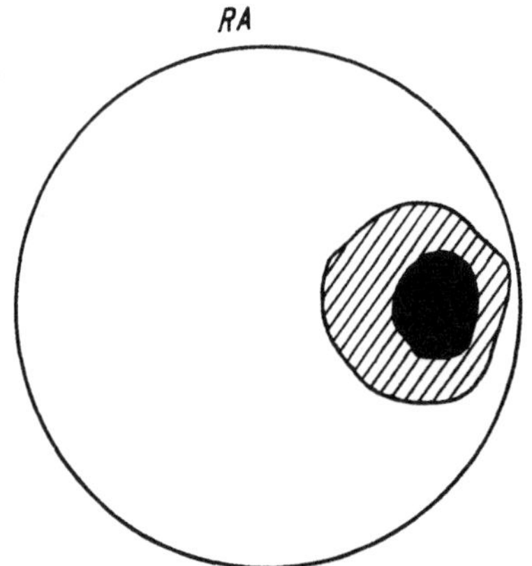

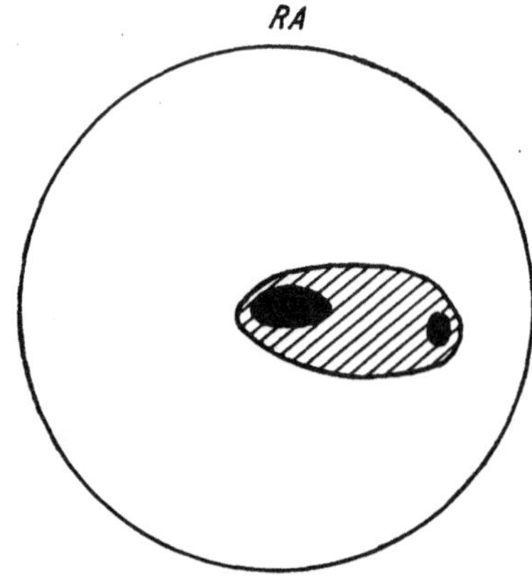

Abb. 35. Vergrößerung des blinden Fleckes.

Abb. 36. Centrocaecales Skotom. Es schließt den
blinden Fleck ein und enthält in der Gegend des
Fixationspunktes einen Kern.

spricht der Ausbreitung des geschädigten Nervenfaserbündels in der Netzhaut.
Sie lassen meist einen Zusammenhang mit dem blinden Fleck erkennen.

Da die Nervenfasern von der Peripherie der Netzhaut gegen die Papille
zusammenlaufen, muß die Unterbrechung der Leitfähigkeit eines Bündels in
oder in der Nähe der Papille einen keilförmigen Ausfall im Gesichtsfeld hervorrufen. Dies ist auch tatsächlich der Fall. Die Ausfälle sind in Verbindung mit
dem blinden Fleck oder in der Richtung gegen ihn am schmalsten und verbreitern sich peripherwärts. Entsprechend dem Verlaufe der Nervenfasern
(Abb. 37) verläuft ein solcher Keil geradlinig oder er ist gebogen, also einem
türkischen Säbel ähnlich. Ist die Leitfähigkeit eines Bündels unterbrochen,
das den nasalen Papillenrand überschreitet, so entsteht ein keil- oder sektorenförmiger Ausfall, der vom blinden Fleck ausgeht (Abb. 38). Überschreitet das
Faserbündel den temporalen Papillenrand oben oder unten, so entsteht ein bogen-
förmiger, den Fixationspunkt umkreisender Ausfall (Abb. 39), der in der Horizontalen der temporalen Gesichtsfeldhälfte abschneidet; dabei wird er gegen
die Peripherie breiter. Diese Skotome wurden zuerst von BJERRUM (1890)
beschrieben, und werden als BJERRUMsche Skotome bezeichnet. Breitet sich das
Nervenfaserbündel weiter in der Peripherie aus, so entsteht ein Ausfall mit scharfer

horizontaler Grenze nasal vom Fixationspunkt, der sogenannte nasale Sprung von RÖNNE (1909). Mitunter läßt sich der Zusammenhang des Ausfalles mit dem blinden Fleck nicht nachweisen und der nasale Sprung ist dann der einzige Beweis für das Vorliegen eines Nervenbündelausfalles. Besonders treffen wir solche Verhältnisse, wenn die Schädigung des Bündels nicht in der Netzhaut oder der Papille, sondern weiter rückwärts im Sehnerven gelegen ist.

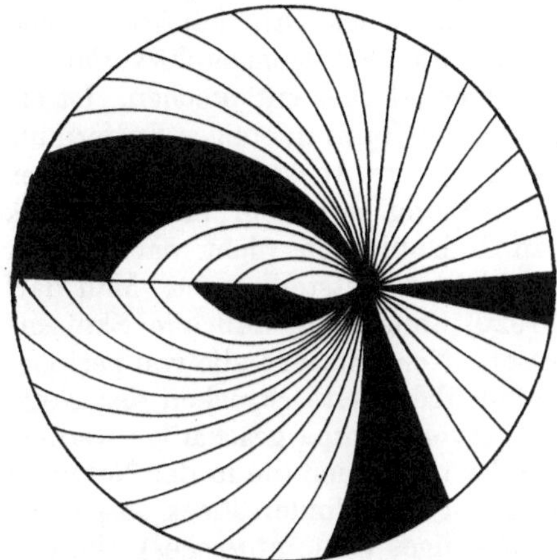

Abb. 37. Schematische Darstellung des Verlaufes der Nervenfasern in der Netzhaut des rechten Auges und der möglichen Nervenfaserausfälle, wie sie im Gesichtsfeld hervortreten würden.

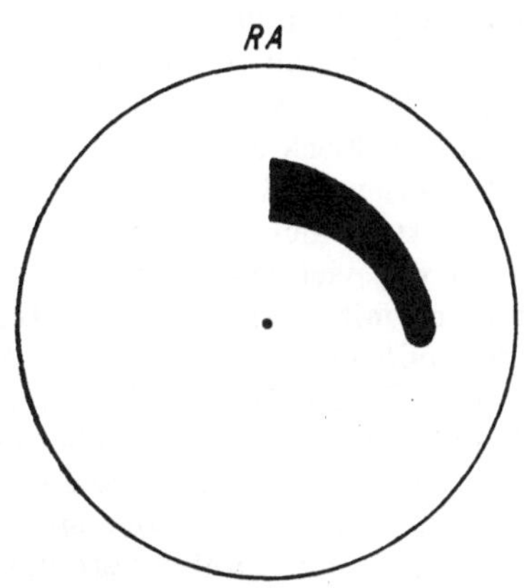

Abb. 38. Schematische Darstellung eines Nervenfaserausfalles.

Das Verständnis dieser Verhältnisse wird durch die Vorstellung erleichtert, es bestehe entsprechend der Rhaphe ein schmaler, keilförmiger Spalt der Netzhaut, dessen Spitze sich in der Fovea befindet. Der horizontale temporale Gesichtsfeldmeridian stellt dann einen Teil der Gesichtsfeldgrenze dar, und der Fixationspunkt scheint dabei am Rande des Gesichtsfeldes zu liegen. Es liegen dann die Maculafasern zwischen den beiden zu den nasalen Netzhautquadranten gehörigen Fasern. Diese sind also durch einen anatomischen Zwischenraum getrennt und können unabhängig voneinander ausfallen. Ein nasaler Sprung kann auch dann zustande kommen, wenn ein Krankheitsherd am Papillenrande liegt und der Ausfall kein absoluter ist. Da der Ausfall sich am stärksten geltend macht, wo die Funktion am niedrigsten ist, wird er in der Peripherie nachweisbar sein, während er in der Nähe des blinden Fleckes nicht aufscheint.

In Abhängigkeit vom Verlaufe der Nervenfasern in der Netzhaut steht auch das Verhalten der Isopteren bei Nervenfaserbündelschädigungen. Betrifft die Schädigung Bündel der tem-

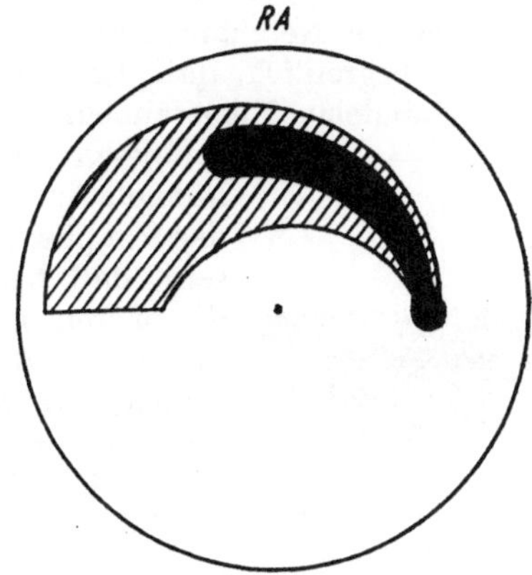

Abb. 39. Nervenfaserausfall mit stärkerer Herabsetzung der Funktion in der Nähe des blinden Fleckes.

poralen Gesichtsfeldhälfte, die senkrecht zu den Isopteren verlaufen, so weisen diese letzteren im Bereiche der betroffenen Bündel Einbuchtungen auf, die zentralwärts gerichtet sind. Das Verhalten ist dem von Schichtenlinien einer Karte ähnlich, bei der Mündung eines Tales gegen einen See, wo der Talboden in den

Boden des Sees übergeht. Betrifft dagegen die Schädigung Faserbündel in der nasalen Gesichtsfeldhälfte, so werden Isopteren parallel zum Verlaufe der Nervenfaserbündel eingeengt werden, werden also den Grenzen der bogenförmigen Skotome folgen. Diese Abweichungen der Isopteren von ihrem normalen Verlaufe sind schwer nachweisbar.

Auf der Grundlage der beschriebenen bogenförmigen Gesichtsfeldausfälle kann es zur Entstehung kleiner inselförmiger Skotome kommen, deren Entstehung nur in diesem Zusammenhange verständlich ist. Am häufigsten sind bogenförmige Ausfälle, die in den Parallelkreisen um den Fixationspunkt verlaufen, die der nasalen und temporalen Grenze des blinden Fleckes entsprechen. Ist ein in diesem Bereich verlaufendes Bündel geschädigt, so kann in einiger Entfernung vom blinden Fleck ein Ausfall entstehen, dessen längere Achse entsprechend den Parallelkreisen verläuft, und dessen Zusammenhang mit dem blinden Fleck mit den zu seiner Auffindung verwendeten Reizobjekten nicht nachweisbar und erst mit viel schwächer wirkenden Reizobjekten feststellbar ist. Man darf aber nicht mit IGERSHEIMER (1918, 1919, 1920) annehmen, daß alle Skotome mit dem blinden Fleck zusammenhängen müssen. Nervenfasern, die von peripher gelegenen Ganglienzellen abstammen, verlaufen über weite Strecken der Netzhaut und können in der Papille oder im Sehnervenstamme geschädigt werden, ohne daß die Fasern leiden müssen, über die oder mit denen die in der Netzhaut geschädigten Fasern verlaufen sind. Entstehen von dem blinden Fleck ausgehend je ein nach oben und unten verlaufendes bogenförmiges (BJERRUMsches) Skotom, so können sie bei der Raphe zusammentreffen und auf diese Weise ein Ringskotom bilden. EVANS (1939) analysiert vom klinischen und anatomischen Standpunkte Nervenbündelausfälle im Gesichtsfeld und durch Gefäßstörungen bedingte Ausfälle. Er kommt zum Schluß, daß die ersteren grundsätzlich keilförmig sind mit gegen den Fixationspunkt gerichteter Spitze, die letzteren gleichfalls keilförmig, aber mit gegen den blinden Fleck gerichteter Spitze. Ausnahmen kommen vor.

3. Durch Gefäßschädigungen hervorgerufene Skotome.

Da die Netzhautgefäße einen den Nervenfasern ähnlichen Verlauf haben, ist es begreiflich, daß durch ihre Schädigung hervorgerufene Ausfälle Nervenfaserbündelausfällen ähneln oder ihnen mitunter gleichen. Besonders bei Verschlüssen eines oberen oder unteren Arterienastes (Abb. 40) können Ausfälle mit scharfer horizontaler Grenze entsprechend der Rhaphe entstehen. Die Grenze des Ausfalles kann so scharf sein, daß bei der Sehprobe 6/6 erzielt wird, wobei aber nur die oberen oder unteren Hälften der Sehzeichen sichtbar sind. Das ist begreiflich, da die Ischämie vor allem die Nervenfaserschicht der Netzhaut betrifft und auf diese Weise mittelbar Nervenfaserausfälle zustande kommen. HÖEG (nach persönlicher Mitteilung von RÖNNE) hat darauf hingewiesen, daß die Lagerung der Ganglienzellen im Verhältnis zu den Netzhautepithelien in der Foveagegend hierbei eine Rolle spielt. Da sie in einiger Entfernung von der Fovea liegen, befinden sie sich im ischämischen Gebiet und sind daher funktionsunfähig. Es besteht jedoch öfters ein Unterschied gegenüber der durch Unterbrechung der Leitungsfähigkeit von Nervenbündeln bedingten Halbblindheit mit waagrechter Begrenzung.

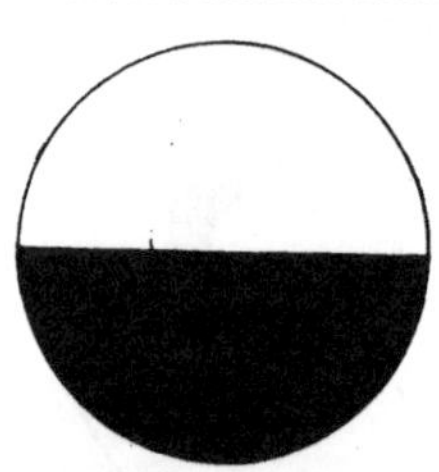

Abb. 40. Ausfall der unteren Gesichtsfeldhälfte (untere Hemianopsie) infolge Embolie des oberen Hauptastes der Zentralarterie der Netzhaut oder infolge Schädigung der oberen Calcarinalippe.

Die Grenze kann bei Halbblindheit infolge Gefäßverschlusses wellig sein, während sie im zweiten Falle geradlinig verläuft.

4. Einzelne Formen von Skotomen.

a) Ringskotome.

Als ein Ringskotom bezeichnen wir vollständige oder unvollständige ringförmige Ausfälle, deren Innengrenzen in annähernd gleicher Entfernung vom Mittelpunkt des Gesichtsfeldes liegen. Sie können auf verschiedene Weise entstehen und zuerst aus Bruchteilen eines Ringes bestehen, die miteinander verschmelzen und so zu einem offenen oder geschlossenen ringförmigen Gebilde werden. Sie können auf primäre Leiden der Aderhaut-Netzhaut oder auf Leiden der Nervenfaserschicht der Netzhaut, bzw. der entsprechenden Bündel im Sehnerven beruhen.

Als Typus der ersteren Form sind die Ringskotome anzusehen, die als typischer Befund bei Retinitis pigmentosa entstehen, wie dies besonders GONIN (1906) gezeigt hat. Sie finden sich aber auch bei verwandten Leiden, die mit Aderhautschwund und Hemeralopie einhergehen (Abb. 41). Dabei besteht häufig auch sekundäre Pigmentierung der Netzhaut. Hier ist in erster Linie die syphilitische

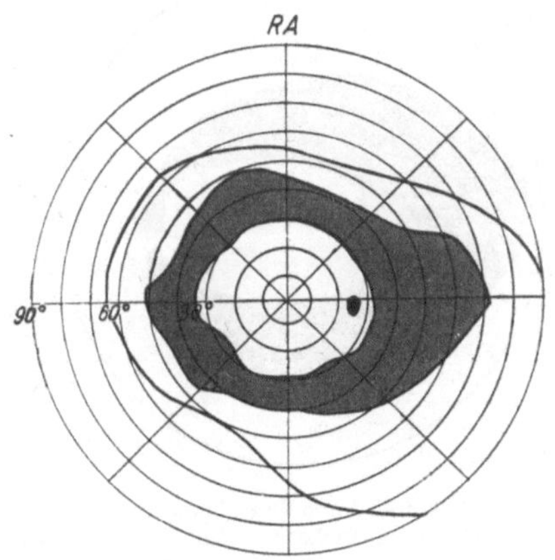

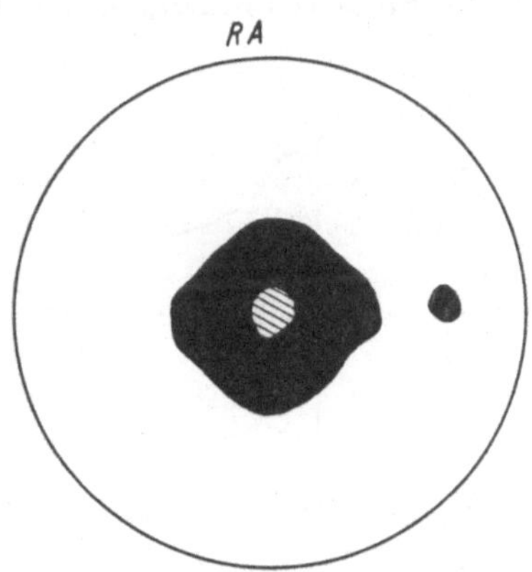

Abb. 41. Ringskotom bei Retinitis pigmentosa.

Abb. 42. Ringskotom mit kleinem erhaltenem zentralem Gesichtsfeldanteil. Sehschärfe herabgesetzt.

Chorioretinitis zu erwähnen. In den Fällen dieser Art entspricht der Gesichtsfeldausfall dem Schwund der Netzhaut, der zuerst in den mittleren Zonen, also zwischen dem Gesichtsfeldzentrum und der Gesichtsfeldperipherie auftritt und sich allmählich zentral und peripherwärts ausdehnt. Die Entstehung dieser Ringskotome hängt vielleicht mit dem von KRÜCKMANN (1935) hervorgehobenen Verhalten der kleinen Arterien der Aderhaut zusammen, die in der Gegend des Äquators weniger präcapillare Anastomosen aufweisen als an anderen Stellen.

Während die eben beschriebenen Ringskotome meist in einer Entfernung von 25 bis 40° vom Fixationspunkt beginnen, ist der Ring bei der nächst zu beschreibenden Gruppe von Fällen viel enger. In manchen Fällen von Chorioretinitis findet sich ein Ringskotom, dessen innere Grenze oft nur wenige Grade vom Fixationspunkt entfernt ist (Abb. 42), selten 10 oder 15°. Die Breite des Ringes kann sehr verschieden sein. Dabei ist die zentrale Sehschärfe stets beeinträchtigt. Es ist der Umriß oft unregelmäßig und die zentralen und peripheren Grenzen nicht scharf. Diese Fälle stellen in Wirklichkeit Zentralskotome dar, bei denen die Funktion einer großen zentralen Partie des Gesichtsfeldes stark herabgesetzt ist. Infolgedessen werden die Reizobjekte von den Teilen der geschädigten Netzhaut, deren physiologische Sehschärfe nicht sehr hoch ist, nicht mehr wahrgenommen, wohl aber von den zentralen Teilen mit physiologischerweise hoher Sehschärfe. Diese ist zwar auch herabgesetzt, aber doch nicht in dem Grade, daß das Reizobjekt nicht wahrgenommen werden könnte. Wie bei den Hemianopsien, handelt es sich vielleicht eher um hochgradige Amblyopie in der betreffenden Gesichtsfeldpartie. Infolge der gleichermaßen herabgesetzten Funktion der Macula ist der Gipfel des Sehberges tief herabgesunken, ragt aber noch immer aus dem Meere der Blindheit hervor. Schematisch ließ sich ein solcher Zustand auf dem Durchschnitt durch die Gesichtsfeldinsel folgendermaßen darstellen (Abb. 43). Solche Gesichtsfeldausfälle entstehen meist infolge von Aderhaut-Netzhaut-Entzündungen.

Ringskotome können auch die Folge von Nervenfaserausfällen sein, wie dies nicht gar zu selten bei Glaukom beobachtet werden kann. Entstehen infolge der glaukomatösen Sehnervenerkrankung, wie dies bei einfachem Glaukom am häufigsten ist, zwei BJERRUMsche Skotome, ein oberes und ein unteres, die in der Horizontalen zusammentreffen, so entsteht ein Ringskotom, welches das Ausbreitungsgebiet des papillomacularen Bündels umschließt (Abbil-

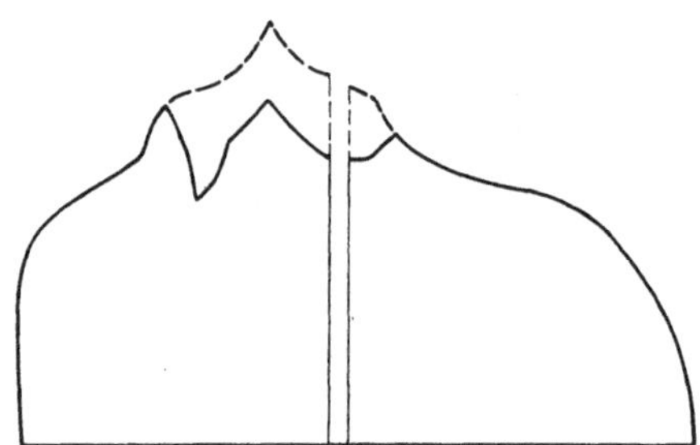

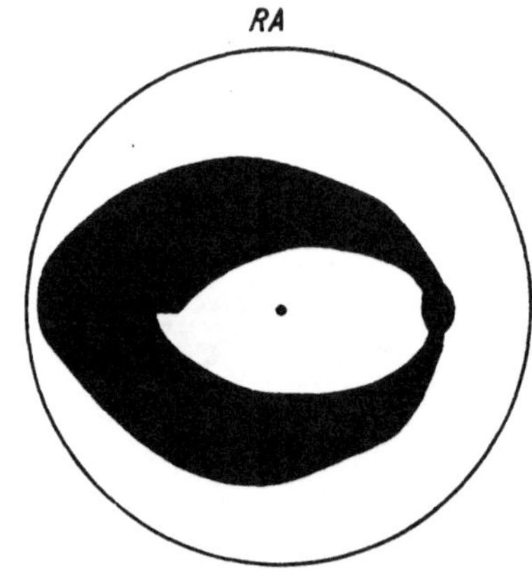

<table>
<tr><td>Abb. 43. Gesichtsfeldinsel bei Ringskotom mit verminderter Sehschärfe.</td><td>Abb. 44. Ringskotom durch Vereinigung zweier Nervenfaserausfälle (BJERRUMscher Skotome) zu einem Ring.</td></tr>
</table>

dung 44). Auf ähnliche Weise, also infolge von Nervenfaserausfällen, kann sich auch ausnahmsweise bei einer retrobulbären Neuritis aus einem Zentralskotom ein Ringskotom entwickeln. Wenn bei Besserung der Erkrankung im centrocaecalen Skotom die Funktion so weit ansteigt, daß die Netzhaut dem Fixationspunkt entsprechend wieder funktionsfähig wird, so kann er mit seiner Umgebung als kleine Insel aus dem umgebenden Skotom, das eben dann auch Ringform annimmt, emporragen.

In ihrer Ursache noch nicht genügend aufgeklärt sind diejenigen Ringskotome, die nach starker Blendung der Netzhaut entstehen. ASK und JESS (1912) haben sie nach Beobachtung der Sonnenfinsternis gesehen. JESS (l. c.) und ZADE (1915) haben sie bei Militärfliegern und bei Telegraphenarbeitern im Felde festgestellt, die durch ständiges Hinaufsehen bei der Reparatur von Telegraphen- und Telephonleitungen lange dauernder Einwirkung des Himmelslichtes ausgesetzt waren. Diese Skotome liegen in der Peripherie und sind meistens unvollständig.

b) Hemianopsien (Halbseitenblindheit).

Hemianopische Ausfälle beruhen auf Schädigungen von Sehnervenfaserbündeln im Chiasma oder hinter ihm und hängen mit den anatomischen Verhältnissen zusammen, die durch die Halbseitenkreuzung der Sehnerven bedingt sind. Dieser Vorgang trennt zuerst räumlich die Nervenfasern beider Netzhauthälften voneinander. Die voneinander getrennten Nervenfaserbündel können auch jedes für sich geschädigt werden. Der Ausdruck einer solchen Schädigung im Gesichtsfeld ist der Verlauf einer Grenze des Ausfalles im vertikalen Gesichtsfeldmeridian. Durch die symmetrisch stattfindende Kreuzung der von den nasalen Netzhauthälften abstammenden Fasern und die spätere Zusammenlegung der aus homonymen Netzhauthälften stammenden Fasern, wobei die von korrespondierenden Netzhautstellen abstammenden nebeneinander zu liegen kommen, entstehen bei Anwesenheit von Herdschädigungen kongruente Gesichtsfeldausfälle in beiden Gesichtsfeldern. Sie sind entweder dadurch charakterisiert, daß, wie früher erwähnt, eine ihrer Grenzen im vertikalen Gesichtsfeldmeridian verläuft oder dadurch, daß die Ausfälle symmetrisch oder kongruent sind. Beide Bedingungen können gleichzeitig erfüllt sein.

Schädigungen des Chiasma in dessen Mittellinie führen zu Ausfällen in beiden temporalen Gesichtsfeldhälften. Betreffen sie die ganze Hälfte des Gesichtsfeldes, so haben wir es mit einer totalen (heteronymen) bitemporalen Hemi-

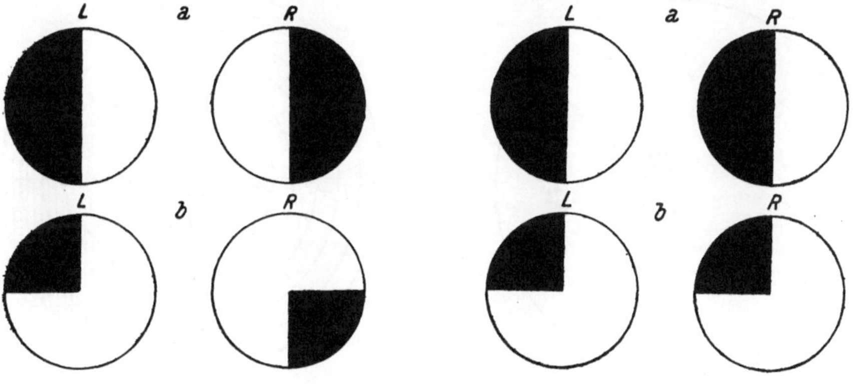

<table>
<tr><td>

Abb. 45.

a Bitemporale Hemianopsie ohne Maculaaussparung.
b Gekreuzte bitemporale Quadrantenhemianopsie.

</td><td>

Abb. 46.

a Linksseitige homonyme Hemianopsie ohne Maculaaussparung. *b* Linksseitige homonyme Quadrantenhemianopsie.

</td></tr>
</table>

anopsie zu tun (Abb. 45). Es können aber auch nur Teile beider temporalen Gesichtsfeldhälften ausfallen (Abb. 46); auf diese Weise entstehen Quadrantenausfälle oder bitemporale zentrale hemianopische Ausfälle. Bei der Entstehung der letzteren handelt es sich um eine Schädigung des hinteren Randes des Chiasma.

Bei Schädigung eines Tractus oder der Sehbahn oberhalb des Tractus entsteht vollständiger oder teilweiser Ausfall der dem Herd entgegengesetzten Gesichtsfeldhälften — homonyme Hemianopsie oder homonyme hemianopische Skotome.

Hemianopsien können total oder partiell sein. In beiden Fällen kann die Störung alle Sehqualitäten (Hemianopsie für Weiß und Farben) oder nur die Farbenwahrnehmung betreffen (Hemiachromatopsie, Farbenhalbblindheit). Es kann auch bloß eine Abschwächung der Empfindungen bestehen (Hemiamblyopie).

Es sei noch darauf hingewiesen, daß auch einseitige hemianopische Zentralskotome vorkommen (Abb. 47) (BJERRUM 1892, RÖNNE 1912, TRAQUAIR 1923, WILBRAND und SAENGER 1915). Während die letzteren Autoren einen Herd im Grunde des Recessus des III. Ventrikels, der ein gekreuztes Bündel allein im Chiasma schädigt, anschuldigen, nimmt TRAQUAIR (l. c.) den Sitz der Schädigung an der Übergangsstelle des Sehnerven in das Chiasma an, da sich hier die später ungekreuzt und gekreuzt verlaufenden Fasern voneinander trennen. Er nennt daher diese Skotome „junction scotoma".

Da die ungekreuzt verlaufenden Nervenfasern beider Sehnerven im Chiasma von allen Seiten von gekreuzten Fasern umgeben sind und zum Teil sogar von ihnen durchsetzt werden, können rein hemianopische binasale Ausfälle nicht zustande kommen, wohl aber binasale Ausfälle mit zusätzlichen Schädigungen der temporalen Gesichtsfeldhälften.

Die homonyme Hemianopsie zeichnet sich im allgemeinen durch Kongruenz der Gesichtsfeldausfälle aus. Von dieser Regel gibt es Ausnahmen, die eine Deutung erfordern. Vor allem kommen Ungenauigkeiten der Gesichtsfeldaufnahme in Betracht, die teilweise den Kranken zur Last zu legen sind; infolge ihres allgemeinen Zustandes sind sie mitunter nicht fähig, ihre Aufmerksamkeit genügend auf die Untersuchung zu konzentrieren und insbesondere die Fixation aufrechtzuerhalten. Anderseits ist hervorzuheben, daß es sich bei der Hemi-

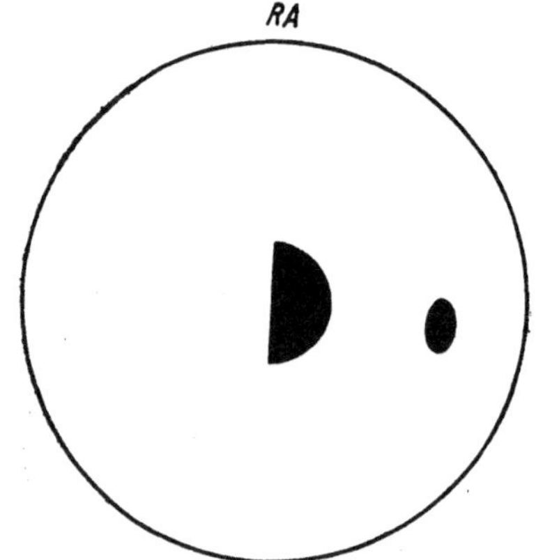

Abb. 47. Temporales hemianopisches Zentralskotom des rechten Auges.

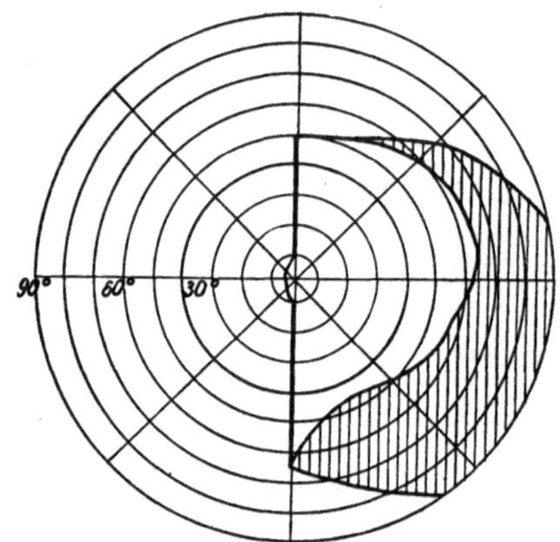

Abb. 48. Summarisches Gesichtsfeld bei rechtsseitiger homonymer Hemianopsie mit macularer Aussparung. Der binokulare Anteil und der temporale Halbmond des linken Gesichtsfeldes sind erkennbar.

anopsie oft nicht um eine solche sensu strictiori handelt, sondern um eine hochgradige Hemiamblyopie, da in der anscheinend ausgefallenen Gesichtsfeldhälfte große und starke Reizobjekte erkannt werden. Als Beweis für die Hemiamblyopie in vielen Fällen sogenannter Hemianopsie muß der Umstand angeführt werden, daß dabei sehr häufig die zentrale Sehschärfe herabgesetzt ist (Abb. 48). LILLIE (1923) fand unter 64 Kranken mit homonymer Hemianopsie nur vier, deren Sehschärfe nicht herabgesetzt war. Die Grenzen der Ausfälle sind infolgedessen nicht scharf, sondern es besteht ein allmählicher Übergang aus dem hochgradig amblyopischen über leichter amblyopische zu den normal funktionierenden Netzhautteilen. Bei unscharfen Grenzen ist die Festlegung der Isopteren schwierig und unsicher, daher rühren auch die häufigen Ungenauigkeiten der Angaben. Diese Erklärung kann aber nicht für alle Fälle gelten. Auch bei sorgfältiger Untersuchung intelligenter Kranker trifft es sich, daß die hemianopischen Gesichtsfeldausfälle inkongruent sind, wie dies WILBRAND (1890), LENZ (1905) und RÖNNE (1915) dargestellt haben. Eine Gruppe dieser Fälle stellt Hemianopsien infolge Tractusschädigung dar. Die Aneinanderlagerung der von identischen Netzhautstellen beider Augen stammenden Fasern ist trotz der weitgehenden Umlagerung im Chiasma im vorderen Teil des Tractus erst angebahnt; im hinteren Teil ist sie weit fortgeschritten, gelangt aber wohl erst im äußeren Kniehöcker zur Vollendung.

Daher anatomisch bedingte und vollständig begreifliche, ja a priori zu erwartende Inkongruenzen der hemianopischen Gesichtsfeldausfälle bei Tractusschädigungen.

Eine zweite Gruppe von Fällen stellen diejenigen dar, bei denen der Krankheitsherd zweifellos dorsalwärts vom Kniehöcker liegt. In sehr vielen Fällen dieser Gruppe beruhen die Inkongruenzen auf Ungenauigkeiten der Untersuchung. Es haben jedoch LENZ (1905), ROCHON-DUVIGNEAUD (1908), RÖNNE (1915), AXENFELD (1915), MEYERHOF (1916), PAGENSTECHER (1916) Fälle von Asymmetrien und von Inkongruenz der Gesichtsfeldausfälle beobachtet, für die als Erklärung die von WILBRAND (1890) angeführte anzunehmen ist, nämlich eine gewisse Unregelmäßigkeit der Faseranordnung in der GARTIOLETschen Sehstrahlung.

Von großer praktischer Bedeutung ist es, Tractushemianopsien von solchen zu unterscheiden, bei denen der Krankheitsherd dorsalwärts vom äußeren Kniehöcker liegt. Es ist bei Tractushemianopsien die senkrechte Grenze des Gesichtsfeldausfalles nicht immer der durch den Fixationspunkt laufenden Senkrechten entsprechend. Als besonderes Unterscheidungsmerkmal wird vielfach hervorgehoben, daß bei Tractushemianopsien die Trennungslinie der beiden Gesichtsfeldhälften durch den Fixationspunkt verläuft, also eine maculare Aussparung fehlt (Abb. 45 a, S. 145). Da dies bei genauer Untersuchung auch für Fälle zutrifft, in denen der Krankheitsherd oberhalb des Kniehöckers liegt, ist dieses Merkmal nicht sicher verwertbar. Ferner ist die Symmetrie der Ausfälle in beiden Gesichtsfeldern keine vollständige, da die von der Netzhaut des rechten und linken Auges stammenden Nervenfasern sich noch nicht aneinandergelegt haben. Bei der Tractushemianopsie läßt sich ferner hemianopische Pupillenreaktion auf Lichteinfall feststellen, der bei homonymen Hemianopsien mit höher gelegenem Krankheitssitz nicht auftritt. Schließlich läßt sich in Fällen von Tractushemianopsie von länger dauerndem Bestehen im rotfreien Lichte das Fehlen der Nervenfasern der Netzhaut in der betreffenden Hälfte mit dem Augenspiegel erkennen (LAUBER 1927). Befindet sich der Krankheitsherd oberhalb des äußeren Kniehöckers, so tritt ein mit dem Augenspiegel sichtbarer Schwund der Nervenfasern in der Netzhaut nicht auf.

Die durch Herde im rückwärtigen Teile des Tractus und oberhalb des seitlichen Kniehöckers hervorgerufenen Hemianopsien sind durch eine strenge Symmetrie der Ausfälle gekennzeichnet. Es kommt als seltene Abweichung vor, daß die Trennungslinie nicht streng senkrecht, sondern schräg verläuft. Dabei sind beide Trennungslinien im selben Sinne gegen den Horizont geneigt, z. B. weichen ihre oberen Enden beiderseits temporalwärts ab. Diese Erscheinung hängt wohl mit geringen Abweichungen der anatomischen Verhältnisse von der „Norm" ab. Solche Fälle sind von WILBRAND (1890), BEST (1910), LUTHER C. PETER (1923) beschrieben worden; ich selbst habe einen ähnlichen Fall beobachtet. Manche hemianopische Gesichtsfeldausfälle betreffen nur einen Quadranten, so daß man von einer Quadrantenhemianopsie spricht.

Während, wie erwähnt, bei Tractushemianopsie die Trennungslinie der beiden Gesichtsfeldhälften durch den Fixationspunkt verläuft, findet man bei Hemianopsien, die durch dorsalwärts vom äußeren Kniehöcker gelegene Krankheitsherde hervorgerufen werden, in der Regel, daß die Mitte des Gesichtsfeldes der sehenden Hälfte des Gesichtsfeldes angehört. Es besteht eine sogenannte maculare Aussparung. Diese Erscheinung tritt bei der Untersuchung am Perimeter leicht auf und muß als Ausdruck mangelhafter Fixation angesehen werden. Kontrolliert man solche Gesichtsfelder durch kampimetrische Aufnahmen am BJERRUMschen Vorhang, so ergibt sich meist das Fehlen der Aussparung. LEBER (1877) hat auf die Mängel der perimetrischen Untersuchung in dieser

Hinsicht hingewiesen, und TREITEL (1879) hat die Aussparungen als Untersuchungsfehler betrachtet. Es unterliegt jedoch keinem Zweifel, daß in einem Teil der Fälle tatsächlich maculare Aussparungen vorhanden sind. Das Vorkommen macularer Aussparungen wird durch den Umstand unterstützt, daß bei schweren doppelseitigen Hemianopsien häufig der mittlere Teil des Gesichtsfeldes, also der der Macula entsprechende Teil, erhalten bleibt. Diese Erscheinung ist zuerst von FÖRSTER (1890) beschrieben worden. Dieser Forscher erklärte das Verschontbleiben der Macula durch eine besonders gesicherte Ernährung des Maculazentrums in der Hirnrinde infolge Anastomosenbildung zwischen mehreren Arterien. RÖNNE (1917) nimmt an, daß infolge der Lage des Maculazentrums am hinteren Pole des Hinterhauptlappens dieser Bezirk außerhalb des anscheinend sehr zu Thrombosierung neigenden Versorgungsgebietes der A. Calcarina liegt. IGERSHEIMER (1918) hat auf Grund seiner Studien der Gefäßversorgung des Hinterhauptspoles an Injektionspräparaten gefunden, daß bald die A. calcarina, bald die A. cerebri posterior überwiegt, und glaubt, die Maculaaussparung als Ausdruck des Erhaltenbleibens der arteriellen Blutversorgung auffassen zu können. Die v. MONAKOWsche Erklärung, nach der das Maculazentrum über einen großen Teil des Hinterhauptlappens sich ausdehne, hat seine Gültigkeit

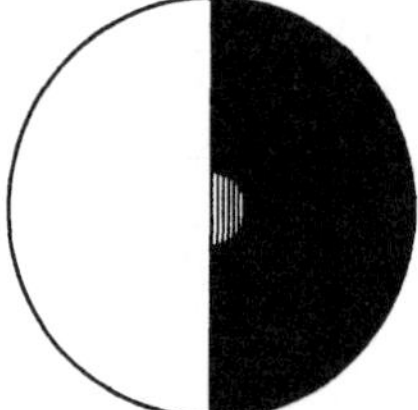
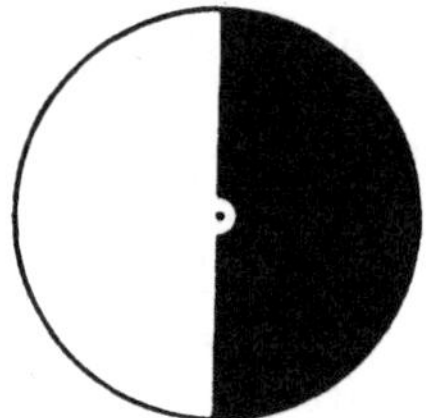
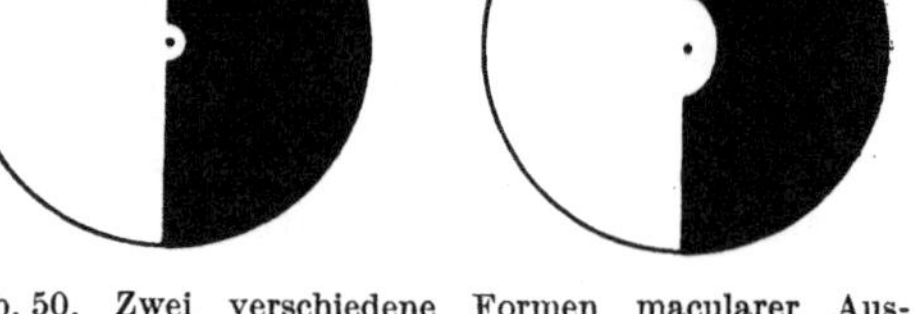

Abb. 49. Rechtsseitige Hemianopsie mit macularer Aussparung und herabgesetzter Sehschärfe als Ausdruck starker Hemiamblyopie.

Abb. 50. Zwei verschiedene Formen macularer Aussparung.

verloren, da sie durch HENSCHENS (1909, 1911) Arbeiten widerlegt worden ist. WILBRAND (1907) nahm an, daß die Maculafasern sich entweder im Chiasma oder, wie dies HEINE (1900) und LENZ (1909) wollten, im Splenium scorporis callosi gabeln, so daß in jedem Hinterhauptlappen das Maculazentrum vollständig vertreten sei. Durch die häufige Feststellung von homonym hemianopischen Zentralskotomen infolge Kriegsverletzungen ist die wesentliche Stütze dieser Theorie gefallen. RÖNNE (1911) hat den erhaltenen, der Macula entsprechenden Gesichtsfeldteil (Abb. 49) als den nachweisbaren Rest des Gesichtsfeldes bei schwerer Hemiamblyopie erklärt, bei der die Funktion der peripheren Gesichtsfeldteile zu gering ist, um bei der gewöhnlichen Gesichtsfelduntersuchung nachgewiesen werden zu können. Diese Annahme wird durch das zahlenmäßige Überwiegen von Hemi- und Amblyopien über totale Hemianopsien gestützt.

Die maculare Aussparung ist in ihrer Erscheinungsweise nicht einheitlich. Neben Fällen, in denen die Trennungslinie der beiden Gesichtsfeldhälften knapp ober- und unterhalb des Fixationspunktes von der Senkrechten abbiegt, so daß die Aussparung nur ganz wenige Grade beträgt, kommen solche vor, bei denen die Grenze in sanftem Bogen schon in einer Entfernung von 10 bis 20°, ja 30° gegen die blinde Hälfte abbiegt (Abb. 50), wobei die Biegung der Grenzlinie keineswegs eine kreisbogenförmige sein muß, sondern oft in der Waagrechten näher zum Fixationspunkte liegt als oben und unten.

Außer macularen Aussparungen kommen auch sogenannte „überschüssige"

Gesichtsfeldteile vor, darunter verstehen wir das Übergreifen der erhaltenen Gesichtsfeldhälfte über die Mittellinie, so daß die amblyopische oder amaurotische Gesichtsfeldhälfte dadurch verkleinert wird. Solche „überschüssige" Gesichtsfeldteile sind gewöhnlich nur klein. Man erhält fehlerhafte Befunde wie bei der macularen Aussparung, wenn die Fixation unverläßlich ist; dies läßt sich durch Nachprüfung am BJERRUMschen Vorhang feststellen. In manchen Fällen handelt es sich aber doch um das Erhaltensein von Gesichtsfeldteilen in der geschädigten Gesichtsfeldhälfte.

Vom funktionellen Standpunkte sind die Hemianopsien sehr verschieden zu bewerten. Bei der homonymen Hemianopsie fehlt eine Hälfte des gemeinsamen (summarischen) Gesichtsfeldes, in der erhaltenen Hälfte besteht aber stereoskopisches Sehen. An dieser Form der Hemianopsie leidende Kranke sind sowohl in ihrer Bewegung im Raume stark behindert, da sie nach einer Seite hin den Raum nicht übersehen (Abb. 46), als auch beim Lesen stark gestört. Sie überblicken (bei linksseitiger Hemianopsie) zu Beginn des Lesens die ganze Länge der Zeile, die nach dem Durchlesen in der blinden Gesichtsfeldhälfte verschwindet, können daher den Beginn der nächsten Zeile nicht leicht finden und müssen oft die gelesene Zeile bis zu ihrem Beginne zurückverfolgen, um dann durch Senkung des Blickes den Beginn der nächsten Zeile zu finden. Bei rechtsseitiger Hemianopsie können sie nur immer wenige Buchstaben auf einmal überblicken und müssen daher fast buchstabieren. Bei Kranken mit genügender Intelligenz läßt sich leicht durch folgenden Kunstgriff Hilfe schaffen: Bei linksseitiger Hemianopsie läßt man die Schrift so halten, daß die Zeilen vertikal, und zwar mit ihrem Beginne unten stehen. Dann befindet sich der ganze zu lesende Text in der sehenden rechten Gesichtsfeldhälfte. Der Kranke liest von unten nach oben. Liegt rechtsseitige Hemianopsie vor, so wird die Schrift so gehalten, daß die Zeilen senkrecht stehen, aber ihr Beginn sich oben befindet. Dann liegt der zu lesende Text in der sehenden, linken Gesichtsfeldhälfte und der Kranke liest in senkrechter Richtung von oben nach unten. Das Umlernen vom waagrechten auf das senkrechte Lesen, wie es bei den Chinesen und Japanern ständig geübt wird, ist ganz leicht und ermöglicht den Hemianopikern rasches und bequemes Lesen (SACHS 1930).

Bei der bitemporalen und binasalen Hemianopsie ist die Störung für den Kranken viel geringer. Die beiden erhaltenen Gesichtsfeldhälften ergänzen einander in der Weise, daß zwar die seitlichen Grenzen des summarischen Gesichtsfeldes jederseits um zirka 30° eingeengt sind, eine Störung in der Raumorientierung aber nicht auftritt. Im gemeinsamen Gesichtsfeld ist die Stereoskopie aufgehoben, doch sind die damit verbundenen Störungen von keiner praktisch überragenden Bedeutung.

Außer den Hemianopsien mit senkrechter Trennungslinie gibt es noch solche mit waagrechter Trennungslinie (Abb. 40), d. h. Ausfälle der oberen oder unteren Gesichtsfeldhälfte. In Wirklichkeit handelt es sich um große Skotome, da meist nicht die gesamte obere oder untere Hälfte des Gesichtsfeldes fehlt. Die Trennungslinie verläuft bei dieser Art von Ausfällen streng durch den Fixationspunkt ohne maculare Aussparung. Der Sitz des Krankheitsherdes ist im Hinterhauptlappen zu suchen, wobei die obere oder seltener die untere Lippe der Fissura calcarina geschädigt ist. Bei kleineren Herden bestehen oft nur hemianopische · Skotome. Meist ist in Fällen von Verletzungen zuerst vollständige Blindheit vorhanden, und das Sehvermögen stellt sich langsam wieder her, bis schließlich ein dauernder Ausfall als Ausdruck der Gewebsschädigung übrigbleibt. Die subjektiven Störungen bei dieser Art von Ausfällen sind beträchtlich. Dies kann sowohl für die Bewegung im Raume der Fall sein wegen Erschwerung des Sehens des Bodens beim Gehen, insbesondere aber beim Lesen wegen des Wegfallens der oberen oder unteren Hälfte der Buchstaben.

Es kommen noch hemianopische Ausfälle mit Erhaltenbleiben des temporalen Halbmondes vor. In diesen Fällen fehlt der Teil der temporalen Gesichtsfeldhälfte, die dem binokularen Gesichtsfeld angehört; erhalten ist dagegen der äußerste halbmondförmige Teil, der dem einäugigen Gesichtsfeld angehört. Umgekehrt kann bloß der temporale Halbmond ausfallen und der übrige Teil der temporalen Gesichtsfeldhälfte erhalten bleiben. Diese Möglichkeiten, die klinisch wiederholt beobachtet worden sind, beruhen darauf, daß die von den nasalen Netzhautteilen kommenden Fasern, denen im gemeinsamen Gesichtsfeld kein kongruenter Teil entspricht, schon im Chiasma getrennt von den anderen gekreuzten Fasern verlaufen (WILBRAND 1926, 1929), wobei sie im hinteren Teil des Chiasma den Rand nach außen von den gemischten Fasern einnehmen. Nach PFEIFER (1924) bilden diese Fasern den unteren Teil der Sehstrahlung, biegen als MEYERsche Schleife in den Schläfenlappen ein und enden im vorderen Teil der Sehrinde.

Aus dem Gesagten ergibt sich, daß von hemianopischen Ausfällen nur dann die Rede sein kann, wenn der Krankheitsherd dorsal vom vorderen Ende des Chiasma liegt. Es bilden daher die hemianopischen Sehstörungen ein Gebiet, das in gleicher Weise den Augenarzt wie den Nervenarzt und den Hirnchirurgen interessiert.

c) Zentralskotome.

Große Bedeutung besitzt in klinischer und funktioneller Beziehung das Zentralskotom, also ein Ausfall des mittleren Teiles des Gesichtsfeldes, das infolge des Ausfalles des Fixationspunktes durch die damit verbundene starke Herabsetzung der Sehschärfe sich der Aufmerksamkeit des Kranken aufdrängt. Es kann sich dabei entweder um ein reines Zentralskotom handeln, dessen Grenzen in annähernd gleicher Entfernung vom Fixationspunkt liegen, oder um ein centrocaecales Skotom, welches den Fixationspunkt und den blinden Fleck in sich einschließt. Das Zentralskotom kann durch Verdeckung der Fovea centralis z. B. durch eine präretinale Hämorrhagie hervorgerufen werden und ist dann ein positives Skotom, oder durch Erkrankung der zentralen Netzhautteile selbst, die sich auf sehr verschiedene Ursachen zurückführen lassen. Als Ursachen für positive Zentralskotome sind myopische chorioretinale Veränderungen und senile Entartungen der Macula anzuführen, das angeborene Maculakolobom, die scheibenförmige Entartung der Netzhautmitte, die Lochbildung der Macula, die BERLINsche Netzhauttrübung und die Aderhautrisse infolge von Verletzung, die Gesichtsfeldausfälle infolge von Sonnenblendung. Während bei diesen Zuständen die Skotombildung als Folge der Erkrankung der Netzhaut selbst auftritt, gibt es eine große Anzahl von Skotomen neurogenen Ursprungs, bei denen also Erkrankungsherde im Sehnerven infolge Leitungsunfähigkeit und eventuell späterer Atrophie der Sehnervenfasern, und zwar der des papillomacularen Bündels, zur Bildung von Zentralskotomen führen. Es kann sich dabei auch um Erkrankungen handeln, deren primärer Sitz in der Nervenfaserschicht der Netzhaut liegt. Diese Skotome unterscheiden sich von denen der vorhergehenden Gruppe dadurch, daß sie negativ sind, also nicht als solche vom Kranken wahrgenommen, sondern erst durch die Untersuchung nachgewiesen werden.

Das hier bestehende centrocaecale Skotom ist meist von ovaler Gestalt mit längerem horizontalem Durchmesser, entsprechend dem papillomacularen Bündel, und umschließt den Fixationspunkt und den blinden Fleck (Abb. 36, S. 140). Die Schwere der Funktionsstörung in diesem Skotom kann sehr verschieden sein. Die meisten sind relative Skotome, die in ihrem Bereiche Stellen mit geringerer Funktion, sogenannte Kernstellen enthalten. Je nachdem sich solche Kernstellen entsprechend dem Fixationspunkt oder zwischen diesem und dem blinden Fleck, bisweilen in unmittelbarem Zusammenhang mit diesem befinden, ist die Herabsetzung der Sehschärfe eine größere oder geringere. Da zur Untersuchung der zentralen und centrocaecalen Skotome kleine oder schwache Reizobjekte verwendet werden, bedient man sich zweckmäßigerweise dazu auch häufig farbiger Reizobjekte und weist nun relative oder absolute Farbenskotome nach, innerhalb derer sich auch absolute Skotome für weiße Reizobjekte befinden können. Es kann auch im ganzen Bereich des Skotoms der höherwertige weiße Reiz, wenn auch abgeschwächt, wahrgenommen werden — relatives Skotom für Weiß.

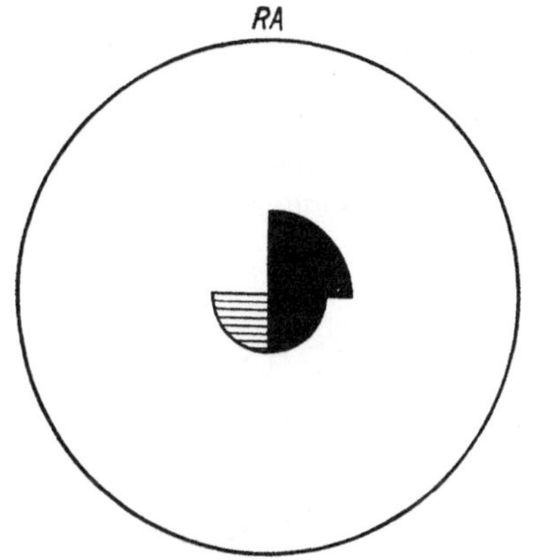

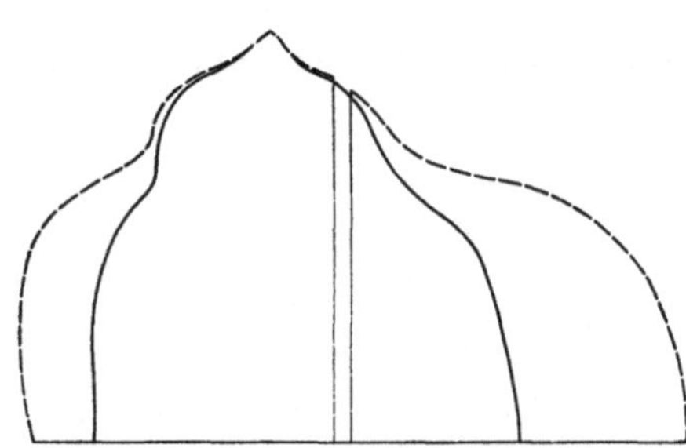

Abb. 51. Unvollständiges Zentralskotom aus drei Quadrantenausfällen zusammengesetzt.

Abb. 52. Horizontaler Durchschnitt durch die Gesichtsfeldinsel bei Einengung der peripheren Grenzen und guter zentraler Funktion. Die gestrichelte Linie gibt die normale Größe des Gesichtsfeldes an.

Diese Skotomart finden wir besonders bei der retrobulbären Neuritis, doch können viele andere den Sehnerven schädigende Krankheitsprozesse solche Skotome hervorrufen.

Da das papillomaculare Bündel nicht nur im Sehnerven, sondern auch im Chiasma ein geschlossenes System darstellt, können Schädigungen des Chiasma gleichfalls zur Bildung von Zentralskotomen führen, deren Charakter als temporal hemianopisch nachweisbar ist, jedoch öfters nicht erkannt wird (Abb. 47, S. 146). Gerade aber die Feststellung dieses Charakters der Skotome ist für die Diagnose von entscheidender Bedeutung. Die Erkennung kann durch die Herabsetzung der zentralen Sehschärfe erschwert werden oder auch infolgedessen, daß das Skotom auf einen nasalen Quadranten übergreift (Abb. 51). Es entstehen auf diese Weise drei Quadrantenskotome (RÖNNE 1919, TRAQUAIR 1927). Die genaue Abgrenzung dieser Skotome erfolgt am leichtesten am BJERRUMschen Vorhang. Die Sehschärfe in diesen Fällen ist stets herabgesetzt, doch ist sie besser als bei echten Zentralskotomen. Homonym-hemianopische Zentralskotome sind seltener; ihr Nachweis ist wegen der Schwierigkeit der Fixation seitens des Kranken oft nicht leicht. Sie machen sich dem Kranken vielfach zuerst durch die Lesestörung bemerkbar, auf die zuerst WILBRAND (1890) aufmerksam gemacht hat. Solche Kranke sind oft trotz guter Sehschärfe nicht imstande zu lesen, da sie entweder nur einen Buchstaben auf einmal sehen oder eine Gruppe von Buchstaben neben den gesehenen ausfällt.

Schwierig ist auch oft der Nachweis des zentralen Skotoms bei Amblyopie ohne Befund und bei Schielamblyopie. Die durch die schlechte Fixation hervorgerufene Schwierigkeit läßt sich durch Anwendung des Stereokampimeters meist gut überwinden.

d) Konzentrische Gesichtsfeldeinengung.

Sowie bei anderen Gesichtsfeldausfällen kommt als Grund für die Einschränkung der peripheren Gesichtsfeldgrenzen öfter als man glaubt die Unvollkommenheit der Untersuchung in Betracht. Besonders trifft dies für nicht genügend erfahrene Untersucher zu, die es nicht verstehen, von den Untersuchten genaue Angaben zu erreichen, weil sie die Aufmerksamkeit des Untersuchten nicht genügend anspornen. Das Gesichtsfeld desselben Kranken, das bei der Untersuchung eines minder Geübten deutlich eingeschränkt scheint, erweist sich bei der Nachuntersuchung durch den Erfahrenen oft als normal groß.

Ist das Gesichtsfeld wirklich eingeengt, so kommen als Erklärung verschiedene Möglichkeiten in Betracht. In manchen Fällen handelt es sich zweifellos um eine Herabsetzung der Funktion im Bereich des ganzen Gesichtsfeldes. Gewissermaßen um ein Versinken der Gesichtsfeldinsel im Meer der Blindheit. Dabei muß das Absinken der Insel nicht immer ein gleichmäßiges sein, sondern entweder in den

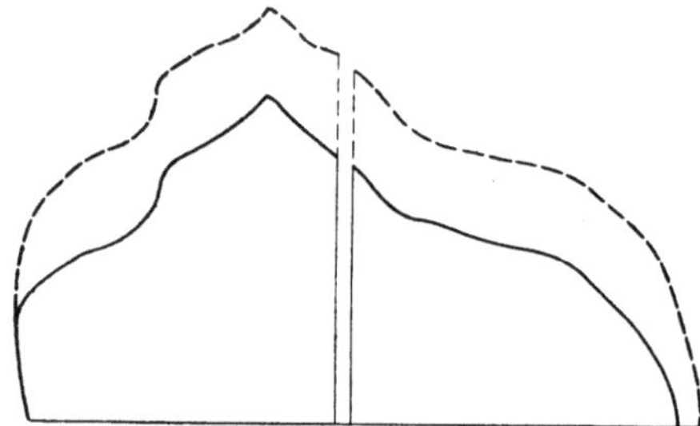 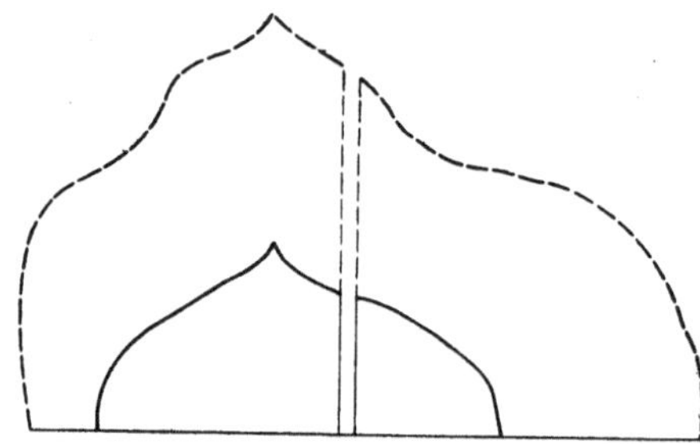

Abb. 53. Gleichmäßige Herabsetzung der Funktion im Gesichtsfeld.

Abb. 54. Gesichtsfeldinsel bei gleichzeitiger Einengung der peripheren Gesichtsfeldgrenzen und allgemeiner Herabsetzung der Funktion.

peripheren Teilen rascher vor sich gehen als in den zentralen oder umgekehrt. In den Fällen der ersteren Art finden wir eine Einengung der peripheren Grenzen, während die mehr zentral gelegenen Isopteren sich weniger verändern, aber doch enger sind als normalerweise (Abb. 52). In den Fällen der zweiten Gruppe kommt es zu einer allgemeinen Abflachung der Insel, wobei also die inneren Isopteren sich stark verengen (Abb. 53), während im Anfang der äußere Umfang der Insel nicht und später verhältnismäßig wenig eingeengt ist. Besonders früh tritt dabei meist die Einengung der inneren Isopteren nach außen vom blinden Fleck auf, so daß z. B. die Isoptere für Weiß 1/2000 statt nach außen vom blinden Fleck nach innen von ihm verläuft. Macht sich die Einengung der äußeren Isopteren bemerkbar, so erscheint sie früher im temporalen Teil des Gesichtsfeldes, wo die Isopteren weiter auseinanderliegen und die Abdachung der Gesichtsfeldinsel weniger steil ist als auf der nasalen Seite. Schließlich sehen wir in manchen Fällen gleichzeitige Einengung der peripheren Gesichtsfeldgrenzen und Absinken der Funktion im ganzen Gesichtsfeld. Es tritt also Verkleinerung der Gesichtsfeldinsel zugleich mit ihrer Abflachung auf (Abb. 54).

Bei den Erklärungsversuchen der konzentrischen Einengung wird zwischen Netzhaut- und Sehnervenleiden oft ein deutlicher Unterschied gemacht, so bei RÖNNE (1909), BEHR (1912, 1936). Es wird dabei nicht genügend in Betracht gezogen, daß oftmals eine scharfe Trennung zwischen Netzhaut- und Sehnervenleiden nicht gezogen werden kann, weil eine organische Beeinträchtigung der Netzhaut ohne eine solche des Sehnerven und umgekehrt nicht möglich ist. RYDEL (1872) hatte für die Einschränkung des Glaukomgesichtsfeldes die ungenügende Blutversorgung in den peripheren Teilen verantwortlich gemacht. Diese Ansicht ist durch die Untersuchungen von SOBAŃSKI (1934, 1935, 1936, 1937, 1938) und LAUBER (1935, 1936, 1937, 1938) gestützt worden, und es unterliegt keinem Zweifel, daß beim Glaukom, bei der tabischen Sehnervenatrophie und bei Retinitis pigmentosa die Beeinträchtigung der Blutversorgung der Netzhaut für die Entstehung der Netzhaut- und Sehnervenatrophie neben anderen Faktoren von großer Bedeutung ist. Denken wir nur an den physiologischen Versuch, bei dem durch Druck auf den Augapfel infolge der Erhöhung des intraokularen Druckes sich das Gesichtsfeld konzentrisch verengt. Vollständig analog sind die Verhältnisse beim akuten Glaukom, bei dem es sich zweifellos nicht um eine primäre Sehnerven-, sondern um eine primäre Netzhautschädigung handelt, die in geringerem Grade auch beim chronischen einfachen Glaukom wirksam ist. Damit steht keineswegs im Widerspruch, daß beim Glaukom Nervenfaserausfälle entstehen, für deren Zustandekommen der kavernöse Zerfall des Sehnervengewebes vor und hinter der Lamina cribrosa die Grundlage bildet. Die Annahme ist durchaus zulässig, daß unter Einfluß des Mißverhältnisses zwischen Blutdruck in den Netzhautgefäßen und dem intraokularen Drucke es zu einer diffusen Schädigung der Netzhauternährung kommt und daneben, entweder infolge desselben Druckmoments oder anderen mit ihm in Verbindung stehenden Faktoren, Defektbildungen im Sehnerven entstehen, als deren Ausdruck die Nervenfaserbündelausfälle in Erscheinung treten. Die sicher sehr gute Tendenz, möglichst alle Krankheitserscheinungen auf *ein* ursächliches Moment zurückzuführen, genügt zweifellos nicht für alle Leiden. Wirken doch bei vielen neben organischen toxische oder degenerative Faktoren mit. Vom Verhältnis dieser Faktoren zueinander hängen die verschiedenen Abarten der Gesichtsfeldstörungen bei Erkrankungen gleicher Natur ab.

Die konzentrische Einengung des Gesichtsfeldes bei Stauungspapille ist eher auf Ernährungsstörungen der Netzhaut zurückzuführen als auf eine Schädigung des Sehnerven im Sehnervenkanal, wie dies BEHR (1912) angenommen hat. BEHR geht von der Annahme aus, daß die aus der Peripherie der Netzhaut stammenden Nervenfasern im Sehnerven peripher gelagert sind und daher durch den von außen auf den Sehnerven wirkenden Druck zuerst in Mitleidenschaft gezogen werden. Es darf aber nicht übersehen werden, daß bei dem die Netzhaut und den Sehnerven schließlich in ihrer ganzen Ausdehnung ergreifenden Leiden wohl kaum ein Teil dieser Organe allein geschädigt wird, ohne gleichzeitige Herabminderung der Funktion der anderen Teile. Sogar bei der akuten retrobulbären Neuritis hat TRAQUAIR (1924) gezeigt, daß nach Ablauf der Erkrankung die inneren Isopteren enger sind als normalerweise. Es ist allerdings bei langsam beginnenden und fortschreitenden Krankheitsprozessen meistens schwer, ja sogar unmöglich festzustellen, ob nicht die zentrale Sehschärfe gegenüber der Norm des erkrankten Individuums nicht bereits herabgesetzt ist, während sie noch der durchschnittlichen Norm von 6/6 entspricht oder sie noch übertrifft. Nur selten hat man Gelegenheit, die Entwicklung einer Krankheit, z. B. tabische Sehnervenatrophie, Glaukom oder Retinitis pigmentosa, bei solchen Menschen zu beobachten, die man schon vor Beginn der Krankheit genau untersucht hatte. Solche Fälle würden über manche strittige Fragen Aufschluß geben können.

Es soll nicht geleugnet werden, daß eine diffuse Erkrankung des Sehnerven selbst bei gleichzeitiger Schädigung aller seiner Nervenfasern das Bild einer konzentrischen Einengung des Gesichtsfeldes mit gleichzeitiger Einengung der inneren Isopteren, also eine Senkung der Gesichtsfeldinsel herbeiführen kann.

Im Verlaufe verschiedener Leiden, z. B. beim Glaukom, bei Retinitis pigmentosa, kann es zu so starker Verengerung des Gesichtsfeldes kommen, daß es nur wenige Grade im Durchmesser hat. Infolgedessen ist die Orientierung im Raume den Kranken fast oder vollständig unmöglich. Solche Gesichtsfelder werden (wohl zu Unrecht) als röhrenförmige bezeichnet. Diese Bezeichnung verdienen vielmehr solche Gesichtsfelder, deren lineare Größe bei der Aufnahme aus verschiedener Entfernung sich gleichbleibt, was sie als funktionelle oder simulierte Einengungen charakterisiert. Die durch organische Veränderungen bedingten sehr engen Gesichtsfelder werden vielleicht deshalb als röhrenförmig bezeichnet, weil die Kranken so sehen, wie ein Normaler durch eine enge Röhre.

5. Schädigung der einzelnen Netzhautfunktionen in verschiedenem Grade und ihr Ausdruck im Gesichtsfeld.

Die Untersuchung des Gesichtsfeldes in Verbindung mit der zentralen Sehschärfe ergibt in manchen Fällen eine ungleiche Herabsetzung der verschiedenen Netzhautfunktionen, also der Sehschärfe gegenüber dem Farbensinn, oder umgekehrt, der Blauempfindung gegenüber der Rotempfindung. Da die Isopteren für farbige Reize enger sind als die für Weiß, können im Beginn des Gesichtsfeldverfalles die Farbenisopteren zuerst Veränderungen aufweisen. Es ist dabei wichtig, das normale Verhältnis von Weiß- und Farbenisopteren zu kennen. RÖNNE (1911) macht die Angabe, daß die Gesichtsfeldgrenze für Rot 10/300 (114″) ungefähr der Grenze für Weiß 10/2000 (17′) entspricht. Sie liegen beide ungefähr um 5 bis 10° von der eigentlichen Gesichtsfeldgrenze. Ist die Rotgrenze nur wenig (also etwa um 10 bis 20° nach innen) von der Außengrenze des Gesichtsfeldes gelegen, so ist dies nicht von besonderer Bedeutung. Ist die Rotgrenze aber noch enger, so weist dies auf einen fortschreitenden Prozeß hin, da hier ein Mißverhältnis zwischen Weiß- und Farbengrenzen vorliegt, wie es bei fortschreitenden Erkrankungen des Leitungsapparats meist vorhanden ist. Sind Weiß- und Farbengrenzen gleicherweise eingeengt, so liegt wohl ein pathologischer Zustand vor, doch ist er wahrscheinlich stationärer Art.

Liegen die Isopteren für farbige Reize nicht in der normalen Reihenfolge, bei welcher die Blaugrenzen am weitesten sind, dann die Rotgrenze folgt und die Grüngrenze am engsten ist, so sprechen wir von Inversion der Farbengrenzen. Es darf dabei nicht unberücksichtigt bleiben, daß die Ausdehnung der Farbengesichtsfelder sehr wesentlich von der Größe, Sättigung und Helligkeit der Reizobjekte abhängig ist. Werden aber stets die gleichen Versuchsbedingungen eingehalten, so kann man die Untersuchungsergebnisse gut miteinander vergleichen. Auch unter solchen Bedingungen kann man Veränderungen im Verhältnis der Rot- und Blaugesichtsfelder beobachten. KÖLLNER (1912) hat diese Störungen besonders berücksichtigt. Es treten Störungen in dem Sinne auf, daß die Blaugrenze im Gesichtsfelde enger wird als die Rotgrenze; am häufigsten tritt diese Störung bei diffusen Erkrankungen der Aderhaut und Netzhaut auf und ist oft mit Nachtblindheit vergesellschaftet. Eine solche Inversion der Farbengrenzen ist auch bei der idiopathischen Hemeralopie verzeichnet worden (TREITEL 1879, KRIENES 1895, GONIN und DUFOUR 1906, KÖLLNER 1912, LUNDSGAARD 1924). Chorioretinitis syphilitica, Retinitis pigmentosa und Netzhautablösung sind die häufigsten Erkrankungen, bei denen dieses Symptom auftritt, doch ist es auch bei diesen Krankheiten kein konstantes Symptom. Dem Grunde nach handelt es sich dabei um eine erworbene Blaublindheit, die solche Grade erreichen kann, daß, wie KÖNIG (1897), KÖLL-

NER (l. c.) und LARSEN (1923) nachgewiesen haben, das Farbensystem der Kranken dichromatisch wird, damit auch ihre Wahrnehmung des Spektrums. KRIENES (l. c.) und LARSEN (l. c.) erwähnen, daß blaue Reizobjekte von den Kranken als schwarz bezeichnet wurden. Im Zusammenhang mit den erwähnten Erscheinungen sei darauf hingewiesen, daß bei der idiopathischen Hemeralopie die Gesichtsfeldgrenzen bei herabgesetzter Beleuchtung sehr stark eingeengt sind und gleichzeitig eine Inversion der Farbengrenze auftritt, die jedoch schwerer nachweisbar ist als die Einengung bei herabgesetzter Beleuchtung.

Zum Unterschied von den primären Aderhaut-Netzhaut-Leiden, bei denen die Störung der Blauempfindung vorherrscht, findet sich bei Sehnerven- und damit vergesellschafteten Netzhautleiden eine vorwiegende Schädigung der Rot-Grün-Empfindung. SCHÖN (1874) und TREITEL (1879) deuteten dieses Symptom als Herabsetzung der peripheren Sehschärfe. Untersuchungen von BULL (1895), RÖNNE (1911) und KÖLLNER (1912) haben ergeben, daß Sehschärfe und Farbensinn durchaus nicht in gleichem Verhältnis abnehmen. KÖLL-NER (l. c.) hat besonders die Verhältnisse bei spektralen Lichtmischungen studiert. Bei manchen Leiden tritt eine Rot-Grün-Blindheit in ausgesprochener Weise auf, während in anderen Leiden, z. B. bei Glaukom, sich der Farbensinn oft sehr lange erhält. Das Verständnis dieser Tatsache ist auf Schwierigkeiten gestoßen. Während die Blaublindheit durch Schädigung der Netzhaut, vielleicht des Zapfenapparats selbst erklärt werden konnte, war bei Annahme eines primären Sehnervenleidens diese Erklärung nicht zulässig. Berücksichtigt man aber, daß z. B. bei der tabischen Opticusatrophie das Verhältnis zwischen Blutdruck in den Gefäßen nicht nur der Netzhaut, sondern auch sicher der Aderhaut im Verhältnis zur Höhe des intraokularen Druckes gestört ist, so ergibt sich die Möglichkeit, auch hier an eine Beeinträchtigung der Ernährung der Neuroepithelien zu denken. Wohl ist angenommen worden, daß die Fortleitung von Farbenempfindungen eine höhere Funktion der Sehnervenfasern darstellt als die Fortleitung von einfachen Helligkeitswerten, daher bei Schädigung der Nervenfasern die Fortleitung von Farbeneindrücken beeinträchtigt sein kann, während dies bei Fortleitung von Helligkeitseindrücken noch nicht in Erscheinung tritt (RÖNNE 1911). Bei manchen Erkrankungen, wie bei Glaukom und neuritischer Sehnervenatrophie, macht sich die Schädigung der Farbenwahrnehmung erst dann bemerkbar, wenn die Sehschärfe bereits deutlich vermindert ist, so daß oft eine quantitative Untersuchung des Farbensinns überhaupt nicht mehr möglich ist. Dabei sind gleichermaßen Blau- und Rot-Grün-Wahrnehmung geschädigt. Bei den verschiedenen Abarten der retrobulbären Neuritis und der tabischen Sehnervenatrophie überwiegt die Schädigung des Rot-Grün-Sehens. Die vorwiegende Schädigung der Rot-Grün-Wahrnehmung als Leitungshemmung in den Nervenfasern spricht für eine diffuse Schädigung der Nervenfasern und das Vorhandensein eines frischen Leidens. Es ist dabei zu erwähnen, daß diese Schädigung in vielen Fällen rückbildungsfähig ist, daher prognostisch nicht durchaus ungünstig gewertet werden muß. Vom Verlauf der Krankheit hängt es ab, ob die Wahrnehmung für Rot und Grün sich wiederherstellt, wie in Fällen von retrobulbärer Neuritis und bei einzelnen gebesserten Fällen des letzterwähnten Leidens, oder, wie in den meisten Fällen dieser Krankheit, nur ein Fortschritt des Verfalles zu verzeichnen ist. Bei der Analyse der Funktionsschädigung bei tabischer Sehnervenatrophie zeigt es sich, daß Unterschiede in der Disproportionalität der Funktion vorkommen. Entgegen KÖLLNER (1912) behauptet RÖNNE, daß bei Untersuchung des Gesichtsfeldes für Farben und für kleine weiße Reizobjekte die Verschiedenheit der Schädigungen des Farbensinns und der Weißwahrnehmung leicht nachzuweisen ist; er ist, wie oben angeführt, auch der Ansicht, daß der tabische atrophische Prozeß um so rascher fortschreitet, je ausgesprochener das Mißverhältnis der Störungen ist. Man stößt auf Fälle von vollständiger Rot-Grün-Blindheit bei noch guter Sehschärfe, z. B. 6/10. Auch WILBRAND und SAENGER (Bd. V, 1913) sind der gleichen Ansicht wie RÖNNE (1911). Die Verhältnisse sind aber anders als dort, wo es sich um umschriebene Ausfälle des Gesichtsfeldes bei Tabes handelt.

6. Vergrößerung des blinden Fleckes.

Die Vergrößerung des blinden Fleckes kann verschiedene Ursachen haben. Eine der häufigsten ist die Atrophie der Aderhaut und der darüberliegenden Netzhaut in der unmittelbaren Nachbarschaft der Papille, wie wir sie bei fortschreitender Kurzsichtigkeit sehen. Ödematöse Schwellung der Netzhaut und des Sehnerven bedingen eine Faltung und Verschiebung der Netzhaut mitsamt der Stäbchen- und Zapfenschicht in exzentrischer Richtung vom Aderhaut-Lederhaut-Kanal, wie wir dies bei Stauungspapille sehen. VAN DER HOEVE (1910) führte die Vergrößerung des blinden Fleckes bei Schädigung des Sehnerven durch Nebenhöhlenerkrankungen darauf zurück, daß, wie BUNGE (1884) angenommen hatte, die aus der Nachbarschaft der Papille stammenden Sehnervenfasern in der Peripherie des Sehnervenverlaufes und daher bei Nebenhöhlenerkrankungen toxisch geschädigt werden können. Als sichere Nervenfaserschädigung ist die Vergrößerung des blinden Fleckes bei Glaukom in Gestalt der SEIDELschen und BJERRUMschen Skotome aufzufassen. Empfindlicher als die Untersuchung am BJERRUMschen Vorhang ist für die Feststellung von Veränderungen des blinden Fleckes und seiner Umgebung die Angioskotometrie. EVANS (1938) führte zahlreiche Fälle an, in denen bei Nebenhöhlenerkrankungen Vergrößerung der Angioskotome ein deutliches Krankheitszeichen bildete, das sich parallel zum Verlaufe des Grundleidens veränderte und daher als sehr empfindlicher Indikator gewertet werden muß.

Gesichtsfeldveränderungen können plötzlich oder allmählich entstehen. Während ihres Fortschreitens und ihrer Rückbildung können sie mannigfache Veränderungen durchmachen. Es können zeitweise Merkmale auftreten, die zu anderen Zeiten nicht nachweisbar sind und große diagnostische Bedeutung besitzen können. Dieser Umstand beweist die Wichtigkeit wiederholter Gesichtsfelduntersuchungen schon aus diagnostischen Gründen. Aber auch für die Prognose und Behandlung ist der Vergleich der zu verschiedenen Zeiten erhobenen Gesichtsfeldbefunde oft von großer, ja entscheidender Bedeutung.

Literatur.

AGNELLO, F.: Sopra un caso d'emianopsia doppia con perdita della visione maculare. Ann. Ottalm. **42**, 39 (1935). — ASHIKAGA, R.: Über die Beziehung zwischen dem Sehzentrum und dem Gesichtsfeld. Acta Soc. ophthalm. jap. **38**, 675 (1934). — ASK, F.: Scotoma helieclipticum. Allmänna svenska Läkartidn. **1912**, 774. — ASK-UPMARK, E.: On the cortical projection of the temporal halfmoon of the visual field. Acta ophthalm. (Dän.) **10**, 271 (1932). — AXENFELD, TH.: Hemianopische Gesichtsfeldstörungen nach Schädelschüssen. Klin. Mbl. Augenhk. **55**, 126 (1915).

BAAS: Über die anatomische Grundlage der Ringskotome. Graefes Arch. **64**, 642 (1897). — BALADO, M. u. J. MALBRÁN: Über die Rindenlokalisation der Macula beim Menschen. Arch. Oftalm. B. Air. **7**, 259 (1932). — Frühdiagnose eines linksseitigen Hirntumors durch quantitative Perimetrie. Argent. Neur. **8**, 96 u. Rev. Asoc. méd. argent. **46**, 469 (1933). — BALADO, M., J. MALBRÁN u. E. FRANKE: Doppelseitige hemianopische Inkongruenz corticaler Herkunft. Arch. argent. Neur. **10**, 201 (1934) und Arch. Oftalm. B. Air. **9**, 295 (1934). — Rechtsseitige hemianopische Inkongruenz infolge primärer Veränderungen des linken Corpus geniculatum externum. Arch.

argent. Neur. **11**, 143 (1934). — BARD, L.: Les chiasmas optique, accustique et vestibulaire; uniformité fonctionnelle, normale et pathologique des centres de la vue, de l'ouie et de l'équilibre. Sem. méd. (Fr.) **24**, 137 (1904). — De l'origine sensorielle de la déviation conjuguée des yeux avec la rotation de la tête chez les hémiplégiques. Sem. méd. (Fr.) **24**, 9 (1904). — BEHR: Beiträge zur Anatomie und Pathogenese der Stauungspapille. Vers. ophthalm. Ges. Heidelberg **38**, 14 (1912). — Die homonymen Hemianopsien mit einseitigem Gesichtsfelddefekt im „rein temporalen halbmondförmigen Bezirk des binokularen Gesichtsfeldes". Klin. Mbl. Augenhk. **65**, 161 (1916). — Die Bedeutung des Augenbefundes für die Früh- und Differentialdiagnose der wichtigsten Gehirn- und Rückenmarkskrankheiten. Klin. Mbl. Augenhk. **94**, 111 (1935). — Der Augenbefund in seiner diagnostischen und differentialdiagnostischen Bedeutung bei Tabes dorsalis, Lues cerebrospinalis, multipler Sklerose. Z. Augenhk., Beih. **21**, 1936. — BENDER, M. B. a. I. STRAUSS: Defects in visual field of one eye only in patients with a lesion of one optic radiation. Arch. Ophthalm. (Am.) **17**, 765 (1937). — BEST, F.: Die Bedeutung der Hemianopsie für die Untersuchung des optischen Raumsinnes. Arch. ges. Physiol. **136**, 248 (1910). — Hemianopsie und Seelenblindheit bei Hirnverletzungen. Graefes Arch. **93**, 49 (1917). — BJERRUM, J.: Über eine Zufügung zur gewöhnlichen Gesichtsfeldmessung. 10. med. Kongr. Berlin, Abt. 10, **1890**, 68. — Et tilfelde af Hemianopsia partialis. Nord. ophthalm. Tskr. (Schw.) **3**, 71 (1892). — BULL, O.: Perimetrie. 1895. — BUNGE: Über Gesichtsfeld und Faserverlauf im optischen Leitungsapparat. Halle 1884. — BURNETT: Clinical contribution to the study of ring-scotoma. Trans. Amer. ophthalm. Soc. **6**, 435 (1885).

CRZELLITZER, A.: Wie entstehen Ringskotome? Arch. Augenhk. **40**, 279 (1900). — CUSHING and WALKER: Distortions of the visual fields in case of brain tumour. Brain **37**, 341 (1915).

DUFOUR et GONIN: Maladies de la rétine. Encycl. franc. Ophtalm. 6 (1906). — DYMŠIĆ, L.: Über die Bedeutung der Campimetrie für die Funktionsuntersuchung des Auges im physiologischen und pathologischen Zustand. Russk. Arch. Ophthalm. (D.) **6**, 336 (1929).

EVANS, J. N.: An interpretation of defects in the visual field. Arch. Ophthalm. (Am.) **3**, 153 (1930). — Classic characteristics of defects of the visual field. Arch. Ophthalm. (Am.) **22**, 410 (1939).

FERREE, C. E., G. RAND a. L. L. SLOAN: ROENNE's nasal step as studied with stimuli of different visibilities. Arch. Ophthalm. (Am.) **6**, 877 (1931). — FÖRSTER: Über Rindenblindheit. Graefes Arch. **36/1**, 94 (1890). — FUCHS, A.: Über kleinste dauernde Ringskotome nach Verkehrsunfällen und parazentrales Skotom nach elektrischer Ohrprüfung. Klin. Mbl. Augenhk. **91**, 20 (1933).

GALLUS: Zur Frage der Ringskotome. Z. Augenhk. **7**, 361 (1902). — GONIN, J.: Le scotome annulaire dans la dégénérescence pigmentaire de la rétine. Ann. Ocul. (Fr.) **125**, 101 (1901). — Nouvelles observations du scotome annulaire dans la dégénérescence pigmentaire de la rétine. Ann. Ocul. (Fr.) **128**, 9 (1902).

HAMILL, R. C.: Tubular vision. Arch. Ophthalm. (Am.) **12**, 345 (1934). — HEINE, L.: Sehschärfe und Tiefenwahrnehmung. Graefes Arch. **51**, 146 (1900). — Über das zentrale Skotom bei kongenitaler Amblyopie. Klim. Mbl. Augenhk. **53/1**, 10 (1905). — HENSCHEN: Klinische und anatomische Beiträge zur Pathologie des Gehirns. Uppsala I—IV, 1909—1911. — HERSING: Ringförmiger concentrischer Gesichtsfelddefekt. Graefes Arch. **18/1**, 1 (1872). — v. HESS: Methoden der Klinischen Perimetrie. Arch. Augenhk. **84**, 1 (1923). — v. HIPPEL, E.: Die Krankheiten des Sehnerven. Gr.-S. Handb. 7/II, Kap. XV (1923). — HIRSCHBERG, J.: Zur Frage der Sehnervenkreuzung. Arch. Augenhk. **5**, 137 (1876). — VAN DER HOEVE, J.: Vergrößerung des blinden Fleckes, ein Frühsymptom für die Erkennung der Sehnervenerkrankung bei Erkrankung der hinteren Nebenhöhlen der Nase. Arch. Augenhk. **67**, 101 (1910). — HOFF, H. u. O. PÖTZL: Über die Großhirnprojektion der Mitte und der Außengrenzen des Gesichtsfeldes. Jb. Psychiatr. **52**, 121 (1935). — HOLMES, G.: Disturbances of vision by cerebral lesions. Brit. J. Ophthalm. **2**, 353 (1918).

IGERSHEIMER, J.: Zur Pathologie der Sehbahn. II. Über Hemianopsie. Graefes Arch. **97**, 105 (1918). — IMRE, H.: Orientierungsfernrohrbrillen für Augen mit sehr engem Gesichtsfeld. Z. ophthalm. Opt. **23**, 161 (1935). — IMRE, J. (sen.): Ein Fall von Ringskotom bei Chorioretinitis specifica. Klin. Mbl. Augenhk. **14**, 267 (1878). — JATZOW, R.: Beitrag zur Kenntnis der retrobulbären Propagation des Chorioideal-sarkoms und zur Frage des Faserverlaufes im Sehnervengebiet. Graefes Arch. **31/2**, 205 (1885). — JESS, A.: Über Ringskotom nach Sonnenblendung. Arch. Augenhk. **74**, 68 (1912). — JOSEFSON, A.: Studier ofver akromegali och hypophysistumörer. Årsberättelse från Sabbatsberg Sjukhus i Stockholm för 1901 och 1902. Stockholm 1903. — Gesichtsfeldstörungen bei den Hypophysistumoren mit besonderer Rück-sicht auf die bitemporale Hemianopsie. Klin. Mbl. Augenhk. **55/2**, 636 (1915).

KESTENBAUM, A.: Zur topischen Diagnostik der Hemianopsie. Z. Augenhk. **76**, 241 (1932). — KNAPP, H.: The channel, by which in cases of neuroretinitis the ex-sudation proceeds from the brain into the eye. Trans. ophthalm. Soc. U. Kingd. **1870**, 118. — KÖLLNER, J.: Die Störungen des Farbensinnes. Berlin 1912. — KÖNIG, A.: Über Blaublindheit. S.ber. Akad. Wiss. Berlin 1897. — KRAVITZ, D.: Studies of the visual fields in cases of verified tumor of the brain. Arch. Ophthalm. (Am.) **20**, 436 (1938). — KRIENES, J.: Über Hemeralopie, speziell akute, idiopathische Hemeralopie. Wiesbaden: Bergmann 1896. — Über erworbene Blaublindheit. Z. Augenhk. **20**, 392 (1908). — Über Lichtsinn und Farbensinn bei Erkrankungen der Netzhaut, Aderhaut und des Sehnerven. Wiesbaden: Bergmann 1896.

LANGDON, H. M.: On scotoma. Contr. ophthalm. Sci. Jackson Birthday. **1926**, 274. — LARSEN, H.: Héméralopie et akyanopsie. Acta Ophthalm. (Dän.) **1**, 177 (1923). — LAUBER, H.: Das Verhältnis des allgemeinen Blutdruckes und des Druckes in den Netzhautgefäßen zum intraokulären Druck und sein Einfluß auf den Sehnerven und die Netzhaut. Z. Augenhk. **87**, 65 (1935). — L'hypotonie vasculaire générale, son rapport à la pression oculaire et aux maladies du nerf optique. Bull. Soc. franç. Ophtalm. **48**, 429 (1935). — Ergebnisse der augendrucksenkenden Behandlung des Sehnervenschwundes und der Pigmententartung der Netzhaut. Vers. ophthalm. Ges. Heidelberg **51**, 245 (1936). — Die Blutdruckmessung in den Netzhautgefäßen und ihre möglichen Fehlerquellen. Vers. ophthalm. Ges. Heidelberg **51**, 240 (1936). — Treat-ment of atrophy of the optic nerve. Arch. Ophthalm. (Am.) **16**, 555 (1936). — Der Einfluß der Hypotonie auf den Schwund der Netzhaut und des Sehnerven. Klin. oczna (Pol.) **15**, 230 (1937). — The relationship between intra-cranial and retinal blood-pressure and intraocular tension: the treatment of tabetic optic atrophy. Trans. ophthalm. Soc. U. Kingd. **58**, 661 (1938). — Arterielle Hypotonie und Netz-hautschwund. 15. Internat. ophthalm. Kongr. Kairo 2, 17 (1938). — LEA-PLAZA, H. u. C. ESPILDORA LUQUE: Über periphere und zentrale Hemianopsien. Rev. méd. Chile **56**, 949 (1928); Arch. oftalm. B. Air. **4**, 176 (1929). — LEBER, TH.: Die Krankheiten der Netzhaut und des Sehnerven. Gr.-S. Handb. **5**, 931 (1877). — LENZ, G.: Beiträge zur Hemianopsie. Klin. Mbl. Augenhk. **43/2**, Beilageh., 263 (1905). — Zur Pathologie der cerebralen Sehbahn unter besonderer Berücksichtigung ihrer Ergebnisse für die Anatomie und Physiologie. Graefes Arch. **72**, 1 u. 197 (1909). — Der jetzige Stand der Lehre von der Sehbahn und dem Sehzentrum. Berl. Fort-bildungskurs f. Augenärzte 1926. — Der jetzige Stand der Lehre von der Macula-aussparung. Klin. Mbl. Augenhk. **80**, 389 (1928). — LILLIE, W. I.: Ocular phenomena produced by intracranial lesions involving optic tracts near chiasma. Trans. Sect. Ophthalm. amer. med. Assoc. **1923**, 77 und J. amer. med. Assoc. **81**, 1765 (1923). — LUNDSGAARD, K. K.: Hemeralopie und andere Augenkomplikationen bei chronischen Alkoholikern. Hosp. tid. (Dän.) **67**, 417 (1924).

MACKENZIE, I., S. MEIGHAN a. E. N. POLLOCK: On the projection of the retinal quadrants on the lateral geniculate bodies and the relationship of the quadrants to the optic radiations. Trans. ophthalm. Soc. U. Kingd. **53**, 142 (1933). — MARIE et CHATELIN: Les troubles visuels dus aux lésions des voies optiques intracérébrales. Bull. et Mém. Acad. Méd. (Par.) **1915**, 535. — MARX: Das Auftreten eines Ring-skotoms bei Syphilis des Sehorgans. Ndld. Tschr. Geneesk. **58/2**, 415 (1914). — MEVES, H.: Die Differentialdiagnose des FOSTER-KENNEDYschen Syndroms. Z. Augenhk. **78**, 242 (1932). — MEYERHOF: Inkongruente Hemianopsie nach Schädel-schüssen. Klin. Mbl. Augenhk. **56**, 62 (1916). — v. MONAKOW: Gehirnpathologie. 1905.

PAGENSTECHER, A. H.: Über Sehstörungen nach Schußverletzungen am Hinter-haupt. Arch. Augenhk. **80**, 229 (1916). — PASTORE, F.: I segni diagnostici differen-ziali nella emianopsia. Reazione di WERNICKE. Persistenza della sensazione luminosa nel campo cieco emianopsico. Riv. ot. ecc. **4**, 557 (1927). — PATON a. HOLMES: The pathology of papilloedema. Brain **43**, 389 (1911). — PENFIELD, W., J. P. EVANS a. J. A. McMILLAN: Visual pathways in man with paticular reference to macular representation. Arch. Neur. (Am.) **33**, 816 (1935). — PETER, L. C.: Principles and Practice of Perimetry. New York 1923. — PFEIFER, R. A.: Die anatomische Dar-stellung des zentralen Abschnittes der Sehleitung. Vers. ophthalm. Ges. Heidel-berg **44**, 95 (1924). — PÖTZL, O.: Über die Großhirnprojektion des horizontalen Ge-sichtsfeldmeridians. Wien. klin. Wschr. **41**, 1009 (1928).

RÖNNE, H.: Rührt die Opticusatrophie durch Tabes von einem Leiden der Ganglien-zellen oder der Nervenfasern her? Graefes Arch. **72**, 481 (1909). — Über den Faser-verlauf im Chiasma, beleuchtet durch einige Gesichtsfelduntersuchungen. Klin. Mbl. Augenhk. **48/2**, 455 (1910). — Über die Bedeutung der Maculaaussparung im hemianopischen Gesichtsfeld. Klin. Mbl. Augenhk. **49/2**, 289 (1911). — Gesichts-feldstudien über das Verhältnis zwischen der peripheren Sehschärfe und dem Farben-sinn, speziell die Bedeutung derselben für die Prognose der Sehnervenatrophie. Klin. Mbl. Augenhk. **49/1**, 154 (1911). — Über das Vorkommen eines hemianopischen zen-tralen Skotoms bei disseminierter Sklerose und retrobulbärer Neuritis (Neuritis chiasmatis et tractus optici). Klin. Mbl. Augenhk. **50/2**, 446 (1912). — Über die Inkongruenz und Asymmetrie im homonymen hemianopischen Gesichtsfeld. Klin. Mbl. Augenhk. **54**, 399 (1915). — Die Organisation des zentralen Sehzentrums und sein Verhältnis zum Gesichtsfelde. Z. Neur. **14**, 497 (1917). — Über Quadranten-hemianopsie und die Lage der Maculafasern in der occipitalen Sehbahn. Klin. Mbl. Augenhk. **63**, 358 (1919). — Die Architektur des cortikalen Sehzentrums durch Selbstbeobachtung bei Flimmerskotom beleuchtet. Acta ophthalm. (Dän.) **14**, 341 (1936). — RYDEL, L.: Ein Beitrag zur Lehre vom Glaukom. Graefes Arch. **18/1**, 1 (1872).

SACHS, M.: Über das Mittel zur Linderung der bei Hemianopsie auftretenden Seh-störung. Wien. med. Wchr. **1930/II**, 1445. — SCHOEN: Die Lehre vom Gesichtsfeld. Berlin 1874. — SCHWEIGGER: Hemiopie und Sehnervenleiden. Graefes Arch. **22/3**, 276 (1876). — SJÖGREN, V. H.: De la valeur diagnostique de l'intégrité maculaire dans l'hémianopsie homonyme. Acta psychiatr. (Dän.) **3**, 233 (1928). — SOBAŃSKI, J.: Über den Druck in den Netzhautvenen und sein Verhältnis zum intrakraniellen und Netzhautarteriendruck. Die Entstehung der Stauungspapille. Klin. oczna (Pol.) **12**, 146 (1934). — Der intraokuläre Druck und sein Einfluß auf die Zirkulation in der Netzhaut. Klin. oczna (Pol.) **13**, 214 (1935). — Das Wesen des tabischen Sehnerven-schwundes und seine Behandlung. Klin. oczna (Pol.) **13**, 339 (1935). — Die Entlastungs-therapie des tabischen Sehnervenschwundes. Klin. Mbl. Augenhk. **97**, 1 (1936). — Der Augendruck und sein Einfluß auf den Blutkreislauf in der Netzhaut. Graefes Arch. **135**, 383 (1936). — Das Wesen der tabischen Sehnervenatrophie und seine Behandlung. Graefes Arch. **135**, 401 (1936). — Das Entlastungsverfahren bei der Behandlung der Pigmententartung der Netzhaut. Klin. oczna (Pol.) **14**, 358 (1936). — Weitere Beobachtungen der Entlastungstherapie bei tabischem Sehnervenschwund. Klin. oczna (Pol.) **15**, 670 (1937). — Pigmententartung der Netzhaut und ihre Be-handlung. Klin. oczna (Pol.) **16**, 44 (1938). — STRAUSS, H.: Über die hirnlokalisatori-sche Bedeutung des einseitigen Ausfalles des optokinetischen Nystagmus und der hemianopischen Aufmerksamkeitsschwäche. Z. Neur. **143**, 427 (1933). — STREBEL, J.: Zur Korrektur der gleichseitigen Hemianopsien. Schweiz. med. Wschr. **54**, 764 (1924).

TRAQUAIR, H. M.: Study of bitemporal hemiopia. Edinb. med. J., Sept. 1913. — Bitemporal hemiopia: the later stages and special features of the scotoma. With an examination of currant theories of the mechanism of production of field defects. Brit. J. Ophthalm. **1**, 216, 281, 337 (1917). — The differential characters of scotoma and their interpretation. Ophthalm. Congr. Oxford 5—7/VII 1923 and Trans. ophthalm. Soc. U. Kingd. **43**, 480 (1923). — Essential considerations in regard to the field of vision: contraction or depression. Brit. J. Ophthalm. **3**, 49 (1924). — Fields of vision in intracranial lesions. Brit. med. J. **1933**, Nr. 3787, 229. — TREITEL, TH.: Über den

Wert der Gesichtsfeldmessung mit Pigmenten für die Auffassung der Krankheiten des nervösen Sehapparates. Graefes Arch. **25**/3, 1, 1879.

UHTHOFF, W.: Über die Augensymptome bei den Erkrankungen des Nervensystems. Gr.-S. Handb., 2. Aufl., **11**, Abt. 2 (1911, 1915).

VOLKMANN, R. v.: KLEISTsche Hypothese, Vertretung der temporalen Sichel in der Sehrinde und vermutliche Endigungsweise des Fasciculus corp. callosi cruciatus. Z. Neur. **155**, 631 (1936).

WAARDENBURG, P. J.: Ocular disturbances in encephalitis lethargica. Amer. J. Ophthalm. **4**, 580 (1921). — WAGENER, H. P. a. P. L. CUSICK: Chiasmal syndromes produced by lesions in the posterior fossa. Arch. Ophthalm. (Am.) **18**, 887 (1937). — — WEILL, G. et J. NORDMANN: Le calibre de la pupille dans l'hémianopsie homonyme. Rev. Ot. etc. (Fr.) **11**, 20 (1933). — WILBRAND, H.: Über Hemianopsie und ihre Beziehungen zur topischen Diagnostik der Gehirnkrankheiten. Berlin: Hirschwald 1881. — Die hemianopischen Gesichtsfeldformen. Wiesbaden 1890. — Über concentrische Gesichtsfeldeinschränkung bei functionellen Störungen der Großhirnrinde und über Incongruenz hemianopischer Gesichtsfelddefekte. Klin. Mbl. Augenhk. **23**, 73 (1885). — Über die makular-hemianopische Lesestörung und die v. MONAKOWsche Projektion der Makula auf die Sehsphäre. Klin. Mbl. Augenhk. **45**/2, 1 (1907). — Über die Feindiagnostik der Gesichtsfeldstörungen aus der Textur des Chiasma. Festschr. Eppend. Krankenh. Leipzig u. Hamburg (1914). — Über die wissenschaftliche Bedeutung der Kongruenz und Inkongruenz der Gesichtsfelddefekte. Jb. Psychiatr. (Ö.) **40**, 133 (1930). — WILBRAND u. SAENGER: Neurologie des Auges, **5**, 32; **6** (1915) und **7** (1917).

ZADE, M.: Über Blendungserscheinungen im Felde. Münch. med. Wschr. **1915**, 1514. — ZENTMAYER: A case of migraine with ringscotoma. Ann. Ophthalm. (Am.) **21**, 279 (1912).

VII. Spezielle Pathologie des Gesichtsfeldes.

A. Das Gesichtsfeld bei Erkrankungen der Aderhaut.

1. Kolobom der Aderhaut.

Beim typischen Aderhautkolobom findet man bei Aufnahme des Gesichtsfeldes mit kleineren Reizobjekten einen großen Gesichtsfeldausfall, der mehr oder weniger der Größe des Koloboms entspricht (MOSSA 1937). Bei Untersuchung mit größeren Reizobjekten ist der Ausfall oft geringer, als der Größe des Koloboms entsprechen würde, und bei Prüfung auf Lichtempfindung läßt sich diese oft im ganzen Bereiche des Koloboms nachweisen oder wenigstens in den Randteilen des mißgebildeten Bezirkes (SCHMIDT-RIMPLER 1897, LINDSAY JOHNSON 1890, CASO 1930). Dies beruht darauf, daß es sich vor allem um ein Fehlen des Aderhautgewebes handelt, während die Netzhaut vorhanden, wenn auch oft nur rudimentär entwickelt ist (Abb. 55, 56) (E. v. HIPPEL 1900). Manche Untersucher haben im Bereiche des Koloboms sogar Farbenempfindung gefunden (HAALE 1878, LUTHER C. PETER 1923).

2. Maculakolobome.

Diese oder die atypischen oder irregulären Kolobome der Aderhaut, die früher stets als angeborene Bildungen betrachtet worden sind, stellen in vielen Fällen sicher angeborene Bildungen dar. In letzter Zeit sind jedoch Fälle bekannt geworden, in denen eine entzündliche Ursache angenommen werden muß, die entweder vor oder nach der Geburt gewirkt hat (MEISNER 1931, HOEHNE 1936, LEONARDI 1930, KAZNELSON 1928, FUNCCIUS [zitiert nach SCHOTT] 1921). Was die Verhältnisse im Gesichtsfeld betrifft, so scheinen die Fälle verschiedenen Ursprungs sich nicht verschieden zu verhalten. Entgegen der Erwartung findet sich entsprechend dem Kolobom nicht immer ein Skotom, das jedoch öfters nachgewiesen worden ist (Malbran 1936, Wilers 1933, Edmund 1930, Caspar 1925). Dabei können die peripheren Gesichtsfeldgrenzen eingeengt sein. In manchen Fällen ließ sich ein dem Kolobom entsprechendes Skotom nicht nachweisen (Schott 1921, Kaznelson 1927, Lijo Pavia und Dusseldorp 1927). In vielen Fällen findet sich in der Beschreibung keine Angabe über das Verhalten des Gesichtsfeldes.

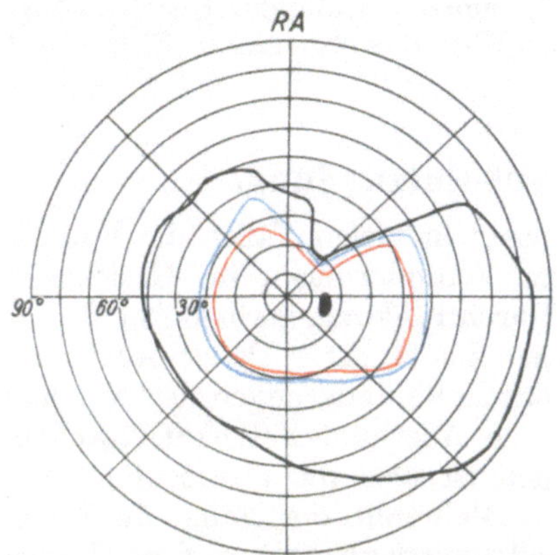

Abb. 55. 28jährige Frau. Kolobom der Regenbogenhaut, Linse, Aderhaut und Netzhaut des rechten Auges. Papille längsoval, ihre untere Hälfte etwas vertieft. Gefäßverteilung unregelmäßig. 4 PD unterhalb der Papille liegt ein ovales Kolobom der Aderhaut, dessen peripherer Rand sichtbar ist. Am Rande des weißen, an einer Stelle deutlich vertieften Feldes liegt die Aderhaut bloß, das Pigmentepithel der Netzhaut beginnt in einiger Entfernung vom Rand der Aderhaut. $S = 6/10$. Gesichtsfeld für Weiß und Farben 10/330.

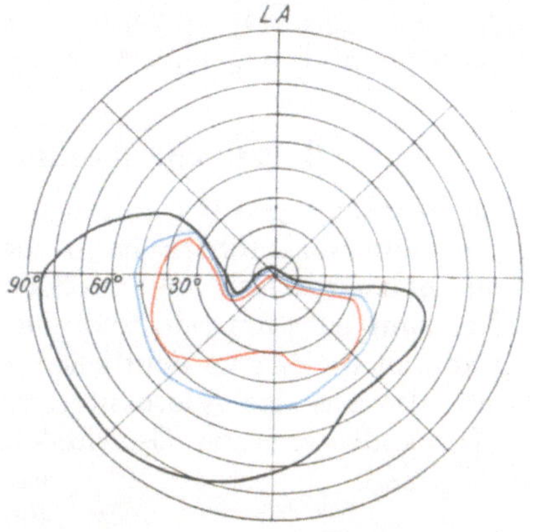

Abb. 56. 59jährige Frau. Kolobom der Regenbogenhaut, Aderhaut und des Sehnerven des linken Auges. $S = 4/10$. Papille längsoval, der untere Teil vertieft mit überhängendem Rande; aus der Vertiefung steigt eine stark gekrümmte Vene aus. $^1/_3$ PD unterhalb der Papille beginnt ein parabolisches Kolobom mit pigmentierten Rändern, das stellenweise starke Vertiefungen aufweist, und in dem Lederhautgefäße sichtbar sind. Gesichtsfeld für Weiß und Farben 10/330.

Literatur.

Caso, G.: Ricerche sul senso luminoso nel coloboma della coroide. Saggi Oftalm. 5, 596 (1930). — Caspar, L.: Typisches Kolobom der Iris und der Aderhaut nach oben. Klin. Mbl. Augenhk. 75, 707 (1925). — Clausen: Typisches beiderseitiges hereditäres Macula-Kolobom. Klin. Mbl. Augenhk. 67, 116 (1921). — Zur Frage der Vererbung der Maculakolobome. Klin. Mbl. Augenhk. 81, 385 (1928).

Edmund, C.: A case of chorioidal coloboma with peculiar localisation. Acta ophthalm. (Dän.) 8, 72, 1930. — Eilers, W.: Ein Fall von atypischem Aderhautkolobom. Arch. Augenhk. 107, 501 (1933). — Esteban, M.: Kolobom der Chorioidea mit unverändertem Gesichtsfeld. Rev. Cub. Oto-Neuro-Oft. 2, 211 (1933).

Haale: Beitrag zu den angeborenen Fehlern des Auges. Graefes Arch. 26/2, 257 (1878). — v. Hippel, E.: Die Mißbildungen und angeborenen Fehler des Auges. Gr.-S. Handb., 2. Aufl., 2, Abt. I, 19 (1900). — Höeg, N.: Über irreguläre Kolobome in der Chorioidea. 5. Nord. Ophthalm. Vers. 9.—21. Aug. 1921. Stockholm. — Über coloboma irregulare naevoidum chorioideae. Acta ophthalm. (Dän.) 5, 199 (1927). — Hoehne, H.: Zur Ätiologie der Makulakolobome. Z. Augenhk. 88, 297 (1936).

Kaznelson, A.: Über Maculakolobome. Russ. Ophthalm. J. 6, 1173 (1927).

Lijo Pavia, J. u. M. Dusseldorp: Kolobom der Makulagegend. Prensa méd. argent. 14, 613 (1927). — Lindsay-Johnson: Extrapapilläre Kolobome. Arch. Augenhk. 21, 291 (1890).

Manz: Die Mißbildungen des menschlichen Auges. Gr.-S. Handb., 1. Aufl., 2, 79 (1876). — Margotta, G.: Ricerche cliniche su di un caso di coloboma tipico dell'iride, della coroide e dell'ingresso del nervo ottico. Arch. Ottalm. 38, 132 (1931). — Meisner, W.: Die Entstehung eines Maculakoloboms. Z. Augenhk. 73, 333 (1931). —

MÖLLER LADEKARL, P.: Irregular colobomata. Acta ophthalm. (Dän.) **12**, 255 (1934).
— MOSSA, G.: Sulla genesi dei colobomi coroideali. Rass. ital. Ottalm. **6**, 145 (1937).
    OGUCHI, CH.: Verschluß der zilioretinalen Arterie mit einem halbrundlichen Skotom. Acta Soc. ophthalm. jap. **35**, 1939 (1931).
    PETER, L. C.: Principles and practice of perimetry. New York 1923. — PUGLISI-DURANTI, G.: Su i colobomi tipici della coroide e sui colobomi della regione maculare. — Coloboma maculare unilaterale e aracnodattilia. Boll. Ocul. **14**, 1444 (1935).
    SCHMIDT-RIMPLER: Zur weiteren Kenntnis einiger Mißbildungen des Auges. Graefes Arch. **27**/4, 172 (1879). — SCHOTT, K.: Über das sogenannte Kolobom der Makula. Klin. Mbl. Augenhk. **67**, 415 (1921).

3. Aderhaut- und Netzhaut-Entzündung.

Die Erkrankungen der Aderhaut beeinflussen in vielen Fällen die Funktion der Netzhaut und führen dann vielfach zu Veränderungen im Gesichtsfeld. Anfangs handelt es sich wohl um ödematöse Durchtränkung, geringe Abhebungen der Netzhaut oder um rein toxische Einflüsse. Bei längerer Dauer der Erkrankung kommt es aber zu deutlichen anatomischen Veränderungen der Netzhaut, es wird also aus der Aderhauterkrankung eine Aderhaut-Netzhaut-Krankheit. Das Vorhandensein von Gesichtsfeldstörungen ist also nicht unbedingt, wohl aber in der Mehrzahl der Fälle ein Zeichen der Mitbeteiligung der Netzhaut. Eine Chorioiditis ist in eine Chorioretinitis übergegangen.

Vom funktionellen Standpunkte sind die in der Gegend des gelben Fleckes auftretenden Erkrankungen der Aderhaut die wichtigsten. Sie sind auch ziemlich häufig. Ihrer Entstehung nach sind es oft Veränderungen infolge des Alters oder von Kurzsichtigkeit (Abb. 57). Es reihen sich ihnen die familiären in früherem Lebensalter auftretenden Entartungen an, deren Auftreten meist an ein bestimmtes Alter gebunden ist. Diese Erkrankungen sind dadurch gekennzeichnet, daß sie ein positives Skotom hervorrufen. Blicken die Kranken auf eine gleichmäßig beleuchtete Fläche, so erscheint ihnen ein dunkler, oft unregelmäßiger Fleck in der Gegend des Fixationspunktes, der die Gegenstände zu verdecken scheint. Dieser Fleck kann verschieden dicht sein: von ganz leichten Schleiern bis zu dichten, dunklen Flecken gibt es alle Übergänge. Der Ausfall kann für Farben relativ oder absolut sein. Er kann aus mehreren Teilen

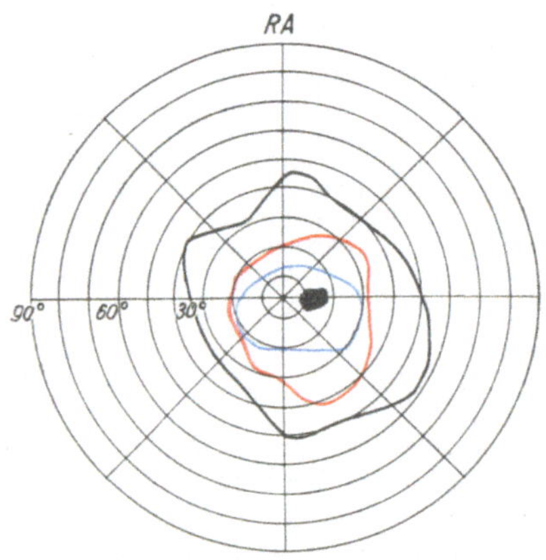

Abb. 57. 47jährige Frau. Seit mehreren Jahren wegen Schwachsichtigkeit arbeitsunfähig. Mit —16,0 D. sph. Fingerzählen in 1 m. Gesichtsfeld für Weiß und Farben 10/330. Die unregelmäßig gebaute Papille ist von einem zirka 1 PD breiten weißen Hof umgeben. In der Maculagegend liegt ein weißer, etwas pigmenthaltiger Herd von 3,0 PD senkrechtem und 2,5 PD waagrechtem Durchmesser. Aderhautschwund infolge Kurzsichtigkeit.

bestehen oder durchlöchert sein. Es handelt sich dann um ein größeres relatives Skotom mit dichteren absoluten Kernen in verschiedener Lagerung. Die Kranken bemerken das Ausfallen einzelner Buchstaben beim Lesen, was natürlich sehr störend wirkt. Die Behinderung ist dabei oft stärker, als der Sehschärfe nach zu erwarten wäre.

Wie bei Zentralskotomen überhaupt, beobachten wir auch hier, daß das beidäugige Sehen vielfach besser ist als das einäugige, da sich die Gesichtsfelder der beiden Augen ergänzen können, wenn die Ausfälle an beiden Augen sich nicht decken.

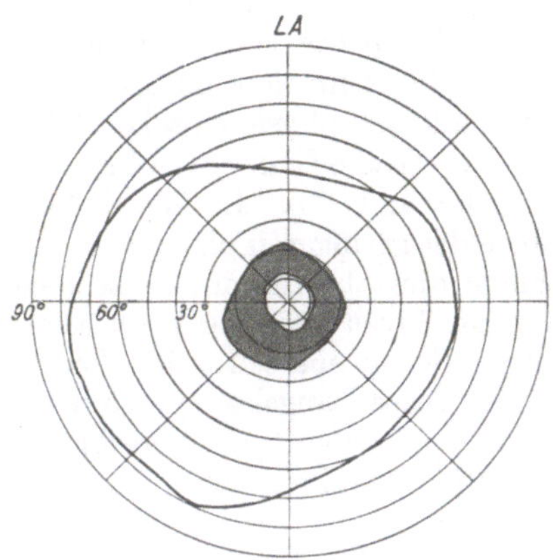

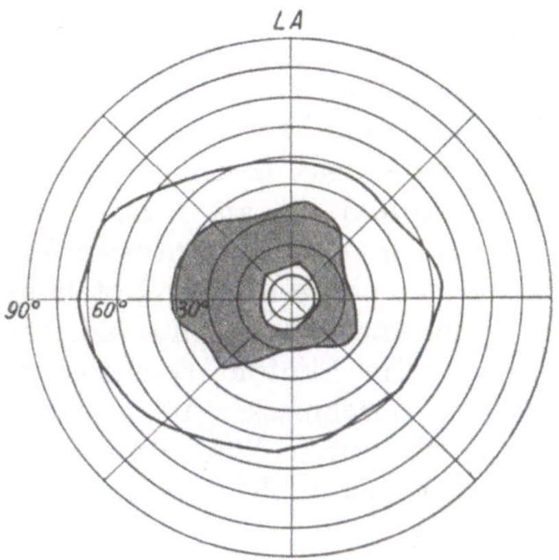

Abb. 58. Retinochorioiditis, wahrscheinlich luetischen Ursprungs. 48jähriger Mann, $S = 6/24$. Sieht seit einer vor zehn Jahren abgelaufenen Erkrankung schlecht mit dem linken Auge. Papille etwas unscharf begrenzt. In ihrer Umgebung, besonders in der Maculagegend, teilweise Entpigmentierung des Augenhintergrundes und Ansammlung kleiner Pigmentherde in der Aderhaut und Netzhaut. Gesichtsfeldgrenzen für Weiß 3/330. Farben 5/330. Farben werden zentral schlecht erkannt.

Abb. 59. Chorioretinitis luetica oc. sin. 50jähriger Mann, der vor 25 Jahren Lues acquiriert hatte. Sehstörung seit zwei Monaten. Auge äußerlich normal. Diffuse Glaskörpertrübungen. Papille nur undeutlich sichtbar, ihre Grenzen unscharf. Netzhaut in der Umgebung des hinteren Augenpoles trüb. $S = 6/24$. Gesichtsfeld für Weiß 5/330. Periphere Einengung der Gesichtsfeldgrenzen und Ringskotom.

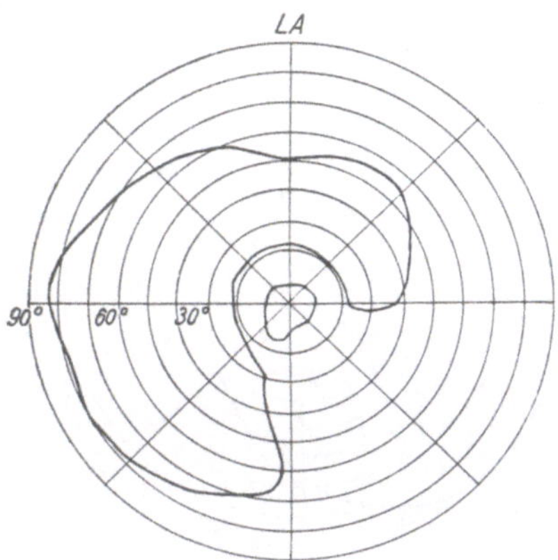

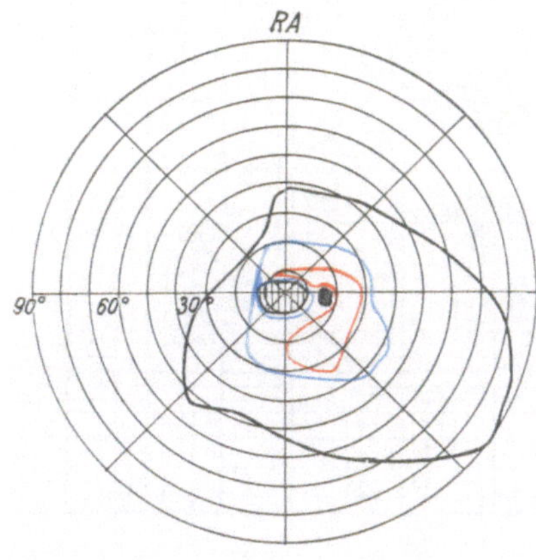

Abb. 60. Alte Aderhautnetzhautentzündung luetischen Ursprungs. 59jähriger Mann, der seit Jahren schlecht sieht. WASSERMANNsche Reaktion stark positiv. $S = 6/24$. Gesichtsfeldgrenzen für Weiß 3/330. Sie sind peripher eingeengt und gehen in die Grenzen eines durchgebrochenen Ringskotoms über. Papille blaß, nicht ganz scharf begrenzt, Gefäße leicht verengt. Um die Papille und die Macula liegt ein zirka 3 PD breiter Ring von zusammenfließenden alten retinochorioiditischen Herden, die sich allmählich gegen die Peripherie verlieren.

Abb. 61. Retinochorioiditis des rechten Auges, wahrscheinlich auf tuberkulöser Grundlage. 54jährige Frau, deren rechtes Auge seit Jahren sehr schwach ist. Fingerzählen in 2 m. Gesichtsfelder für Weiß und Farben 10/330. Zentrale Ausfälle relativ für Weiß 10/330, absolut für Farben 10/330. Die Papillen beider Augen graurötlich, unscharf begrenzt, Gefäße annähernd normal. Im ganzen Augenhintergrund kleine Pigmentablagerungen in der Ader- und Netzhaut. Im rechten Auge größere unregelmäßige Pigmentherde in der Maculagegend. Im linken Auge sind diese Herde kleiner.

Die stärkste Beeinträchtigung der Netzhautfunktion betrifft die unmittelbare Nähe des Fixationspunktes. Vielfach hat man den Eindruck, es handle sich um einen parazentralen Ausfall. In Wirklichkeit ist die Funktion im Fixationspunkte gleichfalls herabgesetzt, übertrifft aber, dank der physiologischen Überlegenheit der Macula die Umgebung noch immer. Aus diesem Grunde erscheint das zentrale Skotom oft als Ringskotom (Abb. 58, 59 und 60). In Wirklichkeit handelt es sich um einen zentralen Ausfall. Infolge der geringeren physiologischen Funktion der parazentralen Netzhautteile nehmen diese bestimmte Reize nicht mehr wahr, während die physiologisch höherwertige Fovea den Reiz noch immer empfindet. Im Skotom erscheint eine kleinere oder größere Insel. Vielfach beträgt ihr Durchmesser nicht mehr als 2 bis 3°. Diese Ringskotome sind von denen bei Retinitis pigmentosa oder diffusen Retinochorioiditiden verschieden. Es kommen aber auch oft Zentralskotome ohne Ringcharakter vor.

4. Chorioiditis disseminata — Chorioiditis diffusa.

Der Nachweis von Gesichtsfeldstörungen bei disseminierter Chorioiditis ist oft recht schwierig und dabei auch undankbar. Die Verhältnisse sind sehr verschieden, je nach dem Stadium der Erkrankung. Frische Erkrankungsherde, die als ödematöse, rundliche, unscharf begrenzte Herde auftreten, rufen wohl stets ein absolutes Skotom hervor. SAMOILOW (1938) und BENSTEIN (1940)

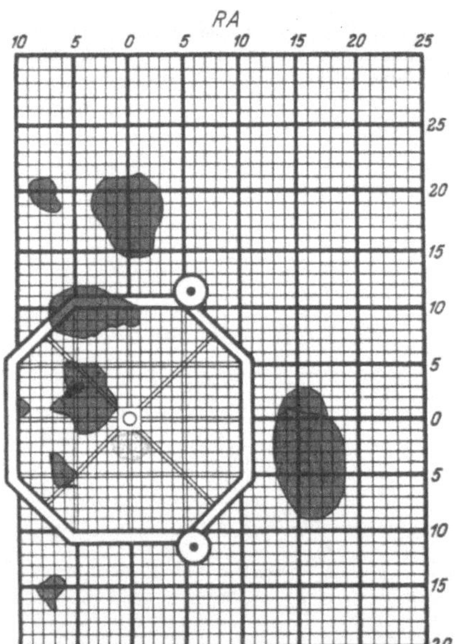

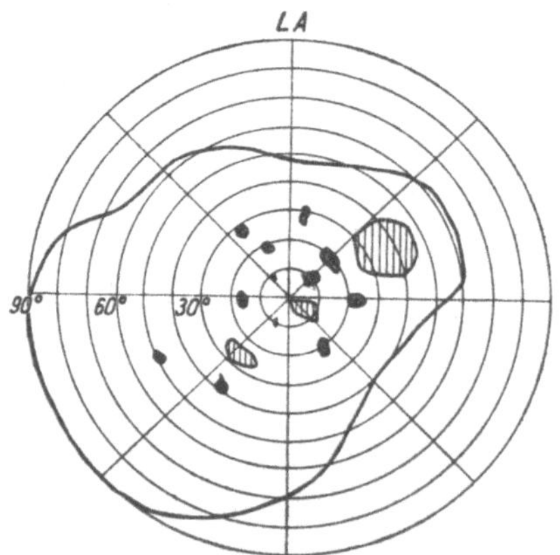

Abb. 62. Chorioiditis disseminata. 44jähriger Mann, seit Monaten Sehstörung am rechten Auge. $S = 10/9$. Periphere Gesichtsfeldgrenzen für Weiß 3/330 und Farben 5/330 normal. Im Augenhintergrund verstreut Herde alter Aderhaut-Netzhautentzündung. Kleine Herde in der Maculagegend. Stereokampimetrische Aufnahme der Gesichtsfeldmitte mit $^1/_2°$ Reizobjekten für Weiß und Farben. Die Skotome sind absolut für Reizobjekte aller Qualitäten. Das punktierte Skotom unter dem Fixationspunkt weist nur Unsicherheit für Grün auf.

Abb. 63. Retinochorioiditis disseminata tuberculosa. 25jähriger Mann, der seit mehreren Jahren an Entzündungen beider Augen und Abnahme des Sehvermögens leidet. Gesichtsfeld des rechten Auges für Weiß 3/330. $S = 6/15$. Die Ausfälle entsprechen Herden von Aderhaut-Netzhautentzündung, die meist stark pigmentiert sind. Die Zahl der mit dem Augenspiegel sichtbaren Herde ist viel größer als die der nachweisbaren Gesichtsfeldausfälle.

haben festgestellt, daß bei tuberkulöser Aderhautentzündung Tuberkulineinspritzung Vergrößerung der Gesichtsfeldausfälle verursacht. Nach wenigen Tagen bildet sich diese Vergrößerung der Skotome wieder bis zur ursprünglichen Größe zurück. Calciumiontophorese beschleunigt diese Rückbildung. Beim Nachlassen der sichtbaren Veränderungen bessert sich die Funktion und steigt oft so weit, daß sich auch mit den feinsten Untersuchungsverfahren ein Ausfall nicht nachweisen läßt. Sind mehrere oder zahlreiche Erkrankungsherde im Augenhintergrund sichtbar, so können genaue Beobachter entsprechende Ausfälle im Gesichtsfeld angeben. Als Beispiel sei das Gesichtsfeld eines 44jährigen Professors der technischen Hochschule in Wien angeführt, der sich als ausgezeichneter Beobachter erwies (Abb. 62). Auch das nächste Gesichtsfeld eines 25jährigen Mannes kann als Beispiel solcher Gesichtsfeldausfälle dienen (Abb. 63). Dort aber, wo die Herde größer sind oder durch Zusammenfließen mehrerer Herde größere Ausdehnung erreichen, kommt es darüber zu sekundärer Netzhautatrophie. Bei größerer Ausdehnung der erkrankten Netzhautteile entsteht auch die wachsgelbe Atrophie des Sehnerven und starke Verengerung der Netzhautgefäße. Dieser Zustand führt zu regelmäßiger oder unregelmäßiger Verengerung des Gesichtsfeldes, die natürlich nicht die unmittelbare Folge des Aderhautleidens, sondern der Netzhautbeteiligung ist. Vielfach besteht dabei ausgesprochene Nachtblindheit als Ausdruck der diffusen Netzhauterkrankung. Eigentümlich ist dabei das Auftreten von Ringskotomen. Am häufigsten finden sich solche Ringskotome bei syphilitischen Aderhaut-Netzhaut-Erkrankungen, sie kommen aber auch bei Aderhaut-Netzhaut-Entzündungen anderen Ursprunges vor. Als Beispiele von ringförmigen zentralen Gesichtsfeldausfällen nichtsyphilitischen Ursprunges seien angeführt die Fälle von HERSING (1872), SCHÖN (1874), BJERRUM (1890), CRZELLITZER (1900), DUFOUR und GONIN (1906), TISCORNIA (1926), NICOLETTI (1926), MESIROW (1927), FAVORY (1928) und KITAHARA (1933).

Je nach der Lokalisation der Erkrankung finden sich in frischen Fällen Zentralskotome, denen oft Metamorphopsie und Mikropsie vorausgehen, wenn der Herd in der Netzhautmitte liegt, dagegen periphere Einengungen, wenn die Randteile der Netzhaut Sitz der Erkrankung sind. Mit dem Rückgang der akuten Erscheinungen bessert sich vielfach die Funktion, die Gesichtsfeldausfälle werden kleiner und weniger intensiv, so daß sie nach Abheilung der Krankheit gar nicht oder nur schwer nachweisbar sein können. In anderen Fällen kann der Gesichtsfeldverfall fortdauern.

Die syphilitische Chorioretinitis ist nur eine besonders häufig vorkommende Form der Erkrankung, die sich grundsätzlich nicht von den Aderhaut-Netzhaut-Entzündungen anderer Art unterscheidet. Bei ihrer raschen Entwicklung mit starker Beeinträchtigung des zentralen Sehens kommt sie oft im Frühstadium zur Beobachtung. Da die syphilitische Entzündung häufig nicht nur die Aderhaut und die Netzhaut, sondern gleichzeitig auch den Sehnerven betrifft, ergeben sich mannigfache Befunde. Auffallend ist das schon von FÖRSTER (1874) hervorgehobene Mißverhältnis zwischen objektivem Befund und Sehstörung. Nebst staubförmigen, mitunter sehr dichten Glaskörpertrübungen tritt starke Trübung der die Papille umgebenden Netzhaut auf. In diesem trüben Bereich lassen sich hellrote und weißliche, mitunter auch hellgraue Flecken erkennen, die in Gruppen beisammen liegen oder zu größeren Flecken verschmelzen. Oft sind diese Veränderungen nicht leicht sichtbar, dagegen treten die funktionellen Störungen, die starke Herabsetzung der zentralen Sehschärfe und Gesichtsfeldausfälle frühzeitig auf und erwecken durch ihren hohen Grad die Aufmerksamkeit der Kranken. Zu Beginn der Erkrankung findet man einen meist großen zentralen Gesichtsfeldausfall, der aus einzelnen kleineren durch Zusammenfließen entsteht. Dieser zentrale Ausfall weist dem Fixationspunkt entsprechend häufig eine Lücke auf, so daß ein Ringskotom vorliegt. Dabei ist aber die zentrale Sehschärfe bedeutend herabgesetzt, was beweist, daß auch die zentralen Netzhautteile in ihrer Tätigkeit geschädigt sind. Solche Ausfälle sind beschrieben worden von:

MOOREN (1867), FÖRSTER (1874), SCHÖN (1874), LEBER (1877, 1915), IMRE (1876), ALEXANDER (1876), HIRSCHBERG (1879), SCHUBERT (1881), PERLIA (1886), O. BULL (1895), HANDMANN (1901), KRÜCKMANN (1903), DUFOUR et GONIN (1906), HAYBURN (1908), RÖSSLER (1913), CLAIRBORNE (1914), MARX (1914), IGERS-HEIMER (1918), A. FUCHS (1926), NICOLETTI (1926), FAVORY (1928), KITAHARA (1933), LUTHER C. PETER (1931), RÖNNE (1934). Dabei beobachteten MARX (l. c.), IGERSHEIMER (l. c.) und LUTHER C. PETER Ringskotome ohne objektiven Befund. Sie bildeten sich unter antiluetischer Behandlung zurück. In einigen Fällen (O. BULL 1895) fanden sich flügelförmige, vom blinden Fleck ausgehende Ausfälle, die wohl ebenso wie die von IGERSHEIMER und ein von RÖNNE (persönliche Mitteilung) beobachteter Fall als Nervenfaserbündelschädigungen aufzufassen sind, die auf Beteiligung des Sehnerven an der Entzündung hindeuten. Im späteren Verlaufe der Krankheit werden die Ringskotome regelmäßiger.

Im Verlaufe der Krankheit bilden sich die Gesichtsfeldausfälle meist in bedeutendem Grade zurück, können sogar ganz verschwinden. Bei schweren Veränderungen der Netzhaut und des Sehnerven kann es zum dauernden Bestehenbleiben der Ausfälle kommen, ja vollständige Erblindung kommt vor. Das Zurückbleiben zahlreicher kleiner Gesichtsfeldausfälle gehört zu den Seltenheiten. Solche Ausfälle finden sich aber nicht selten bei Aderhaut-Netzhaut-Veränderungen infolge angeborener Syphilis.

Wenn FÖRSTER als Endausgang der syphilitischen Chorioretinitis den Visus reticulatus beschreibt, so kann diese Auffassung nach späteren Beobachtungen nicht aufrechterhalten werden. Wohl kann man bei intelligenten Beobachtern bei Anwesenheit verstreuter chorioretinitischer Herde zahlreiche kleine Gesichtsfeldausfälle nachweisen (s. o.), die besonders bei Lokalisation in der Nähe des Fixationspunktes sehr störend sind, doch rechtfertigen auch diese Befunde nicht die FÖRSTERsche Bezeichnung. RÖNNE (1934) faßt seine Erfahrungen über das Gesichtsfeld bei Chorioretinitis syphilitica dahin zusammen, daß zwei Typen von Gesichtsfeldstörungen bei dieser Erkrankung vorkommen. In den zum ersten Typus gehörenden Fällen treten große unregelmäßig im Gesichtsfeld verteilte Ausfälle auf, die hauptsächlich in der Nähe des Fixationspunktes liegen, diesen aber meist verschonen und ihm oft einen konkaven Rand zuwenden. Auf diese Weise kommt es zur Bildung von Ringskotomen. Selten kommen auch Zentralskotome vor, was nicht verwunderlich ist bei der Auffassung der ringförmigen Ausfälle als Sonderfälle von zentralen Gesichtsfeldlücken. Dieses Verhalten der Gesichtsfeldstörungen hält Rönne für so charakteristisch, daß er allein nur auf Grund des Gesichtsfeldbefundes das Vorhandensein einer syphilitischen Chorioretinitis erkennen würde. Diese Art der Gesichtsfeldausfälle ist einer weitgehenden Rückbildung fähig; das Gesichtsfeld kann sogar wieder völlig normal werden. Meist finden sich jedoch im annähernd normal begrenzten Gesichtsfeld verstreute relative Skotome, oder die Funktion ist im ganzen Gesichtsfeld herabgesetzt, aber in verschiedenem Grade.

In den Fällen des zweiten Typus besteht konzentrische Einengung des Gesichtsfeldes, wobei die Funktion vom Zentrum gegen die Peripherie abnimmt. Es bestehen dabei in ungefähr der Hälfte der Fälle vollständige Ringskotome oder Bruchstücke von solchen in Gestalt von verstreuten Gesichtsfeldausfällen. In den Fällen dieser Gruppe findet sich oft deutliche Atrophie der Netzhaut und der Papille.

Literatur.

AGNANTIS, C.: A propos d'une chorio-rétinite maculaire syphilitique fruste. Ann. Ocul. (Fr.) **164**, 281 (1927). — ALEXANDER: Zur Casuistik der centralen recidivierenden Retinitis. Berl. klin. Wschr. 508, 523 (**1876**).

BENSTEIN, J.: Kampimetrische Untersuchungen über die Wirkung der Ca-Jontophorese auf das Netzhautödem. Vestm. Oftalm. 16, 48 (1940). — BJERRUM: Über eine Zufügung zur gewöhnlichen Gesichtsfeldmessung etc. 10. Internat. med. Kongr. Berlin, Abt. 10, 68 (1890). — BULL. O.: Perimetrie. Bonn 1895.

CLAIRBORNE, J. H.: Permanent ringscotoma. Arch. Ophthalm. (Am.) 43, 516 (1914). — Ringscotoma from chorioretinitis syphilitica. Virgin. Semimthl. 18, 298 (1916). — CZELLITZER, A.: Wie entstehen Ringskotome? Arch. Augenhk. 40, 279 (1900).

DUFOUR M. et J. GONIN: Maladies de la rétine. Encycl. franç. Ophtalm. 6, 189, 873 (1906).

FAVORY, A.: A propos du scotome annulaire. Clin. ophtalm. (Fr.) 17, 3 (1938). — FÖRSTER, R.: Zur klinischen Kenntnis der Chorioiditis syphilitica. Graefes Arch. 20/1, 33, 1874. — FUCHS, A.: Über einige seltene luetische Erkrankungen des Auges. Z. Augenhk. 58, 315 (1926).

HANDMANN, M.: Über Ringskotome. Z. Augenhk. 6, 127 (1901). — HEPBURN, M. L.: The visual field in pigmentary degeneration of the retina. Trans. ophthalm. Soc. U. Kingd. 28, 255 (1908). — HERSING: Ringförmiger concentrischer Gesichtsfelddefekt. Graefes Arch. 18/2, 69 (1872). — HIRSCHBERG, J.: Neuroretinitis specifica. Arch. Augenhk. 8, 178 (1879).

IGERSHEIMER, J.: Syphilis und Auge. 1918. — IMRE, J.: Ein Fall von Ringskotom bei Chorioretinitis specifica. Klin. Mbl. Augenhk. 14, 267 (1876).

KITAHARA, S.: Chorioretinitis centralis syphilitica. Acta Soc. ophthalm. jap. 37, 2094 (1933). — KITAHARA, S.: Klinische Studien über die sogenannte Retinitis centralis im weiteren Sinne, Chorioretinitis centralis serosa. Acta Soc. ophthalm. jap. 37, 89 (1933). — Über einen Fall von Chorioretinitis centralis im weiteren Sinne mit einer ungewöhnlichen Augenhintergrundsveränderung. Acta Soc. ophthalm. jap. 38, 1775 (1934). — KOJIMA, S.: Über die Tuberkulose an der Macula lutea. Acta Soc. opthalm. jap. 34, 339 (1930). — KRÜCKMANN, E.: Ein Beitrag zur Kenntnis der Lues des Augenhintergrundes. Vers. ophthalm. Ges. Heidelberg 31, 51 (1903).

LANGDON, H. M.: Ring scotoma. Contrib. ophthalm. sci. JACKSON birthday 274 (1926). — LEBER, TH.: Die diffuse chronische Retinitis. Gr.-S. Handb., 1. Aufl., 5, 612 (1877). — Die syphilitischen Netzhauterkrankungen. Gr.-S. Handb., 2. Aufl., 7, 703 (1915).

MARSHALL, J. C.: Cases of peripheral chorioiditis. Proc. Soc. Med., 20. Sect. Ophthalm. 1926, 65. — MARX, E.: Ringskotome bei Augensyphilis. Klin. Mbl. Augenhk. 53, 583 (1914). — MESIROW, M. E.: Central chorioiditis due to toxaemias in pregnancy. Amer. J. Ophthalm. 10, 332 (1927). — MOOREN: Ophthalmologische Beobachtungen: Syphilitische Retinitis 1867, 288.

NICOLETTI, G.: Sul comportamento e significato clinico dello scotoma anulare nelle affezioni delle membrane interne dell'occhio e del nervo ottico. Ann. Ottalm. ecc. 54, 879 (1926). — NIEMEYER, W.: Der Wert der Gesichtsfeldmessung bei den Chorioretinitiden. Arqu. Clin. oftalm. e ot. etc. (Bras.) 3, 35 (1936).

OGUCHI jr., T.: Ein Fall von frischer peripherischer Chorioretinitis. Chio-Ganka-Iho. 28, 69 (1936).

PERLIA: Das Ringskotom bei luetischer Chorio-Retinitis. Cbl. prakt. Augenhk. 10, 39 (1886). — PETER, L. C.: Practice of Perimetry 1923, 126. — Ring scotomata. Principles and practice of perimetry. Philadelphia: Lea a. Febiger 1931.

RÖNNE, H.: Klinische Studien über die syphilitische Chorioiditis. Acta ophthalm. (Dän.) 12, 1 (1934). — RÖSSLER: Neuroretinitis und Glaskörpertrübungen. Ophthalm. Ges. Wien 2/VI (1913); Z. Augenhk. 30, 243 (1913).

SAMOILOW, A.: Herdreaktion bei Augentuberkulose. Vestm. Oftalm. 13, 183 (1938). — SCHÖN, W.: Die Lehre vom Gesichtsfeld, 1874. — SCHUBERT: Über syphilitische Augenkrankheiten. Berlin 1881. SCIMEMI: Di una speciale pigmentazione del fondo dell'occhio. 15. Congr. Assoc. ital. Ottalm., Ann. Ottalm. 28, 69 (1898). — SIDLER-HUGUENIN: Über die hereditärsyphilitischen Augenhintergrundsveränderungen nebst einigen allgemeinen Bemerkungen über Augenerkrankungen bei angeborener Lues. Beitr. Augenhk. 6, H. 51, 1 (1904).

TISCORNIA, A.: Hereditäre und familiäre herdförmige Chorioiditis. Rev. Asoc. méd. argent. 39, 239 (1926); Arch. Oftalm. B. Air. 2, 102 (1926).

VASEK, E.: Chorioretinitis centralis sympathica. Ophtalm. Sborn. 6, 200 (1931).

5. Retinochorioiditis acuta (juxtapapillaris Jensen).

Es gibt eine Gruppe von akut auftretenden Entzündungen der Netzhaut und Aderhaut, die sich durch einen weißen, locker aussehenden Krankheitsherd auszeichnen, der oft in der unmittelbaren Nähe der Papille liegt. Diese Erkrankung nimmt im ganzen einen gutartigen Verlauf. Es treten dabei sektorenförmige Gesichtsfeldausfälle auf, deren Spitze dem Krankheitsherd entspricht, daher oft den blinden Fleck einschließt. Zuerst wurde diese Erkrankung von FITGER (1870) beschrieben. H. FRIEDENWALD (1902) erkannte den Gesichtsfeldausfall als konstanten charakteristischen Befund bei diesem Leiden. Aber erst die Arbeit von JENSEN (1908), der den Namen Retino-chorioiditis juxtapapillaris einführte, lenkte die Aufmerksamkeit auf diese Krankheit. RÖNNE (1909) hat die Ansicht ausgesprochen, daß es sich um eine Nervenfaserschädigung handle,

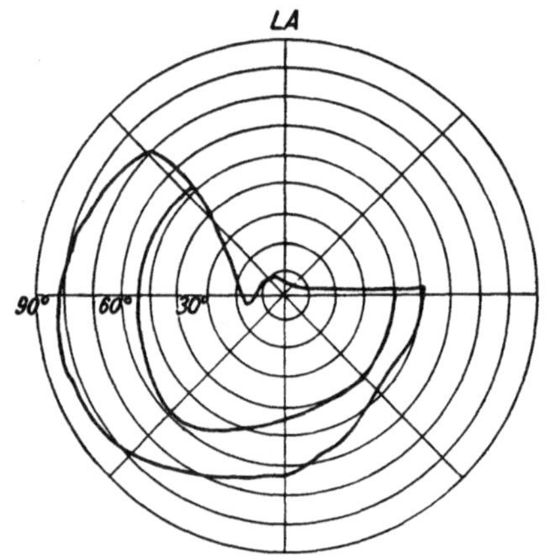

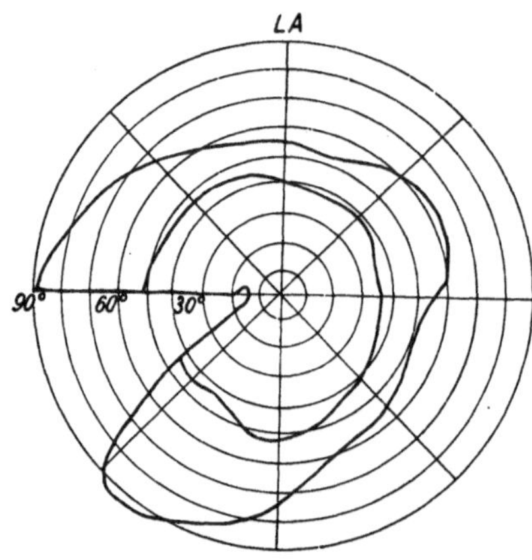

Abb. 64. Retinochorioiditis juxtapapillaris oc. sin. 19jähriger Jüngling, der vor wenigen Tagen eine starke Sehstörung vor dem linken Auge bemerkte. $S = 6/9$. Gesichtsfeldgrenzen für 3/330 und 1/1200. Es besteht ein absoluter Ausfall für alle Sehqualitäten nach oben außen von charakteristischer Keilform. Am unteren Papillenrande liegt ein wolliger weißer Herd, in dem die Netzhautgefäße verschwinden. Ödem der Netzhaut und unteren Papillenhälfte.

Abb. 65. Retinochorioiditis juxtapapillaris oc. sin. 19jähriges Mädchen. Sie bemerkte vor einem halben Jahr eine Störung vor dem linken Auge, die sich nicht verändert haben soll. $S = 6/6$. Gesichtsfeld für Weiß 1/330 und 1/1200. Knapp neben der Papillengrenze nasal oben ein weißer, Pigmentschollen enthaltender scharf begrenzter Herd. Im rotfreien Licht anschließend keine Nervenfasern der Netzhaut sichtbar.

wobei er von GROES-PETERSEN (1912) unterstützt wurde. Die Ansichten darüber, ob es sich um einen primären Sitz der Erkrankung in der Aderhaut handelt, der auf die darüberliegende Netzhaut übergreift, oder um eine primäre Netzhauterkrankung, die sekundär die Aderhaut ergreift, ist mangels anatomischer Befunde frischer Krankheitsherde nicht sicher entschieden. Klinisch unterliegt es keinem Zweifel, daß sowohl die Netzhaut als auch die Aderhaut erkrankt sind. Die Gesichtsfeldausfälle, die die typische Gestalt der Nervenfaserausfälle aufweisen, die Trübung der Netzhaut und die gelegentlich vorkommenden kleinen Netzhautblutungen beweisen die hervorragende Beteiligung der Netzhaut. Die nach Abheilung der Krankheit zurückbleibenden pigmentierten Herde in der Aderhaut beweisen deren Ergriffensein.

Charakteristisch für die Erkrankung sind ihr akutes Auftreten und die fast immer absoluten Gesichtsfeldausfälle, die mit dem blinden Fleck zusammenhängen und sektorenförmig bis zur peripheren Gesichtsfeldgrenze reichen. Meist findet sich nur ein Krankheitsherd, doch ist zu betonen, daß Rückfälle mit Bildung neuer Herde unmittelbar neben dem früheren oder sogar in ihm, wobei er an Größe zunimmt, nicht selten sind (Abb. 64, 65, 66, 67). Befindet sich der Krankheitsherd nicht unmittelbar am Papillenrand, so erreicht der Gesichtsfeldausfall den blinden Fleck nicht. Sitz der Erkrankung kann auch der Papillenrand selbst sein, so daß das Bild einer Sehnervenerkrankung entsteht (VAN DER HOEVE 1914). Krankheitsherde können an beliebiger Stelle des Augenhintergrundes auftreten, weisen aber dann nicht den typischen Gesichtsfeldbefund auf, der beim Sitz in der unmittelbaren Nähe der Papille besteht. Solche akute Krankheitsherde sind auch in der Macula gesehen worden (VAN DER HOEVE 1914, JENSEN 1915, RÖNNE 1915).

EVANS (1939) beschreibt die Gesichtsfeldveränderungen im Frühstadium der Erkrankung. Es findet sich eine Vergrößerung des blinden Fleckes entsprechend der Lage des Herdes. Befindet sich der Herd am oberen Papillenrande, so ist der blinde Fleck nach unten zu vergrößert bei gleichzeitiger Vergrößerung des Angioskotoms. Nach wenigen Stunden nimmt das Ödem so stark zu, daß die Senkung der Ödemflüssigkeit infolge der Schwere sich am unteren

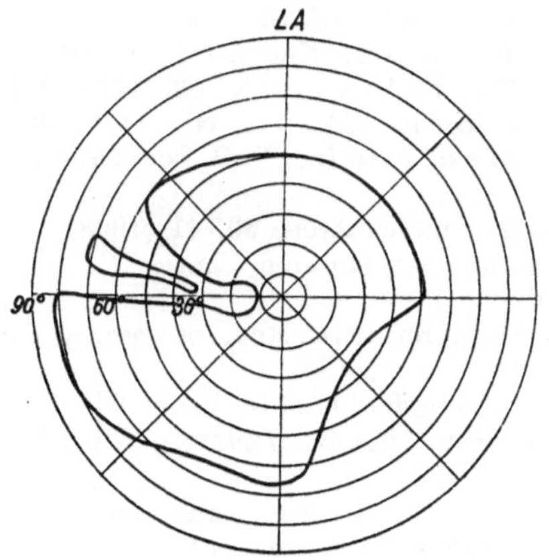

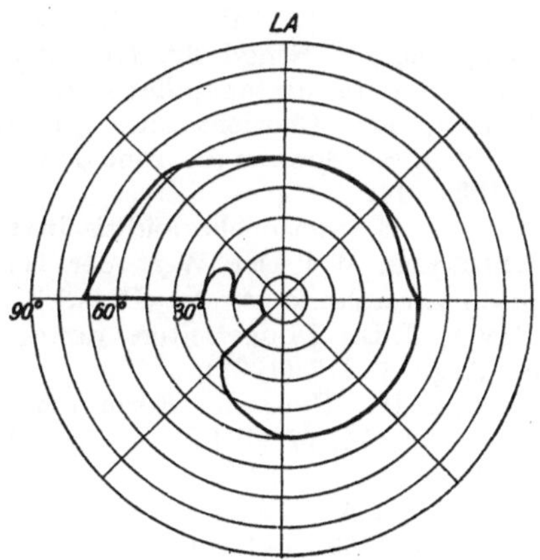

Abb. 66. Retinochorioiditis juxtapapillaris oc. sin. $S = 6/9$. Herd am nasalen Rande der Papille. Es bestehen zwei Nervenbündelausfälle in der temporalen Hälfte des Gesichtsfeldes, durch einen schmalen Zwischenraum voneinander getrennt (nach TRAQUAIR).

Abb. 67. Chorioretinitis juxtapapillaris. 32jährige Frau. Seit zwei Monaten Sehstörung. $S = 6/8$, fast 6/6. Gesichtsfeld für Weiß 3/330. Weißer, leicht pigmentierter Herd nasal oben nächst der Papille.

Papillenrand ansammelt, so daß ein keilförmiger Gesichtsfeldausfall nach oben von der Papille entsteht. EVANS behauptet, daß das im atrophischen Stadium des Entzündungsherdes dauernd bleibende Skotom nicht den Gesetzen der Nervenbündelausfälle folgt.

Während des akuten Stadiums des Leidens ist oftmals die zentrale Sehschärfe herabgesetzt. Liegt der Herd nicht in der Macula, so stellt sich beim Abheilen des Leidens die Sehschärfe wieder her. Der Gesichtsfeldausfall bleibt aber immer bestehen. Nur ausnahmsweise war der Gesichtsfeldausfall nicht absolut. RÖNNE (1915) sah einen relativen Ausfall zu Beginn der Krankheit, VAN DER HOEVE (1914) nach deren Ablauf. BLESSIG (1910) wies einen Ausfall peripher von der dem Herd entsprechenden Stelle nach, während die Funktion entsprechend dem atrophischen Aderhautherde selbst angeblich normal war.

Literatur.

ABRAHAM, S. V.: Retinochorioiditis juxtapapillaris JENSEN. Arch. Ophthalm. (Am.) 2, 452 (1929). — ADROGUÉ, E. u. B. JUST: Zwei Fälle von JENSENscher Chorioretinitis. Rev. Especial. (Arg.) 1, 1038 (1926).

BENCINI, A.: Retino-corioidite di EDMUND JENSEN. Boll. Ocul. 13, 1129 (1934). — Ancora sulla retino-corioidite di E. JENSEN. Boll. Ocul. 14, 1462 (1935). — V. BENE-

DEK, J.: Ein Fall von Chorioretinitis JENSEN. Z. Augenhk. **25**, 103 (1911). — BLESSIG: Retinochorioiditis juxtapapillaris (E. JENSEN), die Chorioretinitis parapapillaris. Graefes Arch. **74**, 284 (1909). — BOSSALINO, G.: Retino-corioidite di EDMUND JENSEN Arch. Ottalm. **43**, 1 (1936). — BUSACCA, A.: Contributo alla casuistica della retino-corioidite Juxtapapillare (Forma di JENSEN). Fol. clin. et biol. (Bras.) **4**, 126 (1932).

EVANS, J. N.: Classic characteristics of defects of the visual field. Arch. Ophthalm. (Am.) **22**, 410 (1939).

FERNANDO, R. DI: Di tre osservazioni di retinocorioidite di JENSEN. Arch. Ottalm. **46**, 211 (1939). FITGER: Beitrag zur Lehre von der Chorioiditis disseminata. Inaug.-Diss. Tübingen 1870. — FLEISCHER: Zur Retinochorioiditis JENSEN. Klin. Mbl. Augenhk. **100**, 774 (1938). — FRIEDENWALD, H.: Acute circumscribed exsudativ chorioretinitis. Trans. amer. ophthalm. Soc. 9/3, 577 (1902).

GILBERT, W.: Retinochorioiditis juxtapapillaris (E. JENSEN). Z. Ophthalm. **22**, 192 (1930). — GROES-PETERSEN: Retinochorioiditis (E. JENSEN). Klin. Mbl. Augenhk. **50**/2, 159 (1912).

HEPBURN, M. J.: Inflammatory and vascular diseases of the chorioid. Trans. ophthalm. Soc. U. Kingd. **32**, 360 (1912). — VAN DER HOEVE: Nervenfaserdefekte bei Retinochorioiditis juxtapapillaris (E. JENSEN). Klin. Mbl. Augenhk. **53**, 487 (1914). — HOLM, E.: Chorioretinitis juxtapapillaris. Hosp. tid. **71**, Nr. 11 (1928). — HUDELO, H.: Spasme du tronc de l'artère centrale de la rétine. Bull. Soc. Ophtalm. Par. **1939**, 14.

JENSEN, E.: Retinochorioiditis juxtapapillaris. Graefes Arch. **69**, 41 (1908).

NIEMEYER, W.: Der Wert der Gesichtsfeldmessung bei den Chorioretinitiden. Arqu. Clin. oftalm. e ot. etc. (Bras.) **3**, 35 (1936).

PAVIA, J. L.: Doppelseitige juxtapapillare Chorioretinitis. Rev. ot. etc. y Cir. neur. (Arg.) **8**, 317 (1933).

RÖNNE, H.: Über die Form der nasalen Gesichtsfelddefekte beim Glaukom. Graefes Arch. **71**, 52 (1919). — Über die Retinochorioiditis (E. JENSEN). Klin. Mbl. Augenhk. **54**, 455 (1915).

STATTI, L. W.: Retinitis juxtapapillaris. Report of a case. Arch. Ophthalm. (Am.) **9**, 947 (1933). — SÜCHTING: Umschriebene Chorioretinitis mit sektorenförmigem Gesichtsfeldausfall. Klin. Mbl. Augenhk. **86**, 529 (1931).

TRISTAINO, L.: Su di un caso di retino-corioidite iuxta-papillare di E. JENSEN. Atti Congr. Soc. ital. Oftalm. 835 (1934). Rass. ital. Ottalm. **5**, 194 (1936).

6. Geschwülste der Aderhaut.

Bei Geschwülsten der Aderhaut, vor allem bei Sarkomen dieser Membran, kann es frühzeitig zu umschriebenen Gesichtsfeldausfällen kommen, die der Stelle entsprechen, an der die Netzhaut mit der Aderhaut in Berührung steht. Es werden hier die Neuroepithelien vernichtet. Fälle dieser Art sind von WAGEN-MANN (1913), LODBERG (1913), STERNGLASS (1922), BERG (1914), H. SATTLER (1926), TEULIÈRES (1926), DE SAINT MARTIN (1927), RÖNNE (1928, 1933), MORAX (1929), HEINSIUS (1931), PAVÍA (1935), LAUBER (1938) beschrieben worden (Abb. 68). Zu Beginn kann bloß ein Farbenskotom vorhanden sein (NEAME 1932). Bricht das Sarkom durch die Netzhaut durch, so entsteht meist nur ein der Durchbruchstelle entsprechendes Skotom (RÖNNE l. c., TRAQUAIR), was darauf hinweist, daß die Nervenfasern an dieser Stelle nur auseinandergeschoben, aber nicht zerstört sind. Es kommen aber auch sektorenförmige, bis zur Peripherie des Gesichtsfeldes reichende Ausfälle vor (RÖNNE 1928, PAVÍA 1935, MALBRÁN 1936). TRAQUAIR weist darauf hin, daß eine seröse Netzhautablösung mit entsprechendem Ausfall im Gesichtsfeld unten bestehen kann, daneben ein anderer Ausfall, welcher der Geschwulst selbst entspricht. Diese Erscheinung tritt gelegentlich auf, wenn die Geschwulst im oberen Teil des Auges ihren Sitz hat. Es ist von BERRY (1886) und DOMEC (1908) hervorgehoben worden, daß in Fällen

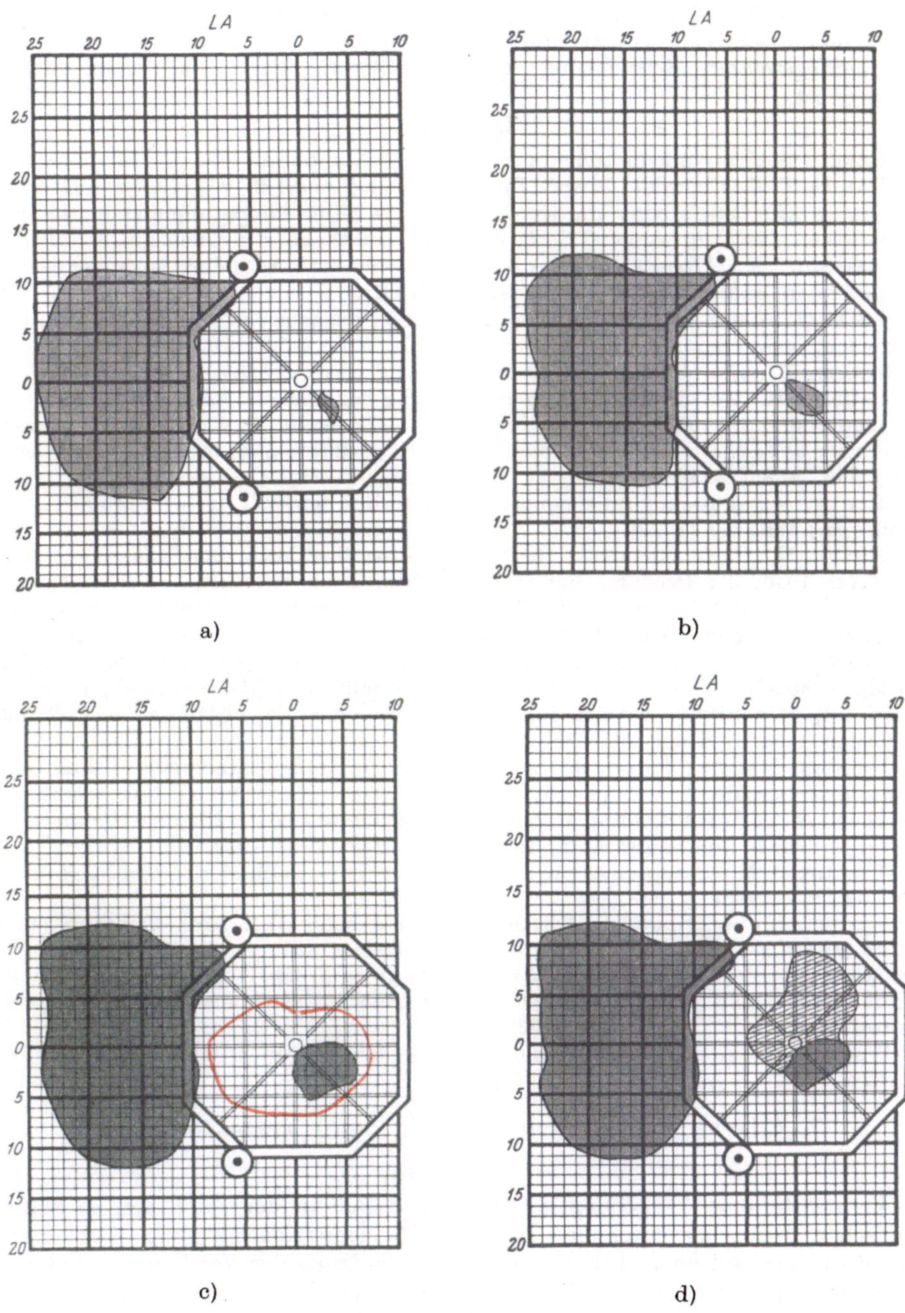

a)

b)

c)

d)

Abb. 68. a)—d) Sarkom der Aderhaut in der Maculagegend. 59jähriger Mann mit Kurzsichtigkeit von 7,0 d. Das rechte Auge amblyopisch infolge atrophischer Herde in der Macula. Linkes Auge $S = 6/8$. Atrophischer Aderhautherd an die Papille anschließend.

a) Außen oben von der Macula dunkler, nicht deutlich erhabener Herd. b) Einen Monat später. $S = 6/10$. Der Herd ist etwas größer geworden, nicht prominent. c) Nach weiteren zwei Monaten. $S = 6/12$. Der Herd ist gegen die Fovea zu gewachsen, ist dichter und etwas prominent geworden. Diathermische Zerstörung eines Teiles des Herdes. d) Da der Herd sich weiter vergrößert hat, ist $S =$ weniger als 6/15 geworden. Enukleation. Die peripheren Gesichtsfeldgrenzen für 3/330 Weiß waren stets normal. Stereokampimetrische Aufnahme mit weißem Reizobjekt von $^1/_2°$.

von durch Aderhautgeschwülste verursachter Netzhautablösung die Gesichtsfeldausfälle schärfer begrenzt sind als bei spontanen Netzhautablösungen und bei herabgesetzter Beleuchtung die Vergrößerung des Gesichtsfeldausfalles geringer ist.

Literatur.

BERRY: Subjective symptoms in eye diseases. Edinburgh 1886.

DAVIES, T. E.: Choroidal growth. Proc. Soc. Med. (Lond.) 30, 947 (1937). — DOMEC: Caractères différentiels entre un décollement de la rétine idiopathique et un décollement secondaire à un sarcome de la choroide. Ophthalm. provinciale 5, 171 (1908).

HEINSIUS, E.: Über kleinste Aderhautsarkome (im Anschluß an einen selbst beobachteten Fall). Graefes Arch. 127, 458 (1931).

JULER, F. A. a. F. W. LAW: A case of unilateral melanosis of the eyeball with development of sarcoma. Trans. ophthalm. Soc. U. Kingd. 56, 121 (1936).

KNAPP, H.: Die intraokularen Geschwülste. Karlsruhe 1868.

LAUBER, H.: Zur diathermischen Behandlung beginnender Aderhautgeschwülste. Vers. ophthalm. Ges. Heidelberg 52, 119 (1938). — LODBERG, C. v.: Un cas de sarcome caverneux de la choroide au bord papillaire avec perforation de la rétine. Ann. Ocul. (Fr.) 149, 439 (1913).

MORAX, V.: A propos du diagnostic précoce des tumeurs de la Choroide. Ann. Ocul. (Fr.) 166, 377 (1929).

NEAME, H.: Early sarcoma of the choroid. Proc. Soc. Med., Lond. 25, 473 (1932).

PAVÍA LIJÓ, J.: Primäres Sarkom der Chorioidea. Frühdiagnose. Enukleation des Auges mit normaler Sehschärfe. Rev. méd. lat.-amer. 20, 988 (1935); Rev. ot. etc. y Cir. neur. sudamer. (Arg.) 10, 240 (1935); Klin. Mbl. Augenhk. 95, 377 (1935).

RÖNNE, H.: Preretinal choroidal melanosarcoma. Acta ophthalm. (Dän.) 1, 268 (1923). — Melanosarcoma chorioideae. Vers. ophthalm. Ges. Heidelberg 49, 1 (1932); Hosp. tid. (Dän.) 1933. — On the diagnosis of the choroidal melanosarcoma. Trans. ophthalm. Soc. U. Kingd. 56, 270 (1936).

DE SAINT MARTIN: Particularités cliniques et anatomo-pathologiques d'un sarcome de la choroide. Ann. Ocul. (Fr.) 164, 443 (1927). — SATTLER, H.: Die bösartigen Geschwülste des Auges. Leipzig: Hirzel 1926. — STERNGLASS, J.: Über ein beginnendes circumpapilläres Aderhautsarkom. Inaug.-Diss. Heidelberg 1922.

TEULIÈRES, M.: Symptomes précoces des tumeurs de la choroide. Arch. Ophtalm. (Fr.) 43, 393 (1926).

VANCEA, P.: Contribution à l'étude du sarcome choroidien. Arch. Ophtalm. (Fr.) 48, 43 (1931). — VEIL, P.: Tumeur du pole postérieur suivi pendant sept ans. Bull. Soc. Ophtalm. Par. Nr. 4, 1936, 302. — VEIL, P. et P. DESVIGNES: A propos d'un cas de sarcome de la choroide suivi pendant sept ans et ayant débuté par un scotome central. Ann. Ocul. (Fr.) 99, 577 (1937).

WAGENMANN, A.: Über Frühstadien von Aderhautsarkomen. Klin. Mbl. Augenhk. 51, 92 (1913).

7. Aderhautveränderung infolge von Verletzungen.

a) Aderhautriß.

Verursacht eine Verletzung lediglich einen Riß in der Aderhaut, so kann, wie schon BAAS hervorgehoben hat, eine Gesichtsfeldschädigung ausbleiben. Findet sich eine solche, so beruht sie auf Mitbeteiligung der Netzhaut, so daß das Vorhandensein von Gesichtsfeldstörungen als Beweis der Mitbeteiligung der Netzhaut aufzufassen ist. Man findet bei Aderhautrissen meist zentrale oder parazentrale Gesichtsfeldausfälle entsprechend dem häufigen Sitze der Aderhautrisse in der Gegend des hinteren Augenpoles. Der Gesichtsfeldausfall entspricht der Gestalt des Aderhautrisses, ist aber häufig größer als dem Riß entsprechen würde. Es können breite, sektorenförmige Gesichtsfeldausfälle vorhanden sein, die für Schädigung von Nervenfaserbündeln sprechen. POHLENZ (1891) fand unter 41 Fällen 16mal periphere Gesichtsfeldeinschränkung.

b) Akute traumatische Pigmententartung.

Nach schweren Kontusionen des Augapfels kommt es mitunter nicht nur zu Blutungen vor oder in die Netzhaut, sondern auch zu ausgedehnten Entpigmentierungen und Pigmentierungen in umschriebenen Bezirken des Augenhintergrundes, die oft große Ausdehnung aufweisen. Die Macula bildet einen häufigen Sitz dieser Veränderungen. Sie zeigen sich schon wenige Tage nach der Verletzung. Die den Veränderungen entsprechenden Gesichtsfeldausfälle sind fast stets absolut und scharf begrenzt, weisen auch keine Neigung zur Rückbildung auf.

c) Aderhautabhebung.

Bei der häufigen Aderhautabhebung nach Operationen und der seltenen spontanen ist das Gesichtsfeld meist konzentrisch eingeengt. Es finden sich aber auch Einengungen nur von einer Seite entsprechend der Ausdehnung der Abhebung. In diesem Bereich ist aber die Funktion nicht vollständig aufgehoben; es werden vielmehr große und stark leuchtende Objekte bis zu den normalen Grenzen des Gesichtsfeldes wahrgenommen (E. Fuchs 1900, Meller 1912, 1914, Rubert 1930, Tillmann 1933). Es kann somit das Gesichtsfeld von einer oder auch zwei Seiten eingeengt sein, je nachdem, ob die Aderhaut nur auf einer oder, wie es nicht selten vorkommt, von zwei Seiten abgehoben ist.

Literatur.

Aderhautrisse, Akute traumatische Pigmententartung.

Becker, O.: Über isolierte Aderhautruptur, ihre Entstehung und die von ihr verursachte Netzhautpigmentierung. Klin. Mbl. Augenhk. **16**, 41 (1878). — Birkhäuser: Über die Schädigung des menschlichen Sehorganes durch stumpfe Traumen des Schädels wie des Augapfels. Basel 1909.

Chevallereau, A.: La chorio-rétinite traumatique au point de vue médicolégal. Bull. et Mém. Soc. franç. Ophtalm. **27**, 207 (1910).

Eisenhuth: Bericht über die bei Kontusionsverletzungen beobachteten Veränderungen des Uvealtractus. Inaug.-Diss. Gießen 1899.

Gau: Über ausgedehnte Aderhaut-Netzhautveränderungen nach Contusio bulbi ohne Skleralruptur. Inaug.-Diss. Jena 1897.

Höeg, N.: Über die ringförmige Trübung der Linsenvorderfläche nach Contusio bulbi (Vossius) Klin. Mbl. Augenhk. **47**, 593 (1909). — Hutchinson: Chorioiditis disseminata. Brit. med. J., 15. Jan. 1887. — A form of retinochorioiditis due to contusion of the eye. Ophthalm. Rev. (Am.) 1889, 185. — Changes characteristic of chorioretinitis in one eye only consequent on a very severe contusion of the eyeball fourteen years previously. Arch. Surg. (Am.) **2**, 137 (1890).

Isbruch: Beitrag zur Kenntnis der Schrotschußverletzungen des Auges. Inaug.-Diss. Jena 1897.

Lawford: Early changes in the retina following a blow upon the eyeball. Ophthalm. Rev. (Am.) **1902,** 107. — Leber, Th.: Die Krankheiten der Netzhaut und des Sehnerven. Gr.-S. Handb., 1. Aufl. **5,** 911 (1877). — Libby: Choroidal changes perhaps due to cranial trauma. Ophthalm. Rev. (Am.) 1912 187. — Lohmann: Über Commotio retinae und die Mechanik der indirekten Verletzungen durch Kontusion des Augapfels. (Commotio retinae, Aderhaut- und Skleralruptur.) Graefes Arch. **62,** 227 (1905). — Lubinski: Ein Fall von lokaler Blutung zwischen Netzhaut und Aderhaut infolge von Kontusion des Auges. S.ber. Ges. Marineärzte in Kronstadt. **1894/95,** 29.

Oguchi: Augenverletzungen im japanischen Heere während des letzten Krieges. Beitr. Augenheilk. **1913,** H. 83. — Ostwald: Klinische Bemerkungen über Commotio retinae. Cbl. prakt. Augenhk. **11,** 33 (1887).

Pohlenz, E.: Risse des Sphincter iridis und der Chorioidea. Inaug.-Diss. Halle a. S. 1891.

Siegrist, A.: Traumatische Ruptur der Ciliararterien. Mitt. Klin. u. Inst. Schweiz **7,** 9 (1895).

WAGENMANN, A.: Experimentelle Untersuchungen über den Einfluß der Circulation in den Netzhaut- und Aderhautgefäßen auf die Ernährung des Auges, insbesondere der Retina, und über die Folgen der Sehnervendurchschneidung. Graefes Arch. **36**/4, 1 (1890).

Aderhautabhebung.

BOTHMAN, L.: Repair of choroidal detachment. Report of a case. Arch. Ophthalm. (Am.) **18**, 65 (1937).

FUCHS, E.: Ablösung der Aderhaut nach Staroperation. Graefes Arch. **51**, 199 (1900).

MELLER, J.: Über postoperative und spontane Chorioidealabhebung. Graefes Arch. **80**, 170 (1912). — Über die Sklerektomie nach LAGRANGE und die Trepanation nach ELLIOT. Klin. Mbl. Augenhk. **52**/1, 1 (1914).

RUBERT, J.: Über die Aderhautablösung nach der Skleral-Trepanation nach ELLIOT. Latv. Univ. Raksti med. Fak. Ser. (Lett.) **1**, 227 (1930).

TILLMANN, W.: Rezidivierende Aderhautablösung von ungewöhnlich langer Dauer nach ELLIOTscher Trepanation mit Ausgang in Spontanheilung. Klin. Mbl. Augenhk. **91**, 528 (1933).

B. Das Gesichtsfeld bei Erkrankungen und Anomalien der Netzhaut.

1. Markhaltige Nervenfasern.

Kleine und zarte Büschel markhaltiger Nervenfasern in der Netzhaut kommen im Gesichtsfeld nicht zum Ausdruck. Dichte Flecken führen zu einer Vergrößerung des blinden Fleckes (Abb. 69), die aber meist kleiner ist, als dem ophthalmoskopischen Bild entsprechen würde. Auch bei großen, sich weit in die Netzhaut erstreckenden Herden markhaltiger Fasern sind Ausfälle im Gesichtsfeld nicht immer nachzuweisen, wie dies MANZ (1894) hervorhebt. Demgegenüber haben BECKER (1861), DÖNITZ (1864), SOELBERG WELLS (1871), MONESI (1896), M. LANDOLT (1909), KLECZKOWSKI (1909), LERNER (1923) und MEKSINA (1933) deutliche Vergrößerung des blinden Fleckes nachweisen können. In manchen Fällen bestand hochgradige Kurzsichtigkeit und Amblyopie, so daß eine Aufnahme von Skotomen entweder gar nicht versucht wurde oder zu keinem Ergebnis führte. Im Fall von BLIEDUNG (1921), in dem die markhaltigen Nervenfasern ringförmig die Macula umgeben (Abbildung 70 a und b), fand sich auch ein ringförmiges Skotom. Ähnlich ist der von LANG (1920) erhobene Befund. G. F. LIBBY (1925) und PASCHEFF (1926) haben Fälle beschrieben, in denen die markhaltigen Nervenfasern die Macula einnahmen und dabei ein Zentralskotom hervorriefen.

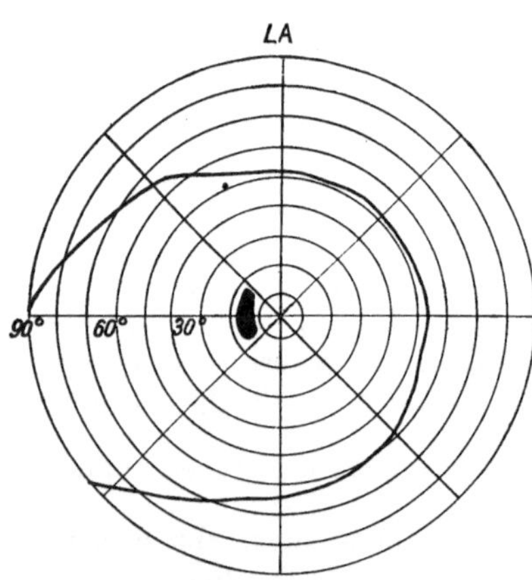

Abb. 69. Markhaltige Nervenfasern am oberen und unteren Rande der Papille, die Gefäße teilweise verdeckend. Verkehrte Gefäßverteilung. Mit +3,25 D. sph. $S = 6/18$. Linkes Auge war stets schwachsichtig. Periphere Grenzen für Weiß 10/330, blinder Fleck 10/1700.

Nach meiner Erfahrung kann ich LANDOLT beistimmen, daß sich eine Vergrößerung des blinden Fleckes in manchen Fällen nachweisen läßt, während dieses in anderen Fällen nicht gelingt. Der ophthalmoskopische Anblick reicht offenbar nicht aus, um darüber sicher entscheiden zu können, ob die Schicht markhaltiger Fasern im betreffenden Falle genügt, das auf die Netzhautteile auffallende Licht so weit zu schwächen, daß der Untersuchte einen deutlichen Unterschied gegen-

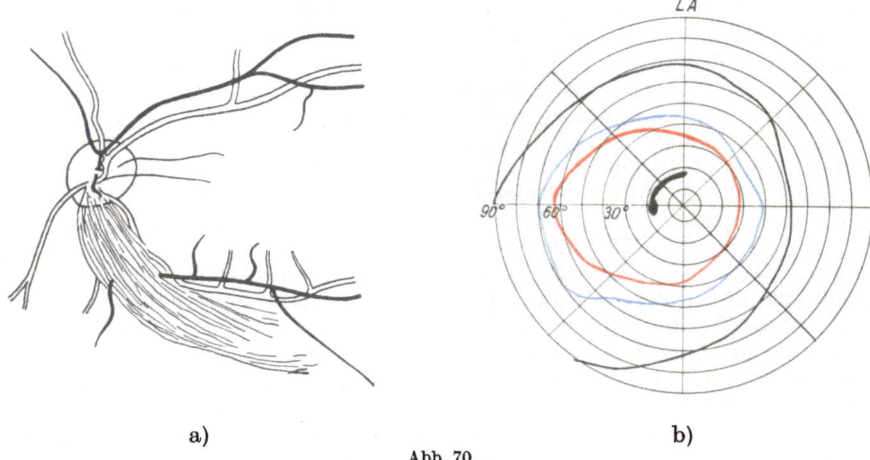

a)   b)

Abb. 70.

a) **Markhaltige Nervenfasern.** 60jährige Frau. Beginnender grauer Star. $S = 6/18$. Am unteren Rande der Papille beginnt ein fast papillenbreiter Streifen markhaltiger Nervenfasern, der bogenförmig die Macula umkreist und temporal von der Macula endigt. b) Gesichtsfeldgrenzen für Weiß 3/330, für Farben 10/330, blinder Fleck 3/1200.

über den benachbarten Teilen wahrnehmen kann. LANGENHAN (1910) hat mittels der Durchleuchtung vom Rachen her nachgewiesen, daß die markhaltigen Nervenfasern in der Netzhaut tatsächlich ein bedeutendes Hindernis für den Durchtritt des Lichtes bilden können, und ist auf Grund dieser Untersuchungen der Ansicht, daß die in solchen Fällen vorhandenen Skotome auf die lichtschwächende Wirkung der markhaltigen Nervenfasern zurückzuführen sind (Abb. 71).

Literatur.

BECKER, O.: Über Opticusausbreitung in der Retina. Wien. med. Wschr. **1861**, Nr. 28 u. 29. — BLIEDUNG: Ein Fall von außergewöhnlich ausgedehnten markhaltigen Nervenfasern. Z. Augenhk. **46**, 345 (1921). — BONNET et BLANC: Fibres à myéline de la rétine. Bull. Soc. Ophtalm. Par. 1934, 336.

Lo CASCIO, G.: Influenza della posizione della papilla nel nervo ottico rispetto all'asse dell'occhio sulla forma della sua proiezione perimetrica. Ann. Ottalm. **50**, 607 (1922).

DÖNITZ: MARIOTTEscher Fleck bei markhaltigen Nervenfasern der Retina. Reichert u. Du Bois Arch. **1864**, 741.

EVERSBUSCH: Eine neue Form von Mißbildung der Papilla nervi optici verbunden mit ausgedehnter Verbreitung markhaltiger Nervenfasern und kongenitaler hochgradiger Kurzsichtigkeit. Klin. Mbl. Augenhk. **23**, 1 (1885).

GRADLE, H. S.: The blind Spot. The relation of the blind spot to medullated nerve fibres in the retina. J. amer. med. Assoc. **77**, 1483 (1921).

HÖEG, N.: Om Synsfeltet ved marvholdige nervetraade. Hosp. tid. (Dän.) **1912**, 1079.

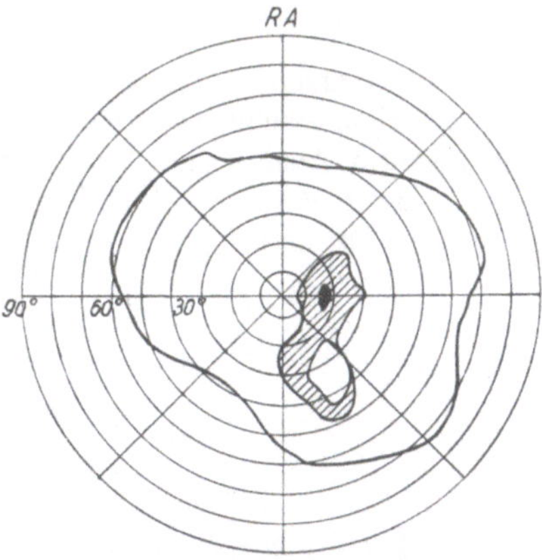

Abb. 71. **Markhaltige Nervenfasern.** 37jähriger Mann. Das rechte Auge war stets schwachsichtig. Mit $-2,75$ D. sph. $S = 3/10$. Papille rot, Grenzen etwas verwaschen. Im oberen Teil der Papille beginnt eine weiße Masse, die sich nach oben zirka 3 PD, nach außen oben zirka 8 PD weit in die Peripherie erstreckt und sich mit unregelmäßiger Begrenzung allmählich verliert. In der Nähe der Papille sind die Netzhautgefäße ganz von dieser Masse verdeckt, werden aber noch im weißen Felde sichtbar. Großes Hämangiom der rechten Gesichtshälfte. Gesichtsfeldgrenzen für 3/330 eingeengt. Großes relatives Skotom den blinden Fleck einschließend mit absolutem Ausfall von unten.

Kiso, K.: Beiträge zur Kenntnis von der Vererbung der markhaltigen Nervenfasern der Netzhaut. Graefes Arch. **120**, 154 (1928). — Kleczkowski, T.: Markhaltige Nervenfasern in der Netzhaut und der Mariottsche Fleck. Post Okul. **1909**, 9.

Landolt, M.: Le scotome des fibres à myéline. Arch. Ophtalm. (Fr.) **29**, 550 (1909). — Lang, B. T.: A case of opaque nerve fibres. Trans. ophthalm. Soc. U. Kingd. **40**, 178 (1920). — Langenhan: Prüfung der Transparenz markhaltiger Nervenfasern der Netzhaut und Papille mittels der Durchleuchtung des Augenhintergrundes. Z. Augenhk. **24**, 512 (1910). — Lerner, M. L.: Opaque nerve fibers. Amer. J. Ophthalm. **6**, 571 (1923). — Libby, G. F.: Medullated nerve fibers involving the macula Amer. J. Ophthalm. **8**, 713 (1925).

Manz: Über markhaltige Nervenfasern in der menschlichen Netzhaut. Arch. Augenhk. **29**, 220 (1894). — Meksina, F.: Ein Fall von Anomalie des Augenhintergrundes. Sow. Wjestn. Oftalm. **2**, 201 (1933). — Meyer-Riemsloh: Markhaltige Nervenfasern als erbliche Anomalie. Klin. Mbl. Augenhk. **74**, 355 (1925). — Monesi: Contributo allo studio delle lesione congenite della retina (fibre a mielina) Ann. Ottalm. **25**, 603 (1896).

Neuschüler: Ricerche perimetriche e perifotometriche in un caso di presenza di fibre mieliniche della retina: Saggi Oftalm. **1928**, 4.

Pascheff, D. C.: Medullated nerve fibers involving the macula. Amer. J. Ophthalm. **9**, 65 (1926).

Wells Soelberg: A case of opaque nerve-fibers. Lancet **2**, 12 (1871).

2. Arterienverschluß.

Für die Erscheinungen im Gesichtsfeld ist die Ursache und der Mechanismus des Arterienverschlusses gleichgültig; in allen Fällen ist es die akute Ischämie, welche zum Ausfall der Funktion der vom arteriellen Blutstrom abgesperrten Netzhautpartie führt. Der Verschluß der Zentralarterie führt daher zur vollständigen Erblindung des Auges — zu einem totalen Skotom. In einigen Fällen

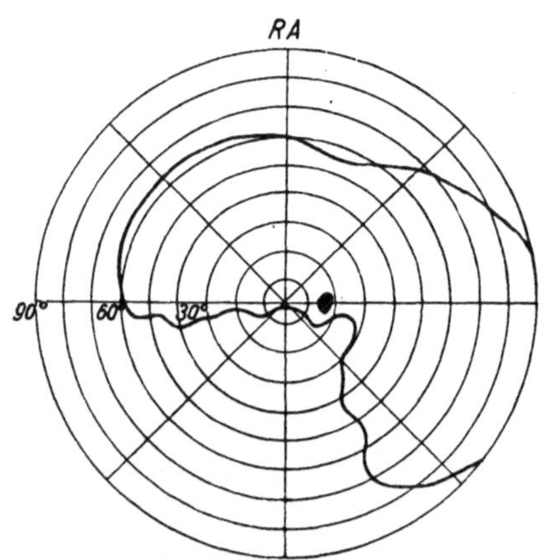

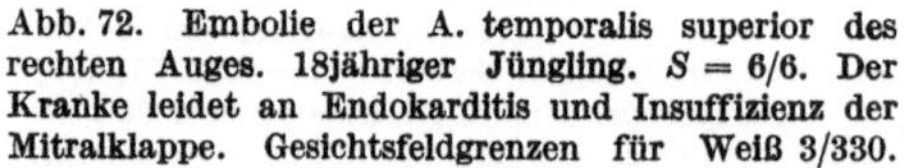

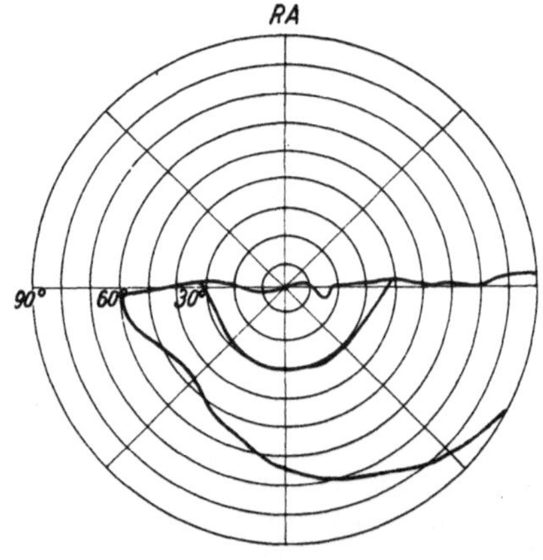

Abb. 72. Embolie der A. temporalis superior des rechten Auges. 18jähriger Jüngling. $S = 6/6$. Der Kranke leidet an Endokarditis und Insuffizienz der Mitralklappe. Gesichtsfeldgrenzen für Weiß 3/330.

Abb. 73. Embolie des oberen Astes der Zentralarterie des rechten Auges. 49jährige Frau. $S = 6/6$. Gesichtsfeldgrenzen für Weiß 3/330 und 3/1700.

besteht Lichtempfindung in einem kleinen, schwer zu findenden Bezirke. Hancock (1908) nahm an, daß dieser Bezirk temporal in der Peripherie liege; de Schweinitz und Holloway (1918) und ebenso Coats (1913) fanden, daß der lichtempfindende Teil der Netzhaut den blinden Fleck umgibt und sich meist etwas weiter nach außen als nach innen erstreckt. Die Netzhaut in der Umgebung der Papille wird, wenn auch nur mangelhaft, durch die stets vorhandenen capillaren

Anastomosen zwischen den Systemen der Netzhaut und der Ciliargefäße ernährt. Ist nicht der Hauptstamm der Netzhautarterien, sondern ein Ast verschlossen, so gibt das Skotom im Gesichtsfeld genau das vom betreffenden Arterienast versorgte Gebiet wieder (Abb. 72). Wenn also vom Ausfall der oberen oder unteren Gesichtsfeldhälfte oder eines Gesichtsfeldquadranten gesprochen wird, so sind die Grenzen des Ausfalles bei genauerer Untersuchung nicht geradlinig, sondern oft leicht gewellt und unregelmäßig, wie dies an den sorgfältigen Gesichtsfeldaufnahmen von C. HIRSCH (1896) zu ersehen ist. Durch solche, leicht unregelmäßige Grenzen unterscheiden sich diese Gesichtsfeldausfälle von den auf Faserdefekten der Netzhaut beruhenden (Abb. 73). Es kommen aber auch scharf horizontal durch den Fixationspunkt verlaufende Grenzen vor, so daß sogar bei voller Sehschärfe die obere Hälfte eines Buchstaben von 6/6 nach SNELLEN unsichtbar ist, während die untere Hälfte erkannt werden kann. Dies legt den Gedanken nahe, daß eine horizontale Naht für die Gefäßversorgung in der Fovea analog der für die Nervenfasern vorhanden sein könnte, die nur bis zum temporalen Rande der Fovea reicht. Die mangelhafte Ernährung der durch den ischämischen Bezirk hindurchziehenden Fasern kann ihre Leitungsfähigkeit aufheben und dadurch zu einem scharf nach Art der Nervenfaserdefekte begrenzten Ausfall des Gesichtsfeldes führen, wobei dieser größer wird, als dem Versorgungsgebiet der Arterie entspricht. In solchen Fällen wird aber die Abgrenzung des Gesichtsfeldausfalles eine viel regelmäßigere sein, als wenn der Ausfall lediglich dem ischämischen Gebiete selbst entsprechen würde.

Die Ausfälle sind absolut für alle Sehqualitäten. Größe und Gestalt der Ausfälle können sich im Verlaufe der Erkrankung ändern, da bei Wiederherstellung der in solchen Fällen vielleicht nicht ganz aufgehobenen, sondern nur hochgradig gehemmten Zirkulation Teile des ursprünglich betroffenen Bezirkes ihre Funktionsfähigkeit teilweise oder vollständig wiedererlangen können. So findet sich in den Berichten über günstig ausgegangene Fälle zu Beginn vollständige oder fast vollständige Erblindung, die entweder rasch oder langsam einer Besserung Platz macht, wobei ein Teil der Netzhaut nach der anderen seine Funktion wiedererlangt. Es kann bei anfänglicher Amaurose schließlich volle Sehschärfe bei normalem Gesichtsfeld resultieren. Ist die Unterbrechung der Blutbahn eine vollständige, so vermag die nach längerer Zeit wieder eintretende Blutversorgung der Netzhaut die Funktion der Netzhaut nicht mehr herzustellen, da die Schädigung eine zu schwere war; so bleiben nach Astverschluß der Netzhautarterien dauernde Ausfälle im Gesichtsfelde bestehen, die annähernd bald die obere, bald die untere Hälfte des Gesichtsfeldes betreffen oder einen quadrantenähnlichen Teil. Nur ganz ausnahmsweise stellt sich die Funktion nach längerer Zeit wieder her, wie in dem Falle von ALEXANDER (1896). Besonderes Interesse haben die Fälle erregt, in denen ein Teil der Netzhaut, der von einer cilioretinalen Arterie oder von der hinter der Verschlußstelle abgehenden Maculaarterie versorgt war, von der Funktionsstörung verschont blieb. BIRNBACHER (1883), LAQUEUR (1895), FRÄNKEL (1903), ZUR NEDDEN (1903), GENTH (1905), GROS (1913), SCHALL (1935), BENNET and AITCHISON (1933).

Es bleibt dabei ein kleinerer Gesichtsfeldbezirk erhalten, der selten den Fixationspunkt mit einschließt oder parazentral liegt (FRÄNKEL, eigene Beobachtung). Dementsprechend ist die Sehschärfe der erkrankten Augen fast immer auf Fingerzählen herabgesetzt (Abb. 74, 75). Während der ersten Tage nach Beginn der Erkrankung ist die entsprechende Partie der Netzhaut durch ihr Freibleiben von der weißen ödematösen Trübung deutlich bei der Augenspiegeluntersuchung erkennbar; später, wenn das Netzhautödem ver-

schwunden ist und die Netzhaut ihre Durchsichtigkeit wiedererlangt hat,
kann nur die Untersuchung im rotfreien Licht den nervenhaltigen Bezirk in der
Netzhaut erkennen lassen (Vogt 1921, eigene Beobachtung). Es ist aber auch
möglich, daß trotz Erhaltenseins der Zirkulation in einem solchen Gefäß vollständige Blindheit besteht, weil die Fasern, die in dem betreffenden Netzhaut-
bezirke verlaufen, vor ihrem Erscheinen in der Netzhaut so schwer geschädigt
sind, daß sie ihre Leitungsfähigkeit eingebüßt haben.

Im Gegensatz dazu stehen die Fälle von Verschluß der die Macula versorgenden Arterien, meist einer cilioretinalen. F. Krauss (1907), W. Zent-

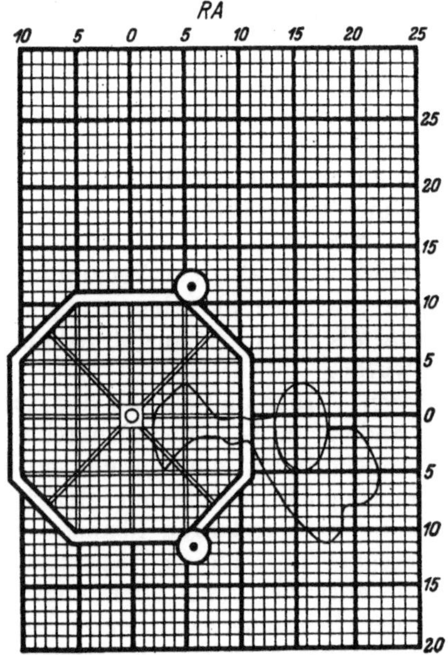

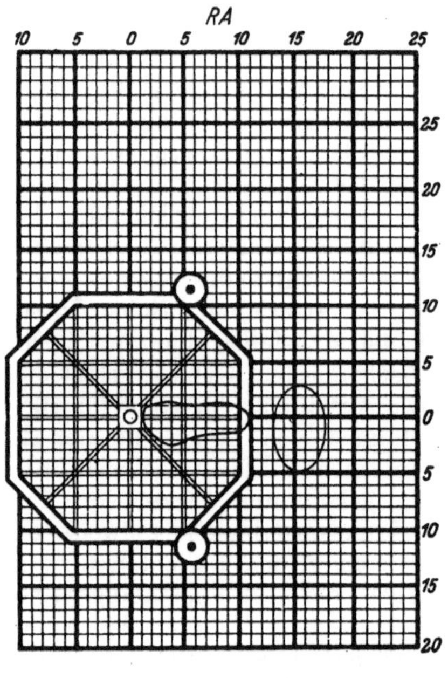

Abb. 74. Embolie der Zentralarterie des rechten
Auges bei einem 30jährigen Manne. Ganze Netzhaut weiß getrübt mit Ausnahme eines Teiles
temporal unten von der Papille. Fingerzählen in
1½ m. Erhaltener Gesichtsfeldrest für Weiß 5 mm
am Stereokampimeter.

Abb. 75. Embolie der Zentralarterie der Netzhaut mit
cilioretinalem Maculagefäß. 52jähriger Mann. Am Tage
vor der Untersuchung plötzlich erblindet. Rechtes
Auge: Pupille reagiert nur andeutungsweise auf Licht.
Papille blaß, Netzhautarterien sehr eng, kaum sichtbar. Ganzer Augenhintergrund weiß, mit Ausnahme
eines kleinen Bezirkes nach innen von der Papille, in
dem ein kleines, cilioretinales Gefäß verläuft. Gesichtsfeld mit 1° Reizobjekt aufgenommen.

Mayer (1906), Meller (1909), von Benedek (1911), Toyoda (1934). In diesen
Fällen findet sich eine Vergrößerung des blinden Fleckes gegen den Fixationspunkt zu, diesen meist einschließend (Abb. 77). Das Augenspiegelbild weist die
ödematöse Trübung der Netzhaut auf, in dem von der verschlossenen Arterie
versorgten Bezirke. Später ist das Fehlen der Nervenfasern im rotfreien Lichte
sichtbar. R. I. Lloyd (1918) beschreibt bogenförmige, vom blinden Fleck
ausgehende, die Macula umkreisende Ausfälle bei Verlegung von Maculaarterien,
die wohl richtig als Nervenbündeldefekte gedeutet werden.

Gefäßkrämpfe verschiedenen Ursprungs führen durch Behinderung der
Zirkulation zu Anämie und Ischämie, und ihre Wirkung in bezug auf die Funktion
gleicht der des organischen Verschlusses der Arterie. Wohl hebt Kubik (1922)
hervor, daß beim Arterienkrampf die Trübung der Netzhaut nicht beobachtet
wird, doch widersprechen dieser Angabe Beobachtungen von Jaeger (1876)
und in neuester Zeit von Cucco (1925). Betrifft der Gefäßkrampf den Stamm

der Zentralarterie, so stellt sich unter konzentrischer Einengung des Gesichtsfeldes vollständige Blindheit ein, während der Krampf eines Arterienastes einen entsprechenden Gesichtsfeldausfall bedingt. Läßt der Krampf nach, und stellt sich die Blutzirkulation wieder her, so geht auch die Gesichtsfeldstörung rasch zurück, und zwar von der Peripherie gegen das Zentrum zu. Bei manchen Kranken wiederholen sich die Krampfanfälle oft, ohne dauernden Schaden zu verursachen; bei anderen ist jedoch nach einer Reihe von Anfällen ein dauernder Verschluß des betreffenden Gefäßes eingetreten, wodurch auch der Gesichtsfeldausfall ein bleibender wurde. Zu den Krankheiten, bei denen Gefäßkrämpfe beobachtet worden sind (WALTON 1884, SIEGRIST 1894, MARÍN AMAT 1923), gehört auch die Migräne, bzw. das Flimmerskotom; auch hierbei sind Gesichtsfeldausfälle und dauernde Erblindung gesehen worden (LÖHLEIN 1922).

Am eingehendsten hat sich MAGGIORE (1926) mit dieser Frage beschäftigt, der in einer Reihe sehr sorgfältig beobachteter Fälle wiederholt das Erhaltenbleiben von Gesichtsfeldresten feststellte. Es handelte sich dabei um kleine Reste des Gesichtsfeldes, die MAGGIORE in seinen Schemen in der Macula lokalisierte. Wahrscheinlich befanden sich diese Reste des Gesichtsfeldes in der unmittelbaren Nähe der Papille und ließen sich nicht genau lokalisieren, da das Verfahren der Stereokampimetrie nicht angewendet wurde. MAGGIORE hat dabei nachgewiesen, daß man der Frage der Gefäßversorgung der Netzhaut größere Aufmerksamkeit widmen müsse. Es kommen so viele Abweichungen von der normalen Gefäßverteilung vor, daß bei Verschluß eines Arterienastes ganz unerwartete Verhältnisse beobachtet werden können. Das Erhaltenbleiben von Gesichtsfeldresten kann auf ungewöhnlichen Gefäßverteilungen beruhen, die sich mit dem Augenspiegel erkennen lassen, aber auch auf solchen, die sich der Augenspiegelbeobachtung entziehen. Es sei hier der Gesichtsfeldrest eines Kranken wiedergegeben, der $1^{1}/_{2}$ Jahre bevor er

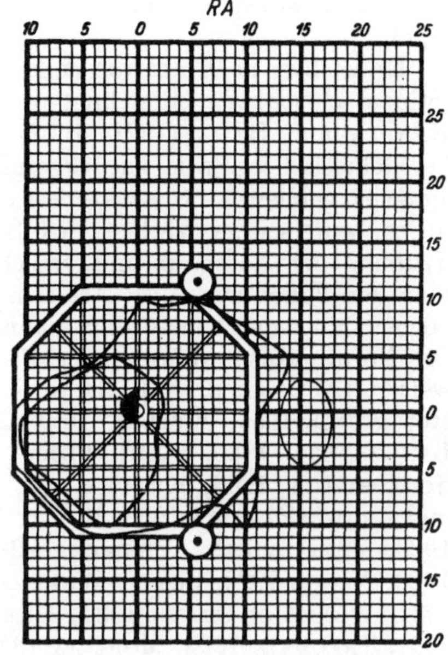

Abb. 76. Derselbe Kranke, $1^{1}/_{2}$ Jahre später untersucht. Papille weiß, Netzhautgefäße eng. Gesichtsfeld mit Reizobjekten von 1° für Weiß und Rot untersucht. Kleines absolutes Zentralskotom für alle Sehqualitäten.

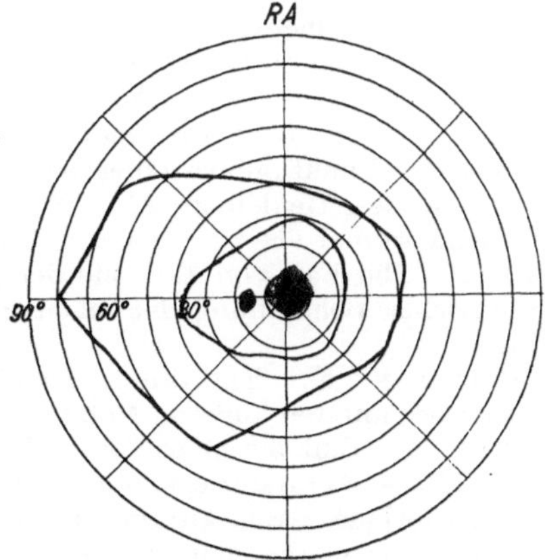

Abb. 77. Embolie einer Maculaarterie des linken Auges. 12jähriges Mädchen. S = Fingerzählen in $2^{1}/_{2}$ m. Papille normal, Netzhautgefäße eher weiter als normal. Untere Maculaarterie ungleich kalibriert, eng. Maculagegend weiß getrübt, roter Fleck entsprechend der Fovea. Gesichtsfeld für Weiß 5/330, Rot 10/330.

in meine Beobachtung kam, plötzlich erblindet war, wobei der sofort zu Rate gezogene Arzt das typische Bild des Verschlusses der Zentralarterie feststellte. Der Kranke zählte mit dem kranken Auge Finger in $1^{1}/_{2}$ m und wies zwei Gesichtsfeldreste auf, die am Stereokampimeter dreimal aufgenommen wurden

(Abb. 76), wobei sich eine fast vollständige Übereinstimmung der Befunde ergab.

Es sei hier noch auf die Fälle hingewiesen, die LEBER (1915) als Ischaemia retinae schlechtweg bezeichnet und deren Ursache nicht klar ist. Wohl haben KRAUPA und HAHN (1921, 1922) den Zustand auf einen Kapillarkrampf auf heredoluetischer Basis zurückgeführt, doch ist diese Ansicht nicht unwidersprochen geblieben. Charakteristisch ist der meist bei Kindern rasch auftretende, meist beiderseitige Verlust des Sehvermögens mit Lichtstarre der Pupillen, Trübung der Netzhaut und verschiedenem Verhalten der Netzhautgefäße. In manchen Fällen waren die Arterien eng, im Falle KRAUPA-HAHN weit. Nach oft langer Dauer der Sehstörung kommt es zu fast vollständiger Wiederherstellung der Norm, wobei während der Besserung das Gesichtsfeld sich allmählich erweitert (A. GRAEFE 1861, SECONDI 1864, HEDDAEUS 1865, A. v. GRAEFE 1866, ROTHMUND 1866, KELLER 1871, KNAPP 1876, SECONDI 1877, KNAPP 1880, LANDESBERG 1880, ALEXANDER 1881, SAMELSOHN 1881, SCHNABEL 1885, SCHAPRINGER 1906, KRAUPA und HAHN 1921, 1922, KUBIK 1922, CASTELLON und URRETS ZAVALÍA 1925, McCOY 1925, ABADIE 1925, HAIRI 1926, HALBERTSMA 1926, MICHAIL 1926, VILLARD 1928, RIFAT 1929, KING jun. 1929, BALLABAN 1929, NÈGRE 1929, SCHIFF-WERTHEIMER et DESOILLE 1930, NASR FARID BEY 1931, WORMS et CHAMS 1931, DUBAR, MASQUIN et DUBLINEAU 1931, PACALIN 1931, TRAQUAIR 1933, MORELLI 1932, TILLÉ et HÉRY 1934).

Literatur.

ABADIE, CH.: Les spasmes vasculaires. Diagnostic et traitement des maladies qu'ils provoquent. Clin. ophtalm. **13**, 247 (1924). — Du spasme des artères centrales de la rétine. Son importance au point de vue oculaire, médical et chirurgical. Presse méd. **33**, 1026 (1925). — A propos de certaines formes d'atrophies des nerfs optiques et de leur traitement. Bull.. Soc. Ophtalm. Par. **1929**, 100. — Des atrophies des nerfs optiques consécutives à des spasmes d'artères centrales de la rétine. Clin. ophtalm. **14**, 125 (1925). — AGUIRRE, J.: Spastischer Verschluß der Arteria centralis retinae. Rev. ot. etc. y Cir. neur. (Arg.) **5**, 203 (1930). — ALEXANDER: Wiederherstellung der Funktion bei einer sechs Jahre alten Embolie A. centr. retinae. Vers. ophthalm. Ges. Heidelberg **25**, 258 (1896). — ANDERSON, F. A.: Case of embolism of central retinal artery. Trans. ophthalm. Soc. U. Kingd. **49**, 460 (1929). — ARRUGA, H.: Ein Fall von Embolie der Arteria centralis retinae in beiden Augen mit chirurgischer Behandlung der einen Seite. Arch. Oftalm. hisp.-amer. (Sp.) **31**, 194 (1931).

BALLABAN, K.: Ein durch retrobulbäre Atropininjektion geheilter Fall von Krampf der unteren äußeren Netzhautschlagader. Klin. oczna (Pol.) **7**, 171 (1929). — BARKAN, A.: Embolie eines Astes der arteria centralis retinae. Arch. Augenhk. **3**, 175 (1873). — BATARČUKOW, R.: Zur Kasuistik der doppelseitigen Embolie der arteria centralis retinae. Arch. Oftalm. B. Air. **3**, 314 (1927). — BEACH, S. J.: Treatment of obstruction of the central retinal artery. Amer. J. Ophthalm. **10**, 352 (1927). — BEDELL, A. J.: Sudden occlusion of retinal arteries. Amer. J. Ophthalm. **20**, 237 (1937). — BELLORA, A.: Sull'occlusione dell'arteria centrale della retina. Alcune considerazioni riguardanti un caso di ostruzione embolica dell'arteria centrale della retina con risparmio parziale maculare e anastomosi arteriose extrapapillari. Boll. Ocul. **12**, 1075 (1933). — v. BENEDEK: Affektion der Retina, resp. Chorioidea. Z. Augenhk. **25**, 103 (1911). — BENNETT, H. P. a. H. H. AITCHISON: Unusual appearance of fundus in a case of embolism of central artery with cilio-retinal vessel present. Trans. ophthalm. Soc. U. Kingd. **53**, 607, 1933. BERGER: Plötzliche einseitige Erblindung. Heilung durch Paracentese. Mitt. augenärztl. Praxis München 1876, 29. — BESELIN: Subakute Funktionsstörung des Sehnerven bzw. der Netzhaut durch Arteriosklerose. Klin. Mbl. Augenhk. **75**, 363 (1925). — BIRNBACHER: Ein Fall von Embolie der Arteria centralis retinae bei vorhandenen cilioretinalen Gefäßen. Cbl.

prakt. Augenheilk. 7, 193 (1883). — BONNET, P. et PAUFIQUE: Embolie de l'artère de la rétine, manifestations ophtalmoscopiques un peu anormales. Bull. Soc. ophtalm. Par. 1933, 687. — BOROCHOVIC, S.: Zur Frage der Behandlung der Embolie der Art. centralis retinae und deren Äste. Russ. Ophthalm. J. 8, 95 (1928). — BRUNER: Spasm of the central artery. Amer. J. Ophthalm. 4, 503 (1921). — BULL OLE: Klinische Studien über die Krankheiten der Retinalgefäße. 1903.

CARMI: Amaurosi unilaterale con ischemia retinica d'origine isterica. Atti Congr. Soc. ital. Oftalm. 1925, 190. — CASTELLON, T. u. A. URRETS ZAVALIA: Zum Studium der Spasmen der Arterien der Retina und der Peripherie. Arch. Oftalm. hisp.-amer. (Sp.) 25, 177 (1925). — CHARAMIS, J. et N. KISTHINOS: Obstruction complète de l'artère centrale de la rétine traitée par l'angioxyl. Bull. soc. ophtalm. Par. 1929, 310. — COATS: Pathology of obstruction of the central artery of the retina: Ophthalm. Hosp. Rep. 19/1, 45 (1913). — COVERDALE, H. V.: The cause and results of obstruction of the central artery of the retina: A study of eleven cases. Brit. J. Ophthalm. 13, 529 (1929). — CRISP, W. H.: Spasm of the retinal arteries Trans. amer. Acad. Ophthalm. a. Ot., Omaha 25, 122 (1920). — CUCCO, A.: Amaurosi transitoria da spasmo delle arterie retiniche. Ann. Ottalm. 53, 814, 1925.

DUBAR, J. P.: MASQUIN et DUBLINEAU: Spasme de l'artère centrale de la rétine à la suite d'une intoxication aiguë par le gardénal. Bull. Soc. Ophtalm. Par. 1931, 436.

EALES: Embolism of art. centralis, reestablishment of circulation: restoration of vision, permanent central Scotoma. Ophthalm. Rev. (Am.) 1, 139 (1882). — ESPIL-DORA LUQUE: Verschluß der Retinalarterie. Rev. méd. Chile 56, 558 (1928). — Das Arterocholin bei einigen Augenerscheinungen. Rev. méd. Chile. 57, 760 (1929). — EWERS: Ein Fall von Embolie der Arteria centralis retinae. Ref. Jber. 1872, 342.

FISCHER, R.: Heilung einer Embolie der A. centr. ret. durch Reiben des Auges. Dtsch. med. Wschr. 17, 754 (1891). — Über die Embolie der Arteria centr. retinae, S. 246. Leipzig 1891. — FRÄNKEL: Das Freibleiben eines parapapillären Netzhaut-bezirkes bei plötzlichem Verschluß der Zentralarterie. Arch. Augenhk. 49, 68 (1903).

GALEZOWSKI: Migraine ophtalmique avec thrombose des vaisseaux rétiniens. Rec. Ophtalm. 5, 10 u. Arch. Augenhk. 15, 377 (1882). — Des spasmes des vaisseaux rétiniens et de leur influence sur la vision. Rec. Ophtalm. 15, 69 (1892). — GENTH: Ein weiterer Fall von Freibleiben eines parapapillären Netzhautbezirkes bei partiellem Verschluß der Arteria centralis retinae. Arch. Augenhk. 51, 109 (1905). — GORDON, M. B. a. E. GRESSER: Occlusion of the central retinal artery in a girl aged nine years. With recovery of serviceable vision after operation. Amer. J. Dis. Childr. 45, 118 (1933). — GROS: Embolie der A. centralis retinae bei zilioretinalem Gefäß. Dtsch. med. Wschr. 1913, 1706; Med. Klin. 1913, 1225.

HAASE, G.: Zur Embolie der Arteria centralis retinae. Arch. Augenhk. 10, 469 (1881). — HAIRI, H.: Le spasme de l'artère centrale de la rétine et l'obstruction consécutive de l'artère temporale inférieure. Ann. Ocul. (Fr.) 163, 662 (1926). — HALBERTSMA, K. T. A.: Un cas de spasme de l'artère central de la rétine. Ann. Ocul. (Fr.) 163, 641 (1926). — Ein Fall von Krampf der Arteria centralis retinae. Ndld. Tschr. Geneesk. 70/2, 204 (1926). — HANCOCK, W. J.: Certain points in regard to the fields and fundus changes in obstruction of the centr. art. of the retina. I. On preservation of a peripherical portion of the visual field after obstruction of the central artery of the retina. — II. On the nature of the retinal opacity observed after obstruction of the central artery. Ophthalm. Hosp. Rep. 17/3, 428 (1908). — HAY, P. J.: The nutritive supply of the macular region in the light of a case of embolism of the inferior temporal artery. Trans. ophthalm. Soc. U. Kingd. 41, 481 (1921). — HEDDAEUS: Ischemia retinae mit sekundärer Atrophie des Opticus. Kl. Mbl. Augenhk. 3, 285 (1865). — HERTER: Embolie eines Astes der Arteria centralis retinae. Cbl. prakt. Augenhk. 3, 229 (1879). — HESSE, R.: Über Embolie der Zentralarterie. Z. Augenhk. 19, 440, Taf. IV (photogr. Abb. d. Augengrundes) (1908). — HIRSCH, C.: Zur Pathogenese der Embolie der Netzhautschlagader. Arch. Augenhk. 33, Erg.-H. Festschr. f. SCHNABEL, 139 (1896). — Luftembolie in der Art. centralis retinae nach Kieferhöhlenspülung. Med. Korresp. Württembg. 91, 65 (1921). — HIRSCHBERG: Beiträge zu den embolischen Erkrankungen des Auges, Fall 4. Cbl. prakt. Augenhk.

9, 43 (1885). — HOFFMANN, R.: Ein Beitrag zur Frage: Gibt es eine echte Embolie der Arteria centralis retinae? Kl. Mbl. Augenhk. **86**, 303 (1931). — HOPPE: Scheinbare Embolie der arteria centralis ret. als physikalisches Phänomen. Graefes Arch. **56**, 32 (1903). — HUDELO, H.: Spasme du tronc de l'artère centrale de la rétine. Bull. Soc. Ophtalm. Par. **1939**, 14.

JAEGER, ED.: Ergebnisse der Untersuchung mit dem Augenspiegel, unter. besonderer Berücksichtigung ihres Wertes für die allgemeine Pathologie. Wien: Seidel 1876. — JAKOBSOHN: Mitt. Königsberger Univ.-Augenklinik, Berlin 1898. — JAQUEAU: Les cécités transitoires et leurs variétés. J. méd. Lyon **2**, 819 (1921).

KALT, M.: Sur un cas d'obstruction de l'artère centrale de la rétine traité par l'acétylcholine. Rétablissement de la vision maculaire. Bull. Soc. Ophtalm. Par. **1928**, 309. — Un caso di ostruzione dell'arteria centrale della retina, curato coll'-„acetilcolina". Ristabilimento della visione maculare. Gi. Ocul. **10**, 54 (1929). — Étude de la pression artérielle rétinienne dans un cas d'obstruction de l'artère temporale inférieure. Bull. Soc. Ophthalm. Par. **1929**, 340. — KELLER, C.: Fall von Ischaemia retinae. Wien. med. Presse **1871**, 47. — KEY, BEN WITT: Embolism of retinal artery. Paracentesis. Amer. J. Ophthalm. **7**, 620 (1924). — KING jun., G. L.: Spasmodic occlusion of central retinal artery, early restoration of blood flow, but no useful vision. Amer. J. Ophthalm. **12**, 827 (1929). — KOTLJAREWSKAJA, S.: Zur Frage der Therapie der Embolie der zentralen Netzhautarterie. Russ. Arch. Ophthalm. **7**, 195 (1931). — KRAUPA: Über Pathogenese und Therapie der Ischämia retinae. Vers. ophthalm. Ges. Jena **43**, 212 (1922). — KRAUPA, E. u. L. HAHN: Krampfischämie der inneren Augengefäße als Teilsymptom der hereditär-luetischen Angiopathie I. Klin. Mbl. Augenhk. **66**, 829 (1922); II. Klin. Mbl. Augenhk. **69**, 107 (1922). — KUBIK, J.: Über Ischämie der Netzhaut. Klin. Mbl. Augenhk. **68**, 361 (1922). — KUHN, K.: Ein Fall von Astembolie der A. centr. ret. nebst Bemerkungen über den Verlauf der macularen Arterien. Wien. med. Wschr. **1894**, Nr. 35, 36.

LACAT: Des lésions du nerf optique consécutives au spasme de l'artère centrale de la rétine. Rev. Ot. etc. (Fr.) **6**, 659 (1928). — LANDESBERG: Affections of the eye consequent upon leedpoisoning. Med. Bull. Philadelphia **2**, 108 (1880). — LANDSBERG: II. Zwei Fälle von Embolie der Arteria centralis retinae. III. Embolie des unteren Astes der Arteria centralis links. Abgelaufener Prozeß einer E. a. centr. ret. rechts. IV. Embolie eines Zweiges der Netzhautarterie mit hämorrh. Infarkt in der Netzhaut. Arch. Augenhk. 4/1, 106 (1874). — LANIER, L. H.: Closure of retinal vessels. Important aspects in diagnosis and management that may be overlocked. Trans. amer. med. Assoc., Sect. Ophthalm. **1926**, 284. — LAQUEUR: Über einen Fall von Embolie der Centralarterie mit Freibleiben des temporalen Netzhautbezirkes nebst Bemerkungen über die centripetalen Pupillenfasern. Arch. Augenhk. **30**, 75 (1895). — LEBER, TH.: Die Krankheiten der Netzhaut. Gr.-S. Handb., 2. Aufl., 347. — LESSHAFT: Periodischer Exophthalmus des rechten Auges bei Exophthalmus intermittens. Mitt. i. d. Diskussion. Verh. Naturforscherver. Dresden. 2/2, 291 (1898). — LEVY, A.: Obstruction of cilioretinal artery. Trans. ophthalm. Soc. U. Kingd. **29**, 130 (1909). — LINT, VAN: Embolie d'une branche de l'artère centrale de la rétine après injection de métarsénobenzol. Bull. et Mém. Soc. franç. Ophtalm. **41**, 247 (1928). — LLOYD, R. I.: Blocking of macular arterioles as a cause of central and paracentral scotoma of the macula bundle type. Amer. J. Ophthalm. **1**, 606 (1918). — LÖHLEIN, W.: Erblindung durch Migräne. Klin. Mbl. Augenhk. **68**, 390 (1922). — LUNDIE, A.: Transient blindness due to spasm of the retinal artery. Ophthalm. Rev. (Am.) **25**, 129 (1906).

MAGGIORE, L.: Contributo clinico allo studio dell'occlusione dell'arteria centrale della retina, con particolare riguardo alla evoluzione del quadro oftalmoscopico. Soc. ital. Oftalm. 1925. — Il comportamento del quadro oftalmoscopico e della funzione visiva nell'occlusione dell'arteria centrale della retina. Ann. Ottalm. **54**, 1057, 1153 (1926). — Il comportamento dei vasi arteriosi della retina umana in rapporto alla nutrizione residua della macula e della regione peripapillare nell'Occlusione dell'arteria centrale della retina o dei suoi rami. Soc. ital. Oftalm. **1926**, 122. — MARIN, A.: Über Flimmerskotom oder Migräne. Siglo méd. **72**, 1279 (1923). — MASLENNIKOWA, E.: Zur Ätiologie und Behandlung der Zentralarterienembolie. Russ. Ophthalm. J. **10**, 77 (1929). — MAUTHNER: Zur Lehre von der Embolie der Arteria centralis retinae. Wien. med. Jber. 2, 195 (1873). — McCoy, L. L.: Spasm of central retinal artery. Amer. J. Ophthalm. 8, 140 (1925). — Mehmack, F.: Ein Beitrag zur Frage der Embolie der Arteria centralis retinae und ihrer Äste. Z. Augenhk. 85, 213 (1935). — Meller: Embolie einer Arteria cilio-retinalis. Graefes Arch. 72, 456 (1909). — Michail, D.: Spasmus der Arteria centralis retinae durch Hyperplasie der Mandeln. Cluj med. 7, 470 (1926). — Morax, V.: De la cécité foudroyante chez les enfants. Bull. et Mém. Soc. franç. Ophtalm. 40 (1927). — Morelli, E.: Sulla durata dell'-angiospasmo dell'arteria centrale della retina. Riv. ot. etc. 9, 730 (1932).

Nasr Farid Bey: A case of spasm of the central artery of the retina. Brit. J. Ophthalm. 14, 402 (1930). — Nedden, zur: Über einen Fall von Embolie der Arteria centralis retinae ohne Beteiligung des macularen Astes. Z. Augenhk. 9, 505 (1903). — Nègre: Spasme total bilatéral des artères rétiniennes s'établissant sous l'ophtalmoscope. Bull. Soc. Ophtalm. Par. 1929, 740. — Nettleship: Embolism of branches of the art. centr. ret. within the eye, with remarks. Lancet, Oct. 2, 491 (1875). — Norris, W. F.: Case of embolism of the upper temporal division of the left centr. ret. art. Amer. J. med. Soc. 84, Oct. (1882).

Oppenheimer, E. H.: Zur operativen Behandlung der Embolie der Zentralarterie. Klin. Mbl. Augenhk. 77, 192 (1926).

Pacalin, G.: Angiospasme de la branche temporale inférieure de l'artère centrale de la rétine chez une malade atteinte de maladie de Basedow. Bull. Soc. Ophtalm. Par. 1931, 437. — Pellegrini, L.: Sull'uso dell'angioxyl nel trattamento dell'embolia dell'arteria centrale della retina. Atti Accad. Fisiocritici Siena, Sez. med.-fisica 6, 18 (1931). — Perles: Über Embolia partialis retinae. I. Cbl. prakt. Augenhk. 15, 235; Ann. Ottalm. 20, 436 (1891). — Pichler, A.: Das Gesichtsfeld bei Flimmerskotom sowie andere Beiträge zum klinischen Bilde dieser Krankheit. Prag. med. Wschr. 1912, Nr. 43. — Pons Tortella, L.: Diagnose des Verschlusses der Arteria centralis retinae. Arch. Oftalm. hisp.-amer. (Sp.) 34, 544 (1934).

Reichling: Embolie in die Zentralarterie und mehrere Gefäße des Zinnschen Gefäßkranzes bei Pseudomyom des Herzens. Vers. ophthalm. Ges. Heidelberg 50, 329 (1934). — Rifat, A.: Deux cas de spasme de l'artère centrale de la rétine. Ann. Ocul. (Fr.) 166, 711 (1929). — Rochon-Duvigneaud, A.: Traitement précoce et sans résultat d'un cas d'embolie de l'artère centrale de la rétine par l'acécoline. Bull. Soc. Ophtalm. Par. 1930, 148. — Rönne, H.: Über das Vorkommen von Nervenfaserdefekten im Gesichtsfelde und besonders über den nasalen Gesichtsfeldsprung. Arch. Augenhk. 74, 180 (1913). — Rothmund: Ischämie der Retina. Klin. Mbl. Augenhk. 4, 106 (1866).

Sander-Larsen, S.: Embolia art. retinae inferioris sin. Nach Blendung. Hosp. tidende II, 1929, 61. — Sanders, T. E.: Intermittent occlusion of the central retinal artery. Amer. J. Ophthalm. 22, 861 (1939). — Schall: Embolie einer Makulaarterie und variköse Nervenfasern bei einem Falle von Endokarditis lenta. Klin. Mbl. Augenhk. 75, 247 (1925). — Schapringer: Zur Behandlung der Embolie der Netzhaut-Schlagader. Cbl. prakt. Augenhk. 1906, 358. — Schiff-Wertheimer: Obstruction partielle de l'artère centrale de la rétine traitée par l'acétylcholine. Bull. Soc. Ophtalm. Par. 1929, 86. — Schiff-Wertheimer et H. Desoille: Spasmes des artères rétiniennes traités par l'acétycholine chez une hypertendue. Progr. méd. (Fr.) I, 102 (1930). — Schnabel, J.: Beiträge zur Lehre vom Glaukom. Arch. Augenhk. 15, 311 (1885). — Schnabel u. Sachs: Über unvollständige Embolie der Netzhautschlagader und ihrer Zweige. Arch. Augenhk. 15, 11 (1885). — Schön: Die Lehre vom Gesichtsfeld. 93 S. Berlin 1874. — Schwarz, Th.: Embolia arteriae centralis retinae nach Exstirpation eines Ovariums mit abscediertem Corpus luteum. Bratislav. lek. Listy. 11, 180 (1931). — De Schweinitz a. Holloway: Sudden obstruction of the central artery of the retina, being a clinical record of five cases. Trans. amer. ophthalm. Soc. 11/3, 471 (1908). — Secondi: Amaurosi improvisa con iscemia della retina guarita radicalmente per la paracentesi ripetuta della camera anteriore. Ann Ottalm. 6, 5 (1877). — Sená, J.: Embolie der Arteria papillaris inferior. Rev. Especial. méd. 6, 933 (1931). — Sidler: Augenmigräne. Schweiz. med. Wschr. 1932, I, 529. — Siegrist: Beiträge zur Kenntnis vom Wesen und Sitz der Hemicrania ophthalmica. Mitt. Klin. u. med. Inst. Schweiz 1, H. 10 (1894). — Swanzy u.

FITZGERALD: Case of embolism of a branch of the central artery of the retina. Dubl. J. med. Soc. **61**, 225 (1876).

TALKOVSKIJ, S.: Präsenile symmetrische Endarteriitis der Zentralarterie. Russ. Ophthalm. J. **6**, 517 (1927). — TILLÉ, H. et J. HÉRY: Embolie et spasme de l'artère centrale de la rétine. Bull. Soc. Ophthalm. Par. **1934**, 290. — TIRELLI, G.: Su di un caso di occlusione dell'arteria centrale della retina. Gi. Accad. Med. Torino **94**, 181 (1931). A. Ottalm. **38**, 227 (1931). — TOŸODA, T.: Ein seltener Fall von Embolie der Maculaarterie nach Bismutpräparatinjektion in die Nasenschleimhaut. Chuo-Ganka-Iho **26**, H. 2 (1934). — TOTH, Z.: Auffallende Besserung einer durch Gefäßkrampf bedingten Verschlechterung des Sehvermögens. Klin. Mbl. Augenhk. **92**, 675 (1934). — TRAQUAIR, H. M.: Spasm of retinal artery. Trans. ophthalm. Soc. U. Kingd. **53**, 118 (1933).

DE VAUCLEROY: Embolie de l'artère centrale de la rétine guérie par une injection d'acécoline. Bull. Soc. belge Ophtalm. **65**, 27 (1932). — VILLARD: Un cas de spasme prolongé de l'artère centrale de la rétine ayant entrainé une atrophie absolue du nerf optique. Rev. d'Ot. ect. (Fr.) **6**, 611 (1928). — VILLARD, H., CH. DEJEAN, J. DUPONNOIS et Y. BERTRAND: Embolie de l'artère centrale de la rétine avec spasme surajouté. Amélioration par l'acétylcholine. Bull. Soc. Ophtalm. Par. **1931**, 108. — VILLARD, H., CH. DEJEAN et J. TEMPLE: TROIS cas d'embolie de l'artère centrale de la rétine. Rôle du spasme artériel surajouté. Arch. Ophtalm. (Fr.) **49**, 72 (1932). — VOGT, A.: Die Nervenfaserzeichnung der menschlichen Netzhaut im rotfreien Licht. Klin. Mbl. Augenhk. **66**, 718 (1921).

WAGENMANN: Beitrag zur Kenntnis der Zirkulationsstörungen. Graefes Arch. **44**, 219 (1897). — WALDSTEIN, E.: Embolism of several branches of the arteria ophthalmica. Arch. Ophthalm. (Am.) **1**, 459 (1929). — WALTON, G. L.: A contribution to the study of hysteria, bearing on the question of oophorectomy. Journ. of nerv. and mental diseas. **11** (1884) (Ref. Jber. 346). — WEIZENBLATT, SP.: Fall von Embolie der Zentralarterie und gleichzeitiger Verstopfung hinterer Ciliararterien. Z. Augenhk. **59**, 320 (1926). — WERNER, L. E.: Bilateral obstruction of the central artery of the retina; complete restoration of vision. Trans. ophthalm. Soc. U. Kingd. **51**, 654 (1931). — WHITING, M.: A case of obstruction of the central artery of the retina with simultaneous hemiplegia. Trans. ophthalm. Soc. U. Kingd. **54**, 270 (1934). — WORMS, G. et CHAMS: Angiospasmes rétiniens au cours de quelques affections du segment céphalique, en particulier dans la paralyse faciale „a frigore". Bull. Soc. Ophtalm. Par. **1931**, 67. — WUTTIG: Ein Fall von Embolie der Arteria centr. retinae. Inaug.-Diss. Berlin 1898.

YAGUES, J.: Teilweise Verstopfung der Arteria centralis retinae. Arch. Oftalm. hisp.-amer. (Sp.) **31**, 523 (1931).

ZENTMAYER, W.: Obstruction to central artery of retina during intranasal operation. Amer. J. Ophthalm. **8**, 211 (1925).

3. Akuter Blutverlust.

Nach einmaligem größerem oder wiederholten kleineren Blutverlusten, meist bei älteren Menschen, tritt im Abstand von einem halben bis zu zehn Tagen starke Herabsetzung des Sehvermögens ein, die sich bis zur Erblindung steigern kann. Meist handelt es sich um Blutungen aus dem Verdauungstrakt, aus den weiblichen Genitalien, doch sind auch nach Kriegsverletzungen Sehstörungen beobachtet worden. Die Abnahme des Sehvermögens erfolgt rasch. Der Spiegelbefund ist entweder negativ oder es tritt Blässe der Papille mit leichter Verschleierung ihrer Grenzen auf. In Fällen, in denen die Erblindung oder Sehstörung erst mehrere Tage nach dem Blutverlust eintrat, fand sich hochgradiges Ödem der Papille, das durch Druck auf die Gefäße die Ischämie noch steigerte. Ist eine Untersuchung des Gesichtsfeldes möglich, so findet man sektorenförmige Ausfälle, selten konzentrische Einengung oder Zentralskotom (LANGENBECK 1914). Häufig ist besonders die untere Gesichtsfeldhälfte geschädigt. SAMELSOHN (1872), HORSTMANN (1876), RAUBITSCHEK (1914), PINCUS (5 Fälle,

1919) und UHTHOFF (1922, 1924) beobachteten den Ausfall der unteren Gesichtsfeldhälfte mit oder ohne Einengung der oberen (Abb. 78). Folgt die Erblindung dem Blutverluste bald (d. h. nach einem halben bis einem Tag), so kann die Gefäßkontraktion allein genügen, um eine hohe Ischämie der Netzhaut hervorzurufen. TRAQUAIR (1927) ist der Ansicht, daß es sich bei dieser Erkrankung um eine retrobulbäre Neuritis oder um eine Giftwirkung auf die Ganglienzellen der Netzhaut handelt, wie dies auch LANGENBECK (1914) vermutet hatte. In den Fällen, in denen der Blutdruck gemessen wurde, war er sehr niedrig, so daß der Faktor der ungenügenden Blutversorgung der Netzhaut infolge des niedrigen Blutdruckes wohl eine große Rolle spielt. Der diastolische Arteriendruck sinkt so weit, daß das normale Verhältnis zum intraocularen Druck gestört wird. Der intraoculare Druck komprimiert die Netzhautcapillaren, in denen ein niedriger Druck besteht, so daß eine Ernährungsstörung der Netzhaut eintritt. Ist sie stark ausgeprägt, so kommt es zur Atrophie der Netzhaut und des Sehnerven. Hebt sich der Blutdruck rasch

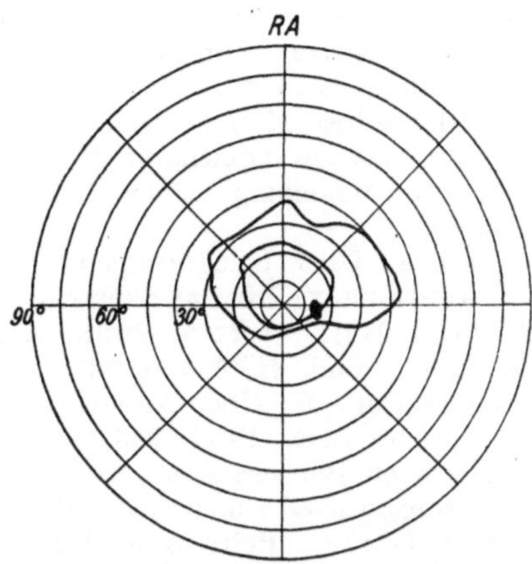

Abb. 78. Sehstörung nach Blutverlust. 32jähriger Mann, der bei einer Verletzung viel Blut verloren hatte und drei Tage später erblindete. Langsame Wiederkehr des Sehens. Acht Monate nach der Verletzung war $S = 3/50$. Die Papille war blaß, scharf begrenzt. Gesichtsfeld für 5/330 und 1/330.

genug, so kann es zu einer weitgehenden Wiederherstellung der Funktion kommen. Als Behandlung ist möglichst rasche Hebung des Blutdruckes und der Anämie angezeigt. Doch sind auch Bluttransfusionen mitunter nicht imstande gewesen, Erblindung zu verhüten.

Literatur.

AMOS, A. R.: Homonymous hemiopia followed by total loss of vision in a case of uterine haemorrhage due to fibroid tumor. Amer. J. Ophthalm. 1898, 166.

BARR, A. S.: Amblyopia after haemorrhage. Amer. J. Ophthalm. 17, 396 (1934). — BEEVOR a. GUNN: Case of obliteration of a branch of the retinal artery following frequent attacks of temporary amblyopia. Trans. ophthalm. Soc. U. Kingd. 19, 75 (1899). — BENSON: Recurrent temporary visual obscurations with ophthalmoscopic appearances observed during the obscurations. 7. Internat. Ophthalm. Congr. Edinburgh, 1894, 81. — BERRY: Mitt. i. d. Diskussion. Trans. ophthalm. Soc. U. Kingd. 9, 151 (1889). — BULL, O.: Klinische Studien über die Krankheiten der Retinalgefäße. Leipzig 1903.

ELSCHNIG: Sehstörungen durch Bleivergiftung. Wien. med. Wschr. 1898, Nr. 27 bis 29.

FRIES: Beitrag zur Kenntnis der Amblyopien und Amaurosen nach Blutverlust. Klin. Mbl. Augenhk. 14, Beilageh. 33 (1876). — Sehstörungen nach Blutverlust. Klin. Mbl. Augenhk. 16, 324 (1878).

GOERLITZ, M.: Histologische Untersuchung eines Falles von Erblindung nach schwerem Blutverlust. Klin. Mbl. Augenhk. 64, 763 (1920).

HIRSCHBERG: Über Erblindung nach Blutverlust. Cbl. prakt. Augenhk. 1892, 257. — HORSTMANN C.: Über Sehstörungen nach Blutverlust. Klin. Mbl. Augenhk. 16, 147 (1878). — HUTCHINSON: A clin. report on Xanthelasma palp. an on its significance as a symptom Med.-chir. Trans. ophthalm. Soc. U. Kingd. 54 (1871).

JESSOP: Case of obliteration of a branch of the retinal artery following frequent attacks of temporary blindness. Barthol. Hosp. Rep., Lond. 37, 314 (1902).

LANGDON, H. M.: Amaurosis after uterine haemorrhage. With restoration of vision following transfusion. Arch. Ophthalm. (Am.) 10, 99 (1933). — LANGENBECK:

Neuritis retrobulbaris und Allgemeinerkrankungen. Graefes Arch. **87**, 261 (1914). — LELIÈVRE: Contribution à l'étude des amauroses posthémorrhagiques. Thèse de Paris 1927. — LUNDIE: Transient blindness due to spasm of the retinal artery. Ophthalm. Rev. (Am.) **25**, 129 (1906).

MANDELSTAMM: Zur Ätiologie der zentralen Skotome. Cbl. prakt. Augenhk. 1879, 175. — MILEW, A. u. A. PIERACH: Über zwei Fälle von Atrophia nervi optici nach Blutverlust. Münch. med. Wschr. **1932**, II, 1515. — MORTON, A. ST.: Obstructed retinal circulation. Ophthalm. Rev. (Am.) **9**, 65 (1890).

NOYES: Mitteilung in der Diskussion. 7. Internat. ophthalm. Congr. Edinburgh 1894, 91.

PINCUS: Über Sehstörungen nach Blutverlust. Graefes Arch. **98**, 152 (1919).

RAUBITSCHEK: Über alternierende Papillitis bei Albuminurie. Klin. Mbl. Augenhk. **52**, 457 (1914). — RUGG-GUNN, A.: Amaurosis after gastric haemorrhage. Proc. Soc. Med., Lond. **31**, 665 (1938).

SAMELSOHN, I.: Über Amaurosis nach Haematemasis und Bluverlusten anderer Art. Graefes Arch. 18/II, 225 (1872). — Zur Pathogenese der fulminanten Erblindungen nach Blutverlusten. Graefes Arch. 21/I, 150 (1875). — SINGER, K.: Über Sehstörungen nach Blutverlust. Beitr. Augenhk. **1902**, H. 53. — Über Sehstörungen nach Blutverlust. Beitr. Augenhk. **6**, 165 (1904). — SONDERMANN, R.: Augendruck und Gefäßdruck im Auge. Klin. Mbl. Augenhk. **97**, 447 (1936). — STADERINI: Ischemia della retina in un soggetto epileptico. Morgagni **31**, 457 (1889).

TATARZYŃSKA, H.: Ein Fall von Blindheit bei akuter Anämie. Polska Gaz. lek. **17**, 338 (1938). — TERRIEN, E.: Amaurose post-hémorragique. Arch. Ophtalm. (Fr.) **38**, 263 (1921). — TERRIEN et RENARD: Atrophie optique et hématémèse. Rev. Ot. etc. (Fr.) **8**, 41 (1930). — TERSON, A.: Sur la pathogénie et le traitement des troubles visuels après les pertes de sang. Ann. Ocul. (Fr.) **159**, 23 (1922). — THOMPSON, G. W.: A case of obliteration of a retinal artery, following attacks of temporary amblyopia. Trans. ophthalm. Soc. U. Kingd. **22**, 177 (1902).

UHTHOFF, W.: Untersuchungen über den Einfluß des chronischen Alkoholismus auf das menschliche Sehorgan. Graefes Arch. 33/1, 285 (1887). — Beitrag zur Sehnervenatrophie. Graefes Arch. 26/1, 275 (1880). — Beiträge zu den Sehstörungen und Augenhintergrundveränderungen bei Anämie. Vers. ophthalm. Ges. Jena **43**, 204 (1922). — Seltener Fall von Sehstörung nach Blutverlust. Klin. Mbl. Augenhk. **70**, 399 (1923).

VINCENT et HARTMANN: Douze observations de rétrécissement binasal du champ visuel au cours d'affections intracraniennes. Ann. Ocul. (Fr.) **171**, 192 (1934).

WAGENMANN: Beitrag zur Kenntnis der Zirkulationsstörungen in den Netzhautgefäßen. Graefes Arch. **44**, 219 (1897). — WEISS, K. E.: Amaurosis fugax durch Krampf der Retinalgefäße. Vers. ophthalm. Ges. Heidelberg **38**, 205 (1912).

4. Netzhautblutungen.

Die Wirkungen der Blutungen auf die Funktion der Netzhautteile ist vor allem abhängig von ihrer Größe und ihrer Lagerung in den Netzhautschichten. Kleine Blutungen führen nur dann zu merklichen funktionellen Störungen, wenn sie in der Macula oder ihrer unmittelbaren Umgebung liegen. Es entsteht dann eine mehr oder minder ausgesprochene Herabsetzung der Sehschärfe und ein relatives oder absolutes Skotom: bei relativem Skotom kann auch Metamorphopsie vorhanden sein. Maculare Blutungen liegen entweder in der Netzhaut oder, besonders wenn sie größer sind, oft zwischen dem eigentlichen Netzhautgewebe und der Limitans interna als sogenannte präretinale oder marginale Blutungen. Diese verursachen im Anfang ein absolutes Skotom, das allmählich kleiner und relativ wird, um schließlich vollständig zu verschwinden, wenn die Blutung aufgesaugt ist (Abb. 79a und b). Anfänglich sehen die Kranken alles rot; diese Erscheinung verschwindet indessen meist rasch. Die Aufsaugung einer großen präretinalen Blutung erfordert oft mehrere Monate. Kleine Blutungen in dem Gewebe der

Netzhaut selbst können zwar auch ohne Hinterlassung einer merklichen Sehstörung verschwinden, hinterlassen aber öfter kleine Skotome, welche durch Verdecken einzelner Teile von Buchstaben die Kranken dauernd stören können.

Extramaculare Blutungen sind im Gesichtsfeld oft nicht nachweisbar, wenn sie klein sind; größere können, wenn sie in den tieferen Netzhautschichten liegen, deutliche Skotome hervorrufen. Liegen sie in der Nervenfaserschicht, so kann durch Unterbrechung der Leitungsfähigkeit der Fasern ein größeres Skotom entstehen, als der Ausdehnung der Blutung entsprechen würde. Das Skotom hat in solchen Fällen eine sektorenförmige Gestalt mit der gegen den blinden Fleck gerichteten Spitze. In vielen Fällen finden sich Gesichtsfeldausfälle oder -einengungen,

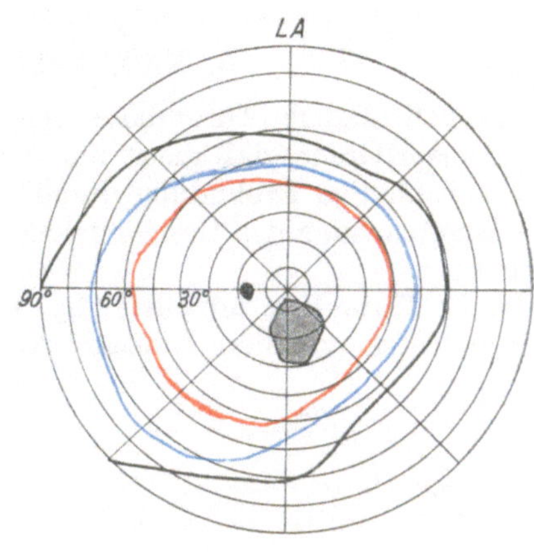

Abb. 79.

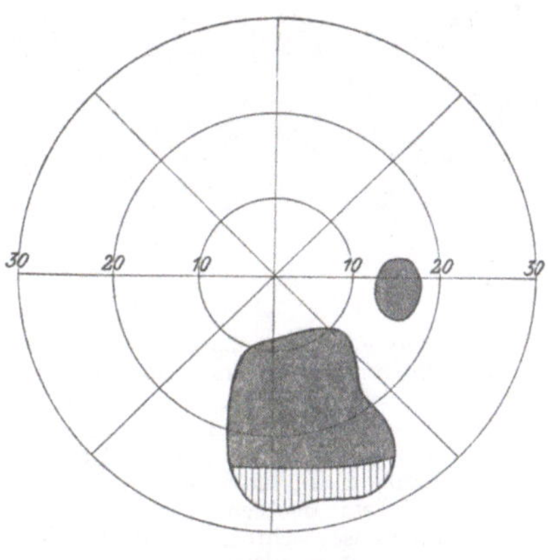

Abb. 79 a.

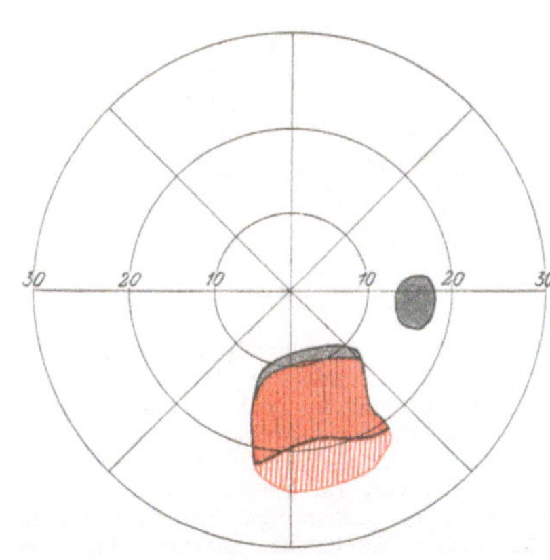

Abb. 79 b.

a) Präretinale Blutung. 32jährige Frau bemerkt Verschleierung des Sehens des linken Auges nach rechts zu. $S = 8/10$. Papille normal. Oberhalb der Macula präretinale Blutung mit scharfem unterem und unscharfem, annähernd horizontal verlaufendem oberem Rande. b) Befund drei Monate später. Noch schmaler roter Streifen als Rest der Blutung sichtbar. $S = 8/8$. Kleines Skotom relativ für Weiß 3/1700, absolut für Rot 10/1700.

die eher auf das die Blutungen bedingende Grundleiden, als auf die Blutungen selbst zurückzuführen sind, wenn auch die Entscheidung über die anatomische Grundlage des Gesichtsfeldausfalles zweifelhaft sein kann.

Literatur.

v. Benedek, J.: Ein Beitrag zur Anatomie der präretinalen Hämorrhagie. Graefes Arch. **63**/3, 418 (1906). — Weitere Beiträge zur Anatomie der präretinalen Hämorrhagie nebst Bemerkungen über die Grenzmembrane zwischen Netzhaut und Glaskörper. Graefes Arch. **70**/2, 274 (1909).

Hesse, R.: Zur Kenntnis der sogenannten präretinalen Blutungen. Z. Augenhk. **24**, 327 (1910).

Obermeier: Ein Fall von doppelseitiger subhyaloidaler Netzhautblutung durch Fall auf den Hinterkopf. Klin. Mbl. Augenhk. **39**, 293 (1901).

SHIMADA, TAKIKO: Über einen Fall präretinaler Blutungen, seine Formveränderungen bei verschiedenen Körperhaltungen. Chio-Ganka-Iho **26**, 14 (1934).

ZAPPALÀ: Emorragia pre-retinica in malarico. 6. Congr. Soc. ital. Oftalm. **1930**, 432.

5. Netzhautvenenthrombose.

Die vollständige Thrombose der Zentralvene schädigt das Sehvermögen in so hohem Grade, daß meist nur noch Lichtempfindung vorhanden ist, wenn nicht vollständige Erblindung durch den Venenverschluß hervorgerufen wurde. Eine Untersuchung des Gesichtsfeldes ist aus diesem Grunde dabei nicht durchführbar.

Ist die Thrombose unvollständig, so findet sich öfters eine mehr oder minder ausgesprochene periphere Einschränkung des Gesichtsfeldes vor, dessen Grenzen

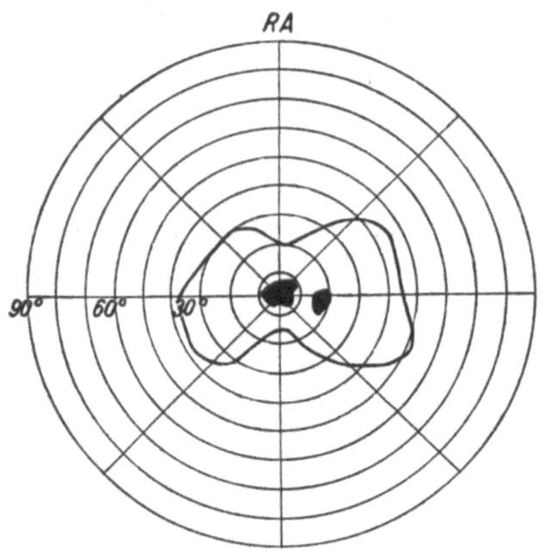

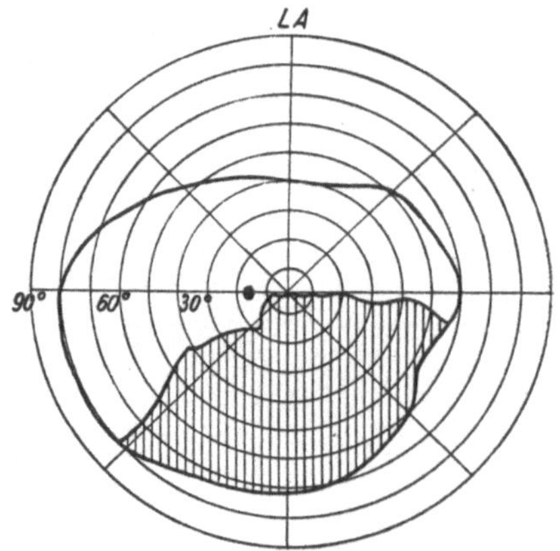

Abb. 80. Thrombose der Zentralvene. 31jährige Frau, seit drei Wochen Sehstörung des rechten Auges. $S = 6/30$. Papillengrenzen nicht erkennbar, Arterien etwas geschlängelt. Venen hochgradig erweitert, sehr breit und dunkel, zum Teil in der etwas trüben Netzhaut nicht sichtbar. Im binokularen GULLSTRAND-schen Augenspiegel hochgradiges Ödem der Netzhaut und der Papille. Zahlreiche flammenförmige Netzhautblutungen bedecken den ganzen Augenhintergrund. Bei Druck auf das Auge kein Venenpuls hervorzurufen. Gesichtsfeld für Weiß 10/330.

Abb. 81. Thrombose der temporalen oberen Netzhautvene. 59jährige Frau bemerkt seit drei Wochen eine Sehstörung des linken Auges. $S = 6/36$. Das ganze Gebiet der Vena temporalis superior, von der auch die nach oben ziehenden Äste abgehen, von zahlreichen Blutungen eingenommen. Die erkrankte Vene und ihre Äste deutlich verbreitert, dunkel und nur stellenweise sichtbar. Gesichtsfeld für Weiß 3/330.

oft unregelmäßig sind. Dabei fand ich meistens zentrale absolute oder relative Skotome, mitunter parazentrale, zusammen mit Vergrößerung des blinden Fleckes (Abb. 80). Bei der Thrombose eines Astes der Zentralvene ist die Funktionsstörung gegen die Macula zu stärker ausgeprägt, so daß dabei meistens ein ausgesprochenes Zentralskotom besteht. Dies kann damit zusammenhängen, daß bei gleich starker Beeinträchtigung der Funktion verschiedener Netzhautteile die Schädigung der zentralen Teile funktionell stärker hervortritt, oder aber mit den von WILLIAMSON-NOBLE (1922, 1923) mikroskopisch festgestellten cystischen Veränderungen in der Macula, die mit dem Augenspiegel ihrer Kleinheit und der vorhandenen Blutungen wegen nicht in Erscheinung treten.

Geht das Auge nicht an Sekundärglaukom zugrunde, so können sich die Gesichtsfeldstörungen zum großen Teil zurückbilden; eine vollständige Wiederherstellung habe ich nicht beobachtet.

Bei den viel häufigeren Thrombosen der einzelnen Äste der Zentralvene findet man in manchen Fällen ein sektorenförmiges, dem verlegten Gefäß entsprechendes Skotom (Abb. 81), dieses ist aber oft kleiner, als es dem Ausbreitungsbezirke des verschlossenen Venenastes entspricht. Ist die Thrombose des Venenastes unvollkommen, so ist das Skotom meist relativ für Weiß 3/330, während es je nach dem Grade der Schädigung für kleinere weiße Objekte oder für Farben absolut oder relativ sein kann. Sind die Netzhautblutungen nicht zu ausgedehnt und die Funktion nicht zu schlecht, so kann man bei gut beobachtenden Kranken den Blutungen entsprechende Skotome nachweisen — als absolute und relative Gesichtsfeldausfälle.

Gelegentlich können Netzhautblutungen, die in der Nervenfaserschicht gelegen sind, die Leitungsfähigkeit der Nervenfasern so stark schädigen, daß ein keilförmiges Skotom, dessen Spitze dem blinden Fleck zugewendet ist, entstehen kann. Anfangs pflegen die Grenzen des Ausfalles unscharf zu sein, werden aber später schärfer.

In gewissen Fällen scheint das Gesichtsfeld bei der Aufnahme mit dem Perimeter (6/330) normal zu sein, erst die genaue Aufnahme der Farbengesichtsfelder oder die Untersuchung nach BJERRUM erlauben die Auffindung der Ausfälle des Gesichtsfeldes, so daß eine oberflächliche Untersuchung den Eindruck hervorrufen kann, als sei das Gesichtsfeld normal.

V. A. JENSEN (1936), der das Verhalten des Gesichtsfeldes bei Astthrombose der Netzhautvenen studiert hat und sich auf Arbeiten und Beobachtungen von MOORE (1924), UHTHOFF (1925), KOYANAGI (1928) und RÖNNE (1923) stützt, macht folgende Angaben: Von 23 Gesichtsfeldern waren neun für Weiß und Rot 10/330 normal, wiesen aber für kleine Reizobjekte zentrale und parazentrale Skotome auf. In elf Fällen war das Gesichtsfeld für Weiß 10/330 normal, wies für Rot 10/330 Ausfälle auf, die entweder in kleinen peripheren Einengungen oder parazentralen Skotomen bestanden, oder große sektorenförmige Ausfälle, die einen ganzen Quadranten einnahmen. In zwei Fällen bestanden Zentralskotome für Weiß, in einem ein parazentrales Skotom für Weiß. Im Laufe der Zeit bilden sich manche Ausfälle zurück. Von 18 Fällen, die nach mindestens einem Jahre nach der Erkrankung nachuntersucht wurden, waren sieben für Reizobjekte 10/330 normal. Dreimal fand sich ein zentrales, dreimal ein parazentrales Skotom für Weiß, in fünf Fällen größere sektorenförmige Ausfälle in den nasalen Gesichtsfeldquadranten. Fünf Fälle ergaben normale Verhältnisse bei der Untersuchung am BJERRUMschen Schirm, je einer wies bei dieser Untersuchung ein kleines zentrales oder parazentrales Skotom auf.

Literatur.

ALLAIRE, J.: Contribution à l'étude des hémorrhagies de la rétine. Paris: Arnette 1925.

BAILLIART, P.: La circulation rétinienne à l'état normal et pathologique. Paris: Doin 1923. — BONNET, P. et L. PAUFIQUE: Thrombose de la veine centrale de la rétine. J. Méd. Lyon 1934, 201. — BONNET, P.: Reliquats ophtalmoscopiques, après deux ans, d'une thrombose limitée à la veine temporale inférieure. Soc. Ophtalm. Lyon. Bull. Soc. Ophtalm. Par. 1937, 344.

DAMEL, C. S.: Thrombose der Vena temporalis superior. Arch. Oftalm. B. Air. 9, 372 (1934). — DEUTSCHMANN, R.: Völlige Wiederherstellung der Funktion nach Apoplexia sanguinea retinae (Thromb. ven. centr.). DEUTSCHMANNs Beitr. 1914, H. 87, 579.

FEHR: Thrombose der Vena temp. sup. Cbl. prakt. Augenhk. 23, 186 (1899).

v. GRAEFE: Verhalten des Gesichtsfeldes bei Retinitis apoplectica u. albuminurica. Graefes Arch. 2/2, 280 (1856). — GREENWOOD, A.: Thrombosis of the central retinal vein and its branches. Trans. amer. med. Assoc. Sect. Ophthalm. 25 (1923) u. J. amer. med. Assoc. 82, 92 (1924).

HARMS: Über Verschluß des Stammes der V. centr. ret. Klin. Mbl. Augenhk.

43/1, 143 (1905). — HILLEMANNS u. PFALZ: Apoplexia sanguinea retinae oder sogenannte Retinitis haemorrhagica nach Unfall. Klin. Mbl. Augenhk. 43/2, 373 (1905). — HORMUTH: Über Anastomosenbildung und deren prognostische Bedeutung bei thrombosierenden Erkrankungen im Gebiete der V. centr. ret. Klin. Mbl. Augenhk. 1903, Beil.-H. 255.

JACKSON, E.: Thrombosis of retinal vein after influenza. Trans. amer. Ophthalm. Soc. 18, 49 (1920). — JENSEN VIGGO, A.: Clinical studies of tributary thrombosis in the central retinal vein. Acta ophthalm. (Dän.), Suppl. 10 (1936.)

KOYANAGI: Die Bedeutung der Gefäßkreuzung für die Entstehung der Astthrombose der retinalen Zentralvenen. Klin. Mbl. Augenhk. 12, 255 (1874).

LEBER, TH.: Die Krankheiten der Netzhaut. Gr.-S. Handb., 2. Aufl., 7, 531 (1877).

MICHEL, J. V.: Die spontane Thrombose der Vena centralis des Opticus. Graefes Arch. 24/2, 439 (1878). — MOORE, FOSTER, R.: Retinal venous thrombosis. A clinical study of sixtytwo cases followed over many years. London: Pulman a. Sons 1924.

PARSONS: Partial thrombosis of the central vein. Trans. ophthalm. Soc. U. Kingd. 27, 121 (1907). — PINCUS: Völlige Wiederherstellung der Funktion nach Apoplexia sanguinea retinae (Thrombosis ven. centr.) Klin. Mbl. Augenhk. 45/2, 568 (1907).

RÖNNE, H.: Sygdomme i Nethinden og Synsnerven. A. Dalén u. F. Ask.: Nordisk Laerbog i Ophthalmologi, 3. Aufl. Stockholm, 499, 505 (1923).

TÜRK, S.: Bemerkungen zur Kasuistik der Thrombose der Vena centr. ret. und anatomische Untersuchungen eines neuen Falles. DEUTSCHMANNs Beitr. 24, 45 (1896).

UHTHOFF, W.: Zu den arteriellen und venösen Zirkulationsstörungen der Netzhaut. Vers. ophthalm. Ges. Heidelberg 45, 63 (1925). — Bemerkenswerte Fälle aus dem Gebiete der arteriellen und venösen Netzhautzirkulationsstörungen. Klin. Mbl. Augenhk. 76, 15 (1926). — URBANEK: Ein Fall von Thrombose der Vena centralis bei chronischer tuberkulöser Iridozyklitis. Z. Augenhk. 67, 111 (1929).

WAGENMANN: Beitrag zur Kenntnis der Zirkulationsstörungen in den Netzhautgefäßen. Graefes Arch. 44, 219 (1897). — WEIDLER, W. B.: Altitudinal hemianopsia — occlusion of the inferior temporal artery. Trans. amer. ophthalm. Soc. 20, 280 (1922). — WILLIAMSON-NOBLE, F. A.: Macular changes associated with thrombosis of the central retinal vein. Trans. Ophthalm. Soc. U. Kingd. 43, 287 (1923).

6. Retinitis albuminurica.

Bei der Retinitis albuminurica verursachen die Veränderungen in der Netzhaut meistens periphere Einengung des Gesichtsfeldes für Farben, seltener für Weiß. Die bei dieser Erkrankung auftretenden Blutungen und Entartungsherde können in Gestalt von relativen oder absoluten Skotomen zum Ausdruck kommen. Es gelten hier die bei den Netzhautblutungen gemachten Bemerkungen. Es soll noch darauf hingewiesen werden, daß ein Teil der verwaschenen weißen Herde in der Netzhaut auf kleine Netzhautablösungen zurückzuführen sind: Es ist daher begreiflich, daß entsprechend solchen Veränderungen deutliche Ausfälle im Gesichtsfeld vorkommen können. Die macularen Veränderungen kommen dadurch zum Ausdruck, daß sich relative oder absolute Zentralskotome ausbilden. Öfters besteht ein größeres relatives Skotom, das kleine parazentrale und daneben oder selbständig ein zentrales absolutes Skotom einschließt. Dabei ist es auffallend, daß kein bestimmtes Verhältnis zwischen der Größe des ophthalmoskopisch veränderten Bezirkes und der Größe des Skotoms vorhanden ist. Dieses kann im Verhältnis zur erkrankt erscheinenden Netzhautpartie kleiner oder größer sein, ja auch vollständig fehlen (Abb. 82). Es besteht kein direktes Verhältnis zwischen den ophthalmoskopisch sichtbaren Veränderungen und der Schädigung der Funktion; bei gleichem Aussehen kann die Sehschärfe und damit auch das Gesichtsfeld auf einem Auge Veränderungen aufweisen, die am anderen Auge nicht nachweisbar sind. Viel stärker ist die Schädigung der Funktion durch maculares Ödem der Netzhaut, das auch prognostisch besonders ungünstig ist, mit Ausnahme der Fälle von Schwangerschaftsniere.

Es kommen auch Nervenfaserdefekte im Gesichtsfeld bei Retinitis albuminurica vor. RÖNNE (1913) beschreibt einen nasalen Sprung in einem Falle, bei dem er annimmt, daß es sich um eine Gefäßkomplikation gehandelt hat. NICOLETTI (1926) beschreibt eine Anzahl von Ringskotomen bei Retinitis albuminurica: sie liegen nahe dem Fixationspunkt und schließen häufig ein relatives Zentralskotom ein; öfters läßt sich ein Zusammenhang mit dem blinden Fleck nachweisen.

Die Beteiligung der Papille am pathologischen Prozeß, besonders ihre Schwellung, geht oft mit einer Vergrößerung des blinden Fleckes einher, was besonders PETER (1931) hervorgehoben hat. In Fällen von Rückbildung des Netzhautleidens verschwindet wohl die periphere Einengung; auch das Zentralskotom ist einer Rückbildung fähig, doch bleiben fast ausnahmslos kleine zentrale oder parazentrale Ausfälle dauernd bestehen. War im Verlauf einer Nephritis ein urämischer Anfall aufgetreten, so kann nach seiner Rückbildung eine homonyme Hemianopsie vorhanden sein, die sich bei vorhandenen Netzhautveränderungen mit etwaigen Skotomen verbinden kann. Die Hemianopsie ist dann lediglich der Ausdruck einer zentralen Störung. Einen solchen Fall teilt LLOYD (1926) mit.

Große Gesichtsfeldausfälle entstehen bei ausgedehnten Netzhautablösungen; sie unterscheiden sich nicht von den Netzhautablösungen anderen Ursprungs. Wie bei einigen anderen Netzhauterkrankungen kommt bei der Retinitis albuminurica erworbene Blaublindheit vor: Zuerst von MAUTHNER (1881) beschrieben, wurde sie von SCHNABEL (1883), KNIES (1893) und besonders von SIMON (1894, 1905) und GERHARD (1900) studiert, während

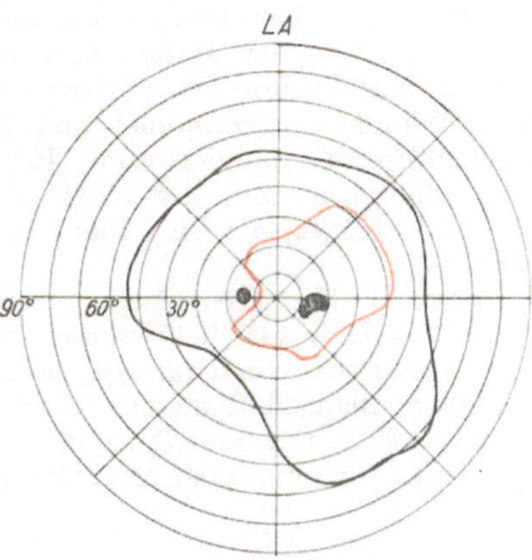

Abb. 82. Retinitis albuminurica. 56jähriger Mann. Verschlechterung des Sehens seit sechs Wochen. $S = 6/15$. Papille stark geschwollen, ganz von grauweißem Exsudat bedeckt, Arterien etwas verengt, Venen verbreitert und geschlängelt. Am unteren Rande der Papille eine große Blutung, kleinere in der Umgebung verstreut. Temporal oben von der Papille mehrere große, unscharf begrenzte, weiße Herde. Netzhaut in der Maculagegend trüb. Blutdruck 220 mm Hg. Gesichtsfeld des linken Auges für Weiß 6/330 und Rot 10/330.

genaue physiologische Untersuchungen von A. KÖNIG (1897), COLLIN und NAGEL (1907) und KÖLLNER (1907) vorliegen. Klinisch äußert sich die Blaublindheit bei der Untersuchung darin, daß Blau als Grün gesehen wird, seltener als Schwarz (GERHARD 1900). Diese Veränderung im Sehen kann den ophthalmoskopischen Erscheinungen vorausgehen (SIMON). Die Größe des blaublinden Bezirkes steht in keinem Verhältnis zu den ophthalmoskopisch sichtbaren Veränderungen. Wenn auch die Blaublindheit bei Retinitis albuminurica nichts besonders Seltenes ist, wird sie doch oft vermißt; sie ist an die Anwesenheit eines Exsudats oder eines Transsudats unter der Netzhaut gebunden. Das Vorhandensein eines blaublinden Skotoms bedeutet also stets die Anwesenheit eines pathologischen Prozesses exsudativer Natur. Parazentrale oder periphere Skotome für Blau werden zum Teil wegen der Schwierigkeit ihres Nachweises viel seltener gefunden. LLOYD (1926) gibt an, daß bei Retinitis albuminurica auch Lochbildung in der Macula mit entsprechendem absolutem Zentralskotom vorkommt.

7. Retinitis diabetica.

Bei dieser Erkrankung sind die Veränderungen im Gesichtsfelde denen bei Retinitis albuminurica ähnlich. Auch hier ist zentrale Blaublindheit wiederholt beobachtet worden. Größere Gesichtsfeldausfälle kommen bei ausgedehnteren Blutungen vor und sind auf diese zurückzuführen. Das Auftreten von Zentralskotomen bei geringen ophthalmoskopischen Veränderungen muß stets den Verdacht auf retrobulbäre Neuritis erwecken, die beim Diabetes nicht besonders selten ist.

Literatur.

Collin u. W. A. Nagel: Erworbene Tritanopie (Violettblindheit). Z. Sinnesphysiol. 41, H. 1 (1907).

Gerhard: Blaublindheit bei Schrumpfniere. Münch. med. Wschr. 1900, 1.

Knies: Über die Beziehungen des Sehorgans und seiner Erkrankungen zu den übrigen Krankheiten des Körpers und seiner Organe. 1893. — Köllner: Erworbene Violettblindheit (Tritanopie) und ihr Verhalten gegenüber spektralen Mischungsgleichungen. Z. Sinnesphysiol. 42, 281 (1907). — Die erworbene Violettblindheit vom klinischen und physiologischen Gesichtspunkte. Z. Augenhk. 19, Erg.-H. 1 (1908). — König, A.: Über Blaublindheit. S.ber. preuß. Akad. Wiss., Berl. 35, 8. Juli (1897).

Lauber, H.: Über Netzhautablösung. Z. Augenhk. 20, 118, 208 (1908). — Lloyd, R. I.: Visual field studies. New York: The Technical Press 1926.

Mauthner: Über farbige Schatten, Farbenproben und erworbene Erythrochloropie (Blaugelbblindheit). Wien. med. Wschr. 1881, Nr. 38, 39.

Nicoletti, G.: Contributo clinico alla conoscenza del campo visivo nelle retiniti circinata e albuminurica, Ann. Ottalm. 54, 1277 (1908).

Rönne, H.: Über das Vorkommen von Nervenfaserdefekten im Gesichtsfelde und besonders über den nasalen Gesichtsfeldsprung. Arch. Augenhk. 74, 180 (1913).

Schnabel: Zur Symptomatologie der Retinitis albuminurica. Ber. naturwiss. Ver. Innsbruck. Ref. Michel Nagels Jber. 1883, 456. — Simon, R.: Über typische Violettblindheit bei Retinitis albuminurica. Cbl. prakt. Augenhk. 1894, 132, 184. — Über die diagnostische Verwertung der erworbenen Violettblindheit. Beitr. Augenhk., Festschr. f. Hirschberg 1905, 275.

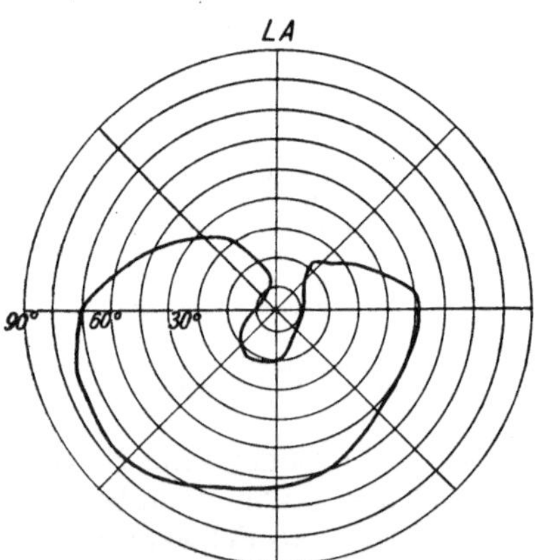

Abb. 83. Retinitis circinata. 76jähriger Mann leidet seit längerer Zeit an Sehstörungen. Linkes Auge: Fingerzählen in 1½ m. Beginnender grauer Star. Papille scharf begrenzt, blaß, Gefäße weisen starke Reflexe auf. Ein Ring weißer, zur Zeit zusammenfließender Pünktchen reicht von oben nahe an die Macula heran, die dunkel pigmentiert ist. Außen unten ist der Ring besonders breit und reicht weit gegen die Peripherie hinaus. Gesichtsfeld für 10/330.

8. Erkrankungen mit dem Sitz im gelben Fleck.

Eine große Anzahl verschiedener Erkrankungen, deren Sitz der gelbe Fleck ist, weisen als klinisches Merkmal ein zentrales Skotom auf. Hierher kann man rechnen: Retinitis circinata, scheibenförmige Maculaentartung, familiäre Maculaentartung, senile Maculaentartung, die wohl auch in dieselbe Gruppe gehört, die traumatische und spontane Lochbildung in der Macula, die myopische Maculaentartung, die Bienenwabenmacula u. dgl. m.

Mit Ausnahme vielleicht der nach Verletzung entstehenden Löcher in der Macula treten zuerst relative kleinere Skotome auf, die bei Fortschreiten der Erkrankung absolut werden. Die Größe und Gestalt der Skotome ist sehr verschieden und steht meist in direktem Verhältnis zur Größe und Beschaffenheit des Krankheitsherdes. Das infolge Erkrankung des Netzhautzentrums auftretende Skotom ist zwar eine konstante Erscheinung, besitzt aber keine für die Art der Erkrankung pathognomischen Eigenschaften.

Bei der Retinitis circinata ist das Vorkommen eines zentralen, oft recht großen Skotoms aus der Lokalisation der Erkrankung in der Maculagegend und ihrer Umgebung abzuleiten (Abb. 83). Es beginnt als relatives, verwandelt sich aber im späteren Verlaufe der Krankheit in ein absolutes, mitunter positives Skotom, das auch dann bestehen bleibt, wenn die ophthalmoskopischen Veränderungen zurückgehen, da die Struktur der Netzhaut irreparablen Schaden erlitten hat. In leichteren Fällen kommt es zur Bildung eines Ringskotoms (NICOLETTI 1926), das teilweise absolut, teilweise relativ sein kann. In solchen leichteren Fällen kann es auch zur Rückbildung des Skotoms kommen. Bei längerer Dauer der Erkrankung tritt auch Einengung der peripheren Grenzen auf, die meist langsam fortschreitet. In dieselbe Gruppe der Symptomatologie nach gehört auch die scheibenförmige Maculadegeneration von KUHNT und JUNIUS (1926).

Die senile Entartung der Macula beginnt meist mit einem relativen, mitunter unregelmäßig begrenzten Skotom, in dem mit der Zeit absolute Inseln auftreten, die sich vergrößern und zu einem absoluten Zentralskotom verschmelzen, das nicht selten positiv wird. Die Größe des Skotoms erscheint oft bedeutender als die bei der gewöhnlichen Augenspiegeluntersuchung erkennbaren Maculaveränderungen. Die peripheren Gesichtsfeldgrenzen leiden bei dieser Erkrankung nicht. Ein ähnliches Verhalten findet sich bei der Heredogeneration der Macula (BEHR 1920) und ähnlichen Erkrankungen, die LEBER (1916) unter der Bezeichnung der familiären Tapeto-Retinaldegeneration der Macula zusammengefaßt hat. Es finden sich dabei meistens relative oder absolute Zentralskotome für Farben, in weiter fortgeschrittenen Fällen auch für Weiß, doch berichtet BEHR (1920) auch über Fälle, in denen er keine zentrale Gesichtsfeldstörung nachweisen konnte. Die peripheren Grenzen weisen nur ausnahmsweise geringe Einengung für Farben auf.

Literatur.

BEHR, C.: Die Heredodegeneration der Macula. Klin. Mbl. Augenhk. **65**, 465 (1920).

CECHETTO, E. e M. PAPAGNO: Contributo etiologico delle perforazioni della regione maculare da trauma. Ann. Ottalm. **60**, 38 (1932). — CORRADO, A. Foro della regione maculare di origine congenita. Rass. ital. Ottalm. **1**, 245 (1932).

FEDERICI, E.: Rottura senile della macula. Arch. Ottalm. **39**, 365 (1932). — FUCHS, E.: Retinitis circinata, Graefes Arch. **39/3**, 229 (1893).

HAAB: Über die Erkrankung der Macula lutea. 7. Internat. Kongr. Heidelberg 1888, 429. — HUTCHINSON: Symmetrical central chorioretinal disease, occuring in senile persons. Ophthalm. Hosp. Rep. **7/2**, 231 (1875).

JUNIUS, P. u. H. KUHNT: Die scheibenförmige Entartung der Netzhautmitte. Degeneratio maculae luteae disciformis. Berlin: S. Karger 1926. —

LEBER, TH.: Die Krankheiten der Netzhaut. Handbuch der gesamten Augenheilkunde, 2. Aufl. 1916.

RAE, MAC A.: A case of „hole" at the macula. Trans. ophthalm. Soc. U. Kingd. **51**, 139 (1931).

SCHMIDT-RIMPLER, H.: Zur Kenntnis einiger Folgezustände der Contusio bulbi. Arch. Augenhk. **12**, 135 (1883). — SOUDAKOFF, P.: Senile disciform degeneration of the macula. Report of three cases. China med. J. **48**, 975 (1934).

WRIGHT, R. E.: Familiar macular degeneration. Brit. J. Ophthalm. **19**, 160 (1935).

9. Die Pigmententartung der Netzhaut.

Wenn auch die Herabsetzung der Funktion bei dieser Krankheit auf Schädigung der Netzhaut beruht, so sind die Sehstörungen von demselben Typus wie

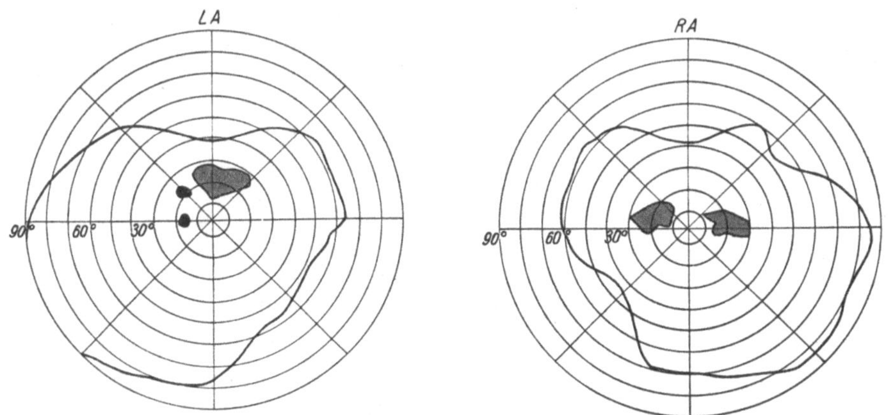

Abb. 84. Degeneratio pigmentosa retinae. Frühstadium. 31jähriger Mann, seit 20 Jahren nachtblind. Rechtes Auge: S = 8/10. Linkes Auge: S = 8/8. Gesichtsfeld für Weiß 3/330. Geringe Einengung der peripheren Grenzen. Kleine Gesichtsfeldausfälle zwischen 12 und 30°. Papillen etwas gelblich, Gefäße leicht verengt, spärliche Pigmentablagerungen in der Peripherie des Augenhintergrundes.

bei allen primären Erkrankungen der Aderhaut. Auch die Gesichtsfeldstörungen weisen große Verwandtschaft mit den bei Aderhautleiden vorherrschenden auf. Der Umstand, daß man selten Gelegenheit hat, ganz frische Fälle von Pigmententartung der Netzhaut zu untersuchen, erklärt, warum man erst verhältnismäßig

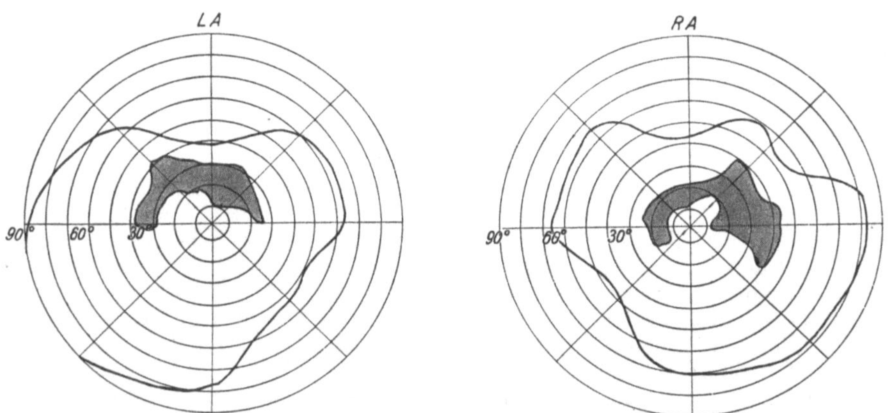

Abb. 84a. Degeneratio pigmentosa retinae. Derselbe Fall 15 Monate später. Rechtes Auge: S = 10/15, linkes Auge: S = 10/12. Periphere Grenzen kaum verändert. Zusammenfließen der parazentralen Ausfälle. Augenspiegelbild nicht verändert.

spät Kenntnis von der Entwicklung der Gesichtsfeldveränderungen bei dieser Krankheit erlangt hat. Wohl hatten v. GRAEFE (1858), MOOREN (1863), WINDSOR (1871), und PAULI (1875) ringförmige Gesichtsfeldausfälle bei Pigmententartung der Netzhaut beschrieben, man nahm jedoch allgemein an, daß die konzentrische Gesichtsfeldeinengung die typische Veränderung bei dieser Erkrankung darstellt. Erst die Arbeiten von GONIN (1901, 1902, 1903) klärten die Sachlage.

Die ersten Lücken im Gesichtsfeld entstehen bei der Pigmententartung der
Netzhaut zwischen den Parallelkreisen von 30° und 50° meist symmetrisch in
den Gesichtsfeldern beider Augen (Abb. 84a, 85, 86), ausnahmsweise auch näher

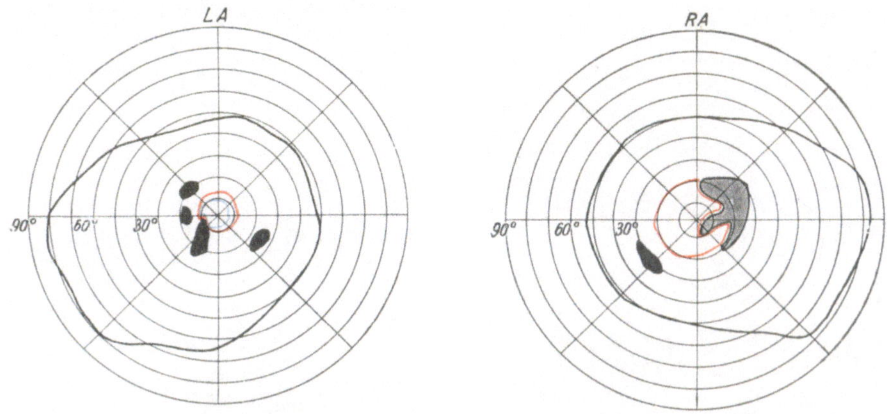

Abb. 85. Degeneratio pigmentosa retinae. 34jähriger Mann. Rechtes Auge: $S = 6/36$. Linkes Auge: $S = 6/60$.
Gesichtsfelder für Weiß 3/330, für Farben 5/330. Frühstadium der Erkrankung.

zum Fixationspunkt. Ihre längere Achse entspricht dem Verlauf der Parallelkreise, in deren Richtung die Vergrößerung ausgesprochener ist als in der
darauf senkrechten. Durch Zusammenfließen der Ausfälle entstehen unvollständige oder vollständige Ringe, die allmählich breiter werden, wobei die

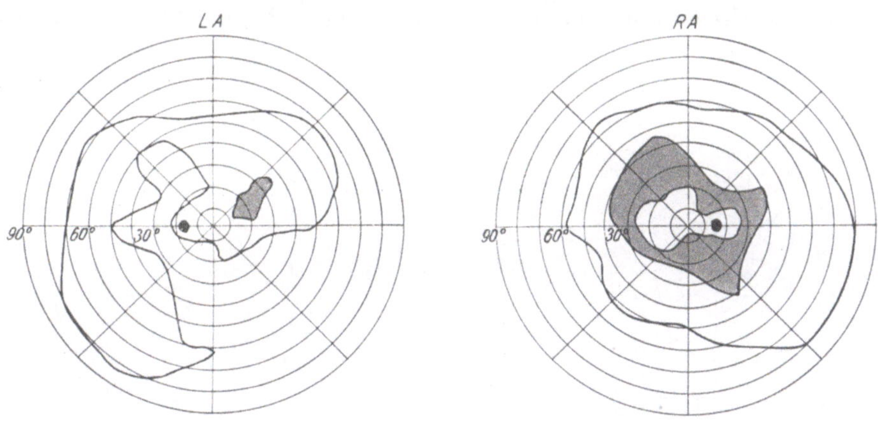

Abb. 86. Degeneratio pigmentosa retinae. 65jähriger Mann, seit Jugend nachtblind. Rechtes Auge: $S = 1/10$,
linkes Auge: $S = 8/10$. Gesichtsfelder für Weiß 10/330, periphere Einengung der Gesichtsfeldgrenzen und Ringskotom, das am linken Auge nach unten durchgebrochen ist. Typisches Augenspiegelbild der Pigmententartung
der Netzhaut. In der Maculagegend des rechten Auges stärkere unregelmäßige Pigmentierung.

Verbreiterung gegen die Peripherie zu rascher fortschreitet als gegen die
Mitte. Im Laufe der Zeit bricht der Ring gegen die Peripherie zu durch, so
daß der periphere Gesichtsfeldrest in Stücke zerfällt (Abb. 87, 88). Dabei wird
der Durchbruch durch das Hereinrücken der peripheren Gesichtsfeldgrenze mitunter beschleunigt. Im allgemeinen ist eine periphere Gesichtsfeldeinengung
aber bei dieser Krankheit nicht die Regel. Bei Vorhandensein eines Ringskotoms ist vielfach die Farbenwahrnehmung im peripheren Gesichtsteil auf-

gehoben. Im zentralen Teil wird Blau schlechter erkannt als Rot, ähnlich wie
dies bei Aderhautleiden der Fall ist. Bei herabgesetzter Beleuchtung sind die
Gesichtsfeldgrenzen viel enger als bei guter Beleuchtung, wodurch die für die

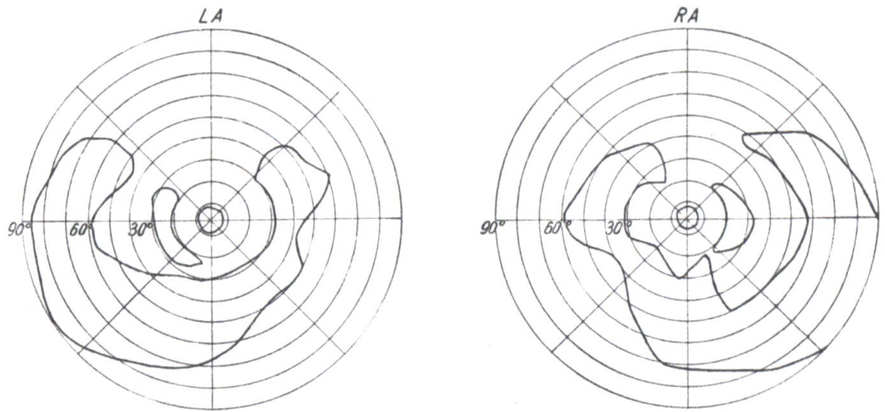

Abb. 87. Degeneratio pigmentosa retinae. 41jähriger Mann, seit fünf Jahren Sehstörung. Rechtes Auge:
$S = 6/10$, linkes Auge: $S = 6/10$. Gesichtsfelder für Weiß 3/330. Jederseits im nach oben durchgebrochenen
Ringskotom eine Gesichtsfeldinsel. Farben werden nur im zentralen Teil des Gesichtsfeldes wahrgenommen.
Typisches Augenspiegelbild der Pigmententartung der Netzhaut.

Pigmententartung der Netzhaut so charakteristische Hemeralopie im Gesichtsfeld zum Ausdruck kommt. DUFOUR und GONIN (1906) fanden, daß, wenn
man das Gesichtsfeld bei herabgesetzter Beleuchtung mehrmals hintereinander
aufnimmt, die Grenzen sich immer mehr verengen und schließlich eine kleine

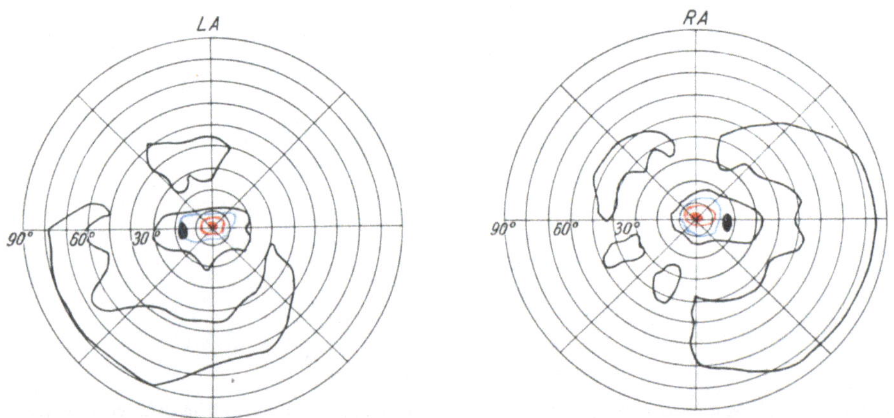

Abb. 88. 19jähriges Mädchen, seit Kindheit schwachsichtig und nachtblind. Rechtes Auge: $S = 2/60$. Gesichtsfelder für Weiß und Farben 10/330. Kleines Zentralskotom für Weiß und Farben, die nur im zentralen Teil des
Gesichtsfeldes erkannt werden. Ringskotom am rechten Auge an vier Stellen, am linken Auge an zwei Stellen
durchgebrochen. Typisches Augenspiegelbild der Pigmententartung der Netzhaut.

zentrale Gesichtsfeldinsel übrigbleibt. Ich habe auch ein relatives Zentralskotom
innerhalb eines unvollständigen Ringskotoms gesehen (Abb. 89). Unter den
von mir untersuchten Fällen fanden sich zwei von diesem Typus. LEVY-WOLFF
(1939) weist auf das Auftreten der Gesichtsfeldausfälle in der temporalen
Gesichtsfeldhälfte hin. Solche Fälle sind von WILBRAND-SAENGER (1904),
AXENFELD (1909), HEPBURN (1908), SCHEERER (1927) beschrieben worden.

Wenn LEVY-WOLFF angibt, daß die Ringskotome bei Retinitis pigmentosa
stets außen unten geöffnet sind, so kann ich dieser Angabe nicht zustimmen.
Bei der Durchsicht von 69 von mir persönlich untersuchten Fällen fand ich den

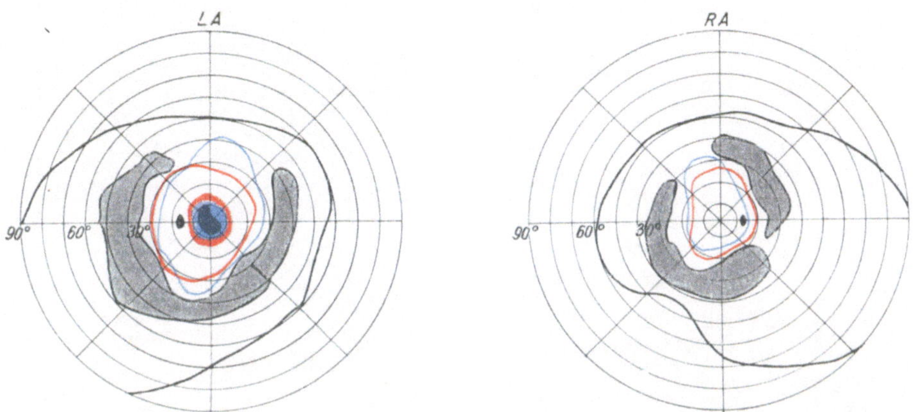

Abb. 89. Degeneratio pigmentosa retinae. 28jährige Frau. Seit Kindheit nachtblind, seit zwei Jahren hat das
Sehvermögen des linken Auges bedeutend abgenommen. Rechtes Auge: $S = 6/15$, linkes Auge: $S = 6/60$ mühsam.
Gesichtsfelder für Weiß 3/330, für Farben 5/330. Unvollständige Ringskotome; am linken Auge relatives Zentral-
skotom für Weiß 3/330. Ausfall für Farben nur wenig größer als der für Weiß.

Ring nach verschiedenen Seiten hin durchbrochen. Ich besitze aber unter den
erwähnten Fällen vier, in denen die Veränderungen des Gesichtsfeldes zweifellos
in den *temporalen* Gesichtsfeldhälften begonnen haben, und zwar in durchaus
symmetrischer Art (Abb. 90). Ob das gelegentliche Vorkommen von bi-

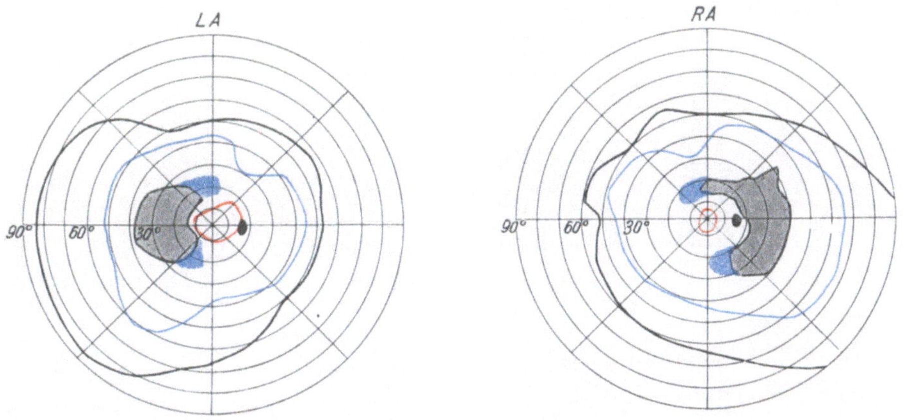

Abb. 90. Degeneratio pigmentosa retinae. 41jähriger Mann. Gesichtsfelder für Weiß 3/330 und Farben 5/330.
Deutliche periphere Einengung der Gesichtsfelder und annähernd symmetrische Ausfälle in ihren temporalen
Hälften. Typisches Augenspiegelbild der Pigmententartung der Netzhaut.

temporalen symmetrischen Gesichtsfeldausfällen (Abb. 91) als Beweis für eine
gesetzmäßige Schädigung des Chiasma durch Gefäßdruck ausreicht, erscheint
mir nicht sicher. Es mag diese Ursache gelegentlich mitwirken. Wichtig ist
LEVY-WOLFFS Hinweis auf die arteriellen Verhältnisse in der Aderhaut,
auf die KRÜCKMANN (1920, 1925) aufmerksam macht, da sie das Auftreten
der Entartung im Äquatorialgebiete der Aderhaut und Netzhaut verständlich

macht. Es sollen nach KRÜCKMANN die präcapillaren Verbindungen zwischen
den Arterien der Aderhaut in diesem Gebiete spärlicher sein als in der Maculagegend und in der Peripherie der Aderhaut. Dadurch wird eine Ersatzzirkulation

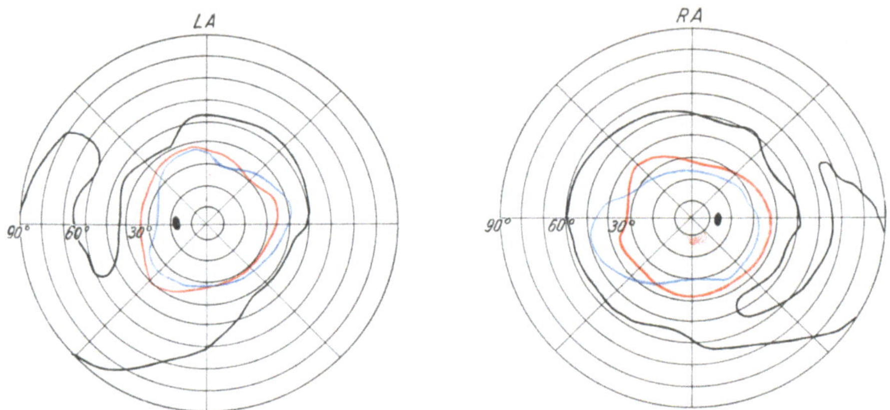

Abb. 91. Degeneratio pigmentosa retinae. 51jähriger Mann, seit vielen Jahren nachtblind, bemerkt Gesichtsfeldeinengung von außen. Beide Augen: $S = 10/10$. Gesichtsfelder für Weiß 3/330, für Farben 5/330. Papillen
etwas wachsartig, mit leicht verdünnten Gefäßen. Geringe Pigmentablagerungen in den peripheren Teilen des
Augenhintergrundes. Ausgesprochene Symmetrie der Gesichtsfeldausfälle in den temporalen Gesichtsfeldhälften.

bei Verlegung eines Gefäßgebietes im Vergleich zu anderen Teilen der Aderhaut
erschwert. Diese weniger günstige Gestaltung der arteriellen Versorgung der
äquatorialen Zone der Aderhaut kann entschieden begünstigend auf das Auftreten der Krankheitserscheinungen gerade in diesem Gebiete wirken.

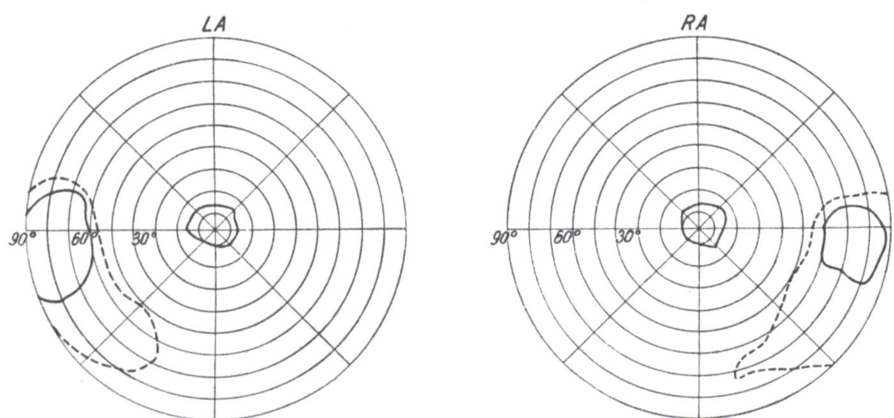

Abb. 92. Degeneratio pigmentosa retinae. 43jährige Frau, seit Kindheit nachtblind. Das Sehvermögen nimmt
seit Jahren allmählich ab. Rechtes Auge: $S = 6/24$, linkes Auge: $S = 6/36$. Gesichtsfelder für Weiß 5/330 und
20/330. Farben werden nur im zentralen Teil der Gesichtsfelder erkannt. Typisches Augenspiegelbild der Pigmententartung der Netzhaut.

In den späten Stadien der Erkrankung verschwindet gewöhnlich der letzte,
zumeist außen unten erhaltene Rest des Gesichtsfeldes (Abb. 92), und es verbleibt
nur der zentrale Teil. In diesem kann die Funktion mitunter sehr gut sein. So sah ich
einen 21jährigen Mann mit $S = 6/6$, der ein so enges Gesichtsfeld hatte, daß er
die oberen Buchstaben der SNELLENschen Tafel aus 6 m Entfernung nicht er-

kennen konnte, weil sie zu groß waren. Meist ist aber die Sehschärfe bei engem Gesichtsfeld deutlich herabgesetzt. Um sich eine richtige Vorstellung von der Funktion der peripheren Netzhautteile bei der Pigmententartung der Netzhaut zu bilden, muß man mitunter sehr große Reizobjekte verwenden, um die Reste der Funktion in den peripheren Gesichtsfeldteilen aufzudecken. Diese sind für die Orientierung der Kranken im Raume sehr wichtig. Ich habe eine Kranke mit Pigmententartung der Netzhaut und sehr engem, kaum 10° für Weiß 10/330 in allen Richtungen betragenden Gesichtsfeld jahrelang gekannt und war sehr erstaunt zu sehen, wie leicht sie sich auch im lebhaften Straßenverkehr zurechtfand. Als ich sie daraufhin mit weißen Objekten von 10 cm Seitenlänge am Perimeter untersuchte, konnte ich ziemlich große Gesichtsfeldreste außen unten nachweisen, die bei Untersuchung mit 10/330 Objekten nicht in Erscheinung traten. Sie ermöglichten der Kranken das Umhergehen auf der Straße ohne Begleitung. Menschen und Fuhrwerke stellen viel größere Reizobjekte dar, als ich sie bei der Untersuchung verwenden konnte, und so war das Verhalten der Kranken richtig erklärt.

Von den beschriebenen Gesichtsfeldtypen und vom geschilderten Verlauf ihrer Veränderungen kommen Abweichungen vor. Es kann der zentrale Anteil des Gesichtsfeldes vor dem peripheren verloren gehen, so daß sich der ringförmige Gesichtsfeldausfall in einen großen zentralen verwandelt (GONIN 1902). Dieser zentrale Gesichtsfeldausfall kann später gegen die Peripherie zu durchbrechen (KÖLLNER 1906). DUFOUR und GONIN (1906) und KÖLLNER (l. c.) haben auch Fälle gesehen, in denen ein kleines Zentralskotom inmitten des Ringskotoms entstanden war, so daß die Kranken exzentrisch fixierten. STÜTZIN (1905) hat wiederum Fälle beschrieben, in denen die Gesichtsfeldeinschränkung von der Peripherie sehr frühzeitig erfolgte. Auch RÖNNE hat (nach persönlicher Mitteilung) in einem Falle den Beginn der Gesichtsfeldschädigung in der Peripherie beobachtet. Ich habe gleichfalls einen Fall untersucht, in dem das Gesichtsfeld beider Augen von oben her bis 15° eingeengt war ohne sonstige Ausfälle im Gesichtsfeld. Bei Versuchen von MAGITOT (1934), ROYLE (1934), MEIGHAN (1931, 1935), CAEIRO, MALBRAN und BALZA (1933, 1934) durch Entfernung des Ganglion stellatum und Dekortikation der A. Carotis nach LERICHE heilend auf die Pigmententartung der Netzhaut einzuwirken, sind in den Fällen meist kurz dauernde Erfolge erzielt worden, in denen der allgemeine Blutdruck anstieg. Wirksamer haben sich die Behandlungsversuche erwiesen, die SOBAŃSKI (1936, 1938) und LAUBER (1938) mitgeteilt haben: Durch Steigerung des allgemeinen Blutdruckes, der bei Pigmententartung der Netzhaut niedrig ist, und Senkung des Augendruckes unter gleichzeitiger Galvanisation des Halssympathicus ist es gelungen, Verbesserungen der Sehschärfe und Erweiterungen der Gesichtsfelder zu erzielen.

Bei dem Fundus albipunctatus cum hemeralopia congenita ist das Gesichtsfeld meist normal, nur selten etwas peripher eingeengt und bleibt auch unverändert. In der mit der Pigmententartung der Netzhaut verwandten Retinitis punctata albescens findet sich fortschreitende konzentrische Einengung des Gesichtsfeldes, das bis zur Bildung eines röhrenförmigen Gesichtsfeldes fortschreiten kann. Hier liegen auch mitunter die Blaugrenzen innerhalb der Rotgrenzen.

Literatur.

AXENFELD, TH.: Bemerkungen über Retinitis Pigmentosa, besonders solche ohne Hemeralopie. Klin. Mbl. Augenhk. 47, Beilageh. 59 (1909).

BÜRSTENBINDER: Anatomische Untersuchung eines Falles von Retinitis pigmentosa. Graefes Arch. 41/4, 175 (1895). — BUSSOLA, E.: Considerazioni sopra un caso di retinite puntata albescente. Boll. Ocul. 9, 46 (1930).

CAEIRO, J. A., J. MALBRAN u. I. BALZA: Behandlung der Retinitis pigmentosa durch Resektion des Hals- und Brustsympathicus. Arch. Oftalm. B. Air. 8, 508 (1933). — Ergebnisse der chirurgischen Behandlung der Retinitis pigmentosa durch Resektion des Ganglion stellatum. An. Inst. Modelo Clin. méd. B. Air. 15, 1008 (1934).

DIEM, M.: Retinitis punctata albescens et pigmentosa. Klin. Mbl. Augenhk. 53, 371 (1914). — DUFOUR et GONIN: Dégénérescence pigmentaire. Maladies de la rétine. Encycl. franç. Ophtalm. 6, 211, 896 (1906).

FUCHS, E.: Über zwei der Retinitis pigmentosa verwandte Krankheiten (Retinitis punctata albescens und Atrophia gyrata chorioideae et retinae). Arch. Augenhk. 32, 111 (1896).

GONIN, J.: Le scotome annulaire dans la dégénérescence pigmentaire de la rétine. Ann. Ocul. (Fr.) 125, 101 (1901). — Nouvelles observations de scotome annulaire dans la dégénérescence pigmentaire de la rétine. Ann. Ocul. (Fr.) 128, 90 (1902). — Examen anatomique d'un œil atteint de rétinite pigmentaire en voie d'évolution. Ann. Ocul. (Fr.) 128, 401 (1902) und 129, 24 (1903). — v. GRAEFE, A.: Exceptionelles Verhalten des Gesichtsfeldes bei Pigmententartung der Netzhaut. Graefes Arch. 4/2, 250 (1858).

HEALY, J. J.: Retinitis punctata albescens. Brit. J. Ophthalm. 5, 18 (1921). — HEPBURN, M. L.: The visual field in pigmentary degeneration of the retina. Trans. ophthalm. Soc. U. Kingd. 28, 255 (1908).

IDE, C.: Two cases of retinitis pigmentosa Amer. J. Ophthalm. 9, 42 (1926). — ISCHREYT, G.: Zur Kasuistik der Pigmentdegeneration der Netzhaut. Klin. Mbl. Augenhk. 63, 555 (1919).

JAKOBSON: Ein Fall von Retinitis pigmentosa atypica. Klin. Mbl. Augenhk. 24, 292 (1888). — JUNIUS P. u. H. KUHNT: Die scheibenförmige Entartung der Netzhautmitte. Berlin: S. Karger 1926..

KÖLLNER: Über das Gesichtsfeld bei der typischen Pigmentdegeneration der Netzhaut. Z. Augenhk. 16, 128 (1906). — Die Störungen des Farbensinnes. Berlin 1912. — KRAUSS, W.: Zur Kasuistik des Ringskotoms bei der Retinitis pigmentosa. Z. Augenhk. 21, 48 (1909). — KRÜCKMANN, E.: Erkrankungen der Uvea, des Glaskörpers und der Sklera, Lehrb. u. Atlas d. Augenheilkunde von TH. AXENFELD, S. 439. Jena: Fischer 1925.

LARSEN, H.: Héméralopie et akyanopsie. Acta ophthalm. (Dän.) 1, 177 (1923). — LAUBER, H.: Die sogenannte Retinitis punctata albescens. Klin. Mbl. Augenhk. 48/1, 133 (1910). — Ergebnisse der augendrucksenkenden Behandlung des Sehnervenschwundes und der Pigmententartung der Netzhaut. Vers. ophthalm. Ges. Heidelberg 51, 245 (1936). — The relationship between intracranial and retinal blood pressure and intracranial tension: the treatment of tabetic optic atrophy. Trans. ophthalm. Soc. U. Kingd. 58, 661 (1938). — LEVINSOHN: Über Sklerose der Aderhaut mit sekundärer Netzhautdegeneration. Arch. Augenhk. 38, 268 (1899). — LEVY-WOLFF, L.: Die Pathogenese der Retinitis pigmentosa (Sclerosis pigmentosa chorio-retinalis). Acta ophthalm. 17, 192 (1939).

MAGGIORE, L.: Il comportamento della funzione visiva nella retinite pigmentosa. Ann. Ottalm. 51, 902 (1923). — MAGITOT, A.: La sympathectomie carotidienne comme thérapeutique de certaines affections dégénératives du nerf optique et de la rétine. Bull. Acad. Méd., Par. 3, 816 (1934). — Atrophies optiques et sympathectomie pericarotidienne. Bull. Soc. Ophtalm. Par. 1934, 353. — La sympathectomie carotidienne chez l'homme et ses applications dans certaines affections du nerf optique et de la rétine. Ann. Ocul. (Fr.) 171, 897 (1934). — MEIGHAN, S. S.: Treatment of retinitis pigmentosa by cervical sympathectomy: preliminary report of a case. Trans. ophthalm. Soc. U. Kingd. 51, 134 (1931). — Final report of a case of retinitis pigmentosa treated by cervical sympathectomy with notes on other two cases. Trans. ophthalm. Soc. U. Kingd. 55, 93 (1935). — MOOREN: Über Retinitis pigmentosa. Klin. Mbl. Augenhk. 93 (1863).

NETTLESHIP, E.: A note on the progress of some cases of retinitis pigmentosa sine pigmento and of retinitis punctata albescens. Roy. Lond. Ophthalm. hosp. Rep. 19, 123 (1914). — NICOLETTI, G.: Sul comportamento e significato dello scotoma annulare nelle affezioni delle membrane dell'occhio e del nervo ottico. Ann. Ottalm. **54**, 879 (1926). — Contributo clinico alla conoscenza del campo visivo nelle retiniti circinata e albuminurica. Ann. Ottalm. **54**, 1277 (1926).

PAULI, R.: Beiträge zur Lehre vom Gesichtsfelde. München: J. A. FINSTERLIN 1875. — PAVIA, LIJO: Pigmentdegeneration der Retina. Rev. ot. etc. y Cir. neur. (Arg.) **5**, 535 (1930). — PILLAT, A.: Tapetoretinal degeneration of the central fundus region. A combination of retinitis pigmentosa centralis and retinitis punctata albescens. Amer. J. Ophthalm. **13**, 1 (1930).

RÖNNE, H.: Retinitis pigmentosa mit chorioidealer Affektion. Verh. ophthalm. Ges. **1933**, 24; Hosp. tid. (Dän.) **1934**. — ROYLE, N. D.: A surgical treatment of blindness associated with retinitis pigmentosa. Trans. Austral. Med. Congr. **1934**, 205. — Lo RUSSO: Contributo clinico allo studio della retinite puntata albescente. Ann. Ottalm. **53**, 573 (1925).

SATANOWSKY, P.: Retinitis punctata albescens und pigmentaria. Arch. oftalm. B. Air. **5**, 28 (1930) u. Rev. special. med. **4**, 1532 (1929). — SCHEERER, R.: Stationäre Pigmentdegeneration. Klin. Mbl. Augenhk. **77**, 216 (1926). — Über zwei Fälle von rudimentärer Pigmentdegeneration der Netzhaut und über heteronym-symmetrische Ringskotome bei dieser Krankheit. Klin. Mbl. Augenhk. **78**, Beilageh. 165 (1927). — SCHIECK, F.: Die Netzhauterkrankungen bei Blutdrucksteigerung und Nierenleiden. Zbl. ges. Ophthalm. **45**, 305 (1940). — SCOTTI, P.: Su di un caso di retinite puntata albescente. Ann. Ottalm. **57**, 45 (1929). — SICHEL jr.: Ein Fall von Ringskotom bei Retinitis pigmentosa. Cbl. prakt. Augenhk. **1**, 58 (1877). — SOBAŃSKI, J.: Die entlastende Behandlungsmethode in der Behandlung der Pigmententartung der Netzhaut. (Vorl. Mitt.) Klin. oczna (Pol.) **14**, 358 (1936). — Die Pigmententartung der Netzhaut und ihre Behandlung. Klin. oczna (Pol.) **16**, 44 (1938). — STÜTZIN: Über die typische Pigmentdegeneration der Netzhaut. Inaug.-Diss. Gießen 1905.

TRANTAS: Scotome annulaire dans un cas de rétinite pigmentaire typique. Rec. Ophtalm. **1895**, 331. — TRETTENERO, A.: Un caso atipico di retinite punctata albescens. Ann. Ottalm. **54**, 1326 (1926).

WASSERMANN, I. A.: Die Behandlung der Retinitis pigmentosa nach LAUBER. Sov. Wjestn. Oftalm. **11**, 85 (1937). — WILBRAND u. SAENGER: Neurologie des Auges III. Wiesbaden: Bergmann 1904. — WINDSOR: Rétinite pigmentaire: son siège et sa nature. Ann. Ocul. (Fr.) **65**, 143 (1871) u. Manch. med. a. surg. Rep. **1871**, 161. WÖLFFLIN, E.: Über die Beziehungen der Retinitis punctata albescens zur sogenannten zentralen tropfenförmigen Aderhautentzündung (NETTLESHIP). Klin. Mbl. Augenhk. **62**, 456 (1919).

10. Die Netzhautablösung.

Bei dieser Erkrankung ist oft ein positives peripheres Skotom die Erscheinung, die zuerst die Aufmerksamkeit der Kranken erregt und sie zum Arzt führt. Die Kranken geben an, daß sich ein dunkler Vorhang, eine Wolke, ein Schleier von oben herabsenke, oder häufiger eine Mauer von unten heraufsteige, die ihnen die Gegenstände zum Teil verdecke — sie sind sich also eines Ausfalles im Gesichtsfeld bewußt. Bei der Untersuchung findet man meist ein scharf abgegrenztes Skotom, das dem Sitze der Ablösung entspricht, nicht immer aber seiner Größe. Bei frischen und besonders bei blasigen Netzhautablösungen stimmt die Größe des Skotoms mit der der Ablösung überein, und das Skotom geht unvermittelt in das normale Gesichtsfeld über. Bei frischer Netzhautablösung ist das Skotom nicht absolut: es wird das weiße Reizobjekt abgeschwächt wahrgenommen (Abb. 93a und b), indem es grau, mitunter grün gesehen wird; Farbenwahrnehmung besteht dagegen keine (Abb. 94a und b). Der funktionell schwer geschädigte Netzhautbezirk ist meist noch von einer Zone relativer Schädigung umgeben, in der die Wahrnehmung für Rot noch erhalten sein kann, während der Ausfall für Blau deutlich hervortritt. Dabei besteht die von LEBER (1877) zuerst hervorgehobene Eigentümlichkeit, daß Blau als Grün bezeichnet wird. Oft läßt sich diese Funktionsstörung für sicher nicht abgelöste Netzhautteile nachweisen; sie ist als ein Zeichen dafür zu betrachten, daß auch diese Netzhautteile nicht normal sind, wenn auch .eine ophthalmoskopisch erkennbare

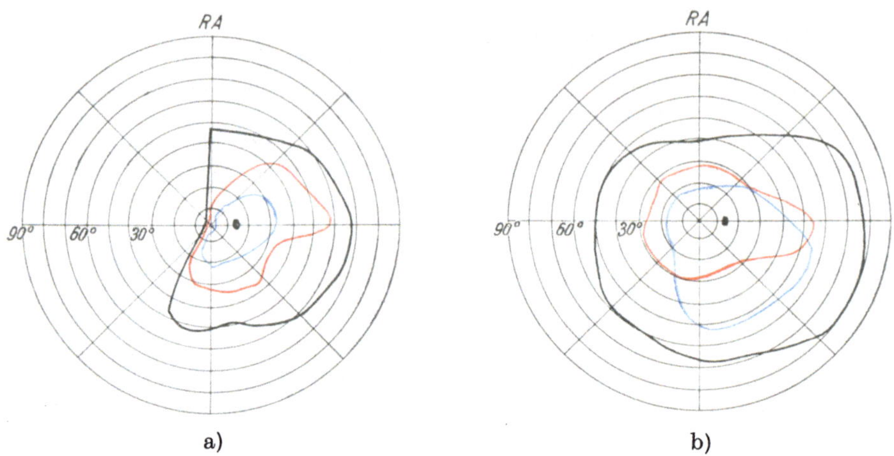

a)   b)

Abb. 93. Netzhautablösung.

a) Seit acht Tagen bestehende Sehstörung. $S = 3/24$. Die ganze temporale Hälfte der Netzhaut betreffende Ablösung, kein Loch sichtbar. Gesichtsfeldgrenzen für Weiß 3/330, für Farben 5/330. Die Schädigung der Blauwahrnehmung ist deutlich. Myopie von 3,0 D. b) Gesichtsfeld sechs Wochen nach der Operation (Blockade mittels diathermischer Stichelung). $S = 6/15$. Wiederherstellung der Gesichtsfeldgrenzen beinahe bis zur Norm. Beeinträchtigung der Farbenwahrnehmung im Gebiet der früheren Ablösung, für Blau stärker ausgeprägt als für Rot.

Veränderung nur schwer oder gar nicht zu finden ist. KÖLLNER (1912) gibt an, mehrfach wochenlang vor dem Auftreten der Netzhautablösung Grünsehen

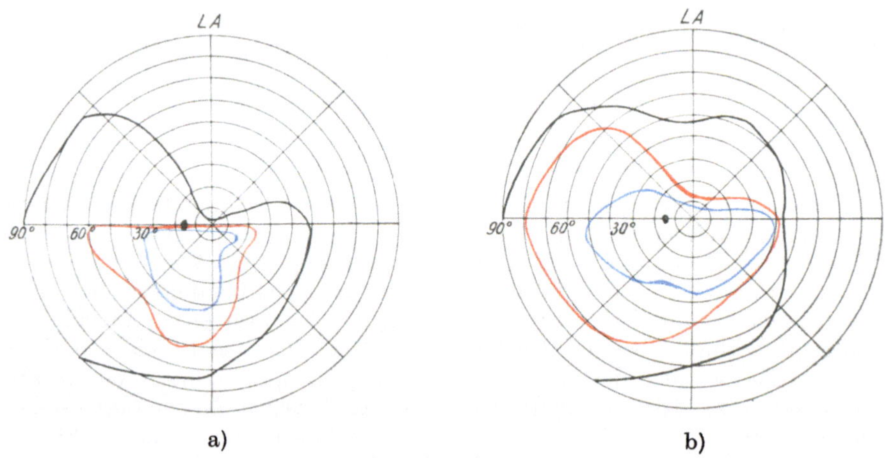

a)   b)

Abb. 94. Netzhautablösung.

a) Zustand sechs Wochen nach Beginn der Sehstörung. $S = 6/36$. Große blasige Netzhautablösung außen unten mit peripher gelegenem Loch. Gesichtsfeldgrenzen für Weiß 3/330 und Farben 5/330. Die stärkere Schädigung der Blauempfindung tritt deutlich hervor. b) Gesichtsfeld vier Monate nach dem diathermischen Verschluß des Loches. Netzhaut wiederangelegt. $S = 6/12$. Gesichtsfeldgrenzen für Weiß 3/330 und Farben 5/330. Entsprechend dem Gebiet der früher abgelösten Netzhaut Schädigung der Farbenempfindung, besonders der Blauempfindung.

beobachtet zu haben. Da die Netzhautablösung meistens oben außen auftritt, findet sich der Gesichtsfeldausfall anfänglich zumeist innen unten; mit der oft vorkommenden Senkung der subretinalen Flüssigkeit geht eine Verlagerung der Ablösung nach unten vor sich, wobei die zuerst abgelöst gewesenen Teile sich wieder anlegen. Dabei verändert sich auch das Gesichtsfeld. Der Ausfall wandert entsprechend der Ablösung, und es tritt daher schließlich ein Ausfall der oberen Gesichtsfeldteile ein. Entsprechend den wieder angelegten Teilen der Netzhaut ist eine Besserung der Netzhautfunktion festzustellen; die Gesichtsfeldgrenze rückt nach außen vor, ja es kann die Grenze wieder normal werden; eine Wiederherstellung der Farbenwahrnehmung tritt aber meistens nicht wieder ein, so daß man an dem Farbenskotom die ursprüngliche Lage der Ablösung häufig erkennen kann. Tritt eine Rückbildung der Ablösung ein, so beobachtet man dieselben Erscheinungen: für Weiß, besonders für größere Objekte, stellt sich die normale Gesichtsfeldgrenze wieder her, im früher erkrankt gewesenen Bezirke besteht eine Abschwächung für Weiß, erkennbar an Defekten für kleine Testobjekte, die Farbenwahrnehmung kehrt aber meistens nicht wieder. Bei längerer Dauer der Krankheit nimmt die Funktion der abgehobenen Netzhaut ab, es bedarf immer stärkerer Reize, um im erkrankten Bezirk eine Wahrnehmung auszulösen, bis endlich Erblindung der abgelösten Netzhaut eintritt. Es besteht dann ein absoluter Ausfall im Gesichtsfeld.

In frühen Stadien der Netzhautablösung kann bei Untersuchung mit großen weißen Objekten (10/330) ein Ausfall im Gesichtsfeld nicht feststellbar sein (DIMMER 1886). Er kann auch bei der Farbenperimetrie mitunter nur teilweise hervortreten. Erst die Untersuchung bei herabgesetzter Beleuchtung läßt die Grenzen der mangelhaft funktionierenden Netzhaut deutlich erkennen, da der abgelösten, mit dem Pigmentepithel nicht mehr in Zusammenhang stehenden Netzhaut die Fähigkeit zur Dunkeladaptation fehlt. Bei der Untersuchung bei herabgesetzter Beleuchtung wird also der Ausfall des Gesichtsfeldes entsprechend allen abgelösten Teilen der Netzhaut voll hervortreten (STARGARDT 1907). Bei Wiederanlegen der abgelösten Netzhaut tritt die Adaptationsfähigkeit der früher hochgradig hemeralopen Partie wieder auf, doch nur dann, wenn die Erkrankung nicht zu lange gedauert hatte. Auch die Farbenempfindung kann sich bei Anlegung nicht zu lange abgelöster Teile der Netzhaut teilweise wieder herstellen.

AMSLER (1940) untersucht das Gesichtsfeld wegen Netzhautablösung Operierter am Perimeter von MAGGIORE bei dunkeladaptiertem Auge einmal mit hellstem Reizobjekt, dann mit demselben, dessen Helligkeit auf 1/16 herabgesetzt ist. Fallen die Gesichtsfeldgrenzen bei diesen Untersuchungen zusammen, so ist die Prognose gut, weil der Verschluß des Loches, bzw. die Abriegelung der erkrankten Netzhautpartie „wasserdicht" ist. Sind die Gesichtsfeldgrenzen bei der Untersuchung mit dem in seiner Helligkeit herabgesetzten Reizobjekt enger als die Grenzen, die mit dem hellen Reizobjekt aufgenommen wurden, so ist der Verschluß nicht wasserdicht und es ist mit einem Rückfall zu rechnen. Diese Feststellung stimmt mit meinen Erfahrungen überein (Abb. 95).

Das Verhalten der Farbengrenzen bei der Netzhautablösung verdient besondere

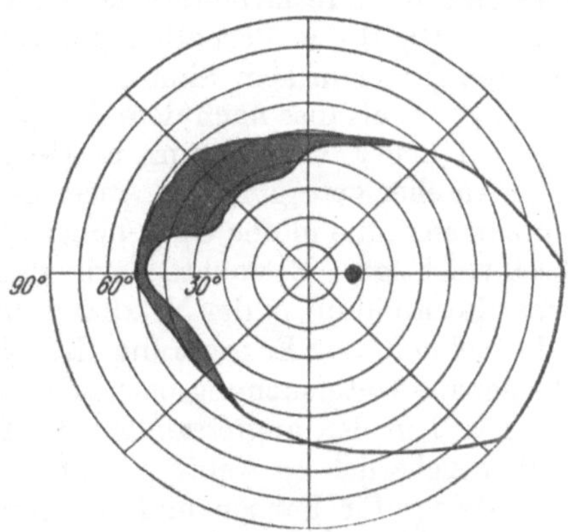

Abb. 95. 22jähriger Mann bemerkte vor zwei Monaten Verschlechterung des Sehens des rechten Auges. Fingerzählen in 2 m. Große blasige Netzhautablösung mit zwei Löchern außen unten. Diathermischer Verschluß der Löcher. Gesichtsfeldaufnahme 14 Tage nach der Operation am Projektionsperimeter von MAGGIORE. Außengrenzen für 3/330 Weiß bei vollem Belichten des Reizobjektes. Schwarz der bei Gesichtsfeldaufnahme mit demselben Reizobjekt, aber Belichtung von 1/16, nicht erregbare Teil der Netzhaut. Rückfall sechs Wochen später.

Aufmerksamkeit. Die Schädigung der Blauempfindung ist besonders ausgesprochen, weniger leidet diejenige für Grün, am wenigsten die für Rot. Es sind daher die Grenzen für Rot weiter als die für Grün, während die Blaugrenze am engsten ist.

KÖLLNER (1907) charakterisiert die Farbensinnstörung als Tritanopie, und fand sie ungefähr in 90% der untersuchten Fälle. Sie läßt sich nicht nur entsprechend dem abgelösten Bezirke der Netzhaut nachweisen, sondern besteht noch abgesondert davon zentral, entsprechend der Macula. Dieser zentrale blaugelbblinde Bezirk ist verschieden groß und ist auch nachweisbar, ohne daß sichtbare Veränderungen der Maculagegend vorhanden sind.

Die Farbengrenzen rücken mit der Zeit von der Weißgrenze weiter ab, so daß eine breitere farbenblinde Zone sich an die Weißgrenze anschließt. Dieser Umstand und das Verhalten des Gesichtsfeldes bei herabgesetzter Beleuchtung wurden früher in dem Sinn gedeutet, daß die Netzhaut in größerer Ausdehnung abgelöst ist als dies nach dem Augenspiegelbilde und dem Verhalten der Grenzen des bei heller Beleuchtung aufgenommenen Gesichtsfeldes entspricht. Heute ist man eher geneigt, diese Anzeichen als Folge einer Erkrankung der Netzhaut aufzufassen, die in der Umgebung des abgehobenen Netzhautteiles ihre Funktion beeinträchtigt. Betrachten wir doch heute die Netzhautablösung als Folge einer Lochbildung in der Netzhaut, die wiederum vielfach die Folge einer primären oder sekundären Erkrankung der Netzhaut ist. In zahlreichen Fällen erlaubt die genaue Untersuchung pathologische Veränderungen in der abgehobenen Netzhaut und in den angrenzenden, nicht abgehobenen Teilen zu erkennen, auf die früher sicherlich zu wenig geachtet wurde. Es ist daher die Aufnahme des Gesichtsfeldes für Farben und bei herabgesetzter Beleuchtung bei der Netzhautablösung besonders wichtig, da sie uns die Ausdehnung des erkrankten Bezirkes aus seiner funktionellen Minderwertigkeit zu erkennen erlaubt.

Die Formen der Gesichtsfeldausfälle können entsprechend dem verschiedenen Verhalten der Netzhaut große Mannigfaltigkeit aufweisen. Meistens handelt es sich um periphere Einengungen von einer bestimmten Stelle aus, selten ist eine von allen Seiten sich geltend machende Einengung bei erhaltenem zentralen Anteil des Gesichtsfeldes. Gelegentlich, am häufigsten bei entzündlichen Exsudationen, kommt es zu einem zentralen Gesichtsfeldausfall infolge von Ablösung der Netzhaut in der Maculagegend.

Von besonderem Interesse ist das Verhalten des Gesichtsfeldes nach Wiederanlegung der Netzhaut, wie sie jetzt bei der operativen Behandlung häufig zur Beobachtung kommt. Bei spontaner Anlegung und bei teilweiser Wiederanlegung der Netzhaut, z. B. bei Bettruhe und Tragen der LINDNERschen Lochbrille erfolgt eine oft bedeutende Erweiterung des Gesichtsfeldes, wobei in frischen Fällen auch die Farbenwahrnehmung im Gebiete des früheren Ausfalles wieder auftritt. Auch bei dauernder Wiederanlegung als Ergebnis einer Operation tritt schon rasch Erweiterung des Gesichtsfeldes auf. Sie läßt sich schon zwei bis vier Wochen nach dem Eingriff nachweisen; bei lang dauernder Beobachtung zeigt sich im Laufe der Zeit oft noch nach Monaten eine weitere Besserung der Funktion. Im Farbengesichtsfeld tritt zuerst die Rotempfindung auf, später auch die Blauempfindung. Das Gesichtsfeld für Blau ist zuerst kleiner als das für Rot, später ändert sich meist dies Verhalten und die Verhältnisse nähern sich wieder den physiologischen. SALLMANN und SVEINSSON (1933) geben an, daß die Zunahme des Gesichtsfeldes sich auf Jahre erstrecken kann. Während das Alter des Kranken für das Verhalten des Gesichtsfeldes nach der Operation nicht von Bedeutung zu sein scheint, spielt das Alter der Erkrankung eine große Rolle. Je älter die Erkrankung, desto geringer ist die sich wieder einstellende Funktion der wiederangelegten Netzhautteile. Auch die Art der Operation ist von Wichtigkeit. Nach der Thermokauterisation nach GONIN besteht an der Operationsstelle ein absolutes Skotom. GONIN (1934) behauptet, daß es dem Kranken oft nicht zum Bewußtsein kommt. SALLMANN und SVEINSSON (l. c.) geben an, daß die Gesichtsfeldausfälle nach der Originalmethode von GONIN große Ausfälle des Gesichtsfeldes bedingen, die einem weit größeren Teil der Netzhaut entsprechen, als dies nach dem Augenspiegelbilde anzunehmen wäre. Weit geringere Störungen im Gesichtsfelde findet man an Augen, die nach den diathermischen Verfahren, Unterminierungsverfahren von LINDNER und der Behandlung mittels Katholyse nach VOGT operiert worden sind.

Als Ursache kommen in Betracht: Myopie hohen, aber auch niedrigen Grades, stumpfe Verletzungen, Glaskörperverlust nach perforierenden Verletzungen, subretinale Blutungen und Exsudationen, Bindegewebebildungen auf der Innenfläche der Netzhaut, Geschwülste der Aderhaut. Bei diesen letzteren sind drei Möglichkeiten des Verhaltens der Netzhaut vorhanden. 1. Frühzeitige Ablösung der Netzhaut durch subretinale Flüssigkeit (Abb. 96). Hierbei ist die Ablösung meist steilrandig, daher auch der Gesichtsfeldausfall scharf umschrieben mit raschem Übergang von der geschädigten Netzhaut zur normal funktionierenden, da die abgehobene Netzhaut ja nicht krank ist. Die zentrale Sehschärfe ist auch häufig gut im Gegensatz zum Verhalten bei Netzhautablösung aus anderer Ursache. Mitunter, wenn die Geschwulst im oberen Teil des Auges sitzt, senkt sich die Netzhautablösung, und es finden sich dann zwei Gesichtsfeldausfälle, was immer den Verdacht auf eine Geschwulstbildung erwecken soll. PARSONS (1905) gibt an, daß die Funktion innerhalb des durch die Geschwulst selbst hervorgerufenen Defekts weniger stark geschädigt sein kann als im Bereiche der sekundären Netzhautablösung.

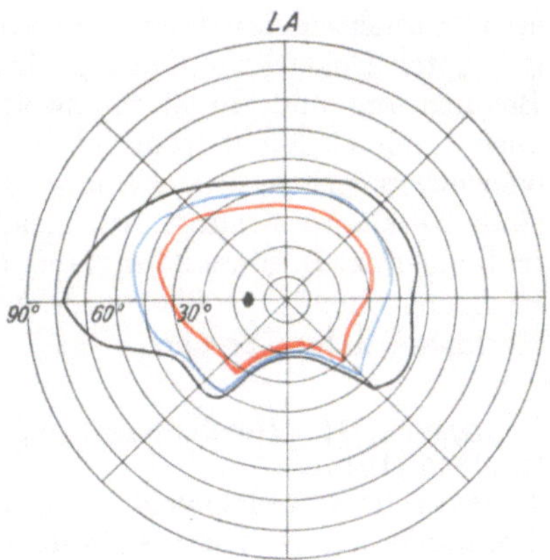

Abb. 96. Netzhautablösung bei Aderhautgeschwulst. 69jährige Frau bemerkte eine Sehstörung vor vier Tagen. $S = 10/18$. Papille normal. Nasal oben reicht eine große, dunkelgraue, prall gespannte Blase bis gegen die Horizontale. Durchleuchtung mittels des an den hinteren nasalen oberen Teil der Lederhaut geführten Glasstab der SACHSschen Lampe ergab einen deutlichen Schatten. Gesichtsfeld für Weiß 3/300, Farben 10/330.

2. Das Sarkom greift auf die Netzhaut über; es kommt nicht zur Ausbildung der Netzhautablösung, dagegen bildet sich eine schwere cystische Entartung der Netzhaut über der Verwachsungsstelle mit der Geschwulst aus, deren Ausdruck im Gesichtsfeld ein entsprechendes Skotom bildet. 3. Am seltensten sind die Fälle, in denen das Sarkom frühzeitig die Netzhaut durchbricht und in den Glaskörper eindringt. KNAPP (1868), BERG (1914), LODBERG (1913), RÖNNE (1923) und TRAQUAIR (1927). Die erste Störung wurde in drei Fällen durch das plötzliche Auftreten von Glaskörperblutungen verursacht. Es findet sich ein der Geschwulst entsprechendes Skotom. Dabei scheinen die Nervenfasern der Netzhaut durch die Geschwulstmassen ohne wesentliche Schädigung auseinandergedrängt zu werden, da sich peripher vom Skotom keine ausgesprochene Herabsetzung der Funktion im Gesichtsfelde nachweisen läßt. Kleine, auf die Netzhaut übergreifende Geschwülste können Skotome hervorrufen. So sah ich bei einem 59jährigen Manne, dessen anderes Auge infolge myopischer Veränderungen in der Macula stark herabgesetzte Sehschärfe aufwies, einen dunklen Herd nach außen von der Macula, dem ein Skotom entsprach,

das nahe an den Fixationspunkt heranreichte. Der schon anfangs vorhandene Verdacht auf Melanosarkom der Aderhaut wurde während der dreimonatigen Beobachtung durch das Wachstum des Herdes und seine mit der Zeit deutlich auftretende Prominenz zur Sicherheit. Auch der Gesichtsfeldausfall nahm zu. Der Versuch der Zerstörung der Geschwulst durch Thermokoagulation hatte die Zerstörung des der Macula zugewendeten Teiles der Geschwulst zur Folge. Eine während der Operation sich einstellende Blutung zwang mich, die Operation abzubrechen. Als die Blutung nach weiteren sechs Monaten aufgesaugt war, ließ sich ein zweifelloses Wachstum der Geschwulst feststellen, die als Anzeige zur Entfernung des Auges betrachtet werden mußte. (Siehe S. 171 und Abb. 68.)

Die Gesichtsfelduntersuchung ist bei Verdacht auf Netzhautablösung sehr wichtig, besonders in den Fällen, in denen die Untersuchung des Augeninneren auf Schwierigkeiten stößt, so z. B. bei Medientrübungen. Hier kann der Nachweis eines Gesichtsfeldausfalles von großer Bedeutung sein. Untersucht man zuerst bei guter Beleuchtung mit großen Reizobjekten und dann bei herabgesetzter Beleuchtung und findet im zweiten Falle einen ausgesprochenen Gesichtsfeldausfall, der vielleicht während der Untersuchung bei guter Beleuchtung gar nicht oder nur in geringem Grade hervorgetreten ist, so spricht dies sehr für die Annahme einer Netzhautablösung. Im gleichen Sinne läßt sich auch bei starken Medientrübungen, z. B. Starbildung, das Fehlen der Lichtprojektion in einer bestimmten Richtung oder in großer Ausdehnung deuten, besonders, wenn andere klinische Merkmale dafür sprechen.

Literatur.

AMSLER, M.: Netzhautablösung und Lichtsinnperimetrie. Klin. Mbl. Augenhk. **104**, 515 (1940).

BAAS: Das Gesichtsfeld, Amotio retinae, S. 129 (1896). — BERRY: Subjektive Symptoms in eye diseases. Edinburgh 1886. — BERG, F.: Präretinales Aderhautsarkom (Frühperforation der nicht abgelösten Netzhaut). Klin. Mbl. Augenhk. **53**, 115 (1914). — BULL, O.: Perimetrie **1895**, 89.

COHN, H.: Über Augendrainage bei Netzhautablösung. Dtsch. med. Wschr. **1877**.

DIMMER: Beiträge zur Pathologie der Netzhautabhebung. Wien. med. Presse **1886**, Nr. 45, 46. — DOMEC: Caractères différentiels entre un décollement de la rétine idiopathique et un décollement secondaire à un sarcome de la chorioide. Ophtalm. prov. (Fr.) **5**, 171 (1908).

FÖRSTER: Der Lichtsinn bei Krankheiten der Chorioidea und Retina. Klin. Mbl. Augenhk. **9**, 337 (1871).

GONIN, J.: Le décollement de la rétine. Lausanne: Payot 1934.

KNAPP, H.: Die intraoculären Geschwülste. Karlsruhe 1868. — KÖLLNER, H.: Untersuchungen über die Farbenstörung bei Netzhautablösung. Z. Augenhk. **17**, 234 (1907). — Die Störungen des Farbensinnes, ihre klinische Bedeutung und ihre Diagnose. Berlin: S. Karger 1912. — KRONFELD: Function of the reattached retina. Arch. Ophthalm. (Am.) **10**, 646 (1933).

LARSSON, S.: Operative Behandlung von Netzhautabhebung mit Elektroendothermie und Trepanation. Acta ophthalm. (Dän.) **8**, 172 (1930). — LAUBER, H.: Über Netzhautablösung. Z. Augenhk. **20**, 118, 208 (1908). — LEBER: „Netzhautstränge" als Folgen wieder angelegter Netzhautablösung. Gr.-S. Handb., 1 Aufl., **5**, 693 (1877). — LODBERG, C. V.: Un cas de sarcome mélanique caverneux de la chorioide au bord papillaire avec perforation de la rétine. Ann. Ocul. (Fr.) **149**, 439 (1913).

MOORE, FOSTER, R.: Medical Ophthalmology, London 1925. — MÜGLICH: Über Spontanheilung der Netzhautablösung. Inaug.-Diss. Marburg 1891.

RÖNNE, H.: A retinal chorioidal melanosarcoma. Acta ophthalm. **1** (Dän.) (1923).

SAFAR, K.: Behandlung der Netzhautabhebung mit multipler diathermischer Stichelung. Berlin: Karger 1933. — SALLMANN, L. und K. SVEINSSON: Über Sehschärfe und Gesichtsfeld bei operativ geheilter Netzhautabhebung. Graefes Arch. **130**, 1 (1933). — SATTLER, H.: Behandlung der Netzhautablösung. Dtsch. med.

Wschr. 31, 1 (1905). — Schön: Die Lehre vom Gesichtsfeld, S. 92. Berlin 1874. — Stargardt: Die Untersuchung des Gesichtsfeldes bei Dunkeladaptation mit besonderer Berücksichtigung der Ablatio retinae. Klin. Mbl. Augenhk. 44/2, 353 (1906). — Steffan: Bemerkenswerter Verlauf einer Netzhautablösung. Berl. klin. Wschr. 3, 233 u. Klin. Mbl. Augenhk. 4, 75 (1866).

Traquair: An Introduction to Clinical Perimetry. London: Henry Kimpton 1927. — Treitel: Über den Wert der Gesichtsfeldmessung mit Pigmenten für die Auffassung der Krankheiten des nervösen Sehapparates. Graefes Arch. 25/3, 24 (1879).

Ulrich: Zur Behandlung der Netzhautablösung. Klin. Mbl. Augenhk. 27, 337 (1889).

Vogt, A.: Die operative Therapie und die Pathogenese der Netzhautablösung. Stuttgart: Enke 1936.

Weve, H.: Zur Behandlung der Netzhautablösung mittels Diathermie. Abh. Augenhk. 1932, H. 14. — Wilczek, M.: Ein Fall von Netzhautspaltung mit Lochbildung. Klin. oczna (Pol.) 12, 258 (1934).

11. Verletzungen der Netzhaut.

Die durch stumpfe Verletzung — Prellung — entstehende Berlinsche Trübung der Netzhaut kann ohne Störung des Gesichtsfeldes verlaufen. Treten Veränderungen im Gesichtsfeld auf, so können sie dem weiß gefärbten Bezirke der Netzhaut entsprechen, indem sie sichelförmig sind, oder es besteht eine konzentrische Einengung des Gesichtsfeldes. Die peripheren Skotome können (Ostwald 1887) positiv sein, oder sie sind, was häufiger zutrifft, negativ, fast immer relativ, mitunter auch nur für Farben (Lohmann 1906). In manchen Fällen sind sowohl bei macularer Trübung der Netzhaut als auch ohne dieselbe zentrale Skotome nachgewiesen worden. Lohmann (l. c.) hat ein fast vollständiges Ringskotom in der nächsten Nähe des Fixationspunktes gesehen. Ein ähnlicher Befund wird von Zeeman (1912) erwähnt. In der Regel verschwinden die Skotome in einigen Tagen. Ein zentrales Skotom kann aber dauernd bleiben, wenn sich eine Lochbildung in der Macula entwickelt.

Bei dieser Krankheit, die öfters als Folge von stumpfen oder perforierenden Verletzungen auftritt, findet sich in den meisten Fällen ein zentrales absolutes, selten ein relatives Skotom. Die Größe des Skotoms steht allerdings nicht immer im Verhältnis zur Größe der Lochbildung und weist darauf hin, daß auch die dem Loche benachbarten Teile der Netzhaut schwer verändert sein müssen. In einigen Fällen war ein zentrales Skotom nicht nachweisbar, aber möglicherweise scheiterte der Nachweis an der mangelhaften Fixation oder der ungenügenden Intelligenz der Kranken, oder es handelte sich um keine Lochbildung, sondern um eine Cystenbildung, wie sie Vogt (1925) beschrieben hat. Neben dem Zentralskotom wird nicht selten eine periphere Einengung des Gesichtsfeldes gefunden, die natürlich nicht mit der Lochbildung als solcher in Verbindung zu bringen, sondern als Ausdruck einer Schädigung der peripheren Netzhautteile aufzufassen ist. Haab (1900), Noll (1908), Reis (1906), Purtscher (1913). Als Ausdruck der Schädigung des Lichtsinnes, auf die zuerst Schmidt-Rimpler (1884) hingewiesen hat, ist das weitere Bestehen eines Skotoms bei Untersuchung bei herabgesetzter Beleuchtung zu betrachten, nachdem das Gesichtsfeld, bei vollem Tageslicht untersucht, schon völlig normal geworden ist (Brudzewski 1925).

Rupturen der Netzhaut allein oder in Verbindung mit Aderhautrissen wurden früher zu den seltenen Ereignissen gerechnet, ausgenommen die schweren Kontusionsverletzungen nach Schußverletzungen, die im Weltkrieg so häufig waren. Hierbei ist die Funktion des Auges meist so stark beeinträchtigt, daß nur Reste des Gesichtsfeldes vorhanden sind. In leichteren Fällen kann ausnahmsweise das Gesichtsfeld nur geringe Ausfälle aufweisen, die von der Lage des Risses abhängen. Durchsetzt dieser alle Netzhautschichten, so ist der davon peripher liegende Netzhautteil von der Verbindung mit der Papille abgeschnitten, daher findet sich ein Ausfall des Gesichtsfeldes, der der Lage der Ruptur entspricht und bis zur Peripherie reicht. Durch nachfolgende Netzhautablösung kann sich das ursprüngliche Skotom vergrößern. Da eine große Anzahl der bei Schußverletzungen auftretenden Rupturen der inneren Augenhäute die Macula mit betreffen, so ist ein mehr oder minder großes Zentralskotom eine häufige Erscheinung: es steht aber sehr oft in Verbindung mit anderen großen Gesichtsfeldausfällen, so daß es meist nicht gesondert zum Ausdruck kommt. Die intensive Beschäftigung mit der Entstehung der Netzhautablösung hat dazu geführt,

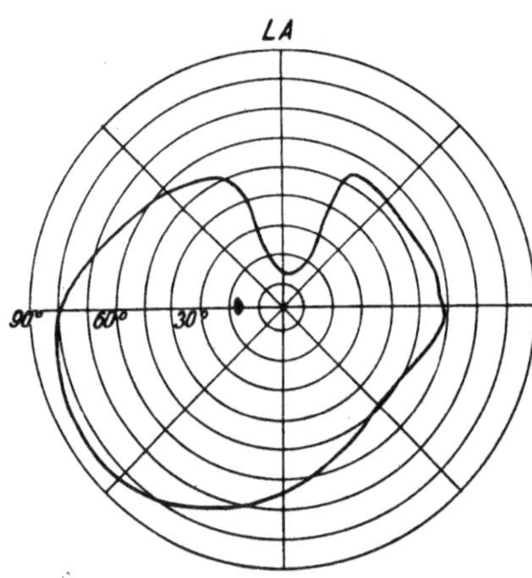

Abb. 97. Gesichtsfeld bei Stichverletzung der Netzhaut (Stich mit einer Tapezierernadel). Die Netzhaut war zirka 5 PD nach unten und etwas außen von der Papille getroffen worden. $S = 0,3$. Gesichtsfeld für Weiß 6/330. Der keilförmige Ausfall ist absolut für alle Sehqualitäten.

daß Risse und Löcher der Netzhaut heute als häufige Veränderungen angesehen werden. Da sie aber meist erst beim Vorhandensein einer Netzhautablösung entdeckt werden, ist es schwer, ihren Einfluß auf die Beschaffenheit des Gesichtsfeldes zu werten, zumal sie meist nur *ein* Zeichen einer ausgedehnten Netzhauterkrankung darstellen.

Bei sogenannten Rupturen der Aderhaut, bei denen mit dem Augenspiegel keine Kontinuitätstrennung der Netzhaut zu erkennen ist, läßt sich in seltenen Fällen ein der Rißstelle entsprechendes Skotom nachweisen, als Ausdruck der Schädigung der äußeren Netzhautschichten. Ähnliche kleine Skotome können nach direkten Verletzungen der Netzhaut durch kleine Fremdkörper zustande kommen, wenn der Fremdkörper die Netzhaut getroffen hat, wie dieses bei Schrotschüssen oder Eisensplitterverletzungen nicht so selten erfolgt. Ein absolutes Skotom, das der Verletzungsstelle entspricht, ist oft von einem relativen umgeben, das auf nicht allzu schwere Veränderungen, wie Blutungen, zurückzuführen ist. Nach Rückbildung dieser Begleiterscheinungen in der Umgebung der Verletzungsstelle verschwindet auch die relative Zone des Skotoms, und nur der Ausfall bleibt bestehen, der durch mechanische Zerstörung von Netzhautelementen bedingt ist. Hat der Fremdkörper die Maculagegend beschädigt, so kann ein zentrales Skotom zurückbleiben; Verletzungen in der Nähe der Papille können größere sektorenförmige Skotome bedingen (STEVENS 1875, SCHWARZBACH 1876, H. KNAPP 1883, LAUBER 1914, FEJER 1927, DALSGAARD-NIELSEN 1934) (Abb. 97). Wenn ein Fremdkörper von der Netzhaut abgeprallt ist und auf den Boden des Glaskörperraumes hinabfällt, und dort eventuell in Blut gehüllt liegen bleibt, so kann ein oben gelegenes peripheres Skotom entstehen. Durch stumpfe Verletzungen des Auges herbeigeführte Zerreißung hinterer Ciliararterien verursacht infolge der Ernährungsstörung der äußeren Netzhautschichten absolute, dauernde Skotome, die scharf umschrieben sind (SIEGRIST 1895).

Eine wichtige Folge von Fremdkörperverletzungen stellen die Siderose und die Chalkose des Auges dar, die auch zu schweren Veränderungen in der Netzhaut führen. Die fortschreitende Entartung der Netzhaut unter dem Einfluß der Metallsalzschädigung findet ihren Ausdruck in zunehmender konzentrischer

Einengung des Gesichtsfeldes, die öfters unregelmäßig ist, da die Entartung in der Nähe des Metallsplitters stärker zu sein pflegt als an entfernteren Stellen. Die Einengung für Farben geht der für Weiß voraus, wobei das Gesichtsfeld für Blau meist stärker betroffen ist als dasjenige für Rot, so daß die Blaugrenze innerhalb der Rotgrenze verläuft. Die mitunter vorkommende stärkere Schädigung der Macula durch den Entartungsprozeß läßt sich an dem in diesen Fällen vorkommenden zentralen Skotom erkennen (v. HIPPEL 1896, ELSCHNIG 1891, ADAMÜCK 1897, eigene Beobachtung). Die mit der Netzhautentartung vergesellschaftete Hemeralopie kann durch besonders starke Einengung des Gesichtsfeldes bei herabgesetzter Beleuchtung kenntlich sein.

Literatur.

ADAMÜCK: Über traumatische Netzhautdegeneration. Arch. Augenhk. **36**, 114 (1897).

BRUDZEWSKI, K.: Handbuch der Klinischen Perimetrie. Lemberg-Warschau 1925.

CASPAR: Beitrag zur Kenntnis der Verletzungen des Auges durch Kupfersplitter. Klin. Mbl. Augenhk. **46**, 179 (1908).

DALSGAARD-NIELSEN, E.: Gesichtsfelddefekte bei Netzhautfremdkörpern. Hosp. tid. (Dän.) **30** (1934) u. Acta ophthalm. (Dän.) **12**, 249 (1934). — DEUTSCHMANN, R.: Über Lochbildung in der Macula. Z. Augenhk. **27**, 11, 1912. — DUFOUR et GONIN: Maladies de la rétine. Encyclop. franç. Ophtalm. **6**, 925, Taf. X, Fig. 17 (1906).

EISENBERG: Beiträge zur Kenntnis der Siderosis bulbi. Inaug.-Diss. Gießen 1901. — ELSCHNIG: Zur Kasuistik der Fremdkörperverletzungen des Auges. Arch. Augenhk. **22**, 113 (1891). — Zur Entstehung der Netzhautrisse bei Netzhautablösung. Klin. Mbl. Augenhk. **30**, 416 (1892). — ESSER: Linsentrübung und Regenbogenfarben der Linsenbilder bei Anwesenheit von Kupfer im Auge. Cbl. prakt. Augenhk. **42**, 135 (1918).

FEJER, J.: Splinter of Iron on the retina. Amer. J. Ophthalm. **10**, 674 (1927). — FRIEDENBERG: Fibrilläres Ödem der Netzhaut nach Kontusion. Arch. Augenhk. **52**, 296 (1905).

HAAB: Die traumatische Durchlöcherung der Macula lutea. Z. Augenhk. **3**, 113 (1900). — v. HIPPEL, E.: Über Siderosis bulbi und die Beziehungen zwischen siderotischer und hämatogener Pigmentierung. Graefes Arch. **40**/1, 175 (1894). — Über Netzhautdegeneration durch Eisensplitter nebst Bemerkungen über Magnetextraktion. Graefes Arch. **42**/4, 151 (1896). — HIRSCHBERG: Über Fremdkörper im Augeninneren nebst gelegentlichen Bemerkungen über Neurotomia opticociliaris. Arch. Augenhk. **9**, 309 (1880). — Verletzung durch explodierte Dynamitpatrone. Cbl. prakt. Augenhk. **23**, 241 (1899).

KNAPP, H.: Einiges über die Toleranz von Fremdkörpern im Augengrunde. Arch. Augenhk. **29**, 370 (1894). — Fremde Körper im Hintergrunde des Auges eingeheilt mit Erhaltung von gutem Sehvermögen. Arch. Augenhk. **12**, 303 (1883). — KUHNT: Über eine eigentümliche Veränderung der Netzhaut ad maculam (Retinitis atrophicans s. rareficans centralis). Z. Augenhk. **3**, 104 (1900). — KÜSEL: Beitrag zur Genese der Retinitis atrophicans centralis. (KUHNT). Klin. Mbl. Augenhk. **44**/2, 464 (1906).

LAUBER, H.: Drei merkwürdige Fälle von Augenverletzungen. Z. Augenhk. **32**, 360 (1914). — LOHMANN: Über Commotio retinae und die Mechanik der indirekten Verletzungen nach Kontusionen des Augapfels (Commotio retinae, Aderhaut- und Skleralruptur). Graefes Arch. **62**, 227 (1905/06). — Über eine interessante BERLINsche Trübung des hinteren Augenpols. Klin. Mbl. Augenhk. **44**/2, 526 (1906).

MAGNUS: Zur Kasuistik der Aderhaut-Netzhautrisse. Klin. Mbl. Augenhk. **25**, 478 (1887). — MANNHARDT, F.: Isolierte Ruptur der Retina. Klin. Mbl. Augenhk. **13**, 135 (1875).

NOLL: Zur Kasuistik der Lochbildungen in der Macula lutea. (Retinitis atrophicans [KUHNT]). Arch. Augenhk. **60**, 254 (1908).

OSTWALD, F.: Klinische Bemerkungen zur Commotio retinae. Cbl. prakt. Augenhk. **11**, 33 (1887).

PAGENSTECHER, A. H.: Zwei Fälle von traumatischer Retinaveränderung, multiple, isolierte Netzhautrupturen, Lochbildung in der Gegend der Macula lutea. Graefes Arch. **55**, 135 (1902). — PURTSCHER, AD.: Traumatische Lochbildung in der Fovea. Klin. Mbl. Augenhk. **51**/1, 67 (1913).

QUINT: Ein Fall von traumatischer Durchlöcherung der Macula. Klin. Mbl. Augenhk. **44**/2, 134 (1906).

REIS: Zur Ätiologie und Genese der Lochbildung der macula lutea (Retinitis atrophicans [KUHNT]). Z. Augenhk. **15**, 37 (1906).

SCHIESS-GEMUSEUS: Eisensplitter durch Cornea und Linse eingefahren, auf der Retina sitzend bei transparenten Medien und gut erhaltenem Sehvermögen. Klin. Mbl. Augenhk. **18**, 383 (1880). — SCHWARZBACH, B. B.: Über Fremdkörper im Augeninneren. Arch. Augenhk. **5**, 325 (1876). — SIEGRIST: Traumatische Ruptur von Ziliararterien. Mitt. Klin. u. med. Inst. d. Schweiz, Ser. III, H. 9, 554 (1895). — STEVENS, G.: Successful extraction of a foreign body from the retina by the aid of the ophthalmoscope. Trans. amer. ophthalm. Soc. 1875, 308. — STRAWBRIDGE: Fremde Körper im Hintergrunde des Auges eingeheilt, mit Erhaltung von gutem Sehvermögen. Trans. amer. ophthalm. Soc. **2**, 305 (1883).

TRIEBMEYER: Zur Kasuistik der zentralen Lochbildung. Z. Augenhk. **18**, 447 (1907).

VOGT: Die Ophthalmoskopie im rotfreien Licht. Gr.-S. Handb., 3. Aufl., Untersuchungsmethoden **3** (1925).

ZEEMAN: Über Loch- und Zystenbildung in der Fovea. Graefes Arch. **80**/2, 259 (1912).

12. Lichtschädigung der Netzhaut.

Die häufigste Form der Lichtschädigung der Netzhaut ist die durch Sonnenblendung, wobei zwei Arten von Gesichtsfeldschädigungen in Erscheinung treten: das Zentralskotom und das periphere Ringskotom.

Die Kenntnis der Schädigung des Auges durch direktes Licht ist sehr alt: Sokrates erwähnt, daß viele sich die Augen verderben, wenn sie die Sonne direkt anschauen. Auch Galen beschreibt bereits die Sonnenschädigung, wobei er erwähnt, daß alle, die in die Sonne geschaut haben, Augenschädigungen davongetragen haben, einige blind geworden sind. HAMBERGER (1696) hat auch die Ursache in der Schädigung der Netzhaut erkannt (WERDENBERG 1913). Nach jeder Sonnenfinsternis häufen sich die Beobachtungen über Sonnenblendung des Auges, wobei die Entstehung eines zentralen Skotoms das Hauptinteresse in Anspruch nimmt. Es handelt sich in den meisten Fällen um ein positives zentrales Skotom, das lange Zeit nach der Sonnenblendung zurückbleibt und das zentrale Sehen stark stört.

Genaue Untersuchungen, besonders von BIRCH-HIRSCHFELD (1912) und KLANG (1937) haben, entgegen früheren Ansichten, ergeben, daß es sich dabei nur in den seltensten Fällen um wirkliche Optogramme der beobachteten Sonne

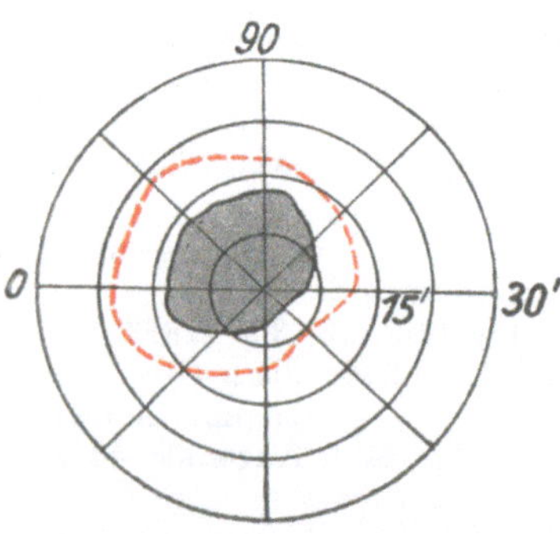

Abb. 98. Kleinstes Zentralskotom nach Sonnenbeobachtung. $S = 6/9$. Skotome für Weiß 1/1400, Rot 4/4000 (nach TRAQUAIR).

handelt (Abb. 98). Die Sonne erscheint unter dem Gesichtswinkel von 32 Bogenminuten, die Größe der Zentralskotome schwankt zwischen 2' und 25°, beträgt aber meist 5' bis 1°. Dabei kommt die Wirkung verschiedener Faktoren in Betracht. Die Größe des sichtbaren Teiles der Sonne: es kann zeitweise nur ein kleiner Teil der Sonne sichtbar sein, so daß das Netzhautbild sehr klein ist.

Blickt der Beobachter nach der Sonne, bevor die eigentliche Finsternis beginnt, so ist die Sonnenscheibe, wie erwähnt, unter einem Winkel von 32″ sichtbar; dauert die Beobachtung lang, so entsteht eine ausgedehntere und intensivere Schädigung. Außerdem ist zu berücksichtigen, daß niemand imstande ist, die Sonne mit bloßem Auge genau wie ein gewöhnliches Fixationsobjekt zu fixieren, und auch bei dem Versuch einer genauen Fixation das Auge stets ganz kleine Bewegungen ausführt, so daß das Bild des fixierten Punktes nicht auf derselben Stelle der Macula zur Abbildung kommt, sondern nacheinander auf verschiedenen Stellen dieses Netzhautteiles abgebildet wird. Dazu kommt noch, daß die Be-

obachter der Sonnenfinsternis das Natur-
schauspiel wiederholt betrachten oder längere
Zeit beobachten wollen; so ergibt sich eine
Schädigung nicht einer einzelnen Stelle der
Netzhaut, die der Abbildung der Sonne ent-
spräche, sondern es entsteht ein viel größeres,
oft unregelmäßiges Skotom, das aus mehreren
gegeneinander verschobenen oder zusammen-
geflossenen Optogrammen der Sonne besteht.
In den allermeisten Fällen handelt es sich
um ein positives Skotom, das absolut ist;
bei der Rückbildung verwandelt es sich in
ein negatives, das zuerst absolut, später
relativ wird, und zuletzt ganz verschwinden
kann. Dieses absolute Zentralskotom ist von
einem relativen Farbenskotom umgeben,
dessen Größe sehr verschieden sein kann
(Abb. 98a). Es umgibt das zentrale Skotom
nach oben mit einer schmalen Zone (oft nur
1°), während es nach unten zu breiter ist;
sein Durchmesser beträgt zwischen $\frac{1}{2}°$ und
1°, und erreicht nur ausnahmsweise eine bedeutendere Größe [Zirm (1905), 25°]. Es
kommt mitunter überhaupt nicht zur Ausbildung eines deutlichen Skotoms, sondern
es tritt Metamorphopsie auf ohne abgrenz-
baren Ausfall im Gesichtsfeld. In vielen

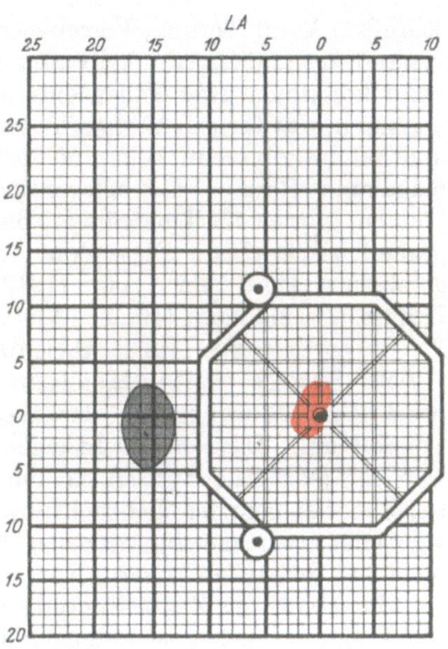

Abb. 98a. Scotoma helieclipticum. $S = 6/60$. Periphere Gesichtsfeldgrenzen für Weiß 3/330 und Farben 5/330 normal. Aufnahme am Stereokampimeter mit 0,5 mm Weiß und 1,0 mm Rot.

Fällen bildet sich das Skotom in einer Reihe von Wochen oder Monaten zurück, in manchen Fällen bleibt es bestehen; so hat Collins (1896) das Skotom nach sieben Jahren, Klang (1937) nach 21 bis 25 Jahren, Aubaret (1907) je eines nach 28 und 45 Jahren feststellen können. Klang (l. c.) hat im Jahre 1912 durch Beobachtung der Sonnenfinsternis Geblendete nach 21 bis 25 Jahren untersuchen können. In allen Fällen war die anfangs herabgesetzte Sehschärfe gestiegen; sie war meist normal oder beinahe normal. Nur ausnahmsweise betrug sie bloß 6/18 bei zentraler Fixation. Diese gute Sehschärfe beruhte nicht immer auf Rückbildung der Sehstörung, sondern mitunter darauf, daß die Kranken gelernt hatten, exzentrisch zu fixieren, so daß bei der Kleinheit des Skotoms sich gute Sehschärfe ergab. Die Skotome hatten sich merklich verkleinert, doch waren sie stets nachweisbar. Es kamen neben zentralen häufig parazentrale Skotome vor. Meist war ihre Gestalt rund oder oval. Es fanden sich aber auch bogen-förmige Skotome, deren Gestalt wohl auf Bewegungen des Auges während der Beobachtung der Sonnenfinsternis zurückzuführen ist. In einem Falle bestanden auch zwei Skotome. Beim Auftreten der Blendung merken die Kranken zuerst einen dichten, unruhig flackernden Nebel in der Mitte des Gesichtsfeldes, aus dem sich bald darauf ein dunkler Fleck entwickelt, der nach Angabe mancher Kranker noch durch lange Zeit (Monate hindurch) Bewegungen im Sinne der Drehung oder des Hin- und Herpendelns darbietet, oder ein Zittern erkennen läßt, das die damit Behafteten besonders beim Versuch der Naharbeit stört. Das Skotom ist mitunter nicht zentral, sondern parazentral gelegen.

In den meisten Fällen entspricht dem Zentralskotom eine mit dem Augenspiegel erkennbare Veränderung: HAAB (1897), DEUTSCHMANN (1882), STIGELL (1883), BEAUVOIS (1906), SWANZY (1883), AUBARET (1907), CORDS (1912), ISAKOWITZ (1912), JESS (1912), BIRCH-HIRSCHFELD (1912, 1914), KLANG (1937) beschreiben Vergrößerung, Verschleierung und Unregelmäßigkeit der Form des Fovealreflexes und eine dunkelbraunrote Färbung seiner Umgebung. BIRCH-HIRSCHFELD konnte in zwei Fällen eine deutliche Prominenz der macularen Netzhaut erkennen, was für das Vorhandensein einer Exsudation spricht. Zwischen diesem ophthalmoskopischen Bild und dem Bestehen von grauen oder graugelblichen macularen Herden, die gelegentlich eine sekundäre Pigmentierung aufweisen können, gibt es alle Übergänge. Häufig wird eine dunklere Färbung der Maculagegend beschrieben. Diese Zone schließt oft einen hellen, grauen, weißen oder gelblichen Herd ein: ASK (1912), BRAUNSCHWEIG (1912), BLESSIG (1912), HOPPE (1912), JESS (1912), NICOLAI (1912), OLOFSON (1912), RUSCHE (1912), VALOIS et LEMOINE (1912), UHTHOFF (1912), VINSONNEAU (1912), v. KRÜDENER (1912), STOCKE (1912), MENACHO (1900), VILLARD (1906), LESCARRET (1900) beschreiben Blutungen in der Maculagegend, LASAREW und PETROW (1912) Lochbildung. Diese Beobachtungen sind von anderen Autoren in Zweifel gezogen worden; jedenfalls dürften sie nur ganz ausnahmsweise vorkommen. Wichtig ist, daß bei genauer Beobachtung eines größeren Krankenmaterials sich Parallelismus zwischen funktioneller Störung und ophthalmoskopischem Befunde nicht hat feststellen lassen. Nur aus der Größe des relativen Farbenskotoms in der Umgebung des Zentralskotoms glaubt BIRCH-HIRSCHFELD Schlüsse bezüglich der Prognose ziehen zu können, indem seine rasche Rückbildung prognostisch günstig zu deuten ist. Anatomisch handelt es sich höchstwahrscheinlich um eine Schädigung der äußeren Netzhautschichten und des Pigmentepithels durch die leuchtenden Strahlen der Sonne.

Wenn schon die Erklärung des das positive Skotom umgebenden relativen Farbenskotoms nicht einfach ist, so begegnet die Deutung der Befunde von JESS (1912) und ASK (1913), TEN DOESSCHATE (1918), die bei Sonnenblendung fast in allen von ihnen untersuchten Fällen zwischen 20° und 40° ein vollständiges oder teilweises Ringskotom finden konnten, noch größeren Schwierigkeiten, besonders, wenn man das Vorkommen von ähnlichen Skotomen bei Normalen (BIRCH-HIRSCHFELD l. c., KLEINSASSER 1922) berücksichtigt. ZADE (1915) hat solche Skotome als Folgen von Blendung bei Fliegern und Feldtelegraphenarbeitern beschrieben und bezieht sie auf Blendung der peripheren Teile der Netzhaut durch starkes Licht. Diese Skotome sind meist im unteren Teile des Gesichtsfeldes am deutlichsten ausgeprägt, sind absolut oder relativ für Farben, relativ für Weiß und bestanden höchstens noch vier Wochen nach der Entstehung der Sonnenblendung. KLANG (1937) hat aber Reste solcher Ringskotome 21 Jahre nach der Sonnenfinsternis nachweisen können. JESS (1920) selbst glaubt, daß es sich um eine Störung der Blutversorgung in einem physiologisch weniger widerstandsfähigen Bezirke der Netzhaut handelt, welche die maculare Sonnenschädigung der Netzhaut begleitet. GELB und GOLDSTEIN (1922) sind der Ansicht, daß es sich bei diesen Ringskotomen um Ermüdungserscheinungen der Netzhaut handelt. Zu Beginn der Untersuchung sei das Reizobjekt sichtbar. Beim Hereinrücken des Reizobjekts gegen die Gesichtsfeldmitte trete gleichzeitig Ermüdung der Netzhaut ein, so daß sich das Gesichtsfeld verengere und daher das Objekt verschwinde. Erst wenn es in das Gebiet der Netzhaut mit höherwertiger Funktion gerate, werde es wieder sichtbar. KLANG (l. c.) hat durch Versuche gezeigt, daß diese Auffassung nicht haltbar ist. Führte er zwei Objekte in das Gesichtsfeld von der Peripherie ein, so daß anfangs beide sichtbar waren, und schob das eine vor, so verschwand es, während das peripherer liegende sichtbar blieb. Außerdem behielt das Skotom seine Größe und Gestalt auch bei zentrifugaler Objektführung bei.

Neben diesen innerhalb des Gesichtsfeldes vorkommenden Veränderungen haben manche Kranke auch periphere Einengung der Gesichtsfeldgrenzen erkennen lassen, die aber nach verhältnismäßig kurzer Zeit wieder verschwindet.

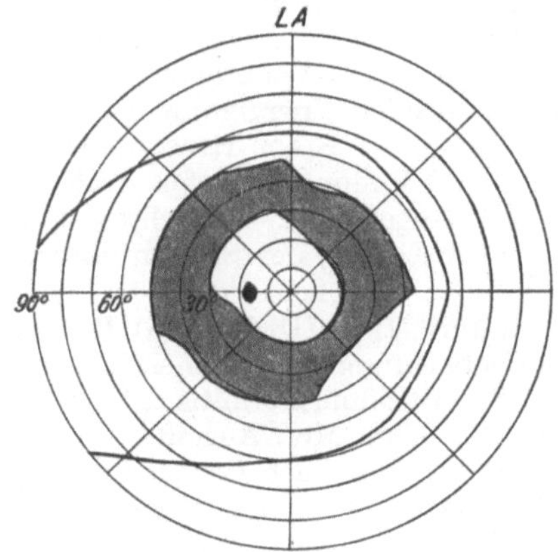

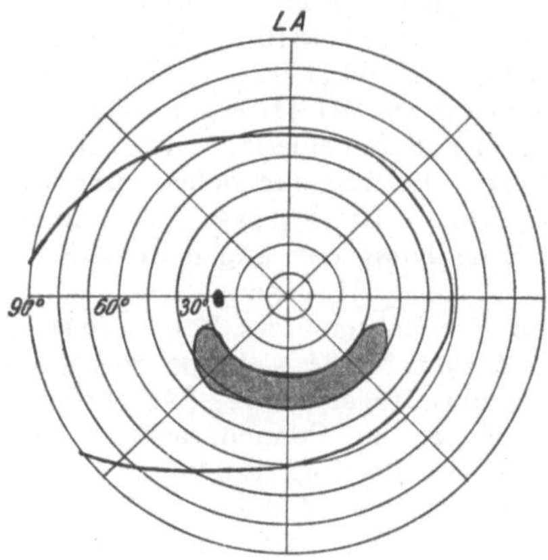

Abb. 99. Ringskotom nach Sonnenblendung. $S = 0,4$. Gesichtsfeld für Weiß 5/330. Nach sechs Wochen $S = 1,0$. Skotom verschwunden (nach JESS).

Abb. 100. Ringskotom nach Sonnenblendung. $S = 0,4$. Gesichtsfeld für Weiß 5/330. Nach fünf Wochen $S = 1,0$ Skotom verschwunden.

KLANG (1937) hat nach 21 bis 25 Jahren bei den durch Sonnenblendung Geschädigten Ermüdbarkeit der Netzhaut feststellen können. Auch litten sie unter abnorm langer Dauer von Nachbildern bei Betrachtung von Lichtquellen.

Während die Befunde und die funktionellen Störungen nach Sonnenblendung sich leicht charakterisieren lassen, ist dies bei Schädigungen durch Blitz und elektrisches Licht (Kurzschlußfunken) nicht der Fall. In manchen Fällen lassen sich zentrale oder parazentrale Skotome nachweisen, denen ein ophthalmoskopischer Herd entspricht (KNAPP 1937). In anderen Fällen findet sich periphere Gesichtsfeldeinschränkung. Solche Fälle leiten vielleicht zu denen über, die eine Opticusatrophie aufweisen. Das Vorkommen von para- und perizentralen Skotomen, wie sie BIRCH-HIRSCHFELD und STIMMEL (1915) bei der Ophthalmia electrica erheben konnten, gehört hierher. Wenn in den erwähnten Fällen von geringeren Veränderungen es sich um Schädigung der Netzhaut durch die leuchtenden oder ultravioletten Strahlen des Lichtbogens handelt, so sind die Fälle von Sehnervenschwund wohl auf die Starkstromwirkung als solche zu beziehen. Als Lichtschädigung aufzufassen sind die seltenen Fälle, wie der von MARENHOLTZ (1912) nach Blitzschädigung, wo entsprechend einem strichförmigen Aderhautherd ein schmales Skotom zwischen 20° und 30° neben einer unregelmäßigen Vergrößerung des blinden Fleckes bestand.

Literatur.

ALEXANDER, L.: Ein Beitrag zur Ophthalmia electrica. Dtsch. med. Wschr. 1899, Nr. 25, 77 9. — Fälle von Sonnenfinsternisblendung. Münch. med. Wschr. 1912, 1883. — ASK: Scotoma helieclipticum. Allmänna Svenska Läkartidningen 1912, 774 und Klin. Mbl. Augenhk. 41, 247 (1912). — AUBARET: Sur les scotomes par éclipse solaire. Arch. Ophtalm. (Fr.) 27, 76 (1907).

BARRET: Damage to vision caused by watching on eclipse of the sun. Ophthalm. Rev. (Am.) 14, 80 (1895). — BATTEN, R. D.: Injury of an eye by direct sun light, „eclipse blindness" with obstruction of a retinal artery and haemorrhage into the vitreous. Trans. amer. ophthalm. Soc. 21, 70 (1901). — BEAUVOIS: Notes historiques sur les accidents oculaires consécutifs à l'observation des éclipses. France méd. 1906, 42. — BIRCH-HIRSCHFELD: Wirkung der ultravioletten Strahlen auf das Auge. Graefes Arch. 57, 469 (1903). — Weiterer Beitrag zur Kenntnis der Schädigung des Auges durch kurzwelliges Licht. Z. Augenhk. 20, 1 (1908). — Die Wirkung der strahlenden Energie auf das Auge. LUBARSCH-OSTERTAG: Ergänzungsbd. der pathol. Anatomie des Auges, S. 483 (1910). — Zum Kapitel der Sonnenblendung des Auges. Z. Augenhk. 28, 324, 444, 509 (1912). — Über Sonnenblendung des Auges. Vers. ophthalm. Ges. Heidelberg 38, 241 (1912). — Die Wirkung der strahlenden Energie auf das Auge. Kritischer Sammelbericht. Erg. Path. 16, 603 (1914). — BIRCH-HIRSCHFELD u. STIMMEL: Beitrag zur Schädigung des Auges durch Blendung. Graefes Arch. 90, 138 (1915). — BITTERLING, J.: 31 in der Kieler Kgl. Augenklinik beobachtete Fälle von Schädigung der Augen im Anschluß an die Beobachtung der Sonnenfinsternis vom 17. April 1912. Inaug.-Diss. Kiel 1913. — BLESSIG: Über Schädigung der Augen durch Beobachtung der Sonnenfinsternis vom 4. April 1912 (Diskussion) Petersb. med. Z. 1912, Nr. 24. — BOCK: Sehstörungen nach Beobachtung einer Sonnenfinsternis. Cbl. prakt. Augenhk. 14, 291 (1890). — BÖHM, K.: Blendungsretinitis infolge der Beobachtung der Sonnenfinsternis am 17. April 1912. Klin. Mbl. Augenhk. 51, 471 (1913). — BONDI, M.: Ein Fall von transitorischer Erblindung nach Beobachtung der Sonnenfinsternis. Med. Klin. 1912, 1317. — BRAUNSCHWEIG: Über Schädigungen der Augen infolge der Sonnenfinsternis vom 17. April. Verein. Augenärzte Prov. Sachsen. Ref. Klin. Mbl. Augenhk. 50/1, 758 (1912). — BRIXA: Eine Veränderung des Auges durch Blitzschlag. Klin. Mbl. Augenhk. 38, 759 (1900). — BROSE: Two cases of electrical flashing followed by severe retinal irritation and intense eye-pain. Arch. Ophthalm. (Am.) 23, 172 (1914). — BULLER: Ein Fall von Verletzung des Auges durch Blitzschlag. Arch. Augenhk. 21, 390 (1890). — BURTON CHANCE: A case of electric light burn of the eye, with transient blindness. Ophthalm. Rec. (Am.) 1907, 203.

CASALI: Ambliopia consecutiva a fissazione del sole. Ann. Ottalm. 36, 189 (1907). — COLLINS: Dauerzentralskotom nach Sonnenblendung. Cbl. prakt. Augenhk. 20, 562 (1896). — CORDS, R.: Sonnenblendung. Z. Augenhk. 27, 511 (1912). — Augenschädigungen durch Sonnenlicht. Dtsch. med. Wschr. 1912, 1810 u. SCHMIEDTs Jb. ges. Med. 317, 409 (1913). — CRAWFORD, A. B. a. E. M. LIGON: A case of solar blindness. Amer. J. Ophthalm. 43, 269 (1931).

DEUTSCHMANN: Über Blendung der Netzhaut durch Sonnenlicht. Graefes Arch. 28, 241 (1882). — DOESSCHATE, G. TEN: Über Gesichtsfeldstörungen bei Fliegeroffizieren. Z. Augenhk. 39, 30 (1918). — DOWNAR: Veränderungen im Auge nach einem Blitzschlage. Gazeta Lekarska 1877, Nr. 9. Ref. Cbl. prakt. Augenhk. 2, 69 (1878). — DRUMMOND: Case of double optic atrophy with cerebral symptoms, the result gazing at the sun. Med. Press a. Circ. 36, 67 (1883). — DUANE: Bleibendes zentrales Skotom nach Betrachtung einer Sonnenfinsternis mit einseitiger vorübergehender und sich drehender Hemianopsie. Arch. Augenhk. 31, 286 (1895). — DUFOUR: Referat über einige Blendungsfälle. Rev. méd. Suisse rom. 1882, 330. — Affection rétinienne produite par une éclipse de soleil. Bull. Soc. méd. Suisse rom. 1879, 321, 378. EMMERT: Scotome par éclipse de soleil. Rev. méd. Suisse rom. 1882, 395.

FEILCHENFELD: Sonnenblendung durch eine neue zahnärztliche Behandlungsmethode. Dtsch. med. Wschr. 3, 272 (1910). — Augenschädigungen durch Beobachten der Sonnenfinsternis. Dtsch. med. Wschr. 1912, 953. — FERENTINOS, SP.: Über Sehstörungen infolge der Beobachtung einer Sonnenfinsternis. Ophthalm. Klin. 10, 2 (1906).

GALENUS: Von den Ursachen der Symptome. — GELB, A. u. K. GOLDSTEIN: Psychologische Analysen hirnpathologischer Fälle auf Grund von Untersuchungen Hirnverletzter. VII. Über Gesichtsfeldbefunde bei abnormer „Ermüdbarkeit" des Auges (sogenannte Ringskotome). Graefes Arch. **109**. 387 (1922). — GONIN: Lésions oculaires causées par la foudre. Ann. Ocul. (Fr.) **131**, 81 (1904). — Éblouissement de la rétine. Encyclop. franç. **6**, 950 (1906). — GRÖNHOLM, V.: Fall av skotom efter betraktande av solförmörkelse. Finska Läksällsk. Hdl. 1907/II, 901.

HAAB: Traumatische Maculaerkrankung, bewirkt durch den elektrischen Strom. Klin. Mbl. Augenhk. **35**, 213 (1897). — HAAS, J.: Zur Frage der Dauerschädigungen nach Sonnenfinsternisbeobachtungen. Inaug.-Diss. Würzburg 1914. — HAMBERGER, G. A.: Optica oculorum vitia. Jena 1696. — HECKEL: Electric ophthalmia. Ophthalm. Rec. (Am.) **1905**, 500. — HIRSCH: Sehstörungen nach Beobachtung der Sonnenfinsternis (Scotoma helieclipticum). Wien. klin. Wschr. **1912**, 1356. — Über die Schädigung des Auges infolge Beobachtung der Sonnenfinsternis. Prag. med. Wschr. **1912**, 381. — HOPPE: Augenschädigungen durch die Sonnenfinsternis am 17. April 1912. Münch. med. Wschr. **1912**, 1883, 2442.

ISAKOWITZ: Augenerkrankungen durch Sonnenblendung. Dtsch. med. Wschr. **38**, 1143 (1912).

JESS, A.: Über Ringskotome durch Blendung anläßlich der letzten Sonnenfinsternis. Münch. med. Wschr. **1912**, 1100. — Die Ringskotome nach Sonnenblendung. Arch. Augenhk. **74**, 78 (1913). — Dauerschädigungen der Gesamtnetzhaut nach Sonnenblendung. Klin. Mbl. Augenhk. **64**, 203 (1920).

KLANG, G.: Zur Kenntnis des Scotoma helieclipticum. Acta ophthalm. (Dän.) **15**, 295 (1937). — KLEINSASSER, E.: Physiologische Ringskotome. Z. Augenhk. **47**, 268 (1922). — KNAPP, A.: Doppelseitige Maculaerkrankung nach Kurzschluß. Z. Augenhk. **29**, 440 (1913). — KRÄMER: Ursächlicher Zusammenhang zwischen neuer Augenerkrankung (Retinochorioiditis) und Wirkung eines elektrischen Schlages durch den Körper bzw. Blendung des Auges bei Kurzschluß. Med. Klin. 1909, Nr. 21. — v. KRÜDENER: Schädigung der Augen bei Sonnenfinsternis. Petersb. med. Z. 1912.

LAKER: Ein neuer Fall von Augenaffektion durch Blitzschlag. Arch. Augenhk. **14**, 161 (1885). — LASAREW u. PETROW: Drei Fälle von Lochbildung in der Macula nach Sonnenblendung und ein gleicher Fall traumatischen Ursprungs. Westn. Oftalm. **1912**, 565. — LEBER: Krankheiten der Netzhaut und des Sehnerven. Gr.-S. Handb., 1. Aufl., **5**, 749 (1877). — Über Katarakt und sonstige Augenaffektionen durch Blitzschlag. Graefes Arch. **28**/4, 255 (1882)· — LESCARRET: Des scotomes par éclipse solaire. Thèse de Bordeaux 1901. — LITTLE: The effects of strong light upon the eye. Ophthalm. Rev. (Am.) **2**, 196 (1883). — LODGE, W. O.: Eclipse blindness. Brit. med. J. **1921**, Nr. 3150, 701. — LOHMANN: Über die nach Schneeblindheit beobachtete Rotgrünblindheit und eine durch Blendung experimentell zu erzeugende Farbensinnstörung. Arch. Augenhk. **75**, 214 (1913). — LUNDSGAARD: Zwei Fälle von Verletzungen des Auges durch elektrischen Kurzschluß. Klin. Mbl. Augenhk. **44**/1, 501 (1906). — LUNDSGAARD u. RÖNNE: Die Resultate einer gemeinschaftlichen Forschung über Scotoma helieclipticum während der Sonnenfinsternis vom 17. April 1912. Ophthalm. Ges. Kopenhagen. Ref. Klin. Mbl. Augenhk. **42**, 27 (1913).

MACKAY: On blinding of the retina by direct sunlight. A study in prognosis. Ophthalm. Rev. (Am.) **13**, 1, 41, 83 (1894). — MAGAWLY: Drei Fälle von Zentralskotom bei Beobachtung der Sonnenfinsternis August. Cbl. prakt. Augenhk. **13**, 32 (1889). — v. MARENHOLTZ: Ein Beitrag zur Blitzschädigung des Auges, Z. Augenhk. **28**, 449 (1912). — MAJEWSKI: Scotoma helioplegicum. Post. okulist., Jänner 1909. — Ein weiterer Beitrag zu den Augenverletzungen durch Blitzschlag. Münch. med. Wschr. **56**, 511 (1909). — MEISLING, A.: Om ferveblindhed ved Blaending. Oftalm. Selsk. Kobenhavns Forhandl. **1928/29**, 31. — MENACHO: Troubles oculaires produite par l'observation de l'éclipse. Cbl. prakt. Augenhk. **25**, 270 (1901). — MOHR: Die Augenschädigungen im Heere infolge Beobachten der Sonnenfinsternis am 17. April 1912. Dtsch. mil.-ärztl. Z. **43**, 459 (1914).

NELSON: A brief resum of some eye injuries. Postgraduate December (Nr. 12) 1899. — NEUENDORFF, A.: Beitrag zur Frage der Schädigung des Auges durch Sonnenblendung. Diss. Greifswald 1913. — NICOLAI: Fovea-anndoening na Zons-verduistering. Ndld. Tschr. Geneesk. **11**, 654 (1912). — NORDENSON u. ASK: Warnung des Publikums vor Betrachten der Sonnenfinsternis (Schwed. augenärztl. Verein). Bericht: Klin. Mbl. Augenhk. **55**, 401 (1914).

OLIVER: A clinical study of a case of double chorioretinitis in the macular region, following a flash of lightning and a flash from burning lycopodium. Trans. amer. ophthalm. Soc. **32**, 613 (1896). — OLOFSSON, O.: 29 fall av solbländning i Akademiska sjukhusets ögonafdelning after solförmörkelsen d. 17. April 1912. Hygiea **1913**, 279. — OLSHAUSEN: Entoptische Untersuchung eines zentralen Blendungsskotomes. Inaug.-Diss. Halle 1885.

PANAS: Amblyopie et amaurose par décharge électrique. Arch. Ophtalm. (Fr.) **22**, 625 (1902). — PERGENS: Vlaamisch Natur- en Geneeskundig Congr. Löwen, 21. bis 23. September 1912. — PIETRULLA, A.: Über Erkrankungen des Auges infolge Überblendung. Inaug.-Diss. Breslau 1905.

REICH: Ein Blitzschlag. Verbrennung der Haut vom linken Ohr bis zum Unterleib. Ruptur der Chorioidea des linken Auges; Retinitis, Amotio retinae. Klin. Mbl. Augenhk. **16**, 361 (1878). — REINEWALD: Zur Kasuistik der Blitzschlagverletzungen des Auges. Inaug.-Diss. Gießen 1895. — ROHMER: Des troubles produits par la fulguration sur l'appareil oculaire. Arch. Ophthalm. (Fr.) **1895**, 209. — RUSCHE: Blendungserscheinungen bei Sonnenfinsternis. Dtsch. med. Wschr. **1912**, 2196.

SCHIRMER, R.: Überblendung der Macula lutea. Klin. Mbl. Augenhk. **4**, 261 (1866). — SCHÜLER: Über Blendung nach Beobachtung einer Sonnenfinsternis. Inaug.-Diss. Heidelberg 1912. — SIEGFRIED: Die traumatischen Erkrankungen der Macula lutea. Inaug.-Diss. Zürich 1896. — Die traumatische Erkrankung der Macula lutea der Netzhaut. Beitr. z. Augenhk. **3**, 43 (1898). — SNELL, S.: Central scotoma from exposure to the direct rays of the sun. Ophthalm. Rev. (Am.) **3**, 72 (1884). — On blinding of the retina from exposure of the eyes when watching the eclipse of the sun. Brit. med. J. **1901**, 130. — Netzhautblendung nach Beobachtung einer Sonnenfinsternis. Cbl. prakt. Augenhk. **26**, 150 (1902); Brit. med. J. **18**, 1 (1902). — SPELEERS: Ringskotom nij verblindning door zonsverdinstering. Ndld. Tschr. Geneesk. **1**, 1386 (1913). — STIGELL: Über Blendung der Netzhaut. Inaug.-Diss. Straßburg i. E. 1883. — STOCKE: Scotomes à la suite de l'éclipse de soleil. 16. Congr. flamand de sci. nat. et méd. **1912**. — STREBEL, J.: Sonnenfinsternisschädigung des gelben Fleckbezirkes trotz Tragens von zwei stark blaugefärbten „Schutz"-Gläsern. Schweiz. med. Wschr. **52**, 1177 (1923). — STRICKER, E.: Beitrag zur Kenntnis der Augenveränderungen nach Sonnenblendung. Inaug.-Diss. Straßburg 1914. STRZEMINSKI: Beitrag zur Kenntnis der Degeneratio circinata retinae. Graefes Arch. **55**, 271 (1903). — SULZER: Vier Fälle von Retinalaffektion durch direkte Beobachtung der Eklipse. Klin. Mbl. Augenhk. **21**, 129 (1883). — SWANZY: 2 cases of central Amblyopia from exposure to the direct rays of the sun. Ophthalm. Rev. (Am.) **2**, 142 (1883).

TERLINCK: Vlaamsch. Natur- en Geneesk. Congr. Löwen, 21 bis 23. September 1912. — TERRIEN: Du prognostic des troubles visuels d'origine électrique. Arch. Ophtalm. (Fr.) **22**, 692 (1902). — Cataracte par décharge électrique. Arch. Ophtalm. (Fr.) **28**, 679 (1908).

UHTHOFF: Ein Fall von einseitiger zentraler Blendungsretinitis durch elektrisches Bogenlicht mit nachfolgender traumatischer Neurose. Z. Augenhk. **2**, 341 (1899).

VALOIS: Ophtalmie électrique. Clin. ophtalm. **1904**, 92. — VALOIS et LEMOINE: Troubles visuels consécutifs à l'observation directe de la dernière éclipse du soleil. Rev. gén. Ophtalm. (Schwz) **1912**, 385. — VELHAGEN: Klinische Beobachtungen von Überblendung bei Gelegenheit der letzten Sonnenfinsternis. Münch. med. Wschr. **1912**, 1519. — VILLARD: Troubles oculaires consécutifs à l'observation directe des éclipses de soleil. Ann. Ocul. (Fr.) **136**, 81 (1906). — VINSONNEAU: Scotome par éclipse solaire et lésion maculaire. Arch. Ophtalm. (Fr.) **32**, 571 (1912). — VITERBI: Alcuni casi di ambliopia prodotta dell'aver fissato il sole nelle varie fasi del eclisse del 30 agosto 1905. — Ann. Ottalm. **35**, 3, 4 (1906). — Vossius: Über die durch Blitzschlag bedingten Augenaffektionen. Berl. klin. Wschr. **1888**, Nr. 23, 304.

WERDENBERG, E.: Blendungsretinitis nach Sonnenfinsternisbeobachtung. Z. Augenhk. **30**, 273, 413, 498 (1913). — WHITEHEAD, A. L.: Persistant central scotoma following exposure of the eyes to direct sunlight during the solar eclipse on April 8th

1921. Trans. ophthalm. Soc. U. Kingd. **42**, 278 (1922). — WINDLER, R.: Augenschädigungen durch Beobachtung der Sonnenfinsternis am 17. April 1912. Inaug.-Diss. Tübingen 1912. — WINSELMANN: Eclipse-Blindness. Ophthalm. Clin. **7**, 19 (1903). — WRIGHT, R. E. a. VENKATARANGAM NAIDU: Eclipse amblyopia. Amer. J. Ophthalm. **6**, 812 (1926). — WÜRDEMANN, H. V.: The formation of a hole in the macula. Light burn from exposure to electric welding. Amer. J. Ophthalm. **19**, 457 (1936). — WÜRDEMANN a. MURRAY: Case of macular retinitis due to flash of electric light. Ophthalm. Rec. (Am.) **8**, 220 (1898).

ZADE, M.: Über Blendungserscheinungen im Felde. Münch. med. Wschr. **1915**, 1514. — Periphere Ringskotome. Graefes Arch. **91**, 159 (1915). — Periphere Ringskotome. Graefes Arch. **100**, 129 (1919). — Blendung im Fliegerdienst. Handb. d. ärztl. Erfahrungen im Weltkriege. Leipzig. **5**, 267 (1922). — ZIPES, J. E.: Die im Anschluß an die Sonnenfinsternis vom 17. April 1912 in der Universitäts-Augenklinik zu Königsberg i. Pr. beobachteten Fälle von Blendung. Inaug.-Diss. Königsberg 1913. — ZIRM: Ein Fall von bleibenden ausgedehnten Veränderungen der beiden Maculae durch direktes Sonnenlicht. Graefes Arch. **60**, 401 (1905).

13. Angeborene Farbensinnstörungen.

Die erste Untersuchung, die über das Verhalten des Gesichtsfeldes bei angeborener Farbensinnstörung veröffentlicht worden ist, stammt von GUTTMANN (1907), der bei sich selbst eine Einschränkung der Grenzen für Gelb, Rot und Grün fand, während die Blaugrenze normal war. LLOYD (1926) macht die Angabe, daß die Untersuchung mit peripheriegleichen und invariablen Farben von ENGELKING und ECKSTEIN eine deutliche Einschränkung der Grenzen für Rot und Grün bei normalen Grenzen für Blau und Gelb nachzuweisen erlaubt. Am eingehendsten hat sich C. v. HESS (1920) mit dem Gegenstand beschäftigt. Er brachte die Rot- und Grüngrenzen in ein Verhältnis zueinander, wobei die Größe des Gesichtsfeldes für die einzelne Farbe mit der des normalen verglichen wurde. Es zeigt sich nun, daß bei Grünsichtigen die Rotgrenze gleich der des Normalen, die Grüngrenze weiter als beim Normalen ist. Ist die Grüngrenze normal, so ist die Rotgrenze enger als beim Normalen. Es können die Grenzen für beide Farben größer sein als normal, wobei aber die Grüngrenze größer ist als die Rotgrenze. Es können die Grenzen für beide Farben enger sein als normal, wobei die Rotgrenze stärker eingeschränkt ist als die Grüngrenze. Es kann schließlich die Grüngrenze weiter sein als normal, während die Rotgrenze enger ist. Mutatis mutandis gilt dasselbe für die Rotsichtigen. Aus diesen Angaben geht hervor, daß für die Diagnose einer Farbenanomalie nach HESS das Hauptgewicht auf dem gegenseitigen Verhältnis der Farbengesichtsfelder zueinander liegt; die absolute Größe eines Farbengesichtsfeldes allein ist nicht maßgebend, doch ist bei engen Grenzen für eine Farbe eine Unterwertigkeit der Empfindung für diese Farbe wahrscheinlich. v. HESS weist darauf hin, daß unter den Rotgrünblinden die Grünblinden sich durch eine Überwertigkeit für Blau und Gelb, die Rotblinden durch eine Unterwertigkeit für diese Farben voneinander unterscheiden. Bei totaler Farbenblindheit hat UHTHOFF (1899) unter Zuhilfenahme eines ringförmigen Fixationsobjekts das Vorhandensein eines Zentralskotoms nachgewiesen. v. HESS konnte dieses Skotom bei Dunkeladaptation stets nachweisen, während es bei Helladaptation nicht nachweisbar war. VOGT (1922) fand ein Zentralskotom von 2° Durchmesser in einem von drei untersuchten Fällen. Es wird noch zahlreiche genaue Untersuchungen erfordern, um festzustellen, wie oft Skotome bei totaler Farbenblindheit vorkommen, und ob es nicht unter den total Farbenblinden Gruppen gibt, die sich grundsätzlich voneinander unterscheiden.

Als Unterschied zwischen angeborenen und erworbenen Farbensinnstörungen kann gelten, daß eine ungleichmäßige Einengung des Farbensinnes eine erworbene Störung annehmen läßt, während eine regelmäßige Einengung für eine angeborene Störung spricht (KÖLLNER 1912).

Literatur.

GRUNERT, K.: Über angeborene, totale Farbenblindheit. Graefes Arch. **56**, 132 (1903). — GUTTMANN: Untersuchungen über Farbenschwäche. Z. Physiol. u. Psychol. usw. **42/II**, 24, 250 (1907).

HESS, C. v.: Die angeborenen Farbensinnstörungen und das Farbengesichtsfeld. Arch. Augenhk. **86**, 314 (1920).

KÖLLNER, H.: Die Störungen des Farbensinnes, ihre klinische Bedeutung und ihre Diagnose. 1912.

LLOYD, R.: Visual field studies. New York: The technical Press 1926.

PETER, LINA: Zur Kenntnis der Vererbung der totalen Farbenblindheit mit besonderer Berücksichtigung der in der Schweiz bis jetzt nachgewiesenen Fälle. Arch. JULIUS KLAUS-Stift. Vererbungsforsch., Sozialanthropol. u. Rassenhyg. **2**, 143 (1926).

UHTHOFF, W.: Ein Beitrag zur kongenitalen totalen Farbenblindheit. Z. Psychol. u. Physiol. Sinnesorg. **20**, 326 (1899).

VOGT, A.: Totale Farbenblindheit. Klin. Mbl. Augenhk. **69**, 121 (1922).

14. Nachtblindheit (Hemeralopie).

Sowohl bei der idiopathischen Nachtblindheit als auch bei Nachtblindheit auf Grund von angeborenen oder erworbenen Krankheitszuständen, so bei der OGUCHIschen Krankheit, bei Kohlenoxydvergiftung und Avitaminosen sind Gesichtsfeldveränderungen beschrieben worden. Kurzsichtigkeit stellt ein für die Nachtblindheit mit Gesichtsfeldeinengung prädisponierendes Moment dar (BIRCH-HIRSCHFELD 1916), wie ja bei höhergradiger Kurzsichtigkeit periphere Gesichtsfeldeinschränkung nicht selten ist. Bei essentieller Nachtblindheit findet sich ausgesprochene Einengung des Gesichtsfeldes bei herabgesetzter Beleuchtung (BIRCH-HIRSCHFELD l. c., JESS 1918, 1922, EDMUND 1924, 1927), aber auch bei voller Beleuchtung (BIRCH-HIRSCHFELD l. c.). Bei Nachtblindheit infolge von Stoffwechselstörungen, wie Avitaminosen, chronischem Alkoholismus, Beri-Beri, sind die gleichen Veränderungen beschrieben worden (ENGELKING 1921, DI FERNANDO 1923, LUNDSGAARD 1924, EDMUND 1924, SHINDO 1930, PILMAN 1934, KUWAHARA 1935, STRAUSS 1937). Verschiedentlich wird besonders auf die Einengung des Gesichtsfeldes für Blau hingewiesen (KRIENES 1896, JESS 1918, 1922, BIRCH-HIRSCHFELD 1916, 1917, EDMUND 1927, RAUH 1940, WAGNER 1940). Diese Einengung der Blaugrenze kann so ausgesprochen sein, daß sie sogar innerhalb der Rot- oder der Grüngrenze liegen kann. Es scheinen in bezug auf die Einengung der Gesichtsfeldgrenzen große Verschiedenheiten vorzukommen, da von verschiedener Seite (STARGARDT 1910, PAUL 1915) bei denselben Zuständen keine Gesichtsfeldveränderungen festgestellt wurden.

Auch die Befunde bei der OGUCHIschen Krankheit sind nicht einheitlich. SCHEERER (1927) und GRANSTRÖM (1937) fanden normale Gesichtsfeldverhältnisse, wogegen KAWABATA (1935) Gesichtsfeldeinengung feststellte. Aus der Zusammenstellung von TAKAGI und KAWAKAMI (1924) geht hervor, daß in der überwiegenden Mehrheit der Fälle normale Gesichtsfeldverhältnisse erhoben wurden.

Zusammenfassend läßt sich sagen, daß bei Nachtblindheit das Gesichtsfeld meist normal ist, jedoch seine Einengung bei voller, besonders aber bei herabgesetzter Beleuchtung sich findet, wobei die Grenzen für Blau und Gelb oft besonders stark eingeengt sind, so daß sie innerhalb der Grenzen für Rot oder sogar für Grün liegen können. Handelt es sich um Avitaminosen, so stellen sich nach Behebung der Ernährungsstörung wieder normale Verhältnisse ein.

Literatur.

BIRCH-HIRSCHFELD, A.: Nachtblindheit im Felde. Ber. 40. Zusammenk. Dtsch. ophthalm. Ges. 1916, 197. — Über Nachtblindheit im Kriege. Graefes Arch. 92, 273 (1916). — Weitere Untersuchungen über die Nachtblindheit im Kriege. Z. Augenhk. 38, 57 (1917).

EDMUND, C.: Über Hemeralopia idiopathica mit besonderem Hinblick auf Untersuchung und Behandlung. Acta ophthalm. (Dän.) 2, 225 (1924). — On erythropia and xanthopsia in Hemeralopia. Ibidem 5, 88 (1927). — ENGELKING: Über den methodischen Wert physiologischer Perimeterobjekte. Graefes Arch. 104, 75 (1921).

FERNANDO DI, A. S.: The eye in beri-beri. Amer. J. Ophthalm. 6, 385 (1923).

GRANSTRÖM, K. O.: Ein Fall von Oguchis Krankheit in Schweden. Klin. Mbl. Augenhk. 98, 77 (1937).

HENDERSON, TH.: On the physiological night-blindness of the one-eyed. Trans. ophthalm. Soc. U. Kingd. 42, 371 (1922).

JESS, A.: Über Adaptationsstörungen auf sympathischem Wege, sowie Demonstration von Gesichtsfeldern bei erworbener Hemeralopie. Ber. 41. Zusammenk. Dtsch. ophthalm. Ges. 1918, 217. — Die Nachtblindheit mit besonderer Berücksichtigung der während des Krieges gesammelten Erfahrungen. Zbl. ges. Ophthalm. 6, 1, 11, 113 (1922).

KAWABATA, H.: Über zwei Fälle von OGUCHIscher Krankheit. Acta Soc. ophthalm jap. 39, 54 (1935). — KLIEN, B.: A case of so-called OGUCHI's disease in the U. S. A. Amer. J. Ophthalm. 22, 953 (1939). — KÖLLNER: Über Prüfung des Lichtsinnes. Ber. 41. Zusammenk. Dtsch. ophthalm. Ges. 1918, 231. — KRIENES: Hemeralopie. Wiesbaden: Bergmann 1896. — KUWAHARA, Y.: Über die idiopathische Hemeralopie, bei der zahllose weiße Pünktchen im Augenhintergrunde vorhanden sind. Acta Soc. ophthalm. jap. 39, 143 (1935).

LUNDSGAARD, K. K. K.: Hemeralopie und andere Augenkomplikationen bei chronischen Alkoholikern. Hosp. tid. (Dän.) 67, 417 (1924). — On night-blindness and other complications in chronic alcoholists. Acta ophthalm. (Dän.) 2, 112 (1924).

MEYER: Ein Apparat zur Bestimmung der Dunkeladaptation für weißes und farbige Lichter. Z. Augenhk. 37, 198 (1917).

PAUL: Beobachtungen über Nachtblindheit im Felde. Münch. med. Wschr. 1915, II, 1548. — PILMAN, N.: Zur Frage des Einflusses der Kohlenoxydvergiftung auf das Sehorgan. Vestn. Oftalm. 4, 433 (1934).

RAUH, W.: Das Farbengesichtsfeld bei experimenteller Nachtblindheit. Graefes Arch. 141, 545 (1940).

SCHEERER, R.: Der erste sichere Fall von OGUCHIscher Krankheit mit MIZUOschem Phänomen außerhalb Japans. Klin. Mbl. Augenhk. 78, 811 (1927). — SHINDO, S.: Ein seltener Fall der idiopathischen Hemeralopie mit speziellem Hintergrundsbefund. Acta Soc. ophthalm. jap. 34, 1487 (1930). — STARGARDT, A.: Über Störungen der Dunkeladaptation. Graefes Arch. 73, 77 (1910). — STRAUSS, L. H.: Nikotinwirkungen und -schädigungen. Erg. inn. Med. 52, 375 (1937).

TAKAGI, R. u. R. KAWAKAMI: Über das Wesen der OGUCHIschen Krankheit. Klin. Mbl. Augenhk. 72, 349 (1924).

UEGATI, N.: Über idiopathische Nachtblindheit mit zahlreichen weißen Flecken am Fundus und Gesichtsfeldeinschränkungen. Acta Soc. ophthalm. jap. 40, 118 (1936).

WAGNER, K. H.: Die experimentelle Hemeralopie des Menschen. Z. klin. Med. 137, 639 (1940).

C. Gesichtsfeldstörungen beim Glaukom.

Das Glaukom nimmt, was seine funktionellen Erscheinungen betrifft, eine Mittelstellung zwischen Erkrankungen der Netzhaut und des Sehnerven ein. Dies gilt auch in bezug auf seine Pathologie.

Für die Betrachtung der Gesichtsfeldstörungen empfiehlt sich die Einteilung in akutes und chronisches Glaukom, zu dem auch das einfache Glaukom gehört.

Unsere Kenntnisse über das Verhalten des Gesichtsfeldes im akuten Glaukomanfall sind recht unzureichend und müssen es auch sein, da die Verfassung der Kranken eine genaue Untersuchung nicht zuläßt, die Trübung der Medien eine feinere funktionelle Untersuchung unmöglich macht. Man ist daher auf verhältnismäßig grobe Untersuchungsverfahren angewiesen, welche im Anfall eine Einengung des Gesichtsfeldes mit vorwiegender Beteiligung der nasalen Grenze erkennen läßt. Nach Abklingen des Anfalles und Herstellung eines relativ normalen Zustandes sind entweder gar keine Gesichtsfeldausfälle festzustellen, oder es findet sich nur eine geringe Vergrößerung des blinden Fleckes nach oben oder unten und Einengung der inneren Isopteren oder schließlich ist die Sehfunktion stark beeinträchtigt. Die Sehschärfe ist stark herabgesetzt und das Gesichtsfeld kann bis auf temporale Reste zerstört sein. Der von PROKSCH (1927) zum Ausdruck gebrachten Ansicht, daß man nie sektorenförmige nasale Gesichtsfelddefekte oder ein röhrenförmiges Gesichtsfeld mit guter zentraler Sehschärfe findet, kann ich nicht beistimmen. Ich habe, wenn auch selten, nach akuten Glaukomanfällen, denen angeblich keine Störungen vorausgegangen waren, BJERRUMsche Skotome nachweisen können und auch nasale Sprünge gesehen. Freilich röhrenförmige Gesichtsfelder mit guter Sehschärfe habe auch ich bei akutem Glaukom nie beobachtet.

Die Unterschiede im Verhalten der Netzhautfunktion unter dem Einfluß des akuten Glaukoms vom Verhalten bei geringerer aber lang dauernder Drucksteigerung beruht auf der Verschiedenheit des die Netzhaut schädigenden Mechanismus beim akuten Glaukomanfall und der lang dauernden, aber viel geringeren Drucksteigerung bei den anderen Formen des Glaukoms. Beim akuten Glaukomanfall handelt es sich vor allem um Beeinträchtigung der Blutströmung in der Netzhaut. Bei Zunahme des Augenbinnendruckes werden zuerst die abführenden Venen komprimiert und der Blutabfluß behindert; so sehen wir denn auch bei der Augenspiegeluntersuchung während oder unmittelbar nach dem akuten Glaukomanfall venöse Stauung in der Netzhaut mit Verwaschenheit der Papillengrenzen und sogar Schwellung der Papille. Schon durch die venöse Stauung wird die Blutbewegung in den Capillaren zum Stillstand gebracht. Dadurch entsteht eine ungenügende Sauerstoffversorgung der Netzhaut mit schwerer Beeinträchtigung ihrer Tätigkeit. Bei weiterer Drucksteigerung wird der arterielle Blutzufluß während der Diastole gehemmt, wobei Arterienpuls sichtbar wird. Bei noch höherem Augenbinnendruck wird der Blutzufluß fast vollständig gehemmt und die Ernährung der Netzhaut wird aufs schwerste geschädigt. Auf diese Weise ist die Netzhautschädigung durch Beeinträchtigung der Blutbewegung erklärt und offenbart sich nach Absinken des Druckes in der Herabsetzung der zentralen Sehschärfe und starker Einengung des Gesichtsfeldes besonders von der nasalen Seite her. Dies ist begreiflich, da die Gefäße in der temporalen Hälfte der Netzhaut einen viel längeren Verlauf haben, daher die Behinderung der Blutbewegung in ihnen deutlicher zum Ausdruck kommt als in den nasalen Gefäßen. Auch der Umstand, daß sie dem Papillenrande näher liegen als die nasal verlaufenden Gefäße, begünstigt ihre Kompression gegen den unnachgiebigen Lederhautring im Vergleich zu den nasalen Gefäßen. Die Hauptschädigung beim akuten Glaukom besteht also in der Behinderung oder gar Aufhebung der Blutversorgung der Netzhaut. Daher kann ein einziger Glaukomanfall zur vollständigen Erblindung des Auges führen. Die möglichst frühzeitige Herabsetzung des Augenbinnendruckes kann die Blutbewegung wiederherstellen und dadurch auch die Ernährung der Netzhaut bevor die gegen Sauerstoffmangel besonders empfindlichen Elemente abgestorben sind.

Der Druck auf die Nervenfasern bei ihrem Verlauf über den Papillenrand spielt hier wohl nur eine geringe oder vielleicht gar keine Rolle, da Nervenfasern gegen Druck recht widerstandsfähig sind. Ihre Leitungsfähigkeit kann durch den hohen Druck beeinträchtigt sein, doch ist es nicht wahrscheinlich, daß der Druck während eines akuten Glaukomanfalles genügt, um die Nervenfasern dauernd leitungsunfähig zu machen und zu zerstören.

Daß starke venöse Stauung zu Ödem der Netzhaut führt, ist an dem Augenspiegelbild zu erkennen, woraus sich das Vorhandensein von Skotomen in der Nähe des blinden Fleckes erklärt. Das Hineinpressen von (wohl pathologisch veränderter) Flüssigkeit in den Sehnerven kann als die mechanische Ursache der auch beim akuten Glaukom auftretenden Kavernenbildung betrachtet werden. Bei der Kavernenbildung gehen Nervenfasern zugrunde, worauf das Auftreten von Gesichtsfeldausfällen beruht, die begreiflicherweise Faserbündeldefekten entsprechen. Die Kavernenbildung ist wohl auch die Grundlage für das mitunter bei verschiedenen Gesichtsfeldformen vorkommende Auftreten von atypischen Skotomen, besonders in der Mitte des Gesichtsfeldes.

Schon zu Beginn der Beschäftigung mit dem Gesichtsfeld haben v. GRAEFE (1852, 1869), HAFFMANNS (1862), LANDESBERG (1869), BUNGE (1884), PFLÜGER (1885), SCHNABEL (1892), BAAS (1896) neben der peripheren Gesichtsfeldeinengung parazentrale Ausfälle genau beschrieben. Besonders v. GRAEFE (1869) hat die Entwicklung der Gesichtsfeldausfälle in einer Weise beschrieben, wie sie auch heute kaum genauer erfolgen könnte. Die Verdrängung der Kampimetrie durch die Perimetrie nach der Herstellung der Perimeter durch Förster bewirkte ein fast vollständiges Vergessen der wertvollen Tatsachen durch die Mehrzahl der Augenärzte, bis BJERRUM (1889) die Kampimetrie wieder zur Untersuchung des Gesichtsfeldes bei Glaukom heranzog. Inzwischen galt die nasale Einschränkung des Gesichtsfeldes mit allmählichem Fortschreiten nach außen zu als die typische Gestalt des Gesichtsfeldverfalles beim Glaukom. Die Einführung der feineren Untersuchungstechnik durch BJERRUM hat Wandel in diesen Ansichten geschaffen. Durch die Untersuchung von BJERRUM (1889, 1890, 1892) und seiner Nachfolger SIMON (1890), DE SCHWEINITZ (1899), MEISLING (1899, 1900), HANSEN GRUT (1902), H. FRIEDENWALD (1902), GALLUS (1902), SINCLAIR (1905), SYM and SINCLAIR (1906), PRIESTLEY SMITH (1906), MACNAB (1908) auf diesem Gebiete sind Gesichtsfeldveränderungen als Frühzeichen des Glaukoms bekannt geworden. BJERRUM wies zuerst nach, daß zu einer Zeit, wo bei der damals üblichen Perimeteruntersuchung (10/330) gar kein Gesichtsfeldausfall oder bloß eine Einengung der nasalen Grenze nachweisbar war, bei Anwendung seiner Technik Gesichtsfeldausfälle in Erscheinung treten. Die verfeinerte kampimetrische Untersuchung läßt zu Beginn der Glaukomerkrankung eine Einengung der inneren Isopteren erkennen, auf die später TRAQUAIR (1927), VASQUEZ BARRIÈRE (1933) und MALBRÀN (1936) besonders hingewiesen haben. Die Isopteren für 1/2000 und 2/2000, die normalerweise bis zu 26° bzw. 30° reichen, verengen sich so weit, daß der blinde Fleck, der normalerweise nach innen von ihnen liegt, außerhalb dieser Isopteren zu liegen kommt (Abb. 101). BJERRUM (1. c.) beschreibt bei der Untersuchung nach seinem Verfahren eine Vergrößerung des blinden Fleckes nach oben oder unten oder nach beiden Richtungen (Abb. 104b und d).

Es handelt sich dabei um relative oder absolute Skotome, die vom blinden Fleck ausgehend konzentrisch zum Fixationspunkte verlaufen und somit ein bogenförmiges Aussehen besitzen, wobei ihre Breite der des blinden Fleckes meist

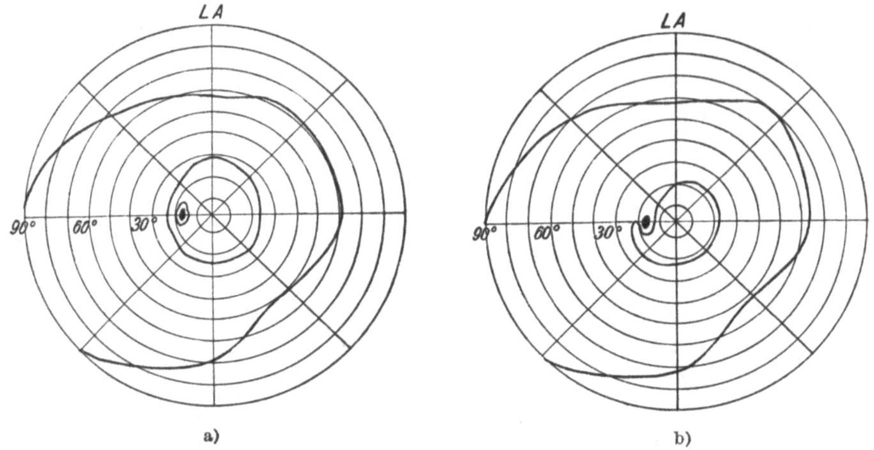

Abb. 101. Beginnendes Glaukom. 52jähriger Mann, der über unbestimmte Beschwerden klagt. $S = 6/6$. Augenspiegelbefund normal. Druck 28 mm Hg. Gesichtsfeld a) für Weiß 3/330 und 1/1200, b) für 3/330 und 1/2000. Blinder Fleck für 1/1200.

gleichkommt. Später hat SEIDEL (1914) Skotome beschrieben, die zum Teil schmäler sind als der blinde Fleck, und sich mit zunehmender Entfernung von ihm verschmälern. Da SEIDEL die Untersuchung am Tangentenschirm mit weißen Objekten von 3/1000 durchgeführt hat, bekam er kleinere

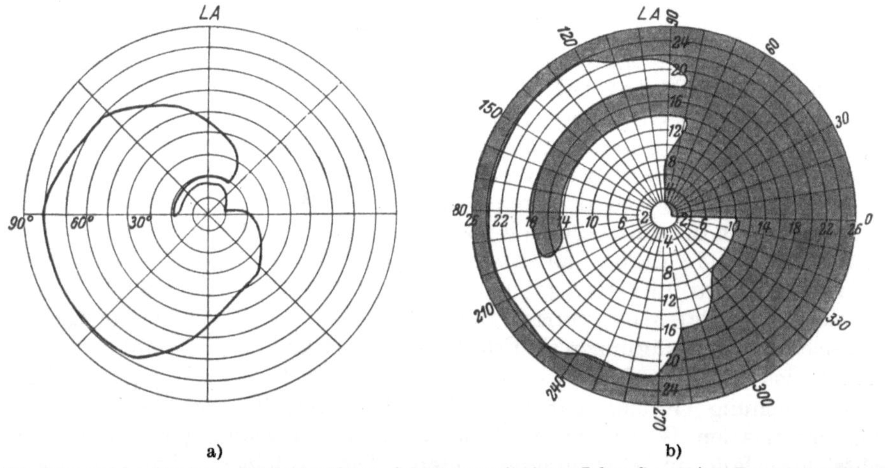

Abb. 102a und b. Glaukom. 62jähriger Mann. Sehstörung seit einem Jahr. $S = 10/15$, $T = 50$ mm Hg. Temporale Papillenhälfte randständig ausgehöhlt. Gesichtsfelder für Weiß 3/330 und 3/1700.

Gesichtsfeldausfälle als sie bei verfeinerter Technik zu erhalten sind. Untersucht man das Gesichtsfeld nacheinander mit Marken von 3/1000, 2/2000, 1/2000, so findet man bei Verwendung von Objekt 3/1000 oftmals ein SEIDELsches Skotom, das sich bei Verwendung des Objekts 2/2000 in ein typisches BJERRUMsches Skotom umwandelt. Diese Erscheinung ist so zu deuten, daß in einem gewissen Gebiet Unempfindlichkeit für den geringen Reiz 2/2000 besteht (Abb. 102a bis b), für den stärkeren Reiz von 3/1000 nur in einem Teile dieses Gebietes. Die Verwendung des stärkeren Reizes ist nicht imstande, die geringere Beeinträchtigung der Netzhautfunktion aufzuzeigen. Ein prinzipieller Unterschied zwischen SEIDELschem und BJERRUMschem Skotom besteht also nicht, die verschiedene Gestalt der Gesichtsfeldausfälle ist lediglich die Folge der Verschiedenheit der

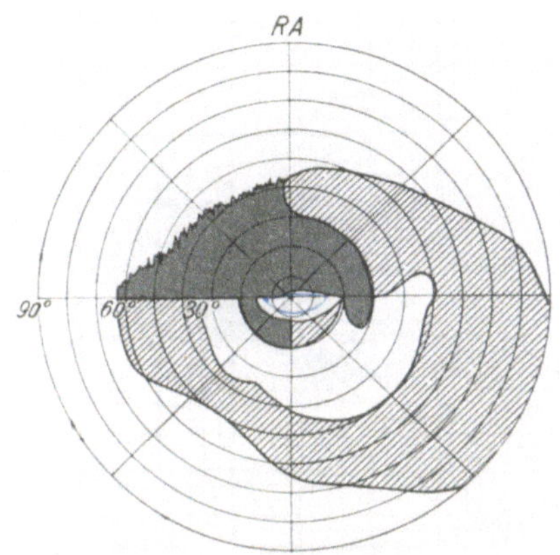

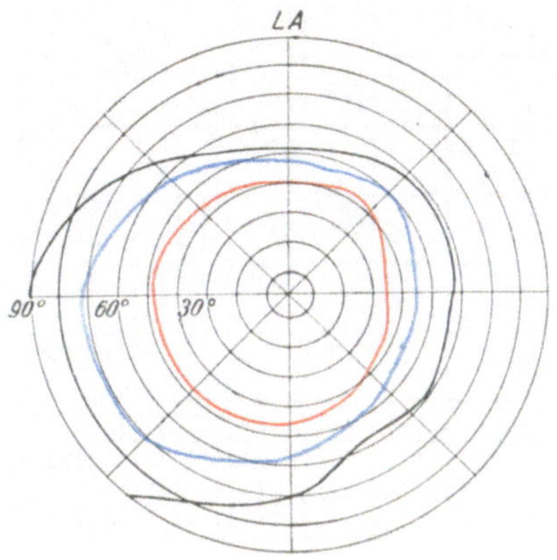

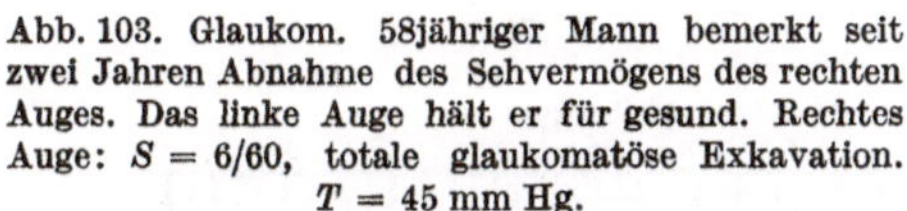

Abb. 103. Glaukom. 58jähriger Mann bemerkt seit zwei Jahren Abnahme des Sehvermögens des rechten Auges. Das linke Auge hält er für gesund. Rechtes Auge: $S = 6/60$, totale glaukomatöse Exkavation. $T = 45$ mm Hg.

a) Gesichtsfeld für Weiß 3/330 und Farben 5/330.
b) Gesichtsfeld für 2/1700. Linkes Auge Augenhintergrund normal. $S = 6/6$, $T = 23$ mm Hg. Gesichtsfeld für Weiß 3/330 (a), Farben 10/1700, für Weiß 2/1700 (b). BJERRUMsche Skotome und nasaler Sprung.

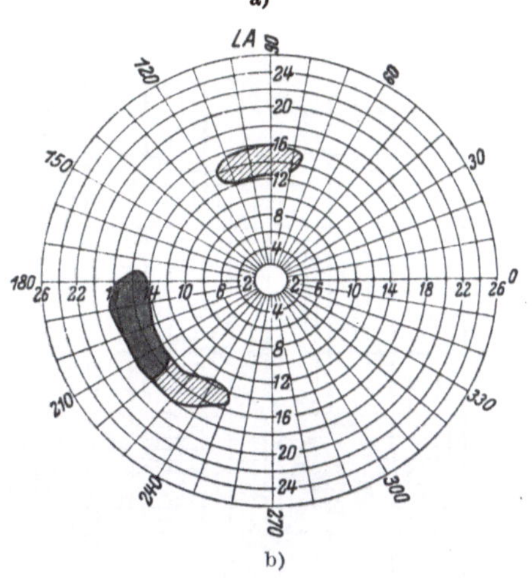

angewendeten Reize. TRAQUAIR (1939) hat bei entsprechender Untersuchungstechnik niemals ein SEIDELsches Skotom nachweisen können. Er ist der Ansicht, daß eine wirkliche Vergrößerung des blinden Fleckes selten vorkommt. Entweder verläuft die Isoptere für 1/2000 innerhalb des blinden Fleckes, oder es findet sich anfangs ein Skotom in der Nähe des blinden Fleckes, das aber von ihm deutlich getrennt ist und erst später mit ihm zusammenfließt. Gleichzeitig mit diesen Veränderungen läßt sich ein nasaler Sprung nachweisen.

ELLIOT (1918, 1922) hat mittels seines Untersuchungsverfahrens, bei dem das 1—2/1000-Objekt in strengen Kreisbahnen um den Fixationspunkt geführt wird, Skotome erhalten, die einen unregelmäßigen flammenförmigen Umriß an dem dem blinden Fleck entgegengesetzten Ende aufwiesen. Dies ist der Ausdruck der verschiedenen Schädigungen schmaler Nervenfaserbündel, die für die nebeneinanderliegenden Faserbündel ungleich sein kann. Im Anfang der glaukomatösen Erkrankung kann die Vergrößerung des blinden Fleckes konzentrisch zum Fixationspunkt oder, kurz benannt, das BJERRUMsche Skotom, klein, und wie SAMOILOFF (1922, 1924, 1926) neuerdings durch eine Reihe von Untersuchungen nachgewiesen hat, zuerst nur zur Zeit der Drucksteigerung vorhanden sein.

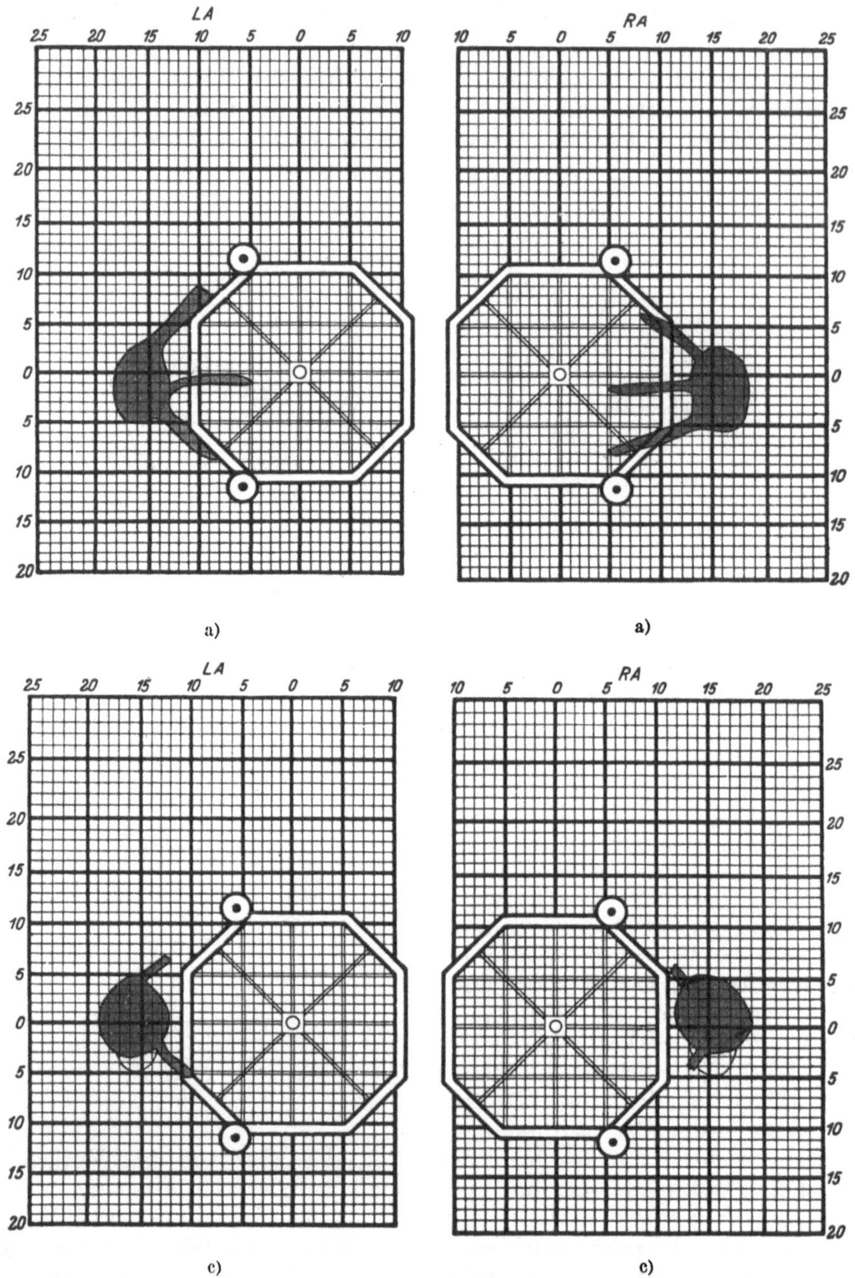

Abb. 104a bis d. Veränderung der Angioskotome in
a) 11. X. 1927. Pilokarpin durch fünf Tage. Druck links 22 mm Hg., rechts 19 mm Hg.   b) 25. I. 1928.
karpin während drei Stunden. Druck links 22 mm Hg., rechts 32 mm Hg.   d) 26. III. 1928.

Sinkt der Druck, so verkleinert sich das Skotom oder verschwindet vollständig.
Interessant ist dabei, daß das Verhalten der Skotome bei verschiedener Art der
Drucksenkung auch verschieden ist. SAMOILOFF (1926) berichtet, daß Drucksenkung durch Pilokarpin eine rasche Verkleinerung des SEIDELschen Skotoms
herbeiführt. Drucksenkung mittels Adrenalins beeinflußt die Größe des Skotoms

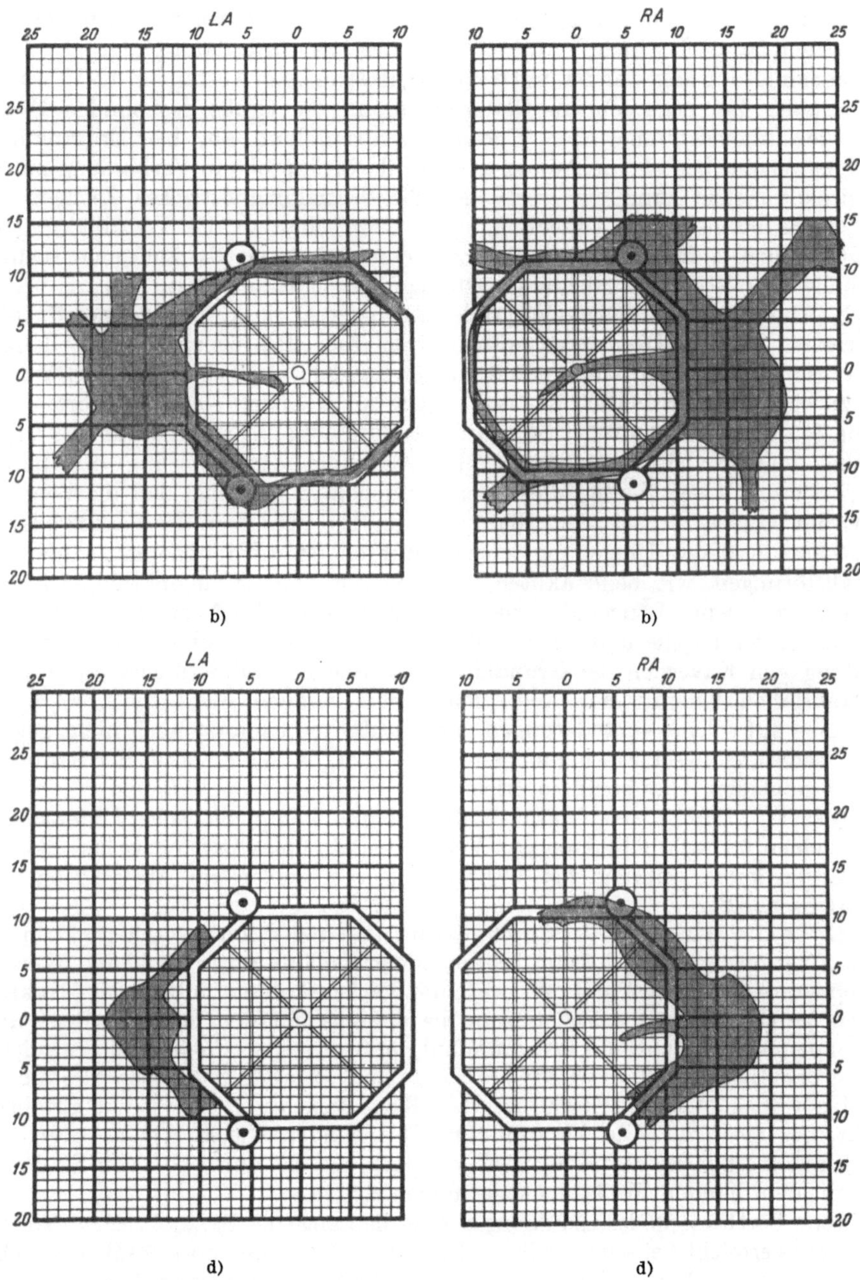

Abhängigkeit vom intraokularen Druck (nach EVANS).

Ohne Pilokarpin durch 14 Tage. Druck links 39 mm Hg., rechts 32 mm Hg.   c) 1. III. 1928. Ohne Pilo-
Kein Pilokarpin während drei Wochen. Druck links 22 mm Hg., rechts 32 mm Hg.

im Laufe der ersten Stunde nicht, und Drucksenkung durch Druck auf den Augapfel bewirkt zuerst eine Vergrößerung des Skotoms, das sich nach einer halben
·Stunde zu verkleinern beginnt, wobei gleichzeitig der Augendruck wieder ansteigt. DASCHEWSKIJ (1937, 1941) hat die Angaben von SAMOILOFF mittels der
Angioskotometrie nachgeprüft. Er bestimmte auf dem Stereokampimeter den

Durchmesser des blinden Fleckes und einiger Angioskotome, besonders eines Maculagefäßes nach seinem Verfahren (s. S. 124). Es wurde dann 1%ige oder 2%ige Pilokarpinlösung angewendet und dann in halbstündigen Abständen die Messungen wiederholt. Bei beginnendem Glaukom nimmt die Größe des blinden Fleckes und der Angioskotome nach Pilocarpineinträufelung ab, bei Erkrankungen anderer Art bleiben sie unverändert. Die Pilocarpinprobe in Verbindung mit der Angioskotometrie kann ein wertvolles differentialdiagnostisches Zeichen sein.

Angioskotometrische Untersuchungen beweisen, daß die Vergrößerung der Angioskotome anfangs bei chronischem oder einfachem Glaukom eine vorübergehende vollständig rückbildungsfähige Erscheinung ist (EVANS 1936, 1939) (Abb. 104 a—d). Solche Vergrößerungen der Angioskotome können flüchtige Störungen bilden. Dies weist wohl darauf hin, daß es sich beim Glaukom anfangs nicht um organische Veränderungen handelt, sondern um Gefäßstörungen, die zu einer Durchtränkung des die Gefäße umgebenden Gewebes führt, dessen Funktion dadurch beeinträchtigt wird. SAMOILOFF (1938) und BENSTEIN (1940) haben durch Calciumiontophorese bei Glaukom Verkleinerung des blinden Fleckes erreicht und deuten diese Erscheinung in dem Sinne, daß die Vergrößerung des blinden Fleckes beim Glaukom zum Teil auf Ödem der Papille oder der Netzhaut in deren Umgebung zurückzuführen ist. Bei höheren Graden von Gefäßstörungen, wie beim akuten Glaukom, kommt es zu ophthalmoskopisch sichtbarem Ödem. Länger dauernde Durchtränkung des Nervengewebes in der Netzhaut, der Papille und des retrolaminaren Teiles des Sehnerven kann durch Bildung von Kavernen die Grundlage organischer Veränderungen mit Nervenfaserausfällen bilden. Wie weit kleine, dem blinden Fleck nicht anliegende Skotome auf solche Veränderungen zurückzuführen sind, ist noch nicht geklärt. Die Beachtung dieser Erscheinungen ist geeignet, das Verständnis der Symptome des beginnenden Glaukoms zu erleichtern.

WESSELY (1927) weist darauf hin, daß die kampimetrische Untersuchung mit kleinen farbigen Objekten das Vorhandensein eines BJERRUMschen Skotoms aufdecken kann, während bei Verwendung von weißen ein Ausfall sich nicht nachweisen läßt.

PETER (1923) legt großes Gewicht darauf, daß in der Zone zwischen 12° und 20° vom Fixationspunkte sich beim beginnenden Glaukom mitunter kleine Skotome, besonders relative für Weiß oder absolute Farbenskotome mittels des BJERRUMschen Verfahrens nachweisen lassen, die anfangs mit dem blinden Fleck nicht zusammenhängen und ihn erst während ihrer weiteren Entwicklung erreichen. Er ist der Ansicht, daß diese Art der Entstehung des BJERRUMschen Skotoms die häufigste ist. TRAQUAIR (1939) ist derselben Ansicht. Nach meiner Erfahrung trifft dies nicht zu. Die Vergrößerung des blinden Fleckes nach oben oder nach unten ist meiner Ansicht nach häufiger als das Entstehen von Skotomen, die mit dem blinden Fleck nicht zusammenhängen.

Beim Fortbestand des Glaukoms nimmt die Länge des BJERRUMschen Skotoms zu, und es erreicht bei seiner vollständigen Ausbildung den horizontalen Gesichtsfeldmeridian nasal vom Fixationspunkt. Ist die Vergrößerung des blinden Fleckes nach oben und unten eingetreten, ist also ein doppeltes BJERRUMsches Skotom vorhanden, so können diese Skotome sich im nasalen horizontalen Meridian treffen, wodurch ein Ringskotom zustande kommt. Dabei ist, wie bei den meisten Skotomen, ein relatives der Vorläufer des absoluten. Das Wachstum des BJERRUMschen Skotoms muß nicht unbedingt zu einem halbkreisförmigen oder ringförmigen Skotom führen, tut es aber häufig. Das periphere Ende des BJERRUMschen Skotoms erweist sich bei genauer Untersuchung als breiter und endet mit einer scharfen horizontalen Grenze. Ein solches Skotom wurde wegen seiner

Gestalt mit einem Türkensäbel verglichen. Bei seiner weiteren Entwicklung kann das BJERRUMsche Skotom breiter werden und mit peripheren Gesichtsfelddefekten in Verbindung treten. BJERRUMsche Skotome und nasaler Sprung treten häufiger in der oberen Gesichtsfeldhälfte auf als in der unteren. Dies hängt vielleicht damit zusammen, daß die anfängliche ödematöse Durchtränkung des Nervengewebes mit Flüssigkeit, die sich senken kann, in der Gegend des

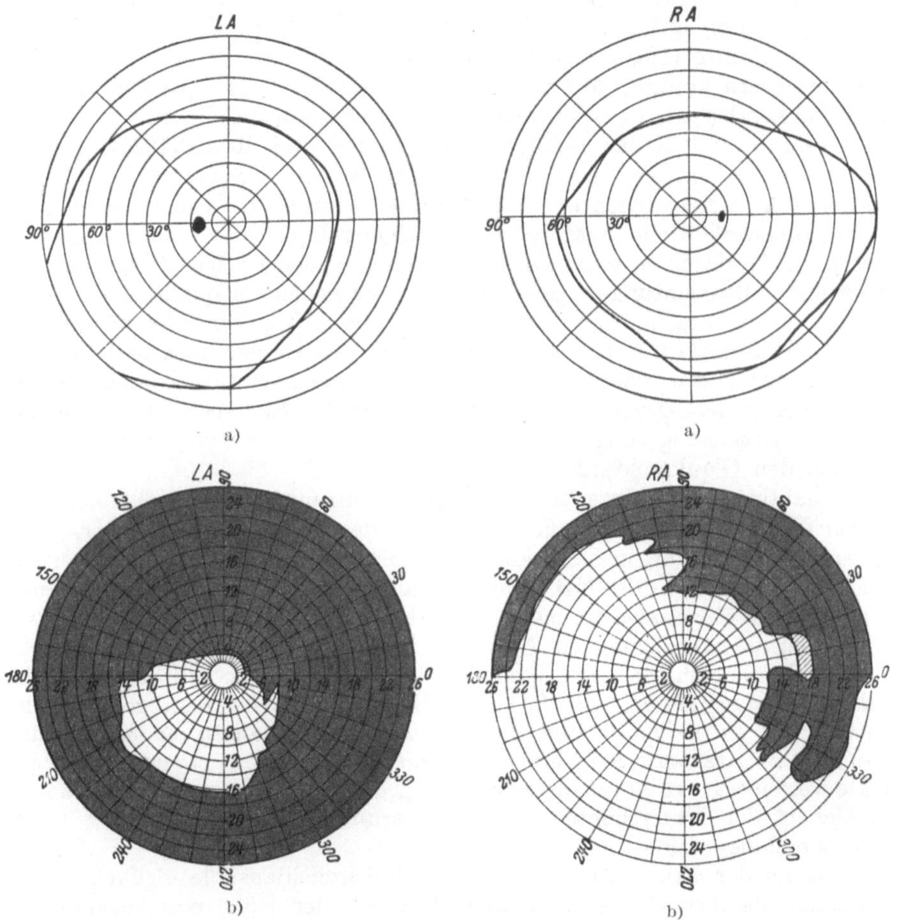

Abb. 105a und b. Glaukom beider Augen bei einer 57jährigen Frau. Vor $3^1/_2$ Jahren am rechten Auge, vor $2^1/_2$ Jahren am linken Auge iridektomiert. Rechtes Auge: $S = 10/12$. Rechts seichte, links tiefe, randständige Exkavation. Gesichtsfelder für Weiß 3/330 und 2/1700. Gesichtsfelder für Weiß 3/330 nur geringgradig eingeengt, links leichte Vergrößerung des blinden Fleckes. Weiß 2/1700 ergibt ausgedehnte Ausfälle im Gesichtsfeld beider Augen.

unteren Papillenrandes stärker zur Geltung kommt als am oberen. Auch das häufigere Auftreten von peripheren Gesichtsfeldausfällen im oberen Teile des Gesichtsfeldes steht mit diesen Tatsachen wohl in Zusammenhang.

Solche periphere Gesichtsfelddefekte entstehen fast ausnahmslos zuerst an der nasalen oder oberen Grenze des Gesichtsfeldes. Zu ihrem Nachweis ist die Anwendung des BJERRUMschen Verfahrens ebenso notwendig wie zu dem der Veränderungen im mittleren Teile des Gesichtsfeldes. Es kommt sehr häufig vor, daß das Gesichtsfeld bei der gewöhnlichen perimetrischen Aufnahme (Abb. 105) keine oder nur ganz geringe Ausfälle aufweist, während bei der Aufnahme nach BJERRUM Ausfälle, die bis in die Nähe des Fixationspunktes reichen, nachweisbar sind. Das Vorhandensein solcher, mit der gewöhnlichen Perimetrie nicht nachweisbarer Defekte bedingt subjektive Störungen, über welche die Kranken klagen, die sie aber nicht analysieren können, und für welche die gewöhnliche klinische Untersuchung keine Erklärung bietet. Ein anderes Verfahren zum Nachweis der Schädigung der Netzhautfunktion beim Glaukom bildet die Gesichtsfelduntersuchung bei herabgesetzter Beleuchtung. SCHNABEL hat uns dies Verfahren auf seiner Klinik gelehrt, ohne es jemals veröffentlicht zu haben. STARGARDT (1916) hat die Methodik ausgebaut, die ich dann (1928) weiter verbessern konnte. Mit der Untersuchung des Gesichtsfeldes Glaukomkranker bei herabgesetzter Beleuchtung haben sich besonders TSCHENZOW (1922), WAITE, DERBY and KIRK (1925), MÖLLER (1926) und ROLL (1937), FEIGENBAUM (1928) beschäftigt. Die Untersuchung bei herabgesetzter Beleuchtung deckt periphere Einengungen weit höheren Grades auf als bei voller Beleuchtung. Die oft außerordentlich ausgesprochene Hemeralopie der Glaukomkranken findet ihren Ausdruck in einer starken Einengung der Gesichtsfeldgrenzen bei herabgesetzter Beleuchtung — gleichzeitig ein Anzeichen der qualitativen Herabsetzung der Netzhautfunktion in sehr ausgedehnten Bezirken oder in ihrer Gesamtheit. FEIGENBAUM (l. c.) hat nachgewiesen, daß Hemeralopie und Gesichtsfeldausfälle zuerst nur während der Drucksteigerung nachweisbar sind und mit dem Rückgang des Druckes wieder verschwinden. Erst bei öfterer Wiederholung der Drucksteigerung bildet sich die Hemeralopie zum dauernden Zustande bei den Glaukomkranken aus.

Die qualitative Minderwertigkeit der Netzhautfunktion beim Glaukom tritt auch bei der Bestimmung der Farbengrenzen des Gesichtsfeldes hervor. Wohl kommen viele Fälle vor, in denen die Farbengrenzen nur um weniges enger sind als die Weißgrenzen; in der Mehrzahl der Fälle jedoch treten die Farbengrenzen weit gegen die Weißgrenzen zurück und die absolut oder relativ farbenblinde Zone kennzeichnet die Schädigung der Netzhaut im entsprechenden Bereich. Da die Gesichtsfelduntersuchung nach BJERRUM technisch einfacher und verläßlicher ist als die Untersuchung mit farbigen Objekten oder bei herabgesetzter Beleuchtung, hat sie in der letzten Zeit die anderen Verfahren vielfach zurückgedrängt. Das BJERRUMsche Verfahren kann wohl durch Verwendung farbiger Objekte verfeinert werden, doch werden dadurch größere Ansprüche an die Urteilsfähigkeit der Untersuchten gestellt, worunter die Sicherheit der Untersuchungsergebnisse leidet.

Zu Beginn der Erkrankung lassen sich Gesichtsfeldausfälle vielfach günstig beeinflussen, da ihre Größe zum guten Teil von der Höhe des Augenbinnendruckes abhängt. Nimmt man die Skotome genau auf und verfolgt ihre Gestalt und Größe unter gleichzeitiger Beobachtung des Druckes, so kann man meist feststellen, daß unter Berücksichtigung aller Faktoren (Blutdruck, Pulsbeschaffenheit, Atmung, Darmfüllung, Kaffeegenuß usw.) ein weitgehender Parallelismus zwischen Druck und Skotomgröße besteht (Abb. 106, 107). EVANS (1935) hat bei den Tagesschwankungen des Augenbinnendruckes parallele Größenveränderungen der Skotome beobachtet. Er hebt aber hervor, daß ein absoluter Parallelismus nicht besteht, daß wohl außer dem Augendruck auch andere Faktoren die Größe der Skotome beeinflussen können. Das Vorhandensein und das Verhalten der Skotome beim Glaukom besitzt größte praktische Bedeutung. Wir sehen häufig, daß bei Senkung des Augendruckes sowohl periphere Einengung des Gesichtsfeldes als auch Skotome zurückgehen und bei neuerlicher Drucksteigerung sich vergrößern. Das Ansprechen der Gesichtsfeldveränderungen auf Druckschwankungen ist sehr wichtig. In seltenen Fällen kann dieses Verhalten für die Diagnose entscheidend sein. So beobachtete ich einen Kranken mit 11,0 Dioptrien Kurzsichtigkeit und Sehstörungen. Es bestanden atypische parazentrale Skotome bei guter Sehschärfe. Die Augenspiegeluntersuchung ließ keine Veränderungen in der Maculagegend erkennen; die Papille wies eine

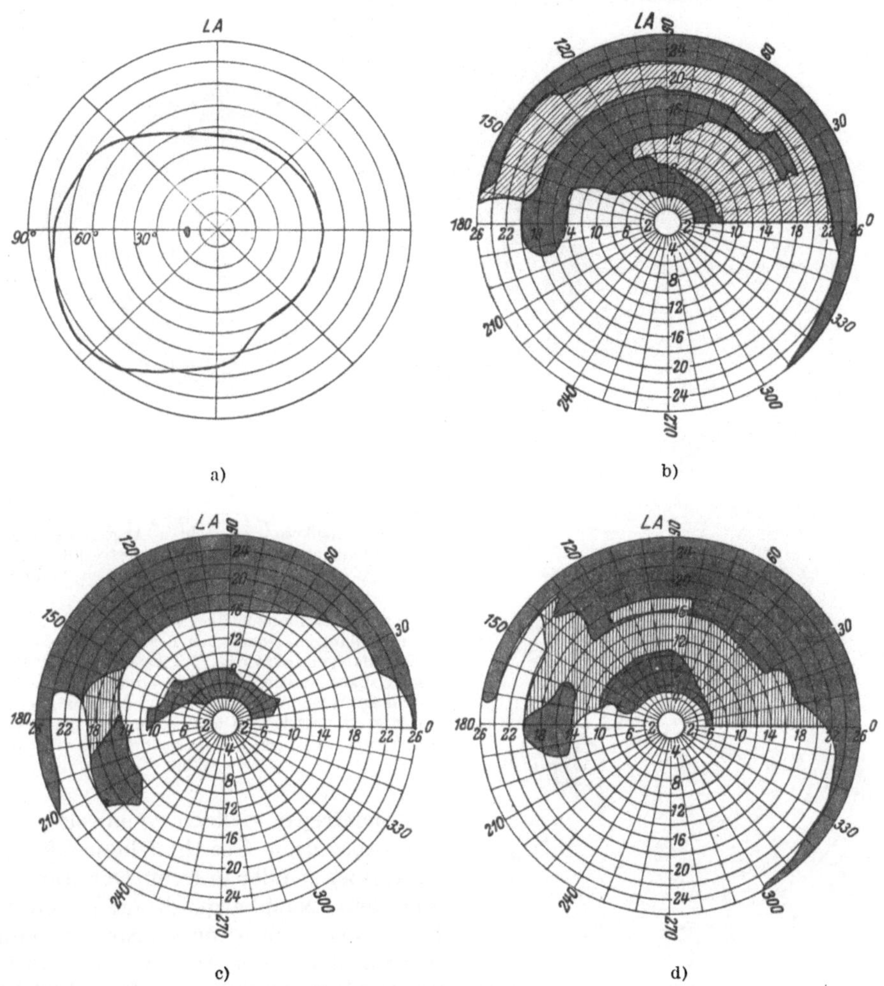

Abb. 106. Glaukom. Veränderung der Skotome in Abhängigkeit vom Drucke. 68jährige Frau. Glaukom beider Augen. Linkes Auge: $S = 6/15$. Seichte, temporal randständige Excavation. Anfangs (a und b) Druck 27 mm Hg, der zeitweise bis 36 mm Hg anstieg. Durch Pilokarpin Herabsetzung des Druckes auf 20 bis 24 mm Hg. Rückbildung der Skotome (c). Nach vier Monaten wurde die Pilokarpinwirkung ungenügend und die Skotome vergrößerten sich wieder (d). Die Außengrenzen des Gesichtsfeldes (Weiß 3/330) blieben unverändert. Die Skotome mit 3/1700 Weiß aufgenommen.

große, ziemlich tiefe, nicht randständige Excavation auf, die der am anderen Auge, das keinerlei funktionelle subjektive oder objektive Veränderungen aufwies, fast ganz gleich war. Der höchste ohne Miotica gemessene Druck betrug 22 mm Hg. Die Tagesschwankungen des Druckes erreichten allerdings 7 mm. Unter energischer Pilokarpinbehandlung fiel der Druck von durchschnittlich 16,5 mm Hg. auf 13 mm Hg. und die Skotome, die vor der Pilokarpinbehandlung stetig zugenommen hatten, gingen stark zurück. Dieses Verhalten der Skotome bei Senkung des Augendruckes war ein wesentliches unterstützendes Zeichen für die Auffassung des Falles als Glaukom bei niedrigem allgemeinem Blutdruck (125/85 nach RIVA ROCCI an der A. brachialis gemessen).

Schon frühzeitig hat man erkannt, daß die nasale Gesichtsfeldeinengung im oberen und unteren Quadranten sich nicht gleichermaßen entwickelt. Es ist aber RÖNNES (1909) Verdienst, darauf hingewiesen zu haben, daß eine scharfe hori-

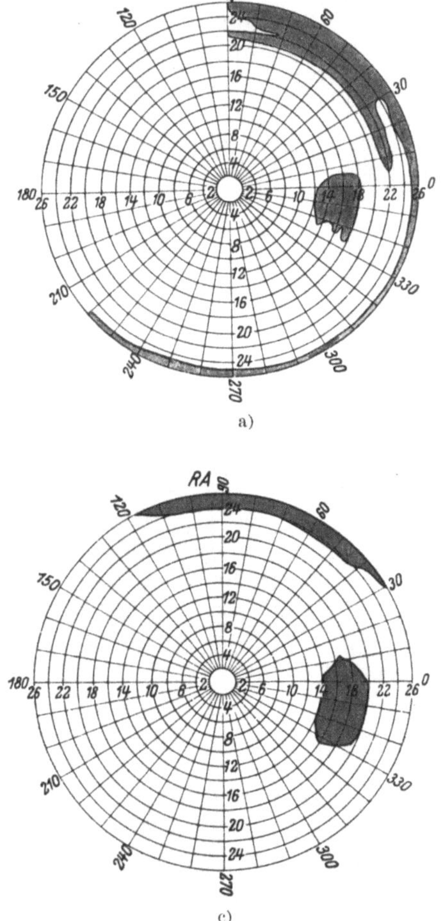

a)

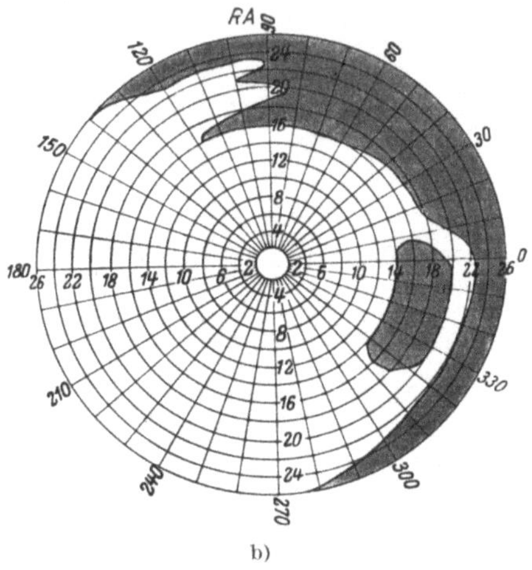

b)

c)

Abb. 107. Glaukom des rechten Auges. 45jähriger Mann. Glaukom seit vier Monaten festgestellt. $S =$ $= 6/6$. Papille weist keine pathologischen Veränderungen auf.

a) Bei der ersten Gesichtsfeldaufnahme für Weiß 2/1200 bestand Glaukomverdacht, da das linke Auge deutliches Glaukom aufwies. $T = 25$ mm Hg. b) Vier Monate später war der Druck 28 mm Hg und betrug bis zur nächsten Aufnahme, c) wieder vier Monate später, stets zwischen 18 und 22 mm Hg. Parallelismus zwischen Druck und Verhalten der Gesichtsfeldausfälle.

zontale Grenze vielfach einen relativen oder absoluten Gesichtsfeldausfall im nasal oberen oder unteren Quadranten von dem Nachbarquadranten trennt. Dieser sogenannte „nasale Sprung" von RÖNNE, den schon HAFFMANNS (1861) beschrieben hat, läßt sich oft und leicht nachweisen. Man tut gut, das Objekt wenige Grade oberhalb und unterhalb des horizontalen Meridians auf der nasalen Seite von der Peripherie heranzubringen, wodurch der Scheitelpunkt des nasalen Sprunges sich zuerst feststellen läßt; als Fortsetzung der Untersuchung empfiehlt es sich, das Objekt senkrecht zum horizontalen Meridian hin- und herzuführen, wodurch dann die scharfe horizontale Grenze bis zum früher festgestellten Scheitelpunkt sich genau bestimmen läßt. Besonders leicht ist die Darstellung des nasalen Sprunges, wenn der Scheitel des Skotoms nahe an den Fixationspunkt hereingerückt ist. Die Erklärung für diese besondere Art des Gesichtsfeldausfalles läßt sich an der Hand des Faserverlaufes in der Netzhaut begreifen, wenn man von der Annahme ausgeht, daß es sich beim Glaukom um Faserdefekte handelt, wobei der Sitz der Unterbrechung in der Papille zu suchen ist. Da die Fasern in der temporalen Netzhauthälfte von oben und unten nach einem bogen-

förmigen Verlauf in einer horizontalen Nahtlinie zusammentreffen, die im rotfreien Licht deutlich erkennbar ist, und als Einbiegung der peripheren Grenze
der funktionsfähigen Netzhaut aufgefaßt werden kann, so ist es begreiflich,
daß die Zerstörung eines Faserbündels in der temporalen Papillenhälfte ein Skotom
erzeugen kann, dessen eine Grenze mit dem der Nahtlinie entsprechenden horizontalen Gesichtsfeldmeridian zusammenfallen muß, jedenfalls nicht über diese
horizontale Trennungslinie herüberreichen kann. Ausnahmsweise kommt es
vor, daß diese Trennungslinie des nasalen Sprunges nicht absolut horizontal,
sondern leicht schief verläuft, was im gegebenen Falle mit einem nicht streng
horizontalen, sondern leicht geneigten Verlaufe der Nahtlinie der Netzhautfasern zusammenhängt. Auch das BJERRUMsche Skotom ist in der gleichen Weise
zu erklären. Die über den Papillenrand oben und unten austretenden Nervenfasern
verlaufen bogenförmig um die Macula herum, wie dies die Betrachtung ihres
Verlaufes im rotfreien Licht erkennen läßt. Leitungsunterbrechungen von
Nervenfaserbündeln, die am temporalen oberen oder temporalen unteren Papillenrand in die Netzhaut übertreten, führen dann zu bogenförmigen Skotomen,
deren Ausdehnung und Lokalisation von der Zahl und Lage der in ihrer Leitungsfähigkeit beeinträchtigten Nervenfasern abhängen muß. Es können dabei entweder Fasern getroffen werden, die zu einem Netzhautbezirk ziehen, der unmittelbar an die Papille anschließt, oder solche, die mit einem von der Papille
weiter entfernten Bezirk zusammenhängen. Im letzteren Fall entsteht ein
mit dem blinden Fleck nicht zusammenhängendes Skotom. Sind alle Fasern
in dem bogenförmigen Abschnitt leitungsunfähig, so kommt es zur Ausbildung
eines halbkreisförmigen Skotoms. Das Studium der Skotome dieser Gegend
zusammen mit der genaueren Kenntnis des Sehnervenfaserverlaufes in der Netzhaut
hat eine genauere topische Diagnostik möglich gemacht. Schon früher hatten
anatomische Untersuchungen von MICHEL (1875) und DOGIEL (1893) Aufklärung
über den Verlauf der Sehnervenfasern in der Netzhaut gegeben, doch war die
Möglichkeit der Nachprüfung der Ergebnisse dieser Forscher sehr schwierig.
Die Ophthalmoskopie im rotfreien Licht erlaubt es ohne weiteres, den Seh-
nervenverlauf in der Netzhaut in jedem normalen Auge zu erkennen. Schon die
klinische Beobachtung von ausgedehnteren Markscheidenbildungen in der
Netzhaut (JÄGER 1869, BLIEDUNG 1921, eigene Beobachtung), von denen PETER
(1922) auf Tafel V seines Buches ein besonders schönes Bild gibt, das einer Mitteilung von LANG (1920) entnommen ist, läßt den Verlauf der Nervenfasern
in der Netzhaut in der Nähe der Papille und ausnahmsweise auch in größerer
Entfernung davon erkennen. Diese Beobachtungen konnten zur Bestätigung
der anatomischen Untersuchungen herangezogen werden. Die Beobachtung im
rotfreien Licht ist den anderen Untersuchungen deshalb überlegen, weil man sie
bei einer beliebigen Anzahl normaler Augen wiederholen kann, wobei sich stets
die gleichen Verhältnisse ergeben. Als logische Folge des Gesagten ergibt sich
das Bestreben, das Fehlen von Nervenfasern bei BJERRUMschen Skotomen im
rotfreien Licht nachzuweisen. In ausgesprochenen Fällen habe ich wohl umschriebene Defekte der Sehnervenfasern in der Netzhaut bei Glaukom sehen
können, vielfach stößt jedoch die Untersuchung auf große Schwierigkeiten, weil
sie im rotfreien Licht bei mittelweiten und engen Pupillen beinahe unmöglich
ist; sie gelingt nur dann ohne künstliche Pupillenerweiterung, wenn die Pupillen
nicht zu eng und dabei lichtstarr sind. Diese ophthalmoskopische Feststellung
ist eine Bestätigung der Annahme, daß es sich beim BJERRUMschen Skotom um
einen Nervenfaserdefekt handelt.

Der nasale Sprung bildet die Grenze zwischen einem stärker und einem
schwächer durch das Glaukom geschädigten Gesichtsfeldquadranten. Es kommt

vor, daß anfangs in dem einen Quadranten der Gesichtsfeldausfall sich überhaupt
nicht nachweisen läßt, bei fortschreitender Erkrankung aber werden beide nasale
Quadranten, wenn auch in verschiedenem Grade, betroffen, wobei gleichzeitig

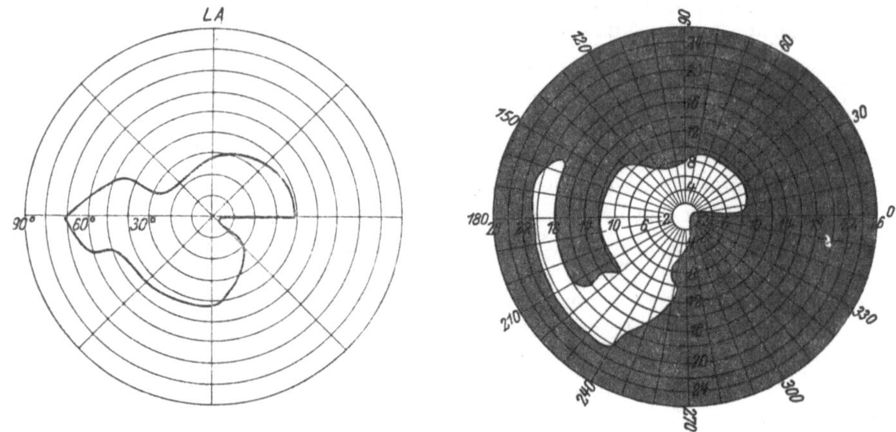

Abb. 108. Glaukom. 50jährige Frau, leidet seit fünf Wochen an Verschleierung des Sehens des linken Auges.
Akuter Glaukomanfall, währenddessen kaum noch Lichtempfindung vorhanden war. Iridektomie. Vier Wochen
später Cyclodialyse. Befund vier Monate nach der Iridektomie aufgenommen. $S = 6/18$, fast $6/15$. Große
randständige Exkavation der Papille, die den nasalen Papillenrand noch nicht ganz erreicht hat. $T = $ ständig
unter 25 mm Hg. Gesichtsfeldgrenzen für Weiß a) 6/330 und b) 3/1700.

auch in den übrigen Randteilen des Gesichtsfeldes Ausfälle sich geltend machen,
die gegen den Mittelpunkt heranrücken (Abb. 108, 109). Es ist nicht selten, daß
dabei die obere, seltener die untere Gesichtsfeldhälfte stärker leidet als die
andere. Es ist vielen Beobachtern, so schon HAFFMANNS (l. c.) aufgefallen, daß die obere Gesichtsfeldhälfte häufiger leidet als die untere. PROKSCH (1927) fand unter 100 Gesichtsfeldern 62mal die obere, 20mal die untere Gesichtsfeldhälfte stärker betroffen. In 18 Fällen waren beide Hälften beiläufig in gleicher Weise geschädigt. Es kann sich ein Zustand herausbilden, der große Ähnlichkeit mit einer oberen (oder unteren) Hemianopsie hat. Dabei ist aber nur in der nasalen Gesichtsfeldhälfte die Grenze wirklich scharf horizontal, in der temporalen ist ein solcher genau geradliniger Verlauf nicht festzustellen. Dieses Verhalten des Gesichtsfeldes steht in innigem Zusammenhang mit den ophthalmoskopisch sichtbaren Papillenveränderungen. Unsere heutigen diagnostischen Mittel: die genaue Gesichtsfelduntersuchung und die Tonometrie gestatten uns, die Dia-

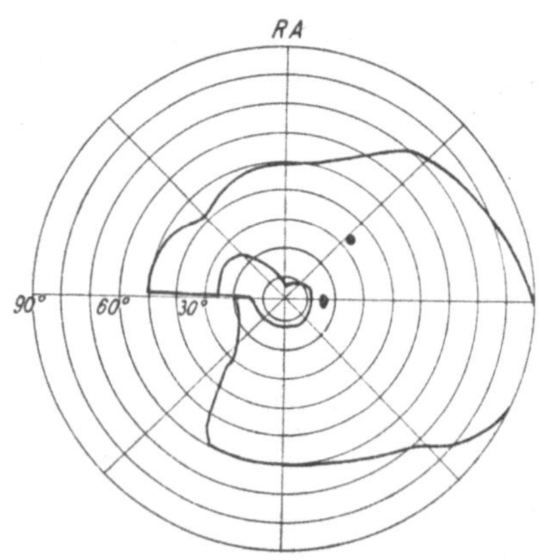

Abb. 109. Glaukom. 44jährige Frau, die seit
drei Jahren an Sehstörungen des rechten
Auges leidet. Rechtes Auge: $S = 6/5$. Temporale Papillenhälfte randständig ausgehöhlt.
$T = 55$ mm Hg. Gesichtsfeld für Weiß 3/330
und 2/1700.

gnose des Glaukoms in einem Zeitpunkt zu stellen, in dem an der Papille mitunter
keinerlei Abweichungen von der Norm erkennbar sind. Ist man in der Lage, die
Entwicklung des Glaukoms im betreffenden Auge zu verfolgen, so sieht man die
Vergrößerung der physiologischen Excavation meistens in einer bestimmten Richtung stattfinden. Der Rand der physiologischen Excavation nähert sich dem Pa-

pillenrande, wobei gleichzeitig das zwischen Excavations- und Papillenrand liegende Gewebe sich verändert. Es wird mehr grau und durchscheinend, und diese eigentümliche Beschaffenheit des Papillengewebes hat es mir erlaubt, mit dem Augenspiegel die Diagnose des Glaukoms in Fällen zu machen, wo das Kennzeichen der pathologischen Excavation, d. h. die Randständigkeit derselben, noch nicht vorhanden war. Am häufigsten scheint sich die Vergrößerung der Excavation zuerst nach außen unten zu entwickeln, so daß sie zuerst temporal unten den Rand der Papille erreicht: dabei kann ihr nasaler Rand seine ursprüngliche Lage beibehalten, was auch für den oberen, ja mitunter für den temporalen oberen Rand der Excavation noch zutreffen kann. Meistens wird die Aushöhlung der Papille allerdings auch temporal oben randständig. In diesem Stadium konnte man aus dem ophthalmoskopischen Befund a priori die Folgerung ziehen, daß ein von der Papille zum Fixationspunkt reichendes Skotom vorhanden sein müßte. Es kommen aber auch zentrale Skotome, wenn auch selten, bei Glaukom vor. Viel häufiger ist aber das Vorhandensein einer zentralen Gesichtsfeldinsel, die von einem ringförmigen, aus dem ursprünglichen schmalen BJERRUMschen Skotom hervorgegangenen Gesichtsfeldausfall umgeben ist. Die Sehschärfe in solchen Augen ist meistens deutlich, oft beträchtlich herabgesetzt als Ausdruck dafür, daß die Funktion innerhalb des erhaltenen zentralen Netzhautbezirkes gelitten hat. Es ist also bei dieser Sachlage auch die Schädigung der zentralen Netzhautpartie nachweisbar, wenn sie auch nicht ausreicht, um bei der Gesichtsfelduntersuchung mit kleinen weißen Objekten zum Ausdruck zu kommen. Die vorhandene Abschwächung der Farbenwahrnehmung, die mitunter zum Schwund derselben sich steigert, muß als Ausdruck der beeinträchtigten macularen Netzhautfunktion im Gesichtsfeld angesehen werden. Auch dann, wenn die glaukomatöse Excavation mit ihrem Rande die temporale Papillengrenze erreicht hat, sind offenbar noch so viele Nervenfasern, die an der Versorgung des Maculagebietes teilnehmen, erhalten, daß eine, wenn auch herabgesetzte, so doch für viele Belange noch genügende zentrale Sehschärfe vorhanden ist. Mit der zunehmenden Vergrößerung der glaukomatösen Excavation, welche allmählich auf die nasale Papillenhälfte hinübergreift, wobei die Excavation ausnahmslos sowohl oben als auch unten nasal randständig wird, vollzieht sich eine Zerstörung der über den oberen und unteren Rand der Papille ziehenden Nervenfasern. Im Gesichtsfeld drückt sich dieser Prozeß dadurch aus, daß die nasale Gesichtsfeldhälfte rasch verfällt und schließlich, den Fixationspunkt überschreitend, weiter schläfenwärts zurückweicht, so daß in manchen Fällen als letzter Rest des Gesichtsfeldes eine temporale Insel übrigbleibt, ähnlich wie dies gelegentlich bei Retinitis pigmentosa vorkommt, nur mit dem Unterschiede, daß die temporale Grenze des Gesichtsfeldes beim Glaukom der Mitte näher liegt als bei der Retinitis pigmentosa, wo der erhaltene Rest sich meistens ganz peripher befindet.

Der häufigste Ablauf der Gesichtsfeldveränderungen beim Glaukom ist der folgende: Zuerst tritt Einengung der Isopteren für kleine Objekte (1 bis 2/2000 mm) auf, dann eine vorübergehende, später bestehen bleibende Vergrößerung des blinden Fleckes nach oben oder unten. Es folgt das Auftreten des BJERRUMschen Skotoms, das zuerst nur für kleine farbige Reizobjekte vorhanden ist, später auch für kleine weiße oder schließlich auch größere Objekte. Gleichzeitig mit der Ausprägung des BJERRUMschen Skotoms oder auch etwas später, bildet sich eine Einschränkung der oberen, besonders der nasalen oberen Gesichtsfeldgrenze aus, die zum nasalen Sprunge führt. Unter Längen- und Breitenzunahme des BJERRUMschen Skotoms kommt es zur Abtrennung des zentralen Gesichtsfeldes vom peripheren auf einer (oberen oder unteren) oder beiden Seiten und zum Verschmelzen des BJERRUMschen Skotoms mit der peripheren Einengung. Diese

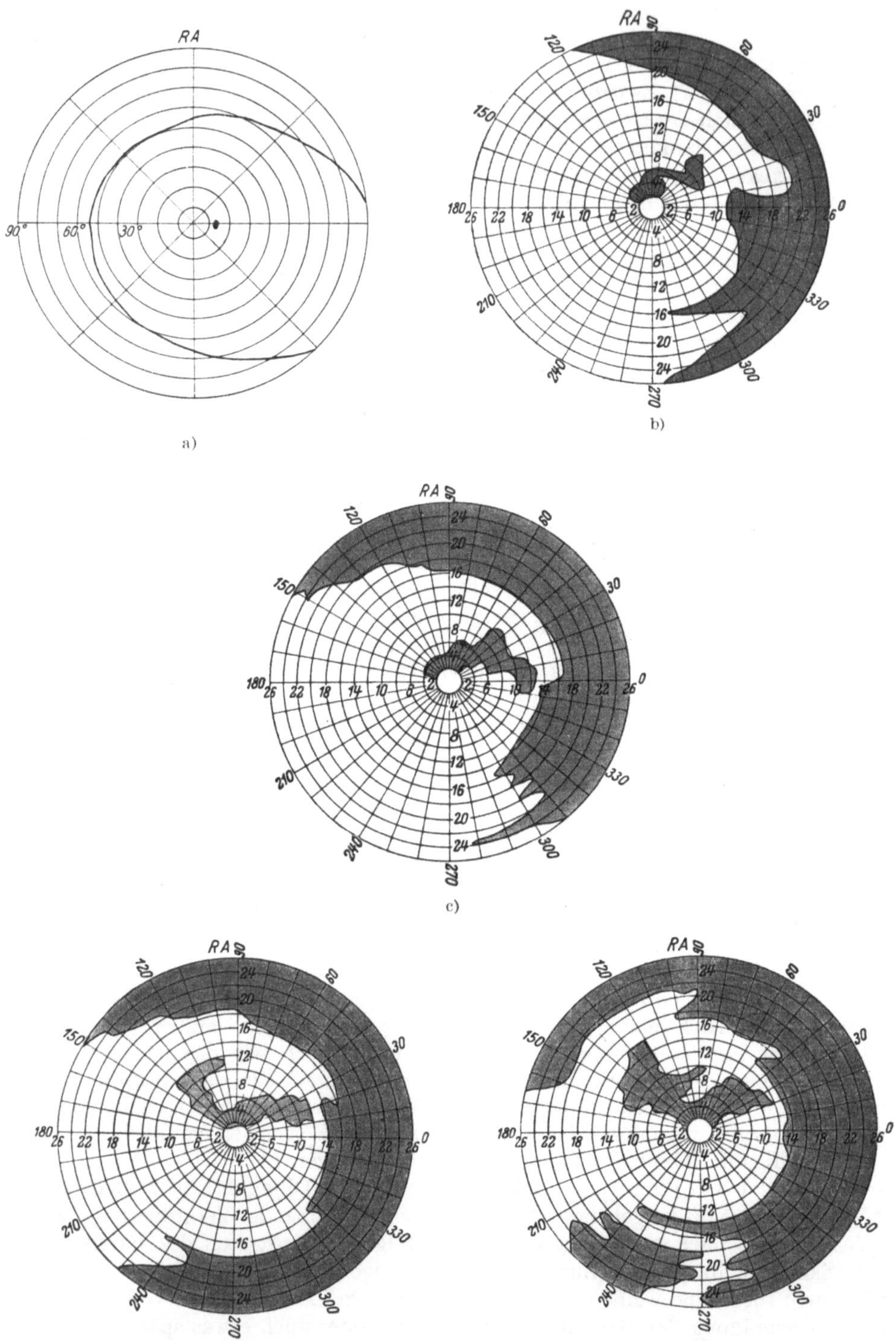

Abb. 110. Fortschreitendes Glaukom mit atypischen Skotomen. 67jähriger Mann, 1923 absolutes Glaukom des linken Auges, kam am 20. 8. 1926 zur Beobachtung. $S =$ mit —3,50 D. sph. 6/6. Die Sehschärfe blieb während der Beobachtung unverändert, ebenso das Gesichtsfeld a) für Weiß 3/330 und Farben 10/330. Durch Cyclodialyse. Druck, der ohne Miotica 35 mm Hg, unter Mioticis zirka 20 mm Hg betrug, stieg zeitweise trotz Miotica bis zu 50 mm Hg. Nach der Cyclodialyse wurde der Druck stets unter 20 mm Hg gefunden. Gesichtsfelder: b) am 20. 8. 1926, c) am 17. 12. 1926, d) am 4. 4. 1927 und e) am 5. 5. 1927 aufgenommen.

letztere schreitet von allen, besonders aber von der nasalen Seite fort. Der kleine
zentrale Teil des Gesichtsfeldes kann sehr lange erhalten bleiben; nicht selten
erfolgt dann ein fast plötzlicher Verlust dieses Teiles und damit der zentralen
Sehschärfe.

Es gibt viele individuelle Abweichungen von diesem Verlaufe der Ereignisse
und die Mannigfaltigkeit der Gesichtsfeldformen beim Glaukom ist daher recht
groß, doch läßt sich der beschriebene Verlauf in der Mehrzahl der Fälle mit geringem
Schwanken verfolgen (Abb. 110). So hat PRISTLEY SMITH (1935) eine Anzahl
von fächerförmigen Skotomen abgebildet, bei denen die Spitze des Ausfalles
gegen den Fixationspunkt gerichtet ist (Abb. 111), und die sich nach der Peripherie zu verbreitern. Einige von ihnen sind wohl mit dem nasalen Sprung
identisch; andere haben einen anderen Sitz, und nur die keilförmige Beschaffenheit läßt sie als Nervenbündeldefekte erkennen.

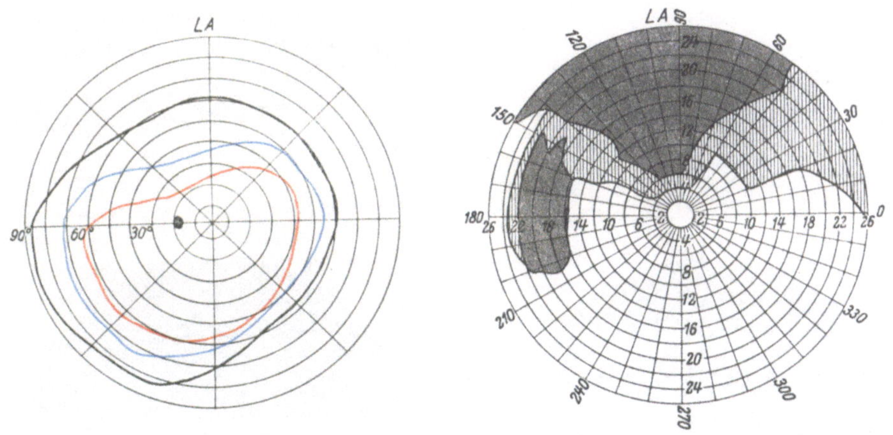

Abb. 111. Glaukom. 35jähriger Mann. Rechtes Auge fast blind; totale randständige Exkavation. Linkes Auge:
S = 6/6. Äußerer unterer Quadrant der Papille weiß, randständig ausgehöhlt. T = 33 mm Hg trotz Pilokarpin-
einträufelung zweimal täglich. a) Gesichtsfeldgrenzen für 3/330 Weiß und 10/330 für Farben. b) Gesichtsfeldmitte für Weiß 2/1700. Fächerförmiges Skotom.

Bei der Gesichtsfeldaufnahme nach BJERRUM oder ELLIOT kann man nicht
selten feststellen, daß innerhalb eines großen, für den betreffenden Reiz un-
empfindlichen Bezirkes Inseln vorkommen, in denen das Objekt undeutlich
oder sogar deutlich wahrgenommen wird. Sind diese Inseln groß genug, so lassen
sie sich umgrenzen; oft sind sie so klein, daß das Testobjekt nur für ganz kurze
Augenblicke erscheint, um sofort wieder zu verschwinden. Solche Bezirke lassen
sich mitunter bei Anwendung eines größeren Testobjekts als relative Skotome
erkennen, oder es fehlt für das größere Objekt jeder Ausfall.

Die Bedeutung der Gesichtsfelduntersuchung beim Glaukom liegt darin,
daß sie eine Frühdiagnose des Leidens zu einer Zeit erlaubt, in der die übrige
Funktion in kaum nachweisbarem Grade beeinträchtigt ist. Die ständige Kontrolle des Gesichtsfeldes mit dem BJERRUMschen Verfahren ermöglicht es, jeden
Fortschritt der Krankheit zu erkennen und daraus auf den Erfolg bzw. Miß-
erfolg der Behandlung Schlüsse zu ziehen. Bei Kontrolle des Druckes, der
zentralen Sehschärfe und des Gesichtsfeldes kann man eine Behandlung mit
Mioticis fortsetzen, bis entweder die Steigerung des Druckes oder die Zunahme
bzw. das Auftreten eines Gesichtsfeldausfalles einen erkennen läßt, daß diese
Behandlung nicht mehr genügt. Es tritt dann die Notwendigkeit einer operativen
Behandlung an den Arzt und den Kranken heran. Der graphische Nachweis

der Vergrößerung des Skotoms kann vielfach als Mittel dienen, um den Kranken
von der Notwendigkeit eines Eingriffes zu überzeugen. Die Ausdehnung und die
Beschaffenheit der Skotome machen dem Arzt manche subjektive Klagen des
Kranken verständlich, die bei Unterlassung der Gesichtsfelduntersuchung nach
BJERRUM unklar bleiben müssen. Hat man es mit einem Kranken zu tun

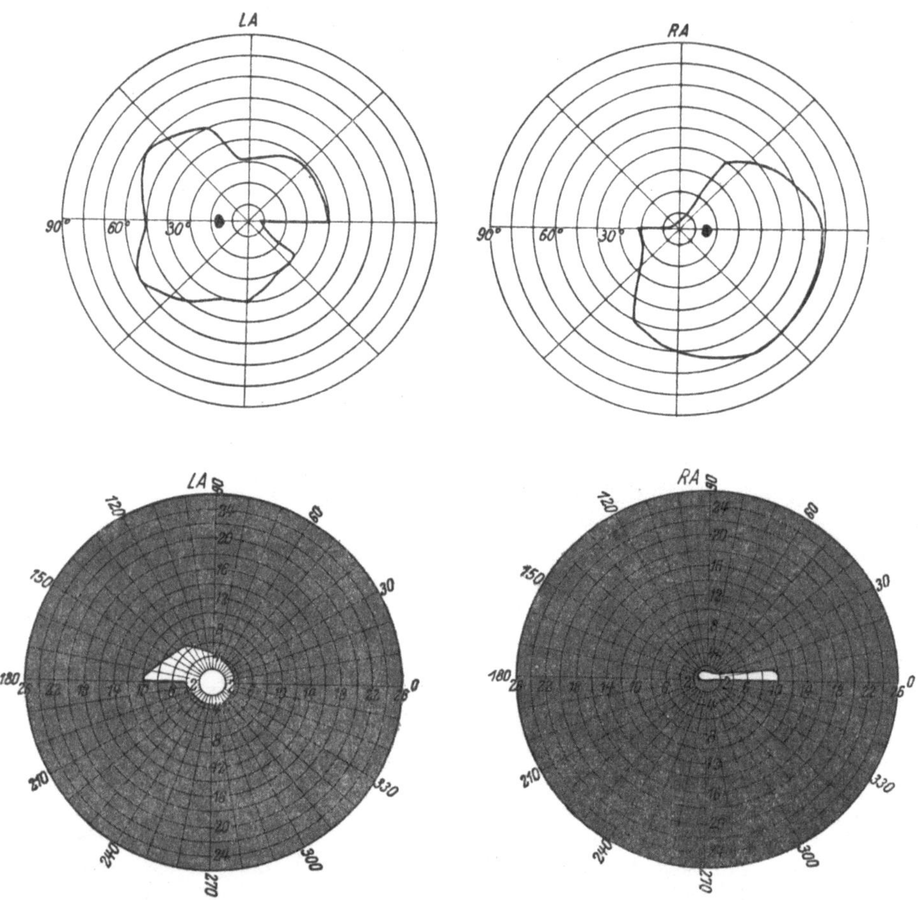

Abb. 112. Glaukom beider Augen. 68jähriger Mann, der vor drei Jahren Sehstörungen bemerkte. Vor 2¹/₂ Jahren
beiderseitige Iridektomie. Weit fortgeschrittenes Glaukom. Rechtes Auge: $S = 6/24$. Papille temporal randständig ausgehöhlt; nasale Papillenhälfte gut gefärbt. $T = 26$ mm Hg. Linkes Auge: $S = 6/36$. Papille temporal
randständig ausgehöhlt; nasale Papillenhälfte blaß. $T = 26$ mm Hg. Beiderseits nasaler Sprung. Gesichtsfelder
für Weiß a) 3/330 und b) 1/1200. Zu beachten die minimale Größe der letzteren im Vergleich zu den für 3/330.

(Abb. 110, 112, 113), bei dem der Gesichtsfeldausfall nahe an den Fixationspunkt herangerückt ist, so wird dieser Umstand zu besonderer Vorsicht
bei der operativen Behandlung mahnen, da die Fälle nicht so selten sind,
in denen ein operativer Eingriff, insbesondere die Iridektomie, eine nach-
teilige Wirkung ausübt und die rasche Verkleinerung des Gesichtsfeldes
herbeiführt. Dabei kann ein nahe dem Fixationspunkt gelegenes Skotom über
diesen hinausgreifen und dadurch das zentrale Sehen zerstören. Je niedriger
der Druck vor der Operation war, und je schonender der Eingriff, desto geringer
ist die Gefahr für das zentrale Sehen einzuschätzen, daher ergibt sich bei starker
Annäherung der Gesichtsfeldgrenze an den Fixationspunkt die Bevorzugung

der Zyklodialyse oder der Sklerotomie gegenüber der Trepanation, dem Verfahren nach LAGRANGE oder der Iridektomie. Hat die Beobachtung aber gezeigt, daß die konservative Behandlung die Annäherung der Gesichtsfeldgrenze an den Fixationspunkt nicht zu verhindern imstande ist, so kann der Arzt der Operation nicht ausweichen und muß die Verantwortung und das Risiko übernehmen. Setzt ein operativer Eingriff den intraocularen Druck herab, so erholen sich die in ihrer Leitungsfähigkeit nicht zu stark geschädigten Sehnervenfasern wieder, infolgedessen kommt es zur Rückbildung von Skotomen und Erweiterung der Gesichtsfeldgrenzen, wie dies besonders von ELLIOT (1922) und SAMOILOFF (1922, 1923) geschildert worden ist. Bei genauerer Untersuchung sind solche Besserungen des Gesichtsfeldbefundes nicht so selten, als man früher angenommen

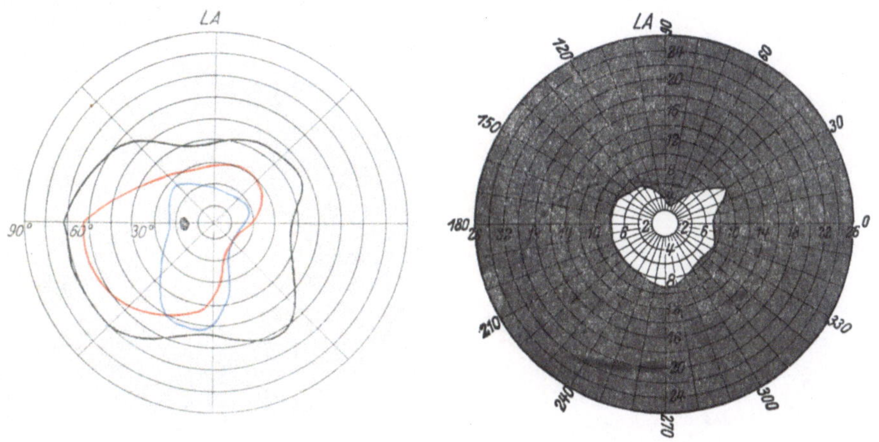

Abb. 113. Glaukom bei hoher Kurzsichtigkeit. 53jährige Frau. Stärkere Sehstörung seit drei Jahren. Rechtes Auge erblindet. $S = 6/24$ mit -17 D. sph. Papille temporal unten randständig ausgehöhlt. a) Gesichtsfeld für Weiß 3/330 und Farben 5/330. b) Sehr enges Gesichtsfeld für Weiß 2/1200.

hat. Allerdings treten sie bei der perimetrischen Untersuchung (10/330) oft nicht in Erscheinung, so daß häufiger von der Verbesserung der Sehschärfe als von der des Gesichtsfeldes nach erfolgreicher Glaukombehandlung berichtet worden ist.

Das Studium der Gesichtsfeldausfälle und der ophthalmoskopisch sichtbaren Veränderungen an der Papille ermöglichen, wie bereits früher erwähnt, eine topische Diagnostik der Sehnervenschädigung beim Glaukom. Viel schwerer ist die Frage nach der pathologischen Natur der Schädlichkeit zu entscheiden, welche zur Leitungsunterbrechung und nachträglichen Zerstörung der Sehnervenfasern führt. Die gangbare Erklärung mit Hilfe der Drucktheorie des Glaukoms besagt, daß der gesteigerte Binnendruck des Auges die Sehnervenfasern gegen den Rand des Skleroticochorioidealkanals drückt, gleichzeitig durch Druck auf die Lamina cribrosa diese zum Rückweichen bringt, wodurch die durch die Lücken durchtretenden Sehnervenfasern zusammengedrückt werden. Diese Erklärung erscheint einfach und einheitlich, doch trägt sie nicht allen Tatsachen Rechnung. Die nicht so seltenen Fälle, bei denen im Anfangsstadium der Erkrankung die Papille leicht geschwollen und die Gefäße erweitert und geschlängelt sind, lassen sich durch die so formulierte Drucktheorie nicht erklären, auch die Zurückdrängung der Lamina cribrosa läßt bei ihrer Erklärung die Frage unbeantwortet, was mit dem Gewebe geschieht, das von der Lamina cribrosa verdrängt wird. Die mit der Drucksteigerung in Zusammenhang stehende,

von SCHNABEL (1905) beschriebene Lücken- und Cavernenbildung ermöglicht es
manches sonst Unverständliche zu begreifen. Die Cavernen, die sich im Papillengewebe, aber auch hinter der Lamina cribrosa entwickeln, erlauben es zu begreifen,
daß ein Funktionsausfall ohne Excavationsbildung vorhanden sein kann, daß
die Cavernenbildung hinter der Lamina cribrosa die Voraussetzung für deren
Zurückdrängung oder Zurücksinken schafft. Die Entstehung kleiner Lücken
im Nervengewebe kann wohl als Erklärung für die Entstehung kleiner umschriebener Skotome herangezogen werden. Freilich ist die Beantwortung der
Frage, warum die Schädigung und die Zerstörung der Sehnervenfaser fast immer
an denselben Stellen des Nervengewebes stattfindet, noch nicht gefunden. Daß
der Druck bei der Entstehung der Leitungsstörung und dem späteren Verfall
der Sehnervenfasern zumindest in den meisten Fällen eine Rolle spielt, ist sicher.

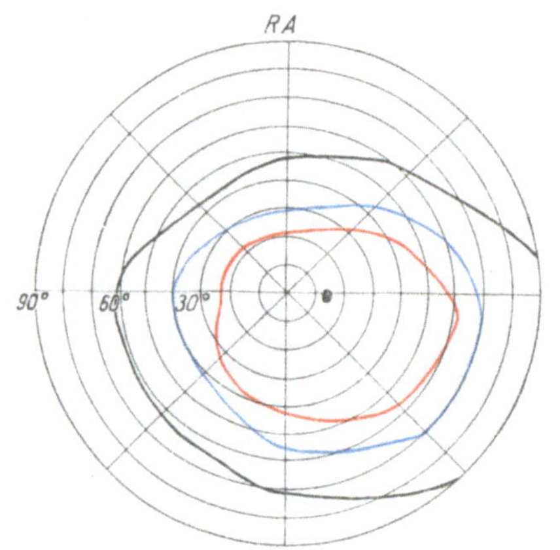

Abb. 114. Glaukom des rechten Auges. 62jährige
Frau. Seit zwei Jahren bestehendes Glaukom durch
einen akuten Anfall eingeleitet. Trotz wiederholter
Operationen und medikamentöser Behandlung stets
wieder Druckanstiege. $T = 22$ mm Hg. Gesichtsfeld
für Weiß 6/330 und Farben 10/330.

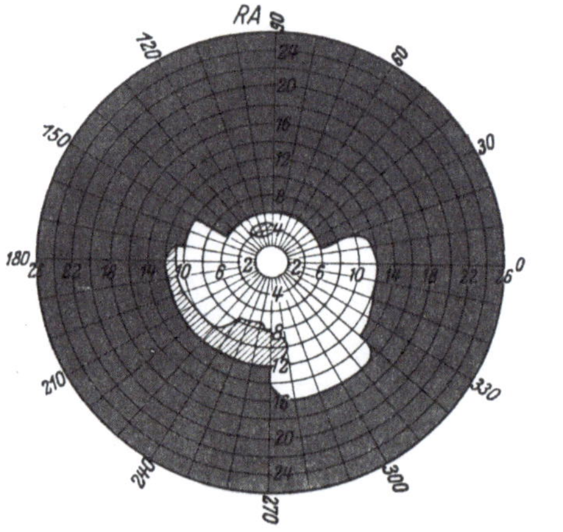

Abb. 115. Derselbe Fall. Kampimetrische Gesichtsfeldaufnahme für Weiß 3/1700. Dabei tritt erst die
schwere Schädigung des Gesichtsfeldes hervor.

Mechanisch dürften die Vorgänge sich
nicht so einfach abspielen, wie die Druck-
theorie bis jetzt angenommen hat. Es sei auf die auf S. 226 besprochenen Tatsachen hingewiesen. Die Drucksteigerung wirkt vielleicht dadurch, daß eine
der Menge und der Beschaffenheit nach gegenüber der Norm veränderte Flüssigkeit in den Sehnerven eingepreßt wird und zum Zerfall der Nervenfasern führt,
wodurch die Kavernen entstehen (v. HIPPEL 1923). Die angioskotometrischen
Befunde von EVANS (1938) können als Unterstützung dieser Ansicht dienen.
EVANS nimmt an, daß die angioskotometrischen Ausfälle durch Erweiterung
der perivaskularen Lymphräume und die Durchtränkung des Netzhautgewebes
mit Flüssigkeit entstehen. Die Aufnahme von Flüssigkeit durch den Sehnerven
kann auch die Schwellung der Papille erklären, die nicht selten in den Anfangsstadien besonders des akuten Glaukoms vorhanden ist.

Auf die große Bedeutung der Gesichtsfelduntersuchung beim Glaukom ist
bereits hingewiesen worden (Abb. 101—103, 105—110, 112—115) sie kann
nicht genug hervorgehoben werden, und man kann ruhig behaupten, daß ein
Glaukom vollständig ungenügend untersucht worden ist, wenn eine Gesichtsfeldaufnahme nach BJERRUM nicht gemacht worden ist. Die Unterlassung
dieser Untersuchung kann heutzutage geradezu als Kunstfehler gelten.

Das Sekundärglaukom nimmt in bezug auf Gesichtsfeldveränderungen keine gesonderte Stellung ein. Wenn F. LAGRANGE (1922) der Ansicht Ausdruck gegeben hat, daß beim Sekundärglaukom, das er nicht als wirkliches Glaukom anerkennt, sondern als „œil dur" bezeichnet, dem Glaukom eigentümliche Gesichtsfeldveränderungen nicht vorkommen, so kann dem nicht beigestimmt werden. PROKSCH (1927) glaubt, daß das Sekundärglaukom dem akuten Glaukom gleichzusetzen ist, und das Gesichtsfeld dabei sich wie das beim akuten Glaukom verhält. Schon 1925 hat C. AGNANTIS (1925) sich gegen die Ansicht von LAGRANGE gewendet und auf Grund zahlreicher Beobachtungen hervorgehoben, daß das Gesichtsfeld beim Sekundärglaukom verschiedenen Ursprungs sich meist so verhält wie beim chronischen Glaukom. Auch TRAQUAIR sagt, die Gesichtsfeldveränderungen beim Sekundärglaukom seien vom selben Typus wie beim primären. Die Durchsicht des eigenen Materials hat mir gleichfalls bewiesen, daß beim Sekundärglaukom das Gesichtsfeld sich ebenso verhält wie beim chronischen. Es kommen dabei BJERRUMsche Skotome, nasale Sprünge vor. In vielen Fällen, die zur Untersuchung kommen, ist allerdings der Verfall des Gesichtsfeldes so weit gediehen, daß sich nicht mehr feststellen läßt, auf welche Weise der Verfall des Gesichtsfeldes vor sich gegangen ist.

Literatur.

AGNANTIS, C.: Les modifications du champ visuel dans le glaucome secondaire. Ann. Ocul. (Fr.) **162**, 597 (1925).

BAAS, K.: Das Gesichtsfeld. Stuttgart 1896. — BERRY, G. A.: Remarks on the diagnostic and treatment of glaucoma. Lancet, Aug. 1904 415. — BENSTEIN, I.: Kampimetrische Untersuchungen über die Wirkung der Ca-Iontophorese auf Netzhautödem. Vestn. Oftalm. **16**, 48 (1940). — BJERRUM, J.: Om en Tilföjelse til den sedvanlige Synfeltundersógelse samt om Synfeltet vid Glaukom. Nord. ophthalm. Tskr. **2**, 141 (1889). — Über eine Zufügung zur gewöhnlichen Gesichtsfeldmessung und über das Gesichtsfeld bei Glaukom. 10. Internat. med. Kongr. Berlin **1890**, 68. — Om Glaukomets Kliniske Avgränsning. (Über die klinische Abgrenzung des Glaukoms.) Nord. ophthalm. Tskr. **5** (1892). — BLIEDUNG: Ein Fall von außergewöhnlich ausgedehnten markhaltigen Nervenfasern. Z. Augenhk. **46**, 345 (1921). — BONNEFON: De l'ophtalmomalacie expérimentale. Ann. Ocul. (Fr.) **158**, 762 (1921). — BRADBURNE: The diagnostic and treatment of simple glaucoma. Med. Press a. Circ. August 1921. — BRUDZEWSKI: Podrecznik Perymetrji klinicznej. 109 (1925). — BUNGE: Über Gesichtsfeld und Faserverlauf im optischen Leitungsapparat. Halle 1914.

DASCHEWSKIJ, A. I.: Die angioskotometrische Pilokarpinprobe beim Glaukom. Sow. Wjestn. Oftalm. **11**, 523 (1917). — Die Wirkung der Dunkelheit auf den blinden Fleck und die Angioskotome des glaukomatösen Auges. Ibid. **16**, 351 (1940). — DOGIEL: Die Neurologie in der Retina des Menschen. Arch. mikr. Anat. **41**, 612 (1893).

ELLIOT: A treatise on Glaucoms. Oxford med. Publ. 1918. — EVANS, J. N.: Interpretation of defects of visual field. Arch. Ophthalm. (Am.) **3**, 153 (1930). — Transient fluctuations in the scotoma of glaucoma. Amer. J. Ophthalm. **18**, 333 (1935). — Classic characteristics of defects of visual field. Arch. Ophthalm. (Am.) **22**, 410 (1939).

FEIGENBAUM, A.: Über vorübergehende und dauernde Störungen der Dunkeladaptation beim Glaukom. Klin. Mbl. Augenhk. **80**, 596 (1928). — Über den Einfluß der Belichtung und Verdunkelung auf den intraokularen Druck normaler und glaukomatöser Augen. Klin. Mbl. Augenhk. **80**, 577 (1928). — FERREE, C. E., G. RAND a. L. L. SLOAN: ROENNEs nasal step as studied with stimuli of different visibilities. Arch. Ophthalm. (Am.) **6**, 877 (1931). — FLEROFF, E. K.: Über die BJERRUMsche Methode der Gesichtsfelduntersuchung bei Glaukom und einigen anderen Augenerkrankungen. Verh. 1. Ärztekongr. d. Wolgageb. in Kasan **1923**, 288. — FRIEDENWALD, H.: Notes on the visual field in glaucoma. Ann. Ophthalm. (Am.) **11**, 157 (1902).

GALLOIS, J.: Acétylcholine dans un cas de glaucome chronique avec réduction extrème du champ visuel. Bull. Soc. Ophthalm. Par. 9, 85 (1930). — GALLUS: Zur Lage der Ringskotome. Z. Augenhk. 7, 361 (1902). — GRAEFE, A. v.: Über die Untersuchung des Gesichtsfeldes bei amblyopischen Affektionen. Graefes Arch. 2/2, 258 (1856). — Beiträge zur Pathologie und Therapie des Glaukoms. Graefes Arch. 15/3, 108 (1869). — GREISCHER, F.: Über die BJERRUMsche Methode der Gesichtsfelduntersuchung und über ihre Resultate bei Glaukom. Klin. Mbl. Augenhk. 50/II, 103 (1912). — GROENOUW: Über die Sehschärfe der Netzhautperipherie etc. Arch. Augenhk. 26 (1893).

HAFFMANS, I. H. A.: Beiträge zur Kenntnis des Glaukoms. Graefes Arch. 8/2, 124 (1862). — HANSEN, GRUT. E.: Bemerkninger om Behandlingen af Glaukom. Ref. Klin. Mbl. Augenhk. 26 (1902). — HIPPEL, v.: Die Krankheiten des Sehnerven. Gr.-S. Handb., 2. Aufl., 7, 235 (1923). — HOEVE, v. D.: Gesichtsfelddefekte und Operationsmethoden bei Glaukom. Z. Augenhk. 34, 277 (1915). — HOLTH, S.: Det normale Synorgans indirekte Stirreblindhet og dens Betydning fór Synfeltets undersógelsen. Kristiania 1896. — Iridencleisis antiglaucomatosa. Norsk Mag. Laegevidensk. 1908, Nr. 3. — HONG TJOEN YAP: Gesichtsfeldbeschränkung und Prognose der Iridektomie bei Glaukom. Inaug.-Diss. Leyden 1919.

JAEGER, ED.: Ergebnisse der Untersuchung mit dem Augenspiegel, unter besonderer Berücksichtigung ihres Wertes für die allgemeine Pathologie. Wien: Seidel, 1869. — JAENSCH, P. A.: Das Verhalten der parazentralen Skotome beim chronischen Glaukom und ihre prognostische Bedeutung. Klin. Mbl. Augenhk. 77, 339 (1926). — JOSEPH: Résultats éloignés des opérations antiglaucomateuses. Ann. Ocul. (Fr.) 157, 827 (1935).

LAGRANGE, F.: Du glaucome et de l'hypertonie. Paris: Doin 1922. — LANDESBERG: Ausbruch von Glaukom infolge eines Streifschusses. Eigentümliche Gesichtsfeldeinschränkung. Graefes Arch. 15 (1869). — LANG: Opaque nerve fibers. Trans. ophthalm. Soc. U. Kingd. 40, 178 (1920). — LAUBER: Zur Methodik der Gesichtsfeldmessung bei herabgesetzter Beleuchtung. Russ. Ophthalm. J. 8, 166 (1928). — LIPPMANN, W.: Über das Vorkommen von Zentralskotomen bei Iridocyklitis. Klin. Mbl. Augenhk. 67, 63 (1921). — LLOYD, RALPH I.: The scotoma in glaucoma simplex. Amer. J. Ophthalm. 17, 579 (1934). — LOEHLEIN: Über Gesichtsfelduntersuchungen bei Glaukom und ihren differentialdiagnostischen Wert. Arch. Augenhk. 76, 165 (1914). — DE LOGU, A.: Rapporto fra campo visivo ed acutezza visiva nel glaucoma primitivo. Lett. oftalm. 5, 3 (1928).

MacNAB: A glaucoma „record". Ophthalm. Rev. (Am.) 1908, 27. — MAGITOT, A.: La pression vasculaire rétinienne dans un cas de cécité posthémorragique. Ann. Ocul. (Fr.) 156, 666 (1919). — Sur la tension oculaire et quelques-unes de ses modifications expérimentales. Ann. Ocul. (Fr.) 160, 1 (1923). — MARLOW, S. B.: Visual fields in chronic glaucoma. The effect of reduced illumination. Graefes Arch. 7, 211 (1932). — MEISLING: Om undersógelsen af Synfeltet med hoide Objecter med smaa Synsvinkler. Kóbehavn 1899. — MEYER-STEINEGG: Sektorenförmige Gesichtsfelddefekte bei Glaukom und ihre Ätiologie. Klin. Med. 86, 529 (1931). — MICHEL: Über die Ausstrahlungsweise der Opticusfasern in der menschlichen Retina. Festschr. C. LUDWIG gewidmet. 1875. — MÖLLER, H. U.: Dark vision in glaucoma. Acta ophthalm. (Dän.) 3, 170 (1926).

NAKAMURA: Ein Fall von Glaukom mit seltenem Gesichtsfeldbefund. Acta Soc. ophthalm. jap. u. Klin. Mbl. Augenhk. 51/1, 742 (1912). — NICOLETTI: Sul comportaneto e significato clinico dello scotoma anulare nelle affezioni delle membrane interne dell'ochhio e del nervo ottico. Att. Congr. Soc. ital. Ottalm. 1925, 262 u. Ann. Ottalm. 54, 879 (1926).

PETER, L. C.: Visual fields in glaucoma. Arch. Ophthalm. (Am.) 49, 309 (1920). — A simplified conception of visual field changes in chronic glaucoma. Arch. Ophthalm. (Am.) 56, 337 (1927). — PFLÜGER: Wie verhalten sich einige Glaukomsymptome zur Drucktheorie? Über die Einwirkung der Mydriatica und Myotica auf den intraokularen Druck unter physiologischen Verhältnissen. 17. Vers. ophthalm. Ges. Heidelberg. Klin. Mbl. Augenhk. 23, 91. — PICKARD, R.: The red field and optic disc resistance in glaucoma and allied conditions. Proc. Soc. Med., Lond. **23**, 845 (1930). — Posey: Some unusual changes in the visual fields. Arch. Ophthalm. (Am.) **44**, 507 (1915). — Smith-Priestley: A scotometer for the diagnosis of glaucoma and other purposes. Trans. ophthalm. Soc. U. Kingd. **26** (1906). — Centripetal fan scotoma in glaucoma. Brit. J. Ophthalm. **9**, 232 (1925). — Proksch: Beitrag zum Glaukomgesichtsfeld. Z. Augenhk. **61**, 344 (1927).

Roll, J.: Über quantitative Perimetrie bei Glaukom. Untersuchungen mit in ihrer Helligkeit abgestuften Objekten im verdunkelten Raume. Inaug.-Diss. Freiburg 1937. — Rönne, H.: Über die Form der nasalen Gesichtsfelddefekte bei Glaukom. Graefes Arch. **71**, 52 (1909). — Rydel, L.: Ein Beitrag zur Lehre vom Glaukom. Graefes Arch. 18/1, 1 (1872).

Sachs, Th.: Über Skotome bei glaukomatösen Sehnervenleiden. Cbl. prakt. Augenhk. **46**, 161 (1922). — Samoilow, A.: Herdreaktion bei Augentuberkulose. Vestn. Oft. **13**, 183, 1938. — Samoiloff, A.: Untersuchungen über die' Veränderungen der glaukomatösen Skotome bei intraokularen Druckschwankungen. Klin. Mbl. Augenhk. **69**, 59 (1922). — Über die Veränderungen des Blindfleckes bei Glaukom. Russ. Ophthalm. J. **1**, 33 (1922). — Die Größenzunahme des blinden Fleckes nach subkonjunktivalen Kochsalzinjektionen. Klin. Mbl. Augenhk. **70**, 655 (1923). — Études scotométriques de l'œil hypertendu. Ann. Ocul. (Fr.) **161**, 523 (1924). — Einige Bemerkungen zur Frage über die Skotombildung. (Zu der Arbeit von W. Wegner: Kann Skotombildung allein durch Erhöhung des intraokularen Druckes bedingt sein?) Z. Augenhk. **5**, 214 (1926). — Sattler, C. H.: Über das Gesichtsfeld bei Glaukom. Z. Augenhk. **27**, 37 (1912). — Schmidt-Rimpler: Druckexkavation und Sehnervenatrophie. Arch. Augenhk. **59**, 1 (1907). — Glaukom Gr.-S. Handb., 1 u. 2. Aufl. (1907). — Schnabel, I.: Das glaukomatöse Sehnervenleiden. Arch. Augenhk. **24**, 273 (1892). — Die Entwicklungsgeschichte der glaukomatösen Exkavation. Z. Augenhk. **14**, 1 (1905). — De Schweinitz: The visual fields in chronic glaucoma. Ophthalm. Rev. (Am.) **1899**, 350. — Seidel: Beiträge zur Frühdiagnose des Glaukoms. Untersuchungen über das zentrale Gesichtsfeld mit Prüfungsobjekten unter kleinem Gesichtsfeldwinkel. Graefes Arch. 88/I, 102 (1914). — Simon: Über periphere Skotome bei Glaukom. Cbl. prakt. Augenhk. **20**, 102 (1896). — Sinclair, A.: Bjerrums method of testing the fields of vision, the advantages of the method in the clinical works, and its special value in the diagnosis of glaucoma. Trans. ophthalm. Soc. U. Kingd. **25**, 384 (1905). — Case of glaucoma with remarcable restriction of both fields. Trans. ophthalm. Soc. U. Kingd. **27**, 261 (1907). — Sloan, L. L.: The paracentral field in early glaucoma. Arch. Ophthalm. (Am.) **5**, 601 (1931). — Smith Pristley: A scotometer for the diagnosis of glaucoma and other purposes. Trans. ophthalm. Soc. U. Kingd. **26** (1906). — Centripital fan scotoma in glaucoma. Brit. J. Ophthalm. **9**, 232 (1925). — Stargardt, K.: Über Störungen der Dunkeladaptation. Graefes Arch. **73**, 77 (1910). — Sym, W. a. A. Sinclair: The apparatus for Bjerrums test. Ophthalm. Rev. (Am.) **1906**, 141. — Szily, v.: Von dem blinden Fleck ausgehendes Ringskotom (sogenanntes Bjerrumsches Zeichen) bei zentraler Stauungspapille. Klin. Mbl. Augenhk. **51**, 196 (1913).

Thomasson, A. H.: The development of the glaucoma scotoma. Arch. Ophthalm. (Am.) **56**, 319 (1927). — The value of scotometry in the diagnosis and treatment of glaucoma. Arch. Ophthalm. (Am.) **57**, 160 (1928). — Traquair, H. M.: Perimetry in the study of glaucoma. Trans. ophthalm. Soc. U. Kingd. **51**, 585 (1931). — Tschechow: Über Dunkeladaptation des Auges beim Glaukom. Russ. Ophthalm. J. **1**, 235 (1922). — Tschenzow, A. G.: Über Dunkeladaptation des Auges beim Glaukom. Russ. Ophthalm. J. **1**, 235 (1922).

Vasquez, Barrière: Die Frühdiagnose des Glaukoms. Arch. Uruguayanos de Med. Cir. y Esp. Mai 1933, 369.

Waite, J. H., G. S. Derby a. E. B. Kirk: The light sense in early glaucoma particularly the achromatic scotopic treshold at the macula. Trans. ophthalm. Soc. U. Kingd. 45/1, 301 (1925). — Wegner, W.: Kann Skotombildung allein durch Erhöhung des intraokularen Druckes bedingt sein? Z. Augenhk. **56**, 48 (1925). — Wessely, K.: Experimentelle Untersuchungen über den Augendruck sowie über qualitative und quantitative Beeinflussung des intraokularen Flüssigkeitswechsels. Arch. Augenhk. 40/1, 97 (1908). — Über Störungen der Adaptation. Arch. Augenhk., Erg.-H. 1916, 53. — Über die Bedeutung der Farbenperimetrie beim Glaukom. Klin. Mbl. Augenhk. 79, 811 (1927). — Glaukom. Neue Dtsch. Klin. 4, 241 (1929). — WÜRDEMANN, H. V.: The relations of cupping of the optic disc to visual fields in glaucoma. Amer. Ophthalm. 10, 831 (1927).

D. Das Gesichtsfeld bei Anomalien und Erkrankungen des Sehnerven.

1. Conusbildungen.

Schon frühzeitig hat die Frage des Verhaltens der Funktion im Bereiche der Conusbildungen die Forscher beschäftigt. Trotz zahlreicher darauf gerichteter Untersuchungen ist eine einheitliche Auffassung nicht vorhanden. Man muß verschiedene Bildungen voneinander unterscheiden: die myopischen Coni im engeren Sinn und die chorioidealatrophischen Herde in der Nähe der Papille. Schließlich die Coni nach unten mit ihren Übergängen zu ausgesprochenen Kolobombildungen.

Bezüglich der kleinen angeborenen Coni nach außen gibt SCHNABEL (1874) an, daß sie sich durch dieselbe Empfindungslosigkeit auszeichnen wie der blinde Fleck selbst, d. h. daß der blinde Fleck entsprechend der Größe des Conus vergrößert ist. MAUTHNER (1876) konnte diese Beobachtung nur bisweilen machen. DE VINCENTIIS (1922) fand den blinden Fleck bei vorhandenem Conus innerhalb der physiologischen Größenabmessungen; seine Mitteilung kann aber nicht als beweisend angesehen werden, da er nur feststellt, daß die von ihm untersuchten Augen mit Conus keinen größeren blinden Fleck hatten als Augen ohne Conus. Aus seinen Untersuchungen kann nicht gefolgert werden, wie die Funktion im Bereiche der Coni beschaffen ist, da ja der gefundene blinde Fleck sowohl der Papille allein als auch der Papille plus Conus entsprechen kann. Das von DONDERS (1866) und SCHNABEL geübte Verfahren, das Bild einer sehr kleinen Lichtquelle mit dem Augenspiegel auf den blinden Fleck zu werfen, und damit unter ständiger Kontrolle des Untersuchers die Papille und den Conus abzutasten, gibt diesbezüglich viel genauere Aufschlüsse, da es über die Funktion bestimmter Stellen sichere Auskunft gibt. Es ist daher der Schluß gerechtfertigt, daß bei angeborenem Conus innerhalb desselben oft die Netzhautfunktion fehlt, mitunter aber vorhanden ist. Schon SCHNABEL hat durch seine Untersuchung gezeigt, daß beim Conus nach unten der blinde Fleck entsprechend der Ausdehnung des Conus vergrößert ist. Ich selbst verfüge über gleiche Beobachtungen (1909).

v. GRAEFE (1855) hatte festgestellt, daß entsprechend den großen myopischen Coni eine Vergrößerung des blinden Fleckes vorhanden ist, entweder in Gestalt eines absoluten oder eines relativen Skotoms für Weiß. Mit ihm stimmen DONDERS (1852), SCHNABEL (1874), v. JÄGER (1881), WOINOW (1869), BAAS (1895), NAGEL (1879), BJERRUM (1889, 1890), SCHLEICH (1885) und zuletzt DE VINCENTIIS und HEDINGER (1929, 1920) überein. DE VINCENTIIS (l. c.) fand auch in Übereinstimmung mit OTTO (1897), BAAS (1896), WEISS (1898), CANTONNET (1903), daß das absolute Skotom, das einem Teil oder dem ganzen Conus entspricht, von einer farbenschwachen Zone umgeben ist, wobei das Skotom für Grün am größten ist, worauf die Grenzen für Rot und Blau folgen. In manchen Fällen stellt das Skotom ein genaues Abbild des Conus dar, wie dies besonders die Selbstbeobachtung von WOINOW (1869) dartut; in anderen Fällen ist das Skotom kleiner als dem ophthalmoskopisch sichtbaren Conus entsprechen würde, und gleicht ihm auch nicht in seiner Gestalt. In Abhängigkeit von der oft bedeutenden

Vergrößerung des blinden Fleckes nach innen zu, ist der Abstand zwischen seinem Rand und dem Fixationspunkt oft nicht unwesentlich gegenüber der Norm verkleinert.

Eine Sonderstellung unter den Conusbildungen nehmen die heterotypischen Coni ein. Seit JÄGER und SCHNABEL, welche die Coni nach unten als Kolobome auffaßten, hat sich die Ansicht, daß es sich dabei um Bildungen handelt, die von den gewöhnlichen Coni nach außen verschieden sind, immer mehr gefestigt. Doch waren die Fälle heterotypischer Coni auf das Verhalten des Gesichtsfeldes nicht besonders untersucht worden. WORTEN (1911) fand bei fünf untersuchten Fällen mit Conus nach unten eine geringe periphere Einengung für Grün; E. FUCHS (1917) fand in einigen Fällen eine Einengung des Gesichtsfeldes für Weiß um 10 bis 15° und für Grün um durchschnittlich 5° im Vergleich zum anderen normalen Auge des Untersuchten.

ZIERING (1936) hat sich eingehend mit perimetrischen Untersuchungen von Augen mit heterotypischen Coni beschäftigt und konnte in 19 Fällen mit 31 heterotypischen Coni achtmal beiderseitig und viermal einseitig parazentrale Skotome nachweisen. Auf Grund seiner Untersuchungen und der entwicklungsgeschichtlichen und anatomischen Tatsachen kommt ZIERING zur Unterscheidung von zweierlei Arten von Coni: Solche, bei denen es sich um eine Mißbildung bzw. teilweise Aplasie des Sehnerven handelt (Conus papillaris) und solche, bei denen eine Mißbildung im Bereiche des Augenbechers vorhanden ist (Conus parapapillaris). Es kommen auch gemischte Formen vor, bei denen die Mißbildung sowohl die Papillenanlage als auch die benachbarten Teile des Augenbechers betrifft. Beim Conus papillaris ist die Papille unten vielfach abgeschrägt oder ganz unscharf begrenzt, wie ausgewischt, so daß eine scharfe Grenze zwischen Papille und Conus fehlt. Der Conus in diesen Fällen ist meist von heller Farbe. Ist dagegen eine wohlgebildete „intakte" Papille von einer gut begrenzten Sichel umgeben, so handelt es sich wahrscheinlich um einen Conus parapapillaris. Die heterotypischen Coni der ersten Art weisen meist stärkere Herabsetzung der Sehschärfe auf, als die parapapillären Coni, ebenso Gesichtsfeldausfälle, die bei den Coni der zweiten Art fehlen. Die Gesichtsfeldausfälle treten als Vergrößerungen des blinden Fleckes auf und entsprechen der Richtung des Conus. So finden sich beim Conus nach unten Vergrößerungen des blinden Fleckes nach oben, beim Conus nach oben eine Vergrößerung des blinden Fleckes nach unten. Die Kenntnis des Vorkommens solcher Skotome bei Mißbildungen des Sehnerven ohne weitere pathologische Veränderungen im Augenhintergrunde besitzt große Bedeutung, da sie eine Erklärung für Gesichtsfeldausfälle ermöglicht, die sonst auf einen pathologischen Prozeß hinweisen würden. BABA (1939) hat unter 45 Augen mit heterotypischen Coni in 29 Fällen periphere Gesichtsfeldeinschränkungen gefunden.

Sie bilden auch einen Übergang zu den Gesichtsfeldausfällen bei Kolobombildungen des Sehnerven und seiner Scheiden.

Literatur.

BAAS: Das Gesichtsfeld. Stuttgart 1896. — BABA, M.: Über den Conus nach unten und das Gesichtsfeld. Nagasaki Igakkwai Zasshi (Jap.) 17, 2483 (1939). — BJERRUM: Om en Tilfojelse til den sädvanlige Syns-felt undersoegelse samt om Syns-feltet ved Glaukom. Nord. Ophthalm. Tskr. 2 (1889). — Über die Untersuchungen des Gesichtsfeldes. Med. Selsk. Förhandl. 1889. — Über eine Zufügung zur gewöhnlichen Gesichtsfeldmessung und über das Gesichtsfeld bei Glaukom. 10. Internat. med. Kongr. Berlin 1890, 66. — BOTTO: Ricerche sulla posizione ed estensione della regione cieca di MARIOTTE nei miopi. 13. Congr. Assoc. Oftalm. Ital. Palermo 1892, 98, u. Ann. Ottalm. 22/1, 42 (1893). — BULL, O.: Perimetrie. Bonn 1895.

CANTONNET: La tache de MARIOTTE et la région de MARIOTTE chez les myopes. Arch. Ophtalm. (Fr.) **23**, 525 (1903).

DOBROWOLSKY: De la distance entre la fovea centralis et le centre de la tache aveugle dans les yeux à réfraction différente. Ann. Ocul. (Fr.) **2**, 217 (1871). — DONDERS: Onderzoegningen gedaan in het physiol. Laborat. d. Utrecht'sche Hoegeschool. **4**, 335 (1852).

FUCHS, E.: Über den anatomischen Befund einiger angeborener Anomalien der Netzhaut und des Sehnerven. Graefes Arch. **93**, 1 (1917).

v. GRAEFE: Nachträgliche Bemerkungen über Scleroticochorioiditis posterior. Graefes Arch. 1/2, 307 (1855). — Über die Untersuchung des Gesichtsfeldes bei amblyopischen Affektionen. Graefes Arch. 2/2, 258 (1856).

HEDINGER, M.: Der MARIOTTEsche Fleck bei Achsenmyopie. Graefes Arch. **121**, 126 (1929).

v. JÄGER: Über die Einstellungen des dioptrischen Apparates im menschlichen Auge, S. 70 (1861).

LAUBER, H.: Hochgradiges Staphyloma posticum. Z. Augenhk. **22**, 545 (1909).

MAUTHNER: Vorlesungen über die optischen Fehler des Auges. 1876.

NAGEL: Über ophthalmoskopische Befunde in myopischen Augen. Tagebl. d. Naturforschervers. in Baden-Baden, 1879.

OTTO: Beobachtungen über hochgradige Kurzsichtigkeit und ihre operative Behandlung (Forts. u. Schluß). Graefes Arch. **43**, 323 (1897).

SCHLEICH: Untersuchungen über die Größe des blinden Fleckes und seine räumlichen Beziehungen zum Fixationspunkte. Mitt. ophthalm. Klin. Tübingen. 2/2, 181 (1885). — SCHNABEL: Zur Lehre von den Ursachen der Kurzsichtigkeit. Graefes Arch. 20/2, 1 (1874).

VINCENTIIS, G. DE: Il comportamento della macchia cieca nell'occhio normale e patologico. Ann. Ottalm. **50**, 330 (1925).

WEISS: Über das Gesichtsfeld der Kurzsichtigen. Leipzig 1898. — WETTENDORFER: DEUTSCHMANNS Beitr. Augenhk. **1902**. — WOINOW: Über das Sehen mit dem blinden Fleck und seiner Umgebung. Graefes Arch. 15/2, 155 (1869). — WORTON: FUCHS' coloboma and astigmatism Ophthalmoscope, **1911**, 833.

ZIERING, J.: Der papilläre und parapapilläre Conus heterotypicus. Klin. Mbl. Augenhk. **97**, 169 (1936).

2. Kolobome des Opticus und seiner Scheiden.

Bei den hochgradigen Mißbildungen der Sehnerven, von denen eine große Zahl veröffentlicht worden sind, ist das Sehvermögen oft so schlecht, daß Gesichts-

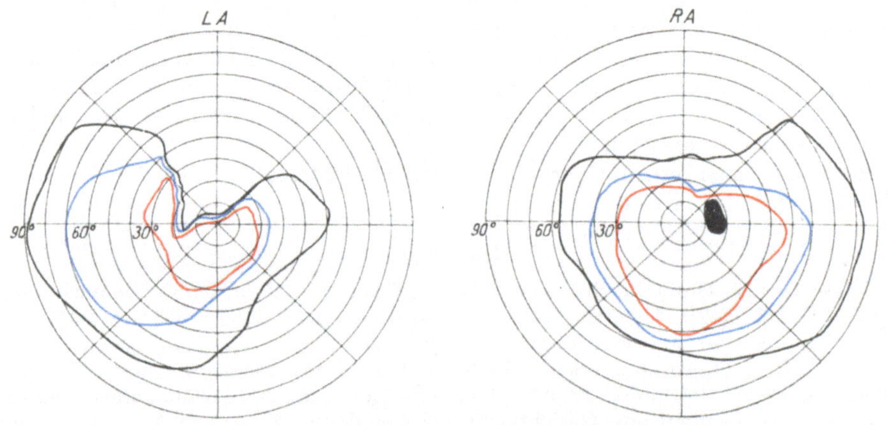

Abb. 116. Kolobom der Sehnervenscheiden beider Augen. Rechtes Auge $S = 6/10$, linkes Auge: $S = 6/12$. Beiderseits an Stelle der Papille eine Grube, aus deren Tiefe Netzhautgefäße entspringen. Die Grube ist im rechten Auge von der Größe zweier Papillen, im linken Auge noch größer. Gesichtsfelder für Weiß 6/330 und Farben 10/330. Rechts blinder Fleck vergrößert, links in Zusammenhang mit dem peripheren Gesichtsfeldausfall.

felduntersuchungen nicht möglich sind, oder es besteht, wie im ersten Fall von
VAN DER HOEVE (1907) (Abb. 116a), eine Verbindung mit sogenannten Kolobomen
der Aderhaut, so daß die vorhandenen Gesichtsfeldausfälle nicht sicher auf die
Mißbildung des Sehnerven zurückgeführt werden können. Im zweiten Fall von
VAN DER HOEVE (l. c.) war nicht nur eine
bedeutende Vergrößerung des blinden
Fleckes vorhanden, sondern auch ein Ausfall eines großen Teiles des Farbengesichtsfeldes nach oben. Der Fall von OELLER
(1899) schließt sich hier an. Es fand sich
ein scharf horizontal abgegrenzter Ausfall
der oberen Gesichtsfeldhälfte bei einem
hochgradigen Sehnervenkolobom mit stärk-
ster Vertiefung im unteren Abschnitt. Es
kann auch der Gesichtsfeldausfall dem bei
Kolobom der Aderhaut vorkommenden
gleichen. Die Fälle von ASK (1905), LAU-
BER (1911), KAYSER (1907), die eher in
die Gruppe der Sehnervenscheidenkolo-
bome einzureihen sind, wiesen außer beträchtlicher Vergrößerung des blinden
Fleckes (auf das Vier- bis Zehnfache der
Norm) keine Veränderungen des Gesichtsfeldes auf; dementsprechend war auch die

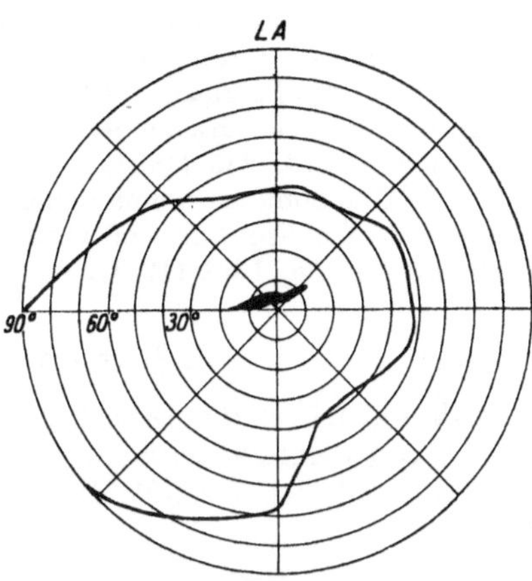

Abb. 117. Grubenbildung in der Papille. 58-
jähriger Mann. $S = 8/10$. Am temporalen Papillenrande grubenförmige Vertiefung. Gesichtsfeld für 3/330, parazentrales Skotom für Weiß
3/2000.

Sehschärfe in den Fällen von ASK und LAUBER normal. WICK (1920) verzeichnet in seinem Fall eine hochgradige, unregelmäßige Gesichtsfeldeinschränkung.

Bei den gruben- oder lochförmigen Kolobomen des Sehnerven fanden sich
in dem Fall von STOOD (1884), im Fall 3 von LAUBER (1909) und in den Fällen
von KÖHNE (1916) und CARSTEN (1924) parazentrale Skotome, im Fall 4 von
LAUBER außerdem eine starke Gesichtsfeldeinengung von oben. YOSHIDA (1931)
beobachtete eine Vergrößerung des blinden Fleckes. Lediglich geringere oder
ausgesprochene periphere Einengung verzeichneten REMAK (1884), MAKROCKI
(1888), RANDALL (1889) und ABRAMOWICZ (1916). Da viele der veröffentlichten
Fälle nicht mit kleinen Objekten untersucht wurden, ist es nicht unmöglich,
daß Gesichtsfeldausfälle häufiger sind als es nach den bisher bekannten Fällen
den Anschein hat.

Literatur.

ABRAMOWICZ, I.: Über umschriebene Vertiefungen der Sehnervenpapille. Klin.
oczna (Pol.) 4, 15 (1926). — ASK, F.: Zwei Fälle von Coloboma nervi optici. Z. Augenhk.
13, 432 (1905).

CARSTEN, P.: Über umschriebene Grubenbildung auf der Sehnervenpapille.
Z. Augenhk. 54, 79 (1924).

DOGGART, J. H.: A case of a crater-like hole in the optic disc. Brit. J. Ophthalm.
14, 517 (1930).

HALBERTSMA, K. T. A.: Crater-like hole and coloboma of the disc associated with
changes in the macula. Brit. J. Ophthalm. 11, 11 (1927). — VAN DER HOEVE: Colobom
am Sehnerveneintritt mit normaler Sehschärfe. Arch. Augenhk. 57, 13 (1907).

ISCHREYT: Zur Kasuistik der Mißbildungen des Auges. Klin. Mbl. Augenhk. 57,
494 (1916).

KAYSER: Über einen Fall von tiefer Ektasie des Fundus am Sehnerveneintritt.
Klin. Mbl. Augenhk. 45, 76 (1907). — KÖHNE, W.: Umschriebene Grubenbildung im
Bereiche eines Koloboms am Sehnerveneintritte. Z. Augenhk. 36, 212 (1916).

LAUBER, H.: Klinische und anatomische Untersuchungen über lochförmige partielle Kolobome des Sehnerven. Z. Augenhk. **21**, 105 (1909). — Sehnervenscheiden-kolobom. Z. Augenhk. **25**, 105 (1911).

MAKROCKI, F.: Zur Morphographie der Papilla nervi optici. Cbl. prakt. Augenhk. **12**, 264 (1888).

OELLER: Atlas der Ophthalmoskopie. E. Taf. VII. 1899.

RANDALL: Coloboma of the optic nerve and sheath. Trans. amer. ophthalm. Soc. 1887, zit. bei SZILY: Cbl. prakt. Augenhk. **13**, 432 (1905). — REMAK: Ein Fall von Kolobom des Sehnerven. Cbl. prakt. Augenhk. 8, 225 (1884).

STOOD, W.: Zur Kasuistik der Mißbildungen an der Sehnervenpapille. Klin. Mbl. Augenhk. **22**, 285 (1884).

WICK: Kolobom am Sehnerveneintritt. Z. Augenhk. **44**, 51 (1920).

YOSHIDA, Y.: Ein Fall von Grubenbildung an der Sehnervenpapille. Acta. Soc. ophthalm. jap. **35**, 1391 (1931).

3. Drusen im Sehnervenkopfe.

Während früher die Drusen im Sehnervenkopfe zum Teil als Begleiterscheinungen von Sehnervenentzündung aufgefaßt und die etwa vorhandenen Sehstörungen auf das Grundleiden bezogen wurden, ist diese Auffassung heute

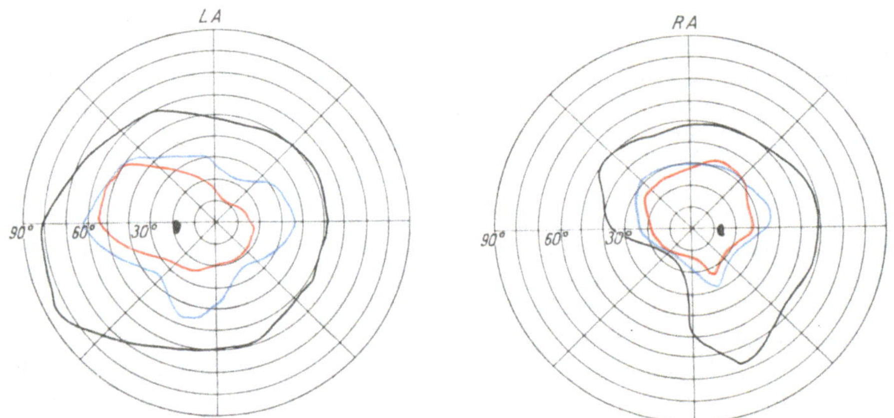

Abb. 118. Drusen im Sehnervenkopf. $S = 6/6$. Wenig zahlreiche Drusen in der nasalen Hälfte der Papille. Gesichtsfeld für Weiß 3/330, Skotome 2/2000.

nicht mehr berechtigt. Es unterliegt keinem Zweifel, daß die Drusen selbständig, ohne das Vorhandensein einer anderen Erkrankung im Sehnerven vorhanden sein können, wenn die Möglichkeit auch besteht, daß das Auftreten einer solchen Erkrankung zur Entwicklung von Drusen Anlaß geben kann. Was die Veränderungen des Gesichtsfeldes bei Drusen betrifft, so können zwei Gruppen von Fällen unterschieden werden. In der einen fehlen Gesichtsfeldausfälle vollständig. Zur ersten Gruppe gehören die Fälle, in denen vereinzelte Drusen am Rande der Papille liegen; sie führen, wie ich mich stets wieder überzeugen konnte, nicht zu irgendwelchen Gesichtsfeldstörungen. Diese Drusen liegen anatomisch nicht im Papillengewebe selbst, sondern am Rande der Papille, an deren Endigung des Pigmentepithels. Liegen aber die Drusen im Papillengewebe selbst, sind sie zahlreicher und vergrößern sich mit der Zeit, so rufen sie durch Druck auf die Sehnervenfasern eine Schädigung, in manchen Fällen Schwund derselben hervor. (Abb. 118, 119). Der Beginn der Gesichtsfeldveränderungen wird durch kleine Skotome gekennzeichnet, die sich in der Nähe des Fixationspunktes, meist zwischen diesem und dem blinden Fleck finden, wohl deshalb, weil so kleine Skotome an weiter peripher gelegenen Teilen des Gesichtsfeldes kaum mehr nachweisbar sind (Abb. 119). Die Skotome nehmen, wie LAUBER (1905) und besonders PASTORE (1925) nachweisen konnten, mit der Zeit an Größe zu. Es kann auch zu größeren peripheren Ausfällen des Gesichtsfeldes (WAARDENBURG 1917) kommen. Der blinde Fleck

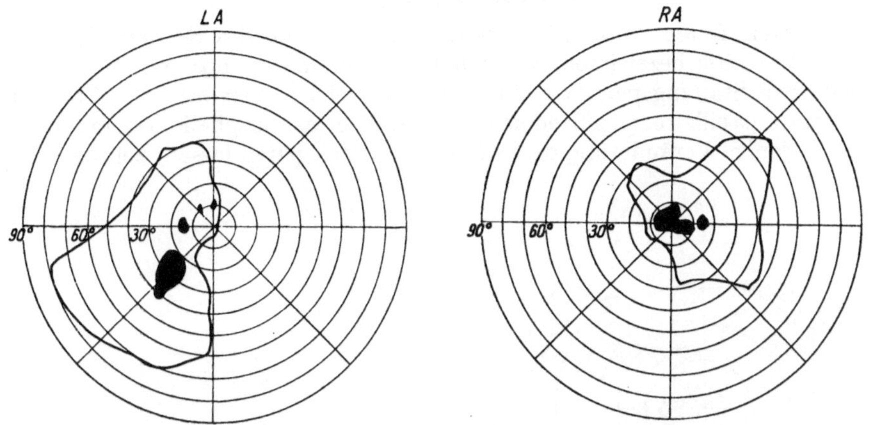

Abb. 119. Drusen der Papille. 34jährige Frau mit sehr reichlichen Drusen in Papillen beider Augen. Gesichtsfeldgrenzen für Weiß 3/330, Skotome 2/2000.

kann vergrößert sein, und auch kleine Zentralskotome sind gefunden worden (LAUBER). In neun von vierzehn nach BJERRUM untersuchten Fällen konnte LAUBER Skotome nachweisen, was Licht auf die Häufigkeit ihres Vorkommens bei Drusen wirft. Natürlich sind dabei nur Fälle berücksichtigt, in denen andere Erkrankungen, die Skotome hätten hervorrufen können, nicht vorhanden waren.

Literatur.

BRAUN, W.: Über familiäres Vorkommen von Drusen der Papille. Klin. Mbl. Augenhk. **94**, 734 (1935).

GIANNANTONI, C.: Ricerche cliniche sulle concrezioni della testa del nervo ottico. Ann. Fac. Med. e Chir. e Fac. Med. vet. Perugia **30**, 21 (1927).

HEYL: Albuminoid deposit in the optic disc and retinae. Trans. Amer. ophthalm. Soc. **7**, 355 (1895). — HÖEG, N.: Über Drusen im Sehnervenkopf. Graefes Arch. **72**, 454 (1909).

LAUBER, H.: Klinische und anatomische Untersuchungen über Drusen im Sehnervenkopf. Graefes Arch. **105**, 567 (1921). — LÖHLEIN, W.: Über die kegelförmige Papille mit Drusenbildung. Klin. Mbl. Augenhk. **86**, 433 (1931).

MORTON, A. S. a. J. H. PARSONS: Hyaline bodies (Drusenbildungen) at the optic disc. Trans. ophthalm. Soc. U. Kingd. **23**, 135 (1903).

NETTLESHIP: Aussprache zu: WERNER, Vitreous infiltration of the retina and central guttate chorioiditis. Trans. ophthalm. Soc. U. Kingd. **6**, 358 (1886).

PASTORE, F.: Concrezioni nella testa del nervo ottico. Ann. Ottalm. **53**, 195 (1925).

SCARLETT, H. W.: Druses apart from the nervehead. Amer. Ophthalm. **10**, 330 (1927). — SORIANO, F. J. u. H. R. PICOLI: Hyaline Excreszenzen der Papille. Arch. Oftalm. B. Air. **10**, 685 (1935).

VERRIJP, C. D.: „Drusen" auf der Papille. Ndld. Tschr. Geneesk. **70**/2, 1604 (1926).

WAARDENBURG, S. P.: Krystalloide vormsels in het netvlies gepaard met een eigenaardige gezichtsveldstoornis. Ndld. Tschr. Geneesk. **61**/2, 690 (1917). — WIECZOREK, A.: Familiäres Auftreten von Drusen der Papille. Klin. oczna (Pol.)

13, 336 (1935). — WIECZOREK, A. u. J. BIESIEKIERSKA: Drusen im Glaskörper.
Klin. oczna (Pol.) **14**, 475 (1936).

ZAMENHOF, A.: Ein Fall von Drusen auf den Sehnervenpapillen. Klin. oczna (Pol.)
14, 495 (1936).

4. Stauungspapille.

In früheren Zeiten wurde die wirkliche Entzündung des Sehnerven, die wir
heute als Papillitis bezeichnen, vielfach von dem ophthalmoskopisch ähnlichen
Zustande der Stauungspapille nicht genügend scharf getrennt. Als Stauungspapille (stase papillaire, papilloedema, choked disc, plerocephalic oedema) dürfen
wir nur diejenige Veränderung des Sehnervenkopfes gelten lassen, bei der infolge

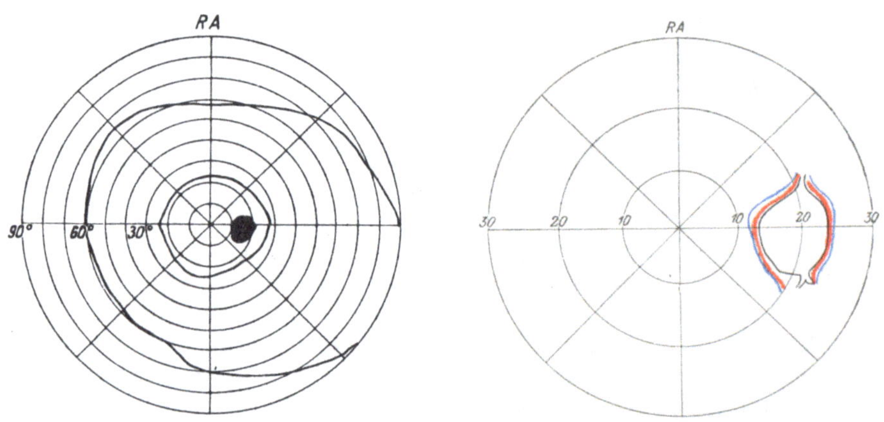

Abb. 120. Frische Stauungspapille beiderseits. 25jähriger Mann, der an heftigen Kopfschmerzen und in letzter
Zeit an Erbrechen leidet. Diagnose: Hirngeschwulst. Beide Augen: $S = 6/5$. Frische Stauungspapille mit 3,0 D.
Refraktionsunterschied zwischen der Kuppe der Papille und der umgebenden Netzhaut. Papille erscheint vergrößert, rot; Arterien wenig, Venen stark erweitert und letztere geschlängelt. Besonders die kleinen Gefäße
der Papille sind erweitert. Spärliche kleine Blutungen im Papillengewebe. a) Gesichtsfeld für Weiß 3/330 und
1/1700. b) Blinder Fleck für Weiß und Farben 1/1700.

intrakranieller Drucksteigerung aus beliebiger Ursache, seltener infolge venöser
Stauung in der Augenhöhle eine ödematöse Durchtränkung des intraokularen
Sehnervenabschnittes stattfindet. Den nachfolgenden Auseinandersetzungen
liegt diese Definition zugrunde.

Bei der frischen Stauungspapille ist das Gesichtsfeld oft normal, doch kommt
als häufige Abweichung vom Normalen Vergrößerung des blinden Fleckes vor,
die zuerst KNAPP (1870) festgestellt hat. Diese Vergrößerung kann geringfügig
sein, wobei der blinde Fleck von einer Zone relativer Schwächung umgeben ist,
sie kann aber auch ein absolutes Skotom darstellen und eine beträchtliche Größe
erreichen (Abb. 120 bis 122). Der blinde Fleck kann auf das Vier- bis Fünffache
des Normalen vergrößert sein, ja KAMPHERSTEIN (1905) berichtet über einen
Fall, bei dem die Niveaudifferenz der Papille 7 Dioptrien betrug und der blinde
Fleck achtmal größer war als normal. Die Vergrößerung des blinden Fleckes
rührt vom Abgedrängtwerden der Netzhaut vom Sehnerven her, deren Faltung
und der Schädigung der Neuroepithelien, die dabei eintritt. Auch größere
Blutungen am Rande der Stauungspapille können an der Vergrößerung des
blinden Fleckes mit Schuld tragen. DE SCHWEINITZ (1912) gibt an, daß die Vergrößerung des blinden Fleckes schon vor dem Sichtbarwerden der ophthalmoskopischen Erscheinungen vorhanden sein kann, was aber von anderer Seite
noch nicht bestätigt worden ist. TRAQUAIR (1927) fand diese Erscheinung nicht.

ADROGUÉ (1938, 1939) rät bei beiderseitiger Vergrößerung des blinden Fleckes ohne ophthalmoskopischen Befund nach Zeichen intrakranieller Drucksteigerung zu fahnden. Heute gibt die Messung des Venendruckes in der Netzhaut die Möglichkeit, die Frage nach dem Verhalten des intrakraniellen Druckes zu beantworten. (BAURMANN 1925, 1927, SOBAŃSKI 1934, LAUBER 1935, 1937). MAGITOT und DUBOIS-POULSEN (1939) fanden bei angioskotometrischer Untersuchung Vergrößerung der Angioskotome als erstes Anzeichen beginnender Stauungspapille. Ihr Verhalten gibt sicheren Aufschluß über das Fortschreiten des Papillenödems. Wichtig ist auch die Angabe der genannten Forscher, daß der blinde Fleck bei Pseudoneuritis normal ist, sein Verhalten daher zur Differentialdiagnose zwischen echter Stauungspapille und Pseudoneuritis sehr wichtig ist. Die ödematöse Durchtränkung und Schwellung des Nervengewebes der Papille und des Sehnerven scheint die Leitungsfähigkeit der Fasern nicht zu beeinträchtigen, da normale Funktion durch lange Zeit hindurch erhalten bleiben kann. Sie ist nicht nur monate-, sondern sogar jahrelang (bis zu $3^1/_2$ Jahren) beobachtet worden. In der

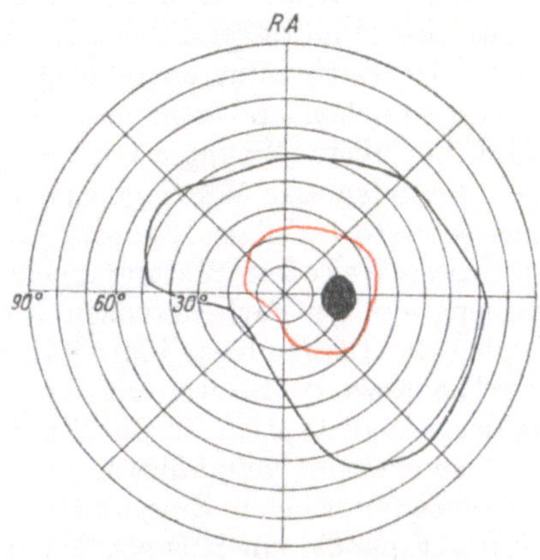

Abb. 121. Stauungspapille. 37jähriger Mann, seit mehreren Monaten krank. Diagnose: Hirngeschwulst. Rechtes Auge: $S = 10/15$, linkes Auge: $S = 1/24$. Papille scheinbar auf das Doppelte vergrößert, 3,5 D über der Oberfläche der Netzhaut erhaben, graurötlich, in der temporalen Hälfte abgeblaßt. Arterien annähernd normal, Venen erweitert und geschlängelt. Die Gefäße verschwinden stellenweise in den Randteilen der Papille. Zahlreiche kleine Blutungen am Papillenrande Gesichtsfeld für Weiß 6/330 und Rot 10/330.

Regel kommt es allerdings, wenn die Ursache der Stauungspapille nicht beseitigt wird, zur Beeinträchtigung der Funktion der Augen, die sich auch in Veränderungen des Gesichtsfeldes ausdrückt. Der Abfall der Funktion

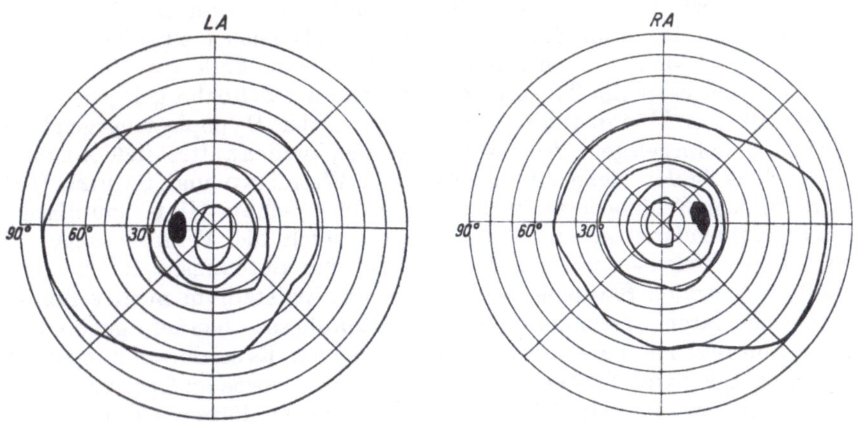

Abb. 122. Stauungspapille von längerer Dauer (vier Monate seit Beginn der Beobachtung). Rechtes Auge: $S = 6/24$, linkes Auge: $S = 6/60$. Papillen stark vergrößert, Refraktionsunterschied zwischen Kuppe der Papille und der umgebenden Netzhaut 4,0 D. Papillengewebe undurchsichtig hellgrau mit rötlichem Schimmer. Arterien von normaler Weite, Venen erweitert. Reste von Blutungen im Papillengewebe. Diagnose: Geschwulst des Kleinhirns. Gesichtsfelder für Weiß 3/330, 5/1700, 3/1700 und 1/1700.

in der Umgebung des blinden Fleckes bei Stauungspapille ist meist nicht so steil wie am Rande des normalen blinden Fleckes. Es tritt Beeinträchtigung der Blauempfindung entsprechend einer Schädigung hauptsächlich der äußeren Netzhautschichten in Erscheinung, so daß die Vergrößerung des blinden Fleckes für Blau deutlich hervortreten kann. Das pericaecale Skotom kann nach der Seite des Fixationspunktes sich stärker vergrößern und bis über die Hälfte der normalen Entfernung zwischen Fixationspunkt und normaler Grenze des blinden Fleckes reichen und geht hier allmählich in das normale Niveau der Netzhautfunktion über. Mitunter tritt auch ein relatives Zentralskotom auf, das durch leichtes Ödem der Maculagegend bedingt ist. Hier ist auch die Blauempfindung zuerst gestört. Dieses Skotom kann sich mit dem paracaecalen verbinden und auf diese Weise zur Bildung eines zentrocaecalen führen. Es kann auch zu einer Einengung der Farbengrenzen für kleine Marken (1 : 2000, 1/10000) kommen, wobei die Blaugrenzen innerhalb der Rotgrenzen liegen können (Inversion der Farbengrenzen). Im weiteren Verlauf ist die häufigste Veränderung des Gesichtsfeldes, die als typisch für die Stauungspapille betrachtet werden kann, die gleichmäßige oder unregelmäßige konzentrische Einengung. Sie führt auch gelegentlich zu sektorenförmigen Einschnitten. RÖNNE (1913) hat in drei Fällen von älterer Stauungspapille einen typischen nasalen Sprung nachgewiesen. Eine besondere Bevorzugung einzelner Stellen scheint nicht zu bestehen. Die Einengung nimmt mit der Dauer der Veränderungen zu, wobei auch gleichzeitig die Funktion in den erhaltenen Teilen des Gesichtsfeldes mehr und mehr herabgesetzt wird, was sich im Zurückweichen der Farbengrenzen erkennen läßt, es kommt mitunter zur Ausbildung minimaler Gesichtsfelder. Schließlich führt die sich entwickelnde sekundäre Atrophie des Sehnerven zur Erblindung. Neben diesen Befunden wurden auch in einzelnen Fällen von WAHLFORS (1889), LÖHLEIN (1914), v. SZILY (1913) ringförmige, vom blinden Fleck ausgehende Skotome (BJERRUMsche Skotome) nachgewiesen.

Aus dem Gesichtsfeldbefund läßt sich kein Schluß auf das Alter der Stauungspapille ziehen. Wohl ist bei frischer Stauungspapille meist entweder keine Veränderung des Gesichtsfeldes nachweisbar oder nur Vergrößerung des blinden Fleckes, und die Einengung der peripheren Grenzen tritt erst in einem späteren Zeitpunkt auf, doch kommen auch schwere Funktionsstörungen frühzeitig vor. Sie sind nicht auf Rechnung der Stauungspapille als solcher zu setzen, sondern auf die des Grundleidens. Hierher gehören besonders die Fälle von Hemianopsie, sowohl von homonymer (im Tractus oder höher in der Sehbahn gelegene Krankheitsherde) als von bitemporaler (meist durch in der Hypophysengegend oder höher in der Sehbahn gelegene Prozesse); ferner die plötzlich auftretende Amaurose. Eine Ausnahme bildet vielleicht der Fall von WILBRAND und SÄNGER (1912) von extraduralem Echinococcus in der Gegend des rechten Hinterhauptlappens mit bitemporalhemianopischen Skotomen, die auch als Vergrößerungen des blinden Fleckes gedeutet werden können. Die bei Stauungspapille mehrmals festgestellten zentralen Skotome sind auf die im Spätstadium nicht selten eintretenden macularen Veränderungen zurückzuführen; hierher gehören die macularen Blutungen und die Sternfigur in der Macula. Es sei darauf hingewiesen, daß bei der akuten retrobulbären Neuritis ein sehr weit vorne im Opticus sitzender Herd zu ophthalmoskopisch sichtbaren Veränderungen führen kann, die einer Stauungspapille ähnlich sehen können und öfters als solche aufgefaßt worden sind.

Gelegentlich findet sich bereits frühzeitig bei basalen Hirntumoren Stauungspapille mit zentralem Skotom vergesellschaftet, das sich vielleicht aus einem hemianopischen Zentralskotom entwickelt (NETTLESHIP 1896, J. FEJER 1897, PONTOPPIDAN 1897, KUBIK 1923, P. KNAPP 1924). Das Zentralskotom kann bei Hypophysengeschwülsten in temporale Hemianopsie übergehen, dabei ist es aber nicht als Folge der Stauungspapille zu betrachten, sondern als Folge der direkten mechanischen Schädigung der Sehnervenfasern, meistens wohl im hinteren Teile des Chiasma.

Strittig ist die Frage inwieweit die Inversion der Farbengrenzen, bei der die Blaugrenze sich innerhalb der Rotgrenze befindet oder sich mit dieser überkreuzt, für gesteigerten Hirndruck kennzeichnend ist. Den Anhängern dieser Ansicht, BORDLEY und CUSHING (1909) und E. SACHS (1912) steht DE SCHWEINITZ (1912) gegenüber, der auf das Vorkommen dieser Erscheinungen bei Normalen und bei funktionellen Störungen, die sich mit organischen Erkrankungen des Zentralnervensystems vergesellschaften können, hinweist. Sind die Farbengrenzen eingeengt, so tritt dies besonders gegen den blinden Fleck zu hervor, so daß die

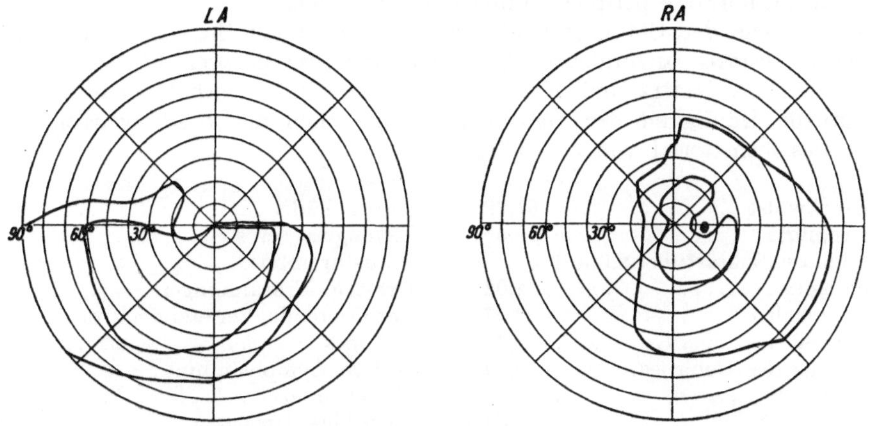

Abb. 123. FOSTER-KENNEDYsches Syndrom. 37jähriger Mann. Rechtes Auge Stauungspapille. $S = 8/10$. Gesichtsfeld für Weiß 3/250 und 5/2000. Zentralskotom für 5/2000.

Blaugrenze z. B. zwischen blindem Fleck und Fixationspunkt verlaufen kann. ADROGUÉ gibt an, daß er die stärksten Grade von Vergrößerung des blinden Fleckes bei Geschwülsten der hinteren Schädelgrube gesehen hat. Diese Einengung der Blaugrenzen darf nicht mit beginnender Hemianopsie verwechselt werden.

Beim Rückgang der Stauungspapille kann der blinde Fleck sich verkleinern, doch gibt es auch Fälle, in denen die Größe des blinden Fleckes kaum abnimmt; hier ist die der Papille benachbarte Netzhaut so stark geschädigt, daß eine Wiederherstellung der Funktion nur teilweise oder gar nicht eintritt.

CUSHING und WALKER (1913) beschreiben in 5% bis 6% der Fälle binasale Hemianopsie, die bei längerem Bestande der Stauungspapille auftritt. Solche symmetrische Gesichtsfeldeinschränkungen werden auf einem sekundären Hydrocephalus mit Ausdehnung des III. Ventrikels zurückgeführt, wobei ein Druck seitens der Karotiden auf die ungekreuzten Sehnervenfasern der Tractus optici ausgeübt wird. Meist fand sich eine Kleinhirngeschwulst als Ursache des Hydrocephalus.

Hier sei noch auf die einseitige Stauungspapille hingewiesen mit gleichzeitiger Atrophie des Sehnerven der Gegenseite, die bei Geschwülsten der vorderen Schädelgrube auftritt, wobei die Stauungspapille durch den erhöhten Schädelbinnendruck erklärt wird, die Atrophie auf der Gegenseite durch direkten Druck der Geschwulst auf den Sehnerven (FOSTER-KENNEDY-Syndrom).

Was die Häufigkeit der verschiedenen Gesichtsfeldveränderungen bei Stauungspapille betrifft, so sind diese aus den Zusammenstellungen von KAMPHERSTEIN (1905), RENTZ (1914) und KREUZFELD (1923) ersichtlich (Abb. 123).

KAMPHERSTEIN hat unter 200 Fällen angeführt: Normales Gesichtsfeld 16mal, Vergrößerung des blinden Fleckes 72mal, konzentrische Einengung 30mal, teilweise periphere Einschränkung 16mal, Hemianopsie 6mal, Zentralskotom 5mal, totale Farbenblindheit 1mal, Amaurose 25mal, Lichtschein 7mal. Bei RENTZ sind die betreffenden Zahlen bei 130 Fällen: 8, 33, 43, 12, 9, 2 und Amaurose 23. KREUZFELD gibt bei Hirngeschwülsten (27 Fälle und 54 Augen) regelmäßige konzentrische Einengung in 25 Augen, unregelmäßige konzentrische Einengung in 12 Augen und teilweise periphere Einengung in 5 Augen an. Von 102 Fällen intrakranieller Drucksteigerung mit Stauungspapille fand sich regelmäßige konzentrische Einengung in 34 Augen, unregelmäßige konzentrische Einengung in 17 Augen, teilweise periphere Einengung in 6 Augen.

Als Ursache der Stauungspapille ist in erster Linie Steigerung des intrakraniellen Druckes anzuführen. Faßt man die drei größten Statistiken von KAMPHERSTEIN, RENTZ und KREUZFELD zusammen, so erhält man folgende perzentuelle Häufigkeit der verschiedenen Ursachen der Stauungspapille bei einem Gesamtmaterial von 522 Fällen.

Hirngeschwulst	61,29	Turmschädel	1,91
Lues cerebri	10,53	Meningitis serosa	0,77
Tuberkulose, Solitärtuberkel und Meningitis	4,02	Sinusthrombose	0,77
		Orbitale Erkrankungen	0,77
Hydrocephalus	2,07	Perforierende Verletzungen des Auges	0,77
Hirnabszeß	1,91		
Cysticercus des Gehirnes	0,77	Aktive Lymphstauung	0,38
Nephritis	1,34	Knochennarbe	0,17
Anämie	0,57	Unsichere Ursachen	3,25
Bleivergiftung	0,38		

Außerdem sind als Ursache von Stauungspapille beschrieben worden: Pachymeningitis haemorrhagica, Pachymeningitis chronica simplex, Meningitis cerebrospinalis epidemica, eitrige Meningitis, Hirnblutung, Hirnerweichung, multiple Sklerose, diffuse Hirnsklerose, Myelitis, akute nichteitrige Encephalitis, Polioencephalitis, Keuchhusten, Erysipel, Polycythämie, Carcinose der Sehnervenscheiden, Chlorose, Leukämie, perniziöse Anämie, Skorbut, BASEDOWsche Krankheit, Myxödem, Arteriosklerose, Endophlebitis des Gehirns, Erythromelalgie, Chininvergiftung, Amenorrhoe, Metrorrhagie. Einzelnen dieser Angaben wird man wohl mit gebührender Skepsis begegnen müssen, da die Fälle nicht alle genügend geklärt erscheinen. Bei der Unsicherheit der Abgrenzung der wirklichen Stauungspapille von echter Sehnervenentzündung in früherer Zeit muß dahin gestellt bleiben, ob es sich dabei nicht um Stauungspapille, sondern um eine Papillitis gehandelt hat.

Wird die Ursache der Stauungspapille zu einer Zeit beseitigt, zu der noch keine atrophischen Zerstörungen der Sehnervenfasern eingetreten sind, so können sich die Stauungspapille und die mit ihr in Verbindung stehenden Gesichtsfeldausfälle vollkommen zurückbilden, so daß funktionell ein Ausfall nicht mehr feststellbar ist. Begreiflicherweise kann in weiter fortgeschrittenen Fällen die Rückbildung nur eine teilweise sein und ein mehr oder weniger bedeutender Gesichtsfeldausfall bestehen bleiben: Vergrößerung des blinden Fleckes und periphere Gesichtsfeldausfälle mit stärkerer Einschränkung für Farben. Bei noch weiter fortgeschrittenem Krankheitsprozeß, bei bereits vorhandener atrophischer Verfärbung der Papille kommt ein Eingriff oft bereits zu spät für die Erhaltung des Sehvermögens, trotz ausgiebiger und wirksamer Herabsetzung des intrakraniellen Druckes schreitet die Atrophie fort, das Gesichtsfeld engt sich mehr und mehr ein, und der Prozeß endet mit vollständiger Erblindung. Auch beim unbeeinflußbaren Ablauf der Erkrankung kommt es nicht selten zu einer vorübergehenden Remission der Sehstörungen: die Sehschärfe hebt sich etwas und das Gesichtsfeld erweitert sich in gewissem Grade, doch wird diese Besserung bald von einem Fortschreiten des Verfalles abgelöst. Diese Remission der Erscheinungen wird mit dem Rückgange des Ödems und der Infiltration des Sehnerven erklärt, wodurch eine Verminderung des die Sehnerven schädigenden Druckes entsteht. Kommt es aber später zur Schrumpfung des sich organisierenden Exsudats, so nimmt der Druck wieder zu, und die Nervenfasern werden vollständig zur Druckatrophie gebracht.

Die Kenntnis dieser Tatsachen muß uns veranlassen, im Interesse der Erhaltung des Sehvermögens die Kranken möglichst früh zu einem Eingriff zu bewegen, wobei man leider oft auf großen Widerstand stößt. Die Erhaltung des Sehvermögens ist nur dann möglich und wahrscheinlich, wenn noch keine sekundären Veränderungen im Sehnerven Platz gefunden haben. Je später der druckentlastende Eingriff vorgenommen wird, desto schlechter ist die Prognose quoad visum, desto größer ist die Gefahr, daß der Ausgang in Atrophie nicht aufzuhalten sein wird. Die Erhaltung des Sehvermögens stellt eine der wichtigsten Anzeigen zur Operation, sogar zur Palliativoperation dar, eine Anzeige, die zur Zeit noch nicht genug Allgemeingut der Ärzte geworden ist.

Literatur.

ADROGUÉ, E. u. J. TETTAMANTI: Ödem der Papille. Pathogenese. Arch. Oftalm. B. Air. 13, 597 (1938); Arch. arg. Neur. 120, 36 (1939). — ALEXANDER: Erblindung nach Keuchhusten. Dtsch. med. Wschr. 1888. — Syphilis und Auge. Wiesbaden: G. F. Bergmann 1889. — ANTON: Gehirnhypertrophie mit Aplasie der Nebennieren und Persistenz der Thymusdrüse. Wien. klin. Wschr. 1903. — Stauungspapille bei Turmschädel. Mschr. Psychiatr. 1916, H. 6.

BAECK: Über leukämische Augenveränderungen. Z. Augenhk. 1, 234 (1899). — BÄUMLER: Über Höhlenbildungen im Rückenmark. Dtsch. Arch. klin. Med. 1887, 249. — BANNISTER: Chlorosis and Papilloretinitis. J. nerv. a. mental diseases 25, 874 (1898). — BARTELS: Über endophlebitische Wucherungen im Centralnervensystem und seinen Häuten. 32. Jahresvers. südwestd. Irrenärzte. Münch. med. Wschr. 1901, 1983. — Fehlen von Augenhintergrundsveränderungen bei septischer Thrombose beider Sin. cav.; postop. Stauungspapille bei otitischer Sinusthrombose und Bild einer Stauungspapille als angeborene familiäre Veränderung. Neur. Zbl. 649; Berl. klin. Wschr. 1908, 1780. — Augenhintergrundsbefunde bei Hirnsinusthrombose. Z. Augenhk. 21, 23, Fall 4 (1919). — BAURMANN, M.: Über die Entstehung und klinische Bedeutung des Netzhautvenenpulses. Vers. ophthalm. Ges. Heidelberg. 45, 53 (1925). — Vergleichende Blutdruckmessungen an den Gefäßen des Auges. Graefes Arch. 118, 118 (1927). — BEHR: Zur Entstehung der Opticusveränderungen bei Turmschädel. Vers. ophthalm. Ges. Heidelberg 36, 152 (1910). — Zur Entstehung der Sehnervenveränderungen bei Turmschädel. Ein Beitrag zur Theorie der Stauungspapille. Neur. Zbl. 1911, 66. — Über Lymphbahnen und Saftströmungen im Opticus. Vers. ophthalm. Ges. Heidelberg 37, 210 (1911). — Das Wesen der Augenveränderungen bei der Polyzythämie; zugleich ein weiterer Beitrag zur Theorie der Stauungspapille. Klin. Mbl. Augenhk. 49/1, 672 (1911). — Über die im Anschluß an perforierende Augenverletzungen auftretende Stauungspapille. Ein weiterer Beitrag zur Theorie der Stauungspapille. Klin. Mbl. Augenhk. 50, 56 (1912). — Beitrag zur Anatomie und Pathogenese der Stauungspapille. Vers. ophthalm. Ges. Heidelberg 38, 14 (1912). — Zur Differentialdiagnose der Stauungs- und der Entzündungspapille in ihren ersten Entwicklungsstadien. Zur Theorie der Stauungspapille. Klin. Mbl. Augenhk. 57, 465 (1916). — Die Entstehung der Stauungspapille. Klin. Wschr. 1928/2, 1818. — Beiträge zur Anatomie und Klinik des septalen Gewebes und des Arterienbaues im Sehnervenstamm. Graefes Arch. 134, 227 (1935). —

Belgeri, F. u. R. Valda Arana: Eine merkwürdige Ursache der Papillenektasie mit Exophthalmus. Bol. Inform. oftalm. 5, 237 (1932). — Bentzen: Neuritis optica und Lues cerebrospinalis. Hosp. tid. (Dän.), Nr. 31, 813 u. Tskr. norske Laegefor. (Norw.) 1907, 763. — Biehl: Totale transitorische Amaurose als Begleiterscheinung einer Meningoencephalitis serosa ex ototide. Wien. med. Wschr. 1911, Nr. 5. — Birch-Hirschfeld: Erkrankungen der Orbita. Gr.-S. Handb., 2. Aufl. 9, Kap. 13 (1919). — Bitsch: Neuroretinitis bei Chlorose. Klin. Mbl. Augenhk. 14, 144 (1877). — Bonhöffer: Zur Diagnose der Tumoren des IV. Ventrikels und des idiopathischen Hydrocephalus nebst einer Bemerkung über Hirnpunktion. Arch. Psychiatr. (D.) 49, H. 1 (1912). — Bordley a. Cushing: Observations on experimentally induced choked disc. Bull. Hopkins Hosp., Baltim. 20, 217 (1909). — Observations on choked disc with especial reference to decompressive cranial operation. J. amer. med. Assoc. 30, 1 (1909). — Alterations in the colour fields in case of brain tumour. Arch. Augenhk. 66, 211 (1910). — van den Borgh: Die Papillitis im Anschluß an Erkrankungen des vorderen Teiles des Auges. Klin. Mbl. Augenhk. 46/1, 43 (1908). — Bouchut: Du diagnostique de l'hydrocéphalie par l'ophtalmoscope. Gaz. Hôp. 1872, 345, 353. — Bramwell: A clinical lecture on a case of intracranial tumour with alterations in the colour fields. Lancet. 5. März 1910. — Broadbent: Dropsy of the sheath of the opt. nerve in meningitis. Trans. pathol. Soc. 23, 216 (1872). — Bruns u. Stölting: Über Erkrankungen des Sehnerven im Frühstadium der multiplen Sklerose. Z. Augenhk. 3, 1 (1900). — Burr u. Riesmann: Vortäuschung von Gehirntumoren durch chronische Neuritis. Philad. med. J. 5, 2 (1898).

St. Clair Thomson: The causes and symptoms of thrombosis of the cavernous sinus. Ophthalm. Rev. (Am.) 1908, 293. — Claude, Merlé et Galezowski: Syndrome d'hypertension intracranienne avec stase papillaire et paralysie de la VI paire. Ann. Ocul. (Fr.) 164, 120 (1910); Soc. Neur. Avril 1910. — Courtellement et Galezowski: Stase papillaire postméningitique, Rec. Ophtalm. 1905, 217. — Cushing: Dyschromatopsie bei Tumor cerebri. J. amer. med. Assoc. 15. July 1911. — Distortion of the visual field observed in a series of 200 cases of brain tumour. (Sect. amer. med. Assoc.) Ophthalm. Rec. (Am.) 1911 433. — Cushing a. Bordley: Subtemporal decompression in a case of chronic nephritis with uremia: with especial consideration of the neuroretinal lesion. Amer. J. med. Sci. Oct. 1908. — Cushing a. Heuer: Veränderungen des Gesichtsfeldes in Fällen von Hirntumoren. Bull. Hopkins Hosp., Baltim. 1911, Nr. 243. — Cushing a. Walker: Distortions of the visual fields in cases of brain tumour. (Third paper). Binasal Hemianopsia. Arch. Ophthalm. (Am.) 41, 559 (1913).

Dickinson: Hemiopia: mechanism of its causation on the theory of total decussation of the optic nerve fibres in the optic tracts at the chiasma (optic commissure). St. Louis med. a. surg. J. 40, 52 (1881). — Dor: Stase papillaire par traumatisme du thorax. Rev. gén. Ophtalm. (Schwz) 1913, 315. — Dutoit: Beobachtung einer Papillitis der Sehnerven während zwei Jahren. Arch. Augenhk. 69, 379 (1911). — van Duyse: Oreillons névrite optique, méningite simple. Arch. Ophtalm. (Fr.) 28, 281 (1908).

Eckervogt: Zur Kenntnis der Basedowschen Erkrankung. Inaug.-Diss. Würzburg 1882. — Eddison a. Teale: Case of optic neuritis associated with chlorosis. Brit. med. J. 1, 221 (1888). — Elschnig: Die Pathogenese der Stauungspapille bei Hirntumor. Wien. klin. Rundsch. 1902, 1, 2, 3. 4. — Engelhardt: Neuritis optica bei Chlorose. Krankheitsverlauf und Tod unter den Symptomen eines Hirntumors. Münch. med. Wschr. 1900, 1233. — Enslin: Die Augenveränderungen bei Turmschädel, besonders die Sehnervenerkrankungen. Graefes Arch. 58, 151 (1904).

Fehr: Krankenvorstellung. Stauungspapille nach Skleralverletzung. Berl. ophthalm. Ges., 28. Febr. 1903. Cbl. prakt. Augenhk. 28, 46 (1904). — Feilchenfeld: Über leukämische Pseudotumoren in der Retina. Arch. Augenhk. 41, 271 (1900). — Fleischer: Neuritis retrobulbaris acuta und multiple Sklerose. Klin. Augenhk. 46, 113 (1908). — Frank: Über Sehstörungen bei multipler Sklerose. Ber. d. wissensch. Ärztevers. Petersb. psych. u. Nervenklin. 25. Febr. 1903. — Frenkel, E.: Das Verhalten der Gesichtsfeldgrenzen bei Stauungspapille. Inaug.-Diss. Königsberg 1913. —

FRY, W. E.: Variations in the intraneural course of the central vein of the retina. Arch. Ophthalm. (Am.) 4, 180 (1930). — The pathology of papilloedema. Arch. Ophthalm. (Am.) 6, 921 (1931). — FÜRSTNER: Zur Genese und Symptomatologie der Pachymeningitis haemorrhagica. Arch. Psychiatr. (D.) 8/1, 1 (1877).

GAMBLE: Beiderseitige Neuritis optica bei Keuchhusten. Arch. Augenhk. 52, 353 (1905). — GESSNER: Ein Fall von Amaurose und Myelitis ascendens nach Blutverlust. Arch. Augenhk. 19, 88 (1889). — GOLDSTEIN: Meningitis serosa unter dem Bilde hypophysärer Erkrankungen usw. Arch. Psychiatr. (D.) 47, 126 (1910). — GÖPPERT: Drei Fälle von Pachymeningitis haemorrhagica mit Hydrocephalus internus. Jb. Kinherhk. 41, H. 1. (1905). — GREENWOOD: Obstruction in the retinal arteries. J. amer. med. Assoc. March 14, 1905. — GRUNERT: Sichtbare Blutströmung in den Netzhautvenen bei Leukämie. Cbl. prakt. Augenhk. August 1901. — GUNN, M.: Disk. zu PATON: Optic neuritis in cerebral tumour and its subsidence after operation. Trans. ophthalm. Soc. U. Kingd. 25, 161 (1905).

HANDWERCK: Kurz dauerndes Ödem der Sehnervenpapille eines Auges, eine Lokalisation des akuten umschriebenen Ödems (QUINCKE). Münch. med. Wschr. 1907. 2332. — HAPPE: Zur Kenntnis der Papillitis im Anschluß an leichte perforierende Verletzungen des vorderen Teiles des Auges. Klin. Mbl. Augenhk. 46/1, 383 (1908). — HAWTHORNE: On intracranial thrombosis as the cause of double optic neuritis in case of chlorosis. Ophthalm. Rev. (Am.) 21, 87 (1902) u. Brit. med. J. 8. Febr. 1902. — HEGNER: Über Stauungspapille bei Blutkrankheiten. Ber. über die Herbstsitzung der Vereinigung der Augenärzte d. Prov. Sachsen, Anhalts u. d. Thüringer Lande 5. Nov. 1911, Halle a. d. S. Ref. Klin. Mbl. Augenhk. 50, 119 (1912). — HENNEBERG: Über einen Fall von chronischer Meningomyelitis mit Erkrankung der Spinalganglien und Degeneration einzelner hinterer Lumbalwurzeln und ihrer intramedullären Fortsetzungen. Arch. Psychiatr. (D.) 31, 770 (1899). — HERBST: Papillitis und Amenorrhoe. Wien. klin. Wschr. 1904, Nr. 37. — HERTEL: Einige bemerkenswerte Fälle von Papillitis. Klin. Mbl. Augenhk. 51, 87 (1913). — HEUBNER: Über diffuse Herdsklerose. Charité-Ann. 22 (1898). — v. HIPPEL: Über die Palliativtrepanation bei Stauungspapille. Graefes Arch. 49/2, 290 (1908) u. Leipzig: W. Engelmann 1909. — Die Palliativtrepanation bei Stauungspapille. Vers. ophthalm. Ges. Heidelberg 35, 80, 1908. — Meine bisherigen Erfahrungen über die Palliativtrepanation bei Papillitis. Klin. Mbl. Augenhk. 49/2, 47 (1911). — Über die Bedeutung der Stauungspapille bei Hirnschüssen. Vers. ophthalm. Ges. Heidelberg 40, 74 (1916). — HORSLEY: „Optic Neuritis", „Choked Disc" or „Papilloedema" Treatment, localizing value and Pathology. Sect. Ophthalm. Brit. med. Assoc., Belfast July 1909 u. Brit. med. J. March 5th 1910. — HOUGARDY: Un cas de goître exophtalmique avec papille de stase chez un garçon de quatorze ans. Ann. Soc. méd. chir. Liège, Nov. u. J. méd. Brux. 1912, 575.

IGERSHEIMER: Leitungsstörungen der Sehbahnen durch Druck vom Subarachnoidealraum und Ventrikelsystem. 41 Vers. ophthalm. Ges. Heidelberg 28 (1918). — INOUYE, N.: Beitrag zur Kenntnis der retinalen Zystenbildung und der Papillitis nach Entzündungen des vorderen Bulbusabschnittes. Graefes Arch. 71, 118 (1912).

JACOBY: Acute transitory blindness and whooping cough. N. Y. med. J. Zit. nach GROENOUW. — JAENICKE: Augenveränderungen bei Turmschädel. Inaug.-Diss. Rostock 1911. — JUDIN: S.ber. ophthalm. Ges. Odessa 6/19, Nov. 1907. Klin. Mbl. Augenhk. 46/1, 99 (1908).

KAMPHERSTEIN: Beitrag zur Pathologie und Pathogenese der Stauungspapille. Klin. Mbl. Augenhk. 42/1, 501, 43, 449, 558, 728 (1904). — Beitrag zur Pathologie und Pathogenese der Stauungspapille II. Klinischer Teil. Klin. Mbl. Augenhk. 43/1, 449 (1905). — KATZ: Über das Zusammenvorkommen von Myelitis optica und Myelitis acuta. Graefes Arch. 62/1, 202 (1896). — KENNEDY FOSTER: Symptomatology and diagnosis of expanding lesions of the brain with special reference to disturbances of vision, hearing, taste, smell and speech. Trans. amer. Acad. Ophthalm. a. Ot., Omaha. 1925, 8. — KERSCHBAUMER: Ein Beitrag zur Kenntnis der leukämischen Erkrankungen des Auges. Graefes Arch. 41/3, 99 (1895). — KLAUBER: Beobachtungen über das Ödem des Sehnervenkopfes bei Kriegsverletzten. Klin. Mbl. Augenhk. 60, 504 (1918).

— DE KLEJN: Über die ophthalmoskopischen Erscheinungen bei Hypophysentumor und ihre Variabilität. Graefes Arch. **53**, 307 u. Ndld. Tschr. Geneesk. **1**, 993 (1911). — KNAPP, H.: Über einen Fall von akuter Myelitis mit beiderseitiger Ophthalmoplegie und Stauungspapille. Tagebl. 58. Vers. dtsch. Naturf. u. Ärzte Straßburg i. E. 489, u. Neur. Zbl. **1885**, 502. — Erblindung infolge von Thrombose der Retinalgefäße bei Erysipelas faciei. Arch. Augenhk. **14**, 257 (1885). — The channel, by which in cases of neuroretinitis the exsudation proceeds from the brain into the eye. Trans. amer. ophthalm. Soc. **1870**, 118. — KNAPP, P.: Beitrag zur Frage des Zentralskotoms bei basalem Hirntumor. Klin. Mbl. Augenhk. **72**, 371 (1924). — KÖRNER: Die Veränderungen an der Sehnervenscheibe bei den otogenen Erkrankungen des Hirns, der Hirnhäute und Blutleiter. Dtsch. Arch. klin. Med. **73**, 570 (1902). — KRAUSS: Über Veränderungen am Sehorgan bei Schädelverbildungen und ihre Ursache, mit besonderer Berücksichtigung des sogenannten Turmschädels und der Rhachitis. Z. Augenhk. **18**, 432 u. **1907**, 538 (1907). — KREUZFELD: Über das Verhalten des Gesichtsfeldes bei Stauungspapille. Klin. Mbl. Augenhk. **71**, 94 (1923). KUBIK, J.: Zentralskotom bei basalem Hirntumor. Klin. Mbl. Augenhk. **71**, 353 (1923).

LANCIAL: De la thrombose des sinus de la dure-mère. Thèse de Paris 1888. — LAUBER, H.: The formation of papilloedema. Arch. Ophthalm. (Am.) **13**, 239 (1935). — Über Stauungspapille. Wien. klin. Wschr. **50**, 840 (1937). — LAUBER u. SCHÜLLER: Linksseitige Stauungspapille 30 Jahre nach einer Stauungspapille rechts. Wien. ophthalm. Ges. 16. März 1914, Z. Augenhk. **31**, 545 (1914). — LEBER: Die Krankheiten der Netzhaut und des Sehnerven. G.-S. Handb., 1. Aufl., **5**, 578 (1877). — LEVI: Über Meningitis serosa im Gefolge chronischer Ohrenentzündungen. Z. Ohrenhk. **26**, 116 (1895). — LIEBRECHT: Schädelbruch und Auge. Arch. Augenhk. **55**, 36 (1906). — Die Schädigung des Auges beim Schädelbruch. Med. Klin. **1906**, Nr. 38. — Ödematöse Stauungspapille bei Schädelbruch. Münch. med. Wschr. **1920**, u. Berl. klin. Wschr. **1909**, 1335. — Lymphstauung und Stauungspapille. Neur. Zbl. **1911**, 956. — Quetschung des Sehnerven im canalis opticus. Klin. Mbl. Augenhk. **51**, 759 (1913). — LITTEN u. HIRSCHBERG: Ein Fall von totaler doppelseitiger Amaurose im Verlauf einer echten Anämie. Berl. klin. Wschr. **1885**, Nr. 30, 476. — LÖHLEIN: Über Gesichtsfelduntersuchung bei Glaukom und ihren differentiagdialnostischen Wert. Arch. Augenhk. **76**, 165 (1914). — LUNZ: Zwei Fälle von Meningitis basilaris simplex. J. neur. i psych. imeni S. S. Korsakowa II, H. 6 (1902).

MAGITOT, A. et A. DUBOIS-POULSEN: Utilité de l'angioscotométrie dans le diagnostic des oedèmes de la papille. Bull. Soc. Ophtalm. Par. **1939**, 32. — MANNABERG: Über Polyneuritis cerebralis saturnina. Wien. klin. Rundsch. **1897**, Nr. 1 u. 2. — MELLER: Über Stauungspapille und Abduzenslähmung bei Chlorose. Zbl. prakt. Augenhk. **37**, 271 (1913). — MELTZER: Zur Pathogenese der Opticusatrophie und des sogenannten Turmschädels. Neur. Zbl. 562 u. Arch. Psychiatr. **1908**, Nr. 44, 408. — MITVALSKY: Examen anatomique des globes oculaires et des nerfs optiques de deux sujets morts de thrombo-sinusite cérébrale. Soc. franç. Ophtalm. **1895**, 266. — Contribution à la connaissance de la thrombophlébite orbitaire. Arch. Ophtalm. (Fr.) **16**, 22 (1896). — MÜLLER: Die multiple Sklerose des Gehirns und Rückenmarks, 70 S. Jena: Fischer 1904. — MÜLLER, L.: Vier Fälle, welche durch Sehnerventrepanation von ihrer Stauungspapille geheilt wurden. Demonstration. Münch. med. Wschr. **1917**, Nr. 8, 256. — MYLIUS, K.: Über Meningiome der Olfactoriusrinne. Z. Augenhk. **82**, 257 (1934).

NACHT: Ein Fall von Stauungspapille und Erblindung nach Keuchhusten, geheilt durch Trepanation. Klin. Mbl. Augenhk. **48/1**, 645 (1910). — NETTLESHIP: Central amblyopia as an early symptom in tumour at the chiasma. Ophthalm. Rev. (Brit.) **1896**, 309. — NIEDEN: Über Erythromelalgie und Augenleiden. Arch. Augenhk. **28**, 1 (1894). — NORRIS: Cases of optic neuritis. Trans. amer. med. Assoc. March 14. 1874, 163.

OBERWARTH: Über Turmschädel. Arch. Kinderhk. **62**, H. 1 (1906). — OSTERWALD: Ein neuer Fall von Leukämie mit doppelseitigem Exophthalmus durch Orbitaltumoren. Graefes Arch. **27/3**, 203 (1881). — OTSCHAPOWSKY: Augenkomplikationen bei Schädeldeformitäten. Westn. Ophthalm. **26**, 791 (1919).

PATON: Optic neuritis in cerebral tumours and its subsidence after operation.

Trans. ophthalm. Soc. U. Kingd. 25, 129 (1905). — PATRIK, H. T.: Brain tumour simulated by anaemia. J. nerv. Dis. (Am.) 25, 881, Ref. Jber. Ophthalm. 1898, 495. — PERRIN: Note sur un cas de rétinite leucémique. Gaz. Hôp. 419, 916, 1874. — PICHLER: Traumatische Stauungspapille. Zbl. prakt. Augenhk. 1919, 9. — PONCET: Rétinite leucocythémique. ·Gaz. méd. 1874, 360. — PONFICK: Über den Zusammenhang von Schädelmißbildung mit Hirnhautentzündung und angeborener Blindheit. Bresl. ärztl. Mitt. Nr. 21 u. Zbl. med. Wissensch. 1887, Nr. 3. — PONTOPPIDAN, K.: Ein Fall von bitemporalen hemianopischen Skotomen. Hosp. tid. (Dän.) 1897, 1137. — PORELL: Über Sehstörungen nach Blutverlust. Med. Klin. 1908, Nr. 13. — POSEY: Neuroretinitis in Chlorosis. Trans. amer. ophthalm.. Soc. 12/1, 284 (1909).

QUINCKE: Über Meningitis serosa. Samml. klin. Vortr. 1893, Nr. 67. — Über Meningitis serosa und verwandte Zustände. Dtsch. Z. Nervenhk. 9, 149 (1896).

RAKOWICZ: Ein Fall von beiderseitiger Stauungspapille und einfacher Abducenslähmung bei otitischer Meningitis. Klin. Mbl. Augenhk. 33, 163 (1895). — REICHOLD: Zwei Fälle von Stauungspapille mit zurückgehender Totalamaurose. Inaug.-Diss. Erlangen 1913. — REIMER: Beitrag zur Diagnose der Phlebitis und Thrombose des sinus cavernosus durea matris bei Kindern. Jb. Kinderhk. N. F. 1871, 353. — REMAK: Über das Auftreten von Stauungspapille bei Hirnblutungen. Berl. klin. Wschr. 1886, Nr. 48, 49. — REMES: Neuritis optica bei Chlorosis. Čas. česk. Lék. 1902, 406. — RENTZ: Beiträge zur Stauungspapille und ihre Bedeutung für die Hirnchirurgie. Graefes Arch. 89, 112 (1914). — RIEGEL: Stauungspapille bei Chlorose. Münch. med. Wschr. 1899, 1133. — RÖNNE: Über das Vorkommen von Nervenfaserdefekten im Gesichtsfelde und besonders über den nasalen Gesichtsfeldsprung. Arch. Augenhk. 74, 180 (1913). — Über akute Retrobulbärneuritis, im Chiasma lokalisiert. Klin. Mbl. Augenhk. 55, 68 (1915). — ROSENFELD: Über Stauungspapille bei multipler Sklerose. Neur. Zbl. 22, 702 (1903). — Über die Encephalitis des Tractus opticus. Zbl. Nervenhk. usw. 28, 132 (1905). — RUMJANTZEWA, A. F.: Gegenwärtige Anschauungen über Entstehung und Behandlung der Stauungspapille und Beobachtungsresultate an 63 Fällen. Russ. Arch. oftalm. 5, 191 (1928). — RUTTIN: Über Stauungspapille bei otogenen Komplikationen nach Mittelohreiterung. 22. Vers. Dtsch. ot. Ges. Frankfurt 1911.

SACHS: The importance of ocular symptoms in intracranial surgery. Amer. J. Ophthalm. 29, 353 (1912). — SÄNGER: Über die Palliativtrepanation bei inoperablen Hirntumoren zur Vermeidung drohender Erblindung. Klin. Mbl. Augenhk. 45/1, 145 (1907). — SCHIECK: Die ätiologischen Momente der retrobulbären Neuritis. Graefes Arch. 71, 466 (1909). — SCHMINCK: Über Papillitis bei Anämie und Leukämie. Inaug.-Diss. Marburg 1900. — SCHWALBACH: Erblindung infolge von Keuchhusten. Berl. klin. Wschr. 1910, 270. — DE SCHWEINITZ: The relation of cerebral decompression to the relief of the ocular manifestations of increased intracranial tension. Ann. Ophthalm. (Am.) 22/2. Ophthalm. Rev. (Am.) 1912, 145. — DE SCHWEINITZ u. HOLLOWAY: Klinischer Bericht über gewisse Gesichtsfelddefekte bei Erkrankung der Hypophyse mit besonderer Berücksichtigung der Skotome. J. amer. med. Assoc. 59, 1041 u. Klin. Mbl. Augenhk. 51, 15 (1913). — SEGGEL: Skorbutische Erkrankungen der Augen. Klin. Mbl. Augenhk. 37, 398 (1899). — SGROSSO: Ricerche cliniche ed anatomo-patologiche sulla alterazioni della retina nell'anemia perniciosa progressiva. Lavori clin. ocul R. Univ. Napoli, 5, 209. Ref. Jber. Ophthalm. 1898, 495. — SMITH, E. G.: Unilateral papilloedema, its significance and pathologic physiology. Arch. Ophthalm. (Am.) 21, 856 (1939). — SOBAŃSKI, J.: Über den Blutdruck in den Netzhautvenen und sein Verhältnis zum intrakraniellen und Netzhautarteriendruck. Klin. oczna (Pol.) 12, 146 (1934). — SOCIN: Zur Lehre von den Sehstörungen bei Meningitis. Dtsch. Arch. klin. Med. 8, 476 (1871). — STÖLTING, B.: Beitrag zur Klinik der Sehnervenerkrankungen infolge von Gefäßatheromatose. Klin. Mbl. Augenhk. 43/2, 124 (1905). — v. SZILY: Von dem blinden Fleck ausgehendes Ringskotom (sogenanntes BJERRUMsches Zeichen) bei zerebraler Stauungspapille. Klin. Mbl. Augenhk. 51, 196 (1913).

TORNATOLA: Nuove osservazioni intorno ad alcuni casi di poliencefalite congenita. a papillite doppia- Patologia delle papillite sempice o con edema nel corso delle affezioni endocraniche. Progr. oftalm. **3**, 321 (1908). — TSCHIRKOWSKI: Zur Frage über dis Sehnervenerkrankung bei Sklerosis disseminata. Westn. Ophthalm. **31**, 299 (1914). — Stauungspapille bei Sclerosis disseminata. Klin. Mbl. Augenhk. **53**/2, 527 (1914).

UHTHOFF: Ein Beitrag zur Kenntnis der Sehstörungen nach Hirnverletzung nebst Bemerkungen über das Auftreten funktioneller nervöser Störungen bei anatomischen Hirnläsionen. Vers. ophthalm. Ges. Heidelberg **30**, 185 (1902). — Über die Augensymptome bei Hirnblutungen und Hirnerweichungen. 89. Vers. dtsch. Naturf. u. Ärzte, Salzburg, Sept. 1909. Ref. Klin. Mbl. Augenhk. **48**, 454 u. Neur. Zbl. **28**, Nr. 20, 1106 (1909). — Zur Pathogenese der Sehstörungen bei Schädeldeformität. Vers. ophthalm. Ges. Heidelberg **36**, 142 (1910).

VORIS, H. C., A. W. ADSON a. F. P. MOERSCH: Tumors of the frontal lobe: Clinical observations in a series verified microscopically. J. Amer. med. Assoc. **104**, 93 (1935).

WAHLFORS: Stauungspapille mit ringförmigem Skotom. Finska Läk. sällsk. Hdl. **31**, 425 (1889). — WANDEL: Meningitis circumscripta serosa cerebralis. Münch. med. Wschr. **1912**, 1071. — WEBER: Zur Pathogenese des erworbenen Hydrocephalus internus. Arch. Psychiatr. usw. **39**, 931 (1905). — WIDAL, JOLTRAIN et WEILL: Amaurose subite au cours d'une fièvre typhoide. Oedème de la papille. Hypertension du liquide céphalorachidien. Guérison rapide après la ponction lombaire. Bull. et Mém. Soc. méd. Hôp. Par. 366; Rec. Ophthalm. **1919**, 357. — WIEGMANN: Ein Fall von Sehnervenerkrankung nach Keuchhusten. Klin. Mbl. Augenhk. **50**/1, 460 (1912). — WILBRAND u. SÄNGER: Neurologie des Auges 4/2, 1912. — Die Neurologie des Auges. Bd. V. Die Erkrankungen des Sehnervenstammes. 1913. — WILMS: Hydrocephalus internus des IV. Ventrikels. Dtsch. med. Wschr. **1909**, 2095.

5. Entzündung des Sehnerven. Neuritis optici — Papillitis.

Theoretisch lassen sich die Entzündungen des Sehnerven in drei Gruppen sondern: die Neuritis axialis, die Neuritis peripherica und die Neuritis transversa totalis, wie sie WILBRAND und SÄNGER (1913) aufgestellt haben. In der Praxis läßt sich die Trennung nicht genau durchführen, da Übergänge zwischen den Formen vorhanden sind, und dieselbe Schädlichkeit zu verschiedenen Erscheinungen Anlaß geben kann. Die Neuritis axialis ist durch das Vorhandensein eines zentralen Skotoms gekennzeichnet, dieses kann aber nur dann einer in der Mitte des Sehnervenquerschnittes lokalisierten Erkrankung zugeschrieben werden, wenn der Sitz des Krankheitsherdes sich nicht unmittelbar hinter dem Augapfel befindet, da im vordersten Anteil des Sehnerven das papillomaculare Bündel nicht in der Achse des Sehnerven liegt. Im Gegensatz zur Neuritis axialis steht die Neuritis intersistalis peripherica mit Einschluß der Perineuritis. Diese Erkrankungsform ist durch das Vorhandensein einer peripheren Gesichtsfeldeinschränkung gekennzeichnet, die die zentralen Teile des Gesichtsfeldes nicht schädigt. Diese Vorstellung kann nur dann richtig sein, wenn von der Ansicht ausgegangen wird, daß die peripheren Sehnervenfasern von der Peripherie der Netzhaut stammen — einer Ansicht, die keineswegs unbestritten ist. Die peripheren Gesichtsfeldeinengungen haben die Eigentümlichkeit, daß sie keineswegs stets gleichmäßig sind, sondern oft sektorenförmige oder keilförmige Ausfälle des Gesichtsfeldes mehr oder weniger weit gegen die Mitte vordringen. Man muß hier annehmen, daß der Krankheitsprozeß an einer Stelle weiter gegen die Achse des Sehnerven sich ausgebreitet hat. Im nachfolgenden werden einzelne möglichst genau charakterisierte Erkrankungen mit ihren Gesichtsfeldveränderungen besprochen, und bei den Ursachen, die in Betracht kommen, auch die nicht zu dem Typus gehörigen Veränderungen des Gesichtsfeldes beschrieben werden, welche durch die angeführte Ursache bedingt sind. Es muß ausdrücklich hervorgehoben werden, daß der Neuritis retrobulbaris eine Sonderstellung eingeräumt und sie aus den Erörterungen vorderhand ausgeschieden wird, um als eigenes Krankheitsbild selbständig betrachtet zu werden.

Ebensowenig wie sich eine scharfe Scheidung zwischen Chorioiditis und Chorioretinitis ziehen läßt, ist dies bei der Retinitis und der Neuritis optici der

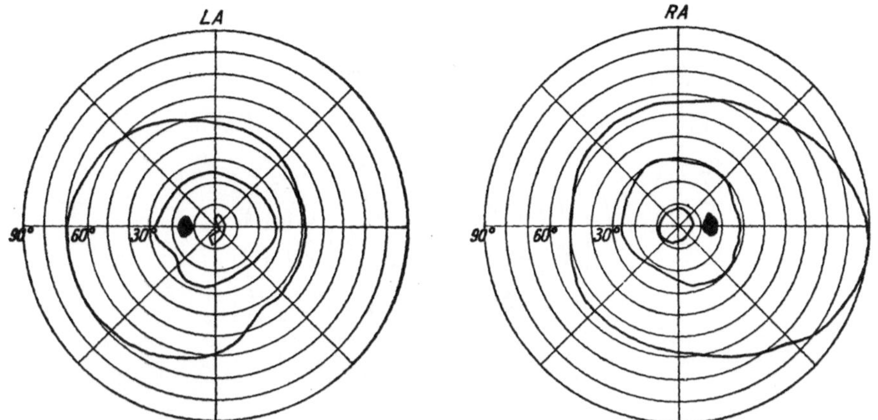

Abb. 124. Beiderseitige Sehnervenentzündung nach fieberhafter Erkrankung. 30jährige Frau. Rechtes Auge: $S = 6/60$ unsicher, linkes Auge: $S = 6/60$ sicher. Beide Augen: Staubförmige Glaskörpertrübungen, Papille unscharf begrenzt, scheinbar vergrößert, geschwollen, einzelne Blutungen an ihren Rändern. Netzhaut leicht trüb in der Umgebung der Papille. Gesichtsfelder für Weiß 3/330, 5/1700 und 2/1700. Einengung aller Isopteren. Bedeutende Vergrößerung des blinden Fleckes.

Fall. Wohl gibt es Fälle, wo die Erkrankung überwiegend in der Netzhaut ihren Sitz hat, und der Sehnerv wenigstens anfangs unbeteiligt zu sein scheint, auch solche, wo der Sehnerv zweifellos erkrankt ist, ohne daß sich in den früheren

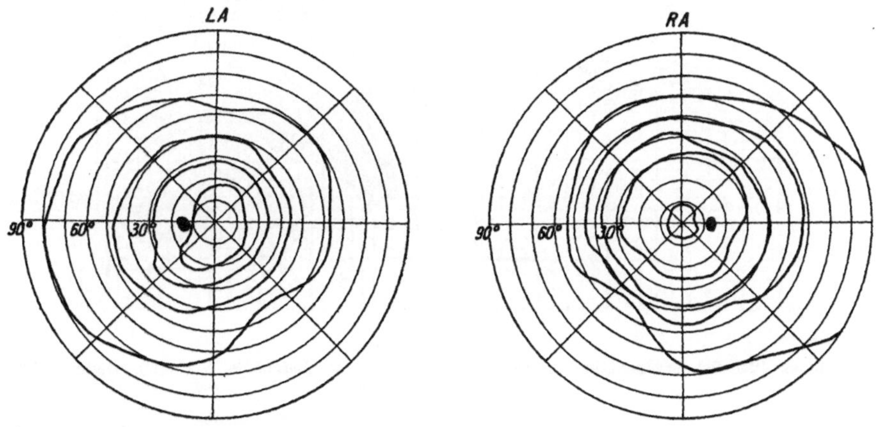

Abb. 125. Geheilte beiderseitige Sehnervenentzündung. Fünf Wochen später. Rechtes Auge: $S=6/15$, linkes Auge: 6/9. Glaskörpertrübungen verschwunden. Papillen scharf begrenzt, rosa, rechte etwas blässer als die linke. Gesichtsfelder für Weiß 3/330, 5, 3, 2 und 1/1700. Blinde Flecke kleiner als früher, alle Isopteren weiter, die Isoptere 1/1700 dazugekommen.

Stadien der Krankheit eine Beteiligung der Netzhaut nachweisen ließe. Bei schwerer Veränderung der Netzhaut oder des Sehnerven sind im späteren Verlauf immer beide verändert, zieht doch die Atrophie der Netzhaut die des Sehnerven nach sich und umgekehrt. Bei wirklichen Entzündungen der Netzhaut, die gegenüber den Entartungen an Häufigkeit weit zurücktreten, greift die Ent-

zündung bei längerer Dauer stets auf den Sehnerven über, und eine reine Entzündung des Sehnerven mit Beteiligung des intraokularen Teiles ist sensu strictori
kaum je vorhanden. Nur dort, wo die Entzündung des Sehnervenstammes die
Papille nicht mitergriffen hat, kann von einer reinen Neuritis die Rede sein.

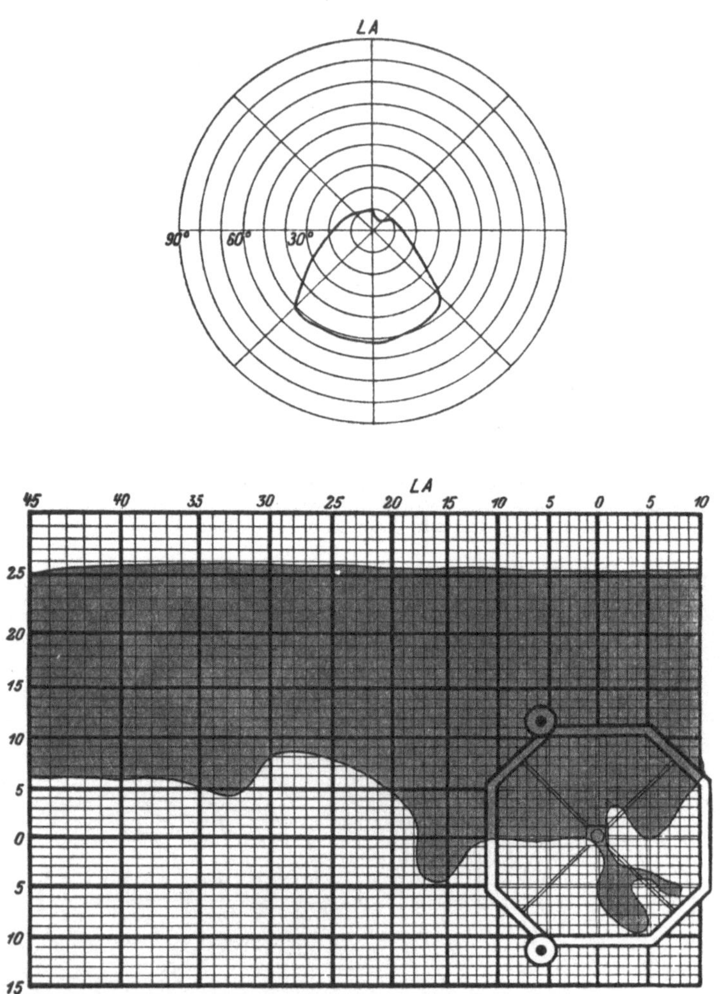

Abb. 126. Linksseitige Sehnervenentzündung infolge Empyems der Keilbeinhöhle. $S = 6/60$. Gesichtsfeld für
Weiß a) 3/330, b) 2/1200.

In manchen Fällen läßt sich die Scheidung nach dem primären Sitze der Erkrankung treffen.

　　Im Gegensatz zur Stauungspapille, die im Anfangsstadium ein reines Ödem
des Sehnerven- und besonders des intraokularen Endes darstellt, ist die Papillitis
(Neuritis optici intraocularis) eine primäre Entzündung. Ophthalmoskopisch
läßt sich der Gegensatz zwischen Ödem und Entzündung wohl nicht immer
scharf herausarbeiten, doch gibt es für die Unterscheidung der beiden Zustände
voneinander Anhaltspunkte. Nicht der Grad der Schwellung ist dabei maßgebend; zwar ist bei der Stauungspapille im ausgebildeten Stadium die Schwellung

bedeutend stärker als bei der Sehnervenentzündung, doch muß zu Beginn die Schwellung auch bei der Stauungspapille zuerst gering sein und erreicht erst später höhere Grade. Wichtig ist dagegen, daß zu Beginn der Stauungspapille das Gewebe der Papille durchsichtig ist, so daß die Begrenzung der Papille noch

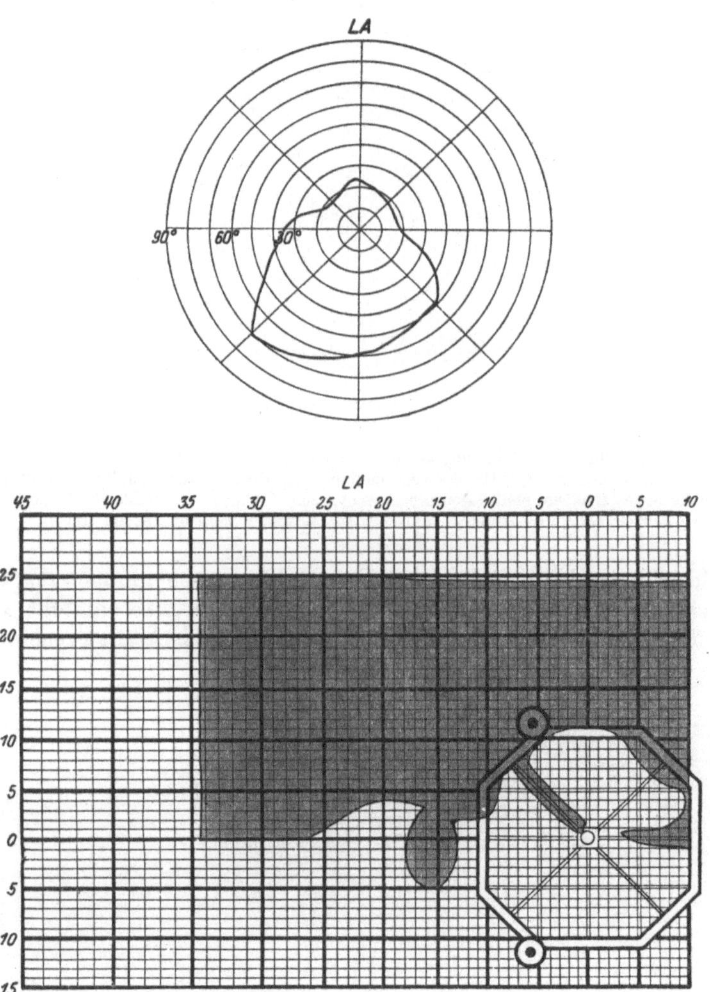

Abb. 127. Derselbe Fall, elf Tage später. $S = 6/36$. Dieselben Reizobjekte. Gesichtsfeld etwas erweitert. Der Ausfall für Weiß 2/1200 in Rückbildung begriffen.

erkennbar ist, was bei der Sehnervenentzündung nicht zutrifft. Hier trübt sich das Gewebe frühzeitig durch das auftretende Exsudat, das auch in der Umgebung der Papille sichtbar wird. Es tritt einmal als Trübung der benachbarten Netzhaut auf, weiters in Gestalt von Glaskörpertrübungen. Finden sich bei Papillenschwellung staubförmige Glaskörpertrübungen, so handelt es sich nicht um Stauungspapille, sondern um wirkliche Entzündung. Diese führt auch schon frühzeitig zu bedeutenden Funktionsstörungen, Herabsetzung der Sehschärfe und Gesichtsfeldveränderungen. Das Ödem schädigt die Nervenfasern nicht, und daher ist die funktionelle Störung durch die Stauungspapille anfangs nicht

vorhanden. Im Gegensatz hierzu schädigt eine echte Entzündung schon frühzeitig, noch ehe die Krankheit ihren Höhepunkt erreicht hat, die Leitungsfähigkeit der Nervenfasern schwer und daraus erklärt sich, daß schon frühzeitig
ausgesprochene funktionelle Störungen zu erwarten sind, die ihren Ausdruck

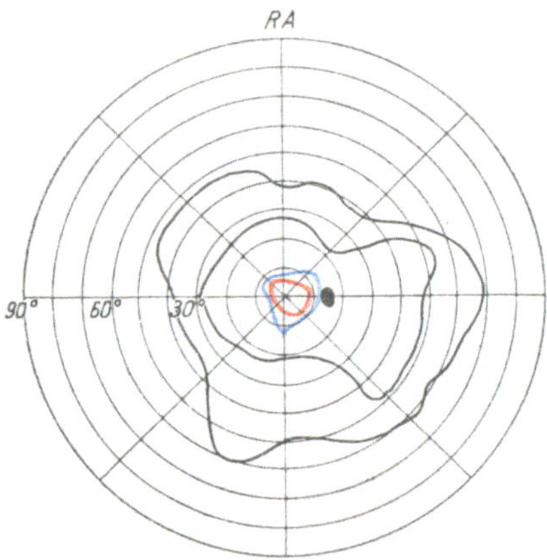

Abb. 128. Abgelaufene Sehnervenentzündung auf luetischer Grundlage. Sehnervenentzündung vor drei Jahren.
Rechtes Auge: $S = 6/60$. Linkes Auge: Handbewegungen in $^1/_2$ m. Rechtes Auge: Papille weiß, unscharf begrenzt;
ihre nasale Hälfte etwas erhaben, steil gegen die physiologische Exkavation abfallend. Begleitstreifen entlang
den Gefäßen. Gesichtsfeld für Weiß 10/330 und 5/330, für Farben 10/330.

auch im Gesichtsfeld finden. Schwere Entzündungserscheinungen des Sehnerven
greifen auch auf die Netzhaut über, so daß eine Neuroretinitis entsteht. Anderseits
läßt sich die Papillitis nicht von der Entzündung des Sehnervenstammes ab-

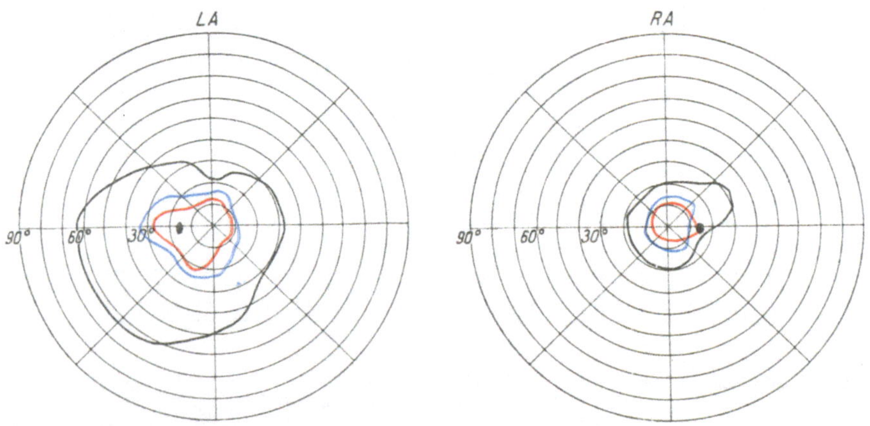

Abb. 129. Abgelaufene Sehnervenentzündung beider Augen. Erkrankung vor 15 Jahren. Ursache nicht festgestellt. Keine Lues nachweisbar. Rechtes Auge: $S = 6/36$, linkes Auge: $S = 6/12$. Beide Augen: Papille
leicht verschleiert, grau mit einem Stich ins Rötliche, Gefäße leicht verengt; Exkavation nicht deutlich. Gesichtsfeldgrenzen für Weiß 6/330, Farben 10/330.

grenzen, denn die Unterscheidung könnte nur eine künstliche sein und lediglich
auf dem Vorhandensein oder der Abwesenheit von ophthalmoskopischen Veränderungen beruhen. Es ist selbstverständlich, daß eine Entzündung des Sehnervenstammes gegen das Auge zu sich ausbreiten und zu einer ophthalmoskopisch
sichtbaren Entzündung, einer Papillitis führen kann. Bei Vorhandensein einer

solchen läßt sich klinisch natürlich niemals feststellen, wieweit die Entzündung
nach rückwärts reicht. Bei verhältnismäßig geringen sichtbaren Veränderungen
des Sehnerven und schweren funktionellen Störungen ist die Wahrscheinlichkeit
weiterer Veränderungen im Sehnerven gegeben. Als klassisches Beispiel kann die
akute retrolaminar gelegene Neuritis dienen.

Bei den Entzündungen des Sehnervenkopfes finden sich keine charakteristischen Gesichtsfeldveränderungen. Bei den nicht häufigen Syphilomen und
Tuberkeln der Papille sind sowohl konzentrische Einschränkungen gleichmäßiger
oder unregelmäßiger Art, Zentralskotome und parazentrale Skotome mit Vergrößerung des blinden Fleckes beschrieben worden. Bei der häufigeren syphilitischen Sehnervenentzündung ohne Syphilombildung ist verhältnismäßig häufig
konzentrische regelmäßige oder unregelmäßige Gesichtsfeldeinengung beschrieben

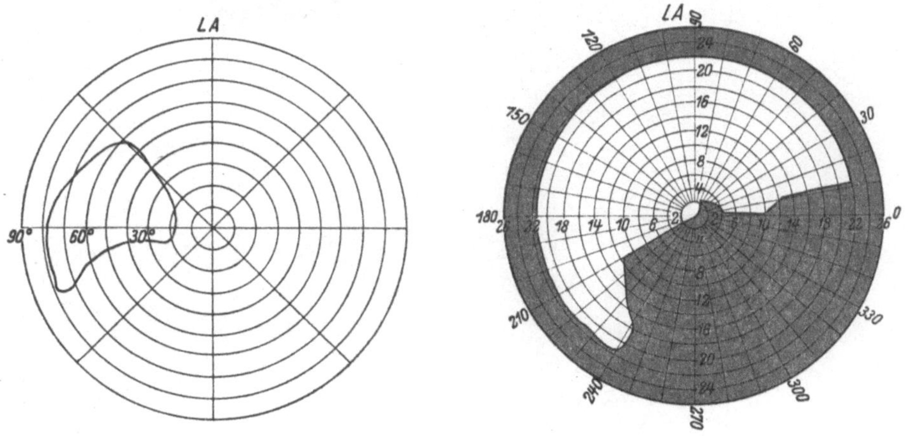

Abb. 130. Linksseitige Sehnervenentzündung. 49jähriger Mann. Fingerzählen in 1¹/₂ m. Gesichtsfeld für Weiß
a) 3/330 und b) 2/1200.

worden (Abb. 124, 125), wie denn die meisten Fälle der Neuritis peripherica,
die WILBRAND und SÄNGER (1913) anführen, syphilitischen Ursprungs sind.
Doch finden sich bei der Neuritis syphilitica auch andere Typen von Gesichtsfeldstörung: Zentralskotome und ringförmige Skotome (Abb. 131), wodurch der
Übergang zu den Gesichtsfelddefekten der Chorioiditis syphilitica hergestellt ist.
Die Vergrößerung des blinden Fleckes erreicht bei der Papillitis meist lange
nicht das Ausmaß wie bei der Stauungspapille (Abb. 124, 126). Sie ist auch
bei Neuritis als Begleiterscheinung von Iritis (SCHNABEL 1876) und beginnender Neuritis von RAMSAY und SUTHERLAND (1906), MOSSO (1910), BERGER
(1896), DEUTSCHMANN (1911), DE VINCENTIIS (1922) angeführt worden. In
besonders schweren Fällen von Neuritis besteht oft Amaurose, und diese bilden
die Grundlage der Gruppe der Neuritis transversa totalis, die nichts anderes
ist als eine Steigerung der zwei anderen Gruppen bis zur Unterbrechung der
Leitungsfähigkeit aller Opticusfasern. Befindet sich der Sitz der Sehnervenentzündung in der Nähe der Papille, so können auch Nervenfaserdefekte in
Gestalt sektorenförmiger Ausfälle (Abb. 131a), auch mit nasalem Sprung und
bogenförmige, vom blinden Fleck ausgehende Skotome auftreten. KASASS und
SCHAFFRAN (1926) haben in frühen Stadien der Syphilis, d. h. bis zu einem
Jahr nach der Infektion unter 50 Kranken bei 35 periphere Einengung des Ge-
sichtsfeldes für Rot oder für Rot und Weiß festgestellt, und sind der Ansicht,

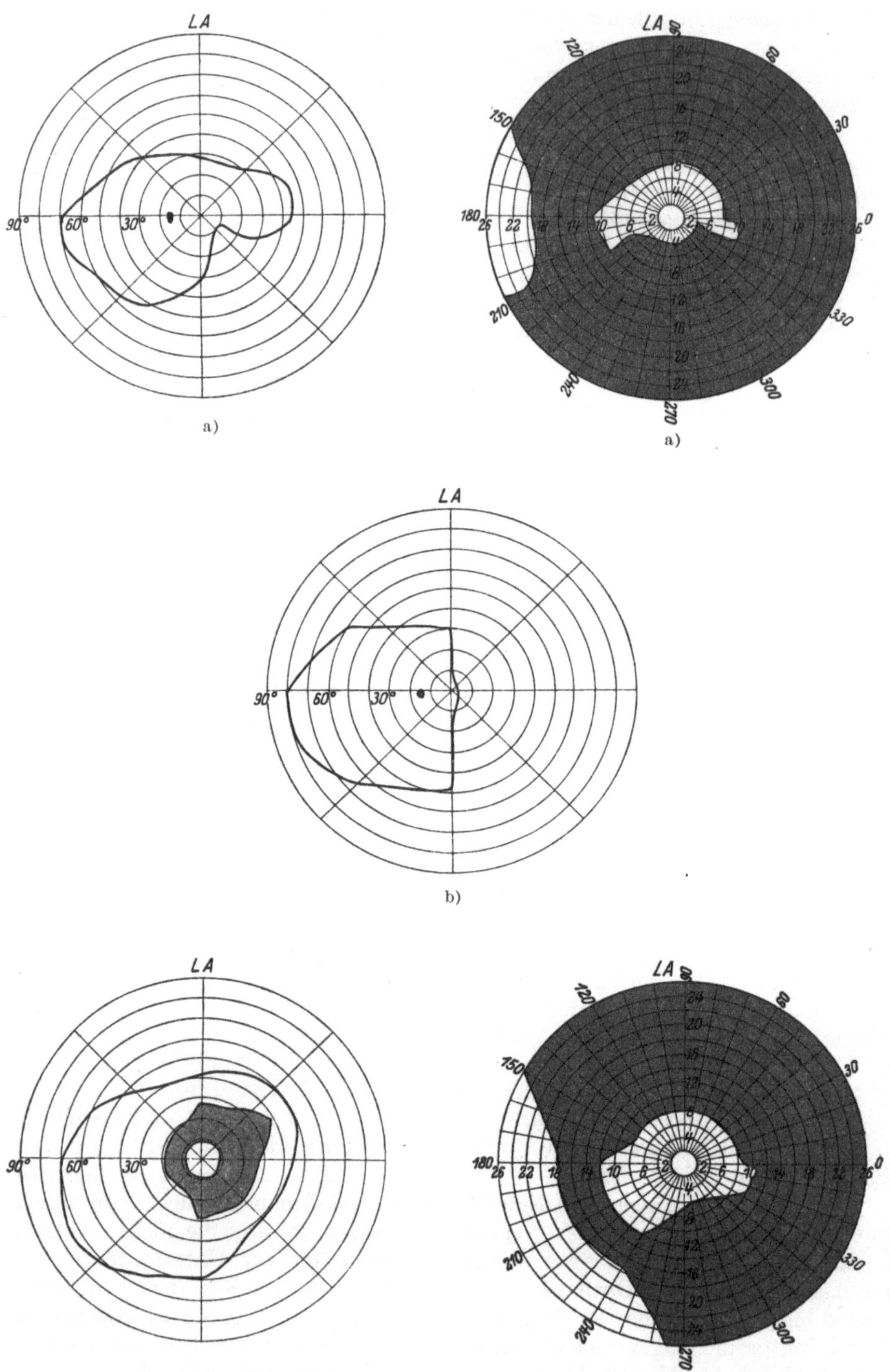

Abb. 131. Linksseitige Sehnervenentzündung. 40jähriger Mann. a) $S = 6/18$. Gesichtsfeld für Weiß 3/330
feld für Weiß 3/330 und 2/1200. d) Sieben Tage später: $S = 6/7,5$. Gesichtsfeld für Weiß 2/1200. e) Einen Monat
g) Vier Monate später: $S = 6/5$.

daß es sich hierbei um eine Neuritis peripherica handelt, die vielleicht ein Anzeichen dafür darstellt, daß diese Kranken später an Sehnervenleiden erkranken
werden und Kandidaten für Opticusatrophien sind. Der Spiegelbefund war bei
diesen Kranken normal.

So wie bei der Entwicklung der Krankheit die verschiedensten Gesichtsfelddefekte gefunden werden, so kann auch bei dem Rückgang der Erkrankung
sich große Verschiedenheit des Grades und der Form der Gesichtsfeldausfälle
ergeben (Abb. 126, 127). Die vorhandenen Gesichtsfeldausfälle können sich
zurückbilden und vollständige Wiederherstellung der Funktion aller Netzhautteile eintreten, trotz eventueller Abblassung der Sehnervenscheibe. Bei Ausgang in Atrophie können in der Peripherie oder häufiger im Zentrum Gesichtsfeldreste erhalten bleiben; es tritt aber nicht selten Erblindung ein. Es zeigt sich
wohl auch hier in vielen Fällen die funktionelle Überlegenheit der zentralen
Netzhautteile, die bei annähernd gleicher Schädigung noch eine Funktion erkennen lassen, die in den peripheren Teilen nicht mehr nachweisbar ist.

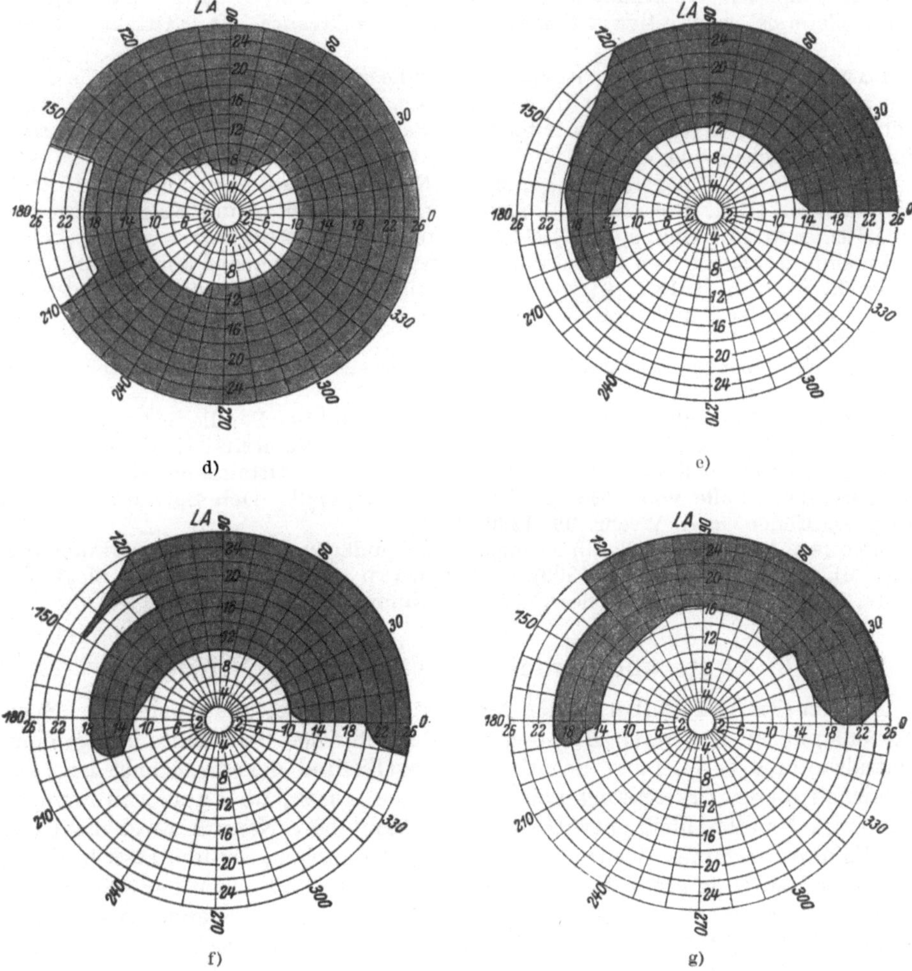

d)   e)

f)   g)

und 2/1200. b) Drei Tage später $S = 6/20$. Gesichtsfeld für Weiß 3/330. c) Elf Tage später: $S = 6/12$. Gesichts-
später: $S = 6/6$. Gesichtsfeld für Weiß 2/1200. f) Einen Monat später: $S = 6/6$. Gesichtsfeld für Weiß 2/1200.
Gesichtsfeld für Weiß 2/1200.

Literatur.

BAER: Zwei bemerkenswerte Fälle von Augenerkrankungen bei Tuberkulose der Lungen. Klin. Mbl. Augenhk. **61**, 402 (1918). — BERGER: Amblyopie et amaurose de la zone péripapillaire de la rétine. Arch. Ophthalm. (Fr.) **16**, 672 (1896).

CRAMER: Die klinischen Erscheinungsformen der tuberkulösen Sehnervenentzündung. Klin. Mbl. Augenhk. **60**, 566 (1918).

DEUTSCHMANN: Zur Pathogenese der sympathischen Ophthalmie. Graefes Arch. **79**, 500 (1911).

v. HIPPEL: Über tuberkulöse, sympathisierende und proliferierende Uveitis unbekannter Ätiologie. Anatomische Untersuchungen zur Differentialdiagnose dieser Erkrankungen. Graefes Arch. (D.) **92/4**, 421 (1917). — Ein Fall von ungewöhnlicher, schwerer gonorrhoischer Iridocyklitis und Neuritis optica. Graefes Arch. **94**, 355 (1917). — HIRSCH: Ein Riesentuberkel der Sehnervenpapille. Arch. Augenhk. **84**, 195 (1919).

KASASS, I. u. G. D. SCHAFFRAN: Die Entzündung der peripheren Faserbündel des Sehnerven bei der Frühsyphilis. Arch. oftalm. (russ.) **1**, 369 (1926).

MOSSO: Il campo del BJERRUM nella nevrite del fascetto papillomaculare e nella oftalmia simpatica. Ophthalmologica (Ital.) **1**, 262 (1910). — MOTOLESE: Neuritis ottica bilaterale consecutiva a tonsillite banale recidivante. Ann. Ottalm. **44**, 827 (1915).

RAMSAY, MAITLAND a. SUTHERLAND: Spindle shaped enlargement of the blind spot associated with congestion of the optic disc. Ophthalm. Rev. (Am.) **1906**, 31. — REIS: Ein Abszeß in der Lamina cribrosa des Sehnerven als Komplikation im Verlauf einer Orbitalphlegmone. Graefes Arch. **59**, 1, 155 (1904).

SCHEIDEMANN: Ein Fall von gummöser Neubildung auf dem Sehnerveneintritt. Graefes Arch. **41**, 1, 156 (1895). — SCHNABEL: Die Begleite- und Folgekrankheiten der Iritis. Arch. Augenhk. **5**, 101 (1876). — SIDLER-HUGUENIN: Sehnerventuberkulose nebst einigen allgemeinen Bemerkungen über Tuberkulinbehandlung. Klin. Mbl. Augenhk. **61**, 255 (1918). — STOCK: Über einen Fall von Gummigeschwulst des Opticus hinter der Papille und von Chorioiditis gummosa. Klin. Mbl. Augenhk. **43/1**, 640 (1905).

UHTHOFF: Über die bei Syphilis des Zentralnervensystems vorkommenden Augenstörungen. Graefes Arch. **29/1**, 1 (1893).

VERHOEFF: Ein Fall von Syphilom des Opticus und der Papille mit Spirochätenbefund. Klin. Mbl. Augenhk. **48/2**, 315 (1910). — DE VINCENTIIS: Il comportamento della machia cieca nell'occhio normale e patologico. Ann. Ottalm. **50**, 495 (1922). — VOLLERT: Drei Fälle von höchstgradiger Stauungspapille nach Salvarsaninjektion bei Lues. Münch. med. Wschr. **36**, 1960 (1912).

WAGNER: Anatomische Veränderungen bei sekundär-luetischer Opticuserkrankung. Klin. Mbl. Augenhk. **41/2**, 1 (1903). — WILBRAND u. SÄNGER: Die Neurologie des Auges, Bd. V. Erkrankungen des Sehnervenstammes. 1913.

6. Akute und chronische retrobulbäre Neuritis.

Als Neuritis retrobulbaris oder Neuritis axialis bezeichnet man einen Symptomenkomplex, der durch Herabsetzung der zentralen Sehschärfe infolge eines Zentralskotoms bei anfangs negativem Spiegelbefund gekennzeichnet ist. Die Anzeichen dieser Erkrankung können sich sehr rasch, im Laufe von wenigen Stunden, oder allmählich entwickeln. Die retrobulbäre Neuritis weist nicht nur betreffs ihres Verlaufes, der Intensität der Erscheinungen, sondern auch in bezug auf ihre Entstehung große Verschiedenheiten auf, so daß neben der allgemeinen Charakteristik noch einzelne ursächlich verschiedene Zustände beschrieben werden sollen. Zuerst sei das Bild der akuten, dann der chronischen retrobulbären Neuritis geschildert.

Die Erkrankung beginnt meist plötzlich mit starker Beeinträchtigung des Sehvermögens infolge zentralen Skotoms, das rasch zunimmt und binnen weniger

Stunden oder Tage sogar das ganze Gesichtsfeld einnehmen kann, so daß jede Lichtempfindung erlischt. In manchen Fällen besteht periphere Lichtempfindung oder exzentrisches Fingerzählen. Die Sehleistung hängt also von der Größe des Zentralskotoms ab. Die Besserung ist gekennzeichnet durch die Verkleinerung des zentralen Skotoms, die ziemlich gleichmäßig von allen Seiten erfolgt. Dabei werden die peripheren Teile des Gesichtsfeldes teilweise funktionsfähig, so daß im mittleren Teil noch absolute Funktionslosigkeit besteht, während in der Peripherie das Skotom schon relativ ist. Der absolute Ausfall des Gesichtsfeldes verkleinert sich und wird relativ für Weiß, dann auch für Farben, und unter Zunahme der qualitativen Funktion kann auch der letzte Rest des Skotoms verschwinden. Vielfach bleiben aber Reste der Funktionsstörung zurück — entweder kleine zentrale oder parazentrale absolute oder relative Skotome. Man kann sagen, daß die Rückbildung des ursprünglichen Zentralskotoms in jedem Stadium zum Stillstand kommen kann, ja es kommt in seltenen Fällen eine Rückbildung überhaupt nicht zustande, und das Auge bleibt blind.

Gelegentlich gelingt es, im frühesten Beginn der Krankheit kleinste zentrale Farbenskotome als erstes Anzeichen der Erkrankung festzustellen. Die Skotome sind meistens wirklich zentral gelegen, doch kommen auch parazentrale Skotome vor. Die Gestalt ist in der Mehrzahl der Fälle rund oder oval mit längerer horizontaler Achse; mitunter ist das centrocaecale Skotom so gelegen, daß der Fixationspunkt exzentrisch im Skotom liegt. Seltener ist die Gestalt des Skotoms unregelmäßig; es sind auch bogenförmige Gesichtsfeldausfälle beobachtet worden, die, ebenso wie das entrocaecale Skotom, auf das Vorhandensein von Nervenfaserdefekten hinweisen, und sich gelegentlich zu vollständigen Ringskotomen ausbilden können, was auch RÖNNE (1931) bestätigt. Der Übergang vom geschädigten Teil des Gesichtsfeldes zur normalen Umgebung ist meist ein fast unvermittelter, so daß die Grenzen der Ausfälle sehr steil sind und genau angegeben werden können; ein allmählicher Übergang ist seltener. Die periphere Gesichtsfeldgrenze ist meistens normal. Ist eine periphere Einschränkung vorhanden, so ist sie oft unregelmäßig und es findet sich die stärkste Einengung gegenüber der am meisten gegen die Peripherie reichenden Stelle des Zentralskotoms.

Während in den meisten Fällen die Entwicklung des Leidens, wie geschildert, sehr rasch vor sich geht, gibt es auch sich langsam entwickelnde Fälle, in denen Tage oder Wochen vergehen, bis die Erkrankung ihren Höhepunkt erreicht. In diesen Fällen ist oftmals die Einbuße an Funktion nicht so hochgradig wie in den akut auftretenden — der ganze Verlauf ist milder, doch kann sich auch hier der Prozeß zu derselben Intensität steigern, wie bei den akut auftretenden Fällen.

Die Dauer der Amaurose ist in den akuten Fällen meist kurz, indem nach einem oder wenigen Tagen die Rückbildung der Krankheitserscheinungen eintritt. HIGIER (1898) sah den Beginn der Lichtempfindung nach 24 Tagen eintreten, die Amaurose dauerte in AUGSTEINs (1913) Fall 33 Tage und in BICHELONNES (1904) Fall sechs Monate.

Es kommen auch mitunter mehrfache Rückfälle bei den Kranken vor, wobei meist Funktionsstörungen nach den Anfällen zurückbleiben, so daß nach jedem Anfall die Gesichtsfelddefekte intensiver und extensiver werden, doch habe ich auch Fälle beobachtet, wo trotz mehrerer Anfälle mit großem Zentralskotom vollständige Wiederherstellung eintrat.

Neben diesem typischen Bilde der Gesichtsfeldstörungen bei akuter retrobulbärer Neuritis kommen auch andere Gesichtsfeldausfälle vor. Je genauer und öfter das Gesichtsfeld bei den Kranken untersucht wird, desto öfter findet man Eigentümlichkeiten, die eine Abweichung vom klassischen Bilde bedingen. Sehr bemerkenswert sind die Veränderungen, die RÖNNE (1916) im Verlaufe der Krankheit beobachtet hat, und die er mit Recht als Wanderung des Gesichtsfelddefektes bezeichnet. Zuerst fand sich ein fast vollständiger Ausfall des nasalen unteren Quadranten: dieser Ausfall stand mit dem blinden Fleck in Verbindung und war als Faserbündeldefekt zu bezeichnen. Nach drei Tagen Beginn der Rückbildung des Ausfalles, der nach weiteren fünf Tagen verschwunden ist und einem nasal hemianopischen Farbenausfall Platz gemacht hat, der ein kleines parazentrales Skotom einschließt. 19 Tage später fast vollständiger Ausfall für Rot des nasalen oberen Quadranten; von diesem Ausfall blieb nach fünf Tagen nur ein parazentraler Rest zurück, der einen Monat später verschwunden war. BERLING (1914, 1915) hat gleichfalls mit dem blinden Fleck zusammenhängende, fast vollständige Quadrantenausfälle beschrieben. Von ihr und RÖNNE (1915) sind nasale Quadrantenausfälle mit im horizontalen Meridian verlaufender Grenze beschrieben worden, die das Bild des nasalen Sprunges darbieten. Auch bogenförmige, vom blinden Fleck ausgehende Skotome sind beobachtet worden.

Von besonderer Bedeutung sind die hemianopischen Defekte, die RÖNNE (1912), WILBRAND und SÄNGER (1913), LANGENBECK (1914), GRÜTER (1914), BERLING (1915), HERMITTE et SALVA (1897), TRAQUAIR (1925) beschreiben, da daraus geschlossen werden muß, daß Krankheitsherde nicht allein im Nervus opticus, sondern auch im Chiasma und im Tractus bestehen können. Es handelt sich dabei entweder um größere Ausfälle oder um kleine hemianopische Skotome. Besonders genau sind die Fälle von RÖNNE und TRAQUAIR beobachtet. Da auch einschlägige Sektionsfälle vorhanden sind, so steht die Deutung dieser Fälle außer Zweifel (ENGESSER 1876, BULLARD and SOUTHARD 1906, ACHARD et GUINON 1889, EBSTEIN 1887, und RÖNNE 1915).

Der Sitz des Erkrankungsherdes bei der akuten retrobulbären Neuritis kann naturgemäß an jeder Stelle der optischen Bahn zwischen Auge und seitlichem Kniehöcker liegen, daher müssen auch Fälle vorkommen, wo der Herd entgegen der überwiegenden Mehrzahl der Fälle so knapp hinter dem Auge liegt, daß er auch intrabulbäre Erscheinungen hervorruft. In diesen Fällen ist der Augenspiegelbefund positiv — es findet sich eine Stauungspapille (BRUNS und STÖLTING 1900, MÜLLER 1904, FLEISCHER 1908, LANGENBECK 1913, TSCHIRKOWSKY 1914, MARBURG 1920), während ja als Charakteristikum der frischen akuten retrobulbären Neuritis der negative ophthalmoskopische Befund gilt. Erst im Verlaufe der Erkrankung, häufig erst nach Rückbildung der Sehstörungen, tritt Abblassung der Sehnervenscheibe auf, die zumeist die äußere Hälfte betrifft, aber auch die ganze Papille ergreifen kann. Die vorher erwähnten Fälle von Stauungspapille bilden den Übergang zwischen der intra- und retrobulbären Erkrankung des Sehnerven. In chronisch verlaufenden Fällen muß man dem Zustand beider Gesichtsfelder besondere Aufmerksamkeit zuwenden, weil bei scheinbar einseitiger Erkrankung sich doch kleine parazentrale Skotome am anderen Auge finden können, die für die topische Diagnose wichtig sind. Ursächlich kommen dabei alle Krankheiten in Betracht, die überhaupt retrobulbäre Neuritis hervorrufen können, und es bedarf oft der Verwendung aller diagnostischer Mittel, um die ursächliche Diagnose zu sichern. Trotzdem gibt es Fälle genug, die diagnostisch ungeklärt bleiben. Die Prognose dieser Fälle ist meistens ungünstiger als die der akuten Erkrankungen; von Bedeutung ist, daß ein stärkeres Ergriffensein der Farbengesichtsfelder im Vergleich zum Weißgesichtsfelde darauf hindeutet, daß eine weitere Besserung wahrscheinlich ist.

Als Ursache der akuten retrobulbären Neuritis muß nach unseren heutigen Kenntnissen in der Mehrzahl der Fälle die multiple Sklerose gelten. Als ursächliche Faktoren werden in der Literatur ferner angeführt: Myelitis, Erkrankungen der Nebenhöhlen, Zahnwurzelspitzenabszesse (fokale Infektion), Syphilis, Tuberkulose, chronische Iridocyclitis, Typhus, Erysipel, Influenza, Mumps, Pneumonie, Angina follicularis, Meningitis cerebrospinalis epidemica, Malaria, Beri-Beri, Pellagra, Avitaminosen, Varizellen, Röteln, Encephalitis haemorrhagica, Keuchhusten; schließlich noch Gravidität, Lactation, Nierenerkrankungen, Carcinomatose, Hautverbrennung und Vergiftungen mit Kohlenoxyd, Methylalkohol, Chinin, Salicylsäure, Jodoform, Filis mas, Arsen, Morphium, Heroin und vielen anderen Stoffen.

Es ist recht wahrscheinlich, daß es sich dabei, Lues und Tuberkulose ausgenommen, nicht um eine Lokalisation des toxischen Krankheitsprozesses im Sehnerven handelt, sondern daß in vielen Fällen das Grundleiden entweder der Ausdruck multipler Sklerose ist, oder die Neuritis durch eine Nebenhöhlenerkrankung infektiösen Ursprungs hervorgerufen ist (BLEGVAD und RÖNNE 1920), SIEMERLING und RÄCKE 1913). Bei Fällen, deren Ursache nicht geklärt werden kann und deren Zahl ist nicht ganz gering, wird man immer an multiple Sklerose als die wahrscheinlichste Ursache denken müssen. So wird in neuerer Zeit der Hundertsatz von Fällen unbestimmbaren Ursprungs von. SANTORI (1930) mit 23,02, von BACHSTEZ (1932) mit 36,2, von ROCHAT (1933) mit 30 und von WU (1938) mit 25,3 und von CARROLL (1940) mit 34% angegeben.

Die Einteilung der retrobulbären Neuritis kann nach verschiedenen Gesichtspunkten durchgeführt werden. Vom klinischen Standpunkt teilt RÖNNE (1930), sie in fünf Gruppen ein, wobei das Vorherrschen des Zentralskotoms, die orbitalen Schmerzen und die Beziehungen zum Grundleiden bestimmend sind:

1. Neuritis intra- und retrobulbaris mit Myelitis;
2. Neuritis retrobulbaris acuta im engeren Sinne;
3. hereditäre Neuritis retrobulbaris (LEBERsche Krankheit);
4. Neuritis retrobulbaris durch toxische Schädigungen (Alkohol-, Tabak-Amblyopie und verwandte Formen);
5. Rudimentäre Formen der Neuritis retrobulbaris mit allmählich entstehender temporaler Abblassung der Papillen.

Eine strenge Trennung der Gruppen nach den zugrunde liegenden Ursachen läßt sich nicht durchführen. Es lassen sich die Fälle nicht alle ursächlich klären, und es wirken mitunter mehrere Faktoren bei der Entstehung der Krankheit mit. Dabei ist die Grundursache von der auslösenden zu unterscheiden. So bestehen oft akute retrobulbäre Neuritiden bei multipler Sklerose infolge von Erkältungen oder Infektionen. Es können Nebenhöhleneiterungen die Auslösung bewirken, wobei wieder multiple Sklerose als Grundursache vorhanden sein kann. Dabei darf aus der anscheinenden Wirksamkeit eines Behandlungsverfahrens kein Rückschluß auf die Ursache gezogen werden, angesichts der großen Neigung zur Spontanheilung, die diese Krankheit aufweist. Das Vorhandensein häufig vorkommender Krankheiten mit retrobulbärer Neuritis ist für ihre ursächliche Bedeutung nicht beweisend (Gravidität, Menstruation, Nebenhöhlenleiden, Syphilis).

Literatur.

ACHARD et GUINON: Sur un cas de myélite aiguë diffuse avec double névrite optique. Arch. méd. expér. **1889**, 696. — ANTONELLI: Les névrites optiques au cours des infections aiguës. Arch. Ophtalm. (Fr.) **23**, 454, 503, 578, 633, 732 (1903). — AUGSTEIN: Ein bemerkenswerter Fall von doppelseitiger akuter retrobulbärer Neuritis mit Erblindung beiderseits und Ausgang in Heilung, links nach 33tägiger Amaurose. Klin. Mbl. Augenhk. **51**/1, 181 (1913). — Einseitige Papillo-Retinitis mit außerordentlich großer Sternfigur und Ringskotom bei Chlorose. Klin. Mbl. Augenhk. 63, 174 (1919).

BACHSTEZ, E.: Über retrobulbäre Neuritis. Mschr. Ohrenhk. 66, 1349 (1932). — BASTERRA u. LAFORA: Doppelseitige retrobulbäre Neuritis optica, geheilt durch Punktion des dritten Ventrikels. Arch. Neurobiol. (Sp.) 3, 245 (1922). — BEHR, C.: Sehnervenentzündungen bei Störungen der inneren Sekretion im Verlauf der Adipositas dolorosa (DERCUMsche Krankheit). Dtsch. Z. Nervenhk. 71, 275 (1922). — Das Verhalten und die diagnostische Bedeutung der Dunkeladaptation bei den verschiedenen Erkrankungen des Sehnervenstammes. Klin. Mbl. Augenhk. 55, 193 (1915). — BERLING, E.: Über die Ergebnisse der Gesichtsfelduntersuchungen nach BJERRUM bei verschiedenen Erkrankungen des Sehnerven. Inaug.-Diss. Marburg 1914 u. Arch. Augenhk. 78, 151 (1915). — BEST: Dunkelanpassung bei retrobulbärer Neuritis. Graefes Arch. 97, 191 (1918). — BICHELONNE: Contribution à l'étude des névrites optiques d'origine infectieuse. Ann. Ocul. (Fr.) 132, 352 (1904). — BLEGVAD, O. u. H. RÖNNE: Über die Klinik und Systematik der Retrobulbärneuritiden. Klin. Mbl. Augenhk. 65, 206 (1920). — BOEDECKER: Über einen Fall von chronischer progressiver Augenmuskellähmung, verbunden mit Intoxikationsamblyopie. Arch. Psychiatr. usw. 23, 313 (1892). — BOGAERT, LUDO VAN: Névrite rétrobulbaire, symptome initial d'une encéphalite léthargique. J. Neur. (Belg.) 25, 401 (1925). — BOROS, B.: Zur Frage der Ätiologie der Sehnervenentzündung unbekannten Ursprunges. Z. Augenhk. 86, 214 (1935). — BRAIN, W. R.: Some varieties of acute optic and retrobulbar neuritis. Trans. ophthalm. Soc. U. Kingd. 54, 221 (1934). — BRUNS u. STÖLTING: Über Erkrankungen des Sehnerven im Frühstadium der multiplen Sklerose. Z. Augenhk. 3, 1 (1900). — BULLARD a. SOUTHARD: Diffuse gliosis of the cerebral white matter in a child. J. nerv. Dis. (Am.) March 1906.

CARROLL, F. D.: Retrobulbar neuritis. Observations on one hundred cases. Arch. Ophthalm. 24, 44 (1940). — CASTELLO, B.: Sulle neuriti ottiche retrobulbari con particolare riguardo alle forme unilaterali acute. Ann. Ottalm. 55, 428 (1927). — CHARLIN, C.: Die akute doppelseitige retrobulbäre Neuritis optica. Arch. Oftalm. hisp.-amer. (Sp.) 36, 77 (1936). — CIBIS, P.: Über die Ätiologie und Häufigkeitsverhältnisse der Neuritis retrobulbaris. Klin. Mbl. Augenhk. 102, 205 (1939). — CIMINO, F.: Neurite ottica bilaterale gonococcica. Pag. san. (It.) 1, 177 (1929). — CLEGG, J. G.: Central scotoma in anterior uveitis: a further contribution. Trans. amer. ophthalm. Soc. 29, 99 (1922). — CRAMER, E.: Neuritis retrobulbaris mit achttägiger Amaurose und schweren Gehirnerscheinungen als Folge von infektiöser multipler Neuritis. Klin. Mbl. Augenhk. 51/1, 58, 514 (1913).

DEUTSCHMANN: Über Amaurose bei Autointoxikation bei Karzinomatose. Beitr. Augenhk. 1890, H. 1, 34. — Über akute retrobulbäre Neuritis optica rheumatischen Ursprungs. Beitr. Augenhk. I, 427 (1892). — DEYL: Die allgemein diagnostische Bedeutung der Neuritis retrobulbaris und ein interessanter Fall dieser Krankheit. Wien. klin. Rundsch. 1901, Nr. 38 u. 39. — DREYFUS, P. A.: Guérison spontanée de la névrite rétrobulbaire aiguë. Bull. Soc. Ophtalm. Par. 1928, 345. — DUFAUT: Contribution à l'étude du nerf optique à la suite de l'erysipèle de la face. Un. méd. Canada. Nr. 171, 1002 (1893). — DUNNINGTON, J. H.: Etiology of retrobulbar neuritis. Laryngoscope (Am.) 45, 685 (1935). — DVORZEC, M. A.: Symptom VAN DER HOEVE u. BIRCH-HIRSCHFELD bei rhinogenen Entzündungen des Sehnerven. Vestn. Oftalm. 15, 105 (1939).

EBSTEIN, W.: Über multiple Sklerose des Gehirns und Rückenmarks. Inaug.-Diss. Würzburg 1887. — ELSCHNIG: Klinischer und anatomischer Beitrag zur Kenntnis der akuten retrobulbären Neuritis. Arch. Augenhk. 26, 68 (1893). — Über die Bedeutung der Nasen-Nebenhöhlenaffektionen in der Pathologie des Auges. Med. Klin. 1914, 36. — ENDELMAN: Über retrobulbäre Entzündung des Sehnerven. Medycyna (Pol.) 1908, 18. Ref. Jber. Ophthalm. 1908, 727. — ENGESSER, H.: Zur Kasuistik der multiplen Sklerose des Gehirnes und des Rückenmarks. Dtsch. Arch. klin. Med. 17, 556 (1876). — ERB: Ein Fall von Papillitis beider optici infolge von Ascaris. Klin. Mbl. Augenhk. 69, 118 (1922).

FEILCHENFELD: Amblyopie und Akkommodationslähmung nach protrahierter

Schwitzpackung. Wien. klin. Rundsch. 1906, Nr. 38. — FINE, M. a. G. S. LACHMANN: Retrobulbar neuritis and Pellagra. Trans. nat. Congr. pellagra (Am.). 1909, 279. — FLEISCHER: Neuritis retrobulbaris acuta und multiple Sklerose. Klin. Mbl. Augenhk. 46, 115 (1908). — FOCOSI: Contributo allo studio delle neuriti retrobulbari acute. Boll. ocul. 14, 1193 (1935). — FRIEDE: Über Hydroa vacciniforme des Auges. Klin. Mbl. Augenhk. 67, 26 (1921).

GAMBLE: Optic neuritis treated by tuberculin. Ophthalm. Rec. (Am.) 1911, 21. — The use of diagnostic doses of old tuberculin in determining the etiology of optic neuritis and neuro-retinitis of obscure origin. The reaction is specific. Definite reduction in sight. Ophthalm. Rec. (Am.) 1911, 63. — GENET, L.: Les scotomes des névrites rétrobulbaires. Bull. Soc. Ophtalm. Par. 1935, 720. — GLASSCHEIB, A.: Zur Pathogenese und Klinik der retrobulbären Neuritis. Z. Augenhk. 66, 249 (1928). — GROENOUW: Über die Intoxikationsamblyopie. Graefes Arch. 38/1, 1 (1892). — v. GRÓSZ, E.: Die Ätiologie der Neuritis retrobulbaris. Orvosképzés (Ung.) 20, 483 (1930). — GRÜTER: Erfahrungen mit der BJERRUMschen Methode der Gesichtsfelduntersuchung. Klin. Mbl. Augenhk. 52, 152 (1914). — GUTMANN: Über Augenerkrankungen nach Influenza. Berl. klin. Wschr. 27, 1111 (1890).

HERMITTE et SALVA: Sclérose en plaques d'origine infectieuse: Dauphiné méd. Juin—Juillet 1897. — HERZOG, H.: Differentialdiagnostische Überlegungen bei der Neuritis retrobulbaris. Wien. klin. Wschr. 37, 972 (1924). — HIGIER: Ein Fall von Neuritis optica mit vierwöchentlicher doppelseitiger, in komplette Heilung ausgegangener Blindheit. Neur. Zbl. 1898, Nr. 9. — v. HIPPEL: Ergebnisse der Tuberkulinbehandlung bei der Tuberkulose der Augen. Graefes Arch. 87/2, 193 (1914). — Zur Differentialdiagnose organisch oder funktionell bedingter Gesichtsfeldstörungen. Arch. Psychiatr. (D.) 73, 239 (1925). — HORAY, G. v.: Zur Klinik der akuten retrobulbären Neuritis. Klin. Mbl. Augenhk. 93, 397 (1934).

IGERSHEIMER: Die ätiologische Bedeutung der Syphilis und Tuberkulose bei Erkrankungen des Auges. Graefes Arch. 76/2, 217 (1910). — Syphilis und Auge. Berlin: Springer 1918. — Die Bedeutung des Gesichtsfeldes für die Kenntnis des Verlaufes und der Endigung der Sehnervenfasern in der Netzhaut. Graefes Arch. 101, 105 (1920).

v. JAKSCH: Über Mangantoxikose und Manganophobie. Münch. med. Wschr. 1907, 969. — JIRMAN, J.: Neuritis retrobulbaris unterm Bilde der Stauungspapille. Čas. Lék. česk. 66, 136, 176 (1927).

KAGAWA, S.: Studien über den Zusammenhang von Neur. axialis mit der Beriberi. III. Morphologie d. Blutes bei Neur. ax. Mitt. med. Ges. Tokyo 44, 1373 (1930). V. Blutzucker, Zuckerassimilation u. Zuckergehalt von Liquor cerebrospinalis bei Neuritis axialis. Ibid. 45, 1 (1931). VI. Über Blutkatalase bei Neuritis axialis. Ibid. 45, 8 (1931). — KRENCHEL: Amblyopia centralis. Kopenhagen 1876. — KULEBJAKIN: Ein Fall von retrobulbärer Neuritis auf tuberkulöser Basis. West. Ophthalm. 1911, 844.

LAGRANGE: Double névrite rétro-bulbaire d'origine syphilitique. Perte presque complète de la vision. Guérison par un traitement mixte intensif. Arch. Ophtalm. (Fr.) 30, 102 (1910). — LANDESBERG: Sehstörungen nach Influenza. Cbl. prakt. Augenhk. 1890, 141. — LANGENBECK: Retrobulbäre Neuritis und Allgemeinerkrankungen. Graefes Arch. 87/2, 193 (1914). — LEHMANN: Über akute doppelseitige retrobulbäre Neuritis. Cbl. prakt. Augenhk. 26, 17 (1902). — LEVINE, P.: Pellagra as a cause of optic neuritis. Repost of a case. Arch. Ophthalm. (Am.) 12, 909 (1934). — LIEBERMANN, L.: Ätiologie und kausale Therapie der Neuritis retrobulbaris. Orvosképzés (Ung.) 20, 248 (1930). — LILLIE, W. I. a. A. W. ADSON: Unilateral annular and central scotoma produced by callus from fracture extending into optic canal. Report of two cases. Arch. Ophthalm. (Am.) 12, 500 (1934). — LINDEMEYER: Neuritis retrobulbaris nach Hautverbrennung. Klin. Mbl. Augenhk. 64/1, 495 (1906). — LOTTRUP-ANDERSEN: Seltene Fälle von Neuritis retrobulbaris. Hosp. tid. (Dän.) 66, 7 (1923). — LUNDSGAARD, K.: Zwei Fälle akuter retrobulbärer Neuritis. Klin. Mbl. Augenhk. 39, 807 (1901).

MAGGIORE, L.: L'importanza degli angiospasmi in alcune forme di atrofia ottica e di neurite retrobulbare (Contributo alla etiologia ed alla terapia). 31. Congr. Soc. ital. Oftalm. 1932. — MAGITOT et DESVIGNES: L'angioscotome dans un cas de névrite rétrobulbaire. Bull. Soc. Ophtalm. Par. 1933, 543. — MANES, A. J.: Die Neuritis retrobulbaris. Ihre diagnostische Wichtigkeit; neue ätiologische Gesichtspunkte; Gesichtsfeldmessungen. Semana méd. (Arg.) 1933/2, 826. — Über retrobulbäre Neuritiden. Arch. Oftalm. B. Air. 8, 592 (1933). — MARBURG, O.: Retrobulbäre Neuritis optica und multiple Sklerose. Wien. klin. Wschr. 33, 209 (1920). — MENACHO: Retrobulbäre Neuritis und neue Gesichtspunkte für ihre Behandlung. Arch. Oftalm. hisp.-amer. (Sp.) 25,297 (1925). — MIURA: Über einen Fall von multipler Neuritis nach Magenkarzinom. Berl. klin. Wschr. 28, 905 (1891). — MOORE, G. D. F.: Retrobulbar neuritis and partial optic atrophy as sequelae of avitaminosis. Ann. trop. Med. 28, 295 (1934). — MÜLLER, E.: Multiple Sklerose des Gehirns und Rückenmarks. Jena: G. Fischer 1904.

NAGEL, W.: Einige Beobachtungen über die Farbenstörung bei retrobulbärer Neuritis. Klin. Mbl. Augenhk. 43/1, 742 (1905). — NATANSON: Nachtrag zu dem Falle von akuter retrobulbärer Neuritis nach Angina. Klin. Mbl. Augenhk. 811 (1901).

OESTERBERG, G.: Iridocyclitis with central scotoma. Acta ophthalm. (Dän.) 9, 310 (1931). — OGUCHI, CH.: Über das Wesen der Neuritis optica axialis. Acta Soc. ophthalm. jap. 34, 1079 (1930).

PARINAUD: Atrophies des nerfs optiques dans l'erysipèle de la face. Arch. gén. méd. Juin 1897, 879.

REMAK: Sehnervenleiden nach Influenza. Cbl. prakt. Augenhk. 1890, 201. — ROCHAT, G. F.: Plötzliche Blindheit eines Auges. Ndld. Tschr. Geneesk. 1933, 626. — RÖNNE, H.: Atypische Fälle akuter Retrobulbärneuritis. Klin. Mbl. Augenhk. 62, 51 (1919). — Die Erkrankungen der Papille und des Opticus bis zum Chiasma. SCHIECK-BRÜCKNER, Kurzes Handb. d. Ophthalm. 5, (1930). — ROSENSTEIN, A. M.: Doppelseitige retrobulbäre Neuritis mit zentralem Skotom und Ophthalmoplegie nach Diphtherie. Klin. Mbl. Augenhk. 77, 94 (1926).

SALVATI, G.: Contributo allo studio della neuromielite ottica. Gi. Ocul. 9, 73 (1928). — SAMELSOHN: Zur Anatomie und Nosologie der retrobulbären Neuritis. Graefes Arch. 26/1, 1 (1881). — SANDMANN: Diskussionsbemerkungen zu CRAMER: Neuritis retrobulbaris nach achttägiger Amaurose und schwersten Gehirnerscheinungen als Folge von infektiöser multipler Neuritis. Klin. Mbl. Augenhk. 51, 514 (1913). — SANTORI, G.: Le neuriti retrobulbari. Boll. Ocul. 9, 916 (1930). — SARBÓ, A.: Über die Ätiologie der „Neuritis retrobulbaris" vom Standpunkte des Nervenarztes. Orvosképzés (Ung.) 20, 253 (1930). — SATANOWSKY, P.: Chronische retrobulbäre Neuritis. Rev. Soc. argent. oftalm. 1, 144 (1925). — SATTLER: Über einen Fall von Neuritis nervi optici retrobulbaris als Frühsymptom der BASEDOWschen Krankheit. Wien. med. Wschr. 71, 1084 (1921). — SCHEERER, R.: Über die Ursachen der Neuritis retrobulbaris (nach dem Material der Tübinger Universitäts-Augenklinik). Klin. Mbl. Augenhk. 83, 164 (1929). — SOGA, S.: Über Neuritis retrobulbaris chronica. Acta Soc. ophthalm. jap. 39, 66 (1935). — STEIN, C.: Neuritis retrobulbaris acuta und endokrine Einflüsse. Arch. Augenhk. 91, 256 (1922). — STIEREN: Blindness from heroin in the nostrum „Habitina". J. amer. med. Assoc. 12. März 1910. — STOCK: Über Neuritis retrobulbaris. Klin. Mbl. Augenhk. 71, 219 (1923). — STREBEL: Über Formveränderung der Zentralskotome bei diabetischer Retrobulbärneuritis (Neurodystrophia papillomacularis chronica) kurz vor dem Tode, über zentrale Blindstellen bei Neuritis retrobulbaris acuta nach Grippe, über chronische Retrobulbärneuritis bei Brustkrebskachexie. Schweiz. med. Wschr. 51, 123 (1921). — Papillitis mit Ausgang in Atrophie bei Tänia solium. Zur Diagnose des subretinalen Zystizerkus. Schweiz. med. Wschr. 52, 586 (1922).

TERSON: Névrite optique orbitaire avec cécité bilatérale totale et prolongée. Ann. Ocul. (Fr.) 160, 345 (1923). — THIES: Doppelseitige schwere Neuritis retrobulbaris bei Hautverbrennung. Klin. Mbl. Augenhk. 72, 391 (1924). — Neuritis retrobulbaris. Klin. Mbl. Augenhk. 79, 831 (1927). — TISCORNIA, A., M. I. PUIGGARI u. G. V. GROLMAN: Über entzündliche retrobulbäre Neuritis. Arch. Oftalm. B. Air. 10, 824 (1935). — TRAQUAIR, H. M.: Bitemporal hemianopsia. Brit. J. Ophthalm. 1,

216 (1917). — Acute retrobulbar neuritis affecting the optic chiasma and tract. Brit. J. Ophthalm. 9, 433 (1925). — Tschirkowski: Zur Frage über die Sehnervenerkrankung bei Sclerosis disseminata. Westn. Ophthalm. 31, 299 (1914).

Uhthoff: Zur Casuistik der Augenerkrankungen infolge von Infektionskrankheiten. Dtsch. med. Wschr. 6, 303 (1880). — Untersuchungen über die bei der Syphilis des Zentralnervensystems vorkommenden Augenstörungen. Graefes Arch. 39/1, 1, 26 (1893). — Über infektiöse Neuritis optica. Vers. ophthalm. Ges. Heidelberg 28, 30 (1900). — Neuritis optica. Vers. ophthalm. Ges. Heidelberg 28, 30 (1900). — Discussion on retro-ocular neuritis. Brit. med. Assoc., Sect. on Ophthalm. Brit. med. J. 1904/2, 1285. — Die Augenveränderungen bei Vergiftungen. Gr.-S. Handb., 2. Aufl., 1904, 3. — Urbanek: Neuritis retrobulbaris. Z. Augenhk. 65, 296 (1928).

Weekers, L.: Un nouveau signe clinique pour le diagnostic différential et le prognostic des névrites rétrobulbaires. Arch. Ophtalm. (Fr.) 49, 485 (1932). — Widmark: Ein Fall von Intoxikationsamblyopie zur vollständigen Blindheit führend. Mitt. Augenklin. d. Carol. med.-chir. Inst. Stockholm. H. 6, 61 (1904). — Wilbrand u. Saenger: Neurologie des Auges 5, Verlauf der akuten Neuritis axialis 5, 65 (1913). Wu Tso: Über die Ursachen und das zeitliche Auftreten der Neuritis retrobulbaris. Inaug.-Diss. Hamburg 1938.

Zethelius, M.: Behandlung der akuten Retrobulbärneuritiden mittels Lumbalpunktion. Acta ophthalm. (Dän.) 14, 264 (1936).

a) Retrobulbäre Neuritis bei multipler Sklerose.

Die ursächlich zahlreichste Gruppe der retrobulbären Neuritiden bilden die auf multipler Sklerose beruhenden. Diese Erkrankung spielt nach unseren heutigen Kenntnissen die erste Rolle als Ursache der retrobulbären Neuritis. Die Erkrankung des Sehnerven bildet oft das erste Zeichen der multiplen Sklerose und geht den anderen Anzeichen der Krankheit oft um Jahre [10 Jahre nach Bagh (1908), 14 Jahre nach Bruns und Stölting (1900), 18 Jahre nach Windmüller (1910), 24 Jahre nach Adie (1930)] voraus. Verschiedene Beobachter machen folgende Angaben über die Häufigkeit des Auftretens der retrobulbären Neuritis als erstes Zeichen der multiplen Sklerose: Windmüller (1910) 46%, Langenbeck (1914) 50%, Adie (1930) 30%, Behr (1931, 1936) 50%, Riser et Planques (1933) 7%, Lillie (1934) 15%, Marshall and Laird (1936) 16%. Wohl gehen die Ansichten über die Häufigkeit der multiplen Sklerose als Ursache auseinander, doch stimmen alle Forscher darin überein, daß sie als die häufigste Ursache zu betrachten ist. Es seien darüber die Angaben folgender Autoren angeführt, welche multiple Sklerose in folgenden Hundertsätzen als Ursache retrobulbärer Neuritis annehmen:

Gunn (1905) 22,87%,	Benedict (1933) 80%,
Fleischer (1908) 66%,	Bonadurer (1933) 75%,
Uhthoff (1911) 5 bis 8%,	Boros (1935) 29%,
Langenbeck (1913) 75%,	Marburg (1936) 55%,
Tarle (1915) 50%,	Bachstez (1932) 27,5%,
Behr (1924) 75,4%,	v. Hippel (1932) 77%,
Friedinger (1925) 11,64%,	Lillie (1934) 55%,
Scheerer (1929) 84%,	Horay (1935) 50%,
Adie (1930) 34%,	Marshall und Laird (1936) 52%,
Santori (1930) 38,88%,	Weill (1932) 58%,
Traquair (1930) 7,5%,	Cibis (1938) 60%,
(1931) 20 bis 40%,	Wu-Tso (1938) 55,6 bis 68,9%.

Daß die retrobulbäre Neuritis ein sehr häufiges Vorkommnis bei multipler Sklerose darstellt, erhellt aus den folgenden Angaben über den Hundertsatz von retrobulbärer Neuritis bei multipler Sklerose:

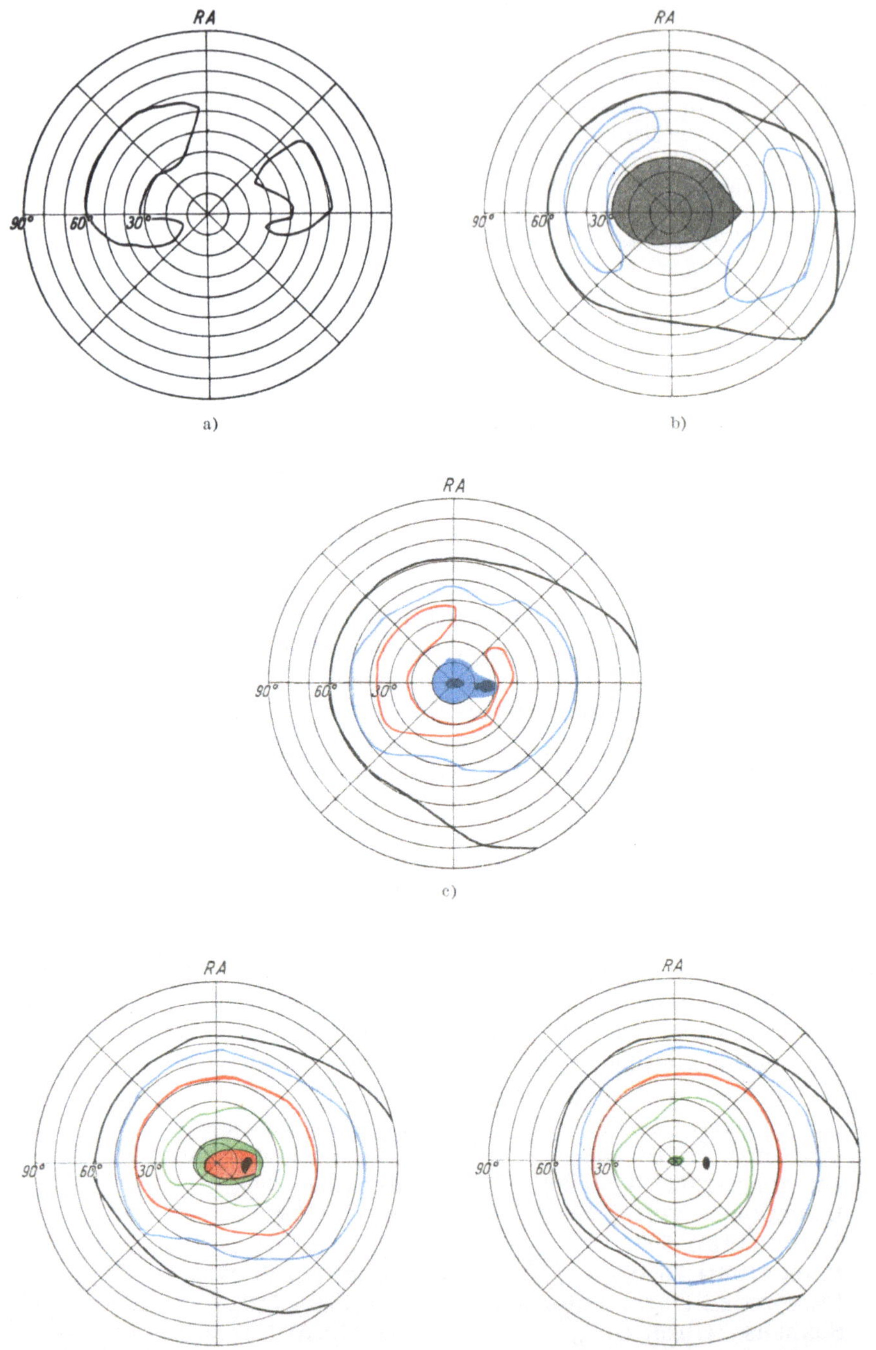

Abb. 132. Akute retrobulbäre Neuritis des rechten Auges. 35jähriger Mann. Im Frühjahr akute retrobulbäre Neuritis des linken Auges. WASSERMANNsche Reaktion, Nasen- und Nervenbefund negativ. Seit acht Tagen Kopfschmerzen, seit fünf Tagen nur Lichtschein vor dem rechten Auge. 3. 9.: Linkes Auge 10/6, rechtes Auge Handbewegungen exzentrisch außen erkannt. Augenhintergrund normal. a) 3. 9.: Fingerzählen in 1 m exzentrisch, Gesichtsfeld für Weiß 10/330. b) 9. 9.: Fingerzählen in 4 m exzentrisch. Gesichtsfeld für Weiß und Blau 10/330. c) 12. 9.: $S = 6/60$. Gesichtsfeld für Weiß 3/330, Farben 10/330. d) 20. 9.: $S = 6/15$. Gesichtsfeld für Weiß 3/330, für Farben 10/330. e) 5. 10.: $S = 10/10$. Gesichtsfeld für Weiß 3/330, für Farben 10/330. 19. 10.: $S = 10/9$. Gesichtsfeld für Weiß 3/330 und Farben 10/330 normal.

Uhthoff (1890) 50%,
Bruns-Stölting (1900) 30%,
E. Müller (1904) 33%,
Kampherstein (1904) 70%,
Morawitz (1905) 40%.
Windmüller (1910) 57,77%,
Klingmann (1912) 57,7%,
Arsumaroff (1913) 62,3%,
Oloff (1917) 59%,
H. Curschmann (1917, 1931) 50 bis 70%,
Birley, Dudgeon and Long (1921) 57,57%,

Sachs und Friedmann (1922) 32,6%,
Behr (1924) 75,4%,
Marquézy (1925) 30,7%,
Gipner (1925) 50%,
Obständer (1926) 32%,
Santonastaso (1926) 32%,
Yang (1932) 75%,
Bonadurer (1933) 75%.

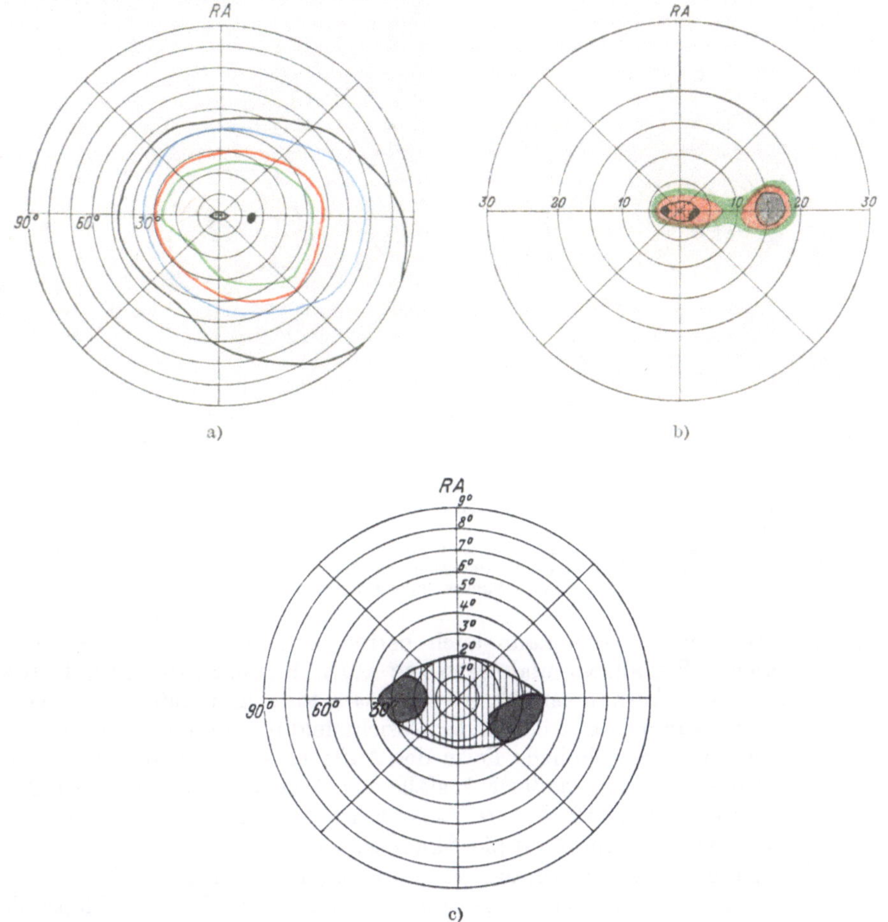

Abb. 133. Beginnende akute retrobulbäre Neuritis. 31jähriger Mann. Seit acht Tagen Schleier vor dem rechten Auge. Rechtes Auge: $S = 6/24$, linkes Auge: $S = 6/6$. Augenhintergrund normal. Schmerzen bei Druck auf das Auge. Gesichtsfeld für Weiß 6/330, für Farben 10/330. b) Skotome für Weiß und Farben 3/1700. c) Skotom für Weiß 3/1700.

Vielfach tritt die retrobulbäre Neuritis in ihrer akuten Gestalt bei multipler Sklerose auf (Abb. 132, 133), doch sind chronisch verlaufende Fälle sowie sich wiederholende Anfälle nicht selten (Bollak, Voisin et Wolkowicz 1930, eigene Beobachtungen) (Abb. 134). Daß sie sich in allen Abschnitten der Sehbahn

lokalisieren kann, ist erwähnt worden. Es sei hier auf die besondere Variabilität
der Gesichtsfeldausfälle hingewiesen. Die Ausfälle ändern sich sehr rasch, verändern ihre Gestalt, verschwinden an einer Stelle und treten an einer anderen
auf, in Abhängigkeit vom Verhalten der Krankheitsherde (RÖNNE 1912, 1913,
1915, 1916, 1919, 1920, TISCORNIA 1935) (Abb. 135, 136). Gerade bei der multiplen
Sklerose kommen ein- oder beidseitige plötzliche Erblindungen infolge akuter
retrobulbärer Neuritis nicht selten vor. Dabei fehlen oft andere Zeichen des
Grundleidens.

In einer anderen Gruppe von Fällen findet man bei genauer Untersuchung,
am besten mit kleinen, farbigen Reizobjekten, einzelne oder mehrere kleine,
oft nur relative Skotome in oder in der Nähe des Fixationspunktes in einem oder

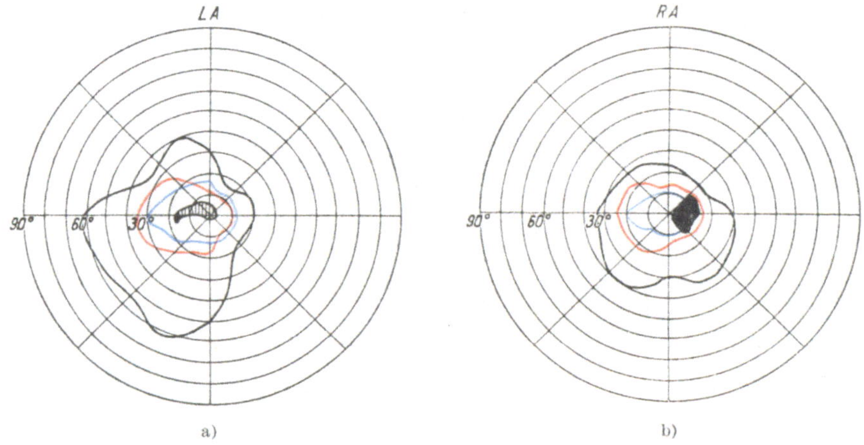

Abb. 134. Rezidivierende retrobulbäre Neuritis bei multipler Sklerose. 27jähriger Mann. März und Juli 1909,
März 1911 und Januar 1912 Anfälle beiderseitiger akuter retrobulbärer Neuritis. Multiple Sklerose. Befund
vom März 1913. Rechtes Auge: $S = 1/10$, linkes Auge: Fingerzählen in 3 m. Beide Augen: Papillen grauweiß
scharf begrenzt. Rechtes Auge: An einem Ast der A. temp. inf. kleiner, von weißem Hofe umgebener Pigment-
herd. Gesichtsfelder für Weiß und Farben 10/330. Unregelmäßige Einengung der Gesichtsfeldgrenzen. Rechts
Vergrößerung des blinden Fleckes, links centrocaecales Skotom.

beiden Gesichtsfeldern. Dabei kann auch periphere Einengung des Gesichtsfeldes vorkommen (WILBRAND und SAENGER 1913, KLINGMANN 1910, PATON
1924, HENSEN 1924). Ausnahmsweise tritt langsam fortschreitender Sehnervenschwund mit Herabsetzung des Niveaus der Gesichtsfeldinsel und ihrer Einengung
auf. Eine gleichfalls ungewöhnliche Form des Auftretens der Erkrankung stellt
die Bildung peripherer unregelmäßiger Ausfälle dar (MARSHALL and LAIRD 1930).

Rasche Änderung der Ausfälle, ihre stellenweise Rückbildung, Neuauftreten
anderer Ausfälle sprechen für multiple Sklerose, weil ja auch die Krankheitsherde rasch entstehen und sich verändern. Es können auch gleichzeitig mehrere
Herde vorhanden sein, worauf Eigentümlichkeiten der Gesichtsfeldausfälle
beruhen können. Es sind auch hemianopische Ringskotome beobachtet worden
(TRAQUAIR 1917).

Bei den akut einsetzenden Erkrankungen ist die Prognose meist gut. Nach
HENSEN (l. c.) bildet sich das Skotom meist innerhalb von drei Monaten zurück,
oft rascher, wenn keine anderen nervösen Symptome vorliegen. Das Skotom hat
dagegen die Neigung bestehenzubleiben, wenn nervöse Störungen vorhanden sind,
oder auftreten. Die schleichend auftretenden Fälle haben eine schlechtere Prognose.

Gelegentlich sieht man neben den typischen Zeichen der retrobulbären
Neuritis das Vorhandensein von Papillenschwellung, die den Charakter typischer

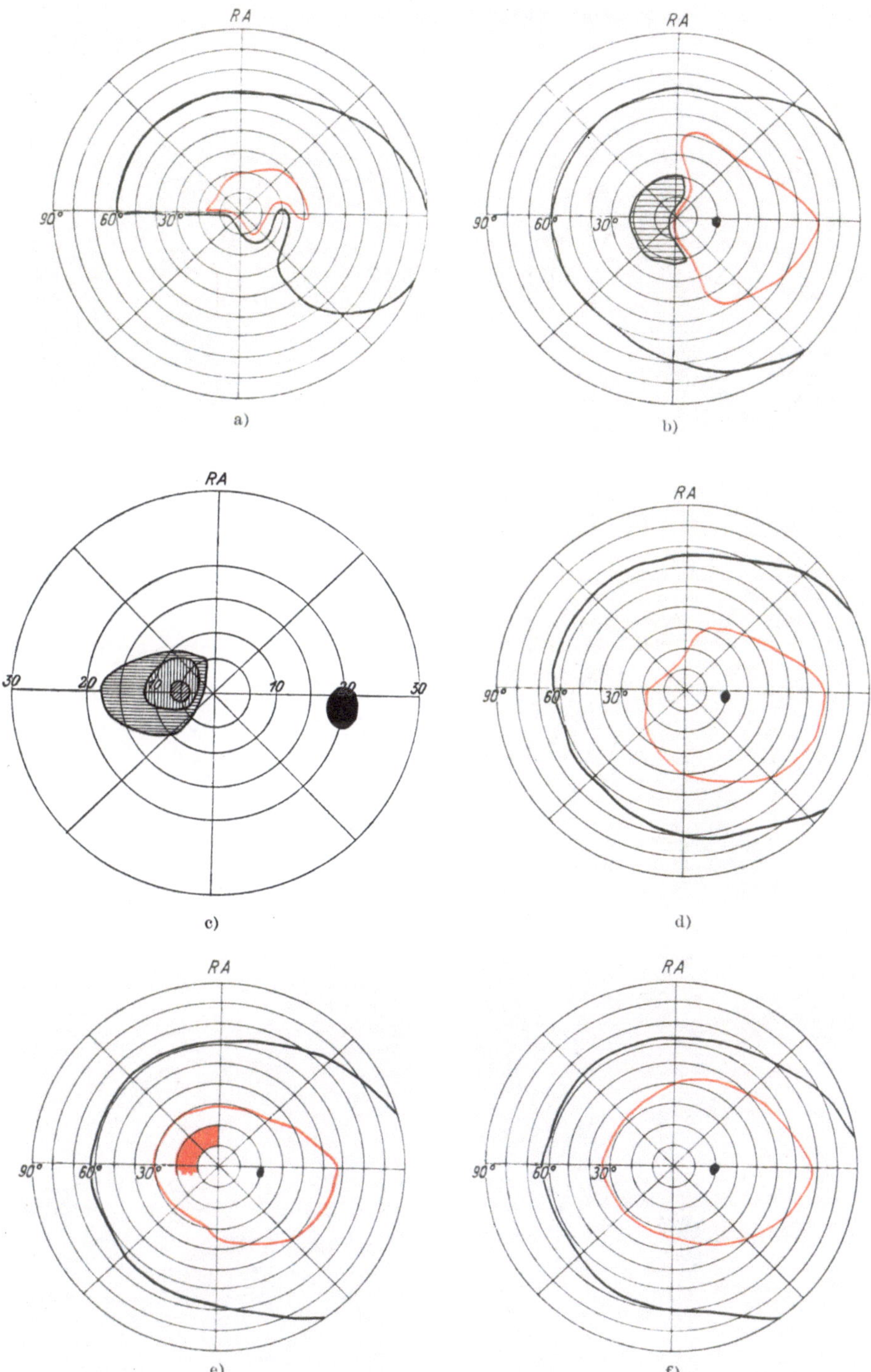

Abb. 135. Akute retrobulbäre Neuritis. 24jährige Frau. Bemerkte vor sechs Tagen einen Gesichtsfelddefekt am rechten Auge.
a) 28. 7. Rechtes Auge: $S = 6/24$. Gesichtsfeld für Weiß 10/300, für Rot 10/300. b) 5. 8. Rechtes Auge: 6/12 bis 6/18. Gesichtsfeld für Weiß und Farben 10/300. c) Skotom für 5, 10 und 20/2000. d) 24. 8. Rechtes Auge: $S = 6/9$ bis 6/18. Gesichtsfeld für Weiß und Rot 10/300. e) 2. 9. Rechtes Auge: 6/9 bis 6/18. Gesichtsfeld für Weiß und Rot 10/300. f) 2. 10. Rechtes Auge: $S = 6/9$ bis 6/18. Gesichtsfeld für Weiß und Rot 10/300 normal (nach RÖNNE).

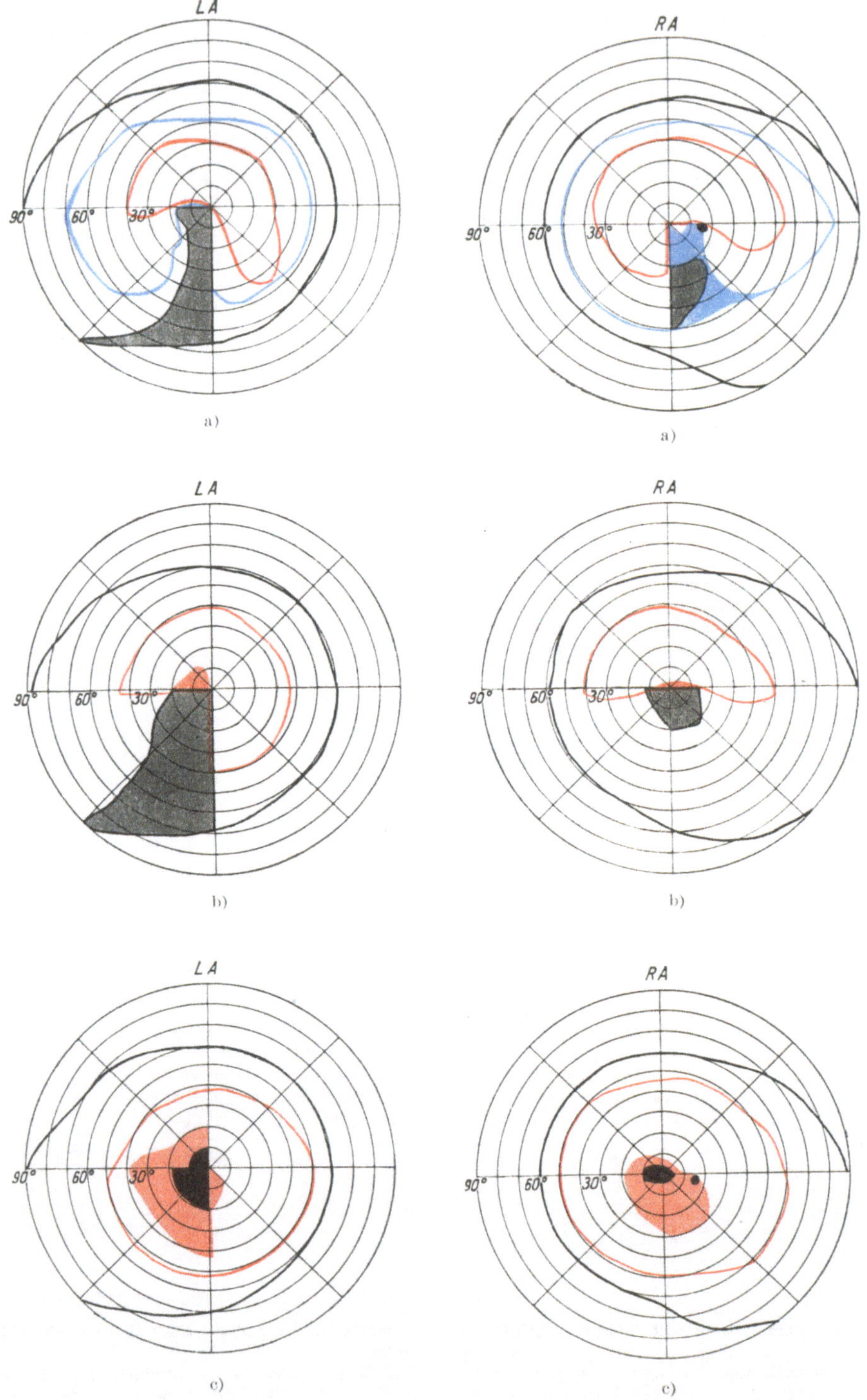

Abb. 136. Akute retrobulbäre Neuritis bei multipler Sklerose. 33jährige Frau. Vor 14 Tagen plötzliche Abnahme des Sehvermögens, die immer stärker wird. Befunde vom: a) 16. I. 1912. Beide Augen: $S = 6/24$. Gesichtsfelder für Weiß und Farben. b) 20. I. Rechtes Auge: Fingerzählen in 2 m. Linkes Auge: $S = 6/36$.

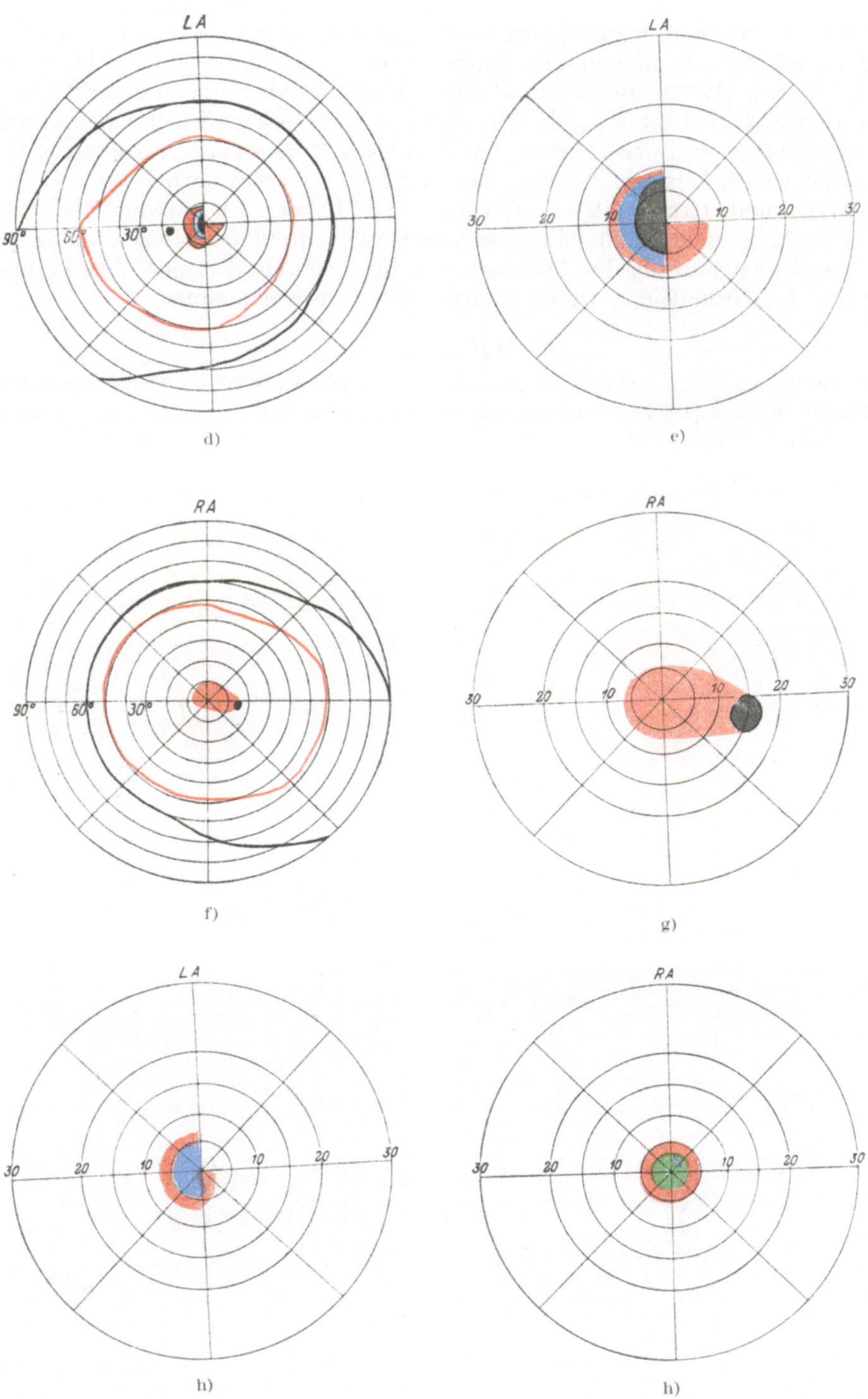

Gesichtsfelder für Weiß und Farben. c) 7. II. Rechtes Auge: Fingerzählen in 2 m. Linkes Auge: $S = 6/36$.
Gesichtsfelder für Weiß und Farben. d) 22. II. Rechtes Auge: $S = 6/36$. Linkes Auge: $S = 6/18$. Gesichtsfeld
des linken Auges für Weiß und Farben. e) Vergrößerung des Zentralskotoms des linken Auges. f) 7. III. Rechtes
Auge: $S = 6/24$. Linkes Auge: $S = 6/18$. Gesichtsfeld des rechten Auges für Weiß und Farben. g) Vergrößerung

Stauungspapille annehmen kann. Manche dieser Fälle sind ätiologisch unklar und werden von den Beobachtern als auf Myelitis acuta beruhend angesehen.

Es sind auch hemianopische Ringskotome beobachtet worden (TRAQUAIR 1917). RÖNNE (1912), RÖNNE und WIMMER (1912) haben die Aufmerksamkeit darauf gelenkt, daß bitemporale Gesichtsfeldausfälle bei multipler Sklerose auftreten können, wenn der Herd im Chiasma liegt. Homonym-hemianopische Gesichtsfeldausfälle kommen bei Sitz des Herdes im Tractus nach RÖNNE (1930), MARSHALL und LAIRD (1936), TRAQUAIR (1931 vor. Im zweiten Fall von LOTTRUP-ANDERSEN (1923) fehlte beiderseits die untere Gesichtsfeldhälfte mit horizontaler Begrenzung des Ausfalles, was für einen Herd in der Sehstrahlung spricht. Als Grundleiden wurde multiple Sklerose angenommen.

Literatur.

ADIE, W. J.: Acute retrobulbar neuritis in disseminated sclerosis. Trans. ophthalm. U. Kingd. 50, 262 (1930). — Observations on the aetiology and symptomatology of

Fortsetzung der Abb. 136.

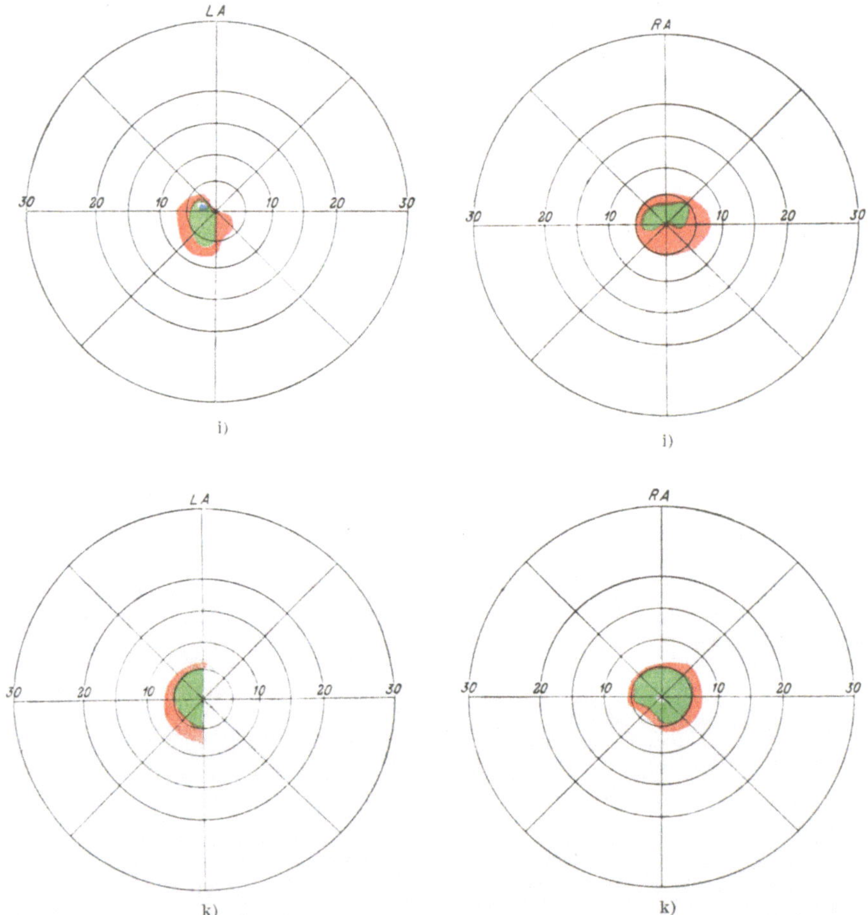

des Zentralskotoms des rechten Auges. h) 15. III. Beide Augen: $S = 18$ Zentralskotome. i) 25. III. Beide Augen: $S = 6/18$. Zentralskotome. Veränderlichkeit der Skotome von anfangs hemianopischem Typus (nach RÖNNE).

disseminated sclerosis. Brit. med. J. 1932, 997. — ARSUMAROFF, A.: Die Augensymptome bei der multiplen Sklerose, ihre frühzeitige differentialdiagnostische Bedeutung. Neur. Zbl. 32, 1199 (1913).

BACHSTEZ, E.: Über retrobulbäre Neuritis. Mschr. Ohrenhk. 66, 1349 (1932). — BAGH: Über neuritis optica bei multipler Sklerose. Klin. Mbl. Augenhk. 46/2, 10 (1908). — BEHR, C.: Die Beziehungen der isolierten Neuritis nervi optici retrobulbaris zu den Entzündungen der Nebenhöhlen der Nase. Münch. med. Wschr. 1931/11, 1379. — Der Augenbefund in seiner diagnostischen und differentialdiagnostischen Bedeutung bei Tabes dorsalis, Lues cerebrospinalis, multipler Sklerose. Z. Augenhk., Beih. 21. Berlin: S. Karger 1936. — BENEDICT, W. L.: Retrobulbar neuritis and disease of the nasal accessory sinuses. Arch. Ophthalm. (Am.) 9, 893 (1933). — BIRCH-HIRSCHFELD, GERTRUD: Beitrag zur Kenntnis der Augensymptome bei multipler Sklerose. Neur. Zbl. 36, 708 (1917). — BIRLEY, J. S. a. L. S. DUDGEON: A clinical and experimental contribution to the pathogenesis of disseminated sclerosis. Brain 44, 150 (1921). — BOLLACK, J., J. VOISIN et M. WOLKOWICZ: Névrite optique aiguë avec papillite au cours de l'évolution d'une sclérose en plaques fruste. Bull. Soc. Ophtalm. Par. 1936, 801. — BONADURER, M.: Das Vorkommen von Temperatursteigerungen und das Verhalten der Blutsenkungsreaktion bei multipler Sklerose, nebst Bemerkungen über die Häufigkeit des Auftretens einzelner Symptome. Schweiz. med. Wschr. 63, 640 (1933) — BOROS, B.: Zur Frage der Ätiologie der Sehnervenentzündung unbekannten Ursprungs. Z. Augenhk. 86, 214 (1935). — BRUNS u. STÖLTING: Über die Erkrankungen der Sehnerven im Frühstadium der multiplen Sklerose. Z. Augenhk. 3, 126 (1900).

CIBIS: Zur Ätiologie der Neuritis retrobulbaris. Vers. ophthalm. Ges. Heidelberg 52, 228 (1938). — Über die Ätiologie und Häufigkeitsverhältnisse der Neuritis retrobulbaris. Klin. Mbl. Augenhk. 102, 205 (1939). — CIMBAL, O.: Über die Augenhintergrundveränderungen bei den zentralen Entmarkungskrankheiten. Nervenarzt 13, 259 (1940). — CURSCHMANN, H.: Zur Frage der allergischen Migräne. Nervenarzt 1, 71 (1931).

ENGESSER, H.: Zur Kasuistik der multiplen Sklerose des Gehirnes und Rückenmarks. Dtsch. Arch. klin. Med. 17, 556 (1876).

FLEISCHER, B.: Neuritis retrobulbaris acuta und multiple Sklerose. Klin. Mbl. Augenhk. 46, 113 (1908). — FRANK: Über Sehstörungen bei multipler Sklerose. Ber. wissenschaftl. Ärztevers. i. d. St. Petersburger Psych. u. Nervenklin. 25/11 (1903). Ref. Ber. Opthalm. 1903, 472. — FRIEDINGER, E.: Klinische Untersuchungen über die Genese der Neuritis nervi optici mit besonderer Berücksichtigung ihrer Beziehungen zur multiplen Sklerose. Schweiz. med. Wschr. 55, 1093 (1925).

GIPNER, J. F.: The ophthalmologic findings in cases of multiple sclerosis. A study of 100 cases. Med. Clin. N. Amer. 8, 1227 (1925). — GNAUCK: Über Augenstörungen bei multipler Sklerose. Neur. Zbl. 3, 139 (1884). — GUNN, M. R.: On retro-ocular neuritis. Ophthalm. Rev. (Am.) 24, 285 (1905).

HENSEN: Die Bedeutung der Dauer eines zentralen Skotoms bei Neuritis retrobulbaris für die Diagnose der multiplen Sklerose. Klin. Mbl. Augenhk. 72, 75 (1924). — HERRMANN, G.: Herde im Corpus geniculatum laterale bei multipler Sklerose. Zbl. Neur. 118, 405 (1929). — HIPPEL, E. v.: Noch einmal zur Frage der rhinogenen retrobulbären Neuritis nebst Bemerkungen über ungewöhnliche Fälle von familiären Sehnervenerkrankungen. Graefes Arch. 128, 23 (1932). — HOLDEN, W. A.: The ocular manifestations of multiple sclerosis. Arch. Ophthalm. (Am.) 51, 114 (1921). — HORAY, G. v.: Zur Klinik der akuten retrobulbären Neuritis. Klin. Mbl. Augenhk. 93, 397 (1934).

KAMPHERSTEIN: Über die Augensymptome der multiplen Sklerose. Arch. Augenhk. 49, 41 (1903). — KLAR, J.: Encephalomyelitis aut sclerosis disseminata acuta. Verh. Internat. Kongr. Ophthalm. 1/3, 195 (1934). — KLINGMANN, TH.: Visual disturbances in multiple sclerosis Diagnostic significance. 12 Cases. Neur. Zbl. 1912, 117. — Visual disturbances in multiple sclerosis, their relation to changes in the visual field and ophthalmoscopic findings. J. nerv. Dis. (Am.) 37, 734 (1910). LANGENBECK: Retrobulbäre Neuritis und Allgemeinerkrankungen. Graefes Arch.

87/2, 193 (1914). — LILLIE, W. I.: The clinical significance of retrobulbar optic neuritis. Amer. J. Ophthalm. **17**, 110 (1934).

MACLAIRE: Case of optic atrophy and multiple sclerosis. Revue of theories on etiology and its influence on treatment. N. Y. med. J. a. med. Rec. **118**, 418 (1923). — MARBURG: Retrobulbäre Neuritis optica und multiple Sklerose. Z. Augenhk. **64**, 558 (1920). — Multiple Sklerose. Hdb. Neur. **13**, 546 (1936). — MARQUÉZY, R.: Contribution à l'étude clinique, biologique, étiologique et expéri-mentale de la sclérose en plaques. Thèse de Paris 1924. — MARSHALL, D. a. R. G. LAIRD: Ocular changes in multiple sclerosis. Amer. J. Ophthalm. **19**, 1085 (1936). — MORAWITZ: Zur Kenntnis der multiplen Sklerose. Arch. klin. Med. **82**, Heft 1—2 (1905). — MÜLLER, E.: Die multiple Sklerose des Gehirn- und Rückenmarks. Jena: G. Fischer 1904.

NICOLATO, A.: Le alterazioni del fondo oculare nelle sclerosi in placche. Arch. Ottalm. **36**, 49 (1929).

OBSTÄNDER, E.: Klinisch-statistischer Beitrag zur Kenntnis der multiplen Sklerose. Mschr. Psychiatr. **41**, 350 (1926). — OLOFF: Über seltenere Augenbefunde bei der multiplen Sklerose. Arch. Psychiatr. (D.) **58**, 818 (1917). — OPPENHEIM, H.: Lehrbuch der Nervenkrankheiten, 4. Aufl., S. 353. Berlin: Karger 1905.

PATON, LESLIE: Discussion on early symptoms of disseminated sclerosis. Trans. ophthalm. Soc. U. Kingd. **44**, 110 (1924).

v. RAD: Über die Frühdiagnose der multiplen Sklerose. Münch. med. Wschr. **1905/I**, 96. — RIDELL, B.: Eye symptoms in the early diagnosis of disseminated sclerosis. Trans. ophthalm. Soc. U. Kingd. **44**, 126 (1924). — RISER et PLANQUES: De quelques infections primitives aiguës et subaiguës non suppurées du système nerveux. Verh. 14. Internat. Kongr. med. Hydrol. **1933**, 63. — RÖNNE, H.: Pathologisch-anatomische Untersuchungen über alkoholische Intoxikationsamblyopie. Graefes Arch. **77**, 1 (1910). — Über das Gesichtsfeld bei hereditärer Opticusatrophie (LEBER). Klin. Mbl. Augenhk. **48**, 331 (1910). — Zur pathologischen Anatomie der Sehnerven-Chiasmaleiden bei akuter disseminierter Sklerose und retrobulbärer Neuritis (Neuritis chiasmatis et tractus optici) Klin. Mbl. Augenhk. **50/2**, 446 (1912). — Zur pathologischen Anatomie der diabetischen Intoxikationsamblyopie. Graefes Arch. **85**, 489 (1913). — Über akute Retrobulbärneuritis im Chiasma lokalisiert. Klinische und pathologisch-anatomische Untersuchung. Klin. Mbl. Augenhk. **55**, 68 (1915). — Ein Fall von akuter retrobulbärer Neuritis mit wanderndem Gesichtsfelddefekt. Klin. Mbl. Augenhk. **56**, 192 (1916). — Über Stauungspapille mit doppelseitiger, plötzlicher Erblindung und deren eventuellen Behandlung mit Palliativtrepanation. Graefes Arch. **105**, 605 (1921). — RÖNNE u. WIMMER: Acut dissemineret Sclerose. Bibliothek for Läger **1912**, H. 3. — Akute disseminierte Sklerose. Dtsch. Z. Nervenhk. **46**, 56 (1912). — ROSENFELD: Über Stauungspapille bei multipler Sklerose. Straßb. med. Ztg. Nr. 11, Ref. Neur. Zbl. **1903**, 702.

SACHS, B. u. E. D. FRIEDMAN: General symptomatology and differential diagnosis of disseminated sclerosis. Arch. Neur. (Am.) **7**, 551 (1922). — SANTONASTASO, A.: Sintomi oculari nella tabe e nelle sclerosi a placche. Atti Congr. oftalm. **1926**, 159. — Sintomi oculari della sclerosi multipla Contributo clinico. Riv. Pat. nerv. **32**, 405 (1927). — SANTORI, G.: Les neuriti retrobulbari. Boll. Ocul. **9**, 916 (1930). — SCHEERER, R.: Über die Ursachen der Neuritis retrobulbaris (nach dem Material der Tübinger Universitäts-Augenklinik). Klin. Mbl. Augenhk. **83**, 164 (1929). — SCHULTZE, E.: Die Erkennung der Behandlung der multiplen Sklerose in ihren früheren Stadien. Dtsch. med. Wschr. **37**, 337, 433 (1911). — SIMERLING u. RÄCKE: Beiträge zur Klinik und Pathologie der multiplen Sklerose mit besonderer Berücksichtigung ihrer Pathogenese. Arch. Psychiatr. (D.) **53/2**, 385 (1913).

TARLE, J.: Beitrag zur Beziehung zwischen Neuritis retrobulbaris acuta und der multiplen Sklerose. Klin. Mbl. Augenhk. **54**, 412 (1915). — TISCORNIA, A., M. I. PUIGGARI u. G. v. GROLMAN: Über entzündliche retrobulbäre Neuritis. Arch. Oftalm. B. Air. **10**, 824 (1935). — TRAQUAIR, H. M.: Bitemporal hemiopia: the later stages and the special features of the scotoma. With an examination of currant theories of the mechanism of production of the field defects. Brit. J. Ophthalm. **1**, 216, 281, 337 (1917). — A symposium on the diagnosis of intracranial new-growths. Trans. Ophthalm. Soc. U. Kingd. **51**, 378 (1931). — TSCHIRKOWSKI, Stauungspapille bei Sclerosis disseminata. Klin. Mbl. Augenhk. **53/2**, 527 (1914).

UHTHOFF: Über neuritis optica bei multipler Sklerose. Berl. klin. Wschr. 1885, Nr. 22, 244. — Untersuchungen über die bei multipler Herdsklerose vorkommenden Augenstörungen. Arch. Psychiatr. (D.) **21** (1889). — Die multiple oder disseminierte Herdsklerose des Gehirns und des Rückenmarks und ihre Augensymptome. Gr.-S. Handb., 2. Aufl., **11**, 337 (1911).

WALKER, C. B.: The value of quantitative perimetry in the study of post-ethmoidal sphenoidal sinusitis causing visual defects. Bost. med. J. **185**, 321 (1921). — Retrobulbar neuritis and multiple sclerosis. Some observations with quantitative charts and report of case. Pt. I Calif. med. **34**, 5, 83 (1931). — WEILL, G.: Saggio di classificazione delle neuriti retrobulbari. Riv. ot. etc. **9**, 721 (1932). — WILBRAND u. SAENGER: Die Neurologie des Auges. Bd. V. Die Erkrankungen des Sehnervenstammes. 1913.— WINDMÜLLER, M.: Über die Augenstörungen bei beginnender multipler Sklerose. Inaug.-Diss. Leipzig 1910. — WU TSO: Über die Ursachen und das zeitliche Auftreten der Neuritis retrobulbaris. Inaug.-Diss. Hamburg 1938.

YANG, SOONG-HSIAN: Beitrag zu den Sehnervenveränderungen bei multipler Sklerose. Inaug.-Diss. Hamburg 1932.

b) Retrobulbäre Neuritis bei Myelitis.

Bei akuter Myelitis, die der multiplen Sklerose pathologisch nahesteht, tritt in manchen Fällen eine meist sich rasch entwickelnde Sehstörung auf, die mitunter zu vollständiger Erblindung führt. Diese kann vorübergehender Natur sein oder dauernd bleiben. Das Auftreten der Sehstörung wird von Schmerzen in der Augenhöhle bei Bewegungen der Augen und bei Druck auf die Augäpfel begleitet. Die fast stets doppelseitige Erkrankung weist das Augenspiegelbild einer Stauungspapille oder einer Neuritis auf. Es kann aber der Augenhintergrund auch normal sein. Selten treten Rückenmarks- und Augenerscheinungen gleichzeitig auf und nur ausnahmsweise geht das Sehnervenleiden der Myelitis voraus. Wenn auch das Zentralskotom, bzw. das centrocaecale Skotom am häufigsten ist, so kommen bei Myelitis verschiedenartige Gesichtsfeldausfälle vor, die von dem Sitze des Krankheitsherdes abhängig sind. Es können die Gesichtsfeldausfälle unregelmäßig sein. Bitemporale und homonyme Gesichtsfeldausfälle sind beobachtet worden. Durch Abheilen von Herden und Auftreten neuer Herde können die Gesichtsfeldausfälle in ihrer Gestalt veränderlich sein. Es können sich auch verschiedene Ausfallstypen miteinander verbinden. Neben sehr schwer, oft tödlich verlaufenden Fällen, kommen auch leichtere vor, bei denen sich das Sehvermögen in gewissem Grade wiederherstellen kann. Im Verhalten der Augenerscheinungen kommt die nahe Verwandtschaft der Myelitis und der multiplen Sklerose zum Ausdruck, wie denn die Trennung der akuten multiplen Sklerose von der Encephalomyelitis oft nicht möglich ist.

Literatur.

ABELSDORFF: Akute retrobulbäre Sehnervenentzündung bei Myelitis mit Sektionsbefund. Z. klin. Med. **85**, H. 5, 6 (1918). — ACHARD et GUINON: Sur un cas de myélite aiguë diffuse avec double névrite optique. Arch. Méd. experiment. 1889, 696.

BALSER, B. H.: Neuromyelitis optica. Brain **59**, 353 (1936). — BECK, G. A.: A case of diffuse myelitis associated with optic neuritis. Brain **50**, 689 (1927). — BIELSCHOWSKY, MAX: Myelitis und Sehnervenentzündung. Berlin 1910. — BOGAERT, L. VAN: Erreur de diagnostic: neuromyélite optique aiguë, premier stade d'une sclérose en plaques typique. J. Neur. (Belg.) **32**, 234 (1932). — BOUCHUT et J. DECHAUME: Étude histopathologique d'un cas de neuropticomyélite aiguë. Ann. Anat. path. et norm. méd.-chir. **4**, 357 (1927). — BRUNS u. STÖLTING: Über Erkrankungen des Sehnerven im Frühstadium der multiplen Sklerose. Z. Augenhk. **3**, 1 (1900).

CHISOLM, J.: An obscure case in nerve pathology accompanying optic neuritis. Arch. Ophthalm. (Am.) 11, 229 (1882). — CIMBAL, O.: Über die Augenhintergrundveränderungen bei den zentralen Entmarkungskrankheiten. Nervenarzt 13, 259 (1940).

DRAGONESCO, SAGER u. GRIGORESCO: Un cas anatomo-clinique d'ophtalmo-neuro-myélite. Sur les relations de cette affection avec la maladie de SCHILDER et de la sclérose en plaques. Rev. Ot. etc. (Fr.) 8, 401 (1930). — DRESCHFELD, I.: Acute disseminated myelitis. Brit. med. J. 1894, 1174.

ERB, W.: Über das Zusammenvorkommen von Neuritis optica und Myelitis dorsalis. Arch. Psychiatr. (D.) 10/1, 146 (1880).

FRIEDMANN: Über Myelitis nach Influenza. Neur. Zbl. 20, 718 (1901).

HILLION: De la neuromyélite optique aiguë. Thèse de Paris. 1907. — HOLDEN, A.: A report of four cases of acute disseminated myelitis etc. Arch. Ophthalm. (Am.) 40, 569 (1911).

JENDRALSKI: Die Entzündung des Sehnerven bei Myelitis acuta. Klinischer und anatomischer Beitrag. Klin. Mbl. Augenhk. 71, 19 (1923).

KALT: Double névrite optique avec myélite aiguë diffuse. Soc. franç. Ophtal. 7, 287 (1889). — KAPLAN, E.: Zwei Fälle von akuter Neuromyelitis optica. Rev. méd. Chile 33, 545 (1933). — Akute Neuromyelitis optica. Rev. méd. Chile 60, 878 (1932). — KATZ: Über das Zusammenvorkommen von Neuritis optica und Myelitis. Graefes Arch. 62/1, 202 (1896). — KLAR, J.: Encephalomyelitis optica acuta. Klin. Mbl. Augenhk. 89, 645 (1932). — Encephalomyelitis aut sclerosis disseminata acuta. Verh. 14. Internat. Kongr. Ophthalm. Madrid 1/3, 1951 (1934). — KNAPP, H.: Über einen Fall von akuter Myelitis mit beiderseitiger Ophthalmoplegie und Stauungspapille. Vers. dtsch. Naturforscher u. Ärzte, Straßburg i. E. 1885, 489. — KREIKER, A.: Über Opticomyelitis Hennebergi. Klin. Mbl. Augenhk. 91, 115 (1933).

LANDAU: Ein Fall von doppelseitiger akuter peripherer Sehnervenentzündung. Cbl. prakt. Augenhk. 17, 266 (1893). — LARUELLE, L. et P. GAUDISSART: Un cas de neuro-myélite optique. J. Neur. (Belg.) 30, 91 (1930). — LÓPEZ, A. W.: Ein Fall von subakuter Opticomyelitis. Rev. cub. Oto-Neuro-Oftalmiatr. 5, 60 (1936).

MARBURG, O.: Retrobulbäre Neuritis optica und multiple Sklerose. Z. Augenhk. 44, 125 (1920). — MARKIEWICZ, T. u. G. PETERS: Beitrag zur Klinik und Anatomie der Neuromyélite optique. Zbl. Neur. 1936, 156/287. — MICHAUX, L.: La neuromyélite optique aiguë. Diss. Paris 1930.

NOYES, H.: Akute Myelitis mit doppelseitiger Neuritis optica. Arch. Augenhk. 10, 330 (1881).

PERRITT, R. A.: Optic neuromyelitis. Report of two cases. Arch. Ophthalm. (Am.) 11, 492 (1934).

ROGER, OPIN et SÉDAN: Neuro-optico myélite aiguë avec précession de légers troubles médullaires. Rev. Ot. etc. (Fr.) 8, 12 (1930). — RÖNNE, H.: Über Stauungspapille mit doppelseitiger plötzlicher Erblindung und deren eventuelle Behandlung mit Palliativtrepanation. Graefes Arch. 105, 605 (1921). — ROSENFELD: Über Stauungspapille bei multipler Sklerose. Neur. Zbl. 1903, 702.

SALVATI: Neuromielitis optica. Ann. Ottalm. 38, 310 (1931). — SCHAEFFER, H.: La neuropticomyélite aiguë. Bull. Soc. Ophtalm. Par. 1931, 776. — SCHANZ: Über das Zusammenvorkommen von Neuritis optica und Myelitis acuta. Dtsch. med. Wschr. 1893, Nr. 26. — SCHIECK, F.: Akute retrobulbäre Neuritis bei Myelitis: Vers. ophthalm. Ges. Heidelberg 35, 359 (1908). — Die ätiologischen Momente der retrobulbären Neuritis. Graefes Arch. 71, 466 (1909). — SEGUIN: On the coincidence of optic neuritis and subacute transverse Myelitis. J. nerv. Dis. (Am.) 1880, 177. — SHARKEY a. LAWFORD: Acute optic neuritis associated with acute myelitis. Brit. med. J. 1884, 1151. — SIEMERLING, E. u. J. RAECKE: Beitrag zur Klinik und Pathologie der multiplen Sklerose. Arch. Psychiatr. (D.) 53, 385 (1914). — STEFFAN: Beitrag zur Lehre des Zusammenhanges der Erkrankungen des Sehnerven mit denen des Rückenmarks. Vers. ophthalm. Ges. Heidelberg 12, 90 (1879).

TER BRAAK, J. W. G. u. A. VAN HERWAARDEN: Ophthalmo-encephalo-myelitis.

Encephalomyelitis disseminata (multiple Sklerose) mit ungewöhnlichen Augenerscheinungen. Klin. Mbl. Augenhk. **91**, 316 (1933). — TSCHIRKOWSKY, W.: Stauungspapille bei Sclerosis disseminata. Klin. Mbl. Augenhk. **53**, 527 (1914).

WALSH, F. B.: Neuromyelitis optica. An anatomical-pathological study of one case; clinical studies of three additional cases. Bull. Hopkins Hosp., Baltim. **56**, 183 (1935). — WU TSO: Über die Ursachen und das zeitliche Auftreten der Neuritis retrobulbaris. Inaug.-Diss. Hamburg 1938.

c) Retrobulbäre Neuritis bei Nebenhöhlenerkrankungen.

Eine besondere, ursächlich zum Teil wohlbegründete Form der Sehnervenerkrankung, meist unter dem Bilde der retrobulbären Neuritis, stellen die durch Erkrankungen der Nebenhöhlen der Nase hervorgerufenen Entzündungen des Sehnerven dar. Im zweiten und dritten Jahrzehnt unseres Jahrhunderts war sie Gegenstand eingehender Studien und vieler Erörterungen.

Der Verlauf ist entweder ein akuter oder ein chronischer. Im ersteren Falle verfällt das Sehvermögen innerhalb weniger Tage, und es besteht meistens ein großes Zentralskotom, das den blinden Fleck mit einschließt, mitunter aber auch von ihm getrennt sein kann. In den chronisch verlaufenden Fällen läßt sich zuerst ein kleines zentrales Farbenskotom nachweisen (Abb. 137); später kann sich auch ein zuerst relatives, dann absolutes Skotom für Weiß ausbilden. Das Auftreten und die Entwicklung dieses Skotoms gleicht dem bei der retrobulbären Neuritis auf Grundlage multipler Sklerose.

VAN DER HOEVE (1909, 1910) hat auf eine Vergrößerung des blinden Fleckes bei Erkrankungen der hinteren Siebbeinzellen und der Keilbeinhöhle hingewiesen, welche ohne dem Kranken zum Bewußtsein zu kommen, sich zu einer Zeit nachweisen läßt, in der sowohl die zentrale Sehschärfe als auch die Gesichtsfeldmitte intakt sind. Anschließend an den blinden Fleck entwickeln sich Gesichtsfeldausfälle von mehreren Graden Breite, sowohl für Farben als auch für Weiß. Diese Skotome zeichnen sich durch eine gewisse Veränderlichkeit aus, indem ihre Größe und Gestalt wechseln. Bei Behebung der Ursache durch Eröffnung oder Ausräumung der erkrankten Nebenhöhlen verschwinden diese Skotome restlos. Die Bedeutung des VAN DER HOEVEschen Zeichens ist außerordentlich verschieden gewertet worden. Während MARKBREITER (1912, 1914) die Veränderungen in einem großen Prozentsatz von Nebenhöhlenerkrankungen (74%) nachgewiesen, hat sie ELSCHNIG niemals gefunden und mißt ihnen demnach keine diagnostische Bedeutung bei. TRAQUAIR (1927) hat bei einseitiger Erkrankung der Nebenhöhlen funktionelle Gesichtsfeldstörungen der anderen Seite gefunden. Er zieht aus dem erwähnten Unterschied der Untersuchungsergebnisse verschiedener Beobachter den wohl richtigen Schluß, daß diese Ergebnisse auf den Unterschied der Untersuchungstechnik und den prinzipiellen Standpunkt der Untersucher zurückzuführen sind. Nach meinen eigenen Erfahrungen ist die Vergrößerung des blinden Fleckes nicht so häufig, wie sie manche Untersucher angeben, und die diagnostische Bedeutung ist meiner Meinung nach keine besonders große. Besteht eine Erkrankung des Sehnerven mit Zentralskotom, so wird die gleichzeitige Vergrößerung des blinden Fleckes den Verdacht der Erkrankung einer hinteren Nebenhöhle rechtfertigen. Das Vorhandensein des VAN DER HOEVEschen Zeichens ohne andere Symptome seitens des Sehnerven genügt kaum als Anzeige für einen operativen Eingriff, kann aber als Stütze der rhinologischen Diagnose gelten. EVANS (1938) führt eine Reihe von Fällen an, in denen Vergrößerung der Angioskotome bei Nebenhöhlenerkrankungen vorhanden war, ja mitunter als Frühzeichen solcher Störungen auftrat. Nach Beseitigung der ursächlichen Veränderungen der Nebenhöhlen ging die Vergrößerung der Angioskotome zurück. MAGITOT und DUBOIS-POULSEN (1939) haben gleichfalls Vergrößerung der Angioskotome bei Erkrankungen der Nebenhöhlen, ja bei solchen der Nasenschleimhaut, polypösen

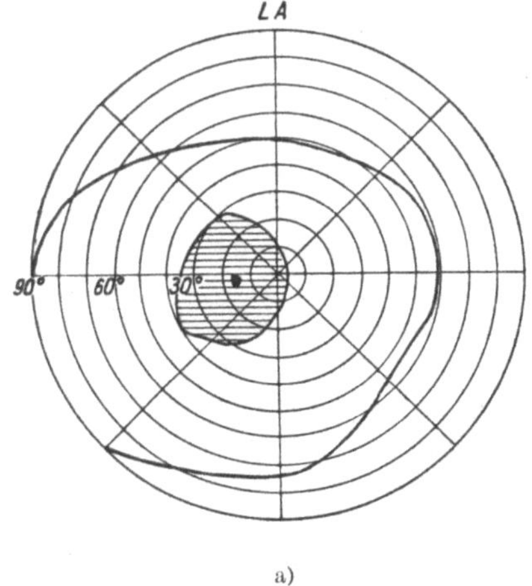

a)

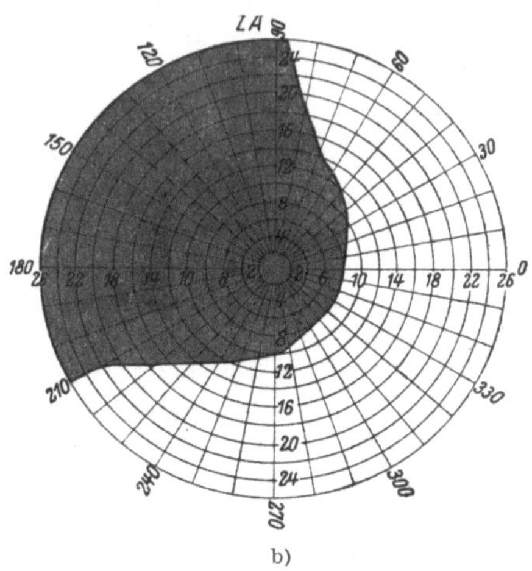

b)

Abb. 137. Akute retrobulbäre Neuritis infolge Nebenhöhlenentzündung. 28jähriger Mann. Vor zehn Tagen entstand Sehstörung des linken Auges, die rasch unter Schmerzen zunahm. 12. 4. Lidödem, Exophthalmus, Beweglichkeitseinschränkung des linken Auges. Nur geringe Lichtempfindung. Eröffnung der linken Stirn- und Kieferhöhle, der Siebbeinzellen, die alle Eiter enthielten. Darauf rasche Besserung. 12. 4. Rechtes Auge: $S = 10/10$ Linkes Auge: $S = 5/36$. Lidödem, Beweglichkeit des Auges nach oben eingeschränkt. Exophthalmus von 2 m. Anisokorie. Linke Pupille weiter, gut reagierend. Stauung in den Netzhautvenen. Gesichtsfeld für Weiß 10/330. Kampimetrische Untersuchung mit 2/2000. a) Relatives Skotom für 10/330, b) absolutes für 2/2000. 29. 4. Linkes Auge: $S = 10/12$. Äußere Veränderungen vollständig zurückgebildet Papille blaß, leichte Einschneidung der Gefäße in der Papille. c) Kampimetrische Aufnahme für Weiß 2/2000. Parazentrales Skotom. 18. 5. Linkes Auge: $S = 10/8$. Augenhintergrund unverändert. Auch für Weiß 2/2000 kein Skotom nachweisbar.

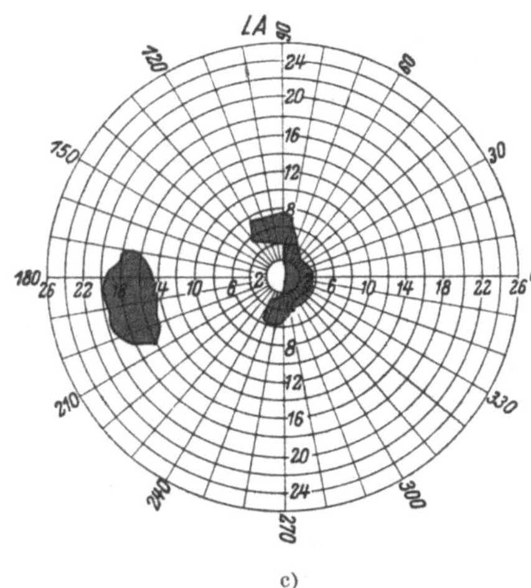

c)

Wucherungen, Nasenscheidewandverbiegungen und Veränderungen der Muscheln, Schnupfen und Zahngranulomen gefunden.

Während VAN DER HOEVE (1909) und BRÜCKNER (1920) angeben, daß sich das Zentralskotom getrennt vom (vergrößerten) blinden Fleck entwickelt, hat IGERSHEIMER (1920) in der Mehrzahl der Fälle eine Verbindung zwischen beiden nachweisen können. Konzentrische Gesichtsfeldeinengung ist in mehr als einem Viertel der Fälle von BORDLEY (1920) beschrieben worden. Als seltene Vorkommnisse sind die von MORGAN MC WHINNIE (1910), RUSS WOOD (1910), HAM (1911) und GJESSING (1912) beschriebenen Ringskotome zu betrachten, die fast stets mit einer Vergrößerung des blinden Fleckes einhergingen und nach Rückgang des Leidens verschwanden. Für die Fälle, wo das Ringskotom bei herabgesetzter zentraler Sehschärfe den Fixationspunkt eng umgab, ist anzunehmen, daß es sich um ein Zentralskotom gehandelt hat, in dem die der Fovea entsprechende Stelle die Umgebung funktionell dermaßen übertraf, daß das Skotom eine Lücke aufzuweisen schien; an dieser Stelle war das Skotom eben nicht absolut, sondern relativ.

Die Ansichten über die Häufigkeit von Gesichtsfeldveränderungen bei Erkrankungen der Nebenhöhlen gehen außerordentlich weit auseinander. Die Diskussionen in den Sitzungen der Wiener Ophthalmologischen Gesellschaft (1920), der Laryngologischen Gesellschaft in Edinburgh (SYME 1924), dem Internationalen Ophthalmologenkongreß in Holland (FEIGENBAUM und SALZBERGER 1929), dem Kongreß der Italienischen Oto-Neuro-Ophthalmologischen Gesellschaft (DI MARZIO und FERRERI 1932) und in zahlreichen Veröffentlichungen zeigen in charakteristischer Weise die große Divergenz der Anschauungen, und die Frage der wirklichen Ursachen der retrobulbären Neuritiden wird in diesen Fällen noch lange strittig bleiben. Jedenfalls muß bei Vorhandensein einer retrobulbären Neuritis mit zentralem Skotom eine Untersuchung der Nebenhöhlen und bei Fehlen anderer ursächlicher Momente auch eine Eröffnung derselben verlangt werden, auch dann, wenn der Rhinologe keinen Eiter in der Nase findet, da dieser negative Umstand weder beweist, daß eine geschlossene Höhle nicht doch Eiter enthält, noch daß die Schleimhaut in den betreffenden Nebenhöhlen nicht pathologisch verändert ist, ohne rhinoskopische Erscheinungen hervorzurufen. Die Bedeutung von Empyemen akuter und chronischer Art als Ursache der Sehnervenerkrankungen wird nicht angezweifelt, die Meinungen gehen höchstens über die Häufigkeit dieser Ursache von Sehnervenleiden auseinander. Bei den Fällen mit geringen Veränderungen der Schleimhaut der Nebenhöhlen ist die Skepsis viel größer. Der Beweis ex juvantibus ist sicher kein zwingender, weder für die Ursache noch für den Wert der operativen Therapie. MELLER und HIRSCH (1926) haben in neuester Zeit diesen Standpunkt wohl begründet und die hierhergehörenden Tatsachen analysiert.

Zweifellos gibt es eine große Anzahl von Fällen, in denen die Krankheit spontan heilt, wie besonders v. HIPPEL (1928) hervorgehoben hat, was uns aber meines Erachtens nicht berechtigt, die operative Behandlung der Fälle, in denen die Annahme eines rhinogenen Ursprungs begründet ist, und andere Mittel nicht zum Ziele geführt haben, abzulehnen. In manchen Fällen sind Behandlungserfolge durch andere Maßnahmen erzielt worden: Kokainisierung der Nasenmuscheln, Skarifikationen der Muscheln, besonders aber Tamponade des oberen Teiles der Nasenhöhle mit Adrenalingaze. Bei diesem Verfahren dürfte nicht die extreme Anämisierung der Nasenschleimhaut, sondern die nachfolgende sehr starke und lang andauernde Hyperämie wirksam sein.

Als Ursachen, die durch Druck auf den Opticus oder gelegentlich durch Übergreifen des Krankheitsprozesses selbst auf den Sehnerven, das Bild der retrobulbären Neuritis hervorrufen, mögen rekapitulierend angeführt werden: Geschwülste und Abszesse im Frontallappen des Gehirns, Aneurysmen und Geschwülste an der Schädelbasis, Erkrankungen der Nebenhöhlen und Geschwülste der Augenhöhle.

Literatur.

ALOIN, H.: Sphénoidite et troubles oculaires. Ann. Mal. Or. etc. 43, 68 (1924).

BACHSTEZ u. PURTSCHER: Über die Häufung retrobulbärer Neuritis einschließlich toxischer Amblyopie gegenüber der Zeit vor dem Kriege. Z. Augenhk. 44, 38 (1920). — BALDENWECK, L.: Névrite optique et sinus postérieur. Ann. Mal. Or. etc. 43, 403. — BARATOUX, J.: Des sinusites postérieures et de leurs complications ophtalmiques. Clin. ophtalm. 13, 253, 309, 380 (1924). — BARNERT, C.: Ophthalmic findings in nasal accessory sinus diseases. N. Y. J. Med. 26, 1017 (1926). — BECK: Über Empyeme der Nebenhöhle der Nase mit retrobulbärer Neuritis. Mschr. Ohrenhk. usw. 55, 43 (1921). — Ref. Zbl. Ophthalm. 5, 424. — Histologische Untersuchung des Siebbeines bei der rhinogenen retrobulbären Neuritis optica. Mschr. Ohrenhk. usw. **57, 893** (1923). — Zur Pathologie der Nebenhöhlen der Nase bei der rhinogenen retrobulbären Neuritis. Z. Augenhk. **53**, 295 (1925). — BENOIT: Sinusites postérieures latentes. Origine de névrite optique. Ann. Soc. méd.-chir. Liège **58**, 69 (1924). — BERGER u. TYRMANN: Die Krankheiten der Keilbeinhöhle und des Siebbeinlabyrinths und ihre Beziehungen zu Erkrankungen des Sehorgans. Wiesbaden: J. F. Bergmann. 1886. — BERLING: Über die Ergebnisse der Gesichtsfelduntersuchung nach BJERRUM bei verschiedenen Erkrankungen des Sehnerven. Arch. Augenhk. **78**, 152 (1915). — BEYER: Sehnervenaffektion im Anschluß an Erkrankungen des Siebbeins. Dtsch. med. Wschr. **1909**, 1081. — BICHELONNE: Contribution à l'étude des névrites optiques d'origine infectueuse. Ann. Ocul. (Fr.) **132**, 352 (1904). — BIRCH-HIRSCHFELD: Beitrag zur Kenntnis der Sehnervenerkrankungen bei Erkrankungen der hinteren Nebenhöhlen der Nase. Graefes Arch. **65**, 440 (1907). — Die Beziehungen der entzündlichen Orbitalerkrankungen zu den Erkrankungen der Nebenhöhlen der Nase. Klin. Mbl. Augenhk. **44**/1, 1 (1908). — Jber. Ophthalm. **1908**, 498. — Neuritis optica infolge Sinusitis. Dtsch. med. Wschr. **1916**, 774. — BLEGVAD u. RÖNNE: Über die Klinik und Systematik der Retrobulbärneuritiden. Klin. Mbl. Augenhk. **65**/2, 208 (1920). — BLOCK: Frontal sinusitis as an aetiological fact in acute retrobulbar neuritis. N. Y. med. J. **1906**, 1435. — BORDLEY: Optic nerve disturbances of the posterior nasal sinuses. J. amer. med. Assoc. **75**, 809 (1920). — BORDLEY, G., jun.: Ocular manifestations of disease of the paranasal sinuses. Arch. Ophthalm. (Am.) **50**, 37 (1921). — BRÜCKNER: Nasennebenhöhlen und Sehnervenerkrankungen. Zbl. Ophthalm. **1920**, 545.

CAMPBELL, E. H. Relationship of sinusitis to optic and retrobulbar neuritis; with special reference to etiology and treatment. Arch. Ophthalm. (Am.) **16**, 236 (1936). — CANUYT: Les sinusites postérieures latentes et leurs complications oculaires. Rev. Laryng. etc. (Fr.) **43**, 768 (1922). — CANUYT, G., J. RAMADIER et VELTER: Les sinusites postérieures et leurs complications oculaires. Ann. Mal. Or. etc. **44**, 89 u. 100 (1925). — CARETTE, C.: Quelques améliorations subjectives visuelles observées consécutivement à la cocaino-adrénalisation des fosses nasales. Rev. Ot. etc. (Fr.) **5**, 624 (1927). — Névrites optiques et sinus postérieurs. Arch. internat. Laryng. etc. **6**, 537 (1927). — CARMI, A. e L. PIETRANTONI: Contributo allo studio delle neuriti ottiche retrobulbari in rapporto a fatti congestizii della regione nasoorbitaria. Riv. ot. ecc. **5**, 101 (1928). — COLRAT, A.: Contribution à l'étude des névrites optiques et des inflammations du tractus uvéal consécutives aux sinusites périorbitaires. Rev. Oto-Neuro-Ocul. (Fr.) **4**, 326, 413, 502 (1926).

DAVIDS, H.: Der endonasale Eingriff bei Erkrankungen des Sehnerven. Graefes Arch. **115**, 68 (1924). — DAVIS, I. D. D.: Discussion on retrobulbar neuritis of nasal origine. Brit. med. J. **1923**, 873. — DAWSON, G.: Blindness and other ocular defects due to nasal disease. Lancet **207**, 318 (1924). — DELLEPIANE RAWSON R. u. E. ADROGUÉ: Resultate der Trepanation der hinteren Ethmoidalzellen und des Sinus sphenoidalis bei auf rhinogener Neuritis verdächtigen Fällen. Sem. méd. (Arg.) **2**, 481 (1925). — Operative Resultate der Eröffnung der hinteren Siebbeinzellen und der Keilbeinhöhle in Fällen von wahrscheinlich rhinogener Neuritis. Arch. Oftalm. B. Air. **1**, 303 (1926). — DEMARIA, E.: Akute neuritis optica axialis infolge von Sinusitis etmoideo-sphenoidalis. Archl Oftalm. hisp.-amer. (Sp.) **120**, 113 (1924). — Axiale acute Neuritis optica durch Erkrankung der Keilbein-Siebbeinhöhle. Sem. méd. (Arg.) **31**, 539 (1924). — DEMARIA, E. u. J. LAYERA: Retrobulbäre Neuritis optica bei Erkrankungen der hinteren Sinusse. Arch. Oftalm. hisp.-amer. (Sp.) **23**, 473, Sem. méd. **29**, 1057 (1923). — DESTELLE, H.: Névrites optiques par lésion hypophysaire sphénoidale et ethmoidale. Scalpel (Belg.) **74**, 792 (1921). — DYMSCHITZ, L. u. L. ILJIN: Über Angioskotome und Veränderungen des blinden Fleckes rhinogenen Ursprunges. Trudy wsjeross. zjezda glas. Wraczej **1929**, 140. — Discussion über die Frage der Neuritis rhinogenen Ursprungs: PURTSCHER, NEUMANN, RETHI, SACHS, TERTSCH, FEIN, GLAS, SCHLESINGER, WEIL, KOFLER, MARSCHIK, KESTENBAUM, MELLER. Wiener ophthalm. Ges. 16. Febr. 1920. Ref. Klin. Mbl. Augenhk. **64**, 561 (1920). — Discussion on optic neuritis in its relations to sinusitis. Proc. Soc. Med., Lond., **19**, 85 (1926).

v. EICKEN: Nebenhöhlen und Sehnervenerkrankungen. Zbl. Ophthalm. **4**/2.

49 (1920). — ELLET, E. G.: Optic neuritis associated with diseases of the nasal sinuses. Report of two cases. Trans. amer. med. Assoc., Ophthalm. Sect. 1920, 33 u. J. amer. med. Assoc. 75, 805 (1920). — ELSCHNIG: Über die Bedeutung der Nasennebenhöhlenaffektionen in der Pathologie des Auges. Med. Klin. 1914, Nr. 36. — ESCH, A.: Die Frage der Operation bei der retrobulbären Neuritis nasalen Ursprungs. Klin. Wschr. 7, 938 (1928). — EVANS, J. N.: An introduction to clinical scotometry. New Haven 1938.

FALK: Retrobulbar neuritis associated with diseases of nasal accessory sinuses with report of two cases. N. Y. med. J. 118, 624 (1923). — FAZAKAS, S.: Die Diagnose der rhinogenen retrobulbären Neuritis. Orv. Hetil. (Ung.) 71, 41 (1927). — FEIGENBAUM, A. u. M. SALZBERGER: Zur Frage der rhinogenen Neuritis retrobulbaris. Verh. 13. Internat. Kongr. Ophthalm. 2, 572 (1929). — FEJER: Über die wechselseitigen pathologischen Verhältnisse der dem Auge und der Nase benachbarten Höhlen vom augenärztlichen Standpunkte. Berl. klin. Wschr. 55, 2269 (1913). — FISHER, J.: The present status of sinus infection as an etiologic factor in retrobulbar neuritis. Ann. Ot. etc. (Am.) 44, 274 (1935). — FLEISCHER: Neuritis retrobulbaris acuta und multiple Sklerose. Klin. Mbl. Augenhk. 66, 113 (1908). — FRANCIS, L. M.: Certain borderline cases of ophthalmology and rhinology. South. med. J. (Am.) 18, 305 (1925). — FRÜCHTE: Zur Kenntnis des zentralen Skotoms nach Nebenhöhlenerkrankung und nach Sturz auf den Schädel. Klin. Mbl. Augenhk. 58, 261 (1916).

GALLAHER, P. J.: Nasal status in retrobulbar optic neuritis. Laryngoskope 31, 692 (1921). — GIBB: Disease of the anterior ethmoid cells as a cause of optic and retrobulbar neuritis. Brit. med. J. Nr. 3366, 12 (1925). — GJESSING: Über VAN DER HOEVES Symptom und die Ringskotome rhinogenen Ursprungs. Graefes Arch. 80, 153 (1912). — GRADLE: The blind spot. J. Michigan med. Soc. 21, 435 (1922).

HAJEK: Hydrops der hinteren Keilbeinhöhle mit Neuritis optici. Münch. med. Wschr. 1909, 2612. — Kritik des rhinogenen Ursprunges der retrobulbären Neuritis. S.ber. Wiener ophthalm. Ges. 16. Febr. 1920. Ref. Klin. Mbl. Augenhk. 64, 559 (1920). — HAM: Ringskotomen bij akute rhinogene retrobulbaire aandoening van den nervus opticus. Ndld. Tschr. Geneesk. 1, 918 (1911). — HARKNES, J. F.: Hyperplasia and infection in postethmoidsphenoid ocular complications. Ann. Ot. etc. (Am.) 31, 964 (1923). — HARLAN: Distention of the nasal accessory sinuses involving the orbit. Trans. amer. ophthalm. Soc. 1900, 44. — HERZOG: Zur Ätiologie der rhinogenen Neuritis optica. Arch. Laryngol. (D.) 33, 604 (1920). — HIGH, I. B.: Optic neuritis, secondary to sinus disease with report of a case. Laryngoscope 34, 17 (1924). — HIPPEL, E. v.: Über die „rhinogene" retrobulbäre Neuritis. Vers. ophthalm. Ges. Heidelberg 47, 98, 115 (1928). — Noch einmal zur Frage der rhinogenen retrobulbären Neuritis nebst Bemerkungen über ungewöhnliche Fälle von familiärer Sehnervenerkrankung. Graefes Arch. 128, 23 (1932). — VAN DER HOEVE: Sehnervenerkrankung bei Erkrankung der hinteren Nebenhöhlen der Nase. Arch. Augenhk. 64, 18 (1909). — Vergrößerung des blinden Fleckes, ein Frühsymptom für die Erkennung der Sehnervenerkrankung bei Erkrankung der hinteren Nebenhöhlen der Nase. Arch. Augenhk. 67, 101 (1910). — Optic nerve and accessory sinuses. Arch. Ophthalm. (Am.) 51, 110 (1922). — Sehnerv und Nasennebenhöhlen. Klin. Mbl. Augenhk. 86, 691 (1922).

IGERSHEIMER: Zur Pathologie der Sehbahn I. Graefes Arch. 98, 67 (1918). — Zur Pathologie der Sehbahn V. Klinischer Beitrag zur Sehnervenpathologie. Graefes Arch. 101, 79 (1919).

JACQUEAU: Les cécités transitoires et leurs variétés. J. Méd. Lyon 2, 819 (1921). — JANSSEN: Ein Beitrag zur Klärung der klinischen Beziehungen zwischen Nasennebenhöhlen und Orbita, inbesondere des Nervus opticus. Arch. Ohr- usw. Hk. 109, 188 (1922). — JOCQS: sNévrite optique par sinusite. Jodure de potassium. Clin. ophtalm. 12, 556 (1923). — JUNG: Ein Beitrag zu den Beziehungen zwischen Sehnervenentzündung und Nasenerkrankung. Graefes Arch. 74, 362 (1910).

DE KLEIJN: Beitrag zur Kenntnis der Sehnervenerkrankung bei Erkrankung der hinteren Nebenhöhlen der Nase. Graefes Arch. 75/3, 513 (1910). — Studien über Opticus- und Retinalleiden. Beitrag zur Kasuistik des Zusammenhanges von Augen-

und Nasenleiden. Graefes Arch. **79/3**, 446 (1911).— DE KLEIJN u. GERLACH: Pathologisch-Anatomisches über den Zusammenhang zwischen Augen- und Nasenleiden. Graefes Arch. **84**, 164 (1913). — KRASSNIG: Zur Frage der rhinogenen Neuritis retrobulbaris. Arch. Ohr- usw. Hk. **109**, 175 (1922).

LANGENBECK: Zur Differentialdiagnose der retrobulbären Opticusaffektionen. Klin. Mbl. Augenhk. **51/21**, 251 (1913). — Retrobulbäre Neuritis und Allgemeinerkrankungen. Graefes Arch. **87/2**, 226 (1914). — LEALE: Adenoidi e nevrite ottica retrobulbare. Policlinico sez. pret. **31**, 1300 (1924).

MAGITOT, A. et A. DUBOIS-POULSEN: Utilité de l'angioscotométrie dans le diagnostic des oedèmes de la papille. Bull. Soc. Ophtalm. Par. **1939**, 32. — MANNING FISH: A study of 36 consecutive cases of optic neuritis. Ophthalmoscope, **1908**, 243. — MARBAIX: Réflections sur quelques cas de névrites rétrobulbaires aiguës. Bull. Soc. belge Ophtalm. **58**, 39 (1929). — MARKBREITER: Über die bei Nasen- und Nebenhöhlenkrankheiten vorkommenden Gesichtsfeldveränderungen. Mschr. f. Ohrenhk. usw. (Ö.) **1912**, 589, 1439. — Über die rhinologische Bedeutung der Vergrößerung des blinden Fleckes. Klin. Mbl. Augenhk. **52**, 278 (1913). — Weitere Untersuchungen über die bei Nasen- und Nasenhöhlenkrankheiten vorkommenden Gesichtsfeldveränderungen. Z. Augenhk. **31**, 316 (1914). — MARZIO, DI e G. FERRERI: Le neuriti ottiche di origine sinusale. Riv. ot. ecc. **9**, 541 (1932). — Discussione sulla relazione di MARZO-FERRERI, Ibid. 775 (1932). — MELLER: Über das Verhältnis der Neuritis retrobulbaris zur Nasenhöhle in ätiologischer und therapeutischer Hinsicht. S.ber. Wien. ophthalm. Ges. 16. Febr. 1920. Ref. Klin. Mbl. Augenhk. **64**, 556 (1920) u. Wien. klin. Wschr. **1920**, 205. — MELLER, J. u. O. HIRSCH: Über rhinogene Neuritis retrobulbaris. Abh. Augenhk. u. ihrer Grenzgeb. **1926**, Beih. 2, 1. — MENDEL: Über nasale Augen-, insbesondere Sehnervenleiden. Zbl. Augenhk. **25**, 33 (1901). — MEZZATESTA: Alterazioni del nervo ottico nelle lesioni dei seni. Riv. ot. ecc. **2**, 5, 37 (1925).— MORGAN MAC WHINNIE: Cataract absorption, with report of a case. Ophthalm. Rev. **1910**, 228.

OLIVER, K. S. a. S. J. CROWE: Retrobulbar neuritis and infection of the accessory nasal sinuses. Arch. Otolaryng. (Am.) **6**, 503 (1927). — ONODI: Die Sehstörungen nach Erblindung nasalen Ursprungs bedingt durch Erkrankungen der hinteren Nebenhöhlen. Z. Augenhk. **12**, 23 (1904). — Die Sehstörung und Erblindung nasalen Ursprungs bedingt durch die Erkrankungen der hinteren Nebenhöhlen. Arch. Laryng. (D.) **17**, 2 (1906). — Das Verhältnis der Nasenbeinhöhlen zum Sehnerv und zu den Augennerven. Z. Augenhk. **22**, 253 (1909).

PAUNZ: Über die rhinogene Sehnervenentzündung. Arch. Augenhk. **61**, 369 (1908). — Neue Beiträge zur rhinogenen Sehnervenentzündung. Arch. Augenhk. **75**, 76 (1913). — PESME, P.: Besondere klinische Charaktere der retrobulbären Neuritis bei Erkrankungen der Ethmoid- und Sphenoidalhöhlen. Arch. Oftalm. hisp.-amer. (Sp.) **20**, 18 (1925). — PETER: Perimetric studies of normal and pathological blind spot of MARIOTTE. Ann. Ophthalm. (Am.) **25**, 261 (1916). — PICHLER, G.: Untersuchungen zur Frage der rhinogenen Neuritis retrobulbaris. I. Methodik zur experimentellen Nebenhöhlenforschung. Mschr. Ohrenhk. **62**, 1159 (1938). — II. Experimentelle Untersuchungen. Mschr. Ohrenhk. **63**, 120 (1929). — PORTMANN, G. et PESME: La névrite optique rétrobulbaire par ethmoidosphénoidite, son aspect clinique, ses caractères particuliers. Rev. Laryng. etc. (Fr.) **45**, 269 (1924).

ROLLET, SARGNON et COLRAT: Un cas de coryza spasmodique avec troubles optiques à droite: guérison des troubles optiques par la résection de la partie postérieure du cornet moyen droit. Ot. etc. internat. (Fr.) **9**, 400 (1925). — RÜBEL: Vergrößerung des blinden Fleckes (VAN DER HOEVES Symptom) und zentrales Skotom bei Erkrankungen der hinteren Nebenhöhlen der Nase. Klin. Mbl. Augenhk. **50/2**, 136 (1912).

SABBADINI, D. e M. SILVAGNI: Rilievi sulle neuriti ottiche retrobulbari sinusogene operate. Riv. ot. ecc. **11**, 81 (1934). — SANNA, G.: Contributo clinico alla sintomatologia delle neuriti retrobulbari di natura rinogena. Ann. Ottalm. **59**, 730 (1931). — SARGNON, A.: Lésions des sinus profonds et névrites optiques. Rev. Laryng. etc. (Fr.) **44**, 948 (1923) u. Ot. etc. internat. (Fr.) **7**, 265 (1923). — Contribution à l'étude des lésions optiques consécutives aux lésions nasales latentes. Ot. etc. internat. (Fr.) **8**,

378 (1924). — Sinusite latente postérieure et lésions du nerf optique. J. Méd. Lyon
5, 263 (1924). — SARGNON, A. et F. BÉRARD: Un cas de sinusite postérieure postrubé-
olique droite. Névrite rétrobulbaire droite. Coryza spasmoidique intense. Névralgie
du trijumeau droit, papillite droite. Ablation de moitié postérieure du cornet moyen.
Guérison progressive complète. Considérations pathologiques et cliniques. Ot. etc.
intern. (Fr.) 9, 266 (1925). — SARGNON et COLRAT: Contributo allo studio delle lesioni
oculari consecutivi alle sinusiti, sovratutto alle sinusiti posteriori cosidette „latenti".
Rass. internaz. Clin. 8, 698 (1927). — SCHEFFER, A. E. u. J. P. SCHEFFER: The
visual field and the paranasal sinuses. Trans. ophthalm. Sect. amer. med. Assoc.
1921, 26. — SCHIECK: Die ätiologischen Momente der retrobulbären Neuritis. Graefes
Arch. 71, 466 (1909) u. Dtsch. med. Wschr. 1909, 1897. — SIEGRIST: Nase und Auge.
Vers. ophthalm. Ges. Heidelberg 42, 135 (1920) und Diskussion 141. — STARK:
Retrobulbar neuritis secondary due to diseases of the nasal sinuses. J. amer. med.
Assoc. 77, 678 (1921). — STOCK u. FRANKE: Diskussionsbemerkungen zu SIEGRIST:
Nase und Auge. Vers. ophthalm. Ges. Heidelberg 42, 141 (1920). — STOCKER, F.:
Über Augenerkrankungen infolge pathologischer Zustände der Nase und der Neben-
höhlen. Mit einem Vorwort von SIEGRIST. Bern: Ernst Bircher 1922. — SULZER:
De la névrite optique consécutive à l'ozène. Ann. Ocul. (Fr.) 113, 5 (1895). — SUNÉ
MEDAN: Die Affektionen der hinteren Sinus in ihrer Beziehung zur retrobulbären
Neuritis. Arch. Oftalm. hisp.-amer. (Sp.) 25, 322 (1925). — SYME, W. S.: The
sphenoidal sinus in relation to the optic nerve. J. Laryng. a. Ot. 39, 375 (1924).

TAYLOR, H. K.: Roentgen findings of optic canals in blindness, due to nasal
accessory sinus diseases. N. Y. J. Med. 26, 1015 (1926). — TERTSCH: Demonstration
einiger Fälle von akuter retrobulbärer Neuritis, die bei negativem Nasenbefund durch
Skarifikation des vorderen Endes der mittleren Muschel ausgeheilt wurden. Z.
Augenhk. 31, 483 (1913). — THIES, O.: Nochmals die rhinogene Neuritis retrobulbaris.
Graefes Arch. 122, 75 (1929). — THOMSON, E.: Ocular involvement in sinus diseases.
Laryngoscope 38, 439, 521 (1928). — Conditions of the optic nerve caused by diseases
of the sinuses. Arch. Otolaryng. (Am.) 10, 248 (1929). — TICHOMIROW, P.: Die Rolle
der lang dauernden Nasenanämie in der Behandlung der retrobulbären, rhinogenen
Neuritis. Arch. Ophthalm. (Russ.) 6, 67 (1929). — TOEPOLT: Zur Kenntnis der von
den Nebenhöhlen ausgehenden Orbitalentzündung. Inaug.-Diss. Jena · 1907. —
TOMMASINNI MATTIUCCI, A. e U. BOMBELLI: Neuriti ottiche e seni posteriori. Riv.
ot. ecc. 11, 497 (1934). — TRAQUAIR: An introduction to clinical perimetry. London:
Henry Kimpton 1925. — TROSSAT: A propos du traitement endonasal des névrites
rétrobulbaires optiques. Ot. etc. intern. (Fr.) 9, 1 (1925). — TURNER a. A. LOGAN:
The relation of visual disturbances with affections of the nasal cavities and posterior
group of sinuses. J. Laryng. a. Ot. 39, 371, 408 (1924).

UFFENORDE: Die Erkrankungen des Siebbeines. 1907. — Komplizierte Fälle von
Nasennebenhöhlenerkrankung. Z. Laryng. (Würzburg) 1911.

VINSONNEAU, C.: Troubles fonctionnels du nerf optique et lésions du carrefour
(Ethmoide-sphénoide-cavum) Arch. Ophtalm. (Fr.) 41, 679 (1924). — Névrite optique
rétrobulbaire et sinusite sphénoidale. Arch. Ophtalm. (Fr.) 41, 89 (1924).

WALKER, C. B.: The value of qualitative perimetry in the study of postethmoidal,
sphenoidal sinusitis causing visual defects. Bost. med. J. 185, 321 (1921). — WHELAN, G.:
Retrobulbar neuritis attributed ti sinus disease: Improvement following intranasal
surgery. Report of a case. Laryngoscope (Am.) 35, 430 (1925). — WHITE, L. E.: The
diagnosis and prognosis of loss of vision from accessory sinus diseases. J. amer. med.
Assoc. 64, 1510 (1920). — Ethiology and pathology of loss of vision from accessory
sinuses. Bost. med. J. 185, 457 (1921). — Aeration of the posterial accessory sinuses
in acute optic neuritis. Bost. med. J. 186, 172 (1921). — WRIGHT: Empyema of the left
sphenoidal sinus with optic neuritis subsequent post-papillitic atrophy. Brit. med.
J. Nr. 8352, 597 (1925).

d) LEBERsche Krankheit.

Der familiäre Sehnervenschwund ist durch das Auftreten eines zentralen
Skotoms ausgezeichnet, das sich meist sehr rasch und in beiden Augen fast
gleichzeitig entwickelt. Bei anfangs unverändertem Spiegelbefund tritt eine

Sehstörung auf, die sich durch Herabsetzung der zentralen Sehschärfe und die
Entwicklung eines Zentralskotoms bei unveränderten oder etwas eingeengten
Außengrenzen des Gesichtsfeldes kennzeichnet. Die Krankheit schreitet meistens
während zwei bis acht Wochen vorwärts und bleibt dann gewöhnlich stationär.
Es kann aber der Verlauf ein langsamer sein und sich über mehr als ein halbes
Jahr hinausziehen (Abb. 138). Die Gestalt des zentralen Skotoms kann verschieden
sein. Es ist entweder ein reines Zentralskotom ohne Verbindung mit dem blinden
Fleck: in anderen Fällen besteht ein centrocaecales Skotom, ähnlich dem bei
Alkohol-Tabak-Amblyopie. In den meisten Fällen bleibt das Sehvermögen und
das übrige Gesichtsfeld normal und die Skotome stationär; in einem Drittel
der Fälle entsteht gleichzeitig periphere Einschränkung des Gesichtsfeldes, die

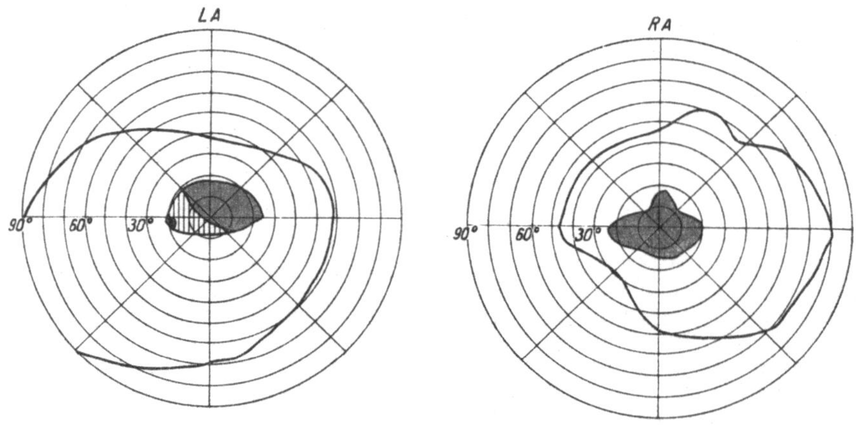

Abb. 138. Leberscher erblicher Sehnervenschwund. 24jähriger Mann. Onkel mütterlicherseits soll schlecht
sehen. Der Kranke ist der Jüngste von acht Geschwistern. Drei Schwestern sind gesund, vier Brüder krank.
Die Sehstörung begann vor einem halben Jahr. Rechtes Auge: Handbewegungen in 1 m. Linkes Auge: Fingerzählen in 1¹/₂ m. Beide Augen: Papille scharf begrenzt, weiß; Gefäße eng. In rotfreiem Licht ausgedehnter Ausfall von Nervenfasern in der temporalen Netzhauthälfte, besonders des papillomacularen Bündels. Gesichtsfelder
für Weiß 6/330.

sich mit dem Zentralskotom stellenweise vereinigen kann. Vollständige Erblindung gehört zu den Ausnahmen. Zu den seltenen Vorkommnissen bei der
hereditären Sehnervenerkrankung gehören Ringskotome, die Fuchs (1879) und
Mügge (1911) beschrieben haben. Da die zentrale Sehschärfe schlecht war, so
war das Gesichtsfeldzentrum sicher nicht normal — im Zentralskotom war die
Mitte weniger geschädigt oder bei gleicher Schädigung funktionstüchtiger als die
umgebenden Teile. Kuhk (1914) hat ein doppeltes Ringskotom gefunden. Nach
dem kurzen Referate läßt sich der Fall nicht genauer beurteilen.

In der weitaus überwiegenden Mehrzahl der Fälle ist das Leiden anfangs
fortschreitend, um dann stationär zu bleiben. Nur ausnahmsweise kommt nach
Erreichung eines gewissen Tiefstandes der Funktion Besserung vor [Blegvad
und Rönne (1920)]. Sobański (1937) hat auf meiner Klinik bei zwei mit
hereditärem Sehnervenschwund behafteten Brüdern (Abb. 139, 140) beträchtliche Herabsetzung des diastolischen Blutdruckes festgestellt und durch Herabsetzung des Augenbinnendruckes (von 20 mm auf 10 mm Hg) und Hebung
des diastolischen Blutdruckes (von 60 auf 80 mm Hg) Besserung der Sehschärfe
von 2/50 auf 6/12 bzw. 6/24 bei einem von ihnen erreichen können. Er weist
auf die Ähnlichkeit dieser Erkrankung mit den Fällen von tabischem Sehnervenschwund mit Zentralskotom hin. Im gebesserten Falle sind die Zentralskotome etwas kleiner geworden, und es haben sich in ihnen absolute Kerne im

Bereiche relativer Skotome nachweisen lassen, während vor der Behandlung eine Differenzierung innerhalb der Skotome nicht nachweisbar war.

Beim familiären Auftreten befällt die Krankheit fast ausschließlich Männer, während Frauen nur selten ergriffen werden. Nach der Zusammenstellung von

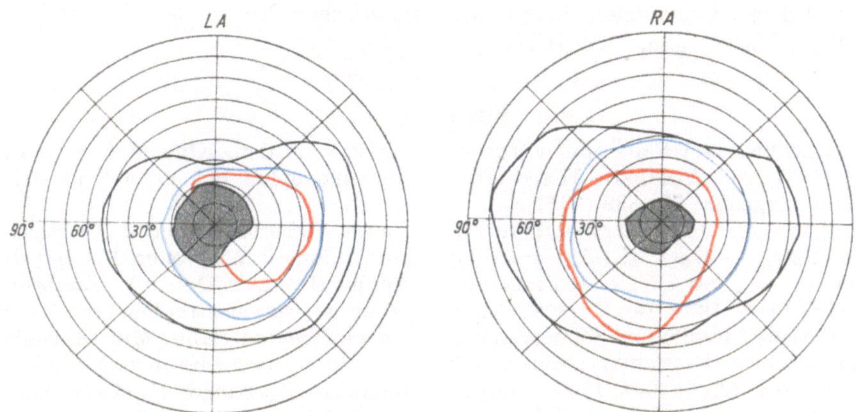

Abb. 139. LEBERscher erblicher Sehnervenschwund. 27jähriger Mann. Zwei Brüder leiden an derselben Krankheit. Die Erkrankung begann vor zehn Jahren. Rechtes Auge: $S = 2/50$, linkes Auge: $S = 2/50$. Papillen weiß, Gefäße deutlich verengt. Gesichtsfelder für Weiß 3/330 und Farben 5/330. Grün wird nicht erkannt. Leichte Einschränkung der peripheren Grenzen, große absolute Zentralskotome für alle Reizobjekte (nach SOBANSKI).

KAWAKAMI (1926) ist die Häufigkeit der Erkrankung bei Frauen in verschiedenen Ländern ungleich, beträgt in Deutschland 3,5%, in Frankreich 11,9%, in England 19,8% und in Japan 30% der Erkrankten. Es muß darauf

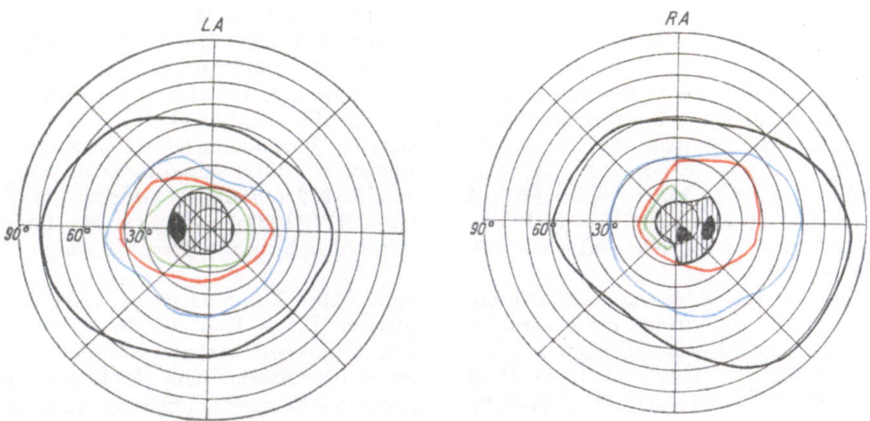

Abb. 140. Derselbe Kranke $1^1/_2$ Jahre später. Rechtes Auge: $S = 6/12$, linkes Auge: $S = 6/24$. Gesichtsfelder für Weiß 3/330, Farben 5/330. Gesichtsfeldgrenzen etwas weiter. Die Zentralskotome sind etwas kleiner geworden, sie sind für Weiß 3/330 relativ bis auf ein kleines absolutes Skotom im Gesichtsfelde des rechten Auges. Vergrößerung der blinden Flecke.

hingewiesen werden, daß auch Fälle beobachtet worden sind, welche die klinischen Merkmale der LEBERschen Krankheit aufwiesen, ohne daß andere Fälle in der Familie vorgekommen wären. Sie sind nach LANGENBECK (1914), SZYMANOWSKY (1919), BLEGVAD und RÖNNE (1920), denen sich auch v. HIPPEL (1923) anschließt, in der Gruppe der LEBERschen Krankheit einzureihen, da man annehmen muß, daß sie als erste Fälle in der Familie gelten können und später in der direkten oder kollateralen Descendenz andere Fälle auftreten werden, sie aber auch singulär bleiben könnten.

Es kommen Fälle von familiärem Sehnervenschwund ohne Skotom vor, deren Zugehörigkeit zur LEBERschen Erkrankung wohl mit Recht angezweifelt wird, und deren Gesichtsfeld keine charakteristischen Merkmale aufweist (ALSBERG 1927, MANN 1928, DUC 1934).

Literatur.

ALEXANDER: Drei Fälle von hereditärem Sehnervenleiden. Klin. Mbl. Augenhk. 12, 62 (1874). — ALSBERG: Hereditäre Sehnervenatrophie bei Vater und Sohn. Klin. Mbl. Augenhk. 79, 832 (1927).

BEDELL, A. J.: Hereditary optic atrophy (LEBER's Disease). Amer. J. Ophthalm. 17, 195 (1934). — BELL, J.: The treasury of human inheritance, anomalies and diseases of the eye, Part IV. Hereditary optic atrophy (LEBER's Disease). Cambridge University Press 1931. — BETSCH, A.: Doppelseitige Opticusatrophie vom Typus der LEBERschen familiären Sehnervenatrophie nach Trauma. Klin. Mbl. Augenhk. 83, 814 (1929). — BICKERTON: Hereditary optic atrophy occuring in two brothers. Ophthalm. Rev. (Am.) 1904, 179 u. Trans. ophthalm. Soc. U. Kingd. 24, 178 (1904). — BLEGVAD u. RÖNNE: Über die Klinik und Systematik der Retrobulbärneuritiden. Klin. Mbl. Augenhk. 65, 206 (1920). — BONNET, P.: Le prognostic à longue echéance de la maladie de LEBER. Bull. Soc. Ophtalm. Par. 1934, 331. — BURROUGHS: Two cases of LEBER's disease of familial optic atrophy with enlargement of the pituitary fossa. Trans. ophthalm. Soc. U. Kingd. 44, 399 (1924).

CORRADO, M.: Sul problema etiologico dell'atrofia eredo-familiare del nervo ottico (malattia di LEBER). Ann. Ottalm. 62, 913 (1934).

DESPAGNET: De la névrite optique héréditaire. Rec. Ophthalm. 1892, 387 u. Rev. gén. Ophtalm. (Schwz.) Nr. 5, 1892. — DISNER: Beobachtungen von Neuritis retrobulbaris bei Kriegsteilnehmern, Klin. Mbl. Augenhk. 63, 701 (1919). — DUC, C.: Sulla atrofia familiare di LEBER. Rass. ital. Ottalm. 3, 739 (1934).

FAVORY et PÉTRIGNANI: Atrophie optique familiale. Rev. Ot. etc. (Fr.) 10, 495 (1932). — FERGUSON, F. A. a. M. CRITCHLEY: LEBER's optic atrophy and its relationship with the heredo-familial ataxies. J. Neur. (Brit.) 9, 120 (1928). — FUCHS, E.: Neuritis infolge hereditärer Anlage. Klin. Mbl. Augenhk. 17, 332 (1879).

GINZBURG, I.: Beitrag zur Kenntnis der LEBERschen Krankheit. Klin. Mbl. Augenhk. 71, 734 (1923). — v. GRAEFE: Ein ungewöhnlicher Fall von hereditärer Amaurose. Graefes Arch. 4/2, 266 u. Klin. Mbl. Augenhk. 3, 222 (1858). — GRISCOM, P. M.: Hereditary optic atrophy. Amer. J. Ophthalm. 4, 347 (1921). — GUNN, M.: Family optic atrophy in mother and two children. Trans. ophthalm. Soc. U. Kingd. 27, 832 (1907).

HALBERTSMA, T. A.: LEBERS Opticusatrophie. Ndld. Tschr. Geneesk. 1934, 3725. — HANCOCK: Hereditary optic atrophy. Ophthalm. Hosp. Rep. 17, 167 (1908). — HEINONEN, O.: Beobachtungen bei LEBERscher Krankheit. Acta ophthalm. (Dän.) 10, 201 (1932). — HENSEN: Über Neuritis optici hereditaria. Klin. Mbl. Augenhk. 59, 33 (1917). — HERZOG, M.: Vererbte, angeborene Sehnervenatrophie. Klin. Mb. Augenhk. 84, 536 (1930). — HEUVE: Beiträge zur Kasuistik der Neuritis opt. Ndld. Tschr. Geneesk. 69/1, 1723 (1924). — HIGGENS: Atrophy of optic nerves occuring about puberty. Med. Tim. (Am.) 1, 450 (1880). — HIGIER: Zur Klinik der familiären Opticusaffektionen. Dtsch. Z. Nervenhk. 10, 499 (1897). — v. HIPPEL: Sehnervenerkrankungen vom klinischen Typus der LEBERschen ohne nachweisbare Heredität. Gr.-S. Handb., 2. Aufl., 7, 330 (1923). — HIRSCH: Über familiäre hereditäre Sehnervenatrophie. Klin. Mbl. Augenhk. 70, 710 (1923). — HORMUTH: Beitrag zur Lehre von den hereditären Sehnervenleiden. Beitr. Augenhk. v. DEUTSCHMANN, 5, H. 42, 1 (1902).

JENSEN, E.: Über die mit zentralen Skotomen verlaufenden Augenkrankheiten. Inaug.-Diss. Kopenhagen 1890.

KAWAKAMI, R.: Beiträge zur Vererbung der familiären Sehnervenatrophie. Graefes Arch. **116**, 568 (1926). — DE KEERSMAACKER: De l'atrophie axiale du nerf optique observée chez plusieurs membres d'une même famille. Rec. Ophtalm. **1883**, 193. — KNAPP: Hereditäre Opticusatrophie. Arch. Augenhk. **54**, 200 (1906). — v. KRENCHEL: Amblyopia centralis. Inaug.-Diss. Kopenhagen 1876. Ref. Jber. Ophthalm. **1876**, 413. — KROPP, L.: Differentialdiagnose der LEBERschen familiären Opticusatrophie. Z. Augenhk. **62**, 57 (1927). — KUHK: Beitrag zur Lehre von der retrobulbären Neuritis optici auf hereditärer Grundlage. Inaug.-Diss. Marburg. Ref. Klin. Mbl. Augenhk. **54**, 103 (1914). — KUHN, H. S.: Hereditary optic atrophy (LEBER's disease). A clinico-surgical study of a case. Arch. Ophthalm. (Am.) **5**, 408 (1931).

LAGRANGE, H.: De l'atrophie optique héréditaire (Maladie de LEBER). Arch. Ophtalm. (Fr.) **39**, 530 (1922). — LANGENBECK: Neuritis retrobulbaris und Allgemeinerkrankungen. Graefes Arch. **87**, 226 (1914). — LAUBER, H.: Familiäre retrobulbäre Neuritis. Wien. klin. Wschr. **1902**, Nr. 47. — LAWSON: Family optic atrophy in mother and son. Trans. ophthalm. Soc. U. Kingd. **27**, 169 (1907). — LEBER, TH.: Über hereditäre und congenital angelegte Sehnervenleiden. Graefes Arch. **17/2**, 249 (1871). — LOR: Un cas d'atrophie optique familiaire. Cercle méd. Brux. Nov. 1897. — Ref. Jber. Ophthalm. **1897**, 517.

MANN, I. C.: Retinitis pigmentosa and LEBER's hereditary atrophy ocurring in cousins. Ann. Eugen. (Brit.) **3**, 77 (1928). — MAUKSCH: Ein Beitrag zur Kenntnis der familiär-hereditären Sehnervenatrophie. Z. Augenhk. **55**, 196 (1925). — McCULLOCH, J. D.: LEBER's disease. Trans. ophthalm. Soc. U. Kingd. **53**, 618 (1933). — MEYER-RIEMSLOH: Über hereditäre Sehnervenatrophie (LEBERsche Krankheit). Klin. Mbl. Augenhk. **74**, 340 (1925). — MIETH: Über LEBERsche hereditäre Sehnervenatrophie. Klin. Mbl. Augenhk. **86**, 390 (1931). — MOULIÉ, H. B. a J. HURTAULT: LEBERsche hereditäre Opticusatrophie. Arch. Oftalm. B. Air. **10**, 677 (1935). — MÜGGE: Ein Beitrag zur LEBERschen familiären Opticusatrophie. Z. Augenhk. **25**, 236 (1911).

NETTLESHIP: On some hereditary diseases of the eye. Trans. ophthalm. Soc. U. Kingd. **29** (1909). — NEVIN, S.: LEBER's disease. Proc. Soc. Med., Lond. **26**, 852 (1933). — NORRIS: Hereditary atrophy of the optic nerves. Trans. amer. ophthalm. Soc. Bost. **1882**, 355 u. **1884**, 662.

OGILVIE: Optic nerve atrophy in three brothers. Trans. ophthalm. Soc. U. Kingd. **16**, 111 (1896).

PROUFF: Sur une forme d'atrophie papillaire observée chez plusieurs membres d'une famille. Thèse de Paris 1873, Nr. 112. — PUFAHL: Über hereditäre Amblyopie. Berl. klin. Wschr. **1881**, 128.

REHSTEINER, K.: Der erste anatomische Befund bei geschlechtsgebunden-hereditärer Sehnervenatrophie (LEBERsche Krankheit). Schweiz. med. Wschr. **1930/1**, 122. — Die erste anatomische Untersuchung eines Falles von LEBERscher Krankheit. Klin. Mbl. Augenhk. **85**, 280 (1930). — RÖNNE: Über das Gesichtsfeld bei hereditärer Opticusatrophie. Klin. Mbl. Augenhk. **48**, 1, 331 (1910). — Die Erkrankungen der Papille und des Opticus bis zum Chiasma. Kurzes Handb. d. Ophthalm. SCHIECK u. BRÜCKNER **5**, 711 (1930).

SCHEFFLER: Kriegserfahrungen auf dem Gebiete der retrobulbären Neuritis. Klin. Mbl. Augenhk. **63**, 718 (1919). — SCHMELZER, H.: LEBERsche Opticusatrophie und Unfallsfolgen. Graefes Arch. **137**, 216 (1937). — SNELL: Hereditary or congenital optic atrophy and allied cases. Ophthalm. Rev. (Am.) **15**, 307, **1896**. — SOBAŃSKI, J.: Ein Fall von hereditärer Sehnervenatrophie (LEBERsche Krankheit), behandelt nach der Methode der Entlastungstherapie. Klin. oczna (Pol.) **15**, 34 (1937). — SOMYA: Ein Beitrag zur Kenntnis der hereditären retrobulbären Neuritis. Klin. Mbl. Augenhk. **30**, 256 (1892). — SORSBY, A.: Retinal abiotrophy. Trans. ophthalm. Soc. U. Kingd. **54**, 160 (1934). — SOURDILLE, G.: Lésions anatomiques endocraniennes dans la névrite rétro-bulbaire. Réflexions sur 25 améliorations par l'opération endo-nasale et sur un cas d'arachnoidite opto-chiasmatique. Arch. Ophtalm. (Fr.) **1**, 3 (1937). — STORY: Hereditary amaurosis. Ophthalm. Rew. (Am.) **4**, 33 (1885). — SUDAKEWITSCH, D. I.:

Retrobulbäre Neuritis als Anfang der LEBERschen Atrophie. Sow. Wjestn. Oftalm.
9, 165 (1936). — SZYMANOWSKY: Zur Frage der retrobulbären Neuritis bei Kriegsteilnehmern. Klin. Mbl. Augenhk. 62, 631 (1919).

TARTAKOFF u. DALTON: LEBER's Disease (hereditary optic atrophy). Report from
three cases. Med. Bull. Veteran's Admin. (Am.) 13, 167 (1936). — TAYLOR: Hereditary
optic atrophy: Trans. ophthalm. Soc. U. Kingd. 12, 146 (1892). — THIES, O.: Neuritis
retrobulbaris (LEBER) und endokrines System. Graefes Arch. (D.) 128, 664 (1923).
— THOMPSON, A. H. a. G. T. W. CASHELL: Pedigree of congenital optic atrophy
embracing sixteen affected cases in six generations. Proc. Soc. Med. Lond. 28, 1415
(1935). — THOMSEN: Hereditäre retrobulbäre Neuritis. Neur. Cbl. 7, 216 (1888). —
THOMSON, E.: Memorandum regarding a family in which neuro-retinal diseases of
an unusual kind occurred only in males. Brit. J. Ophthalm. 16, 681 (1932).

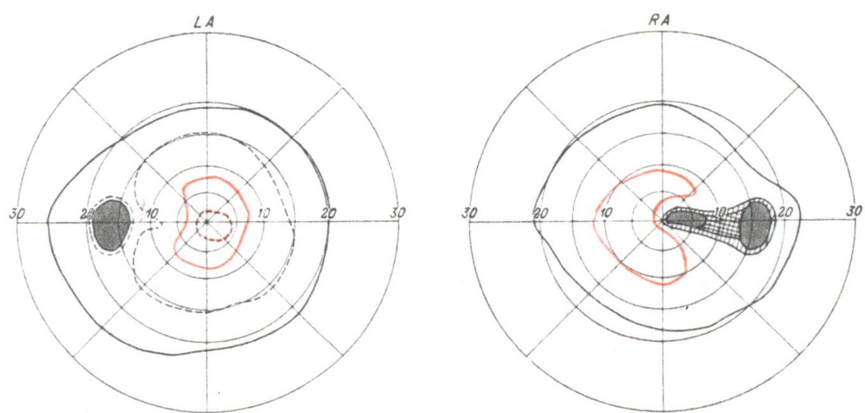

Abb. 141. Alkohol-Tabakamblyopie. Rechtes Auge: $S = 6/60$. Typisches centrocaecales Skotom. Gesichtsfeld für 2/2000 Weiß. Skotom 20/2000 und 10/2000 Weiß; 10/2000 für Rot. Linkes Auge: $S = 6/6$. Gesichtsfeld
für 2/2000 und 1/2000 für Weiß; 30/2000 Weiß für den blinden Fleck; 20/2000 und 10/2000 Rot (nach TRAQUAIR).

VELHAGEN: Über hereditäre Sehnervenatrophie. Dtsch. med. Wschr. 22, 841
(1896). — VOGELSANG: Zur Erbpathologie des Auges. LEBERsche Sehnervenatrophie.
Klin. Mbl. Augenhk. 98, 251 (1937).

WAARDENBURG, P. Z.: Vererbungsergebnisse und -probleme am menschlichen
Auge. Z. Abstamm.lehre 70, 358 (1935). — WESTHOFF: Hereditäre retrobulbäre
Neuritis optica. Cbl. prakt. Augenhk. 19, 168 (1895). — WILBRAND: Über Neuritis
axialis. Klin. Mbl. Augenhk. 16, 505 (1878).

e) Alkohol- und Tabakamblyopie.

Als Typus der chronischen, toxischen Schädigung des Sehorgans unter dem
Bilde der chronischen retrobulbären Neuritis kann die Alkohol-Tabak-Amblyopie
gelten. Wegen der Häufigkeit des Leidens und Anwendung genauer Untersuchungsverfahren sind wir jetzt sowohl über die Entstehung der Gesichtsfeldveränderungen wie über ihre Rückbildung genau unterrichtet.

Im allgemeinen wird das Vorhandensein eines zentralen oder, besser gesagt,
eines centrocaecalen Skotoms (Abb. 141), das relativ oder absolut für Farben
und meist relativ für Weiß ist, in der Literatur angegeben. Es beginnt als ein
kleiner zentraler Ausfall für Grün und Rot, dessen nasale Grenze durch den
Fixationspunkt·geht und sich gegen den blinden Fleck richtet, der auf seiner
nasalen Seite ein sich an ihn anschließendes Skotom für Grün und Rot aufweisen
kann. Zwischen den beiden absoluten Skotomen für Grün und Rot ist die Empfindung für diese Farben herabgesetzt. Die beiden Skotome wachsen einander

entgegen und vereinigen sich miteinander, oft oberhalb oder unterhalb der Horizontalen, so daß ein hufeisenförmiges Skotom entsteht, oder eine kleine, noch grün- oder rotempfindliche Insel zwischen den beiden Verbindungen der

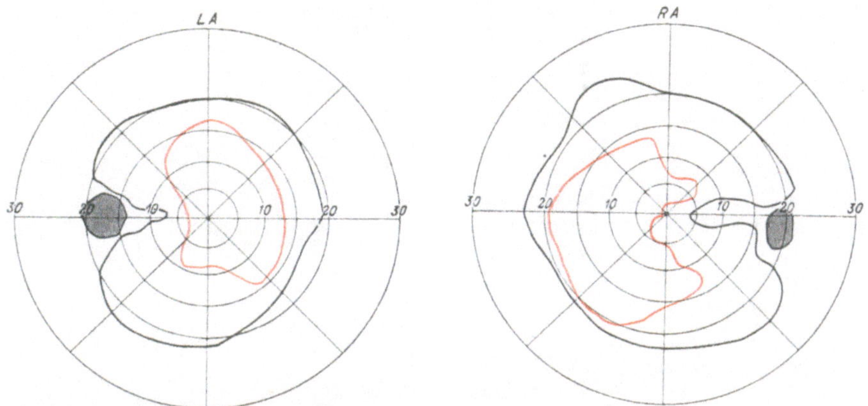

Abb. 142. Alkohol-Tabakamblyopie im Beginn. Rechtes Auge: $S = 6/36$, linkes Auge: $S = 6/9$. Gesichtsfeld für Rot 5/2000. Blinder Fleck 10/2000; für Weiß 3/2000. Ausfall für Weiß vom blinden Fleck gegen den Fixationspunkt ziehend. Einengung des Gesichtsfeldes für Rot von der temporalen Seite beiderseits, rechts bis jenseits des Fixationspunktes (nach TRAQUAIR).

Skotome miteinander erhalten bleibt. TRAQUAIR (1927) verdanken wir die Kenntnis der ersten Stadien der Entwicklung der Gesichtsfeldveränderungen bei diesem Leiden (Abb. 141, 142, 143). Zuerst zieht sich die Isoptere für kleinste rote

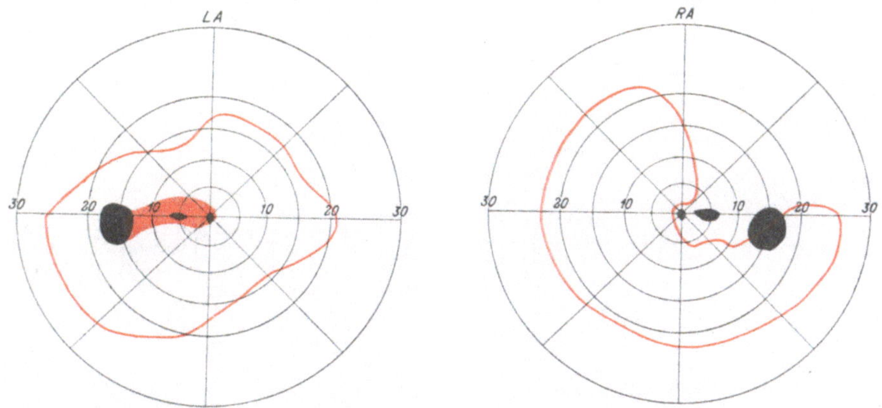

Abb. 143. Alkohol-Tabakamblyopie im Beginn. Beide Augen $S = 6/12$. Isoptere für Rot 30/2000. Rechtes Auge: Skotom für Rot 30/2000 nach oben außen durchgebrochen. Kleine Skotome für Weiß 3/2000. Linkes Auge: Eindellung der Isoptere 30/2000 und centrocaecales Skotom für dasselbe Reizobjekt mit Kernstelle für Weiß 3/2000 (nach TRAQUAIR).

Reizobjekte vom blinden Fleck gegen den Fixationspunkt zurück. Es entsteht ein zungenförmiger Gesichtsfeldausfall für Rot 5/2000 und eine Einbuchtung in der Isoptere Rot 1/2000, die bei ihrer Zunahme zur Zurückziehung der Isoptere nasalwärts vom Fixationspunkt führt. In den Isopteren für stärkere Reize tritt eine Einbuchtung außen oben auf, die bei gleichzeitigem Absinken der Funktion in der Gesichtsfeldmitte zu ausgedehnten Ausfällen für immer stärkere

Reize führt. Der Reihe nach fällt im centrocaecalen Bereich die Wahrnehmung für kleine, dann für größere grüne, rote, blaue und weiße Reizobjekte aus. Die Gestalt des vollausgebildeten Skotoms (Abb. 143 und 144, 145, 146) ist die einer

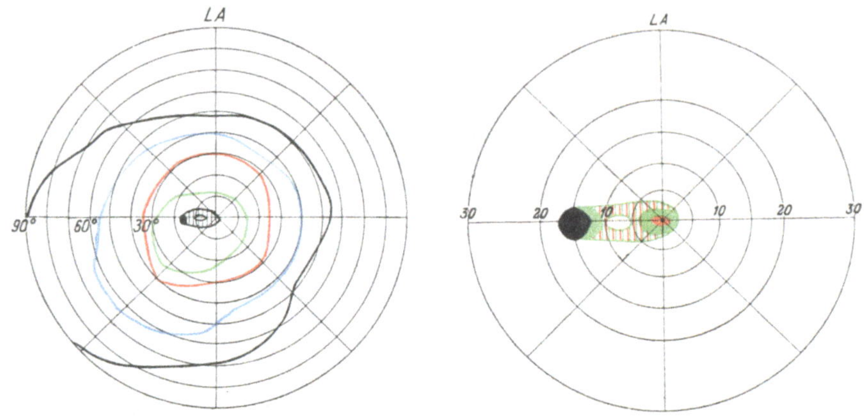

Abb. 144. Alkohol-Tabakamblyopie.   54jähriger Weinbauer, trinkt 3 bis 4 Liter Wein täglich; starker Pfeifen-raucher. Seit sechs Wochen Nebel vor den Augen. Rechtes Auge: $S = 6/12$, linkes Auge: $S = 6/18$. a) Gesichts-feld für Weiß 3/330, Farben 10/330. b) Kampimetrische Untersuchung für Weiß und Farben 2/1700. Im Gesichts-feld centrocaecales Skotom mit Aussparung in der Mitte. Im Skotom Kernstelle im Fixationspunkt und Ver-größerung des blinden Fleckes für Grün, Augenhintergrund normal. Bei Enthaltsamkeit von Wein und Tabak nach zwei Monaten 6/6. Keine Skotome für 2/1700 nachweisbar.

liegenden Ellipse, welche vom blinden Fleck ausgehend den Fixationspunkt in sich einschließt und über denselben nur um wenige Grade hinausreicht. Der horizontale Durchmesser dieser Ellipse beträgt durchschnittlich 18 bis 20°,

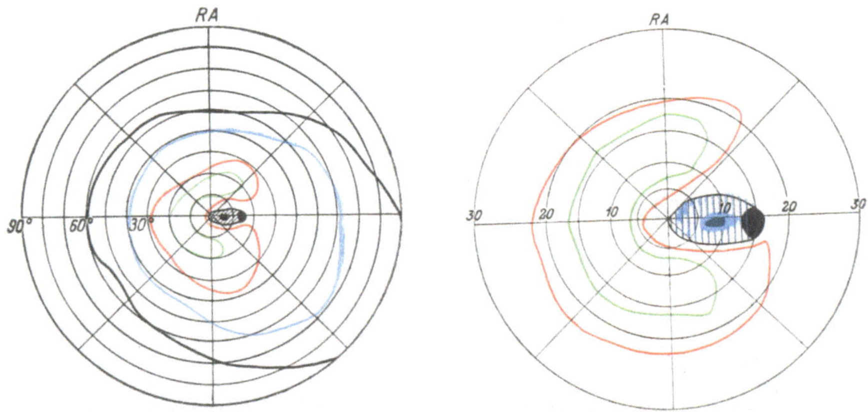

Abb. 145. Alkohol-Tabakamblyopie. 58jähriger Mann. Starker Raucher, mäßiger Trinker, seit mehreren Wochen Erschwerung des Lesens. Beide Augen: $S = 6/12$. Leichte Abblassung der temporalen Papillenhälfte. Im rotfreien Licht keine deutliche Veränderung der papillomacularen Nervenfasern der Netzhaut. a) Gesichtsfeld für Weiß 3/330, Farben 5/330. b) Kampimetrische Aufnahme der Gesichtsfeldmitte für Weiß und Farben 3/1700, Temporale Eindellung der Isopteren für Farben, besonders für Rot und Grün. Relatives Skotom für Weiß und. Blau, in dem die absolute Kernstelle liegt, absolutes Skotom für Rot und Grün.

im Maximum 29°, der vertikale dagegen 8 bis 10°, im Maximum 24°. So stellt sich dieses centrocaecale Skotom dar, wenn man am gewöhnlichen Kampimeter oder am Perimeter die Maculagegend mit farbigen und weißen Reizobjekten unter-sucht. Die angegebene Größe des Skotoms bezieht sich auf Grün, gegebenenfalls

auch auf Rot, wobei jedoch das Skotom für Rot etwas kleiner ist als das für Grün.
Für Blau ist der Ausfall noch kleiner, und dasselbe gilt auch für Weiß. Diese
Skotome sind negativ und anfangs relativ, erst bei fortgeschrittenem Krankheitsprozeß absolut. Ihre Begrenzung ist keine ganz scharfe, da sie von einer schmalen
relativen Zone umgeben sind. Die Skotome sind stets doppelseitig, wenn auch

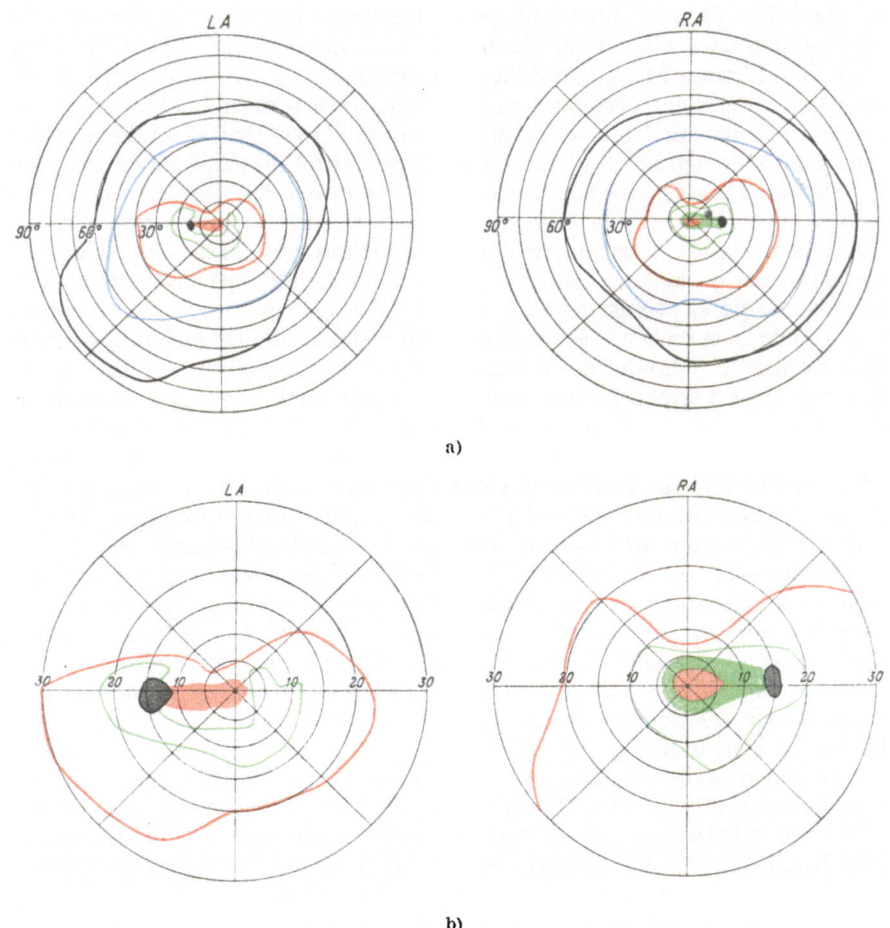

Abb. 146. Alkohol-Tabakamblyopie. 50jähriger Mann, starker Raucher und Trinker. Rechtes Auge: $S = 6/15$,
linkes Auge: $S = 6/30$. Beide Augen: Papille scharf begrenzt, blaß, besonders in der temporalen Hälfte. a) Gesichtsfelder für Weiß 3/330, für Farben 10/330. b) Gesichtsfeldmitte für Weiß und Farben 3/1700.

Unterschiede zwischen beiden Seiten häufig vorhanden sind. Fängt die Weißempfindung zu leiden an, so erscheint Weiß als Grau oder Bläulich, später erst
kann es ganz unsichtbar werden. WEEKERS (1932) gibt an, daß der Kranke
das Skotom auch sehen kann. Läßt man den Kranken auf ein Blatt weißes
Papier blicken, verdeckt das Auge auf einige Sekunden und gibt es dann frei,
so sieht der Untersuchte einen Schattenfleck, der nach kurzer Zeit (bis zu 15 Sekunden) verschwindet. In 14 von 18 Fällen von Alkohol-Tabak-Amblyopie
war dieses Zeichen positiv. In Fällen von retrobulbärer Neuritis anderen
Ursprungs fand sich das Zeichen nicht, insbesondere nicht bei multipler Sklerose
(Abb. 132—136).

Schon seit der Arbeit von TH. SACHS (1888) war es bekannt, daß die stärkste Herabsetzung der Funktion innerhalb der zentralen Gesichtsfeldschädigung, die von SACHS als papillomaculares Skotom bezeichnet wurde, sich verschieden verhalten kann. Spätere Untersuchungen von BÄR (1906), DOYNE (1922) und C. H. SATTLER (1923) haben die SACHSschen Angaben noch vervollständigt. Die Kernstelle des Skotoms, die durch ein relatives, selten absolutes Skotom für Weiß gekennzeichnet ist, liegt in den meisten Fällen zwischen dem blinden Fleck und dem Fixationspunkt. Wird die Stelle zwischen dem blinden Fleck und dem Fixationspunkt in drei Abschnitte geteilt, so findet sich unter den SATTLERschen Fällen die Kernstelle dreimal im macularen Drittel, fünfmal im mittleren und zweimal im papillaren Drittel, dreimal reichte sie vom MARIOTEschen Fleck bis in das mittlere Drittel hinein. In acht von dreizehn Fällen ging die Grenze der Kernzone genau durch den Fixationspunkt und nahm das maculare und das mittlere Drittel, seltener auch das papillare ein. In fünf Fällen lag die Kernzone genau konzentrisch zum Fixationspunkte. Berücksichtigt man diese Angaben, mit denen auch meine eigenen Befunde übereinstimmen, so ist es streng genommen nicht richtig, von einem Zentralskotom in diesem Falle zu sprechen. Es empfiehlt sich vielmehr die Bezeichnung „centrocaecales Skotom". Schreitet die Erkrankung fort, so vergrößert sich das Skotom für Rot nach der Peripherie, um dann fast immer nach oben oder oben außen durchzubrechen: dabei ist meistens die Grünwahrnehmung schon vollständig verschwunden. Später erfolgt der Durchbruch des Skotoms auch nach unten, und das Gesichtsfeld für Rot besteht dann aus zwei Teilen, von denen der temporale zuerst verschwindet; es bleibt dann ein nasaler hufeisenförmiger Gesichtsfeldrest zurück, dessen Konkavität dem blinden Fleck zugewandt ist. Zuletzt bildet sich bei weiterem Fortschreiten der Krankheit eine vollständige Rot-Grün-Blindheit aus. Mehrfach wird auch angegeben, daß in diesem Stadium auch die peripheren Grenzen des Gesichtsfeldes eine Einengung erfahren. Handelt es sich um eine wirkliche Tabak-Alkohol-Amblyopie, so bleibt der periphere Teil des Gesichtsfeldes erhalten, wobei angesichts der schweren Schädigung des zentralen Sehens die Sehschärfe auf Fingerzählen in 1 bis 2 m herabsinken kann.

In den meisten Fällen genügt es, die Kranken durch Hinweis auf die Gefahr einer dauernden Arbeitsunfähigkeit zur Abstinenz zu bringen, wonach meist eine verhältnismäßig rasche Rückbildung der Krankheitssymptome eintritt. Die Skotome verkleinern sich in der umgekehrten Reihenfolge, in der sie sich entwickelt hatten. Die Kernzone des centrocaecalen Skotoms zieht sich entweder gegen den Fixationspunkt oder den blinden Fleck zurück; es kommt auch vor, daß die Kernzone sich teilt und ein Teil sich auf den Fixationspunkt, der andere gegen den blinden Fleck zurückzieht. Die Kernzone verschwindet vollständig, die Farbenskotome verkleinern sich und machen dieselbe regressive Metamorphose durch, welche die Kernzone erlitten hatte. Dieser Rückbildungsprozeß erfordert um so mehr Zeit, je älter und fortgeschrittener die Erkrankung ist. Es ist gut, die Kranken darauf aufmerksam zu machen, daß möglicherweise trotz vollständiger Abstinenz von den Schädlichkeiten anfangs noch eine Zunahme der Sehstörung eintreten kann, und vier bis sechs Wochen vergehen können, bevor eine merkliche Besserung wahrnehmbar sein wird. Dies bezieht sich auf die subjektive bemerkbare Besserung, da sich bei sorgfältiger Untersuchung des Skotoms eine Verkleinerung desselben nachweisen läßt, die subjektiv aber erst in Erscheinung tritt, wenn das Skotom für Weiß den Fixationspunkt freigibt.

Das Verhalten der zentralen Sehschärfe hängt naturgemäß nicht von der Ausdehnung der Farbenskotome ab, sondern von der Lage der Kernzone. Dadurch erklärt sich, daß in einzelnen Fällen bei gleich großem Farbenskotom die

Sehschärfe verschieden sein kann, je nachdem die Kernzone des Skotoms den Fixationspunkt in sich schließt oder ihn verschont. Darauf beruht wohl auch vielleicht das zuerst von BÄR beschriebene Verhalten der Kranken bei der Naheprobe; bei einer Sehschärfe von 6/24 bis 6/18 (?) konnte ein Kranker nur Jäger Nr. 6, ein anderer bei $S = 6/12$ nur Jäger Nr. 4, ein dritter mit $S = 6/9$ (?) auch nur Jäger Nr. 4 mühsam lesen. Läßt die Kernzone den Fixationspunkt frei, beginnt aber knapp daneben, so kann die zentrale Sehschärfe für einzelne Ziffern oder Buchstaben gut sein, während die benachbarte Kernzone nicht gestattet, eine Reihe von Schriftzeichen auf einmal zu überblicken, somit die Erkennung von Wortbildern verhindert, welche die Voraussetzung für fließendes Lesen bildet. Die Rückbildungserscheinungen machen es auch verständlich, daß nach Wiedererlangung normaler Sehschärfe noch immer ein Farbenskotom vorhanden sein kann, das sich allerdings auf den Bezirk zwischen dem Fixationspunkt und dem blinden Fleck beschränkt, den ersteren aber nicht mehr einschließt. Abweichungen von den geschilderten, als typisch zu betrachtenden Befunden, kommen vor. Die Vergrößerung des blinden Fleckes kann in der Richtung nach oben oder unten stärker ausgesprochen sein. Beachtenswert sind die von IGERSHEIMER (1918) festgestellten Bündeldefekte, da sie für die prinzipielle Auffassung des pathologischen Prozesses von großer Bedeutung sind.

Solange die Erkrankung sich im Anfangsstadium befindet, ist der ophthalmoskopische Befund normal, und erst nach längerer Dauer entwickelt sich eine Abblassung der temporalen Papillenhälfte, die mit Zunahme der Krankheitserscheinungen sich immer deutlicher ausprägt. Nur in hochgradigen Fällen kommt es zur Abblassung der ganzen Papille. Die ophthalmoskopisch wahrnehmbaren Papillenveränderungen bleiben auch nach Wiederherstellung der Funktion bestehen. Die Herabsetzung der zentralen Sehschärfe und das Verhalten des Skotoms bieten im allgemeinen wohl Anhaltspunkte für die Prognose, welche für eine vollständige Wiederherstellung der zentralen Sehschärfe ungünstig erscheint, wenn bereits ein absolutes Skotom für Weiß vorhanden ist. Einen absolut sicheren Schluß kann man aber nicht ziehen. Größere Sicherheit gewährt die Augenspiegeluntersuchung im rotfreien Licht. Erscheint dabei eine deutliche Verminderung oder gar ein vollständiger Ausfall der Fasern des papillomacularen Bündels, so ist die Prognose ungünstig, während bei Vorhandensein der Fasern die Möglichkeit der Wiederherstellung ihrer Leitungsfähigkeit gegeben ist. In einem Falle von Alkohol-Tabak-Amblyopie mit $S = 6/18$ am rechten und 6/36 am linken Auge, einem ungefähr gleich großen centrocaecalen Farbenskotom mit größerer Kernzone am linken als am rechten Auge, gab mir die Untersuchung im rotfreien Licht die Möglichkeit, eine gute Prognose für das rechte und eine schlechte für das linke zu stellen. Bei vollständiger Abstinenz des Kranken hob sich nach drei Monaten die Sehschärfe des rechten Auges auf 6/12, während die des linken unverändert blieb.

Während durch lange Zeit die Auffassung der Alkohol-Tabak-Amblyopie als interstitielle retrobulbäre Entzündung des papillomacularen Faserbündels als feststehend betrachtet wurde, wurde in Arbeiten von NUEL (1899; 1902), BIRCH-HIRSCHFELD (1902), DALÉN (1906) und RÖNNE (1910) die Ansicht vertreten, daß es sich um eine primäre Degeneration der nervösen Elemente — Nervenfasern des papillomacularen Bündels und Ganglienzellen der Maculagegend — handle, welche Ansicht auch v. HIPPEL (1923,) teilt. SCHIECK (1902) schreibt den Gefäßveränderungen im Sehnerven, besonders im intrakanalikularen Teil eine ausschlaggebende Bedeutung zu. Die größte Wahrscheinlichkeit spricht für einen degenerativen Vorgang, wobei die Giftwirkung des Alkohols und des Tabaks in erster Linie die Fasern des papillomacularen Bündels schädigt. Die Verhältnisse im centrocaecalen Skotom, besonders das Auftreten zweier getrennter Kernzonen, scheint eher für eine primäre Schädigung der Nervenfasern als für eine solche der Ganglienzellen zu sprechen. MORAX (1935) und SEÑORAS CALVAR (1935) haben je einen Fall gesehen, in dem nach intravenöser Einspritzung von Äthylalkohol (60 ccm in wässeriger oder Kochsalzlösung) als Behandlung von Sepsis nach kurzer Zeit Sehstörungen auftraten mit zentralem Skotom und nachfolgender Abblassung der Papillen, die also das Bild der retrobulbären Neuritis darboten. Diese Beobachtungen erwecken den Eindruck, daß auch akute Schädigungen des Sehnerven durch Alkoholwirkung entstehen können, die den bei chronischer Vergiftung sehr ähnlich sehen. SHIMAZU (1924) beschreibt einen Fall von akuter Alkoholvergiftung mit anfänglicher Blindheit und Papillenödem, der wieder 0,2 und 0,04 Sehschärfe erreichte und bei dem periphere Gesichtsfeldeinengung bestehen blieb, aber ein Zentralskotom nicht angeführt wird.

Die Frage, ob der Tabak allein zentrale toxische Amblyopie hervorrufen kann, muß bejahend beantwortet werden. Die meisten Augenärzte stehen auf dem Standpunkt, daß fast immer Alkohol und Tabak zusammenwirken, um das Krankheitsbild hervorzurufen, daß aber auch Fälle vorkommen, in denen nur eine der beiden Schädlichkeiten in Betracht kommt. Wenn sich TRAQUAIR (1927, 1928, 1930) auf den Standpunkt stellt, daß dem Alkohol überhaupt keine Wirkung im Sinne der Erzeugung der in Frage stehenden Erkrankung zukommt, wobei er sich auf die englischen Augenärzte beruft, so können wir ihm darin nicht folgen und daher die Bezeichnung der Erkrankung als Alkohol-Tabak-Amblyopie nicht aufgeben. NEUSCHUELER (1928), DE ROSA (1927), RUATA (1928), DE VINCENTIIS (1927), MEZZATESTA (1927), GABRIEL (1937) messen dem Tabak größere Bedeutung zu als dem Alkohol. Daß aber Alkohol zu retrobulbärer Neuritis führen kann, habe ich wiederholt beobachtet. CARROLL and FRANKLIN (1936) führen je einen Fall an, bei dem ausschließlich Tabak und ausschließlich Alkohol ursächlich in Betracht kamen. LLOYD (1926) weist darauf hin, daß nach der Einführung der Prohibitionsgesetze in den Vereinigten Staaten der Charakter der Alkohol-Tabak-Amblyopie sich verändert hat. Während früher diese Erkrankung nur bei älteren Leuten zu finden war und jüngere nur befiel, wenn gleichzeitig eine Nierenerkrankung vorhanden war, welche die Disposition für die Alkoholschädigung darstellte, kamen während der Zeit der Prohibition häufig Fälle von Alkoholschädigung jüngerer Individuen vor. Dabei entwickelte sich das Zentralskotom rascher als in früheren Zeiten, der Verlauf war schwerer und die Prognose schlechter. LLOYD vermutet die Ursache in der Beimischung von Holzgeist und in dem Umstand, daß die heimlich gebrannten Getränke nicht abgelagert werden; bei der Lagerung sollen manche schädliche Stoffe verschwinden, die in den frisch gebrannten Getränken enthalten sind.

Schon BLEGVAD und RÖNNE (1920) haben darauf hingewiesen, daß seit der Erschwerung des Genusses von Äthylalkohol in Dänemark, was mit dem Genuß von Ersatzgetränken, hauptsächlich Brennspiritus, zusammenfällt, die Augenerscheinungen bei Trinkern einen viel schwereren Charakter angenommen haben. Sie bringen diese Tatsache mit schädlichen Stoffen in Verbindung (Pyridinbasen), die zur Denaturierung des Spiritus verwendet wurden, und mit dem Gehalt an Methyl- und Amylalkohol, die aus dem zu technischen Zwecken bestimmten Weingeist nicht entfernt wurden. DE SCHWEINITZ and FEWELL (1926) weisen darauf hin, daß Diabetes eine die Entstehung der Tabakamblyopie begünstigende Krankheit darstellt.

CARROLL (1937) ist der Ansicht, daß sich Alkohol-Tabak-Amblyopie auf

Grundlage von Ernährungsstörungen entwickelt. Er sah diese Erkrankung in Verbindung mit Pellagra. Darreichung von großen Dosen Vitamin B in Gestalt von Hefe und Lebertran oder Leberextrakt brachte die Symptome der Amblyopie zum Verschwinden, trotzdem die Kranken fortfuhren zu rauchen und zu trinken. Danach erscheint es wahrscheinlich, daß die Schädigung des allgemeinen Gesundheitszustandes und besonders der Verdauung die Entstehung der Schädigung des Sehorgans begünstigt. CARROLL selbst befürwortet als Behandlung die Einschränkung oder Fortlassung des Alkohol-Tabak-Genusses und empfiehlt als unterstützende Behandlung die Darreichung von Vitamin B. Er weist auf das Vorkommen von retrobulbärer Neuritis bei Pellagra und Beri-Beri hin, das von ELLIOTT (1922) und japanischen Autoren beschrieben worden ist.

Nach dem Typus der Alkohol-Tabak-Amblyopie verlaufen die Gesichtsfeldstörungen bei Schwefelkohlenstoff, Arsen, Jodoform, Kaffee (die zweifelhaft sind), ferner bei Diabetes, bei der Krebskachexie und einzelne Fälle, die auf Gravidität, Puerperium und Laktation zurückzuführen sind. Die letzteren fünf kann man in eine Gruppe der Autointoxikationen zusammenfassen.

Literatur.

BÄR: Über Tabak- und Alkoholamblyopie. Naturforscher-Vers. Meran 2/2, 281 (1906). — Untersuchungen bei Tabakamblyopie. Arch. Augenhk. 54, 391 (1906). — BERNHEIMER: Bemerkungen zur Tabak- und Alkoholamblyopie und über den reflektorischen Nystagmus. Vers. ophthalm. Ges. Heidelberg 29, 305 (1901). — BERRY, G. W.: On central Amblyopia. Royal London ophthalm. Hosp. Rep. 10/1, 44 (1880). — BIDAULT, R.: Amblyopie alcoolo-nicotinique et circulation rétinienne. Bull. Soc. Ophtalm. Par. 1936, 269. — BIRCH-HIRSCHFELD: Zur Pathogenese der chronischen Nikotinamblyopie. Graefes Arch. 53, 79 (1902). — Nochmals zur Intoxikationsamblyopie. Graefes Arch. 55. 380 (1903). — BLEGVAD u. RÖNNE: Über die Klinik und Systematik der Retrobulbärneuritiden. Klin. Mbl. Augenhk. 1920/2, 206. — DE BONO: Amaurosi completa bilaterale acuta da intossicazione alcoolica con reperto ottalmoscopico simmetrico. Arch. Ottalm. 9, 130 (1901). — BORTHEN, LYDER: Amblyopie centrale nicotinique. Rec. Ophtalm. 3/4, 210 (1882). — Amblyopia centralis nicotinica. Norsk. Mag. Laegevidensk. (Norw.) 12, 837 (1882). — BRAUN, I. J.: Toxic amblyopia from alcohol and Copenhagen snuff. Amer. J. Ophthalm. 4, 854 (1922). — BROWNE: Optic atrophy in three brothers (smokers). Trans. ophthalm. Soc. U. Kingd. 8, 190 (1887/88). — BULSON, A. E.: Toxic amblyopia. Ophthalm. Rec. (Am.) 13, 413 (1904). — BUNGE: Über das Gesichtsfeld und den Faserverlauf im optischen Leitungsapparat. Halle 1884.

CARROLL, F. D.: Analysis of fifty-five cases of tobacco-alcohol amblyopia. Arch. Ophthalm. (Am.) 14, 421 (1935). — „Alcohol" amblyopia, pellagra, polyneuritis. Report of ten cases. Arch. Ophthalm. (Am.) 16, 919 (1936). — Importance of diet in the etiology of tobaco-alcohol amblyopia. Arch. Ophthalm. (Am.) 18, 948 (1937). — CARROLL, F. D.: a. C. R. FRANKLIN: Tobacco amblyopia: alcohol amblyopia. Report of one uncomplicated case of each condition. Amer. J. Ophthalm. 19, 1070 (1936). — CARROLL, F. D. a. R. GOODHART: Acute alcoholic amaurosis. Arch. Ophthalm. (Am.) 20, 797 (1938). — COSSU: Amblyopia alcoolico-nicotinica. Boll. Ocul. 2, 297 (1923).

DALÉN: Über die anatomische Grundlage der Alkohol-Tabak-Amblyopie. Mitt. Augenklinik Carolinischen med.-chir. Inst. Stockholm. Herausg. v. WIDMARK 1906, H. 8. — DOYNE: Observations on tobacco amblyopia. Ophthalm. hosp. rep. 12/1, 51 (1888). — The scotoma of tobacco amblyopia. Brit. J. Ophthalm. 6, 1 (1922).

ELLIOT, H.: Tropische Ophthalmologie. Spanisch. Habana 1922. — ENDO: Über einen Fall der chronischen Alkoholamblyopie, welche die Pseudotabes alcoholica und die intraokulare Neuritis begleitet, nebst einem Beitrag zur Zusammenfassung über japanische Alkoholamblyopie. Acta Soc. ophthalm. jap. 39, Beih. 279 (1935).

FANO: Faculté chromatique dans l'amblyopie alcoolique et nicotinique. Valeur séméologique du scotome central dans cette affection. J. ocul. (Fr.) 1882, Nr. 114,

193. — Valeur séméologique du scotome central. J. Ocul. (Fr.) **1884**, Nr. 130. — FEHR: Die Tabaksamblyopie in der Kriegszeit. Med. Klin. **1918**, Nr. 38, 944. — FOERSTER: Über den schädlichen Einfluß des Tabakrauchens auf das Sehvermögen. Jber. schles. Ges. f. vaterl. Kultur. **1868**, 183. — Über den schädlichen Einfluß des Tabakrauchens auf das Sehorgan. Jber. schles. Ges. f. vaterl. Kultur. Gr.-S. Handb. 7, 201 (1877). — FRANCESCHI: Verh. 11. Internat. Kongr. Pharmacie.

GABRIEL, E.: Die Erscheinungsformen des Tabakmißbrauches und die einschlägigen Versuchsergebnisse. Öff. Gesdh.dienst **3**, 81 (1937). — GRAEFE, A. v.: Amaurose unter der Form zentralen Skotoms mit Anomalie der Gesichtsfelder. Klin. Mbl. Augenhk. **3**, 222 (1865). — Centrale Skotome mit partieller Sehnervenatrophie, nur allmählicher und unvollkommener Heilung zugänglich. Klin. Mbl. Augenhk. **3**, 209 (1865). — GROENOUW, A.: Über die Intoxikationsamblyopie. Graefes Arch. **38**/1, 1 (1892).

HAMMARSTEN: Utredning av de med Sulfispritens användande till förtäring sammanhängande Spörsmål. Stockholm 1920. — HEGNER: Über drei Fälle von Intoxikation durch Spirasol, Alkohol und Sublimat mit Sektionsbefund. Klin. Mbl. Augenhk. **48**/2, 211 (1910). — HINE: Tobaco amblyopia in a woman. Lancet **98**, 597 (1920); Cbl. prakt. Augenhk. **44**, 345 (1920). — HIPPEL, E. v.: Die Krankheiten des Sehnerven. Gr.-S. Handb., 3. Aufl. 7 (1921). — HIRSCHLER, I.: Über den Mißbrauch von Spirituosen und Tabak als Ursache der Amblyopie. Graefes Arch. **17**, 221 (1871). — HOLLMANN: Über Gesichtsfeldveränderungen nach Alkoholrausch. Mitt. Augenklin. in Jurjew, herausg. von EWETZKY **1903**, H. 2.

IGERSHEIMER: Zur Pathologie der Sehbahn 1. Graefes Arch. **87**, 1 (1918).

JENDRALSKI: Die Intoxikationsamblyopie (Tabak, Alkohol) vor, in und nach dem Kriege. Dtsch. med. Wschr. **48**, 1207 (1922).

KAISER: Über akute Äthylalkoholamblyopie. Münch. med. Wschr. — KRENCHEL: Amblyopia centralis. Kopenhagen 1876. — KRÜGER: Über ophthalmoskopisch nachweisbare Gefäßveränderungen bei zentralem Skotom infolge Tabak-Alkohol-Amblyopie und Arteriosklerosis cerebri. Klin. Mbl. Augenhk. **49**/1, 579 (1911).

LAWFORD: Stationary tobacco-amblyopia in a man subsequently affected by diabetes. Lancet **1882**, Nr. 25. — LEBER: Art der Farbenblindheit bei Sehnervenatrophie. Graefes Arch. **15**/3, 45 (1869). — Amblyopie mit deutlich abgrenzbarem centralem Skotom. Graefes Arch. **15**/3, 69 (1869). — LLOYD, R. I.: Visual field studies. New York 1926. — LOUREIRO: Über den Einfluß des Rauchtabaks auf die Krankheiten des Auges. Klin. Mbl. Augenhk. **3**, 394 (1865).

MARX: Beitrag zur Prognose der Neuritis retrobulbaris und der Intoxikationsamblyopie. Inaug.-Diss. Gießen 1907. — MASSELON: Diagnostique de l'amblyopie nicotinique. Rec. chie. ocul. **1883**, Nr. 10, 196. — MEYERHOF: Beobachtungen über Tabakschädigungen des Sehnerven im Orient und in Deutschland. Klin. Mbl. Augenhk. **66**, 107 (1921). — MEZZATESTA, F.: Sull'interpretazione di alcune cosidette neuriti retrobulbari (Ambliopia alcoolica) Riv. ot. ecc. **4**, 258 (1927). — MORAX, V.: Névrite optique bilatérale du type rétrobulbaire après injection intraveneuse d'alcool au cours d'une infection puerpérale. Ann. Ocul. (Fr.) **172**, 301 (1935). — MORETTI: L'ambliopia toccica alcoolica-nicotinica. Ann. Ottalm. **49**, 396 (1911).

NEUSCHUELER, I.: Ambliopie nicotiniche. Lett. oftalm. **5**, 399 (1928). — NOCE: Amblyopia e amaurosi per avvelenamento cronico da nicotina. Morgangni. Novembre 1901. — NUEL: Névrites optiques toxiques. 3. Congr. internat. Paris 1900. Ref. Klin. Mbl. Augenhk. **1901**, 594.

ORR, H. C.: Acetylcholine in tobacco amblyopia. Brit. med. J. **1936**, Nr. 3940, 69.

PANAS: De l'amblyopie toxique. Union méd. Canada **37**, 657 (1884). — PARISOTTI: Nevrite retrobulbare d'origine alcoolico-nicotinica. Riv. ital. Ottalm. **7**, 127 (1911). — PARSONS: Pathology of toxic amblyopias. Ophthalm. Rev. (Am.) **1901**, 181, u. Brit. med. J. 3. June 1901. — PENTZOLDT: Arzneimittellehre. 1892. — POETSCHKE: Beiträge zur Diagnostik und Prognostik der Amblyopie durch die Gesichtsfeldprüfung. Inaug.-Diss. Berlin. — Die Verwertung der Gesichtsfeldprüfung für die Diagnostik und Prognostik der Amblyopien. Inaug.-Diss. Dorpat 1886.

RAMPOLDI: Della ambliopia nicotinica. Ann. Ottalm. **14**, 2, 3 (1885). — REYMOND: Les circonstances dans lesquelles l'abus du tabac et des boissons alcooliques produit l'amaurose. Soc. méd.-chir. de Turin. Gi. oftalm. ital. Ann. Fasc. II. 1870. Ref. Ann. Ocul. (Fr.) **45**, 158 (1871). — ROMIÉ, H.: De l'amblyopie alcoolique. Rec. Ophtalm., 3. Série. **3**, Jan. 1881. — RÖNNE: Pathologisch-anatomische Untersuchungen über alkoholische Intoxikationsamblyopie. Graefes Arch. **77**, 1 (1910). — ROSA, G. DE: Sull'ambliopia tossica da tabacco. Napoli: Gabriele Cacace 1927. — RUATA, V.: Cosiderazioni sul nicotinismo, l'ambliopia nicotinica e loro cura. Gi. Ocul. **9**, 124 (1928).

SACHS, TH.: Anatomisch-klinischer Beitrag zur Kenntnis des Zentralskotoms bei Sehnervenleiden. Arch. Augenhk. **18**, 21 (1888). — SAMELSOHN: Zur Anatomie und Nosologie der retrobulbären Neuritis (Amblyopia centralis). Graefes Arch. **28**, 1 (1882). — SANTUCCI: Un symptome charactéristique des amblyopies nicotiniques et alcooliques. Congr. Internat. Ocul. **55** (1905). — SATTLER: Beiträge zum klinischen Bild der Tabak-Alkohol-Amblyopie. Klin. Mbl. Augenhk. **70**, 433 (1923). — Über die Ursache der Zunahme der Tabak-Alkohol-Amblyopien nach dem Kriege. Klin. Mbl. Augenhk. **70**, 318 (1923). — SCHANZ: Wirkungen des Lichtes bei den toxischen Amblyopien. Z. Augenhk. **43**, 73 (1920). — SCHEREWINSKY: Pathologisch-anatomische Befunde bei einem Fall von chronischer Alkoholintoxikation mit sekundärer Urämie. Graefes Arch. **87**, 135 (1914). — SCHIECK: Klinische und pathologisch-anatomische Untersuchungen über die Intoxikationsamblyopie. Graefes Arch. **54**, 458 (1902). — SCHOLTZ: Statistisches über Tabak-Alkohol-Amblyopie. Klin. Mbl. Augenhk. **59**, 28 (1907). — SCHÖN, W.: Die Lehre vom Gesichtsfeld und seinen Anomalien. Berlin: HIRSCHWALD 1874. — DE SCHWEINITZ: A case of toxic amblyopia. With autopsy and microscopical examination of the specimens. Amer. J. med. sci. Sept. 1897 u. Trans. amer. ophthalm. Soc. 33th ann. meet. 1897, 186. — Tobacco amblyopia in a woman with anomalous scotomas. Ophthalm. Rec. (Am.) March. 1897. — DE SCHWEINITZ, T. E a. A. G. FEWELL: Diabetes and tobacco amblyopia. Ther. Gaz. (Am.) **50**, 623 (1926). — SEÑORAS CALVAR: Atrophie des Opticus nach intravenöser Einspritzung sehr großer Alkoholmengen. Rev. españ. Obstetr. **20**, 433 (1935). — SHAW: Tobacco amblyopia. Ophthalm. Rev. (Am.) 1901, 123. — SHIMAZU, T.: Ein Fall von akuter Neuritis retrobulbaris durch Äthylalkoholintoxikation. Chuo-Ganka Iho **26**, 21 (1924). Ref. Zbl. ges. Ophthalm. **32**, 679 (1924). — SICHEL, J.: Nouvelles recherches pratiques sur l'amblyopie et l'amaurose causées par l'abus du tabac à fumer avec remarques sur l'amblyopie et l'amaurose des buveurs. Ann. Ocul. (Fr.) **53**, 122 (1865). — SIEGRIST: Beitrag zur Kenntnis der anatomischen Grundlagen der Alkoholamblyopie. Arch. Augenhk. **41**, 136 (1900). — STÖLTZING: Klinische und anatomische Beiträge zur Intoxikationsamblyopie und idiopathischen retrobulbären Neuritis. Inaug.-Diss. Marburg 1893. SWANZY, K. H.: Amblyopia from tobacco. Med. Rec. (Am.) **19**, 229 (1881).

TERRIEN: Troubles visuels due à l'abus de l'alcool et du tabac. Ann. Hyg. publ. et Méd. lég. Février 1908. — TERSON: L'évolution, le prognostic et le traitement des troubles visuels dus à l'abus de l'alcool et du tabac. J. Practiciens, **29**. sept. et 6. oct. 1906. — TOJODA: Über zwei Fälle von chronischer Intoxikationsamblyopie mit vorübergehender vollständiger, aber nicht durch die Alkohol- bzw. Tabakintoxikation bedingter Erblindung nebst Sektionsbefund. Klin. Mbl. Augenhk. **45/1**, 178 (1907). — TOMILOWA, A. F.: Über die Sehstörungen nach dem Genuß der Alkoholsurrogate. Sammelschr. Augenkrkh. AWERBACH u. ODINZOW **1923**, 52. — TRAQUAIR, H. M.: Tobacco amblyopia. Lancet 1928/II, 1173. — Toxic amblyopia, including retrobulbar neuritis. Trans. ophthalm. Soc. U. Kingd. **50**, 351 (1930). — TREITEL: Über den Wert der Gesichtsfeldmessung mit Pigmenten für die Auffassung der Krankheiten des nervösen Sehapparates. Graefes Arch. **25/2**, 98 (1897).

UHTHOFF: Untersuchungen über den Einfluß des chronischen Alkoholismus auf das menschliche Sehorgan. Graefes Arch. **33/1**, 307 (1887). — Untersuchungen über den Einfluß des chronischen Alkoholismus auf das menschliche Sehorgan. Graefes Arch. **32/4**, 95 (1887). — Toxische Neuritis optica. Vortr. internat. Kongr. Paris. Klin. Mbl. Augenhk. **38**, 533 (1900). — Infektiöse Neuritis optica. Vers. ophthalm. Ges. Heidelberg **28**, 30 (1900). — USHER, C. H., J. F. TOCHER, J. E. RITCHIE a. E. M. ELDERTON: An analysis of consumtion of tobacco and alcohol in cases of tobacco amblyopia. Ann. Eugen. (Brit.) **2**, 245 (1927).

VANDEGRIFT: Tobaco amblyopia. Med. Rec. (Am.) **85**, 980 (1914). — DE VIN
CENTIIS, G.: Qualche considerazioni sull'importanza del fattore tossico „nicotina"
nella genesi della cosidetta „ambliopia alcoolici-nicotinica". Riv. ot. ecc. **4,**281
(1927).

WEEKERS, L.: Un nouveau signe clinique pour le diagnostic différentiel et le prognostic des névrites rétrobulbaires. Arch. Ophtalm. (Fr.) **49**, 485 (1932). — WIDMARK:
Ein Fall von Intoxikationsamblyopie zur vollständigen Blindheit führend. Mitt.
Augenklin. Carolinischen med.-chir. Inst. Stockholm. — WILLIMS: L'amblyopie
toxique nicotino-alcoolique. Arch. méd. belg. **77**, 470 (1923).

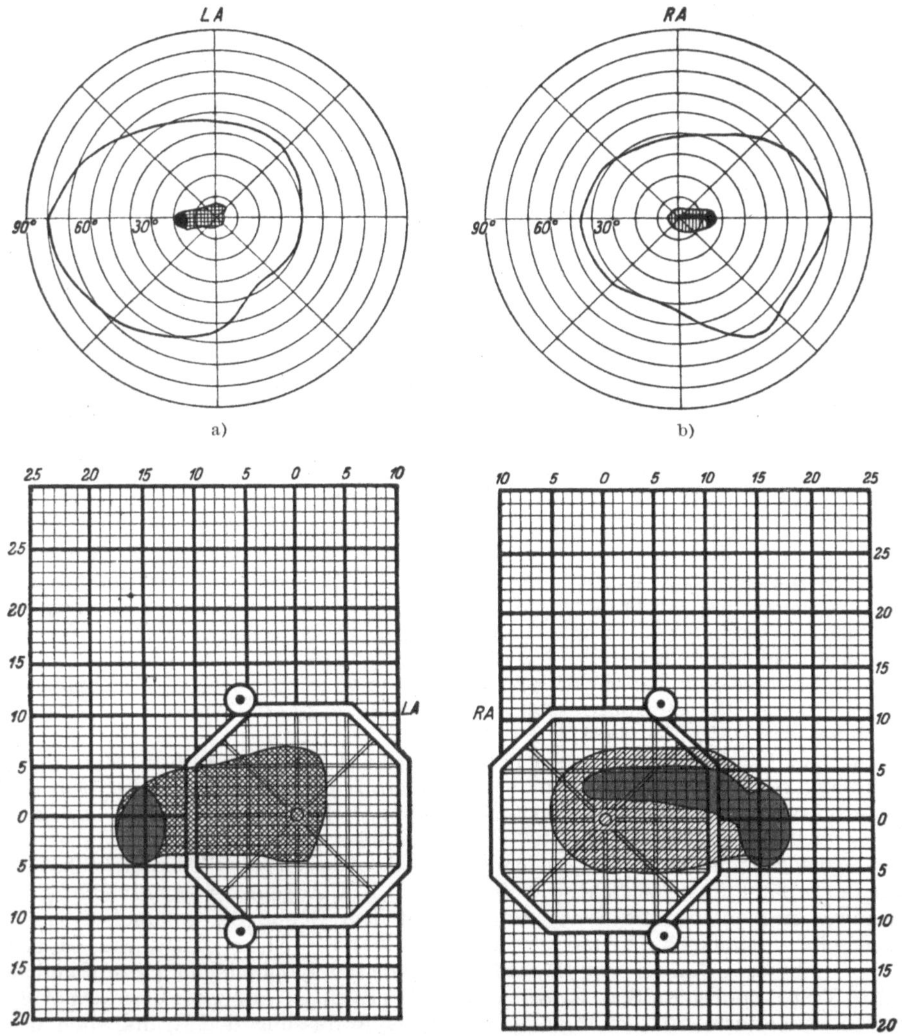

Abb. 147. Methylalkoholvergiftung. 26jährige Frau trank vor vier Monaten Weingeist und erblindete anfangs
fast vollständig. Geringe nachfolgende Besserung. Rechtes Auge: $S = 6/8$, linkes Auge: $S = 6/60$. a) Gesichtsfeld für Weiß 330, deutlich eingeengt. b) Skotome am Stereokampimeter für Weiß 1° aufgenommen. Beide Augen:
Papillen sehr blaß mit großer, nicht randständiger Exkavation und engen Gefäßen.

f) Vergiftung mit Holzgeist (Methylalkohol).

Die Vergiftung mit Holzgeist, wobei meist der Methylalkohol als der wirksame
Stoff angesehen wird, erscheint als ein wohl charakterisiertes Krankheitsbild.

In den akuten Fällen, welche die Mehrzahl bilden, treten mehrere Stunden bis sechs Tage nach dem Genuß des „Spiritus" Erbrechen, Durchfall, Kopfschmerzen, Ohrensausen, mitunter Schwerhörigkeit und Sehstörung auf. Häufig ist Bewußt-

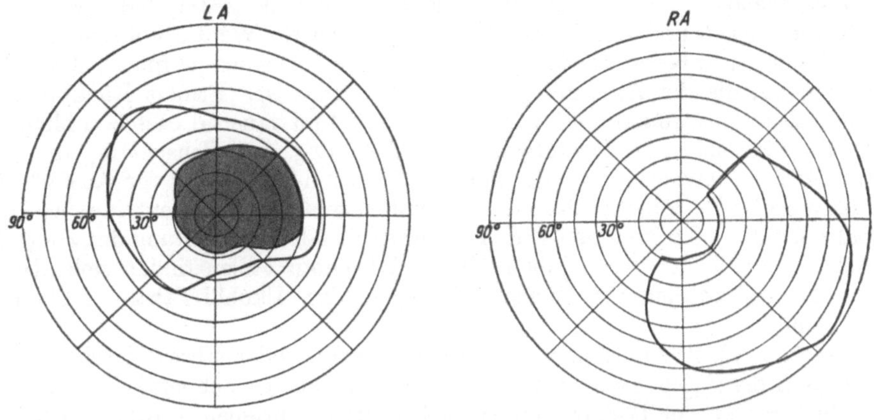

Abb. 148. Methylalkoholvergiftung vor vier Monaten. Zuerst fast vollständige Blindheit. Zustand seit vier Wochen unverändert. Rechtes Auge: $S = 1/120$, linkes Auge: $S = 1/60$. Gesichtsfelder für Weiß 10/330. Farben werden gar nicht erkannt. Gesichtsfeldgrenzen eingeengt, großes zentrales Skotom, das rechts mit dem Ausfall der nasalen oberen Gesichtsfeldhälfte zusammengeflossen ist.

losigkeit, nach deren Rückgang die Sehstörung bemerkt wird. Die letztere wird als Nebelsehen beschrieben und steigert sich in vielen Fällen rasch bis zu vollständiger Blindheit. Wenn die Vergifteten nicht sterben, so bleiben sie entweder

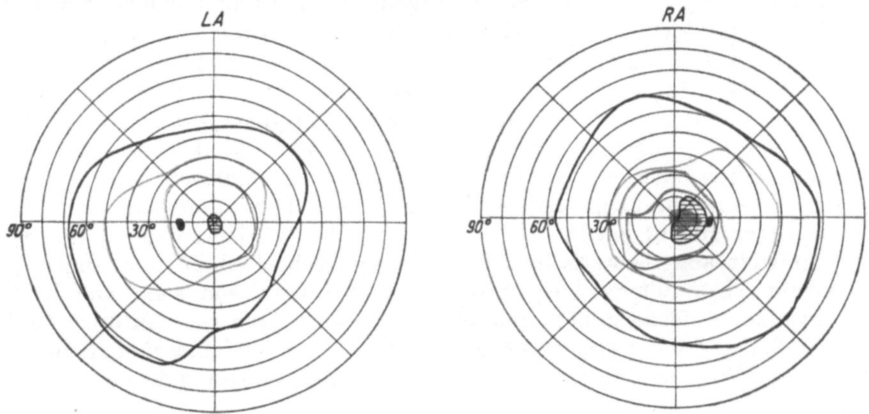

Abb. 149. Methylalkoholvergiftung vor drei Jahren nach Genuß von 30 bis 40 g Methylalkohol. 40jähriger Mann. Rechtes Auge: $S = 6/10$, linkes Auge: $S = 6/30$. Papillen blaß, ihr nasaler Teil deutlich rosa gefärbt. Nasal oben scharf begrenzte, fast bis zum temporalen Rand der Papille reichende Exkavation. Im rotfreien Licht deutlicher Ausfall des papillomaculàren Bündels. Gesichtsfelder für Weiß 6/330, für Farben 10/330. Rechtes Auge: Relatives Zentralskotom für Weiß, absolutes für Grün. Linkes Auge: Relatives Skotom für Weiß, absolutes für Farben. Grün wird überhaupt nicht erkannt.

blind oder machen eine Periode der Blindheit durch, wonach sich das Sehvermögen in geringerem oder höherem Grade wieder einstellt. Leider verfällt es in manchen Fällen nach dieser Besserung wieder (Abb. 147, 149). Diejenigen, bei denen sich die Amblyopie nicht bis zur Erblindung steigert (Abb. 148), haben Besserung meist erst nach längerer Zeit zu verzeichnen. Solche Fälle kommen besonders bei chronischer Vergiftung, mitunter infolge von Einatmung von Holzgeistdämpfen, vor. War der Vergiftete blind, so stellt sich das Gesichtsfeld von der Peripherie aus wieder her. Es kann auch nur der periphere Teil erhalten bleiben. Daraus ergibt sich schon, daß ein Zentralskotom als Charakteristikum der Gesichtsfeldstörung bei der Holzgeistvergiftung zu gelten hat. Es kann absolut für Farben und relativ für Weiß, aber auch für Weiß absolut sein. Mit ihm verbindet sich, besonders im späteren Stadium, meistens periphere Gesichtsfeldeinengung, die der Äthylalkoholvergiftung fremd ist. Erfolgt Rückbildung des Zentralskotoms, so kann ein parazentrales Skotom dauernd bestehen bleiben. Auch Ringskotome mit bedeutender Herabsetzung der Sehschärfe, die als Zentralskotome betrachtet werden können, in deren Peripherie der Ausfall für das verwendete Reizobjekt absolut erscheint gegenüber dem Zentrum, wo der Ausfall nur relativ ist, kommen vor. Eine weitgehende Rückbildung des Zentralskotoms gehört zu den Ausnahmen. In ganz leichten Fällen finden sich kleine relative Zentralskotome für Farben, die denen der Alkohol-Tabak-Amblyopie ähnlich sind.

In frischen Fällen ist der Augenspiegelbefund normal, oder es besteht Schwellung und Trübung der Papille; später entwickelt sich das Bild des Sehnervenschwundes, wobei die Grenzen der Papille meistens als scharf beschrieben werden; mitunter weist aber die Atrophie die Merkmale einer neuritischen auf. In einzelnen Fällen (GRUENING 1911) fand sich das Bild einer tiefen, totalen Excavation, so daß ohne Kenntnis der Vorgeschichte die Diagnose auf Glaukom gestellt worden wäre. Die Frage, ob das Gift die Nervenfasern oder die Ganglienzellen primär angreift, ist nicht entschieden.

Was die Natur des Giftes betrifft, so haben wohl die meisten Forscher den Methylalkohol verantwortlich für die Vergiftung gemacht. Dagegen haben BLEGVAD und RÖNNE (1920) Tatsachen angeführt, die es als möglich erscheinen lassen, daß es nicht der Methylalkohol als solcher ist, der die Vergiftungserscheinungen hervorruft, sondern die Verunreinigungen hauptsächlich mit höheren Alkoholen (Amyl-, Prophyl-, Isobuthylalkohol usw.) und in geringerem Grade mit Pyridinbasen, da reiner Methylalkohol viel weniger giftig ist als Äthylalkohol.

Wichtig sind die Angaben von ZETHELIUS und WERSÉN (1920) sowie PINCUS (1920), deren Fälle nach ein- oder mehrmaliger Lumbalpunktion einen auffällig günstigen Verlauf nahmen. Jedenfalls wird diese Behandlungsart in Fällen von Holzgeistvergiftung möglichst früh angewendet werden müssen. SCHIECK (1922) empfiehlt aus theoretischen Erwägungen Lichtabschluß der Augen, da die Netzhaut gegen ultraviolette Strahlen sensibilisiert sein soll. Die häufig bei Methylalkohol festgestellte Acidose bewog amerikanische Autoren (S. L. ZIEGLER 1921), entweder per os größere Gaben von Natriumcarbonat zu verabreichen oder 400 bis 500 ccm 5%ige Natriumcarbonatlösung intravenös einzuführen.

Literatur.

BALLABAN, K.: Ein Fall von Heilung einer beiderseitigen Opticusatrophie nach Alkoholvergiftung durch retrobulbäre Atropininjektionen. Klin. oczna (Pol.) 8, 182 (1930). — BENOIT: Un cas d'amaurose par ingestion d'alcool méthylique. Bull. Soc. belge Ophtalm. 1911, 55. — BIRCH-HIRSCHFELD: Methylalkoholamaurose. Dtsch. med. Wschr. 1916, Nr. 9. — Zum Kapitel der Intoxikationsamblyopien (Methylalkohol, Optochin, Granugenol). Z. Augenhk. 25, 1 (1916). — Die Schädigung des Auges bei Vergiftung durch Methylalkohol. Med. Klin. 1916, Nr. 9. — BLEGVAD u. RÖNNE: Über die Klinik und Systematik der Retrobulbärneuritiden. Klin. Mbl. Augenhk. 65, 206 (1920). — BRUNER: Case of acute toxic amblyopia from methylalcohol. Ophthalm. Rec. (Am.) 13, 48 (1904). — BULLER: Methyl alcohol intoxication. Ophthalm. Rec. (Am.) 13, 331 (1904). — BULLER a. WOOD: Poisoning by wood-alcohol. J. amer. med. Assoc. 1904, October 1, 8, 15, 22, 29.

Cowper: Case of unilateral wood alcohol retrobulbar neuritis. Ophthalm. Rec. (Am.) **25**, 452 (1916),

Dalén: Om blindhet, förursakad af förgiftning med träsprit. Allm. svenska läkartidn. **1906**, 673.

Gifford: An unusual case of methyl alcohol poisoning. Ophthalm. Rec. (Am.) **15**, 274 (1906). — Goldflam: Zur Kenntnis der Erblindung nach Methylalkoholgenuß. Klin. Mbl. Augenhk. **64**, 684 (1920). — v. Grósz: Über Sehnervenschwund, verursacht durch Methylalkoholvergiftung. Vers. ophthalm. Ges. Heidelberg **36**, 118 (1910). — Gruening: Methyl-Alkohol-Amblyopie. Arch. Augenhk. **69**, 214 (1911) u. Arch. ophthalm. (Am.) **39**, H. 4 (1911). — Guth: Über Erblindung, verursacht durch Methylalkohol. Szemészet Ophthalm. (Ung.) **1909**, 112.

Hämälläinen, R. u. H. Teräskeli: Ein Beitrag zur Kenntnis der sogenannten Methylalkoholvergiftung und deren Behandlung. Acht Fälle von Methyl-Alkoholvergiftung, darunter ein mit Lumbalpunktion geheilter Amblyopiefall und zwei Todesfälle. Acta ophthalm. (Dän.) **6**, 260 (1928). — Harboe: Über Methylalkoholvergiftung und Blindheit. Norsk. Mag. Laegevidensk. **81**, 379 (1920). — Harnack: Die akute Erblindung durch Methylalkohol und andere Gifte. Münch. med. Wschr. **1912**, 1941. — Herbert: Blindness from inhalation of methyl-alcohol and charcoal fumes, complete recovery. Amer. med. Assoc. **1902**, Febr. 22. — Hirschberg: Über Methylenschnapsvergiftung. Zbl. prakt. Augenhk. **36**, 44 (1912).

Igersheimer u. Verzár: Zur Pathogenese der Methylalkohol- und Anoxylamblyopie. Arch. Augenhk. **85**, 27 (1913). — Iitsuka, T.: Über einen Fall von akuter retrobulbärer Neuritis durch Methylalkoholvergiftung mit abnormen Befunden der Cerebrospinalflüssigkeit, und über die therapeutische Anwendung der Lumbalpunktion bei diesem Sehnervenleiden. Acta ophthalm. jap. **39**, 654 (1935).

Joiris, N. P.: Le scotome central positif et transitoire (signe de Weekers) dans la névrite optique rétrobulbaire, au cours de l'intoxication aiguë par l'alcool méthylique. Arch. Ophtalm. (Fr.) **52**, 578 (1935).

Kazass, I.: Zur Pathologie der Methylalkoholvergiftung. Inaug.-Diss. Petersburg 1912/13. — Zur Pathologie der Amaurose durch Methylalkohol. Westn. Oftalm. **1913**, 3. — Akute und chronische Vergiftung mit Holzspiritus als Ursache von Blindheit. Russ. Arch. Ophthalm. 1, 505 u. 2, 26 (1926). — v. Krüdener: Über Erblindung durch Atoxyl, Methylalkohol, Schwefelkohlenstoff und Filix mas. Z. Augenhk. **16**, Ergänzungsh. 47 (1906). — Kuhnt: Zur Kenntnis der akuten Methylalkoholintoxikation. Z. Augenhk. **1**, 38 (1899).

Lewy: Über Methylalkohol und Methylalkoholvergiftung. Inaug.-Diss. Berlin 1912.

MacDonald, A. E.: Die Pathologie von Methylalkohol-Amblyopie. 13. Internat. ophthalm. Kongr. Amsterdam **2**, 440 (1929). — Mendel: Sehstörungen nach Genuß von Methylalkohol. Zbl. prakt. Augenhk. **36**, 43 (1912). — Moulton: A case of amblyopia due to the use of methyl alcohol. Ophthalm. Rec. (Am.) **8**, 335 (1899).

Natanson: Toxische Erblindung nach Genuß von verfälschtem Kinderbalsam. Beitrag zur Kenntnis der Holzgeistvergiftung. Dtsch. med. Wschr. **1909**, 1971. — Neiding, M. N.: Goldenberg u. Blank: Die Neurologie der akuten Methylalkoholvergiftung. Arch. Psychiatr. (D.) **96**, 24 (1932).

Payne: Demonstration von zwei Fällen toxischer Amblyopie. San Francisco Eye, Ear and Throat Surgeons: 26. Sept. u. Ophthalm. Rec. (Am.) **10**, 662 (1901). — Pick u. Bielschowsky: Über histologische Befunde im Auge und im Zentralnervensystem des Menschen bei akuter tödlicher Vergiftung mit Methylalkohol. Berl. klin. Wschr. **1913**, 888. — Pincus: Zur Behandlung der Methylalkoholvergiftung durch Lumbalpunktion. Klin. Mbl. Augenhk. **65/2**, 695 (1920).

Ring: A methyl alcohol debauch and its results. Trans. amer. Ophthalm. Soc. **38**, 529 (1902).

Scherer: Toxic amblyopia from wood alcohol. Philad. med. J. 9. Mai 1903. — Schieck, F.: Zur Frage der Schädigung des Auges durch Methylalkohol. Z. Augenhk. **48**, 187 (1922). — Stadelmann u. Magnus Levy: Über die in der Weihnachtszeit vorgekommenen Massenvergiftungen. Med. Klin. **1912**, 127 u. Berl. klin. Wschr.

1912, 177, 193. — Stark, H.: Günstige Beeinflussung der Intoxikationsamaurose durch Tetrophan. Klin. Wschr. 1929/I, 526. — Stieren: Amblyopia following the intoxicating use of Jamaica ginger. J. amer. med. Assoc. 5. Jan. 1901. — Stirling: Methyl alcohol amblyopia. Ophthalm. Rev. (Am.) Febr. 1906. — Strickler: Wood alcohol amblyopia. Ophthalm. Rec. (Am.) 11, 132 (1912). — Ströhmberg: Sechzehn Vergiftungsfälle mit Methylalkohol. Petersb. med. Wschr. 1904, Nr. 39 u. 40.

Tschemolossow: Sehstörungen durch Methylalkoholvergiftung. Wjestn. Ophthalm. 1907, 109. — Sehstörungen nach Vergiftung mit Methylalkohol. Wjestn. Ophthalm. 1912, 883. — Tyson, H. H.: Amblyopia from inhalation of methyl alcohol. Trans. amer. ophthalm. Soc. 13, 146 (1912). — Tyson, H. H. a. M. J. Schönberg: Experimental researches in methylalcohol inhalation. Amer. med. Assoc. Sect. Ophthalm. 1914, 277.

Uhthoff: Beitrag zu den Sehstörungen durch Methylalkoholvergiftung. Klin. Mbl. Augenhk. 54, 48 (1915).

Zetehlius u. Wersén: Behandlung von Methylalkoholvergiftung, insbesondere der Sehstörung mit Lumbalpunktion. Klin. Mbl. Augenhk. 65/2, 51 (1920). — Ziegler, S. L.: The ocular manace of wood alcohol poisoning. Brit. J. Ophthalm. 5, 365 (1921).

g) Retrobulbäre Neuritis bei Diabetes.

Den Gesichtsfeldveränderungen nach stehen die Fälle von retrobulbärer Neuritis bei Diabetes der Alkohol-Tabak-Amblyopie nahe. Die Erkrankung entwickelt sich meist ziemlich rasch, seltener schleichend, unter der Bildung eines zentralen oder parazentralen Skotoms, und zwar besonders dann, wenn Acidose eintritt. Durch Insulinbehandlung wird sie meist rasch günstig beeinflußt. Nach Momoji-Kako (1903) findet sich meist ein relatives Farbenskotom, das einen absoluten Ausfall einschließt. In einem Fall von Rönne (1913) bestand ein relatives Zentralskotom für Rot, das ein parazentrales Skotom für Weiß umschloß: Grünempfindung fehlte vollständig. Traquair (1927) weist darauf hin, daß das Skotom bei Diabetes rascher in die normale Umgebung übergeht als bei Alkohol-Tabak-Amblyopie und viel veränderlicher ist als bei der letzteren Erkrankung. Manes und Malbrán (1935) fanden ein parazentrales Skotom, das nur mit seiner Spitze den Fixationspunkt erreichte. Durch die Gestalt und Beschaffenheit des Skotoms meinen Belgeri, Satanowsky und Malbrán (1935) diese Form der Erkrankung von der Alkohol-Tabak- Amblyopie unterscheiden zu können. Wenn es auch Fälle von Zentralskotom bei Diabetikern ohne Mitwirkung von Tabak oder Alkohol gibt, so stellen doch diese zwei Schädlichkeiten sicher oftmals begünstigende Faktoren bei der Entstehung der Sehstörungen dar, so wie auch der Diabetes die Entstehung der Alkohol-Tabak-Amblyopie begünstigt.

Der Verlauf gleicht dem bei Alkohol-Tabak-Amblyopie; das zentrale Farbenskotom kann nach der Peripherie durchbrechen, kann sich aber auch in derselben Weise zurückbilden wie bei der Alkohol-Tabak-Amblyopie. Betreffs der Prognose und des Verlaufes der Erkrankung gehen die Ansichten weit auseinander. Während z. B. Crocco (1932) die Prognose für schlecht hält, ist O'Donoghue (1931) der Ansicht, daß es sich um ein gutartiges Leiden handelt. Auch bezüglich der Häufigkeit gehen die Ansichten auseinander, van Heuven und Hulst (1932) fanden unter 130 Fällen von Diabetes 19 Fälle von Sehnervenentzündung, O'Donoghue (l. c.) unter 113 Kranken drei Fälle. Attiah (1936,) glaubt, daß die Krankheit nicht selten ist. Meiner Erfahrung nach ist sie nicht häufig, auch wenn man ein großes Diabetikermaterial zu sehen Gelegenheit hat. Die Prognose halte ich für durchaus ungünstig; ebenso wie Fälle von Rückbildung macularer Veränderungen bei Diabetes zu den Seltenheiten gehören, bilden Besserung der Sehschärfe und Rückbildung des Zentralskotoms eine Ausnahme.

Literatur.

ARRUGA, H.: Augenveränderungen bei Diabetes. Arch. Oftalm. hisp.-amer. (Sp.) **32**, 356 (1932). — ASCHER, K. W.: Beobachtungen über den Augendruck bei Zuckerkranken. Vers. ophthalm. Ges. Heidelberg **45**, 209 (1925). — ATTIAH, M. A. H.: The frequency of ocular manifestations of diabetes. Bull. ophthalm. Soc. Egypt **28**, 201 (1936).

BADOT: Les complications oculaires du diabète. Le diabète est-il une contraindication opératoire? Bull. Soc. Ophtalm. belge **65**, 74 (1932). — BELGERI, F., P. SATANOWSKY u. J. MALBRAN: Augenveränderungen bei Diabetes. Arch. Oftalm. B. Air. **10**, 95 (1935). — BRAUN, R.: Diabetes mellitus und Auge. Zbl. ges. Ophthalm. **38**, 64, 77 (1937).

CROCCO, A.: Diabetes und Augenkrankheiten. Sém. med. (Span.) (1932/11), 262.

DIMMER: Ein Fall von Sehnerven- und Netzhauterkrankung bei Maltosurie. Klin. Mbl. Augenhk. **39**, 570 (1901). — O'DONOGHUE, D.: Some ocular complications met with in diabetes. Trans. ophhtalm. Soc. U. Kingd. **51**, 637 (1931).

EDMUND a. NETTLESHIP: Central Amblyopia in Diabetes. Med. Tim. a. Gaz. (Am.) 1882/II, 764. Ref. Jber. Ophthalm. **1882**, 293.

FRANCIS, L. M. a. I. KOENIG: Retrobulbar neuritis in diabetes. Report of case. Trans. Sect. on Ophthalm. Amer. med. Assoc. **1926**, 43. — FRASER a. BRUCE: On a case of diabetes neuritis with a description of the post mortem examination of the nerves and muscles. Edinb. med. J. Oct. 1896. Ref. Jber. 449.

GALLUS: Neuritis retrobulbaris bei Diabetikern. Dtsch. med. Wschr. **1911**, 143.

VAN HEUVEN, J. A. u. L. A. HULST: Resultate augenärztlicher Untersuchungen bei Diabetes-mellitus-Kranken. Ndld. Tschr. Geneesk. **1932**, 5025.

LEBER: Über die Erkrankungen des Auges bei Diabetes mellitus. 1875. — Die Erkrankungen des Sehnerven. Gr.-S. Handb. 1. Aufl., **1875**, 893.

MANES, A. J.: a. J. MALBRAN: Retrobulbäre Neuritis infolge Diabetes. Sém. med. (Arg.) 1931/II, 1676. — MOMOJI, KAKO: Beiträge zur Kenntnis der Augenaffektionen bei Diabetes mellitus. Klin. Mbl. Augenhk. **41**, 253, 357 (1903).

RÖNNE, H.: Zur pathologischen Anatomie der diabetischen Intoxikationsamblyopie. Graefes Arch. **85**, 489 (1913).

DE SCHWEINITZ, G. E. a. A. G. FEWELL: Diabetes and tobacco amblyopia. Ther. Gaz. (Am.) **50**, 623 (1926). — SHANNON, C. E. G. a. L. F. McANDREWS: Diabetic and tobacco amblyopia. Report of case. Arch. Ophthalm. (Am.) **11**, 757 (1934). — SHEPARDSON, H. CLARE a. J. W. CRAWFORD: Ocular findings in diabetes. Comment on an unselected group of adult diabetics. California a. west. Med. **35**, 111 (1931). — STREBEL, J.: Über Formveränderungen der Zentralskotome bei diabetischer Retrobulbärneuritis (Neurodystrophia papillomacularis chronica) kurz vor dem Tode. Schweiz. med. Wschr. **51**, 123 (1921). Ref. Klin. Mbl. Augenhk. **68**, 273 (1921).

TRAQUAIR: Introduction to Clinical Perimetry. London: Henry Kimpton 1927.

h) Retrobulbäre Neuritis bei Schwefelkohlenstoffvergiftung.

Die seltener akut, meist langsam eintretenden Sehstörungen beginnen mit einem Zentralskotom, während die Peripherie frei bleibt. In einem von UHTHOFF (1902) mitgeteilten Falle fehlte die Wahrnehmung für Rot und Grün vollständig; im rechten Auge bestand ein Zentralskotom für Blau, im linken ein absolutes Zentralskotom. In einem von mir untersuchten Falle glich das Zentralskotom dem bei Alkohol-Tabak-Amblyopie. Einzelne Beobachter (MORAX, Disc. zu NECTOUX et GALLOIS, 1932) berichten über periphere Einengung des Gesichtsfeldes; vereinzelte — SCHMID (1935), der ein Ringskotom fand — ziehen dabei eine hysterische Komponente in Betracht. Die anatomischen Grundlagen der Gesichtsfeldstörung dürften der bei Alkohol-Tabak-Amblyopie gleichen.

TRAQUAIR (1927) führt als Unterscheidungsmerkmal der Erkrankung gegenüber der Alkohol-Tabak-Amblyopie die mehr zentrale Lage des Skotoms an, das dem Fixationspunkt mehr konzentrisch liegt, und vorkommende periphere

Gesichtsfeldeinengung. Der Augenspiegelbefund ist dem bei Alkohol- und Tabak-Amblyopie ähnlich. HAGER (1934) sah in einem Spätstadium schwere Neuritis optici mit Blutungen.

Literatur.

BECKER: Ein Fall von Schwefelkohlenstoffamblyopie. Cbl. prakt. Augenhk. **13**, 138 (1888).

CHANGARNIER: Amblyopie par le sulfure de carbone. Rec. Ophtalm. **5**, 280 (1886).

DUBOIS et LAVIGERIE: Accidents oculaires produits par l'inhalation du sulfure de carbone. Rec. Ophtalm. Sept. 1887, 525. — DUMONT: Atrophie papillaire toxique (sulfure de carbone). Bull. clin. ophtalm. Hôp. Quinze-vingts. 1887, 110.

FROST, GUNN u. NETTLESHIP: Kommissionsbericht. Ophthalm. Soc. U. Kingd. 8. Jan. 1885. Brit. med. J. 1885. — FUCHS, E.: A case of amblyopia with slight neuritis followed by pallor of the discs. caused by the vapor of bisuphide of carbon and chlorid of sulfur, severe nervous depression. Trans. ophthalm. Soc. U. Kingd. **5**, 123 (1885).

GALLEMAERTS: Amblyopie par le sulfure de carbone. Ann. Ocul. (Fr.) **104**, 154 (1890). — GOLESCÉANO: Névrite toxique due au sulfure de carbone. Clin. Ophtalm. **1907**, 246 u. Rec. Ophtalm. **1907**, 487. — GOWERS: Die Ophthalmoskopie in der inneren Medizin. 1893. — GUNN: Amblyopia from bisulphide of carbon. Trans. ophthalm. Soc. U. Kingd. Ophth. Rev. **5**, 56 (1886).

HAGER: Über zwei Fälle von Schwefelkohlenstoffvergiftung. Klin. Mbl. Augenhk. **92**, 117 (1934). — HEATH: Amblyopia from carbon bisulfide poisoning. Ann. Ophthalm. (Am.). January 1913. — HERTEL: Die Einwirkung des Schwefelkohlenstoffes auf den Organismus. Würzburg 1892. — HIRSCHBERG: Schwefelkohlenstoffamblyopie. Cbl. prakt. Augenhk. **10**, 49 (1886). — Schwefelkohlenstoffvergiftung. Cbl. prakt. Augenhk. **13**, 138 (1889).

KALISCHER: Über Schwefelkohlenstoffvergiftung. Allg. med. Centralztg. **1896**, Nr. 55. — KOESTER: Experimenteller und pathologisch-anatomischer Beitrag zur Lehre von der Schwefelkohlenstoffneuritis. 5. Vers. Ver. mitteld. Psychiater u. Neurol. in Leipzig, 22. Okt. 1899 u. Arch. Psychiatr. (D.) **32**, H. 2 (1899). — Ein Beitrag zur Lehre von der chronischen Schwefelkohlenstoffvergiftung. Dtsch. Z. Nervenhk. **26**, 1 (1903).

LITTLE: Trans. ophthalm. Soc. U. Kingd. 23. June 1887. Ophth. Rev. **6**, 232 (1887).

MARIE PIERRE: Sulfure de carbone et hystérie. Bull. et Mém. Soc. Méd. Hôp. Par. 21. Nov. 1888. — MENDEL: Vorstellung eines Kranken mit Schwefelkohlenstoffvergiftung in der Berl. Med. Ges., 23. Juni. Berl. klin. Wschr. **1886**, 503. — Vorstellung eines zweiten Falles von Schwefelkohlenstoffvergiftung in der Ges. f. Psychiatrie, 12. Juli. Neurol. Zbl. **1886**, 359.

NECTOUX, R. et R. A. GALLOIS: Quatre cas de névrite rétro-bulbaire par le sulfate de carbone. Bull. Soc. Ophtalm. Par. **1931**, 750. — NETTLESHIP: Amblyopia and nervous depression from the vapour of bisulphide of carbon and chloride of sulphur. Med. Tim. a. Gaz. (Am.) **1**, 588 (1884) u. Brit. med. J. **1**, 760 (1884). — A case of amblyopia with partial optic atrophy and general nervous depression and emaciation, caused by the vapor of bisulphide of carbon and chlorid of sulphur. Trans. ophthalm. Soc. U. Kingd. **5**, 149 (1885). — NUEL et LEPLAT: Amblyopie due à l'intoxication par le sulfure de carbone. Ann. Ocul. (Fr.) **101**, 145 (1889).

OFFRET: Essai sur l'amblyopie par le sulfure de carbone. Thèse de Paris. 1906.

REINER: Zur Casuistik der Schwefelkohlenstoffamblyopie. Wien. klin. Wschr. **1896**, Nr. 52. — ROSS, J.: Two cases of chronic poisoning by bisulphide of carbon. Med. Chron. **5**, Jan. 1887. — Bisulphide of carbon poisoning. Lancet Jan. 1887, 85 and Med. Chron. Juni 1887.

SCHMID: Augensymptome bei Schwefelkohlenstoffvergiftung. Klin. Mbl. Augenhk. **94**, 108 (1935). — SCHWABE: Ein Fall von multipler Neuritis nach Kohlenoxydvergiftung mit Beteiligung des Sehnerven. Münch. med. Wschr. **49**, 1530 (1901). — DE SCHWEINITZ: The toxic amblyopias. Philadelphia: Lea Brothas & Co. 1896.

TRAQUAIR: An introduction to Clinical Perimetry. HENRY KIMPTON 1927.

E. Das Gesichtsfeld bei Vergiftungen.

1. Bleivergiftung.

Bei Bleivergiftung kann das Sehvermögen durch unmittelbare Schädigung des Sehnerven (Amblyopia saturnina) oder durch Mitbeteiligung an anderen krankhaften Veränderungen geschädigt werden. Die Bleischädigung des Sehnerven tritt rasch auf, meist schneller als dies bei der Alkohol-Tabak-Amblyopie der Fall zu sein pflegt. Charakteristisch ist ein relatives oder absolutes Zentralskotom von annähernd runder Gestalt an beiden Augen. Die peripheren Gesichtsfeldgrenzen können normal sein, doch kommt Einengung und Abflachung der Gesichtsfeldinsel vor. Mitunter fehlt die Farbenwahrnehmung nach einer Richtung hin, da das zentrale Farbenskotom nach der Peripherie durchgebrochen ist. Neben diesem Krankheitsbild der retrobulbären Neuritis kommt häufig eine mehr diffuse Schädigung des Sehnerven mit peripherer Gesichtsfeldeinengung vor. Als ausnahmsweise Erscheinung sind Ringskotome (LANDOLT 1880), temporale Hemianopsie (ELSCHNIG 1898), homonyme Hemianopsie (WESTPHAL 1888, HERTEL 1890, und BIHLER 1900) beschrieben worden. Die homonymen Hemianopsien waren Teilerscheinungen von Halbseitenlähmungen. Die retrobulbäre Neuritis geht mehr oder weniger zurück, sie kann sowohl zur Wiederherstellung normaler Verhältnisse als auch zur Hinterlassung beträchtlicher Sehstörung führen. Mehrfache Rückfälle der Bleiamblyopie habe ich gesehen.

Mittelbar wird das Sehvermögen durch Gefäßkrämpfe, nephritische und urämische Prozesse geschädigt. Das Verhalten des Gesichtsfeldes weist unter diesen Verhältnissen nichts für die Bleischädigung Charakteristisches auf.

Literatur.

ALEXANDER: Sehstörungen bei Bleivergiftung. Münch. med. Wschr. 1902, 1363 u. Dtsch. med. Wschr. 1902, Nr. 38, 290. — ATKINSON, R.: Bleivergiftung, Neuritis optica; Nachweis von Blei im Gehirn. Lancet 1, 413 (1878).

BACH: Exophthalmus, abnorme Pupillenreaktion sowie Augenmuskelstörungen nach Bleitinoxikation. Arch. Augenhk. 26, 218 (1893). — BATTEN RAYNER: Hereditary optic atrophy in three brothers exposed to lead poisoning. Ophthalm. Rev. (Am.) 1900, 151. — BIHLER: Ein Fall von Bleiamblyopie. Arch. Augenhk. 49, 274 (1900).

ELSCHNIG: Sehstörungen durch Bleivergiftung. Wien. med. Wschr. 1898, 27.

FOLKER: Lead Amblyopia. Trans. ophthalm. Soc. U. Kingd. 10. Nov. 1898. — FORMIGGINI: Sopra un caso di ambliopia saturnina: Riv. Clin. med. 1884, Nr. 6.

GALEZOWSSKI: Troubles visuels dans l'intoxication saturnine. Rec. Ophthalm. 1878, 79. — GALLEY: Über Augenerkrankungen bei Bleivergiftung. Breslau 1902. Zit. bei LEWIN u. GUILLERY „Die Wirkung von Arzneimitteln und Giften auf das Auge", S. 477. Berlin: Hirschwald 1913. — GIANNANTONI, C.: Ricerche sperimentali sull'ambliopia tossica saturnina (Contributo anatomo-patologico e considerazioni cliniche). Boll. Ocul. 12, 89 (1933). — GIBSON: Plumbic optic neuritis and ocular paralysis in children. Brit. med. J. 1908, Nr. 14. — GUILBERT: Atrophie des nerfs optiques d'origine saturnine chez un ouvrier électricien travaillant à la fabrication des accumulateurs (Acad. méd.). Clin. Ophtalm. Nr. 6 u. Rec. Ophtalm. 1902, 453. — GÜNSBURG, FR.: Zur Kenntnis der transitorischen Amaurose bei Bleiintoxikation. Arch. Augenhk. 20, 255 (1889). — GURVITSCH, B.: Zur Frage über den Einfluß des Bleies auf das Sehorgan. Russ. ophthalm. J. 13, 442 (1931).

HERTEL: Chronische Bleivergiftung. Linksseitige homonyme Hemianopsie. Lähmung des linken Facialis, Hypoglossus, motorische und sensible linksseitige Körperlähmung. Vollkommene Heilung. Charité-Ann. 15 (1890). — HIRSCHBERG: Über Bleiamblyopie. Berl. klin. Wschr. 1888, Nr. 65. — HUTCHINSON: Clinical groups of cases of amaurosis. Royal London Ophthalm. Hosp. Rep. 9, 275 (1879).

JEAFFRESON, C. S.: On so called lead Neuritis. Brit. med. J. 2, 27 (1886). — JOCQS: Zwei Fälle von Neuritis retrobulbaris. Ophthalm. Klin. 1901, Nr. 17.

KARCHER: Zur chronischen Bleivergiftung. Korresp.bl. Schweiz. Ärzte, 28, 263 (1898). — KUHNT: Zur Kenntnis der akuten Methylalkoholintoxikation. Z. Augenhk. 1, 38 (1899).

LANDOLT: Troubles de la vision observés dans un cas d'hémiplégie saturnine. Ann. Ocul. (Fr.) 83, 165 (1880). — DE LANTSHEERE: Über Bleiintoxikation und Augenerkrankungen. Soc. belge Ophthalm. Ref. Zbl. Augenhk. 1900, 51. — LEDIARD: Transitory amblyopia from lead. Med. Tim. a. Gaz. (Am.) 24. Aug. 1878, 217. — LEITNER, W.: Über durch Bleivergiftung verursachte Sehnervenerkrankung. Orv. Hetil. (Ung.). Mitt. kgl. Univ.-Augenklin. Prof. SCHULEK. — LEWIN u. GUILLERY: Die Wirkung von Arzneimitteln und Giften auf das Auge, S. 587. Berlin: Hirschwald 1913. — LOCKHART, GIBSON, J.: Diagnose, Prophylaxe und Behandlung der Bleineuritis des Auges bei Kindern in Queensland. Med. Congr. of Australia, Sept. 8, 1917. Ref. Klin. Mbl. Augenhk. 64, 414 (1918) u. Brit. J. Ophthalm. 2 (1917). — LOMBARD: Sur un cas de cécité passagère consécutive à l'intoxication saturnine. Rev. méd. Suisse rom. 20. Mai 1894 u. Presse méd. belge, 29. April 1894. — LOTTRUP-ANDERSEN: Bleivergiftung mit Augensymptomen. Hosp. tid. 70, Nr. 7 (1927).

McMURRAY: Some ocular effects of plumbism. Ophthalmoscope November 1915. — MEYER: Deux cas d'amaurose saturnine. Union méd., 3. Sér., 1868, 982. — MÜLLER, L.: Ein Fall von Neuritis optica saturnina. Sitzung. der K. K. Ges. d. Ärzte in Wien, 14. Juni 1895. Wien. klin. Wschr. 1895, Nr. 25.

NEPORENT, M.: Über Bleiwirkung auf das Auge. Arch. Oftalm. (Russ.) 7, 72 (1930). — NEUMAN, J.: Ein Fall von Erblindung auf Grund von Bleivergiftung. Klin. oczna (Pol.) 14, 408 (1936).

OELLER: Über hyaline Gefäßdegeneration als Ursache einer Amblyopia saturnina. Virchows Arch. 86, 329 (1881). — OLIVER, TH.: Neuritis optica infolge Bleiintoxikation. Brit. med. J. 21. März 1891. Ref. Cbl. prakt. Augenhk. 15, 519 (1891).

PETRONIO: Neuriti retrobulbare tossiche avvelenamento di piombo. Path. Dc. 1913, Nr. 112.

RAMPOLDI: Un caso di amblyopia saturnina. Ann. Ottalm. 16, 426 (1887). — ROS, A.: Retrobulbäre Neuritis infolge Bleivergiftung. Med. ibera, 1929/II, 169.

SAMELSOHN: Zur Kasuistik der Amblyopia saturnina. Klin. Mbl. Augenhk. 11, 246 (1873). — SCHNELLER: Neuritis optica aus Bleivergiftung. Klin. Mbl. Augenhk. 9, 240 (1871). — v. SCHRÖDER: Beitrag zur Kasuistik und Literatur der Amblyopia saturnina. Graefes Arch. 30, 1, 229 (1885). — DE SCHWEINITZ: Partial optic Nerve Atrophy and central Scotoma (so called central amblyopia) apparently due to chronic lead poisoning. Ophthalm. Rec. (Am.) 7, 271 (1898) u. Coll. Phys. Philad. Ophthalm. Sec. 19. April 1898. — STOOD: Zur Pathologie der Amblyopia saturnina. Graefes Arch. 30, 215 (1884).

TAYLOR, CH.: Note on a case of saturnine amblyopia. Lancet 1898, 742. — TURNER: Lead-poisoning in childhood: Trans. Eight Sess. Austral. Med. Congr. 3, 3 (1909).

UHTHOFF: Beitrag zur Pathologie der Sehnerven. Berlin 1884.

WADSWORTH: Case of double optic neuritis and ophthalmoplegia from lead poisoning. Rep. amer. ophthalm. Soc. at New London. 1881, 28. — WEBER, G.: De l'amblyopie saturnine. Thèse de Paris. — WEISER: Zur Kenntnis der Sehstörungen bei Bleivergiftung. Inaug.-Diss. Leipzig, 1909. — WESTPHAL: Über Encephalopathia saturnina. Arch. Psychiatr. (D.) 19, 620 (1888). — WILBRAND: Über Neuritis axialis. Klin. Mbl. Augenhk. 16, 506 (1878). — WILBRAND u. SÄNGER: Neuritis axialis chronica bei verschiedenen Intoxikationen. Neurologie d. Auges 5, 127 (1913). — Die Neuritis interstitialis peripherica bei den Intoxikationen. Neurologie d. Auges 5, 207 (1913). — WIRSING: Über Bleivergiftung mit Augenerkrankung. Dtsch. med. Wschr. 1907, 4854. — WOOD: A case of lead-poisoning presenting some unusual eye symptoms. Amer. med. News. 29. May 1897, 701.

2. Chininvergiftung.

Nach großen Chinindosen tritt unter Ohrensausen und Schwerhörigkeit wenige Stunden nach Einnahme des Giftes rascher Verfall des Sehvermögens ein, der öfters zu vollständiger Blindheit führt. Nach Stunden oder Tagen stellt sich das Sehen wieder ein, wobei die zentrale Sehschärfe sich rasch erholt, während hochgradige Einengung des Gesichtsfeldes bestehen bleibt (Abb. 150). Innerhalb des engen Gesichtsfeldes von oft nur 10° Durchmesser (v. SPEYR 1914) kann die Farbenempfindung normal werden. Manchmal erreichen die Gesichtsfelder einen Durchmesser von 70 bis 80°. Dabei weisen sie öfters eine liegend elliptische Form auf. Auch unregelmäßige Grenzen mit sektorenförmigen oder hemianopsie-ähnlichen Ausfällen sind beobachtet worden. Ebenfalls wurden Ringskotome, den bei Retinitis pigmentosa vorkommenden gleich, gesehen, ebenso Hemeralopie. Das Zentralskotom, das ausnahmsweise (JODKO 1877, BIETTI 1898, DUGGAN und NANA-WATI 1931) beobachtet worden ist, gehört nicht zu dem Bilde der Chininvergiftung. In der überwiegenden Mehrzahl der Fälle wurde starke Verengerung der Netzhaut-gefäße und manchmal auch ischämische Trübung der Netzhaut beobachtet, so daß die Ischämie der Netzhaut als Ur-sache der Amblyopie oder Amaurose be-trachtet wird. Da jedoch zu Beginn der Chininamaurose wiederholt (v. GRAEFE 1857, JODKO 1877, LUNDSGAARD 1918, WUNDERLICH 1920). EKDAWI (1936) der Spiegelbefund normal gefunden wurde, ist die Ansicht, daß die durch hochgradige Verengerung der Zentralarterie her-vorgerufene Ischämie der Sehstörung zugrunde liege, auf Zweifel gestoßen, und die Ansicht der primären Schädigung der Ganglienzellen der Netzhaut durch das Chinin hat an Wahrscheinlichkeit gewonnen. Im weiteren Verlauf der Fälle ist das Spiegelbild durch Enge der Netzhautgefäße und fortschreitende Abblassung der Papille gekennzeichnet: bei Wiederherstellung des Sehvermögens ist mehr-mals teilweise Wiederkehr der normalen Papillenfärbung beschrieben worden.

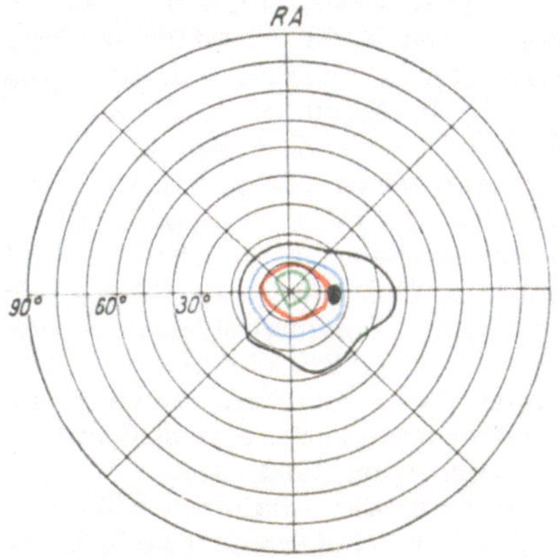

Abb. 150. Chininvergiftung. 31jährige Frau, die vor zwei Wochen eine größere Menge Chinin nahm. Nach 24 Stunden Erblindung. Besserung. Am 3. 2. rechtes Auge: $S = 6/15$, linkes Auge: amblyopisches Schielauge. Bis 28. 12. hob sich S auf 6/6. Gesichtsfeld für Weiß 3/330 und Farben 5/330. Bei Verwendung größerer Reizobjekte blieben die Gesichtsfeldgrenzen unverändert. Pa-pillen sehr blaß, Gefäße sehr eng.

Bemerkenswert ist die Mitteilung von ALT (1927), daß in einem typischen Fall von Chininvergiftung mit anfangs absoluter Amaurose nach drei Lumbal-punktionen sich der Zustand in ungewöhnlicher Weise besserte, das Gesichtsfeld von $1\frac{1}{2}$ auf 4°, dann auf 20°, schließlich zur Norm erweiterte, wobei gleichzeitig die Sehschärfe 6/6 erreichte.

Die Augenveränderungen bei Vergiftungen mit Chininderivaten (Optochin, Plasmocid) sind denen bei Chininvergiftung ähnlich. Die Einengung des Gesichts-feldes bei Optochinvergiftung kann sehr hohe Grade erreichen, wie im Falle v. HIPPELS (1916), der die Grenzen nicht mehr zu bestimmen imstande war. In letzter Zeit sind besonders aus Rußland Vergiftungen mit Plasmocid ver-öffentlicht worden. Auch hier ist das Krankheitsbild dem bei Chininvergiftung ähnlich. Bei den Chininderivaten wurden aber häufiger als bei Chinin selbst zentrale Farbenskotome gefunden. Auch bei Optochin und Plasmocidvergiftungen kann Wiederherstellung der Funktion eintreten, doch sind auch vollständige dauernde Erblindungen nicht selten.

Bei allen diesen Vergiftungen haben die Autoren durch örtlich und allgemein gefäßerweiternde Mittel (Acetylcholin, Atropin, Amylnitrit u. dgl.) Behandlungserfolge zu verzeichnen gehabt.

Literatur.

ALT: Ein Fall von Chininintoxikation. Z. Augenhk. 62, 190 (1927).

BARABASCHEW: Zur Frage der Chininamaurose. Westn. ophthalm. 8/1, 14 u. Arch. Augenhk. 23, 91 (1891). — BEER, L.: Ein Fall von vorübergehender Chininerblindung. Z. Augenhk. 74, 50 (1931). — BIETTI: Sopra un caso di ambliopia da chinino. Gi. Accad. Med. Torino. 1898, 160. — BISTIS, J.: Über einige Fälle von Chininamblyopie. Z. Augenhk. 90, 13 (1936). — BOLLAK, J. et AUTIER: Altération du champ visuel par intoxication quinique. Les modifications par l'acetylcholine. Bull. Soc. Ophtalm. Par. 1928, 564. — BROENS, J.: L'amblyopie quininique et son traitement. Rev. Ot. etc. (Fr.) 9, 602 (1931). — BROWNE: Case of supposed quinine amaurosis. Ophthalm. Rev. (Am.) 1886, 26.

CARGILL: Chininamblyopie. S.ber. Londoner Ophthalm. Ges. Ref. Klin. Mbl. Augenhk. 47/2, 220 (1909). — CHANIOTIS, N. L.: L'empoisonnement grave par la quinine. Cécité totale consécutive, son traitement. Press. méd. 1935/1, 479. — CULBERTSON: Report of a case of Quinine amaurosis. Amer. J. Ophthalm. 1906, 182. Ref. Jber. Ophthalm. 1906, 374.

DODD: A case of quinine amblyopia. Ophthalm. Rec. (Am.) 1900, 100. — DUGGAN, J. N. a. B. P. NANAVATI: Two cases of quinine amblyopia with unusual ophthalmoscopic picture. Brit. J. Ophthalm. 15, 160 (1931). — A case of quinine amblyopia with a central colour scotoma of one eye and total blindness of the other. Brit. J. Ophthalm. 15, 164 (1931).

EKDAWI, A. Y.: Quinin amblyopia. Bull. Soc. Ophthalm. Egypt. 1936, 129.

GAINSBOROUGH, H. u. R.: A case of quinine amblyopia. Brit. J. Ophthalm. 6, 259 (1922). — GAROFALO: Ein Fall von Chininamaurose. Wien. med. Bl. 1890, Nr. 15. — GOWERS: Medical Ophthalmoscopy. 1893. — v. GRAEFE: Fall von Amaurose nach Chiningebrauch. Graefes Arch. 4/2, 396 (1857). — GROSSKOPF: Ein Fall von Chininvergiftung, Ther. Mh. 1892, 561. — GRÜNING: Ein Fall von Chininblindheit. Arch. Augenhk. 11, 145 (1882).

v. HIPPEL, E.: Die Gefahren der Optochinbehandlung der Pneumonie für das Sehorgan. Dtsch. med. Wschr. 1916 II, 1089.

ISCHREYT: Sehstörungen nach akuter Alkohol- und Chininvergiftung. Klin. Mbl. Augenhk. 67, 93 (1921).

JODKO: Central-Skotom infolge von Chinin-Intoxikation. Pam. Tow. Lekarsk. 1877, 217. Ref. Jber. Ophthalm. 1877, 217.

KEIPER: A case of amblyopia due to the ingestion of 120 grains of quinine sulfate. Ophthalm. Rec. (Am.) 1911, 904. — KING, C. F.: Quinine amblyopia Proc. Soc. Med., Lond., 28, 354 (1935). — KIRKPATRIK: Ein Fall von Chininamblyopie. Ophthalmoscope. Aug. 1915. — KJÖLBYE: Ein Fall von Chininamblyopie mit eigentümlichem Gesichtsfeld. Klin. Mbl. Augenhk. 65, 746 (1920). — KNAPP: Über Chininblindheit. Vers. Ophthalm. Ges. Heidelberg 13, 100. in Klin. Mbl. Augenhk. 1881 u. Diss. BECKER, HORNER. — KOSTERLITZ, H.: Chininvergiftung mit Sehnervenschädigung. Z. Augenhk. 73, 293 (1931). — KRASNOW, M.: Zur Wirkung neuer Malariamittel auf das Auge. Sow. Wjestn. Oftalm. 6, 662 (1935).

LODDONI, G.: Sur un cas de scotome annulaire par la quinine. Ann. Ocul. (Fr.) 166, 733 (1929). — LOPEZ: Amblyopie quininique. Rec. Ophtalm. 1888, 79. — LUNDSGAARD, K. K. K. Et Tilfälde af Kininamblyopi. Hosp. tid. 1918, 1544.

MAGITOT, A. et G. OFFRET: Troubles visuels et hypertension artérielle rétinienne dans une intoxication quinique et une intoxication barbiturique. Bull. Soc. Ophtalm. Par. 1936, 163. — MELLINGER: Ein Fall von Amblyopie nach Chiningebrauch. Klin. Mbl. Augenhk. 25, 57 (1887). — MICHEL (St. Louis): Ein Fall von Chininamaurose. Arch. Augenhk. 11, 151 (1882).

NUTTA, B.: Quinine amblyopia. Trans. ophthalm. Soc. U. Kingd. **53**, 626, 627 (1933).

PANAS: De l'amblyopie quininique. Rev. gén. méd. **1892**, Nr. 10.—PARKER: Chininamaurose mit Bericht über einen Fall. Arch. Augenhk. **54**, 193 (1907). — PASSOW, A.: Auge und Vergiftungen. Zbl. ges. Ophthalm. **33**, 85 (1935). — PESCHEL: Sull'amaurosi chinica (Società ottalmol. ital.). Ann. Ottalm. **16**, 42 (1887).

ROOSA, St. JOHN: Metastatic chorioiditis, anaemia of retina, concentric limitation of visual field, effects of quinine. N. Y. med. Rec. 1878, Nr. 381. — A case of probable quinine amaurosis. 23. ann. Congr. amer. ophthalm. Soc., New London. Amer J. Ophthalm. July 1887. — ROOSA, ST. JOHN a. ELY EDWARD: Klinische Mitteilungen, übers. von Dr. HORSTMANN. I. Amblyopie infolge von Chiningebrauch (?), mitgeteilt von MIRANDA. Arch. Augenhk. **10**, 221 (1881).

SCARDAPANE, F.: Amaurosi ed ambliopia da chinino. Saggi Oftalm. **5**, 62 (1930). — DE SCHWEINITZ: Additional experiments to determine the lesion in quinine blindness Trans. amer. ophthalm. Soc. 27th meet. 1891, 23. — Some experiments to determine the lesion in quinine blindness. Ophthalm. Rev. (Am.) **1891**, 49. — SELIGSOHN: Demonstration eines Falles von Chininamaurose. Cbl. prakt. Augenhk. **1906**, 182; Berl. klin. Wschr. **1907**, Nr. 9. — SHAHAN: A case of quinine amblyopia. Amer. J. Ophthalm. **33**, 136 (1915). — v. SPEYR: Ein Fall von akuter Chininvergiftung mit bleibender hochgradiger Gesichtsfeldverengerung. Klin. Mbl. Augenhk. **53**, 393 (1914). — STASINSKI: Ein Fall von vorübergehender Chininamaurose, bzw. Chininamblyopie. Klin. Mbl. Augenhk. **48/1**, 177 (1910). — STREBEL, J.: Zur Verhütung der Chininamaurose. Schweiz. med. Wschr. **1936/II**, 987.

TYSON: Ein bemerkenswerter Fall von Chininamblyopie. New York Acad. Med., Sect. Ophthalm. 18. XI. 1909 u. Klin. Mbl. Augenhk. **48/1**, 220 (1910).

UHTHOFF: Die Augenveränderungen bei Vergiftungen. Gr.-S. Handb. **11/2**, 75 (1901).

DE WECKER: Thérapeutique oculaire, S. 642. Paris 1879. — WEEKS: Report of cases of quinine amblyopia with remarks. Arch. Ophthalm. (Am.) July 1915. — WELTON: A case of quinine amblyopia. Ann. Ophthalm. (Am.) **21**, 739 (1913). — Ref. Arch. Augenhk. **74**, 391 (1913) u. Klin. Mbl. Augenhk. **51**, 555 (1913). — WOLFF, E.: The causation of quinine blindness. Lancet **1935/I**, 1497. — WORMS, E. et PINELLI: Grave altération du champ visuel d'origine quininique. Traitée avec succès par l'acétylcholine. Bull. Soc. Ophtalm. Par. **1930**, 15.

ZANOTTI: Amaurose et amblyopie quininique. (Soc. franç. Ophtalm. Congr.). Arch. Ophtalm. (Fr.) **121**, 387 (1899).

Optochin:

ABELSDORFF: Über Optochinstörungen des Auges. Münch. med. Wschr. **1918**, 268. — ALVIS, B. Y.: Amaurosis following ingestion of ethylhydrocupreine, report of a case. Arch. Ophthalm. (Am.) **2**, 328 (1929).

BIRCH-HIRSCHFELD: Zum Kapitel der Intoxikationsamblyopie. Z. Augenhk. **35/1**, 6 (1916).—BLEISCH: Zur Optochinamblyopie und Optochintherapie. Berl. klin. Wschr. **1918**, 477.

FEILCHENFELD: Optochinamaurose. Dtsch. med. Wschr. **1916**, 320. — FRANKE: Über Schädigungen des Sehorgans durch Eukupin. Vers. ophthalm. Ges. Heidelberg **42**, 177 (1920). — FRANKE u. HEGLER: Sehstörungen nach Eukupin. Med. Klin. **1920**, 628.

HENSEN: Über Optochinerkrankungen des Auges. Münch. med. Wschr. **1918**, 268. — v. HIPPEL: Die Gefahren der Optochinbehandlung der Pneumonie für das Sehorgan. Dtsch. med. Wschr. **1916**, 1089. — VAN DER HOEVE: Optochinamblyopie. S.ber. Ndld. Ges. Augenhk. Ref. Klin. Mbl. Augenhk. **58**, 305 (1917).

LORANT: Optochinamaurose. Dtsch. med. Wschr. **1916**, H. 44, 1365.

MASERMAN: Über die schädigende Wirkung des Optochins hydr. auf das Auge. Inaug.-Diss. Berlin 1917.

v. OEPEN: Über Optochinamblyopie. Inaug.-Diss. Bonn 1917.

PINCSOHN: Über Sehstörungen nach Darreichung von Optochin. Berl. klin. Wschr.

1916, Nr. 18, 476. — Pincus: Zwei Fälle von schwerer Sehstörung nach innerlichem Optochingebrauch. Münch. med. Wschr. **1916, Nr. 28**, 1027.

Satanowsky, P.: Zwei Fälle von Spasmus der arteria centralis retinae. Zur Erklärung der Pathogenese der Amaurose durch extraokuläre Haemorrhagien und durch Optochinvergiftung. Arch. Oftalm. B. Air. **6**, 647 (1931). — Satanowsky, P. u. S. I. Bettinotti: Ein neuer geheilter Fall von Optochinamaurose. Sem. méd. (Arg.) **1931/II**, 804 u. Arch. Oftalm. B. Air. **6**, 389 (1931). — Scales, H. L.: Amblyopia in pneumonia after ethylhydrocupreine (Optochin base). J. amer. med. Assoc. **98**, 1373 (1932). — Schou: Über Augensymptome bei internem Gebrauch von Optochin. Det. oftalm. Selskab i Köbenhavn 16. III. 1916. Ref. Klin. Mbl. Augenhk. **54**, 568 (1916). — Schreiber: Über Sehstörungen infolge innerlichen Optochingebrauches. Graefes Arch. **91/2**, 305 (1916). — Swab, C. M.: Amblyopia from ethylhydrocupreine. Arch. Ophthalm. (Am.) **7**, 285 (1932).

Uhthoff: Beiträge zur Optochinamblyopie. Klin. Mbl. Augenhk. **57**, 14 (1916). — Ein weiterer Sektionsbefund vorübergehender Optochinamaurose. Klin. Mbl. Augenhk. **58**, 1 (1917).

Weidner: Sehstörung und innerliche Anwendung von Optochin. Inaug.-Diss. Straßburg 1917. — Wunderlich: Chininintoxikation und ihre Pathogenese mit Bericht über eine eigene Beobachtung. Klin. Mbl. Augenhk. **62**, 270 (1920).

Plasmocid.

Anfimow, V. u. I. Scharkowskij: Das oculo-encephalische Syndrom als Komplikation falscher Dosierung von Plasmocid. Veröff. 3. klin. Krankenh. Krasnodar. **2**, 15 (1935). — Askalonowa, T. u. M. Komarowa: Sehorganaffektionen nach Verabreichung toxischer Dosen von Plasmocidum. Trudy Kujbyschewskogo. Med. Inst. **1**, 84 (1935).

Kosmin, W.: Atrophie der Sehnerven nach Plasmocidverabfolgung und Ergebnisse der Behandlung derselben mittels retrobulbärer Atropininjektionen. Sov. Wjestn. Oftalm. **7**, 73 (1935).

Ssaweljew, S.: Über die Schädigung des Sehvermögens bei Plasmozidintoxikation. Sov. Wjestn. Oftalm. **8**, 224 (1936).

Wladytschenskij, A. P.: Erkrankungen des Sehnerven im Zusammenhang mit Plasmocidvergiftungen. Sov. Wjestn. Oftalm. **9**, 313 (1936).

3. Vergiftung mit Arsen und seinen Verbindungen.

In der älteren Literatur werden nur wenige Fälle von Arsenvergiftung beschrieben. Erst nach der Einführung des Arsens in organischen Verbindungen in die Behandlung der Syphilis und anderer Erkrankungen wurden Fälle von Arsenvergiftungen häufiger festgestellt. Im allgemeinen wird der Sehnerv selten in Mitleidenschaft gezogen. Diesbezüglich bestehen aber bedeutende Unterschiede zwischen anorganischen und dreiwertigen organischen Arsenverbindungen einerseits und fünfwertigen organischen Verbindungen anderseits. Die erste Gruppe ist für den Sehnerven viel weniger gefährlich als die zweite, zu der Atoxyl, Triparsamid, Acetylarsan, Stovarsol und manche andere Verbindungen gehören. Diese Heilmittel rufen viel häufiger Vergiftungserscheinungen hervor. Besonders zahlreich sind die Vergiftungen bei Atoxylanwendung gewesen. Es kommt dabei zu Sehnervenentzündung mit peripherer Gesichtsfeldeinengung, die bis zur vollständigen Erblindung fortschreiten kann und bei Atoxylvergiftung stets zu Erblindung führt. Dabei wird von den Forschern betont, daß Zentralskotome nicht auftreten. Diesbezüglich stellen die Fälle von Liebrecht (1891), Nida (1931) und de Haas (1919) Ausnahmen dar. In leichteren Vergiftungsfällen kommt es rasch zur vollständigen Wiederherstellung der Funktion. Dagegen sind viele Fälle schwerer Vergiftung in Erblindung durch Sehnervenschwund ausgegangen. Besonders traurig waren die Wirkungen des Atoxyls.

Literatur.

Cohn: Ein eigenartiger Fall von akuter Arsenintoxikation des Auges. Dtsch. med. Wschr. 1918, Nr. 41.

Derby, H.: A case of double optic neuritis accompanied by considerable amblyopia possibly caused by arsenical poisoning. Bost. med. J. 1891, 603.

Fehr: Über die Wirkung des Salvarsans auf das Auge. Cbl. prakt. Augenhk. 36, 164 (1912). — Über die syphilitische Rezidive am Auge nach Salvarsanbehandlung. Med. Klin. 1912, 942.

de Haas, H. K.: Über Erkrankungen der Netzhaut und des Sehnerven durch Arsenikvergiftung. Graefes Arch. 99, 16 (1919).

Igersheimer, J.: Über die Wirkung des Atoxyls auf das Auge. Graefes Arch. 71, 379 (1909). — Iwersen: Unerwünschte Nebenwirkung des Arsacetins. Russk. Wratsch 1909, Nr. 49. Ref. Jber. Ophthalm. 1909, 409.

Judin: Ein Fall von Atrophie des Sehnerven infolge Arsacetinbehandlung. Wschr. Ther. u. Hyg. d. Auges 1909, Nr. 5.

Liebrecht: Neuritis retrobulbaris nach Arsenikgebrauch. Klin. Mbl. Augenhk. 39, 181 (1891).

Nida: Névrite optique, rétrobulbaire, au cours d'un traitement intensif par stovarsol. Bull. Soc. Françe Ophtalm. 44. 557 (1931).

Paderstein: Augenerkrankungen (Opticusatrophie) durch Atoxyl (und Arsacetin). Berl. klin. Wschr. 1909, 1023.

Rochon-Duvigneaud et Monbrun: Deux cas de syphilis oculaire grave survenus quelques semaines après des injections de composés organiques de l'arsénic. Rev. gén. Ophtalm. (Schwz) 1911, 329. — Ruete: Ein Fall von Sehnervenerkrankung nach Arsacetininjektionen. Münch. med. Wschr. 1909, 718.

Sattler: Pathologisch-anatomische Untersuchung eines Falles von Erblindung nach Arsacetininjektionen. Graefes Arch. 89, 81 (1912). — Sézary, A. et P. de Font-Réaulx: Névrite optique de l'arsénique pentavalent. Bull. Soc. méd. Hôp. Par. III, 48, 1610 (1932). — Sloan, L. L. a. A. C. Woods: The effect of tryparsamid on the eye: A clinical study of the objective ocular reaktion. Amer. J. Syph. 20, 583 (1936). — Soriano, F., J. Malbrán u. H. R. Piccoli: Toxische Amblyopien durch fünfwertige Arsenverbindungen (Acetylarsan). Sem. méd. (Arg.) 1936/II, 159.

Terrien, F.: Des complications oculaires après emploi des arsénobenzols. Arch. Ophtalm. (Fr.) 46, 513 (1929). — Tschepurin, N.: Augenläsionen bei alimentären Arsenkurvergiftungen. Sov. Wjestn. Oftalm. 7, 503 (1935).

Uhthoff: Die Augenveränderungen bei Vergiftungen. Gr.-S. Handb. 11/2 A, 51 (1901).

Valude: Troubles oculaires et auditifs consécutifs à l'emploi de l'hectine. Ann. Ocul. (Fr.) 126, 272 (1911). — Veil, P.: Névrite optique au cours d'un traitement par injections d'arsénicaux pentavalents. Bull. Soc. Ophtalm. Par. 1935, 71. — Les complications oculaires au cours des traitements arsenicaux. Par. méd. 1936/II, 143.

Widmark: Tre fall af toxisk ambliopi med ovanlig etiologi. Hygiea. Festb. z. 100jähr. Jubiläum schwed. ärztl. Ges. Stockholm, Beilageh. 1908, 6.

Atoxyl.

Beck: Über Sehstörungen bei Schlafkranken im Verlauf der Atoxylbehandlung. Cbl. prakt. A. Mai 1909, 129. — Birch-Hirschfeld u. Köster: Die Schädigung des Auges durch Atoxyl. Graefes Arch. 76, 403 (1910).

Constantino: Contributo clinico allo studio delle ambliopie e delle amaurosi tossiche prodotte dall'Atoxyl. Arch. Ottalm. 18, 573 (1910). — Coppez: Sur les accidents oculaires produits par l'atoxyl. — Clin. ophtalm. 1909, 273.

Faber u. Stärcke: Opticus-Atrophie door trypanosomiasis, atoxylgebruik of framboesis. Tschr. Geneesk. 1, 1106 (1908). — Fehr: Sehnervenerkrankungen durch Atoxyl. Dtsch. med. Wschr. 1907, 2032.

Grignolo: Delle alterazioni oculari nell'avvelenemento acuto da atoxyl. Ann. Ottalm. 49, 230 (1911).

HALLOPEAU: A danger of atoxyl. J. amer. med. Assoc. Sept. 1907. — HERFORD: Sehstörungen durch Atoxylanwendung. Charité-Ann. 1907, 440 u. Dtsch. med. Wschr. 1907, 801, u. Berl. klin. Wschr. 1907, 1292.

IGERSHEIMER: Über die Wirkung des Atoxyls auf das Auge. Graefes Arch. 71, 379 (1909). — Über die Atoxylvergiftung mit besonderer Berücksichtigung der Wirkung auf das Sehorgan. Dtsch. med. Wschr. 1909, 1142.

KOSTER: Klinischer und anatomischer Beitrag zur Atoxylvergiftung. Neur. Zbl. 1909, 1198.

NONNE: Anatomische Untersuchung eines Falles von Atoxylerblindung. Med. Klin. 1908, Nr. 20.

RÖHL, W.: Über den Wirkungsmechanismus des Atoxyls. Berl. klin. Wschr. 1909, Nr. 11, 494.

SCHWARZ: Über Atoxylpolyneuritis und Atoxylamblyopie. St. Petersb. Med. Wschr. 1909, Nr. 16. Ref. Jber. Ophthalm. 1910, 425.

TERRIEN: Atrophie optique à la suite d'injections.d'Atoxyl. Ann. Mal. vénér. 1907, 755, u. Arch. Ophtalm. (Fr.) 28, 336 (1908).

4. Vergiftung mit Thallium.

Thallium gehört zu den Stoffen, die neben anderen Vergiftungserscheinungen auch retrobulbäre Neuritis mit zentralem Gesichtsfeldausfall und Vergrößerung des blinden Fleckes führen. Die Sehstörungen entwickeln sich langsam und gehen auch nur langsam zurück. Es kann zu vollständiger Wiederherstellung kommen, doch sind auch Fälle von dauernder schwerer Amblyopie beobachtet worden.

Literatur.

HAITZ: Thalliumvergiftung. Klin. Mbl. Augenhk. 98, 369 (1937).

LILLIE, W. I. a. H. L. PARKER: Retrobulbar neuritis due to thallium poisoning. J. amer. med. Assoc. 98, 1347 (1932). — LUDWIG, W. u. H. GANNER: Zur Klinik der Thalliumvergiftung. Dtsch. Arch. klin. Med. 176, 188 (1933).

MAHONEY, W.: Retrobulbar neuritis due to thallium poisoning from depilatory cream. Report of three cases. J. amer. med. Assoc. 98, 618 (1932). — Further notes on retrobulbar neuritis due to thallium poisoning. Yale J. Biol. a. Med. (Am.) 6, 583 (1934). — MUNCH, J. C.: Human Thallotoxicosis. J. amer. med. Assoc. 102, 1929 (1934).

RAMBAR, A. C.: Acute thallium poisoning. Report of a case due to accidental ingestion of rat poison containing thallium sulphate. J. amer. med. Assoc. 98, 1372 (1932).

STINE, G. H.: Optic neuritis and optic atrophy due to thallium poisoning following the prolonged use of koremlu cream. Amer. J. Ophthalm. 15, 949 (1932). — SWAB, C. M.: Ocular lesions resulting from thallium acetate poisoning as determined by experimental research. Arch. Ophthalm. (Am.) 12, 547 (1937).

TELEKY: Gewerbliche Thalliumvergiftung. Wien. med. Wschr. 78, 506 (1928).

5. Vergiftung mit Filix mas.

Die Vergiftung mit Filix mas verläuft akut und führt mitunter zu dauernder Erblindung. Öfter ist die Amaurose vorübergehend, und es stellt sich das Sehvermögen bis zu einem gewissen Grade wieder her. Dabei ist von UHTHOFF (1901) starke unregelmäßige periphere Gesichtsfeldeinengung für Weiß und für Farben ohne Zentralskotom festgestellt worden; von VIERECK (1906) fand außerdem ein einseitiges Zentralskotom für Grün. v. KRÜDENER (1906) fand ein einseitiges kleines, absolutes Zentralskotom. Diese spärlichen Untersuchungen gestatten nicht ein einheitliches Bild der Gesichtsfeldveränderungen aufzustellen. Nach den Beobachtungen von UHTHOFF (1900) und STÜLP (1905) handelt es sich wahrscheinlich um eine primäre Gefäßerkrankung. MASIUS und MAHAINE (1898) sowie NUEL (1900) fanden bei experimentellen Untersuchungen Entartung im Sehnerven.

Literatur.

BIRCH-HIRSCHFELD: Beitrag zur Kenntnis der Netzhautganglienzellen unter physiologischen und pathologischen Verhältnissen. Graefes Arch. **50**, 230 (1900).

CUCCHIA, A.: Ricerche cliniche e sperimentali sull'amaurosi da felce maschio. Ann. Ottalm. **55**, 853 (1927). — Ricerche cliniche sull'amaurosi da felce maschio. Ann. Fac. Med. Chir. Perugia. **30**, 38 (1927).

FAVALORO: Sulle alterazioni oculari per intossicamento da felce maschio (Contributo clinico). 6. Congr. Soc. Ital. Oftalm. **1930**.

GARCIA MANSILLA, S.: Neuritis optica nach Filixgebrauch. Rev. Cub. Oftalm. y Ot. etc. **4**, 139 (1922).

HABERKAMP: Amblyopie durch Filix mas. Wschr. Ther. u. Hyg. d. Auges **1903**, Nr. 38. Ref. Jber. Ophthalm. **1903**, 423.

INOUYE: Ein Fall von Veränderungen des Augenhintergrundes durch Filixvergiftung, Vers. ophthalm. Ges. Heidelberg **25**, 300 (1896).

v. KRÜDENER: Über Erblindung durch Atoxyl. Methylalkohol, Schwefelkohlenstoff und Filix mas. Z. Augenhk. **16**, Erg.-H. 47 (1906).

KUHNT: Erblindung nach Einnahme von Extractum filicis maris. Dtsch. med. Wschr. **1906**, 2163.

MASIUS u. MAHAINE: Recherches sur les altérations de la rétine et du nerf optique dans l'intoxication filicique. Bull. Acad. Méd. Belg, Brux. 26. März 1898. — MEYER: Filix mas-Intoxikation mit Sehstörungen. S.ber. Schles. Ges. vaterl. Kultur. 10. Nov. 1905 (Ref. Jber. Ophthalm. **1905**, 399).

NUEL: Névrites optiques toxiques. Ophtalm. Sect. d. Internat. Med. Kongr. Paris. Ref. Klin. Mbl. Augenhk. **38**, 584 (1900).

PERROD: Cecità de „Filix mas". Ann. Ottalm. **41**, 17 (1912).

SCHÖNING: Zur Kenntnis der Filix-mas-Amaurosen. Z. Augenhk. **19**, 233 (1908). — DE SCHWEINITZ: The toxic amblyopia. Their classification, history, symptoms, pathology and treatment. Philadelphia: Lea Brothers a. C. 1896. — SIDLER-HUGUENIN: Sehnervenatrophie nach Gebrauch von Granatwurzelrinde, nebst einigen Bemerkungen über die Gefahren des Extraktum filicis maris. Korresp.bl. Schweiz. Ärzte **28**, Nr. 17 u. 18 (1898). — STÜLP: Über Erblindung nach Gebrauch des Extrakts filis mas bei der Anchylostomiasis der Bergleute. Ophthalm. Klin. **1904**, 232. — Über dauernde Filix-mas-Amaurosen bei der Wurmkur im rhein.-westf. Kohlenrevier. Arch. Augenhk. **51**, 190 (1905).

UHTHOFF: Augenstörungen bei Vergiftungen. Gr.-S. Handb. 11/2 A, 88 (1901). — Die toxische Neuritis optica. Klin. Mbl. Augenhk. **38**, 533 (1900).

VIERECK: Nebenwirkungen von Extractum filicis maris. Arch. Schiffs- u. Tropenhyg. **10**, 443 (1906). Ref. Jber. Ophthalm. **1906**, 375.

WALKO: Ein Beitrag zur Filixvergiftung. Dtsch. Arch. klin. Med. **63**, H. 3 u. 4 (1899).

6. Vergiftung mit Jodoform.

Bei Jodoformvergiftung werden Zentralskotome wie bei der Alkohol-Tabak-Amblyopie beschrieben. MOHR (1902) beobachtete Papillitis und konzentrische Gesichtsfeldeinengungen, sonst wurde wiederholt Abblassung der temporalen Papillenhälfte gesehen, wodurch sich die Ähnlichkeit mit der Alkohol-Tabak-Amblyopie noch erhöht.

Literatur.

BROSE: Retrobulbar Neuritis with permanent central scotoma following the treatment of extensive burns with jodoform. Arch. Ophthalm. (Am.) **29**, 289 (1900).

CRITCHETT: Toxic amblyopia. Trans. ophthalm. Soc. U. Kingd. **18**, 9. June 1898.

HIRSCHBERG: Intoxikationsamblyopie durch Jodoform. Berl. med. Ges. 15. März. Cbl. prakt. Augenhk. **1882**, 93 u. Berl. klin. Wschr. **1882**, 636. — HUTCHINSON:

Toxic amblyopia from the prolonged interne use of jodoforme and creosote cure. N. Y. med. J. **43**, 16 (1886).

MOHR: Über Jodoformintoxikation, mit besonderer Berücksichtigung der Augensymptome. Gyógyászat (Ung.) **1901**, 250 u. 571. Ref. Jber. Ophthalm. **1901**, 356. — Über Jodoformvergiftung mit besonderer Rücksicht auf deren Erscheinungen am Auge (Papilloretinitis infolge von Jodoformismus). Arch. Augenhk. **45**, 184 (1902).

PRIESTLEY-SMITH: Toxic amblyopia from jodoform. Ophthalm. Rev. (Am.) **1893**, 101.

ROCHON-DUVIGNEAUD: Amblyopie jodoformique. Rev. Ophtalm. (Fr.) **1908**, 50.

SARASOFF: Ein Fall von Neuritis retrobulbaris als Folge von Jodoformintoxikation. Wien. klin. Wschr. **1907**, Nr. 48. — SAUVINEAU: Amblyopie jodoformique. Clin. ophtalm. **1909**, 345.

TERSON: Atrophie partielle des nerfs optiques chez une brulée traitée par l'iodoforme. Ann. Ocul. (Fr.) **118**, 387 (1893) u. Arch. Ophtalm. (Fr.) **17**, 91 (1893).

DE VRIES: Amblyopia toxica door jodoform. Nederl. Tschr. Geneesk. **1901**, Nr. 25 (1018).

7. Seltene Vergiftungen.

Von seltenen Vergiftungen, die zur Entstehung von Zentralskotom geführt haben, seien noch angeführt: Joduret und Thiuret (BAAS 1896), Datura stramonium (CERILLO 1896, E. FUCHS 1894), Tee (WALLACE 1900), Kaffee (WIDMARK 1908, WING 1903, WOOD 1915), Thyreoidin (COPPEZ 1900), Anilin (BERGER 1903, VEASEY 1898, CHIARI 1909), Benzin (PETERS 1900), Nitrobenzol und Dinitrobenzol (BOCCI 1903, SESÜLINSKY 1903, CORDS 1919). Trichloräthylen (MEYER 1929, STÜBER 1931), Apiol (JUHÁSZ-SCHÄFFER 1932), Adalin und Bromural (C. H. SATTLER 1923), Septojod (SCHEERER 1926, v. BÜNAU 1929, RIEHM 1926, 1927, 1929). Teilweiser oder vollständiger Sehnervenschwund mit vorübergehender oder dauernder Gesichtsfeldeinengung sind bei folgenden Vergiftungen beobachtet worden: Kohlenoxyd (PILMAN 1934), Tetrachlorkohlenstoff (WIRTSCHAFTER 1933).

Literatur.

Anilin.

BERGER: Sehstörungen infolge von Anwendung anilinhaltigen Haarfärbemittels. Arch. Augenhk. **50**, 299 (1903). — BOCCI: Sopra un caso di avvelenamento acuto da olio di anilina. Arch. Ottalm. **10**, 286 (1903).

CHIARI: Di un derivato dell'anilina (parafenilendiamina) usato come base di tintura cosmetica, dei disturbi visivi nel suo processo di ossidazione. Ann. Ottalm. **36**, 882 (1909).

VEASEY: Central amblyopia in a dye worker, probably produced by inhalation of the aniline dyes. Amer. J. Ophthalm. **1898**, 149.

Gas.

JESS: Nachtblindheit nach Gaserkrankung. Klin. Mbl. Augenhk. **62**, 400 (1919).

MANZUTTO: Amblyopia grave in seguito ad intossicazione con gaz illuminante. Clin. ocul. (It.) **12**, 610 (1911).

Jod.

BAAS, R.: Das Gesichtsfeld. Ein Handbuch für Augenärzte, Neurologen, praktische Ärzte und Studierende. Stuttgart: F. Enke, 1896. — v. BÜNAU: Über Septojodschädigung der Netzhaut. Klin. Mbl. Augenhk. **83**, 349 (1923).

RIEHM: Augenschädigungen nach Septojodinjektionen. Münch. med. Wschr. **1926**, 590. — Akute Pigmentdegeneration der Netzhaut nach Intoxikation mit Septojod. Arch. Augenhk. **100/101**, 872 (1929) u. Klin. Mbl. Augenhk. **78**, 87 (1927).

SCHEERER, R.: Akuter Zerfall des retinalen Pigmentepithels nach intravenöser Injektion von Septojod im Wochenbett. Klin. Mbl. Augenhk. **76**, 524 (1926).

VITO, P.: Contributo allo studio della degeneratione pigmentaria della retina indotta dalla soluzione iodica di PREGL. Boll. Ocul. **14**, 945 (1935).

Kaffee.

WING: A case of toxic amblyopia from coffee. Ann. Ophthalm. (Am.) April 1903. — WOOD: Coffee amblyopia and its relationship to general intoxication from roasted coffee products. Ophthalm. Rec. (Am.) 24, Nr. 3 (1915) u. Klin. Mbl. Augenhk. 61, 129 (1916).

Kohlenoxyd.

ABELSDORFF: Vorübergehende Erblindung mit Augenmuskellähmung nach Kohlenoxydvergiftung. Dtsch. med. Wschr. 1920, 210.

PILMAN, N.: Zur Frage des Einflusses der Kohlenoxydvergiftung auf das Sehorgan. Sov. Wjestn. Oftalm. 4, 433 (1934). — Materialien zur Frage des Einflusses der CO-Intoxikation auf das Sehorgan. Sov. Wjestn. Oftalm. 6, 360 (1935).

SCHMITZ: The action of carbonic oxyde on the eye. Ther. Gaz. (Am.) Febr. 1894. — SCHWABE: Ein Fall von multipler Neuritis nach Kohlenoxydvergiftung mit Beteiligung der Sehnerven. Münch. med. Wschr. 1901, 1530.

Trichloräthylen.

H. MEYER: Untersuchungen über die Giftwirkung des Trichloräthylens, besonders auf das Auge. Klin. Mbl. Augenhk. 82, 309 (1929).

STÜBER, K.: Gesundheitsschädigungen bei der gewerblichen Verwendung des Trichloräthylens und die Möglichkeiten ihrer Verhütung. Arch. Gewerbepath. 2, 398 (1931).

Verschiedene Gifte.

AALBERTBERG: Neuritis optica door het gebruik von Schildklier. Ndld. Tschr. Geneesk. 1902/II (1135).

CERILLO: Amblyopie produite par l'usage de Stramonium. Ann. Ocul. (Fr.) 105, 304 (1896). — COPPEZ: Névrite optique par absorption de thyroidine. Arch. Ophtalm. (Fr.) 20, 656 (1900). — CORDS: Dinitrobenzol und Sehnerv. Z. Gewerbehyg. 1919, 6.

ELSCHNIG: Über Augenerkrankungen durch Autointoxikation. Verh. Ges. dtsch. Naturforscher u. Ärzte Meran 1908, II, 2.

FUCHS, E.: Lehrbuch der Augenheilkunde. Wien-Leipzig: Deuticke 1894.

JUHASZ-SCHÄFFER: Retrobulbärneuritis durch Apiolvergiftung. Klin. Mbl. Augenhk. 89, 361 (1932).

PALERMO: Neuriti retrobulbari tossiche. Ann. Ottalm. 34, 421, 481 (1905). — PASSOW, A.: Auge und Vergiftungen. Zbl. ges. Ophthalm. 33, 385 (1935). — PETERS, A.: Neuritis retrobulbaris durch chronische Benzinvergiftung. Cbl. prakt. An. 24, 302 (1900).

RUGE: Ein Fall von Papilloretinitis bei Botulismus. Klin. Mbl. Augenhk. 40/2, 408 (1902).

SATTLER, C. H.: Augenveränderungen bei Intoxikationen. In SCHIECK-BRÜCKNER: Kurzes Handb. d. Ophthalm. 7, 229 (1932). — Bromural und Adalinvergiftung des Auges. Klin. Mbl. Augenhk. 70, 149 (1923). — SESÜLINSKY: Die Gesichtsfeldveränderungen nach Vergiftungen mit Nitrobenzol und Stickstoffoxydul. Mitt. Augenklin. in Jurjew. 1903, H. 2. Ref. Jber. Ophthalm. 1903, 399. — SNELL: Amblyopia from salicylate of soda. Trans. ophthalm. Soc. U. Kingd. 1901; Ophthalm. Rev. (Am.) 1901, 238. — STANDISH MYLES: Retrobulbar neuritis with central scotoma from toxic action of thyroidin. Arch. Ophthalm. (Am.) 45, 469 (1916). Ref. Klin. Mbl. Augenhk. 64, 724 (1920).

WALLACE, H.: A case of amblyopia due to excessive teadrinking. Ophthalm. Rev. (Am.) 19, 331 (1900). — WIDMARK: Tre fall av toxisk ambliopi med ovanlig etiologi. Mitt. Augenklin. Carol. Mediz.-Chir. Instit. Stockholm 1908, H. 9, u. Hygiea, Beilageh. 1908, 6. — WIRTSCHAFTER, Z. T.: Toxic amblyopia and accompanying physiological disturbances in carbon tetrachloride intoxication. Amer. J. publ. Health. 23, 1035 (1933). — WOODS: Blindness following the intoxicating use of Jamaica Ginger. Report of 6 cases. Ophthalm. Rec. (Am.) 8, 55 (1899). — Ocular phenomena accompanying three cases of gastrointestinal disorder. Ophthalm. Rec. (Am.) 1915, 547 u. Klin. Mbl. Augenhk. 60, 703 (1918).

F. Veränderungen des Gesichtsfeldes bei Schwangerschaft.

Während der Schwangerschaft und durch sie bedingt kommen zweierlei Störungen vor. Die schwerere ist die retrobulbäre Neuritis, die mitunter den Charakter einer im Chiasma lokalisierten Veränderung aufweist, worauf HAGE-DOORN (1934) hinweist. Die von ERDHEIM und STUMME (1909) festgestellte Vergrößerung der Hypophyse in der zweiten Hälfte der Schwangerschaft ist wohl mit der Grund, warum Hypophysengeschwülste zu dieser Zeit rasch an Größe zunehmen, wie dies die Fälle von URBANEK (1927), RAUH (1931), WINTER (1931) BÖCK (1932) und PERÉMY (1934) zeigen. Hier handelt es sich um eine Steigerung krankhafter Vorgänge. Daß hier dabei auch diagnostische Irrtümer vorkommen können, beweist die Beobachtung von F. FISCHER (1931, 1935).

Bei normalem Verlauf der Schwangerschaft ist von verschiedenen Untersuchern temporale Einengung des Gesichtsfeldes beschrieben worden (FORTI 1910, FINLAY 1923, 1924, CARVILL 1923, LINGNAU 1923, HOLM 1934, LÖHLEIN 1924, SMEESTERS 1925). Diese Forscher fanden Gesichtsfeldveränderungen in der Mehrzahl der Fälle. Dagegen haben BELLINZONA und TRIDONTANI (1904), ABRAMOWICZ (1925, 1927) sie nur ausnahmsweise beobachtet und McCURRY (1926), GUR-WITSCH (1929), BECKERSHAUS (1925), SCHÖNINGER (1924,) SABA (1931) keine Ver-.nderungen in den Gesichtsfeldern gefunden. Schon BELLINZONA und TRIDONTANI hielten die geringen Einengungen für psychisch bedingt, SCHÖNINGER führte sie auf Ermüdung zurück, da nach halbstündiger Ruhe die Gesichtsfeldgrenzen wieder normal waren. Man muß aber damit rechnen, daß auch organische Veränderungen den Tatsachen zugrunde liegen. Die Vergrößerung der Hypophyse bedingt wohl zirkulatorische Veränderungen, die sich auch auf das Gebiet des Chiasma auswirken können. Daß die Hypophyse nicht selbst bei physiologischen Verhältnissen auf das Chiasma drückt, ist besonders von TRAQUAIR (1927) gezeigt worden. Die von verschiedener Seite beschriebenen Gesichtsfeldveränderungen weisen nicht die für hypophysär bedingte Gesichtsfeldveränderungen charakteristischen Merkmale auf, wie hemianopische Skotome, einleitende Schädigung des temporalen oberen Quadranten oder Farbenhemianopsie.

Literatur.

ABRAMOWICZ, I.: Über temporale Gesichtsfeldeinengung während der Schwanger-schaft. Klin. oczna (Pol.) **3**, 163 (1925). — On bitemporal contraction of the visual field in pregnancy. Brit. J. Ophthalm. **11**, 17 (1927). — AGLIALORO, M.: Il campo visivo in gravidanza. Fol. gynaec. (It.) **31**, 451 (1934).

BECKERSHAUS, F.: Schwangerschaftshyperplasie der Hypophyse und Gesichts-feld. Z. Augenhk. **55**, 181 (1925). — BELLINZONA e TRIDONTANI: Modificazioni del campo visivo nelle gestanti. Boll. Soc. med.-chir., Pavia. Februar **1904**. — BÖCK, J.: Während der Schwangerschaft aufgetretene bitemporale Hemianopsie. Z. Augenhk. **77**, 126 (1932). — BORNHÄUSER, K.: Über Neuritis nervi optici während der Laktation und nach Mumps. Inaug.-Diss. Tübingen 1935.

CARVILL, M.: Bitemporal contraction of visual fields in pregnancy. Amer. J. Ophthalm. **6**, 885 (1923). — CORDA, G. M.: Modificazioni del campo visivo in gra-vidanza e loro origine. Monit. ostetr.-ginec. **4**, 156 (1932).

ERDHEIM, J. u. E. STUMME: Über die Schwangerschaftsveränderungen der Hypo-physe. Zieglers Beitr. **46**, 1 (1909). — ESPILDORA LUQUE: Kastration, Schwanger-schaft und Hypophysentumoren. Arch. Oftalm. hisp.-amer. (Sp.) **27**, 621 (1927).

FEHR, O.: Schwangerschaft und Hypophysengeschwulst. Z. Augenhk. **1906**, 71. — FINLAY, C. E.: Bitemporal contraction of visual fields in pregnancy. Arch. Ophthalm. (Am.) **52**, 50 (1923). u. Internat. Congr. of Ophthalm. Washington **1923**, 144. — Visual field defects in pregnancy. Arch. Ophthalm. (Am.) **12**, 207 (1934). — FISCHER, F.: Schwangerschaftsveränderungen der Hypophyse als Ursache bitemporaler

Hemianopsie. Z. Augenhk. **75**, 343 (1931). — Über die Ursachen bitemporaler Hemianopsie bei Schwangerschaft. Z. Augenhk. **85**, 88 (1935). — FORTI: Il campo visivo nelle gestanti. Arch. Ottalm. **22**, 357 (1910).

GURWITSCH, B.: Über den Einfluß der Vergrößerung der Hypophyse auf das Gesichtsfeld. Russ. Ophthalm. J. **9**, 146 (1929).

HAGEDOORN, A.: Temporale Hemianopsie in der Schwangerschaft. Ndld. Tschr. Geneesk. **1935**, 1992. — The chiasmal syndrome and retrobulbar neuritis in pregnancy. Amer. J. Ophthalm. **20**, 690 (1937). — HOLDEN, W.: Über die Augensymptome bei Vergiftung durch die Schwangerschaft. Trans. amer. med. Assoc., Sect. Ophthalm. 1914 u. Klin. Mbl. Augenhk. **53**, 252 (1914). — HOLM, E.: Gesichtsfeldeinschränkung während der Gravidität. Zbl. Gynäk. **37** (1924).

IGERSHEIMER, J.: Ein neuer Weg zur Erkenntnis krankhafter Vorgänge in der Sehbahn. Vers. Ophthalm. Ges. Heidelberg **40**, 352, (1916). — IMRE, J.: Pregnancy and the eye, their endocrinological relations. 15. Internat. Congr. Ophthalm. **3**, 213 (1938).

JOHNS, J. P.: The influence of pregnancy on the visual field. Amer. J. Ophthalm. **13**, 956 (1930). — JUNG, P.: Klinischer Beitrag zur Schwangerschaftshypertrophie der Hypophyse. Schweiz. med. Wschr. **1922**, Nr. 3.

KEHRER, E.: Endokrine Syndrome in der Gravidität und nach dem Puerperium. Z. Geburtsh. **110**, 105 (1935). — KIPP: Retrobulbar optic neuritis following childbirth. Amer. med. Assoc. Ophthalm. Rec. **16**, 320 (1906). — KOGAN, J. A.: Retrobulbäre Neuritis im Verlaufe der Gravidität. Sov. Wjestn. Oftalm. **5**, 503 (1935).

LINGNAU, H.: Über die bitemporale Hemianopsie während der Gravidität. Inaug.-Diss. Greifswald 1923. — LÖHLEIN, W.: Die bitemporale Hemianopsie der Schwangeren. Mschr. Geb. u. Gynäk. **65**, H. 3—4 (1924). — LORENZETTI, F.: Contributo allo studio del campo visivo e del senso cromatico della donna durante i periodi catameniale e puerperale. Nota prev. Clin. ostetr. **28**, 345 (1926).

MCCURRY, A. L.: An examination of fields of vision in the last weeks of pregnancy. Brit. J. Ophthalm. **12**, 177 (1928). — MELANOWSKI, W. H.: Ein Fall von vorübergehender Erblindung während des Stillens. Klin. oczna (Pol.) **3**, 92 (1925). — MELLINGHOFF: Doppelseitige Neuritis optica während der Laktation mit temporärer Erblindung mit günstigem Ausgang, links nach 14tägiger Amaurose. Klin. Mbl. Augenhk. **68**, 371 (1921). — METZGER, S. u. H. WEINBERG: Gesichtsfelduntersuchungen an Schwangeren. (Ein Beitrag zur Kenntnis der psychophysischen Veränderungen in der Gravidität. Mschr. Geburtsh. **70**, 140 (1925). — MÖNCKEBERG, C.: Sehstörungen in der Gravidität und Puerperium. Bol. an. Clin. Obstetr. Univ. Chile **17**, 18 (1931). — MOULTON: The effects of prolonged lactation upon the eye with especial reference to the retro-bulbar neuritis and report of a case. Ophthalm. Rec. (Am.) **16**, 103 (1906)

PATRY, A.: Névrite optique récidivante au cours de la grossesse. (Atrophie optique unilatérale, hémianopsie bitemporale.) Ann. Ocul. (Fr.) **167**, 14 (1930). — PERÉMY, G.: Schwere Sehstörung in der Schwangerschaft durch Chiasmaläsion. Klin. Wschr. **1934/2**, 1505. — POLTE: Augenuntersuchungen bei Schwangeren und Wöchnerinnen. Klin. Mbl. Augenhk. **43**, 531 (1905).

RAUH: Hypophysenschwellung während der Gravidität bei Hypophysentumor. Klin. Mbl. Augenhk. **87**, 849 (1931). — RICHTER: Gesichtsfeld bei Schwangerschaft. Klin. Mbl. Augenhk. **75**, 475 (1925). — ROHRSCHNEIDER, W.: Schwangerschaft und Auge. Zbl. ges. Ophthalm. **35**, 225 (1936). — ROSENBAUM, J.: Pregnancy as a cause of disturbed vision. Canad. med. Assoc. J. **22**, 64 (1930).

SABA, V.: Sul restringimento bitemporale del campo visivo in gravidanza. Studi Sassaresi **9**, 197 (1931). — SANTONASTASO, A.: L'occhio nella fisiologia e nella patologia della gravidanza. Clin. ostetr. **28**, 307 (1926). — SCHÖNINGER, L.: Das Gesichtsfeld der Schwangerschaft. Klin. Mbl. Augenhk. **72**, 526 (1924). — SHIMKIN, N.: Contribution à l'étude de l'hémianopsie bitemporale gravidique. Fol. Ophthalm. orient. (Pal.) **1**, 90 (1932). — SMEESTERS, J.: Le champ visuel a) dans la grossesse, b) dans l'iritis. Bull. Soc. belge Ophtalm. **1925**, 86.

TRAQUAIR, H. M.: Visual Field Changes in Pregnancy. Brit. J. Ophthalm. **11**, 271 (1927).

Urbanek, J.: Über die Schwangerschaftsveränderungen der Hypophyse und ihren Einfluß auf das Gesichtsfeld. Wien. klin. Wschr. 40, 1195 (1927).
Wander, L.: Sehnervenschädigung im Verlaufe der Laktation. Polska Gaz. lek. 6, 265 (1927). — Winter, E.: Hypophysentumor in graviditate. Arch. Gynäk. 144/2, 449 (1931).

G. Das Gesichtsfeld beim Sehnervenschwund.

1. Allgemeines.

Der Sehnervenschwund ist ein Krankheitsvorgang, der sehr verschiedene Ursachen haben kann. Theoretisch ist der Sitz der Erkrankung in der Netzhaut möglich, und so sehen wir bei entzündlichen Erkrankungen der Netzhaut primärer oder sekundärer Art sich Schwund des Sehnerven entwickeln. Ebenso liegen die Verhältnisse bei Entartungen der Netzhaut, bei Vergiftungen, selten auch bei Verletzungen. Das Zugrundegehen der inneren Netzhautschichten hat Schwund der Nervenfasern zur Folge. Der primäre Sitz einer zum Sehnervenschwund führenden Erkrankung kann aber auch im Gehirn oder in der Schädelhöhle gelegen sein. So sehen wir bei Erkrankungen der Hypophyse und ihr benachbarter Gebilde, bei Meningitis (Arachnoiditis), Hydrocephalus, Geschwülsten, die auf den Sehnerven drücken, Schwund des Nerven auftreten. Ebenso rufen Prozesse im Sehnerven selbst (z. B. arteriosklerotische Veränderungen, Geschwülste) das Bild des Sehnervenschwundes hervor. Es wäre durchaus gerechtfertigt, nur die Fälle von Sehnervenschwund als primäre zu bezeichnen, in denen der Sitz der Erkrankung von Anbeginn an sich im Sehnerven befindet, alle anderen dagegen als sekundäre Affektionen aufzufassen.

Derzeit werden die Bezeichnungen „primär" und „sekundär" meist im Sinne „nicht entzündlich" und „entzündlich" gebraucht in Anlehnung an die ophthalmoskopischen Merkmale, die eine vorausgegangene Entzündung erkennen lassen oder nicht. Diese Einteilung ist aber durchaus unverläßlich, da vom ophthalmoskopischen Standpunkt aus die Atrophie nach retrobulbärer Neuritis keine Merkmale von entzündlichem Charakter aufweist, zweifellos aber entzündlichen Ursprungs ist . Die mit dem Augenspiegel erkennbaren Anzeichen vorausgegangener Entzündung können sich eben nur auf solche der Papille selbst beziehen. Nur das Vorhandensein von Veränderungen der Papille, die sicher entzündlichen Ursprungs sind, stellen einen positiven Befund dar, der für die Deutung der Atrophie als einer entzündlichen maßgebend ist. Ihr Fehlen schließt dagegen den entzündlichen Ursprung des Sehnervenschwundes nicht aus. Über den primären Sitz des Krankheitsprozesses, der zum Sehnervenschwund führt oder geführt hat, kann man erst auf Grund einer möglichst genauen Diagnose in bezug sowohl auf die Ursache als auch auf die Lokalisation des Krankheitsherdes schlüssig werden. Dabei müssen wir uns dessen bewußt bleiben, daß sogar die richtige Krankheitsdiagnose die Frage der entzündlichen oder degenerativen Natur des Krankheitsprozesses nicht entscheidet, da die Ansichten über das Wesen mancher Krankheitsprozesse noch keineswegs geklärt sind.

Wir werden uns im nachfolgenden mit der sogenannten primären Opticusatrophie befassen. Beim Studium der Gesichtsfeldveränderungen bei den Fällen von Sehnervenschwund aus verschiedenen Ursachen ergeben sich gemeinsame Merkmale, die bisher vielleicht nicht genügend hervorgehoben worden sind. Man findet beim Studium einer großen Anzahl von Gesichtsfeldern von tabischer Atrophie, Glaukom und Leberscher Krankheit sowie akutem Blutverluste gewisse Ähnlichkeiten. Insbesondere der tabische Sehnervenschwund und das Glaukom weisen oft die gleiche, vorwiegend nasale Gesichtsfeldeinengung mit nasalem Sprung auf, und auch die Vergrößerung des blinden Fleckes nach oben und unten findet sich nicht so selten bei der tabischen Atrophie, wenn genau untersucht wird. Diese Umstände erwecken das Bestreben, auch in der Entstehung der Gesichtsfeldausfälle gemeinsame Ursachen zu suchen. Sie können darin gefunden werden, daß es sich bei beiden Erkrankungen um Nervenbündelschädigungen handelt. Aber auch das Vorhandensein der gleichen hydromechanischen Verhältnisse bei beiden Erkrankungen ist zu berücksichtigen. Beiden Leiden, aber auch der LEBERschen Atrophie und der Atrophie bei akuten Blutverlusten ist Störung der physiologischen Verhältnisse zwischen diastolischem Blutdruck in der Netzhaut und Augenbinnendruck gemeinsam, auf den in den betreffenden Abschnitten zurückgekommen werden wird.

2. Sehnervenschwund bei Tabes dorsalis.

Der Sehnervenschwund bei Tabes führt meist schon zu Beginn zu Veränderungen im Gesichtsfeld. Die bisherige Darstellung dieser Veränderungen beim beginnenden tabischen Sehnervenschwund ist sehr unzureichend, im Gegensatz zu den Kenntnissen der Gesichtsfeldveränderungen bei deutlich ausgebildeter Atrophie. Dies hängt wohl damit zusammen, daß die Gesichtsfelduntersuchung bei tabischem Sehnervenschwund nicht genügend sorgfältig vorgenommen wurde, und zwar besonders in den Anfangsstadien der Krankheit. Untersucht man solche Kranke, die auf einem Auge einen ausgesprochenen Sehnervenschwund aufweisen, während das andere Auge anscheinend normal ist, so ergeben sich bei sorgfältiger Untersuchung dieses Auges (z. B. mit 1/1200, 1/2000), besonders in der Periode der allgemeinen Hypotonie deutliche Veränderungen des Gesichtsfeldes. Man findet Vergrößerung des blinden Fleckes nach oben oder unten und Einengung der peripheren Grenzen für kleine Objekte, also Einengung der inneren Isopteren. Gelingt es, den allgemeinen Blutdruck zu heben, können diese erwähnten Veränderungen wieder verschwinden (SOBAŃSKI 1937). Entwickelt sich aber der Krankheitsprozeß weiter, so entstehen bleibende Veränderungen des Gesichtsfeldes, die allgemein beim Sehnervenschwund bekannt sind. Die Erscheinungen bei beginnender Schädigung der Netzhaut infolge allgemeinen und örtlichen niedrigen Blutdruckes sind der Ausdruck noch reversibler Veränderungen der Netzhaut infolge ungenügender Sauerstoffversorgung. Es sei dabei auf die Ähnlichkeit der Gesichtsfeldveränderungen mit denen bei beginnendem Glaukom hingewiesen (Abb. 151), was nicht wundernehmen kann, in Anbetracht des im wesentlichen gleichen Entstehungsmechanismus.

Man hat seit UHTHOFF (1880, 1885) im allgemeinen zwei Typen von Gesichtsfeldveränderungen bei tabischem Sehnervenschwund unterschieden. Der erstere, bei dem die äußeren Gesichtsfeldgrenzen nur wenig gegen die Mitte hineinrücken, dafür aber die qualitative Funktion der Netzhaut im Bereich des Gesichtsfeldes sinkt, was sich durch eine frühzeitige Einschränkung der Grenze für Farben gegenüber der Weißgrenze erkennen läßt (Abb. 152). Die Gesichtsfeldinsel flacht sich ab, während die Verkleinerung ihres Umfanges erst in zweiter Linie erfolgt. Am frühesten ist dabei die Rot- und Grünwahrnehmung betroffen, so daß die Gesichtsfeldgrenzen für Rot und Grün gegenüber denen für Blau und Gelb beträchtlich eingeschränkt sind; aber auch die Blau-Gelb-Grenze rückt verhältnismäßig rasch gegen die Mitte zu hinein, so daß die periphere farbenblinde Zone des Gesichtsfeldes eine bedeutende Verbreiterung gegenüber der Norm erfährt. Es kann sich bei noch weiten Gesichtsfeldgrenzen für Weiß vollständige Rot-Grün-Blindheit, mitunter vollständige Farbenblindheit herausbilden. Allmählich werden aber auch die Gesichtsfeldgrenzen für Weiß immer enger, bis schließlich

das Schicksal vollständiger Erblindung den Kranken erreicht. Die Gesichtsfeldeinschränkung ist in der Mehrzahl der Fälle eine annähernd konzentrische,
d. h. die Grenze rückt von allen Seiten gleichzeitig ungefähr in gleichem Maße
gegen die Mitte zu hinein. In einem geringeren Teil der Fälle überwiegt der

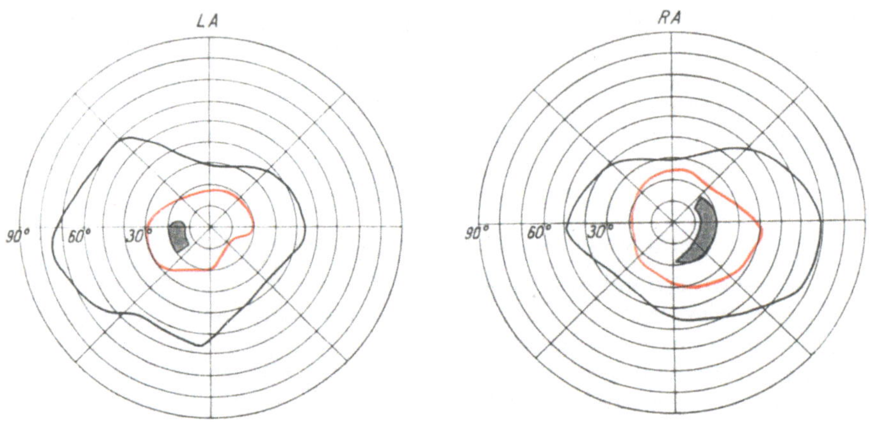

Abb. 151. Beiderseitiger tabischer Sehnervenschwund. 38jährige Frau. Rechtes Auge: $S = 5/15$, linkes Auge:
$S = 5/5$. Gesichtsfelder für Weiß 2/330, für Rot 10/330. Einengung der peripheren Grenzen. BJERRUM-Skotom
des rechten Auges. Skotom Weiß 1/1200.

Gesichtsfeldausfall in einer bestimmten Richtung, so daß unregelmäßige Gesichtsfeldgrenzen entstehen. Die Unregelmäßigkeit läßt sich zuerst bei den Farbengrenzen oder den Isopteren für kleine weiße Reizobjekte wahrnehmen und eine

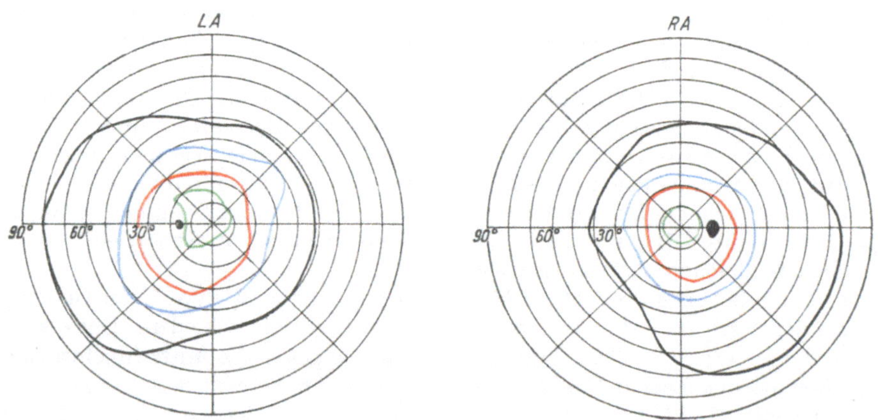

Abb. 152. Tabischer Sehnervenschwund. 53jähriger Mann. Syphilitische Infektion vor 30 Jahren. Rechtes Auge:
$S = 10/24$, linkes Auge: $S = 10/16$. Sehvermögen nimmt seit $2^1/_2$ Jahren ab. Gesichtsfelder für Weiß 3/330,
für Farben 5/330. Die Abflachung der Gesichtsfeldinsel tritt stärker hervor als die Verkleinerung der Insel.

gegen die Mitte zu von einer Seite erfolgende Einbuchtung der Gesichtsfeldgrenze für Farben weist darauf hin, daß die Einschränkung der Grenze für Weiß
denselben Verlauf nehmen wird. Die Ansichten darüber, von welcher Seite her
am häufigsten Gesichtsfeldeinschränkungen sich geltend machen, gehen auseinander. Es scheint eine Regel hierfür nicht zu geben. Nach meinem eigenen
Material scheint sich die Einengung ebenso häufig von innen wie von außen be-

merkbar zu machen, während Einengung von oben häufiger ist als die von unten. Dabei ist auffallend, daß in den allermeisten Fällen der Verlauf der Gesichtsfeldausfälle an beiden Augen ähnlich (Abb. 153), beinahe oder vollständig symmetrisch ist, auch dann, wenn der Verfall der Funktion am einen Auge viel früher eintritt

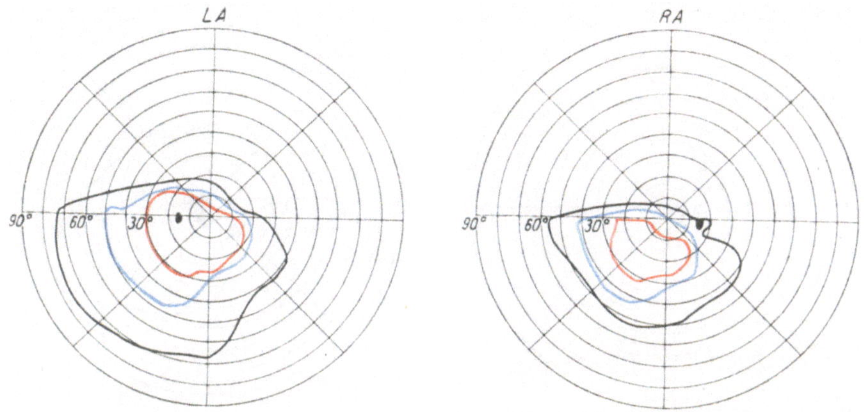

Abb. 153. Tabischer Sehnervenschwund. 33jährige Frau. Abnahme des Sehvermögens seit einem Jahre. Rechtes Auge: $S = 6/24$, linkes Auge: $S = 6/18$. Starke Abblassung der temporalen Papillenhälften, nasale Hälften deutlich rosa. Unregelmäßige, aber symmetrische Einengung der Gesichtsfelder für Weiß und Farben 10/330.

als am anderen. Die Symmetrie der Gesichtsfeldausfälle kann daher zum Bilde der bitemporalen Hemianopsie führen, welche von verschiedenen Forschern beschrieben worden ist. Hierher gehören die Mitteilungen von BENEDIKT (1902),

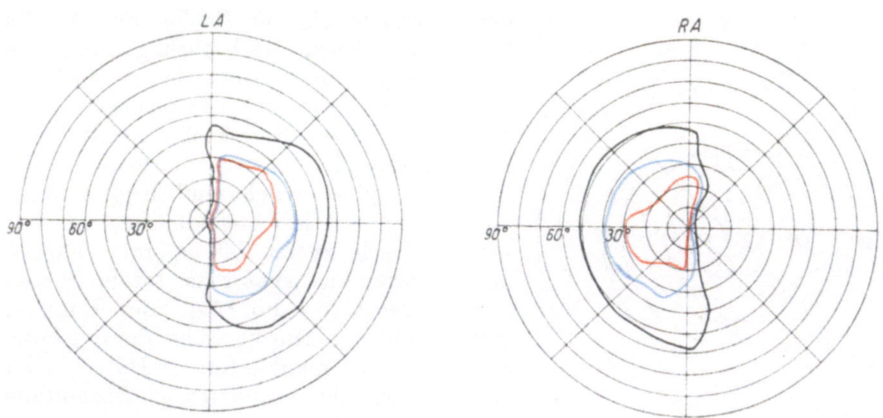

Abb. 154. Bitemporale Hemianopsie bei tabischem Sehnervenschwund. 36jähriger Mann. Seit zwei Jahren Abnahme des Sehvermögens. Rechtes Auge: $S = 6/18$, linkes Auge: $S = 6/15$. Beide Augen: Papille weiß, Gefäße leicht verengt. Gesichtsfelder für Weiß 6/330, für Farben 10/330. Nach einem Jahr erblindete das rechte Auge.

JOCQS (1902), ZIMERMANN (1905), von BOGATSCH (1912), E. FUCHS (1912, 1917), ENGELKING (1921). Während UHTHOFF und LEBER (1877) auf dem Standpunkte stehen, daß es sich dabei nicht um echte Hemianopsie handelt, sondern um ein mehr zufälliges Ergebnis symmetrischer Gesichtsfeldausfälle, hat besonders E. FUCHS hervorgehoben, daß hier echte Hemianopsie bestehe, die nicht durch basale oder cerebrale Komplikationen bedingt ist. Bei der bitemporalen Hemianopsie liegt die Möglichkeit vor, daß sich der tabische Degenerationsdefekt zuerst im Chiasma lokalisiert und von dort aus sich allmählich in der peripheren Sehbahn ausbreitet. Man muß aber auch an die Möglichkeit von Komplikationen seitens der Hypophyse oder anderer basaler Gebilde denken. Die Beweise für

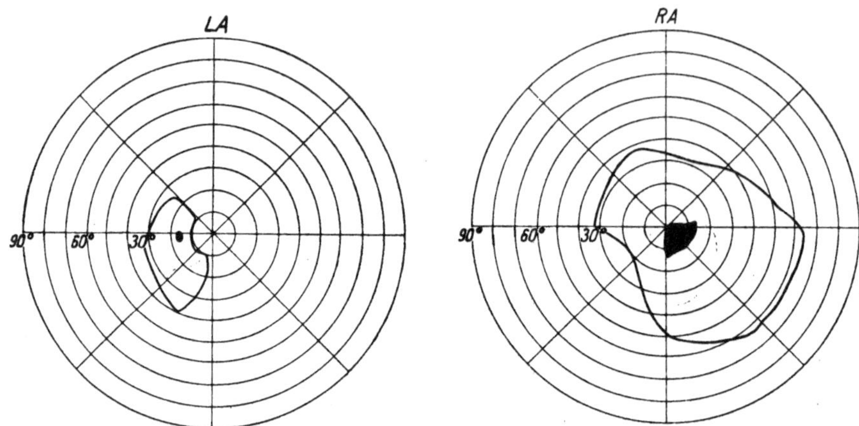

Abb. 155. Tabischer Sehnervenschwund. Rechtes Auge: $S = 2/60$, Gesichtsfeld für Weiß 10/60.

und gegen werden sich nur höchst ausnahmsweise erbringen lassen, da Obduktionsbefunde nur in außerordentlich seltenen Fällen zu einer Zeit möglich sind, wo die Hemianopsie noch besteht. E. FUCHS führt für seine Fälle neben Abwesenheit anderer hypophysärer Erscheinungen das vollständige Versagen der antiluetischen Behandlung und das ständige Fortschreiten des Prozesses bis zur Erblindung an. Ich kann aus eigener Beobachtung einen Fall mitteilen, der jahrelang sehr genau beobachtet wurde, wo von neurologischer Seite zweifellos Tabes festgestellt worden war. Im Verlaufe der langsam fortschreitenden Opticusatrophie verfiel ziemlich gleichmäßig die temporale Gesichtsfeldhälfte; es entwickelte sich zuerst bitemporale Farbenhemianopsie, die später in totale Hemianopsie überging (Abb. 154). Der Röntgenbefund und der neurologische Befund boten keinerlei Anhaltspunkte für eine Hypophysenerkrankung, die antiluetische Behandlung versagte, schließlich kam es zur vollständigen Erblindung, und der Kranke starb mehrere Jahre später unter typischen tabischen Erscheinungen. Sein Tod fiel in die Kriegszeit, und ich konnte daher wegen meiner Abwesenheit im Felde eine Obduktion nicht erlangen. Die Gegner der Auffassung der Hemianopsie

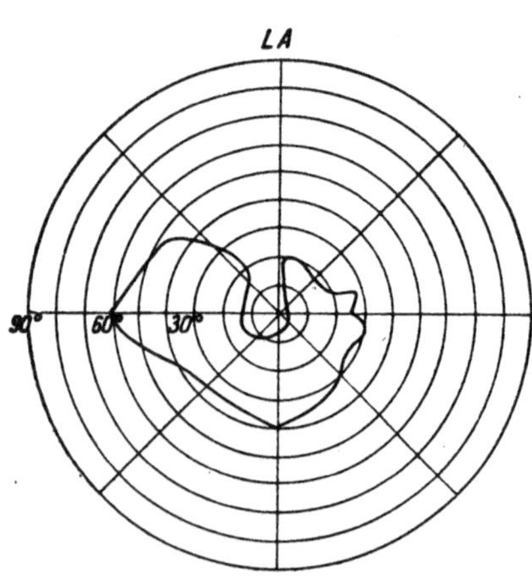

Abb. 156. Tabischer Sehnervenschwund. Rechtes Auge blind, linkes Auge: $S = 0,3/60$. Gesichtsfeld für Weiß 10/330. Nach oben durchgebrochenes Zentralskotom mit starker unregelmäßiger peripherer Einengung des Gesichtsfeldes.

als eines tabischen Symptoms, weisen, wie erwähnt, auf Komplikationen des tabischen Prozesses mit anderen hin, eine Möglichkeit, die sicher zuzugeben ist, insbesondere, wenn man den RÖNNEschen Fall (1911) betrachtet, in dem bei homonymer Hemianopsie bei Tabes die Obduktion das Vorhandensein eines Gummas ergab, welches den Tractus opticus in Mitleidenschaft gezogen hatte.

In einem anderen Fall, in dem RÖNNE (1912) einseitige nasale Hemianopsie beobachtete, die sich aus dem Ausfall des nasalen unteren Quadranten mit nasalem Sprung entwickelte, hält RÖNNE die Erklärung durch einen Prozeß im Chiasma als die einfachste. Wenn auch die Frage nicht endgültig geklärt ist,

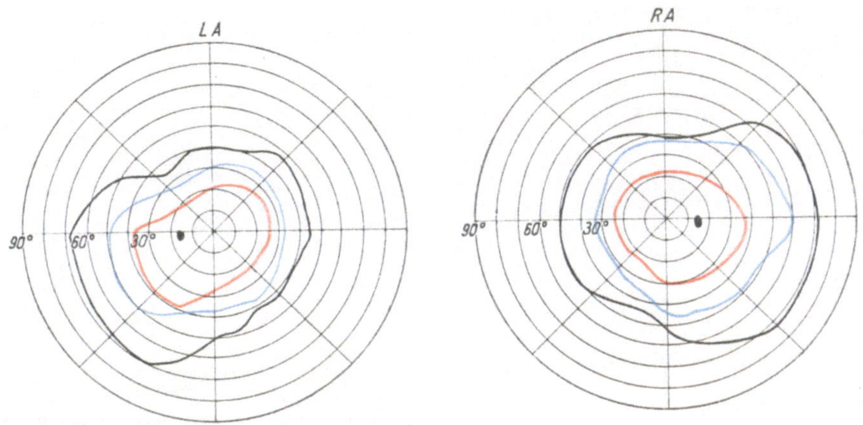

Abb. 157. Tabischer Sehnervenschwund. 33jähriger Mann. Luetische Infektion vor zehn Jahren. Rechtes Auge: $S = 10/24$, linkes Auge: $S = 10/15$. Papillen blaß, Gefäße leicht verengt. Gesichtsfelder für Weiß 6/330, für Farben 10/330.

so ist die Möglichkeit, daß wirklich hemianopische Ausfälle bei Tabes vorkommen, nicht vollständig abzulehnen. LUTZ (1927) hat aus der Literatur fünf Fälle von binasaler Hemianopsie bei Tabes zusammengestellt. [GOWERS (1892), LAND and

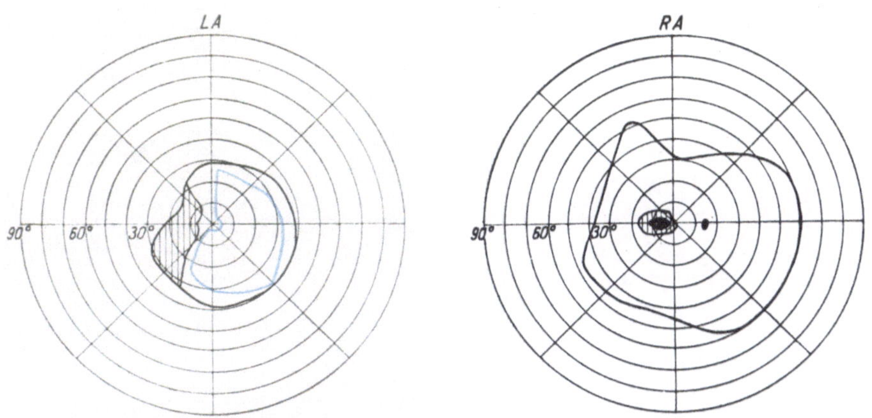

Abb. 158. Derselbe Kranke ein Jahr später. Rechtes Auge: $S = 4/50$, linkes Auge: $S = 3/60$. Gesichtsfelder für Weiß 6/330. Rechts werden Farben 10/330 überhaupt nicht erkannt. Zentralskotom für Weiß 6/330. Linkes Auge: Blau 10/330 wird in der nasalen Gesichtsfeldhälfte erkannt, nicht aber im Gesichtsfeldzentrum.

BEEVOR (1894), OLE BULL (1895), RÖNNE (1912), HEED and PRICE (1914), PROTO-POPESCU (1925). Dazu kommt der Fall von BELLONI u. GOLDAN (1932, 1935).]
    Ähnlich wie mit der Frage der Hemianopsie infolge tabischer Opticusatrophie verhält es sich auch mit der Frage nach dem Vorkommen eines zentralen Skotoms infolge der tabischen Atrophie. Zentralskotom bei Tabes ist von HIRSCHBERG (1883), UHTHOFF (1885), LANGENBECK (1912), IGERSHEIMER (1918), E. FUCHS

(1911), KNAPP (1907), GALEZOWSKI und LOBEL (1906), RÖNNE (1909), BREGMAN und ENDELMAN (1909), HESSBERG (1910), MASAO KURAKASU (1936) mitgeteilt worden (Abb. 155, 156, 158, 159). UHTHOFF (1911) fand Skotome in 2% der Fälle

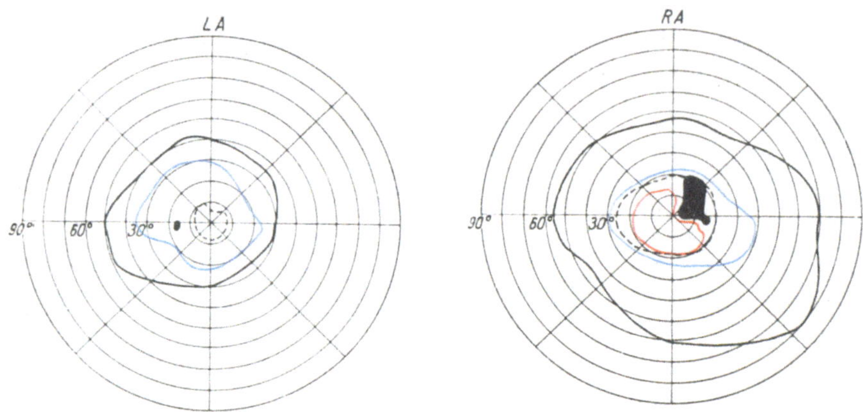

Abb. 159. 38jähriger Mann, tabischer Sehnervenschwund. Rechtes Auge: $S = 6/8$, linkes Auge: $S = 6/36$. Rechtes Auge: Temporale Papillenhälfte weiß, nasale rosa gefärbt. Im rotfreien Licht Nervenfasern nur nasal unten deutlich, temporal oben kaum sichtbar. Gesichtsfelder für Weiß 3/330 und 3/1700, für Farben 10/330. Links großes, mit dem blinden Fleck in Zusammenhang stehendes Skotom, absolut für die verwendeten Reizobjekte.

von tabischem Sehnervenschwund. RÖNNE (1930) ist der Ansicht, daß das Skotom im Beginn der Erkrankung ein häufiges Ereignis bildet. Es kommt aber auch im späteren Verlaufe der Erkrankung vor, wie der folgende Fall, den ich selbst zu

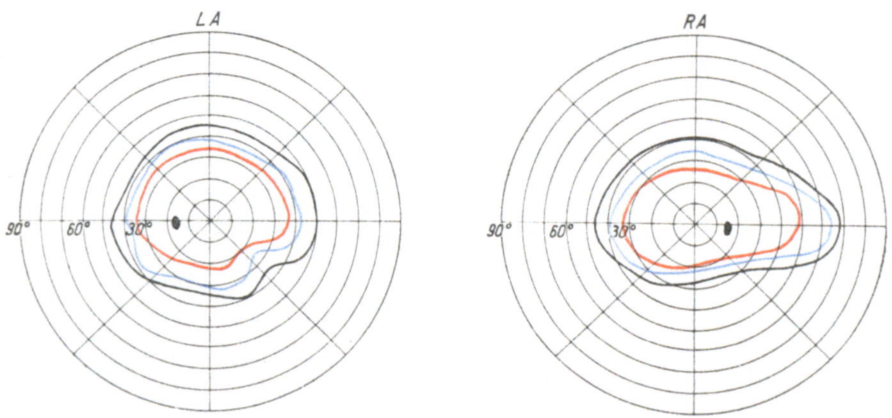

Abb. 160. Tabischer Sehnervenschwund. Keine subjektiven Beschwerden. Rechtes Auge: $S = 6/8$, linkes Auge: $S = 6/8$, fast 6/6. Papillen besonders in den temporalen Hälften deutlich abgeblaßt. Gefäße annähernd normal. Überwiegen der Abflachung der Gesichtsfeldinsel gegenüber der Einengung. Gesichtsfelder für Weiß 3/330, für Farben 5/330.

beobachten Gelegenheit hatte, zeigt. Er wies bei einer typischen Taboparalyse, bei welcher in den ersten Jahren der Beobachtung paralytische Symptome vollständig fehlten, und sich erst im späteren Verlauf der Krankheit geltend machten, anfangs gleichmäßig konzentrische Einengung des Gesichtsfeldes auf, die keineswegs hochgradig war. Der Kranke, der ausgiebig antiluetisch behandelt worden war, klagte über plötzliche Abnahme des Sehvermögens (Abb. 157—159). Als Ursache ließ sich ein zentrales Skotom feststellen, das sich bis zur vollständigen Erblindung des Kranken langsam vergrößerte. Der endgültige Verlust des Sehvermögens war aber auf die fortschreitende Einengung des Gesichtsfeldes von der Peripherie aus zurückzuführen. Ebensowenig wie in anderen Fällen kann man es hier wagen, ohne anatomischen Befund eine Entscheidung über die tatsächliche Ursache der Entstehung des Zentralskotoms zu treffen; da solche bisher in einwandfreier Weise fehlen, muß die Entscheidung der Zukunft vorbehalten bleiben. Wenn bei diesen Fällen auch an die Möglichkeit gedacht werden muß, daß das Zentralskotom nicht durch den tabischen Prozeß als solchen, sondern durch eine luetische oder toxische (Alkohol, Tabak) retrobulbäre Neuritis verursacht worden ist, so sind sie doch zu häufig, um sie nicht in den meisten Fällen als Zeichen des tabischen Sehnervenschwundes anzusehen.

Der zweite Typus des Gesichtsfeldverfalles beim tabischen Sehnervenschwund ist dadurch gekennzeichnet, daß der Gesichtsfeldausfall für Farben mit dem für Weiß zusammenfällt, d. h. eine quantitative Verringerung des Gesichtsfeldes vorliegt, während die qualitative Empfindung innerhalb des erhaltenen Bezirkes keine oder nur geringe Beeinträchtigung erlitten hat. Hier steht die Verkleinerung der Gesichtsfeldinsel im Vordergrund (Abb. 160), während ihre Oberflächenbeschaffenheit erst später beeinträchtigt wird. Dabei können sowohl sektorenförmige Gesichtsfeldausfälle als auch hochgradige konzentrische Einengung auftreten, woraus sich ein sogenanntes röhrenförmiges Gesichtsfeld ergibt. In solchen Fällen kann die zentrale Sehschärfe sehr gut sein, und auch die Farbengrenzen beinahe mit der Weißgrenze zusammenfallen. Daher bildet die Beeinträchtigung der Orientierung im Raume die Hauptbeschwerde der Kranken.

Was die Häufigkeit der beiden Typen der Gesichtsfeldausfälle betrifft, so ist der erste Typus entschieden der häufigere, wie sich aus der Zusammenstellung von LANGENBECK (1912) ergibt, in der das Verhältnis 89 : 27 war, und aus meinen eigenen Beobachtungen, bei welchen das Verhältnis 3 : 1 ist.

Aus dem Gesagten läßt sich der Schluß ziehen, daß ein typisches Verhalten des Gesichtsfeldes bei Tabes sich nicht feststellen läßt. Sicher ist aber, daß aus wiederholten Aufnahmen des Gesichtsfeldes und der Beobachtung der raschen Abnahme der qualitativen Funktion, ebenso aus der quantitativen Einengung sich prognostisch Schlüsse auf den Verlauf der Atrophie mit einer gewissen Wahrscheinlichkeit ziehen lassen. Es ist zwar sicher, daß auch bei der tabischen Sehnervenatrophie der Fortschritt des Prozesses nicht immer gleichmäßig ist, sondern daß gelegentlich Perioden längeren relativen oder absoluten Stillstandes mit solchen rascheren Fortschreitens der Erkrankung abwechseln können. Während dieser Perioden des Stillstandes läßt sich aber eine Besserung des Gesichtsfeldes nicht feststellen. Im allgemeinen jedoch ist das Fortschreiten ein gleichmäßiges, so daß die Erfahrung aus dem Vergleiche der Gesichtsfelder und der zentralen Sehschärfe aus verschiedenen Zeiten einen annähernden Schluß auf den weiteren Verlauf erlauben kann. RÖNNE (1911, 1912) hat darauf hingewiesen, daß die Prognose bei tabischem Sehnervenschwund bei den Fällen, in denen eine Proportionalität zwischen dem Verhalten der Sehschärfe und dem des Farbensinnes vorhanden ist, eine bessere ist, als wenn der Farbensinn unverhältnismäßig stark geschädigt ist. Der Verlauf der letzteren Fälle ist rascher als der der ersteren.

SLOAN und WOODS (1938) weichen in ihren Ansichten über die Gesichtsfeldbefunde bei tabischem Sehnervenschwund von den geschilderten Ansichten ab. Nach ihren Feststellungen fanden sich unter 25 Fällen von Tabes mit pathologischen Augenbefunden dreimal gleichmäßige periphere Einengung des Gesichts-

feldes, fünfmal symmetrische, auf einen Teil des Gesichtsfeldes beschränkte
Ausfälle, viermal Zentralskotome mit normalem peripherem Gesichtsfeld, sieben-
mal Zentralskotome und periphere Ausfälle, einmal homonym hemianopische
Gesichtsfeldausfälle. In drei Fällen mit normalem Augenhintergrunde fanden
sich Gesichtsfeldausfälle. Viermal bestand Sehnervenentzündung. In vier Fällen
trat während der Beobachtung Verschlechterung ein, in neun Fällen änderte sich
der Gesichtsfeldbefund nicht; die übrigen Fälle wurden nur einmal gesehen. Auf
Grund dieser Beobachtungen sind SLOAN und WOODS (l. c.) der Ansicht, daß
Zentralskotome bei Tabes und bei anderen syphilitischen Erkrankungen des
Nervensystems sehr häufig sind.

Es ist hier nicht der Ort, die Streitfrage nach dem anatomischen Substrate der
klinischen Erscheinungen in ihrer ganzen Breite aufzurollen. Wir besitzen

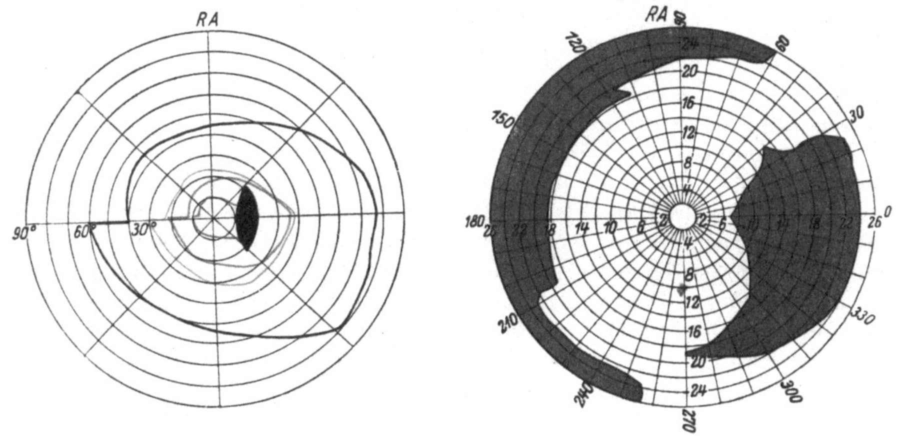

Abb. 161. Tabischer Sehnervenschwund. 57jähriger Mann. Linkes Auge blind, rechtes Auge: $S = 6/18$. a) Gesichtsfeld für Weiß 3/330, für Farben 5/330. Vergrößerung des blinden Fleckes und nasaler Sprung. b) Kampimetrische Aufnahme der Gesichtsfeldmitte für Weiß 1/1200.

viel zu wenig Fälle genau klinisch und anatomisch untersuchter tabischer Opticusatrophien, um endgültige Schlüsse zu ziehen. Daß die Tabes und mit ihr der
Sehnervenschwund als Spätfolgen luetischer Infektion aufzufassen sind, steht
heute außer Zweifel. Die Art aber, wie die Lues zur Ausbildung der tabischen
Symptome führt, ist noch nicht klargestellt. Was den Sehnervenschwund
betrifft, so geht die allgemeine Ansicht dahin, daß es sich um eine primäre Entartung der Fasern des Sehnerven handelt. Besonders BEHR (1937) hat die einschlägigen Verhältnisse eingehend studiert und weist an seinem Material nach,
daß die Zerfallserscheinungen der Sehnervenfasern in der Mehrzahl der Fälle
in den peripheren Teilen des Sehnerven zuerst in Erscheinung treten. Daß es
sich nicht um eine unmittelbare Schädigung durch Spirochäten handelt, ist aus
dem Umstande zu ersehen, daß genaue Untersuchungen von IGERSHEIMER (1918)
den Nachweis von Spirochäten in den Sehnerven bei tabischer Atrophie nicht
erbracht haben.

Abweichend von der allgemeinen Ansicht sind wir an meiner Klinik hauptsächlich durch die Arbeiten von SOBAŃSKI (1934, 1935, 1936, 1937) und LAUBER
(1935, 1936, 1937) zu anderer Auffassung gelangt. Es hat sich herausgestellt,
daß die Lues in manchen Fällen von Tabes den allgemeinen, insbesondere den
diastolischen Blutdruck herabsetzt. Infolgedessen wird das normale Verhältnis
des diastolischen Druckes in den Netzhautarterien und -capillaren zur Höhe des

intraokularen Druckes gestört. Normalerweise ist der diastolische Arteriendruck
in der Netzhaut um mindestens 20 mm höher als der Augenbinnendruck. Sinkt
der diastolische Arteriendruck bei normal hohem Augendruck, so kommt es zur
Erschwerung der Blutzirkulation in den Netzhautcapillaren, wodurch die Ernährung der Netzhaut leidet. Die Funktion sinkt, und schließlich kommt es zur
Atrophie der Netzhaut und dann auch des Sehnerven. Die Aufgabe der Behandlung besteht in der Wiederherstellung des normalen Verhältnisses zwischen
diastolischem Arteriendruck und Binnendruck des Auges. In manchen Fällen
läßt sich als Ursache der allgemeinen und örtlichen Hypotonie eine spezifische
Erkrankung der Aorta und des Herzens nachweisen. In anderen Fällen gelingt
dieser Nachweis nicht. Praktisch und theoretisch wichtig sind die Beobachtungen,
daß spezifische Behandlung (Quecksilber, Jod, Salvarsan, Wismut, Malaria)

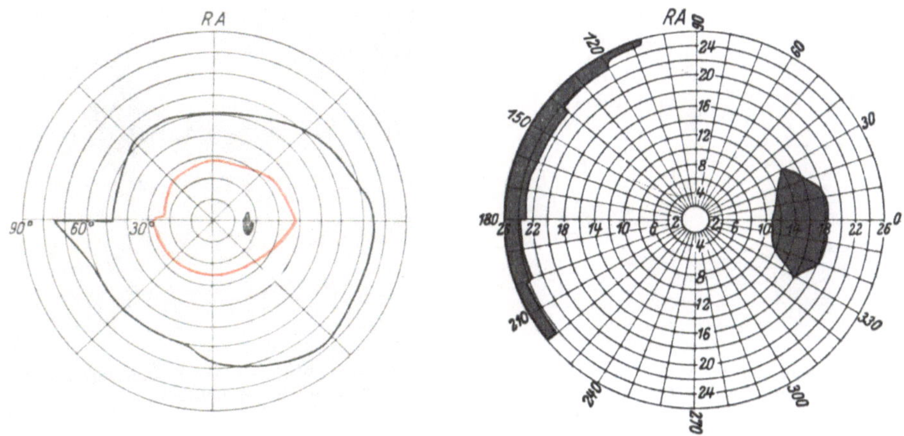

Abb. 162. Derselbe Fall nach Behandlung mit Pilokarpin, Cyclodialyse örtlich, Strychnin- und Opotonin-
injektionen, nachher antiluetischen Mitteln. 4. 2. 1935: $S = 6/6$. a) Gesichtsfeld für Weiß 3/330, für Rot 5/330.
b) für Weiß 1/1200.

stark senkend auf den Blutdruck wirken. Dieser Umstand erklärt die deletäre
Wirkung der spezifischen Behandlung auf den Sehnervenprozeß bei Tabes.
Die spezifische Behandlung darf also nicht primär bei tabischem Sehnervenschwund angewendet werden. Da die Steigerung des allgemeinen Blutdruckes
nur in geringem Grade oder oft gar nicht zu erreichen ist, wird der Binnendruck
des Auges herabgesetzt; entweder durch Miotica oder durch Operation (Zyklodialyse). Ist das Auge weich, so kann die spezifische Behandlung durch Besserung
des etwa vorhandenen Gefäßleidens den Blutdruck heben und dadurch zur
weiteren Besserung der Ernährung der Netzhaut beitragen. Unsere Beobachtungen
haben gezeigt, daß es im Verlaufe der Tabes Perioden von Hypotonie gibt,
während derer das Sehvermögen sinkt (Abb. 161—163). Mit diesen Perioden
können solche abwechseln, in denen der allgemeine Blutdruck sich bessert,
wodurch sich die Zeiten des Stillstandes des Entartungsprozesses der Netzhaut
und des Sehnerven erklären. Die Ungleichheit des Binnendruckes beider Augen
erklärt den mitunter verschiedenen Verlauf der Erkrankung an beiden Augen.
Das Auge mit dem höheren Binnendruck ist stets das mit der schlechteren
Funktion. Die Behandlung nach unseren Verfahren hat in vielen (über 40) Fällen
eine Besserung der Funktion der Augen herbeigeführt. Was hier interessiert,
ist der Umstand, daß auch das Gesichtsfeld an der Besserung teilnimmt.

Es empfiehlt sich das Gesichtsfeld auch mit kleinen Testobjekten zu untersuchen, um besonders bei Fällen, in denen ein Auge intakt zu sein scheint, eventuell doch vorhandene Ausfälle festzustellen. Dabei könnte die Auffassung z. B. eines hemianopischen Zentralskotoms von großer differentialdiagnostischer Bedeutung sein. Es sei noch erwähnt, daß gelegentlich Nervenfaserausfälle (nasaler Sprung, bogenförmiges BJERRUMsches Skotom) gefunden worden sind.

Diagnostisch wichtig ist die Tatsache, daß bei beginnender Funktionsstörung die Papillen fast ausnahmslos Abblassung zeigen, so daß ein normaler ophthalmoskopischer Befund bei gestörter Funktion Zweifel an die Diagnose tabischer

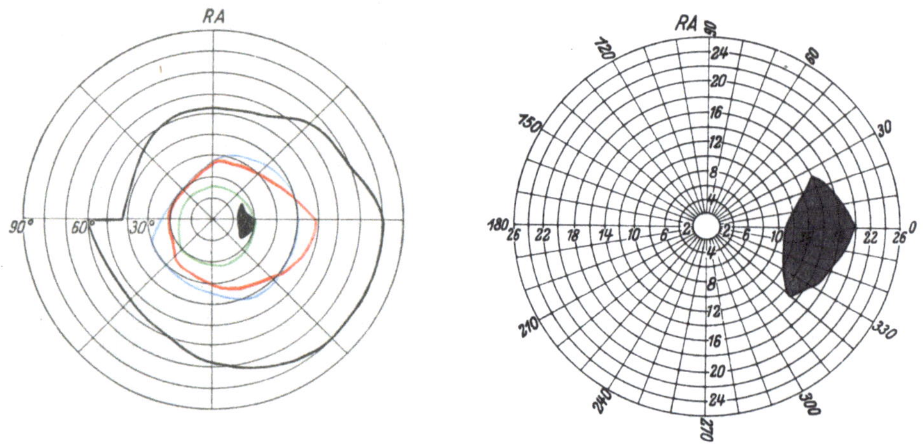

Abb. 163. Derselbe Fall. 20. 6. 1938. $S = 6/6$. a) Dieselben Reizobjekte für Weiß und Farben. b) Kampimetrische Aufnahme der Gesichtsfeldmitte für Weiß 1/1200. Dauererfolg der Behandlung.

Opticusatrophie hervorrufen muß. Als Beispiel dafür, wie frühzeitig die Blässe der Papille eintritt, kann der Fall eines 37jährigen Mannes dienen, der seit vier Monaten eine rechtsseitige Sehstörung bemerkt hatte, und mit dem rechten Auge nur mehr Finger in $^1/_2$ m zählen konnte, am linken Auge $S = 5/6$, bei normalen Gesichtsfeldgrenzen für Weiß 3/330 und Farben 5/330, dessen beide Papillen vollständig weiß waren. Das Sehvermögen des linken Auges verfiel rasch und betrug nach zwei Jahren nur mehr 1/30. Diese Erscheinung steht im Gegensatz zum Verhalten des Spiegelbefundes beim Glaukom, wo bereits bedeutende Funktionsstörung vorhanden sein kann, bevor sicher pathologische Veränderungen mit dem Augenspiegel erkennbar sind.

3. Progressive Paralyse.

Neben der Tabes ist die progressive Paralyse das meist verbreitete Nervenleiden, das als Folge der Lues auftritt. Auch hier kommt es nicht selten zu Sehnervenschwund. Er wurde bisher in seiner Entstehung dem tabischen gleichgestellt. Unsere Erfahrungen sprechen dagegen. Bei der progressiven Paralyse besteht offenbar ein anderer Entstehungsmechanismus als bei Tabes (Abb. 164). Das bei tabischem Netzhaut- und Sehnervenschwund wirksame Behandlungsverfahren versagt in den Fällen von progressiver Paralyse. Dies ist begreiflich, da bei der progressiven Paralyse das Vorhandensein von Spirochäten im Zentralnervensystem festgestellt ist. Was die Gesichtsfeldverhältnisse in Fällen von Sehnervenschwund bei progressiver Paralyse betrifft, so findet sich Veränderung der Gesichtsfeldinsel sowohl im Sinne der Abflachung als auch der Einengung. Der Verlauf der Gesichtsfeldveränderungen ist dem bei Tabes sehr ähnlich. Das Auftreten von zentralen und parazentralen Skotomen ist häufiger als bei Tabes.

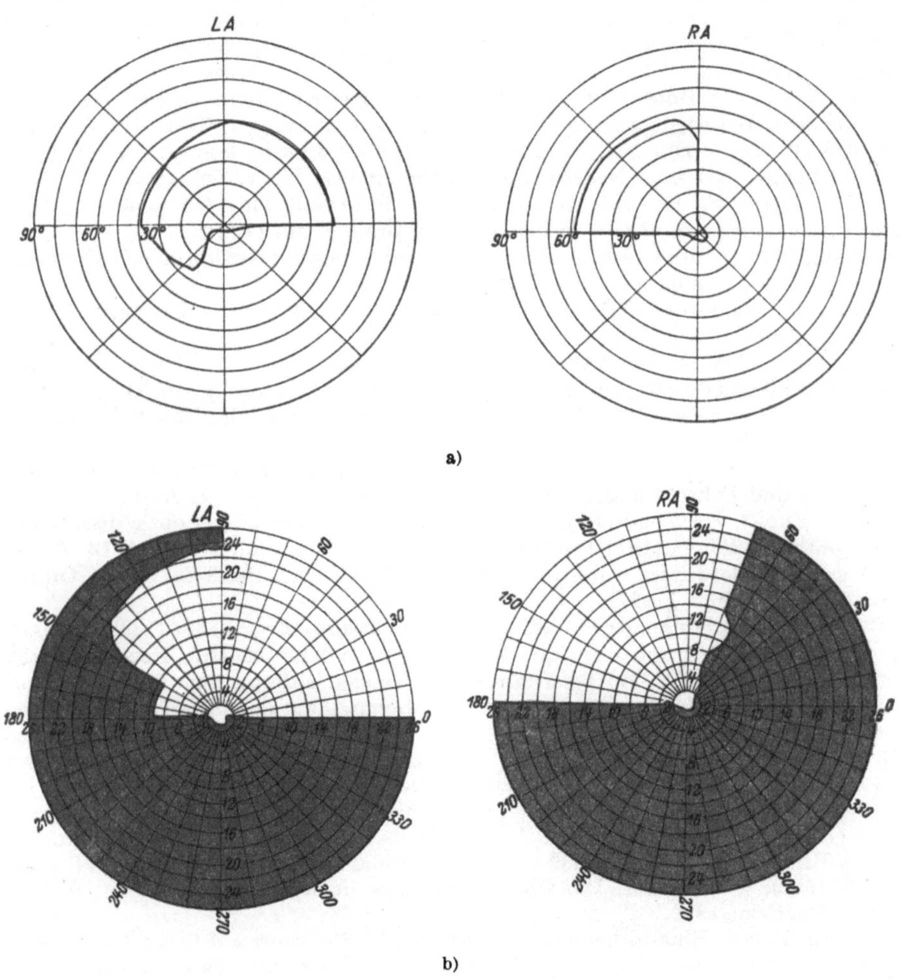

Abb. 164. Sehnervenschwund bei Taboparalyse. 27jähriger Mann. Beide Augen: $S = 3/60$. Gesichtsfelder für Weiß a) 5/330, b) 5/1200.

Literatur.

BABINSKI et CHAILLOUS: Du champ visuel et de la vision dans l'atrophie tabétique des nerfs optiques. Rec. Ophtalm. (Fr.) **6**, 89 (1907). — BACHMANN: Schwund markhaltiger Nervenfasern in der Netzhaut nach Embolie der Arteria centralis retinae. Graefes Arch. **107/1**, 10 (1921). — BEHR, C.: Das Verhalten und die diagnostische Bedeutung der Dunkeladaptation bei verschiedenen Erkrankungen des Sehnervenstammes, II. Teil. Klin. Mbl. Augenhk. **55**, 44 (1915). — Zur Behandlung der tabischen Sehnervenatrophie. Klin. Mbl. Augenhk. **56**, 1 (1916). — Grundlage und Behandlung der tabischen Sehnervenatrophie. Tung-Chi med. Mschr., Shanghai **7**, 131. Ref. Zbl. Ophthalm. **27**, 830 (1932). — Über Gesichtsfeldbefunde bei Sehnervenleiden. Z. Augenhk. **78**, 1 (1932). — Der Augenbefund in seiner diagnostischen und differentialdiagnostischen Bedeutung bei Tabes dorsalis, Lues cerebrospinalis, multipler Sklerose. Berlin: Karger 1936. — BELLONI, G. B. e L. ZOLDAN: Un caso di emianopsia binasale in soggetto affetto da atrofia del nervo ottico da tabe. 31. Congr. Soc. Oftalm. ital. 1932. — Atrofia ottica tabetica ed emianopsia binasale. Atti Soc. med.-chir. Padova ecc. **13**, 31 (1935). — BENEDIKT, H.: Tabes dorsalis mit bitemporaler Hemianopsie. Budapester kgl. Ärztever. 18, 1902 u. Ophthalm. Klinik **6**, 120 (1902). — BERGER, E.: Die Sehstörungen bei Tabes dorsalis und Versuch einer einheitlichen Erklärung des Symptomenkomplexes der Tabes. Cbl. prakt. Augenhk. **19**, 305, 391 (1888). — BERNHARDT, M.: Zur Pathologie der Tabes. Virchows Arch. path. Anat. 84/1, 1 (1881). — v. BOGATSCH: Beitrag zur Ätiologie der bitemporalen Hemianopsie mit besonderer Berücksichtigung der Hypophysenerkrankungen. Klin. Mbl. Augenhk. 50/2, 313 (1912). — BREGMAN u. ENDELMAN: Tabes dorsalis kombiniert mit einem bulbären Leiden und einer Neuritis optica retrobulbaris. Neur. Zbl. 1909, 782. BULL, OLE: Perimetrie, S. 191, 195. Bonn 1895. — BUZZARD, TH.: On posterior spinal sclerosis, consecutive to disease of bloodvessels. Brain **6**, 461 (1884).

CESARI, G.: Contributo allo studio delle sindromi oculari tabetiformi con alterazioni ipofisarie. Quad. Psichiatr. **12**, 58 (1925).

DERCUM: Tabes associated with trophic changes suggesting acromegaly. J. nerv. Dis. (Am.) August 1908.

ELSCHNIG: Über tabische Sehnervenatrophie. Med. Klin. 1911, Nr. 9. — ENGELKING: Über den methodischen Wert physiologischer Perimeterobjekte. Graefes Arch. 57/1, 10 (1921). — ERB, W.: Zur Pathologie der Tabes dorsalis. Dtsch. Arch. klin. Med. **24**, 1 (1879).

FOERSTER, R.: Beziehungen der Allgemeinleiden und Organerkrankungen zu Veränderungen und Erkrankungen des Sehorganes. Gr.-S. Handb., 1. Aufl., **7**, Kap. 13 (1877). — FUCHS, E.: The field of vision in tabetic atrophy of the optic disc. Trans. amer. ophthalm. Soc. **5** (1911). — Tabes und Auge. Wien. klin. Wschr. 1912, 788. — Die Augenveränderungen bei Lues cerebralis. Tabes und Paralyse. Arch. Oftalm. B. Air. **2**, Beilageh. 1 (1927).

GABRIELIDÈS: Hemianopsie tabétique. Arch. Ophtalm. (Fr.) **18**, 305 (1898). — GALEZOWSKI et LOBEL: Atrophie optique tabétique et scotome central. Rec. Ophthalm. 1906, 193. — GAYAT: Vision persistante avec les signes d'atrophie du nerf optique. Lyon med. 1873, Nr. 15. — GENNERICH: Zur Behandlung der tabischen Sehnervenatrophie. Klin. Mbl. Augenhk. **56**, 512 (1916). — GLASSSCHEIB, A.: Zur Pathogenese und Klinik der retrobulbären Neuritis. Z. Augenhk. **66**, 249 (1928). — GOLDBERG: Über initielle Veränderungen des Gesichtsfeldes bei Tabes im Zusammenhang mit der Frage der primären Lokalisation der Läsion der Sehbahn. Sov. Wjestn. Oftalm. **6**, 508 (1935). — GOWERS, W. R.: Axial neuritis in spinal disease (Ophthalm. Soc. of Great Brit.). Brit. med. J. **2**, 932 (1881). — Manual Diseases of the Nervous System, Fig. 76 (1892). — GOWERS: Die Ophthalmoskopie in der inneren Medizin. Wien u. Leipzig: Deuticke 1892.

HEED a. PRICE: Binasal hemianopsie occuring in the course of tabetic optic nerve atrophy. J. amer. med. Assoc. **1**, 771 (1914). — HESSBERG: Tabes dorsalis. Berl. klin. Wschr. 1911, 92. — HIRSCH: EHRLICH-HATA bei luetischen Augenerkrankungen. Münch. med. Wschr. 1910, Nr. 49, 2579. — HIRSCHBERG, J.: Ophthalmosemiotik bei progressiver Paralyse und Tabes dorsalis. Berl. klin. Wschr. 1875, 258. — Über Sehstörungen bei progressiver Paralyse. Neur. Cbl. **11**, 32 (1883).

IGERSHEIMER: Syphilis und Auge. Berlin: Springer 1918. — Klinische und anatomische Studien zur Lehre vom Gesichtsfeld. Graefes Arch. **98**, 1 (1918). — Über Spirochätenbefunde an der Sehbahn bei Paralyse. Dtsch. med. Wschr. 1921, Nr. 26. — ISCHREYT: Über einen Fall von luetischer Erkrankung des Chiasma. Arch. Augenhk. **75**, 72 (1913).

JOCQS, R.: Der prognostische Wert der hemianopischen Gesichtsfeldeinschränkung bei Tabikern. Ophthalm. Klin. **6**, 117 (1902). — Du rétrécissement hémiopique du champ visuel chez les tabétiques. Sa valeur prognostique. Clin. ophtalm. **8**, 65 (1902).

KAHLER: Über die initialen Symptome der Tabes. Wien. klin. Wschr. 1890, Nr. 6. — KNAPP, A.: Tabes dorsalis und zentrale Skotome. Mschr. Psychiatr. **22**, 355 (1907). — KRAUS: Gummöse Meningitis des Opticus bzw. der Schädelbasis. Berl. klin. Wschr. 1914, 334. — KURAKASU MASAO: Ein Fall von tabischer Sehnervenatrophie mit zentralem Skotom. Chuo Ganka Iho **28**, 38 (1936).

LAND a. BEEVOR: Binasal hemianopsia in a case of tabes dorsalis. Trans. amer. ophthalm. Soc. 1894, 246. — LANDESBERG: Atrophie der Sehnerven und Tabes dorsalis infolge von Syphilis. Berl. klin. Wschr. 33 (1885). — LANGENBECK: Die Gesichtsfeldformen der tabischen Sehnervenatrophie. Klin. Mbl. Augenhk. 50/2, 148 (1912). — LAUBER, H.: Der Einfluß niedrigen allgemeinen Blutdruckes auf den Verlauf von Sehnervenerkrankungen. Wien. klin. Wschr. 48, 1079 (1935). — Das Verhältnis des allgemeinen Blutdruckes und des Druckes in den Netzhautgefäßen zum intraokulären Druck und sein Einfluß auf den Sehnerven und die Netzhaut. Z. Augenhk. 87, 65 (1935). — L'hypotonie vasculaire générale son rapport à la pression oculaire et aux maladies du nerf optique. Bull. mém. Soc. Franc. ophthalm. 48, 429 (1935). — Treatment of atrophy of the optic nerve. Arch. Ophthalm. 16, 555 (1936). — Ergebnisse der augendrucksenkenden Behandlung des Sehnervenschwundes und der Pigmententartung der Netzhaut. Arch. Ophthalm. 16, 245 (1936). — Arterielle Hypotonie und Netzhautschwund. XV. Concilium Ophthalmologicum, Egypte 1938. R. II, S. 17 (1938). — LEBER, TH.: Die Krankheiten der Netzhaut und des Sehnerven. Gr.-S. Handb. 1. Aufl., 5, Kap. 8, 838 (1877). — LÖWENSTEIN: Über einen neuen Weg der Behandlung der metaluetischen Erkrankungen des Zentralnervensystems. Med. Klin. 1922, 924. — LUTZ, A.: Über binasale Hemianopsie. Graefes Arch. 119, 423 (1928).

MOSCARDI, P.: Sul comportamento del campo visivo nell'atrofia tabetica del nervo ottico. Riv. ot. ecc. 5, 345 (1928).

NONNE: Über einen Fall von Zusammenvorkommen von Tabes dorsalis incip. und Hirngumma. Berl. klin. Wschr. 1899, Nr. 1.

OPPENHEIM: Zur Kenntnis der syphilitischen Erkrankungen des Zentralnervensystems. Berlin 1890. — OPPENHEIM u. SIEMERLING: Beiträge zur Pathologie der Tabes dorsalis und der peripherischen Nervenerkrankung. Arch. Psychiatr. (D.) 18/2, 98 (1886).

PATON, L.: Tabes and optic atrophy. Brit. J. Ophthalm. 6, 289 (1922). — PELTESOHN: Ursachen und Verlauf der Sehnervenatrophie. Z. Augenhk. 10, 108 (1886). — PROTOPOPESCU: Un cas d'hemianopsie binasale. (Soc. roum. Ophtalm. Bucarest.) Ann. Ocul. (Fr.) 162, 628 (1925).

RAHMER, H.: Zur Kasuistik spinaler Augenleiden. Inaug.-Diss. Breslau 1873. — RÖNNE, H.: Rührt die Opticusatrophie bei Tabes von einem Leiden der Ganglienzellen oder der Nervenfasern her? Graefes Arch. 72, 481 (1909). — Gesichtsfeldstudien über das Verhältnis zwischen der peripheren Sehschärfe und dem Farbensinn, speziell die Bedeutung derselben für die Prognose der Sehnervenatrophie. Klin. Mbl. Augenhk. 49/1, 154 (1911). — Ein Fall von Sehnervenatrophie bei Tabes mit einseitiger nasaler Hemianopsie. Klin. Mbl. Augenhk. 50/1, 452 (1912). — Die Erkrankungen der Papille und des Opticus bis zum Chiasma. SCHIECK-BRÜCKNER: Kurzes Handb. d. Ophthalm. 5 (1930). — RUMPF: Sensibilitätsstörungen nach Ataxie. Dtsch. Arch. klin. Med. 46, Nr. 35 (1890). — RUTGERS: Dunkeladaptation bei einigen Augenkrankheiten. Klin. Mbl. Augenhk. 72, 9 (1924).

SANTONASTASO, A.: Sintomi oculari nella tabe e nella sclerosi a placche. Atti Congr. Oftalm. 1927, 159. — Le alterazioni oculari nella tabe. Riv. Pat. nerv. 32, 653 (1927). — SLOAN, L. L. a. A. C. WOODS: Perimetric sudies in syphilitic optic neuropathies. Arch. Ophthalm. (Am.) 20, 201 (1938). — SOBAŃSKI, J.: Weitere Beobachtungen über die Entlastungstherapie bei tabischem Sehnervenschwund. — Das Wesen des tabischen Sehnervenschwundes und seine Behandlung. Klin. oczna (Pol.) 13, 203 (1935). — Die Entlastungstherapie des tabischen Sehnervenschwundes. Klin. Mbl. Augenhk. 97, 1 (1937). — Der Augendruck und sein Einfluß auf den Blutkreislauf in der Netzhaut. Graefes Arch. 135, 383 (1937). — Weitere Beobachtungen über die Entlastungstherapie bei tabischem Sehnervenschwund. Klin. oczna 15, 670 (1937). — STARGARDT: Über die Ursachen der Sehnervenatrophie bei Tabes und Paralyse und die Beziehungen der Tabes und Paralyse zur Lues. Berl. klin. Wschr. Nr. 2 u. Allg. Z. Psychiatr. u. ger. Med. 1912, 735 u. Münch. med. Wschr. 1913, 269. — Erkrankung der Sehbahn bei Schlafkrankheit. Vers. ophthalm. Ges. Heidelberg 39, 410 (1913). — Über die Ursachen des Sehnervenschwundes bei der Tabes und progressiven Paralyse. Berlin: Hirschwald 1913.

TREITEL, TH.: Über das Verhalten der peripheren und zentralen Farbenperzeption bei Atrophia nervi optici. Inaug.-Diss. Prof. J. Jacoby. Königsberg 1875. — Über Sehnervenatrophie. Graefes Arch. **22**, 248 (1878). — TRIOSSI, S.: I sintomi oculari nella tabe. Ann. Ottalm. **54**, 936 (1926).

UHTHOFF, W.: Beitrag zur Sehnervenatrophie. Graefes Arch. **26**, 1 (1880). — Weitere Beiträge zur Sehnervenatrophie (Sehnerv- und Netzhauterkrankungen bei Allgemeinerkrankung). Berlin: H. Peters 1885. — Über die Augensymptome bei den Erkrankungen des Nervensystems. Gr.-S. Handb., 2. Aufl., **11**, Abt. 2 B (1911). — UNGER: Ein Beitrag zur Ätiologie und Symptomatologie der Tabes infantilis. Klin. Mbl. Augenhk. **60**, 802 (1918).

WAGENMANN: Schwund markhaltiger Nervenfasern in der Retina bei Tabes dorsalis. Graefes Arch. **40**/4, 256 (1894). — DE WECKER: Maladies du nerf optique. Traité complet **4**, 654 (1904). — WEISS, A.: Über anderseitige Empfindungswahrnehmungen und anderseitige Bewegungserscheinungen. Wien. med. Presse **1891**. — WILBRAND u. SAENGER: Neurologie des Auges **5** (1913).

ZEEMAN, W. P. C.: Atrophia nervi optici tabetica. Ndld. Tschr. Geneesk. **1933**, 5069. — ZIMERMANN, F.: Sechs Fälle von bitemporaler Hemianopsie mit tabischen Symptomen. Z. Augenhk. **14**, 362 (1905).

4. Nicht tabischer primärer Sehnervenschwund.

Die nicht entzündlichen Opticusatrophien anderen Ursprunges: FRIEDREICHsche Ataxie oder vielleicht (nach OPPENHEIM) ein Krankheitsbild mit ähnlichem Symptomenkomplex auf Grundlage von hereditärer Lues, hereditäre cerebellare Ataxie, angeborene spastische Spinalparalyse (LITTLEsche Krankheit), familiäre spastische Spinalparalyse, die neuritische Muskelatrophie unterscheiden sich bezüglich der Gesichtsfeldveränderungen nicht von den tabischen. Verletzungen der Papille sind naturgemäß selten und führen in einem großen Teil der Fälle zur Erblindung, entweder durch die anderweitigen Veränderungen des Auges oder durch schwere Schädigung des Papillengewebes. In einzelnen Fällen jedoch blieb ein beträchtliches Sehvermögen erhalten. Die Verletzung von Nervenfasern in der Papille fand ihren Ausdruck in der Anwesenheit von Skotomen. In den Fällen von OELLER (1896) und LAUBER (1914) fand sich ein vom blinden Fleck ausgehendes halbkreisförmiges absolutes Skotom (Abb. 165) — direkte Verletzung der entsprechenden Nervenfasern in der Papille. Die von KRÜGER (1887) gefundene Vergrößerung des blinden Fleckes und die im Falle von DERKAĆ (1924)

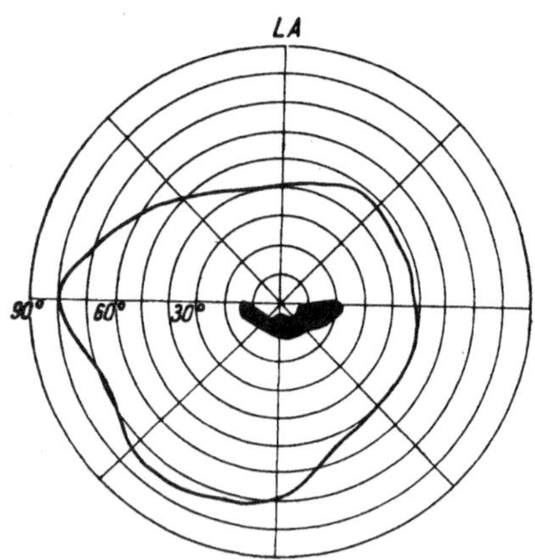

Abb. 165. Verletzung der Papille durch Eisensplitter, der die Papille mit Ausnahme des nasalen oberen Teiles bedeckte. Ausziehung des Splitters mittels Riesenmagneten. Befund zwölf Tage nach der Verletzung: $S = 0{,}3$. Gesichtsfeld für Weiß 6/330. Vom blinden Fleck ausgehender Ausfall, der dauernd bestehen blieb.

beschriebene konzentrische Einengung des Gesichtsfeldes für Weiß und besonders für Farben sind wohl auf Rechnung der reaktiven Gewebsveränderungen und nicht auf mechanische Schädigung durch den Fremdkörper zu setzen. Hier kann auch der Fall von KUSCHEL (1924) eingereiht werden, in dem eine spontane das papillomaculare Bündel kreisförmig umfassende Blutung in der Papille ein halbkreisförmiges Skotom nasal vom Fixationspunkte zwischen 6° und 10° hervorgerufen hatte.

Die traumatischen Schädigungen des Sehnervenstammes durch direkt auf ihn einwirkende Gewalten, wie Verletzungen mit scharfen oder stumpfen Körpern, die in die Orbita eingedrungen waren, können sich nach vorübergehender Amaurose oder hochgradiger Amblyopie ausnahmsweise bessern und ein Dauerzustand mit konzentrischer Einengung des Gesichtsfeldes zurückbleiben (TERRIEN et HUDELO 1927), oder das Gesichtsfeld bleibt vorwiegend auf einer Seite eingeschränkt (v. JAEGER 1854, SCHÜLLER 1881, STEINDORFF 1898, SCHLIEPHAKE 1886, SCHÖLER 1900, CASPAR 1900); seltener ist ein relatives Zentralskotom (HIRSCHBERG 1884, MENDEL 1899). Es handelt sich um anfängliche Kompression des Sehnerven, die durch die Entfernung des Fremdkörpers und Rückgang der reaktiven Veränderungen eine gewisse Wiederherstellung der Funktion gestattet hatten. Bei den meisten Verletzungen des Sehnerven in der Augenhöhle kommt es zur Erblindung; doch auch schwere Traumen werden mitunter überraschend vertragen; so konnte ich im Weltkriege dreimal ganze Infanteriegeschosse aus der Augenhöhle entfernen mit vollständiger Wiederherstellung des Sehvermögens (1918).

Auch die Kompression durch Orbitalgeschwülste kann zu einer Druckatrophie führen. In einigen Fällen sind dabei Zentralskotome beobachtet worden; so von BIRCH-HIRSCHFELD (1915, 1920) und IGERSHEIMER (1918), wobei die Erklärung des Zustandekommens des Skotoms dadurch erschwert ist, daß ein Druck nicht auf einen Teil der Sehbahn wirken konnte, an der die Schädigung hätte gesucht werden müssen. Zu zentralen Skotomen hat auch ein Endotheliom über dem Planum sphenoidale und dem Chiasma beim Falle von KUBIK (1922) geführt, wobei auf einer Seite sich Stauungspapille entwickelt hatte, während auf der anderen Seite das Bild einer einfachen Atrophie bestand, ein Symptomenkomplex, der als charakteristisch für Geschwülste des Stirnhirns gilt. FOSTER KENNEDY 1911, UHTHOFF 1914, PISANI 1926). Diese Erscheinung ist im Abschnitt über Stauungspapille besprochen worden.

Der Druck der A. ophthalmica auf den Sehnerven hinter dem Eingang in den Canalis opticus kann zu teilweiser Atrophie führen, ohne daß diese Fälle charakteristische Gesichtsfeldausfälle aufweisen würden. PETER (1923) weist darauf hin, daß Atrophien bei Paralysis agitans auf arteriosklerotische Veränderungen zurückzuführen sind. Es kommt zur Ausbildung unregelmäßiger Skotome; Quadranten- oder vollständige Hemianopsie können dabei zustande kommen. Die sklerotische A. carotis interna kann durch die Verhärtung ihrer Wand und gelegentlich durch ihre Erweiterung bis zur Aneurysmenbildung an der Schädelbasis Druck gegen den Sehnerven ausüben. Über solche Fälle ist in den letzten Jahren von PETRAGNANI (1931), ADRIAN-MATSCHKE (1933), CARAMAZZA (1932), FILIPPI-GABARDI (1934) und CARDELLO (1936) berichtet worden. Es kommt unter Abblassung der Papille zu konzentrischer, meist unregelmäßiger Gesichtsfeldeinschränkung, mitunter zu binasaler Hemianopsie (NOISZEWSKI 1901, CARAMAZZA 1932, FILIPPI-GABARDI 1934, LÖWENSTEIN 1935). Den Fall eines 86jährigen Kranken mit rasch fortschreitendem Sehnervenschwund, der zur Erblindung des linken Auges und zu hochgradiger konzentrischer Einengung des Gesichtsfeldes des rechten Auges mit $S = 6/18$ geführt hatte, habe ich beobachtet. Im Röntgenbild war der Schatten der Carotis deutlich sichtbar, wie auch in neuerer Zeit Schatten der Basalgefäße oder ihrer Aneurysmen im einfachen Röntgenbild oder bei Anwendung von Thorortast wiederholt dargestellt worden sind.

Diesen Schädigungen des Sehnerven stehen auch die Verletzungen des Sehnerven bei Schädelverletzungen nahe, wobei man annehmen muß, daß die Fissuren, die sich in den Canalis opticus fortsetzen, zu Einrissen in die das Periost bildende Dura führen. Entweder diese Einrisse oder die Zerrung an den Pialsepten, die hier mit der Dura verwachsen sind, verursachen mehr oder weniger schwere Schädigungen des Sehnerven. In den meisten beobachteten Fällen von Mitbeteiligung des Sehnerven an Schädelverletzungen kommt es zu vollständiger dauernder Erblindung. In manchen Fällen bleibt ein Teil der Funktion erhalten oder stellt sich wieder her, wobei es entweder zu konzentrischer Einengung, mitunter bedeutenden Grades, kommen kann (LEBER und DEUTSCHMANN 1881, LEDERER 1901, BRUDZEWESKI 1925, TERRIEN et HUDELO 1927, O. and H. BARKAN 1928, ROLLET, PAUFIQUE et A. LÉVY 1930, FAVORY 1931, ARGAÑARAZ und SÉNA 1933, HAITZ 1935, CARDELLO 1936), oder unregelmäßige Gesichtsfeldausfälle vorhanden sind, die in einer Reihe von Fällen die obere oder die untere Hälfte des Gesichtsfeldes betrafen. LEBER und DEUTSCHMANN 1881, LIEBRECHT 1906). In einem Falle läßt LIEBRECHT (1912) die Deutung offen: es handelte sich um eine Basisfraktur mit anfänglicher beiderseitiger Erblindung; später stellte sich ein Teil der Gesichtsfelder nasal unten wieder her; es kann sich entweder um beiderseitige Fraktur im Canalis opticus oder um Verletzung des Chiasma gehandelt haben. Auch zentrale Skotome sind bei Schädelverletzungen beobachtet worden: E. MEYER (1879), PICHLER (1911), H. und O. BARKAN (1928), ROLLET, PAUFIQUE et LÉVY (1930). In MEYERS Fall hellte sich das Zentrum des Skotoms zuerst auf, so daß ein Ringskotom entstand, das schließlich vollständig verschwand. PICHLER nimmt an, daß es sich um eine Blutung aus der hinteren Zentralvene gehandelt habe, was durchaus gerechtfertigt ist, und die Symptome, auch die Rückbildung des Zentralskotoms in MEYERS Fall, erklären kann. Die Folgen von Schädelverletzungen, besonders von Schädelgrundbrüchen, können für den Sehnerven verschieden sein. Es kann sofortige dauernde Erblindung eintreten, oder es stellt sich nach anfänglicher Erblindung langsam ein gewisses Sehvermögen wieder her. In anderen Fällen tritt unter fortschreitender konzentrischer Gesichtsfeldeinengung Verfall des Sehvermögens bis zu vollständiger Erblindung ein, oder es stellt sich bei anfänglicher schwerer Schädigung des Sehens bis zur Blindheit anfangs Besserung ein, die neuerlicher Verschlechterung bis zum Verlust des Sehvermögens weicht. Der verschiedene Verlauf hängt mit der Art der Verletzung zusammen, bei der der Sehnerv zerrissen oder durch Knochensplitter oder Fremdkörper zerquetscht werden kann. Blutungen, auch Scheidenblutungen und Ödem, können anfangs starken Druck ausüben, später zurückgehen und daher Besserung ermöglichen. Wenn aber später Narben- oder Kallusbildung neuerlich auf den Sehnerven drücken, tritt Verschlechterung ein. Es ist darauf hinzuweisen, daß Schädelgrundbrüche sehr häufig durch den Sehnervenkanal verlaufen. Meist findet man unregelmäßige, mitunter mit Skotomen verbundene Gesichtsfeldeinschränkungen.

Haben die Gesichtsfeldausfälle bei Druckwirkung auf den Sehnerven hemianopischen Charakter, so muß das Gesichtsfeld des anderen Auges mit besonderer Genauigkeit untersucht werden, um etwaige kleinste hemianopische Defekte aufzudecken, deren Anwesenheit auf eine Beteiligung des Chiasma hinweisen würde.

DE KLEIJN und NIEUWENHUYSE (1912) haben wiederholt Vergrößerung des blinden Fleckes gesehen in Verbindung mit anderen Gesichtsfeldstörungen. Solche Befunde liegen von anderer Seite nicht vor.

Literatur.

AEBLI, R.: Optic atrophy in Pagets disease. Arch. Ophthalm. (Am.) 4, 691 (1930). — ADRIAN-MATSCHKE: Carotis interna und Sehnerv. Klin. Mbl. Augenhk. 90, 245 (1933). — ARGAÑARAZ, R. u. J. A. SÉNÁ: Orbito-okulare Veränderungen bei Schädelbrüchen (Opticusverletzungen und pulsierender Exophthalmus). Ann. Fac. Med. Montev. 18/167 (1933).

BAER: Über Sehnervenlähmungen nach Schädelkontusionen in forensischer Beziehung. Festschr. z. Feier d. 70. Geburtstages von FOERSTER. Arch. Augenhk. 31, Beilageh. 1895, 31. — BARKAN, O. a. H. BARKAN: Fracture of the optic canal. Amer. J. Ophthalm. 11, 767 (1928). — BERNATZ: Über Magnetoperationen am Auge. Inaug.-Diss. Bonn. BERNHEIMER: Über Sehnervenveränderung bei hochgradiger Sklerose der Gehirnarterien. Graefes Arch. 37/2, 37 u. 37/3, 263 (1891). — BIRCH-HIRSCHFELD: Einige bemerkenswerte Fälle von Augenverletzungen. Z. Augenhk. 34, 71 (1915). — BRUDZEWSKI, K.: Podręcznik perymetrji klinicznej. (Handb. d. klin. Perimetrie, poln.). Warschau 1925. — BULL: Two cases of unilateral hemianopsy. Amer. J. Ophthalm. 2, 140 (1885).

CARAMAZZA, F.: Sindrome chiasmatica da ateromasia della carotide interna. Riv. ot. ecc. 9, 486 (1932). — CARDELLO, G.: Traumi delle pareti dell'orbita e lesioni del nervo ottico. Atti Congr. Oftalm. It. 1936, 253. — CASPAR: Zwei Fälle von Verletzungen des Sehnerven. Arch. Augenhk. 41, 188 (1900) Fall I. — CRAMER: Eindringen eines Schrotkornes in den Sehnerven ohne Verletzung des Bulbus mit Erhaltung des Sehvermögens. Z. Augenhk. 3, 152, (1900).

DAULNOY: Ein Fall von Enophthalmus traumaticus. Ophthalm. Klin. 1900, Nr. 8. — DERKAĆ: Eisensplitter auf der Papille. Z. Augenhk. 54, 68 (1924).

EICHERT: Über indirekte Opticusverletzungen bei Schädeltrauma. Inaug.-Diss. Jena 1903.

FAVORY, A.: Hémorragie des gaines du nerf optique. Arch. Ophtalm. (Fr.) 48 81 (1931). — FILIPPI-GABARDI, E.: Ulteriore contributo alla connoscenza delle sindromi oculari da alterazione della carotide interna. Riv. ot. ecc. 11, 591 (1934).

GONIN: Altérations rétiniennes consécutives à une fracture du crâne. Ann. Ocul. (Fr.) 147, 98 (1912). — GOWERS: Die Ophthalmoskopie in der inneren Medizin. Wien u. Leipzig: F. Deuticke 1892.

HAITZ: Einige seltene Unfallsfolgen am Auge. Klin. Mbl. Augenhk. 95, 808 (1935). — HAMILTON: A case of cerebral clot; loss of vision, following injury; trephining, recovery. J. amer. med. Assoc. 22th Dec. 1894. — HEINRICHSDORFF: Über Veränderungen des Sehnerven durch Arteriosklerose an der Schädelbasis. Klin. Mbl. Augenhk. 53, 513 (1914). — HIRSCH, C.: Untersuchungen über die Pigmentierungen der Netzhaut. Berlin 1905. — HIRSCHBERG: Zur Frage der Sehnervendurchtrennung bzw. Erschütterung. Cbl. prakt. Augenhk. 8, 212 (1884). — Über die Ergebnisse der Magnetoperation in der Augenheilkunde. Graefes Arch. 36/3, 37 (1890). — HOENE: Zur Kasuistik der traumatischen Läsionen des Auges und der Augenhöhle. Klin. Mbl. Augenhk. 34, 32 (1896).

IGERSHEIMER, J.: Sehnervenerkrankung bei maligner Sklerose. Z. Augenhk. 69, 47 (1929).

JAEGER: Über Staar und Staaroperationen, Wien: W. Seidel 1854.

KALT: Traumatisches perimakulares Ringskotom. (Soc. Ophtalm. Paris.) Ber. in Klin. Mbl. Augenhk. 46, 553 (1908). — KENNEDY FOSTER: Retrobulbar neuritis as an exact diagnostic sign of certain tumours and abscesses in the frontal lobes. Amer. J. med. Sci. 142, 355 (1911). — DE KLEIJN u. NIEUWENHUYSE: Studien über Opticus- und Retinalleiden, IV. Über Opticusverwundungen usw. Graefes Arch. 82, 150 (1912). — KLIENEBERGER: Opticusatrophie bei Gehirnarteriosklerose. Mschr. Psychiatr. 33, 6, 519 (1912). — KNOTZ: Beobachtungen über Seh- und Hörstörungen sowie über Augenmuskellähmungen und Schädelverletzungen. Wien. med. Presse 1900, Nr. 30, 31, 35. — KÖRBER: Lymphorrhagie im Fundus bei Schädelbruch. Cbl. prakt. Augenhk. 34, 355 (1910). — KRÜGER: Eingeheilter Fremdkörper in der Papille. Vers. ophthalm. Ges. Heidelberg 19, 180, in Klin. Mbl. Augenhk. 1887. — KUBIK: Über Ischämie der Netzhaut. Klin. Mbl. Augenhk. 68, 361 (1922). — KUSCHEL, J.: Ein Fall von Halbringskotom nach Bluterguß in die Papille zur genaueren Bestimmung der Sehnervenstrahlung. Z. Augenhk. 52, 79 (1924).

LANGE, O.: Eisensplitter in der Papille. Klin. Mbl. Augenhk. 50, 553 (1912). — DE LAPERSONNE et MOREAU: Trois cas de fractures du crâne suivies de fractures probables du canal optique. Rev. gén. Ophtalm. (Schwz) **1907**, 97. — LAUBER, H.: Drei merkwürdige Fälle von Augenverletzungen. Z. Augenhk. **32**, 360 (1914). — Über Schußverletzungen der Augenhöhle. Klin. Mbl. Augenhk. .**61**, 66 (1918). — LEBER u. DEUTSCHMANN: Beobachtungen über Sehnervenaffektionen und Muskellähmungen bei Schädelverletzungen. Graefes Arch. **27/1**, 272 (1881). — LEDERER: Über traumatischen Enophthalmus und seine Pathogenese. Graefes Arch. **53**, 241 (1901). — LIEBRECHT: Die durch Arteriosklerose hervorgerufenen Veränderungen am Sehnerven. Münch. med. Wschr. **1901**, 279. — Sehnerv und Arteriosklerose. Arch. Augenhk. **44**, 193 (1902). — Schädelbruch und Auge. Arch. Augenhk. **55**, 36 (1906). — Schädelbruch und Sehnerv. Graefes Arch. **83**, 525 (1912). — LILLIE, W. L. a. A. W. ADSON: Unilateral central and annular scotoma produced by callus from fracture extending into optic canal. Report of two cases. Arch. Ophthalm. (Am.) **12**, 500 (1934). — LÖWENSTEIN, A.: Sehnervenschwund mit binasaler Hemianopsie durch Arteriendruck basaler Hirngefäße. Med. Klin. **1935/1**, 176.

MAYERHAUSEN: Zur Kasuistik der Sehnervenstörungen nach Schädelverletzung. Cbl. prakt. Augenhk. **6**, 44 (1882). — MENDEL: Über Durchtrennung des Sehnerven. Berl. klin. Wschr. **1899**, Nr. 45. — MEYER, E.: Vers. ophthalm. Ges. Heidelberg 12, 21, Diskussion (1879). — MÜNCHOW: Kasuistische Beiträge zur Kenntnis der Kontusionsamaurose. Inaug.-Diss. Halle 1892.

VAN NES: Über Schädelbasisbrüche. Dtsch. Z. Chir. **44**, 593 (1897). — NETTLESHIP: Cases of amaurosis after injury of the head? Haemorrhage into the optic nerve sheath. Ophthalm. Rev. (Am.) **14**, 97 (1895). — NOISZEWSKI, K.: Aneurysma carotidis int. in chiasmate. Postęp Okulist **3**, 117 (1901). — NOYES: Foreign Bodies in the globe. Trans. amer. Ophthalm. Soc., Ophthalm. Rev. (Am.) **5**, 274 (1886).

OELLER, J.: Atlas der Ophthalmoskopie, 2. Lief., Taf. XIV. Wiesbaden 1896. — OGILVIE: Diseases of the optic nerve. Trans. ophthalm. Soc. U. Kingd. **15**, 127 (1897). — OPPENHEIM u. SIEMERLING. Die akute Bulbärparalyse und die Pseudobulbärparalyse. Charité-Ann. **1887**. — OTTO: Untersuchungen über Sehnervenveränderungen bei Arteriosklerose. Berlin: Springer 1893. — Sehnervenveränderungen bei Arteriosklerose und Lues. Arch. Augenhk. **43**, 104 (1901).

PATON, L.: Classification of the optic atrophies. Proc. Soc. Med., Lond. **24**, 25 (1930). — PERETTI: Ein Fall von Sehnervenatrophie nach Schädelverletzung. Dtsch. med. Wschr. **1893**, Nr. 13. — PETER, L. C.: The principles and Practice of the Perimetry. Philadelphia a. New York: Lea a. Febinger 1923. — PETRAGNANI, V.: Emianopsia omonima sinistra da calcificazione della carotide interna. Riv. ot. ecc. 8, 317 (1931). — PICHLER: Sturz auf die rechte Schädelhälfte. Zentrales Skotom des linken Auges. Klin. Mbl. Augenhk. **49**, 197 (1911). — PISANI: I tumori del lobo frontale, contributo clinico ed anatomico-patologico. Riv. ot. ecc. **3**, 289 (1926). — PURTSCHER: Noch unbekannte Befunde nach Schädeltrauma. Vers. ophthalm. Ges. Heidelberg **36**, 294 (1910). — Angiopathia retinae traumatica, Lymphorragien des Augengrundes. Graefes Arch. **82**, 347 (1912).

RIEGEL: Fremdkörper im Auge (Nürnb. med. Ges. u. Poliklin.). Münch. med. Wschr. **1898**, 322. — ROLLET, J.: PAUFIQUE et A. LÉVY: Les fractures du canal optique. Étude basée sur l'observation radiologique de dix cas d'atrophie optique unilatérale d'origine traumatique. Arch. Ophthalm. (Fr.) **47**, 737 (1930).

SCHERER, I. W.: Report of a case of Optic Atrophy with horizontal heteronymous Hemianopsia. Ann. Ophthalm. (Am.) **20**, 542 (1911). — SCHIESS-GEMUSEUS: 12. Jber. Augenheilanst. Basel. 1876. — SCHÖLER: Vier Fälle von Orbitalverletzung. Inaug.-Diss. Berlin 1900. — SCHÖNEBERG: Über Opticusatrophie nach Basisfraktur. Inaug.-Diss. Berlin 1898. — SCHÜLLER, G.: Beiträge zur Pathologie des Sehnerven. Cbl. prakt. Augenhk. **5**, 236 (1881). — SEALY: Double amaurosis following contusion of the head. Recovery. Brit. med. J. 14th Oct. 1893. — SEGGEL: Kasuistischer Beitrag zur Diagnose der indirekten Frakturen des Orbitaldaches, bzw. der Wandungen des canalis opticus. Arch. Augenhk. **24**, 293 (1892). — STEINDORFF: Die isolierten, direkten Verletzungen des Sehnerven innerhalb der Augenhöhle. Inaug.-Diss. Halle 1898.

TERRIEN, F. et A. HUDELO: Traumatisme direct du nerf optique par grain de plomb et trouble de la pupille. Bull. Soc. Ophtalm. Par. **1927**, 501.

UHTHOFF, W.: Ophthalmic experiences and considerations on the surgery of cerebral tumours and tower scull. Bowman Lecture. Trans. ophthalm. Soc. U. Kingd. **34**, 47 (1914).

WILBRAND u. SAENGER: Neurologie des Auges **5**, 488 (1913). — WILLIAMS: Neuro-retinitis from blow on the forehead. Brit. Med. J. **1**, 157 (1882). — A case of horizontal hemianopsia. Trans. ophthalm. Soc. U. Kingd. **11**, 190. — WIRTHS: Beiträge zur Frage, wie entsteht nach Supraorbitalverletzung Amaurose. Inaug.-Diss. Würzburg 1843.

H. Das Gesichtsfeld bei Erkrankungen des Chiasma.

1. Typischer Verlauf der Gesichtsfeldveränderungen.

Die Gesichtsfeldveränderungen bei Erkrankungen, die auf das Chiasma wirken, sind durch Beteiligung beider Gesichtsfelder mit Bevorzugung der temporalen Hälften gekennzeichnet. Der ausgesprochene, extreme Typus dieser Veränderungen stellt die bitemporale Hemianopsie dar. Vielfach kann man das Vorhandensein von Veränderungen in den Gesichtsfeldern beider Augen nur bei genauer Untersuchung mit abgestuften Reizobjekten feststellen. Daher werden die charakteristischen und wichtigen Merkmale in beginnenden Fällen leicht übersehen. Die kennzeichnenden Eigenschaften der Gesichtsfeldveränderungen

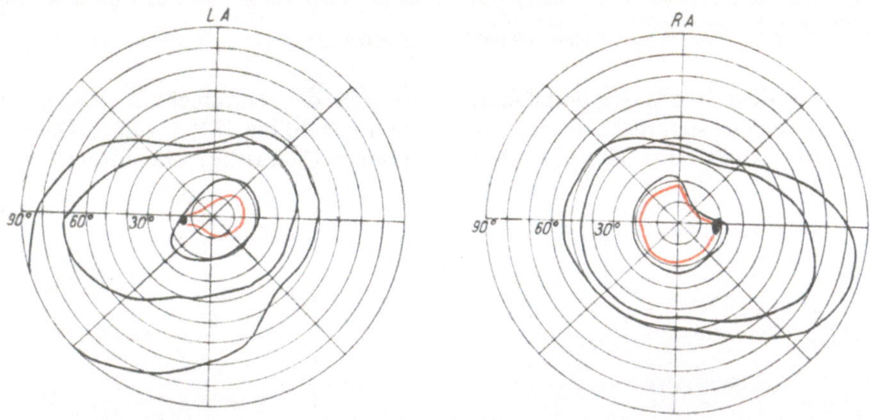

Abb. 166. Bitemporale Hemianopsie. Fünf Jahre nach Beginn der Störung der Drüsentätigkeit. Akromegalie. Beide Augen: $S = 6/5$. Im Gesichtsfeld des linken Auges tritt die zentrale Depression für Rot deutlicher hervor als für Weiß. Gesichtsfelder für Weiß 5/330, 1/330, 1/2000 und für Rot 10/2000 (nach TRAQUAIR).

sind dadurch bedingt, daß vor allem stets gekreuzte Fasern in ihrer Leitungs-fähigkeit beeinträchtigt sind, sowohl dann, wenn das Chiasma in seiner Mitte geschädigt ist, als auch, wenn der Krankheitsherd von der Seite her auf das Chiasma einwirkt. Bei Berücksichtigung des Faserverlaufes im Chiasma sind die anscheinend voneinander sehr abweichenden Gesichtsfeldausfälle meist leicht verständlich. JOSEFSON (1902) hat zuerst erkannt, daß es sich bei den verschiedenartigen Gesichtsfeldern bei Chiasmaerkrankungen um verschiedene Stadien desselben Prozesses handelt.

Die Veränderungen im Gesichtsfeld beginnen fast stets im temporalen oberen Quadranten, dessen Grenze abgeflacht wird, so daß sie abgeschrägt verläuft (Abb. 166—168, 172—174). Vielfach ist diese Veränderung bei Untersuchung der inneren Isopteren deutlicher als bei Berücksichtigung der äußeren. Es ist dabei oft gleichgültig, ob man zur Untersuchung kleine weiße Reizobjekte (1/2000)

oder kleine farbige (3/330) wählt. Wichtig ist es, sich nicht auf die Untersuchung mit einem einzigen Reizobjekt zu verlassen, denn dabei kommt es
am häufigsten zum Übersehen wichtiger Veränderungen.

Im weiteren Verlaufe der Entwicklung wird die Eindellung der Gesichtsfeldgrenze (Abb. 169) auch für größere weiße Reizobjekte (3/330) ausgesprochen,

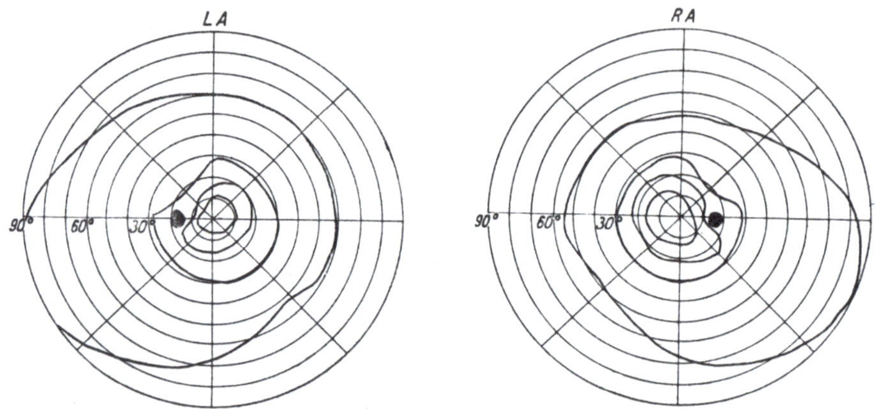

Abb. 167. Beginnende bitemporale Hemianopsie infolge Adenoms der Hypophyse. Akromegalie vor sieben Jahren
endonasal operiert. Gesichtsfelder für Weiß 3/300, 2/2000, 1/2000 und für Rot 5/300. Leichte Vergrößerung des
blinden Fleckes (nach MALBRÁN).

wobei die Grenze des Gesichtsfeldausfalles sich der Senkrechten nähert und
schließlich streng senkrecht durch den Meridian von 90 bis 270° verläuft. Dadurch
gewinnt der Ausfall den deutlichen hemianopischen Charakter. Die untere Grenze

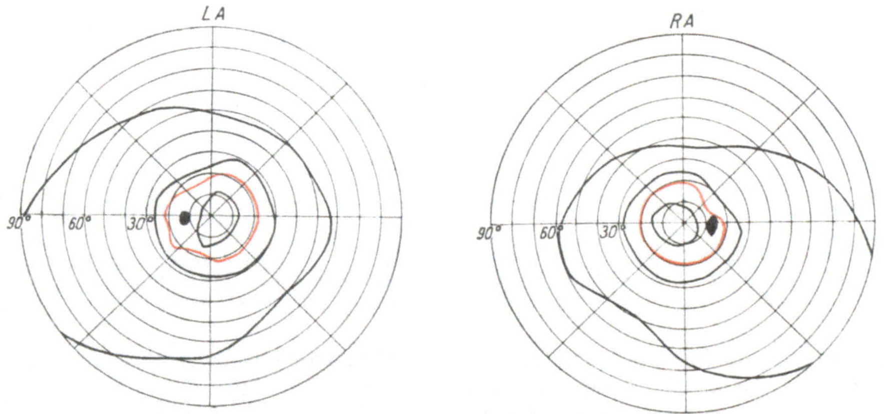

Abb. 168. Bitemporale Hemianopsie bei Akromegalie und RECKLINGSHAUSENscher Krankheit. 30jährige Frau
Gesichtsfelder für Weiß 3/250, 5/2000, 2/2000, 1/2000 (nach MALBRÁN).

des Ausfalles nähert sich der Waagrechten und überschreitet sie, so daß der Ausfall sich in den temporalen unteren Quadranten vorschiebt, und hier die peripheren Teile zuerst befällt. Allmählich nähert sich die Gesichtsfeldgrenze dem
vertikalen Meridian (Abb. 169), nach dessen Erreichung vollständiger Ausfall
der temporalen Gesichtsfeldhälfte vorhanden sein kann (Abb. 170).

Der Nachweis der beginnenden Veränderungen ist vielfach nur möglich,
wenn man die inneren Isopteren untersucht. So kann die Grenze für Weiß 1/2000

oder Rot 3/330 (Abb. 166—168, 172, 174) temporal oben deutlich eingedellt sein, sogar nach innen vom blinden Fleck verlaufen, ohne daß die äußeren Isopteren (3/330 Weiß und 5/330 Rot) verändert wären. In den Anfangsstadien der Erkrankung kann die Größe der Ausfälle schwanken, so daß ein Fortschreiten

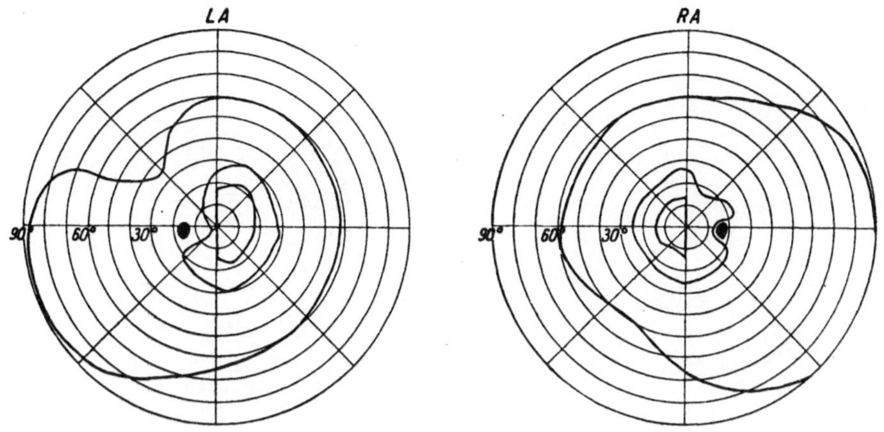

Abb. 169. Bitemporale Hemianopsie. 29jährige Frau. Akromegalie. Gesichtsfelder für Weiß 3/300, 3/2000, 2/2000. Blinder Fleck 5/2000.

und ein Zurückweichen (Abb. 172, 173) der Grenzen der Gesichtsfeldausfälle vorkommt.

Bei weiteren Fortschritten der Krankheit greift der Gesichtsfeldausfall auf den nasalen unteren Quadranten des Gesichtsfeldes über (Abb. 175, 176), wobei

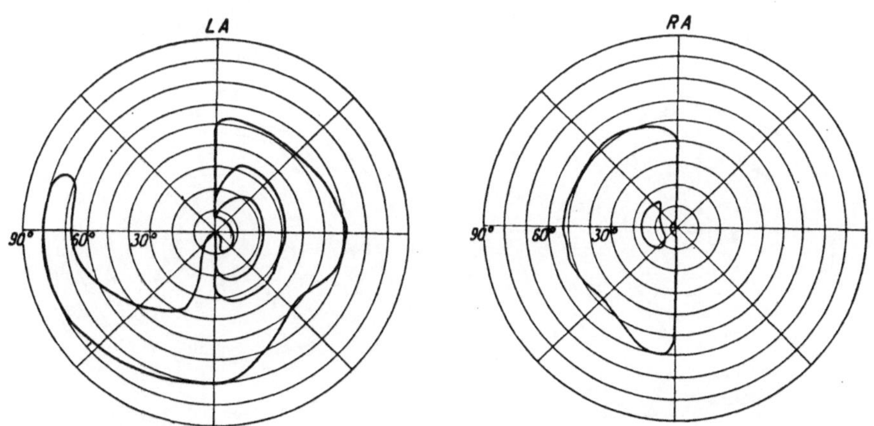

Abb. 170. Bitemporale Hemianopsie bei Akromegalie mit Zerstörung der Sella. Linkes Auge: $S = 5/10$. Gesichtsfelder für Weiß 3/250, 5/2000, 2/2000, 1/2000. Rechtes Auge: $S = 1/50$. Gesichtsfelder für Weiß 5/250 und 5/2000 (nach MALBRÁN).

die vertikale Grenze zwischen den beiden Gesichtsfeldhälften meist zuerst peripher überschritten wird. Zuletzt bleibt nur der nasale obere Quadrant des Gesichtsfeldes bestehen. Die einzelnen Quadranten des Gesichtsfeldes werden im rechten Auge in der Richtung des Uhrzeigers nacheinander betroffen (Abb. 176), im linken Auge entgegen der Richtung des Uhrzeigers (JOSEFSON 1903, TRAQUAIR 1913, WILBRAND und SAENGER 1913, CUSHING und WALKER 1915).

2. Nicht skotomatöser Typus der Gesichtsfeldveränderungen.

Diese klinische Erscheinung ist verständlich, wenn man annimmt, daß ein Druck von unten auf das Chiasma wirkt, und daher zuerst die gekreuzten und die

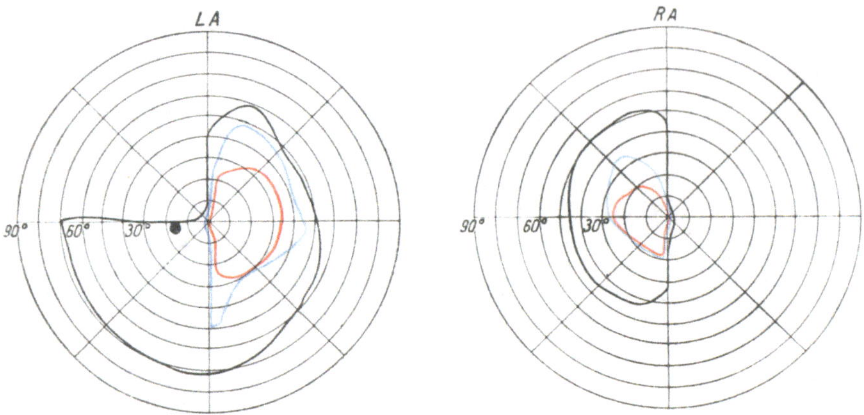

Abb. 171. Bitemporale Hemianopsie bei Hypophysengeschwulst. 44jährige Frau. Sehstörung seit einem halben Jahr bemerkt. Rechtes Auge: Fingerzählen in 2 m. Linkes Auge: $S = 10/15$. Die Papille des rechten Auges sehr blaß, die des linken Auges normal gefärbt mit markhaltigen Nervenfasern am oberen Rande. Deutliche Vertiefung des Bodens der Sella mit teilweiser Zerstörung der Sellaebene. Gesichtsfelder für Weiß 3/330, für Farben 5/330.

unten liegenden Fasern, die vom nasalen unteren Netzhautquadranten stammen, geschädigt werden. Erst später werden auch die gleichfalls die Seite kreuzenden, aber weiter oben liegenden, vom nasalen oberen Netzhautquadranten stammenden

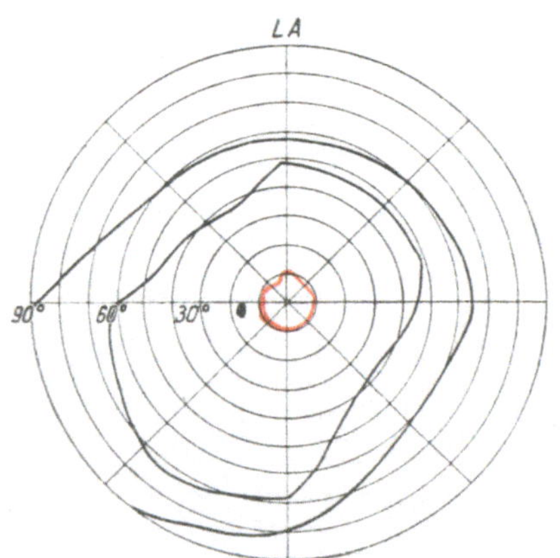

Abb. 172. Bitemporale Hemianopsie. 48jährige Frau. Sehstörung seit drei Vierteljahren. Rechtes Auge nimmt nur Handbewegungen nasal oben wahr. Papille sehr blaß. Linkes Auge: $S = 6/8$, fast 6/6. Papille normal. Sella erweitert, ihr Boden verdünnt, Dorsum auf ein dünnes, nach hinten geneigtes Knochenblättchen reduziert. Gesichtsfeld für Weiß 3/330 und 1/330, für Rot 1/330. Hypophysenoperation.

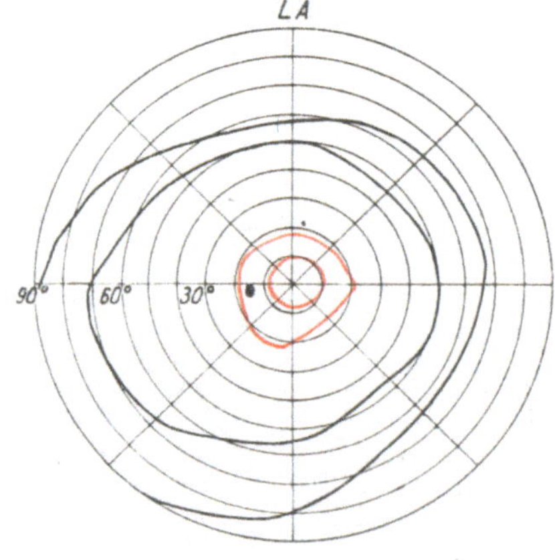

Abb. 173. Derselbe Fall, drei Jahre später. Rechtes Auge blind. Linkes Auge: $S = 6/6$. Gesichtsfeld für Weiß 3/330 und 1/330, für Rot 5/330 und 1/330.

Fasern geschädigt, vielleicht öfter dadurch, daß sie gegen die Arterien der Circ. art. Willisii gedrückt werden. Da aber auch in den Fällen, in denen das Chiasma durch die vergrößerte Hypophyse geschädigt wird, diese sich keineswegs immer symmetrisch zur Pfeilebene nach oben ausdehnt, kommen vielfach Abweichungen vom beschriebenen einfachsten Verlaufe der Ereignisse im Gesichtsfeld vor. Ein Umstand ist hier besonders hervorzuheben, nämlich die frühzeitige Schädigung der die Seite kreuzenden macularen Fasern. Sie kommt so oft vor, daß mit Recht ein eigener Typus der chiasmalen Gesichtsfeldveränderungen,

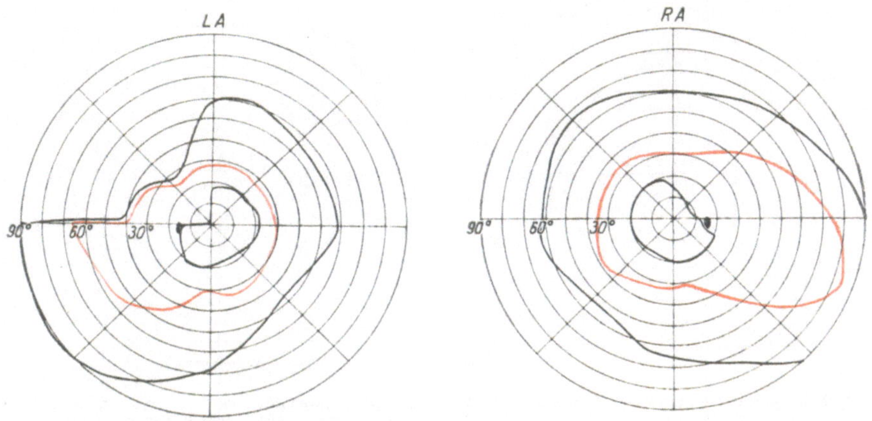

Abb. 174. Bitemporale Hemianopsie infolge von Hypophysengeschwulst, rechts im Beginn, links ausgesprochen. Rechtes Auge: $S = 10/18$, linkes Auge: $S = 10/9$. Gesichtsfelder für Weiß 3/330 und 2/2000, für Rot 5/330.

der „skotomatöse" Typus der bitemporalen Hemianopsie aufgestellt worden ist. In diesen Fällen läßt sich zu Beginn der Veränderungen eine Funktionsherabsetzung im temporalen oberen Gesichtsfeldquadranten ebenso erkennen; wie bei dem nicht skotomatösen Typus tritt dabei die Einengung der inneren Isopteren

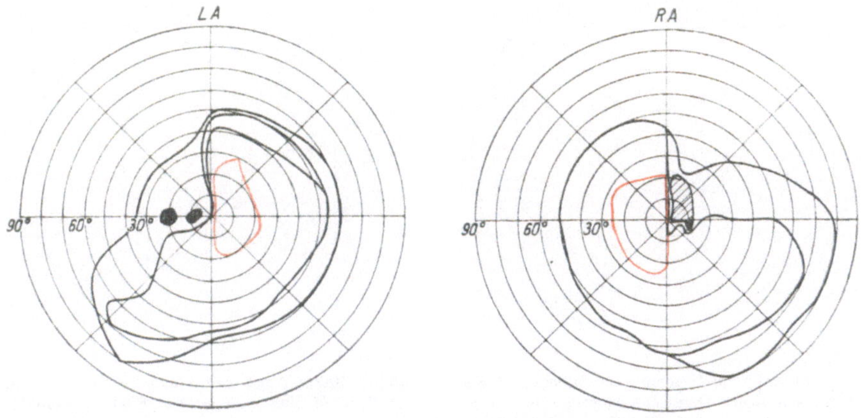

Abb. 175. Bitemporale Hemianopsie bei Hypophysengeschwulst. Gesichtsfeld für Weiß 15/250, 5/250, 1/250, für Rot 5/250. Rechtes Auge: $S = 6/6$, linkes Auge: $S = 6/18$ (nach TRAQUAIR).

besonders deutlich hervor (Abb. 166—168, 172, 174): So kann zuerst nur die Grenze für Reizobjekte Weiß 1/2000 eingedellt sein, und die erhaltene Farbenwahrnehmung ist nur leicht abgeschwächt. Mitunter ist die Eindellung der Isopteren nahe dem senkrechten Gesichtsfeldmeridian am meisten ausgesprochen, und es entsteht hier dem Meridian entlang eine scharfe Grenze gegen den nasalen Gesichtsfeldquadranten. Ungefähr in diesem Zeitpunkt tritt im geschädigten Quadranten an der Gesichtsfeldmitte ein vom senkrechten und waagrechten Meridian scharf begrenzter Ausfall auf, der sich zuerst meist nach oben zu vergrößert und mit dem peripheren Ausfall vereinigt. Es weist dann das Gesichtsfeld einen entlang dem

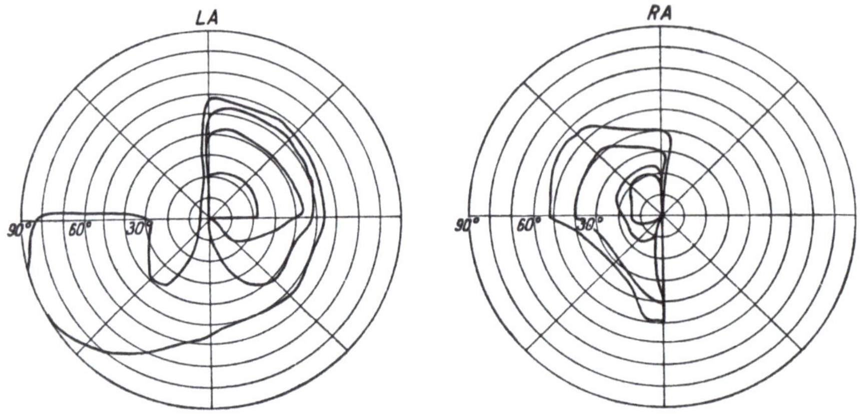

Abb. 176. Bitemporale Hemianopsie. Derselbe Fall, drei Jahre später. Rechtes Auge: $S = 6/36$. Gesichtsfelder für 40/330, 5/330, 2/2000. Linkes Auge: $S = 6/18$. Gesichtsfelder für 40/330, 5/330, 1/330, 2/2000 (nach TRAQUAIR).

senkrechten Meridian verlaufenden Ausfall auf, während der periphere Teil des temporalen oberen Quadranten erhalten sein kann (Abb. 170). Rückt dann, wie dies meist der Fall ist, das zentrale Quadrantenskotom nach unten zu vor und schiebt sich bei gleichzeitiger Einbeziehung des blinden Fleckes in den unteren

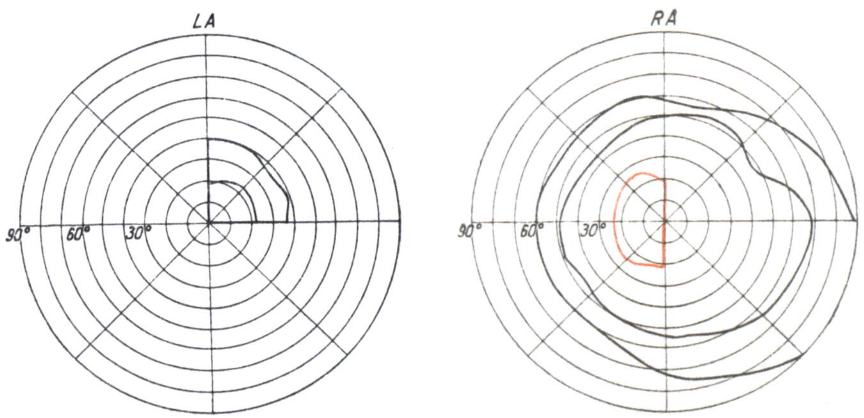

Abb. 177. Bitemporale Hemianopsie. Rechtes Auge im Beginne, linkes Auge weit vorgeschrittenes Stadium. Bloß der nasale obere Quadrant ist erhalten. Rechtes Auge: $S = 6/6$, linkes Auge: $S = 6/36$. Gesichtsfelder für Weiß 5/330, 1/330, für Rot 5/330. Im Gesichtsfeld des rechten Auges Eindellung der Isoptere für Weiß 1/330 und Hemianopsie für Rot 5/330.

Quadranten hinein, so erscheinen beide äußeren Quadranten des Gesichtsfeldes in ihren zentralen Teilen geschädigt, während ein Fortsatz des Gesichtsfeldes in der Peripherie über den waagrechten Meridian hinaufreicht (Abb. 170). Die äußere Grenze des zentralen Ausfalles verläuft daher oft nach außen vom blinden Fleck. Es kommt nun zur Einengung der peripheren Grenze des temporalen unteren Gesichtsfeldquadranten, die sich eindellt, und so den Durchbruch des zentralen Ausfalles nach unten erleichtert. Dieser Durchbruch trennt den peripheren Teil des temporalen Gesichtsfeldes ab, und es entsteht dadurch eine temporale Insel. Dabei kann für kleine Objekte 1 bis 2/2000 vollständige temporale Hemianopsie bestehen. Auf diese Weise ist ein temporales Skotom mit scharfer vertikaler Grenze entstanden, das bis zum blinden Fleck reicht oder ihn in sich einbezieht. Nach außen davon liegt die periphere Insel in beiden oder nur im unteren Gesichtsfeldquadranten. Sie kann sehr lange bestehen, sogar noch im Zeitpunkt, in dem der nasale untere Quadrant weitgehend zerstört ist. In manchen Fällen tritt nach Ausbildung einer scharfen senkrechten Grenze, entsprechend dem Hauptmeridian des Gesichtsfeldes ein Stillstand ein, der mitunter lange dauern kann. Verwendet man abgestufte Reizobjekte zur Untersuchung, so kann man meist mit schwächeren Reizobjekten eine vollständige temporale Hemianopsie nachweisen, während für stärkere Reize z. B. noch die temporale Insel nachweisbar sein kann.

Solche temporale Gesichtsfeldausfälle treten stets in beiden Gesichtsfeldern auf, oft in sehr verschiedenem Grade, in Abhängigkeit von der Asymmetrie der auf das Chiasma einwirkenden Kräfte. Schädigung eines Gesichtsfeldes allein ist bei Veränderungen im Chiasma nicht gut möglich. Die Ungleichheit der Gesichtsfeldausfälle beider Augen kann sehr groß sein. Man trifft einseitige Erblindung bei geringen Veränderungen der temporalen Gesichtsfeldhälfte des anderen Auges oder vollständige beiderseitige temporale Hemianopsie. Aber auch wenn man nur den Einfluß eines von unten wirkenden Druckes berücksichtigt, kann man mannigfache Abweichungen vom gewöhnlichen Typus der Gesichtsfeldveränderungen verzeichnen. Es kann bei vorhandener Schädigung des temporalen oberen Quadranten frühzeitig der nasale obere geschädigt sein, so daß es zu unregelmäßig begrenztem Ausfalle der oberen Gesichtsfeldhälfte kommt. Gleichzeitiges Betroffensein beider temporaler Quadranten führt zu einer Einengung der ganzen temporalen Gesichtsfeldgrenze. Es sind auch Fälle verzeichnet worden, in denen der temporale obere und der nasale untere Quadrant ergriffen waren, ja auch die gleichzeitige Schädigung des temporalen unteren und des nasalen oberen Quadranten ist beschrieben worden.

Ähnlich wie die Gesichtsfelder für Weiß verhalten sich die Gesichtsfelder für Farben. Die Störungen der Farbengesichtsfelder gehen denen für Weiß meist voraus, da es sich ja dabei um innere Isopteren als Ausdruck höherer physiologischer Funktion handelt. Man kann bei Untersuchung mit abgestuften farbigen Reizobjekten bedeutende Unterschiede in der Farbenwahrnehmung in den verschiedenen Gesichtsfeldquadranten feststellen. So kann z. B. die Rotempfindung im temporalen oberen Quadranten stark herabgesetzt sein, weniger im temporalen unteren, während sie in den nasalen nicht beeinträchtigt ist, oder im nasalen unteren Quadranten mehr hervortritt als im nasalen oberen, jedoch weniger als in der temporalen Gesichtsfeldhälfte.

3. Skotomatöser Typus der Gesichtsfeldveränderungen.

Das Verhalten der zentralen Gesichtsfeldausfälle ist dem der peripheren Gesichtsfeldgrenzen ähnlich. Auch hier tritt die Reihenfolge der Schädigungen in den einzelnen Gesichtsfeldquadranten in derselben Weise auf wie bei den Gesichtsfeldgrenzen. So kann ein Quadrantenskotom temporal oben bestehen (Abb. 183, 186) und den blinden Fleck in sich einbeziehen, bevor es auf den temporalen unteren Quadranten übergreift. Sind mehrere Quadranten ergriffen, so ist der Grad ihrer Schädigung meist in derselben Weise abgestuft wie der der peripheren Grenzen oder der Farbenwahrnehmung. Zu Beginn kann die Abschwächung der Wahrnehmung in den einzelnen Quadranten sehr gering sein, um mit dem

Fortschreiten der Erkrankung ausgesprochener zu werden. Es kommt vor, daß zuerst ein centrocaecales Skotom festgestellt wird, und erst bei genauerer Analyse die hemianopische Natur des Ausfalles in Erscheinung tritt. Es können

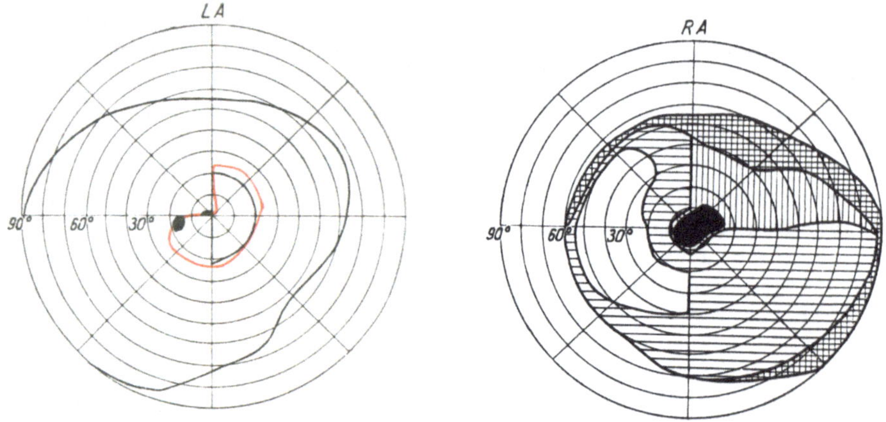

Abb. 178. Bitemporale Hemianopsie. 24jährige Kranke. Primäre nervöse Schädigung des Chiasma ohne Geschwulstbildung. Rechts Schädigung des Sehnerven selbst, Gesichtsfeld für Weiß 10/330, 5/330, 1/33. Im äußeren oberen Quadranten wurde 5/330 sehr trübe gesehen. $S = 1/60$. Linkes Auge: $S = 6/6$. Gesichtsfeld für Weiß 3/330, 1/2000, für Rot 60/2000. Quadrantenausfall. Sehstörung rechts von unbekannter Dauer, links seit zwei Wochen (nach TRAQUAIR).

aber sowohl echte centrocaecale Skotome (Abb. 179) wie auch bogenförmige, vom blinden Fleck ausgehende Ausfälle vorkommen, die in der Medianlinie scharf abschneiden. Der Fixationspunkt ist vielfach ausgespart, doch kann ein Quadranten- oder hemianopisches Skotom an ihn heranreichen oder ihn mit in sich einbeziehen.

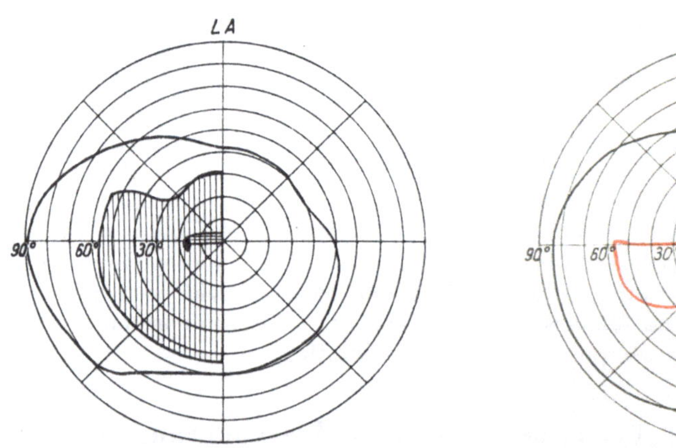

Abb. 179. Derselbe Fall, eine Woche später. Linkes Auge: $S = 6/6$. Großer Ausfall in der temporalen Gesichtsfeldgrenze mit Verdichtung in der Nähe des Fixationspunktes. Gesichtsfeld für Weiß 1/330 (Außengrenze) und 3/330 und 5/330 (Ausfälle).

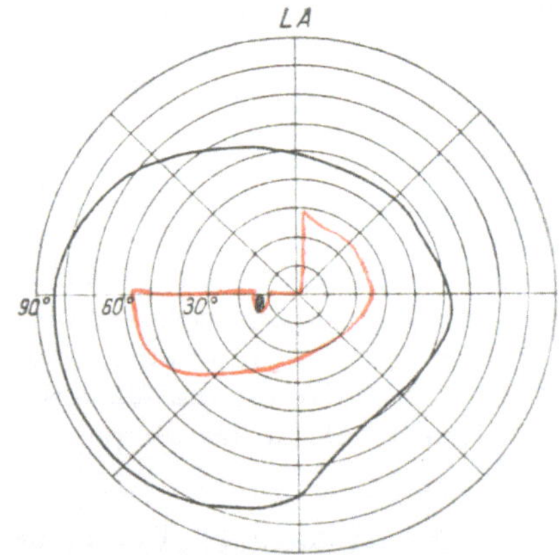

Abb. 180. Derselbe Fall, noch 13 Tage später. Linkes Auge: $S = 6/6$. Periphere Gesichtsfeldgrenze für Weiß 1/330 normal, für Rot 5/330. Ausfall des temporalen oberen Quadranten.

Ist ein zentrales Skotom vorhanden, so läßt sich die verschiedene Intensität der Schädigung in den einzelnen Quadranten mitunter noch nachweisen. Verwendet man zur Untersuchung abgestufte Reizobjekte, so kann für stärkere Reize ein Ausfall nicht nachweisbar sein, wohl aber für schwächere. Abweichendes

Verhalten in den beiden Gesichtsfeldern ist nicht selten vorhanden. Bei weiterem Fortschreiten der Chiasmaschädigung greift der Ausfall auf den nasalen unteren Gesichtsfeldquadranten über, wobei gleichzeitig eine eventuell bestehende

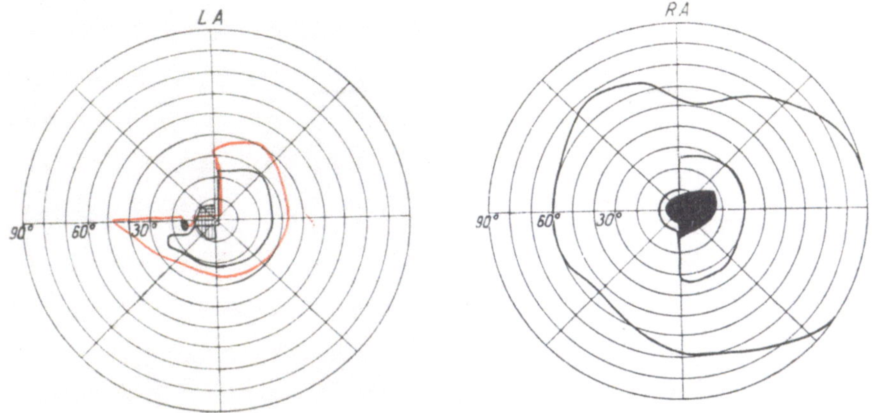

Abb. 181. Derselbe Fall, wieder fünf Wochen später. Rechtes Auge: Fingerzählen in 1 m. Gesichtsfeld für Weiß 5/330 und 1/330. Großes, auf die nasale Gesichtsfeldhälfte übergreifendes Skotom. Linkes Auge: 6/6. Gesichtsfeld für Weiß 5/2000 und 1/2000, für Rot 5/330. Temporal oberer Quadrantenausfall (nach TRAQUAIR).

temporale Insel verschwindet. Die Gesichtsfeldreste werden meist gegen die nasale Grenze gedrängt, verkleinern sich auch von unten her, so daß mit der Zeit der ganze nasale untere Gesichtsfeldquadrant verschwindet. Seltener macht sich gleichzeitig mit der Überschreitung des senkrechten Gesichtsfeldmeridians durch den Ausfall eine periphere Einengung des nasalen unteren Gesichtsfeldquadranten bemerkbar. In Fällen vom skotomatösen Typus greift das Skotom frühzeitig über die Medianlinie hinüber, so daß als Rest des Gesichtsfeldes eine nasale Insel verbleiben kann (Abb. 196).

Zuletzt wird der nasale obere Gesichtsfeldquadrant in Mitleidenschaft gezogen. Von unten her beginnt seine Verkleinerung, wobei auch der zentrale skotomatöse Ausfall auf ihn übergreifen kann.

Der geschilderte Verlauf der Gesichtsfeldveränderungen ist der häufigste. Es gibt eine große Zahl von abweichend verlaufenden Fällen, über die zu sprechen sein wird. Erfolgt im Gegensatz zur Mehrzahl der Fälle der Chiasmaschädigungen die Einwirkung auf das Chiasma nicht von unten, sondern von oben, so leidet zuerst der temporale untere

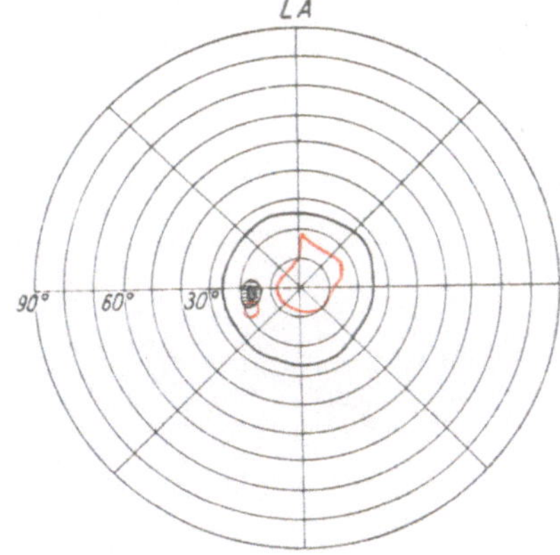

Abb. 182. Derselbe Fall, neun Monate später. Rechtes Auge: $S = 6/6$. Gesichtsfeld normal, abgesehen von einer Vergrößerung der amblyopischen Zone um den blinden Fleck. Linkes Auge: $S = 6/6$. Periphere Gesichtsfeldgrenzen normal. Temporal oberer Quadrantenausfall für Rot 10/2000. Die Isoptere für Weiß 1/2000 ist normal (nach TRAQUAIR).

Gesichtsfeldquadrant entweder in Gestalt der Eindellung seiner peripheren Grenzen, wie dies für den temporalen oberen Quadranten beschrieben worden ist, oder es tritt ein Skotom im temporalen unteren Quadranten beider Gesichtsfelder auf, wie dies TRAQUAIR beschreibt (s. Abb. 184).

Dabei handelt es sich zwar meist um vom dritten Ventrikel ausgehende

Geschwülste oder entzündliche Vorgänge in seinem Bereich, mitunter um Gliome
des Chiasma oder vom Tuberculum olfactorium ausgehende Meningiome. Es
können aber auch Adenome der Hypophyse oder Craniopharyngiome hinter dem

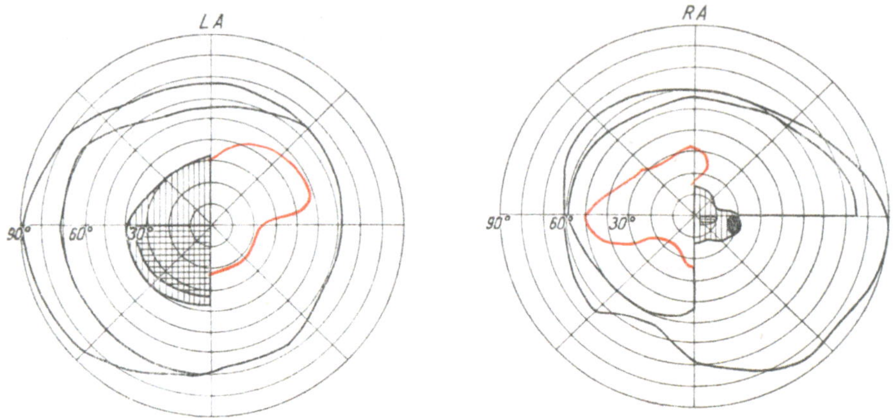

Abb. 183. Bitemporale Hemianopsie bei suprasellarer Cyste. Rechtes Auge: $S = 6/9$, linkes Auge: $S = 6/18$.
Gesichtsfelder für Weiß 5/330, 1/330, für Rot 10/330. Hemianopische Skotome für Weiß 30/2000 und 60/2000.

Chiasma hinaufwachsen ohne es zu schädigen, und erst bei ihrer Vergrößerung
die oberen Fasern des Chiasma angreifen. Dies trifft besonders bei kurzen Sehnerven und weit vorne liegendem Chiasma zu.

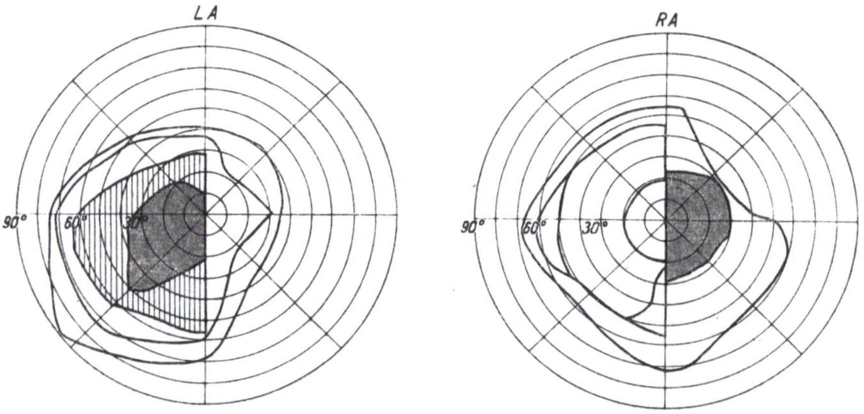

Abb. 184. Bitemporale Hemianopsie mit großem zentralem Ausfall. Sehstörung seit acht Monaten. Keine
Akromegalie. Röntgenbefund des Türkensattels normal. Rechtes Auge: $S = 6/24$, linkes Auge Handbewegungen
im nasalen Gesichtsfeld. Gesichtsfelder des rechten Auges für Weiß 60/330, 5/330, 1/330, 1/2000; Gesichtsfeld
des linken Auges 60/330 und 10/330 (nach TRAQUAIR).

　　Mitunter wirken vom III. Ventrikel ausgehende Geschwülste nicht von oben,
sondern von unten auf das Chiasma und bedingen anfängliches Ergriffensein
des temporalen oberen Gesichtsfeldquadranten. Ein zentrales, auf den temporalen
unteren Quadranten beschränktes Skotom bildet in solchen Fällen die erste
krankhafte Veränderung des Gesichtsfeldes. Es dehnt sich nach unten aus,
bricht hier nach der Peripherie durch, so daß ein dem gewöhnlichen umgekehrtes
Bild der Gesichtsfeldveränderungen entsteht.

Je häufiger man das Gesichtsfeld bei Chiasmaschädigungen untersucht, desto häufiger findet man bedeutende, mitunter plötzlich auftretende Veränderungen. Atypisch beginnende Ausfälle gehen in typische über, zur peripheren Einengung gesellt sich ein hemianopischer zentraler Ausfall, so daß es auch zu

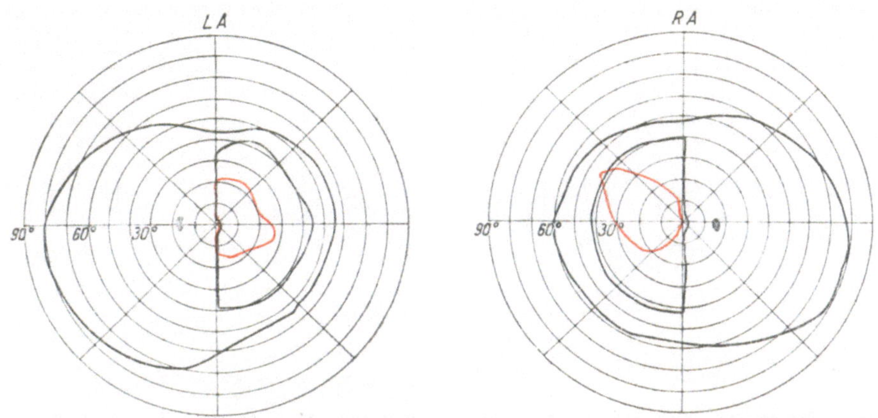

Abb. 185. Bitemporale Hemiachromatopsie bei Akromegalie. 30jährige Frau. Zentralskotom des linken Auges. Rechtes Auge: $S = 6/6$, linkes Auge: $S = 6/36$. Gesichtsfelder für Weiß 3/330 und 1/1200, für Rot 5/330.

raschen Schwankungen der Sehschärfe kommt. Bitemporale Hemianopsie kann in homonyme übergehen, vollständige Blindheit eines Auges zurückgehen unter Entwicklung einer bitemporalen Hemianopsie. Im Laufe der Jahre kann man sehr große Veränderungen der Gesichtsfelder beobachten, was auf die Veränder-

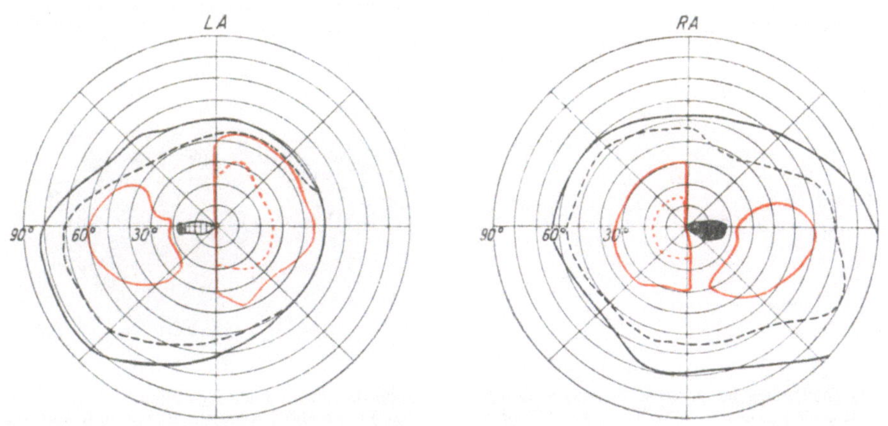

Abb. 186. Bitemporale Hemianopsie. Rechtes Auge: $S = 6/60$, linkes Auge: $S = 6/12$. Gesichtsfelder für Weiß 5/330, 1/330, für Rot 20/330 und 10/330. Akromegalie, vier Jahre nach Einsetzen der Drüsensymptome. Deutliche Gesichtsfeldausfälle besonders für Farben. Centrocaecales hemianopisches Skotom, Absprengung einer temporalen Insel, vollständige Hem.anopsie für entsprechende Reizobjekte (nach TRAQUAIR).

lichkeit der räumlichen Beschränkungen im Krankheitsgebiete hinweist (s. Abb. 195—198). Bei Chiasmaschädigungen kommen so verschiedene Gesichtsfeldausfälle vor, daß man bei vollständig atypischen Veränderungen im Gesichtsfeld an Chiasmaerkrankung denken muß. Besonders bei einseitiger Blindheit soll man das Gesichtsfeld des anderen Auges sorgfältig untersuchen, um nicht beginnende

.Gesichtsfeldstörungen zu übersehen, die für die Diagnose entscheidend sind. Auch einseitige, rein nasale Ausfälle als einleitende Veränderungen sind verzeichnet worden (Abb. 188, 189) (LAUBER 1930, TRETTENERO 1930, CHARAMIS 1931).

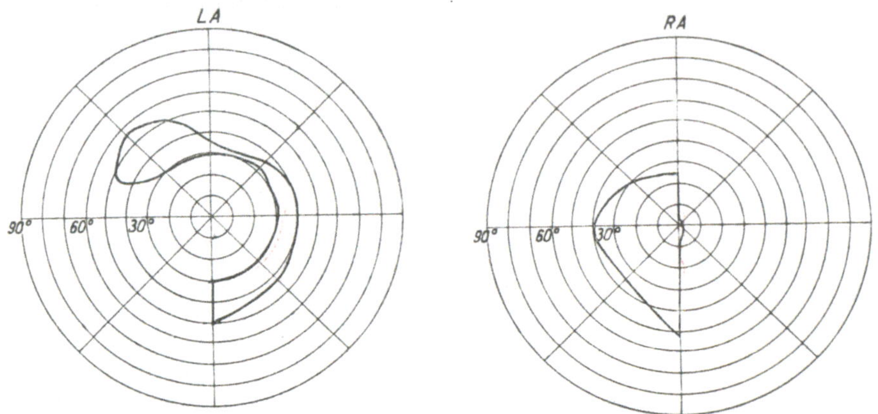

Abb. 187. Bitemporale Hemianopsie. 34jährige Frau. Rechtes Auge: $S = 6/12$, linkes Auge Fingerzählen in 20 cm. Rechtes Auge Hemianopsie ohne Skotom, linkes Auge mit Zentralskotom. Gesichtsfelder für Weiß 3/330.

Die Verschiedenheit des Verlaufes der Gesichtsfeldveränderungen betrifft nicht nur die Anfangsstadien der Erkrankung, sie läßt sich auch in den späten Abschnitten des Leidens erkennen. So kann der nasale untere Quadrant zuletzt

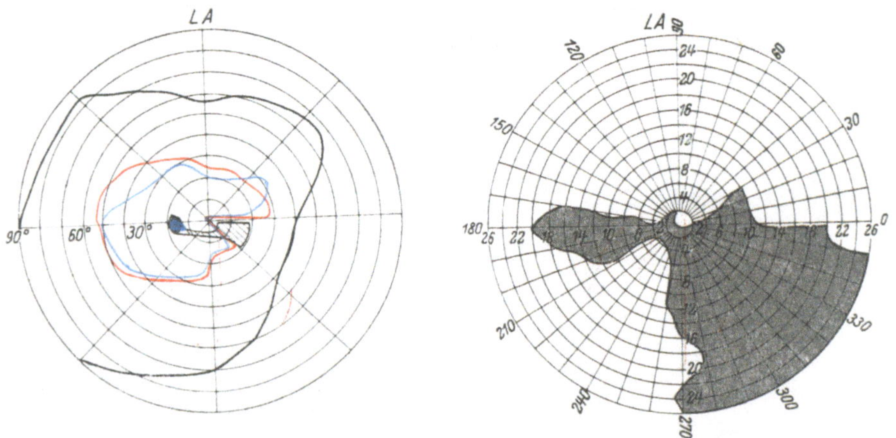

Abb. 188. Atypischer nasaler Gesichtsfeldausfall des linken Auges bei einem 26jährigen Manne. 13 Jahre hindurch auf beiden Augen stets 10/10. Herabsetzung der Sehschärfe am rechten Auge auf 10/12, am linken Auge auf 10/18. Gesichtsfeld des rechten Auges für Weiß 3/330 und 2/1200 normal. Gesichtsfeld des linken Auges für dieselben Reizobjekte weist a) Einengung von der nasalen unteren Seite und b) ein parazentrales Skotom auf. Röntgendiagnose: Akromegale Hypertrophie des Schädels. Sellausur durch intrasellaren Tumor bedingt. Verdünnung des Sellabodens und Zerstörung des linken Proc. clinoideus anterior. Nach Röntgenbehandlung vollständige Wiederherstellung durch drei Jahre beobachtet. Augenhintergrund stets normal.

noch erhalten sein, ja, O. HIRSCH (1912) beschreibt einen Fall, in dem beide nasale untere Quadranten der Gesichtsfelder zuletzt erhalten waren.

Die Kenntnis dieser Tatsachen ist nicht nur vom diagnostischen Standpunkt von größter Bedeutung, sondern auch vom prognostischen. Wenn wir sehen, daß Gesichtsfeldbezirke, die lange Zeit hindurch blind waren, ihre Funktion wiedererhalten, so werden wir uns nicht wundern, daß nach operativer Entlastung (Abb. 200—202) der Sehnervenkreuzung vielfach verlorene Funktionen wiederkehren, somit weitgehende Besserung, ja sogar fast vollständige Wiederherstellung eintreten kann, trotzdem schwerste Funktionsstörung und weiße Färbung der Papillen das Bild vollständiger Atrophie zu kennzeichnen schienen.

Diese Erscheinungen fordern auch eine Erklärung des Mechanismus der Schädigung des Chiasma. Es kann sich um Druck, Zug, Ernährungsstörung durch Wirkung auf die Gefäße oder um toxische Schädigungen handeln. Gelegentlich kann wohl jeder dieser Faktoren wirksam sein, doch sprechen die Tatsachen dafür, daß manche mechanische Momente kritisch gewürdigt werden müssen, um die Erscheinungen richtig zu verstehen. LOBECK (1941, 1942) hat bei Hypophysentumoren sektorenförmige Skotome neben temporalen und nasalen Ausfällen sowie Zentralskotomen gefunden. Da in manchen Fällen gleichzeitig arterielle Drucksteigerung

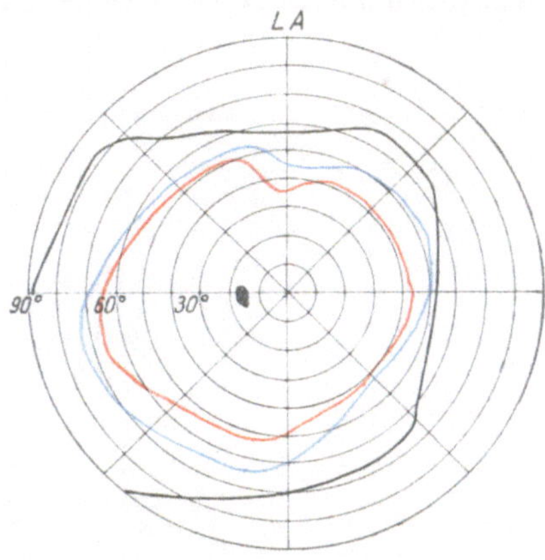

Abb. 189. Derselbe Fall, drei Jahre später. $S = 10/10$. Gesichtsfeld für Weiß 3/330, für Farben 5/330.

vorhanden war, die unter Röntgenbestrahlung oder Anwendung drucksenkender Mittel zurückging und gleichzeitig Rückbildung der Gesichtsfeldausfälle eintrat, nimmt LOBECK an, daß die Gesichtsfeldausfälle die Folge von Ge-

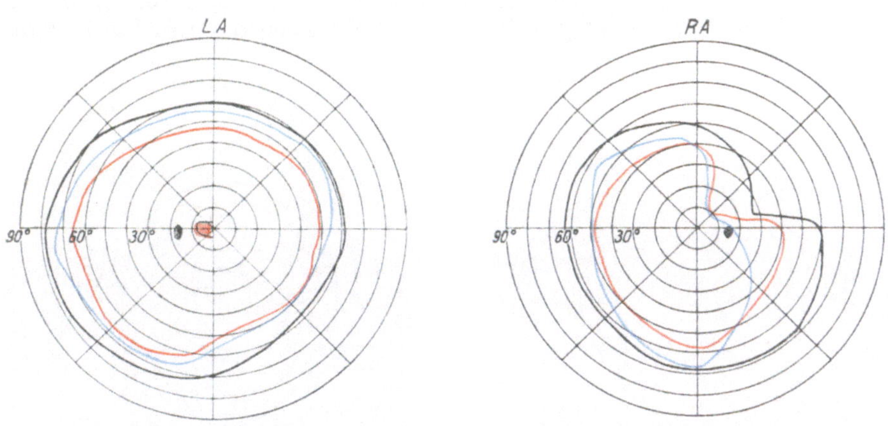

Abb. 190. Bitemporale Hemianopsie bei Hypophysengeschwulst. 11jähriger Knabe. Am 15. 12. 1924 beiderseitige Blindheit, keine Lichtreaktion der Pupillen, Papillen weiß. Sella vergrößert und vertieft. Nach Röntgenbestrahlung am 17. 2. 1925 rechtes Auge: $S = 6/9$, linkes Auge: $S = 6/36$. Gesichtsfelder für Weiß 3/330, für Farben 5/330. Rechts temporal hemianopische Ausfälle, links temporal hemianopisches Zentralskotom für Rot.

fäßkrämpfen waren. Er unterstützt diese Ansicht durch die wiederholt gemachte Feststellung von Verengerung der Netzhautgefäße bei Hypophysengeschwülsten, die von verschiedenen Beobachtern beschrieben worden ist. Er ist der Meinung, daß man bei blassem Hochdruck an die Möglichkeit einer Hypophysengeschwulst denken soll.

4. Mechanische Ursachen der Gesichtsfeldveränderungen.

Direkter Druck einer Geschwulst, eines Hirnteiles (Infundibulum oder
III. Ventrikel) oder von Gefäßen ist sicherlich oft vorhanden und kann zur
Druckatrophie der Nervenfasern führen. Gerade aber die häufig zu verzeichnende

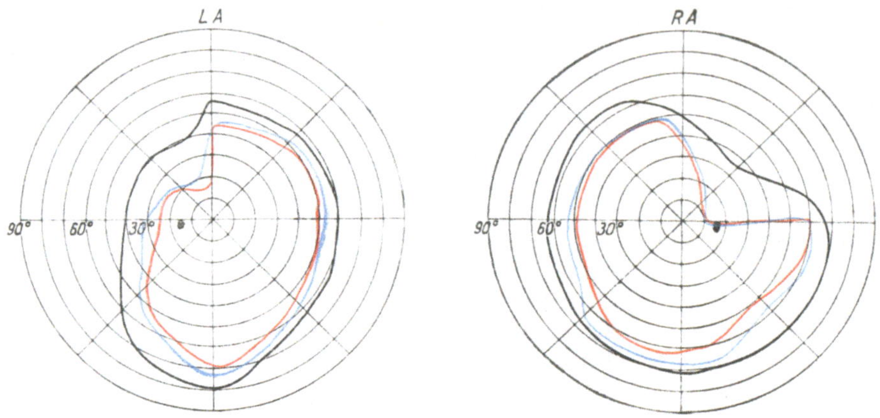

Abb. 191. Derselbe Fall. Zustand am 17. 11. 1926: Rechtes Auge: $S = 6/8$, linkes Auge: $S = 6/18$. Gesichtsfeld
des rechten Auges gebessert, das des linken Auges deutlich eingeschränkt. Zentralskotom verschwunden.

Erholung der Funktion bei Rückgang des auf dem Chiasma lastenden Druckes
muß zur Vorsicht in der Wertung dieser Mechanismen führen. Zweifellos können
Nervenfasern durch Druck in ihrer Leitungsfähigkeit geschädigt werden, so daß
sie vollständig funktionsunfähig werden. Ein Nachlassen des Druckes läßt die

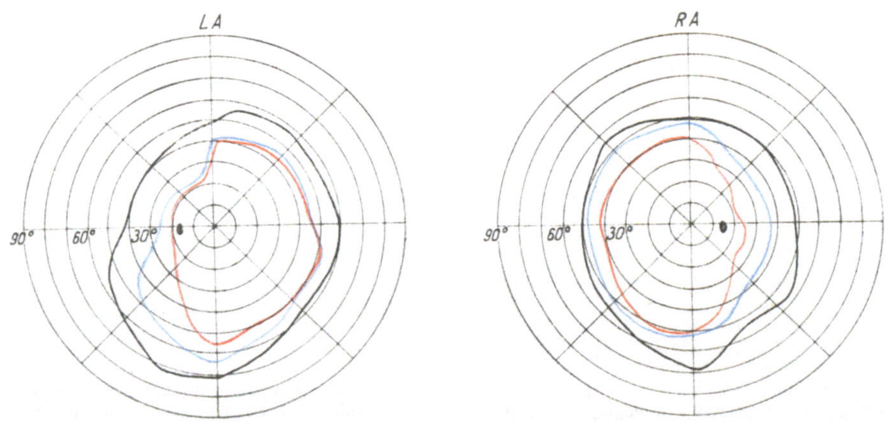

Abb. 192. Derselbe Fall. Zustand am 22. 7. 1927: Rechtes Auge: $S = 6/7$, linkes Auge: $S = 6/18$. Gesichtsfeld
des rechten Auges im temporalen oberen Quadranten erweitert, im temporalen unteren Quadranten eingeengt.
Gesichtsfeld des linken Auges kaum verändert.

Leitungsfähigkeit sich wieder einstellen (s. Abb. 172, 173, 200—202). Da wir aber
sehen, daß mitunter die Wiederherstellung der Funktion geschädigter Gesichtsfeldteile sehr rasch auftritt, ist eher an Beeinträchtigung der Ernährung der
Nervenfasern infolge von Zirkulationsstörungen zu denken. Bei Nachlassen des
Gewebsdruckes stellt sich die Blutversorgung rasch her und die ungenügend

ernährten Nervenfasern gewinnen ihre Leitungsfähigkeit sehr schnell wieder. Eine solche Auffassung macht auch die Erscheinung von scharf begrenzten Gesichtsfeldausfällen bei Druck durch runde Geschwülste begreiflich, die wohl nicht auf einen umschriebenen Punkt oder eine Linie wirken können, wodurch Ausfall der Funktionen umschriebener Nervenfaserbündel erklärt werden könnte. Dies ist aber wohl möglich bei der Annahme, daß infolge der Verlagerung der Teile einzelne Gefäßäste stärker als andere gedrückt oder auf andere Weise geschädigt und dadurch umschriebene Gewebsgebiete in ihrer Ernährung beeinträchtigt werden.

Von großer Bedeutung für den Verlauf der einzelnen Fälle sind die topographischen Verhältnisse des Chiasma. Vergegenwärtigt man sich die Ver-

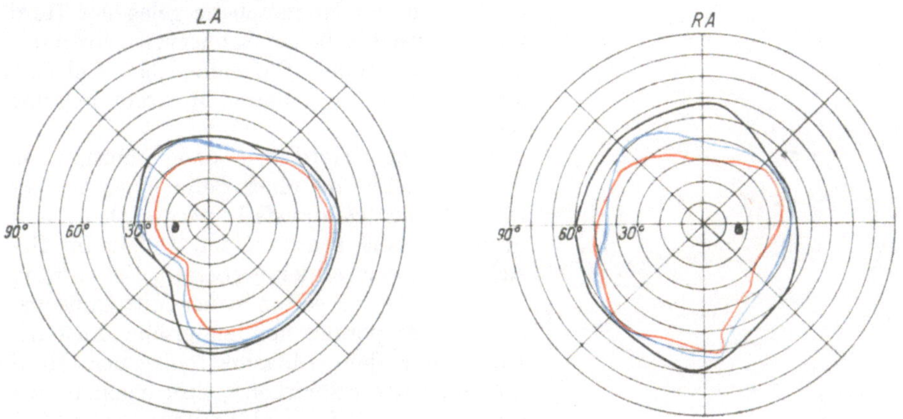

Abb. 193. Derselbe Fall. Zustand am 22. 6. 1929: Rechtes Auge: fast 6/6, linkes Auge 6/18. Trotz der in der gleichen Weise wie in den vorhergehenden Jahren periodisch wiederholten Röntgenbestrahlungen Verengerung der Gesichtsfeldgrenzen. Gleichzeitig Verschlechterung des Allgemeinzustandes. Tod zwei Monate später.

schiedenheit der Verhältnisse des Chiasma infolge verschiedener Länge der intrakraniellen Teile des Sehnerven, wie sie ZANDER (1897) und SCHÄFFER (1912) dargestellt haben, und die mitunter vorkommende verschiedene Länge der beiden Sehnerven, die ZANDER (l. c.) beschrieben hat, so hat man schon eine große Reihe von Möglichkeiten für die voneinander stark abweichenden klinischen Bilder in Beziehung auf das Gesichtsfeld bei Erkrankungen in der Umgebung des Chiasma. Dazu kommt die große Variabilität der Gefäße des WILLISschen arteriellen Kreises und die noch größere der kleinen Äste der Hauptgefäße, die die mögliche Mannigfaltigkeit der klinischen Bilder noch bedeutend vermehrt. Außer diesen stark voneinander abweichenden Verhältnissen der normalen Anatomie der einzelnen Individuen tritt noch der Faktor des asymmetrischen Wachstums der Geschwülste oder die Asymmetrie anderer anatomischer Bildungen hinzu, so daß wir uns über die Mannigfaltigkeit der klinischen Bilder nicht wundern dürfen.

Dazu kommt die komplizierte Anordnung der Nervenfasern im Chiasma. Hier liegen gekreuzte und ungekreuzte Fasern dicht beieinander, so daß sich aus dieser Anordnung eine große Anzahl von Möglichkeiten verschiedenartiger Ausfälle in beiden Gesichtsfeldern ergeben. Vor allem ist das Chiasma der einzige Ort, in dem ein Krankheitsherd bitemporale Ausfälle, im weitesten Sinne des Ausdruckes verstanden, hervorrufen kann. Aus demselben Grunde ist es, wie bereits erwähnt, kaum möglich, daß ein das Chiasma selbst betreffender, wenn auch kleiner Herd nicht Veränderungen in *beiden* Gesichtsfeldern hervor-riefe. Betrachtet man die verschiedenen Möglichkeiten, so ergibt sich, daß ein in der Mittellinie wirkender Herd beide gekreuzten Bündel, ein auf die Seite des Chiasma wirkender Herd die beiden gekreuzten und ein ungekreuztes Bündel schädigen muß. Auch eine Schädigung der macularen Fasern ist kaum ohne gleichzeitige Beeinflussung der äußeren Grenzen vorstellbar.

Die durch das Chiasma verlaufenden Fasern teilen sich in gekreuzte und un-gekreuzte. Abgesehen von dieser Teilung bleibt ihre Gruppierung erhalten, indem die aus der oberen oder unteren Netzhauthälfte stammenden Fasern bei-einander bleiben. Erst später treten die von korrespondierenden Punkten der Netzhäute stammenden Fasern zusammen. Diese Zusammenlegung kommt im Tractus zustande.

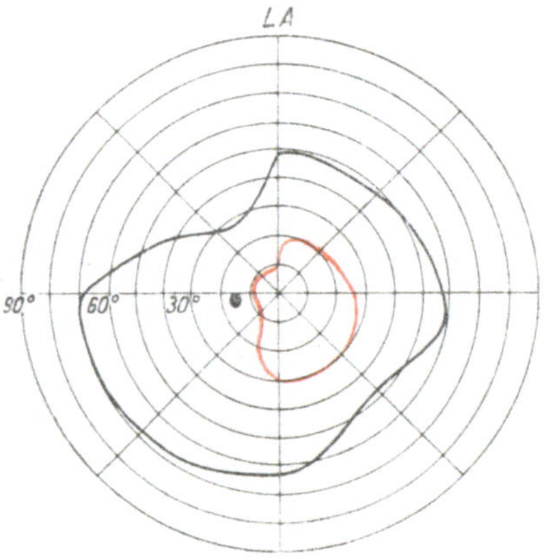

Ein in der Medianebene gelegener Herd kann entweder beide Sehnerven vor ihrer Vereinigung zum Chiasma, das Chiasma selbst oder beide Tractus in ihrem Beginne schädigen.

Liegt der Herd vor dem Chiasma, so wird er zuerst auf einer Seite einen tempo-ralen Gesichtsfeldausfall verursachen und eventuell erst später einen Defekt im Ge-sichtsfeld der anderen Seite. Einwirkung auf das Chiasma selbst in der Mittellinie be-dingt bitemporale hemianopische Ausfälle. Ein hinter dem Chiasma gelegener Herd könnte, seitwärts wirkend, Störungen in den temporalen Gesichtsfeldhälften beider Ge-sichtsfelder hervorrufen. Solche Fälle sind bisher nicht sicher festgestellt worden. Ge-schwülste dieser Gegend verursachen meist einseitige Erblindung mit temporalen Gesichtsfeldausfällen auf der anderen Seite (Abb. 194).

Abb. 194. Bitemporale Hemianopsie. Rechtes Auge blind, linkes Auge: $S = 6/10$. Gesichts-feld für Weiß 3/330, für Rot 5/330. Sella zer-stört.

Die häufigsten in der Mittellinie wachsenden Geschwülste drängen nach oben gegen das Chiasma und schieben sich zwischen die Sehnerven vor. Dabei kommt es oft zu Verlagerungen des Chiasma: es wird nach oben gedrängt, um seine frontale Achse gedreht, so daß sein hinterer Rand emporgehoben wird und beinahe vertikal im Raume zu liegen kommt. Es kann durch die Geschwulst gedehnt werden. Dabei leiden die gekreuzten, aus den nasalen unteren Netzhautquadranten stammenden, zuunterst liegenden Fasern zuerst, wobei die sowohl von rechts wie von links kommenden Fasern geschädigt werden. Je weiter nach hinten der Druck erfolgt, desto eher werden zentrale Ausfälle im Gesichtsfeld auftreten. Die weiter dorsal liegenden, vom oberen nasalen Netzhautquadranten stammenden Fasern werden später geschädigt, weil sie höher liegen, also weiter von der druckausübenden Geschwulst, und durch ihre Lage weniger in ihrer Blut-versorgung gestört sind.

Auffallend ist der Umstand, daß bei Chiasmaschädigung durch Geschwülste sehr oft die äußersten temporalen Gesichtsfeldanteile erhalten bleiben. Wahr-scheinlich verlaufen die aus den entsprechenden nasalen Netzhautteilen stammen-den Fasern nicht durch den mittleren Teil des Chiasma, sondern zuerst an der Grenze zwischen gekreuzten und ungekreuzten Fasern und später nahe dem vorderen oberen Rande des Chiasma. Bemerkenswert ist dabei, daß bei vor dem Chiasma liegenden Geschwülsten, die auf beide Sehnerven drücken, die temporalen

Gesichtsfeldinseln meist fehlen. Die erwähnten Fasern gehören oft zu den letzten erhaltenen gekreuzten Fasern und verlieren ihre Leitungsfähigkeit mitunter erst bei der fast vollständigen medianen Durchtrennung des Chiasma. In diesem Stadium sind alle gekreuzten Fasern geschädigt, da das Chiasma praktisch durchtrennt ist, während die ungekreuzten Fasern zu beiden Seiten der nach oben wachsenden Geschwulst liegen.

Ein solcher Zustand bitemporaler Hemianopsie mit wenig oder gar nicht geschädigten nasalen Gesichtsfeldhälften kann längere Zeit bestehen, so daß der Eindruck eines Stillstandes des Krankheitsprozesses erweckt werden kann. Dies bezieht sich aber wohl nur auf die das Sehorgan betreffenden Veränderungen. Die übrigen Krankheitserscheinungen, besonders der Kopfschmerz, bleiben bestehen und steigern sich, da die Geschwulst nach Durchbrechung des Chiasma weiter gegen das Gehirn wächst, bis sie das Leben zerstört. Es können die nasalen Gesichtsfeldhälften sogar mit guter zentraler Sehschärfe bis zum Tode erhalten bleiben, da sie die die ungekreuzten Fasern enthaltenden Teile des Chiasma seitwärts verdrängen kann, ohne sie wesentlich zu schädigen. Natürlich kann bei größerer seitlicher Ausdehnung der Geschwulst und starkem Druck der Gefäße vollständige Erblindung durch Zerstörung der seitlichen Teile des Chiasma eintreten.

Während es leicht ist, die im Gesichtsfeld von oben nach unten fortschreitende Einengung der temporalen Gesichtsfeldhälfte zu erklären, ist es schwieriger, den Fortschritt des Verfalles der nasalen Gesichtsfeldhälfte von unten nach oben zu verstehen. Traquair erwägt die Möglichkeit, daß die dorsalen ungekreuzten Fasern mehr medial verlaufen und daher früher geschädigt werden als die ventralen. Diese letzteren würden weiter seitlich liegen und somit länger von dem von der Mitte aus wirkenden Drucke verschont bleiben. Es besteht auch die Möglichkeit ihrer Schädigung vor dem Chiasma durch Druck der Sehnerven gegen die A. communicans ant. oder die Durafalte am hinteren Ende des Sehnervenkanals. Dagegen würden Fälle wie Fall 7 von O. Hirsch (1912) sprechen, in dem die Arterie eine Furche in den Sehnerven eingedrückt hatte und die unteren nasalen Quadranten der Gesichtsfelder erhalten waren. Da der typische Verlauf der Gesichtsfeldstörungen auch bei kleinen, auf das Chiasma drückenden Geschwülsten des öfteren vorkommt, denkt Traquair an eine Eigentümlichkeit der Gefäßversorgung, die eine genügende Ernährung der betreffenden Nervenfaserbündel gewährleistet und damit die Erhaltung der nasalen oberen Gesichtsfeldquadranten bis zuletzt ermöglicht.

Zentrale Gesichtsfeldausfälle treten meist bei rasch wachsenden Geschwülsten oder entzündlichen Erkrankungen auf, besonders, wenn sie, wie dies nicht selten vorkommt, vom Infundibulum ausgehen oder aus der Sattelgrube zuerst hinten hinausragen und auf das Chiasma von hinten drücken. Langsam wachsende Geschwülste der Hypophyse verursachen meist bitemporale Ausfälle ohne zentrale Schädigung des Gesichtsfeldes in frühen Stadien.

5. Diagnostische Bedeutung der Gesichtsfeldveränderungen bei Chiasmaerkrankungen.

Die Bedeutung der Gesichtsfeldbefunde ist um so größer, je geringer die radiologisch feststellbaren Veränderungen sind. Es kann sich dabei um Fälle handeln, in denen die Sehstörungen als erste bemerkbare Erscheinungen auftreten, oder um Kranke, bei denen endokrine Störungen im Vordergrunde der Erscheinungen stehen, und die Gesichtsfeldbefunde unerläßlich sind, um den genauen Sitz des primären Krankheitsherdes festzustellen. Bei intelligenten

Kranken sind es meist zentrale Gesichtsfeldausfälle, die frühzeitig wahrgenommen werden und sie zum Arzte führen. Hier ist es von größter Bedeutung, daß die genaue Beschaffenheit des Gesichtsfeldausfalles festgestellt wird. In einem

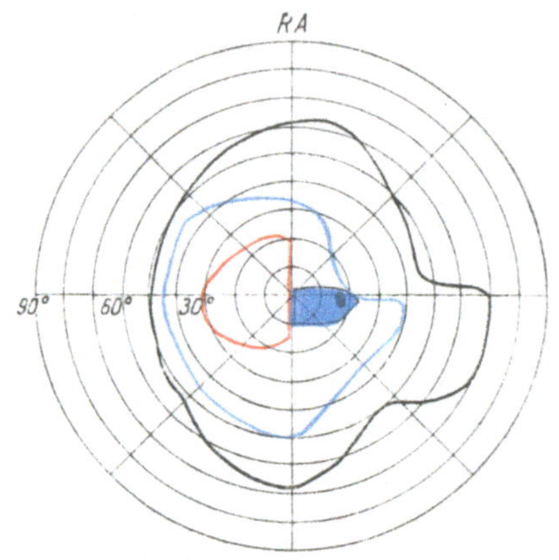

Abb. 195. Bitemporale Hemianopsie. 32jährige Frau. vor drei Vierteljahren plötzliche Verschlechterung der Sehschärfe des linken Auges. Seit 14 Tagen Störung beim Lesen. Rechtes Auge: $S = 6/6$. Hemianopisches Zentralskotom. Gesichtsfeld für Weiß 3/330, für Farben 5/330. Gesichtsfeld des linken Auges wegen Amblyopie nicht aufzunehmen.

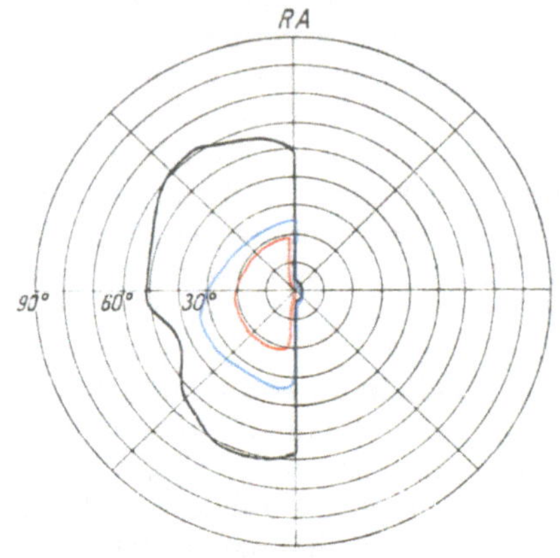

Abb. 196. Derselbe Fall, sieben Wochen später. Sehschärfe unverändert. Gesichtsfeld für dieselben Reizobjekte. Vollständige temporale Hemianopsie.

Fall eigener Beobachtung (1932) war das Sehvermögen des linken Auges vor sechs Jahren schwer geschädigt worden (Abb. 195—198). Der Untersucher hatte ein Zentralskotom festgestellt, und die Erkrankung für eine retrobulbäre Neuritis gehalten. Die Kranke klagte über eine vor kurzem aufgetretene Störung beim Lesen. Die Sehschärfe war 6/6. Es ließ sich aber ein kleines temporales

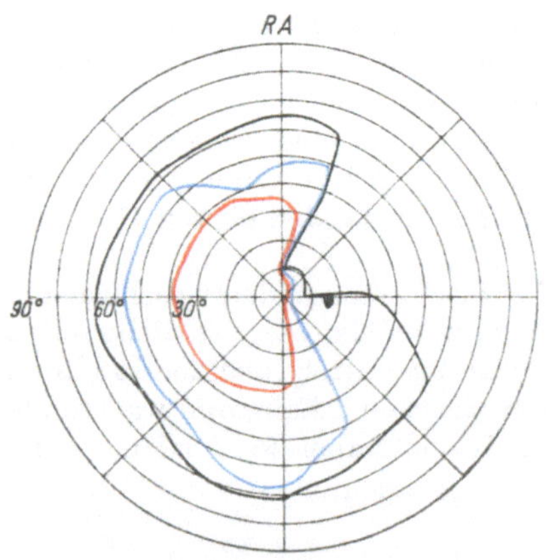

Abb. 197. Derselbe Fall, zwei Jahre später, nach Radiumbestrahlung von der Keilbeinhöhle aus. $S = 6/6$. Gesichtsfeld für dieselben Reizobjekte.

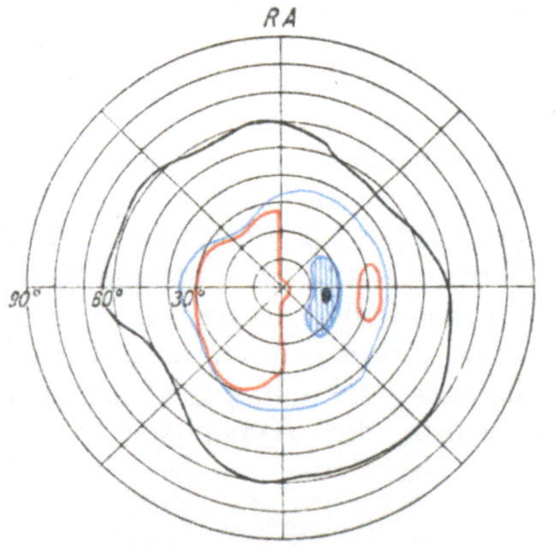

Abb. 198. Derselbe Fall, $2^3/_4$ Jahre später. $S = 6/6$. Dieselben Reizobjekte. Gesichtsfeldgrenze etwas eingeengt, besonders für Farben. Temporale Gesichtsfeldhälfte für Weiß weiter. Keine Hemianopsie für Blau 5/330, aber starke Vergrößerung des blinden Fleckes. Hemianopsie für Rot 5/330 und kleine temporale Insel.

hemianopisches Skotom im Gesichtsfeld des rechten Auges nachweisen, worauf auch eine geringe Einengung der Gesichtsfeldgrenzen im temporalen oberen Quadranten festgestellt wurde. Offenbar war die Sehstörung des ersterkrankten Auges die erste erkennbare Störung des Sehorgans gewesen. Es war ihr eine in ihrer Ursache nicht erkannte Amenorrhoe jahrelang vorausgegangen, die mit dem Hypophysenleiden zusammenhing.

In Fällen mit negativem Röntgenbefund ist das Ergebnis der Gesichtsfelduntersuchung oft der einzige Hinweis auf die Beteiligung des Chiasma an einem von der Nachbarschaft ausgehenden Krankheitsprozeß. Hier stehen in erster Linie die suprasellaren Geschwülste, meist Meningiome.

So einfach die Diagnose einer Chiasmaerkrankung in vorgeschrittenen Fällen ist, so schwierig kann sie im Anfangsstadium sein. Bei konzentrischen Einengungen des Gesichtsfeldes sind seine Grenzen oft außen stärker betroffen als auf der Innenseite, weil hier die Isopteren weiter auseinanderliegen. Trotzdem muß man auch bei rein einseitiger Erkrankung an die Möglichkeit einer beginnenden bitemporalen Hemianopsie denken. Es wird dabei notwendig sein, mit abgestuften Reizen besonders die inneren Isopteren zu untersuchen und sich zu vergewissern, daß keine zentralen, auf Hemianopsie verdächtigen Ausfälle bestehen. Hier kann die Untersuchung mit kleinen, farbigen Reizobjekten nützlich sein, besonders wenn die Kranken genügend genau beobachten, um Unterschiede der Erscheinungsweise der farbigen Objekte auf beiden Seiten des senkrechten Gesichtsfeldmeridians wahrzunehmen. Es ist dabei ratsam, besonders auf Unterschiede in der Farbenwahrnehmung im oberen temporalen und nasalen Quadranten zu fahnden. Sind die farbigen Reizobjekte dem Kranken noch nicht vertraut, so nimmt er Unterschiede in ihrer Erscheinungsweise in verschiedenen Teilen des zentralen Gesichtsfeldes oft leichter wahr, als wenn er sie schon genau kennt.

Genaue Aufmerksamkeit muß *beiden* Gesichtsfeldern gewidmet werden. Auch bei einseitigen Gesichtsfeldausfällen, die die temporalen Teile betreffen, muß an eine Schädigung der optischen Leitungsbahnen in der Nähe des Chiasma gedacht werden. Der weitere Verlauf wird erweisen, ob es sich um einen nur einseitig wirkenden Krankheitsprozeß handelt, der also nicht im Chiasma selbst seinen Sitz hat, bzw. nicht auf den Körper des Chiasma selbst einwirkt, oder um das Anfangsstadium einer wirklichen Chiasmaerkrankung. Es kann somit die temporale Einengung eines Gesichtsfeldes der Beginn einer homonymen oder einer bitemporalen Hemianopsie sein. Es kann z. B. eine vor dem Chiasma gelegene Geschwulst, die zwischen den Sehnerven empordringt, zuerst auf einer Seite die temporale Gesichtsfeldhälfte schädigen und erst später ähnliche Störungen im Gesichtsfeld des anderen Auges hervorrufen.

6. Topographie des Krankheitsherdes in Beziehung zur Gesichtsfeldveränderung.

Zur genaueren Lokalisation der Schädigung des Chiasma durch benachbarte Herde können die nachfolgenden Betrachtungen an Hand des Faserverlaufes im Chiasma dienen.

1. Medianer Sitz des Herdes: Auftreten bitemporaler Hemianopsie, wie sie bereits beschrieben worden ist. Je näher sich der Sitz des Herdes dem hinteren Rande des Chiasma befindet, desto wahrscheinlicher sind zentrale hemianopische Ausfälle zu erwarten.

2. Sitz des Herdes seitlich vom mittleren Teil des Chiasma. Deutliche Schädigung der ungekreuzten Fasern der betreffenden Seite bei gleichzeitiger Beeinträchtigung der im hinteren Teil des Chiasma kreuzenden Fasern, d. h. vom oberen nasalen Netzhautquadranten stammenden Fasern, wodurch Ausfall des temporalen unteren Gesichtsfeldquadranten derselben Seite entsteht. Außerdem werden die von der Gegenseite kommenden, im vorderen Teil des Chiasma

die Seite kreuzenden Fasern geschädigt sein, was zum Ausfall des temporalen oberen Quadranten der Gegenseite führt. Es kann also in einem solchen Falle zum Ausfall der diagonal entgegengesetzten Gesichtsfeldquadranten kommen.

3. Sitz des Herdes im vorderen Chiasmawinkel: Zuerst Ausfall der temporalen Gesichtsfeldhälfte auf der Seite des Herdes, später auch der Gegenseite, schließlich Erblindung des Auges auf der Seite des Herdes mit temporaler Hemianopsie auf der Gegenseite.

4. Sitz des Herdes außen vom vorderen Teile des Chiasma: Schädigung der ungekreuzten Fasern der Herdseite, d. h. Ausfall der nasalen Gesichtsfeldhälfte auf der Seite des Herdes, gleichzeitig Schädigung der gekreuzten Fasern in der vorderen Schleife, also Ausfälle in der temporalen Gesichtsfeldhälfte der Gegenseite. Bei Vergrößerung des Herdes Erblindung auf der Seite des Herdes mit unvollständiger temporaler Hemianopsie auf der Gegenseite.

5. Sitz des Herdes im hinteren Chiasmawinkel: Temporale Hemianopsie auf der Gegenseite durch Schädigung der kreuzenden Fasern, gefolgt von Schädigung der ungekreuzten Fasern, wodurch nasale Hemianopsie auf der Seite des Herdes entsteht. Schließlich kann es auch zu Ausfällen in der temporalen Hälfte des Gesichtsfeldes auf der Seite des Herdes kommen.

6. Sitz des Herdes nach außen vom hinteren Teil des Chiasma: Infolge von Schädigung der ungekreuzten Fasern auf der Seite des Herdes entsteht zuerst nasale Hemianopsie auf der Seite des Herdes, mit nachfolgender bitemporaler Hemianopsie, so daß das Auge auf der erkrankten Seite blind ist, bei temporaler Hemianopsie der Gegenseite.

Geht man von der Betrachtung der Gesichtsfeldausfälle aus, so bedeutet bitemporale Hemianopsie Sitz des Krankheitsherdes in der Mittelebene des Chiasma, wobei Auftreten zentraler Ausfälle für Sitz im hinteren Teil des Chiasma spricht. Tritt auf einer Seite Schädigung der nasalen Gesichtsfeldhälfte auf, so weist dies auf asymmetrische Wirkung der Krankheitsursache hin, die stärker auf die mehr betroffene Seite wirkt.

Schädigung des temporalen oberen Quadranten des einen und des nasalen unteren Quadranten des anderen Auges spricht für Einwirkung auf das Chiasma von der Seite her.

Temporale Hemianopsie gefolgt von der gleichen Störung der Gegenseite und nachfolgender Erblindung der erkrankten Seite weist auf Schädigung durch einen Krankheitsherd im vorderen Chiasmawinkel, der von innen her auf die Sehbahn der erkrankten Seite wirkt. Folgt dem Ausfall der temporalen Gesichtsfeldhälfte einer Seite der Ausfall der temporalen Gesichtsfeldhälfte der Gegenseite, so liegt der Herd im hinteren Chiasmawinkel. Im ersten Fall erblindet das Auge auf dessen Seite die Gesichtsfeldausfälle zuerst aufgetreten sind, bei temporaler Hemianopsie des anderen Auges. Im zweiten Falle kann zum Schluß das gleiche Bild entstehen, es können aber Reste der temporalen Gesichtsfeldhälfte des zweitergriffenen Auges erhalten bleiben bei temporaler Hemianopsie der Gegenseite.

Tritt nasale Hemianopsie der einen Seite mit geringer Schädigung der temporalen Gesichtsfeldhälfte der anderen Seite auf mit nachfolgender Erblindung der ersterkrankten Seite, so spricht dies für ursprüngliches Betroffensein der äußeren Seite des Chiasma in der Höhe des vorderen Winkels.

Ursprüngliche nasale Hemianopsie gefolgt von Teilschädigung der temporalen Gesichtsfeldhälfte des anderen Auges und relativer temporaler Hemianopsie des anfänglich erkrankten Auges weist auf die Schädigung der äußeren Seite des Chiasma in der Höhe des hinteren Chiasmawinkels mit Fortschreiten gegen das Chiasma, wobei der Herd auf der Seite der ursprünglichen nasalen Hemianopsie liegt.

Temporale Hemianopsie auf einer Seite mit nachfolgender nasaler Hemianopsie der anderen, der sich noch eine temporale Hemianopsie anschließt, kennzeichnet Schädigung des hinteren Chiasmawinkels von innen her mit Beginn auf der zuerst aufgetretenen der temporalen Hemianopsie entgegengesetzten Seite. Hier sei darauf hingewiesen, daß bei Hypophysengeschwülsten auch homonyme Hemianopsie vorkommt. UHTHOFF (1909) gibt an, daß diese Art der Hemianopsie zehnmal seltener ist als die bitemporale. Er stützt sich dabei auf 328 Fälle von Akromegalie, die sicher hypophysären Ursprunges sind. In diesen Fällen handelt es sich primär nicht um Schädigung des Chiasma, sondern

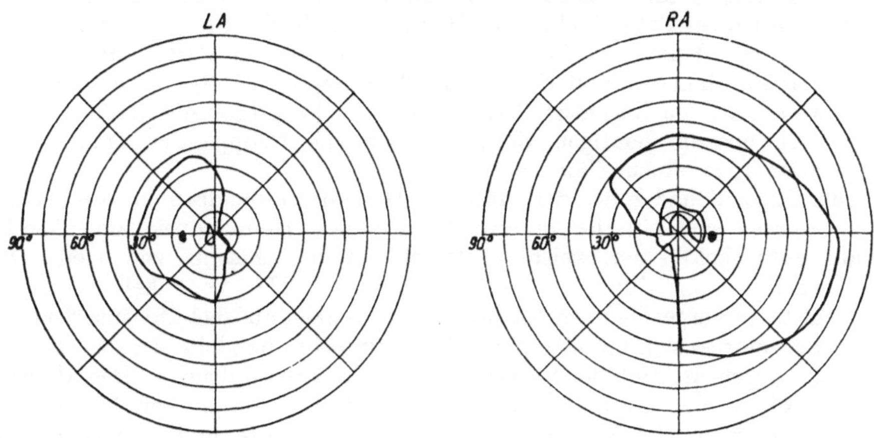

Abb. 199. Binasale Hemianopsie infolge acidophilen Adenoms der Hypophyse. Rechtes Auge: Gesichtsfeld für Weiß 10/300, 20/2000 und 5/2000. Ausfall des nasalen unteren Quadranten für alle Reizobjekte, der unteren Gesichtsfeldhälfte für schwächere Reizobjekte. Linkes Auge: Gesichtsfeld für Weiß 10/300 und 20/2000. Nasaler Gesichtsfeldausfall. Die Autopsie ergab Druck auf den linken Sehnerven nächst dem Chiasma durch die A. cerebri anterior, Druck auf den rechten Tractus nächst dem Chiasma durch die A. cerebri anterior dextra (nach MALBRÁN).

des Tractus. In manchen Fällen können bei Druck auf den Beginn des Tractus homonyme hemianopische Zentralskotome auftreten, sogenannte „junction scotoma" von TRAQUAIR.

Während man früher annahm, daß Druck auf das Chiasma von beiden Seiten binasale Hemianopsie hervorrufe, ist man zur Erkenntnis gekommen, daß diese Annahme nicht richtig sein kann. Druck auf die Seitenteile des Chiasma entsprechend seiner Mitte müßte auch Ausfälle in den temporalen Gesichtsfeldhälften bedingen. Wohl aber kann Druck auf die Sehnerven an der Stelle ihres Überganges ins Chiasma binasale Hemianopsie hervorrufen (Abb. 199). Analysiert man die 126 in der Literatur veröffentlichten Fälle von binasaler Hemianopsie, so findet man als Ursache dieses Zustandes sehr verschiedenartige Prozesse. Als häufigste Ursache finden sich Geschwülste des Gehirns bzw. raumbeengende Veränderungen des Schädels. Der Mechanismus der Erzeugung der binasalen Hemianopsie ist dabei der, daß durch Vordrängung der Vorderwand des III. Ventrikels infolge des Hydrocephalus internus das Chiasma nach vorne und oben gedrängt wird (LUTZ 1928). Infolgedessen wird das Chiasma gegen die Aa. cerebrales anteriores angedrückt, die die Sehnerven am Übergang in das Chiasma kreuzen. Natürlich kann es sich auch um Geschwülste des III. Ventrikels selbst handeln. Meist handelt es sich um Geschwülste mit subtentoriellem Sitz (CUSHING and WALKER 1912). Als nächsthäufigste Ursache der binasalen

Hemianopsie muß man heute die Arachnoiditis optico-chiasmatica betrachten, wie dies die Fälle von ESPILDORA LUQUE (1932), DE SCHWEINITZ (1897), CRAMER (1920), VINCENT und HARTMANN (1934), ROUQUIER und GAULT (1937), BOLLACK, DAVID und PUECH (1937), MALBRÁN (1938) zeigen. Von den in den letzten Jahren veröffentlichten Fällen entfällt ein großer Teil auf diesen Krankheitsprozeß. Es folgen Gefäßveränderungen an der Hirnbasis (H. KNAPP 1873, CUSHING und WALKER 1912, CARAMAZZA 1932, LÖWENSTEIN 1935, SHOEMAKER 1905, WERTHEIM-SALOMONSON 1919, GALEZOWSKI 1880). HORNIKER (1924) und NOISZEWSKI (1901) sahen als Ursache binasaler Hemianopsie Aneurysmen der Carotis interna. THIEL (1932) bildet einen Fall von Ausfall des nasalen oberen Gesichtsfeldquadranten beiderseits mit BJERRUMschem Skotom im Gesichtsfeld des rechten Auges und absolutem Zentralskotom im Gesichtsfeld des linken Auges ab. Auch bei Tabes ist binasale Hemianopsie beobachtet worden (GOWERS 1892, LAND und BEEVOR 1894, RÖNNE 1912, HEED und PRICE 1914, PROTO-POPESCU 1935, BELLONI und ZOLDAN 1932, MALBRÁN 1938). Eine Reihe von Fällen aus der älteren Literatur, deren Ursache nicht festgestellt werden konnte, dürfte nach unseren heutigen Kenntnissen in die Gruppe der Arachnoiditis optico-chiasmatica einzureihen sein.

Frühzeitige Schädigung der unteren Gesichtsfeldquadranten auf beiden Seiten, woraus sich ein der unteren horizontalen Hemianopsie angenäherter Zustand entwickeln kann, weist auf Druck auf das Chiasma von oben. Dies kann ausnahmsweise durch suprasellare oder vom III. Ventrikel ausgehende Geschwülste hervorgerufen werden, wenn sie von oben auf das Chiasma drücken. Häufiger scheint es sich um einen Druck von unten zu handeln, der das Chiasma nach oben gegen die Gefäße des arteriellen Gefäßkreises drückt. Der klinische Nachweis dieses Befundes ist nicht immer leicht. In letzter Zeit hat VELTER (1936) drei Fälle von Ausfall der unteren Gesichtsfeldhälfte, und zwar bei Cranio-pharyngiom, einem vorderen Meningiom und einer syphilitischen Meningitis veröffentlicht.

Starkes Befallensein der temporalen unteren Gesichtsfeldquadranten spricht sehr zugunsten einer suprasellaren Geschwulst.

Die Gesichtsfelduntersuchung bei Erkrankungen der Gegend des Türkensattels ist außerordentlich wertvoll, vermag aber allein keinen sicheren Aufschluß über die genauere Topographie der Schädigung zu geben. Der Gesichtsfeldbefund kann den Beweis für die Schädigung einer bestimmten Stelle des Chiasma oder der benachbarten Teile der Sehbahn liefern. Daraus ergibt sich aber kein zwingender Schluß betreffs der Größe und Lagerung einer eventuellen Geschwulst, da diese mit ihrem Hauptteil außerhalb des Bereiches der Sehbahn liegen und nur mit einem kleinen Teil die Sehbahn schädigen kann. Die Zusammenfassung der neurologischen Merkmale, des Röntgenbefundes und des Augen- bzw. Gesichtsfeldbefundes vermag erst in der Mehrzahl der Fälle über Sitz, Größe und Wachstumsrichtung der Geschwulst aufzuklären.

7. Die Pathogenese der Chiasmaschädigungen.

Grundsätzlich können Leitungsstörungen im Chiasma entweder durch Vorgänge, die im Chiasma selbst entstehen, d. h. also durch Erkrankungen dieses Teiles der optischen Leitungsbahn selbst hervorgerufen werden, oder durch Veränderungen in der Nachbarschaft, die das Chiasma schädigen. Was die Häufigkeit betrifft, so überwiegen die Fälle der zweiten Gruppe die der ersten bedeutend.

a) Veränderungen des Chiasma im engeren Sinne.

Es handelt sich dabei in erster Linie um Gliome des Chiasma, die in der Kindheit und im jugendlichen Alter auftreten (CHRISTIANSEN 1924, 1927, HUDSON 1912, VERHOEFF 1922, LILLIE 1921, MARTIN und CUSHING 1923, CUSHING 1929, v. BOGAERT 1929, BOLLACK, DAVID und PUECH 1937, KESSEL 1937, LUNDBERG 1935, 1937, SÖRENSEN u. BUSCH 1935). Sie führen rasch zu ein- oder doppelseitiger Erblindung. Die Gesichtsfeldveränderungen bestehen entweder in bitemporalen Ausfällen oder in unregelmäßigen Gesichtsfelddefekten von rasch fortschreitendem Charakter. Verwechslung mit suprasellaren Geschwülsten ist leicht, doch fehlen bei Gliomen des Chiasma suprasellare Schatten im Röntgenbild. Es kann dagegen der Sehnervenkanal einer oder beider Seiten erweitert sein, wenn die Geschwulst gegen die Augenhöhle wächst. Es kann der Türkensattel Birnform annehmen, wobei die Spitze nach vorn gegen den Sehnervenkanal gerichtet ist. Gelegentlich sind bei der Neuritis retrobulbaris ähnliche klinische Bilder (MALBRÁN) beobachtet worden oder es fand sich eine ophthalmoskopisch sichtbare Geschwulst der Sehnervenscheibe (VERHOEFF 1922). Das Augenspiegelbild ist meist das eines einfachen Sehnervenschwundes, seltener sind die Papillengrenzen unscharf.

Hierher gehören die Fälle von Chiasmaverletzungen durch Schädelgrundbrüche, über die eine ganze Reihe von Mitteilungen aus dem Schrifttum vorliegt: SCHÖLER (1884), TUFFIER (1884), UHTHOFF (1884), PERETTI (1893), KIPP (1902), HOFFMANN, C. v. (1904), LANGE (1904), CANTONNET et COUTELA (1906), DUFOUR et GONIN (1908), BEHR (1910), LIEBRECHT (1912), SULZER et CHAPPÉ (1912), WILBRANDT und SÄNGER (1915), BROSE (1919), FENDEL (1919), BAKKER (1920), LILLIE (1923), VERGOZ (1924), GRAY (1925), FAVORY (1926), TERRIEN (1927), COPPEZ (1929, 1936), WALKER (1930), PAUFIQUE et LÉVY (1933), TRAQUAIR, DOTT and RUSSELL (1935), KRÜCKMANN (1936), KOMOTO (1937), MALBRÁN (1937), RAND (1937), FANCHAMPS (1938) und ÖSTERBERG (1938). Meist handelt es sich dabei um typische bitemporale Hemianopsie mit oder ohne Maculaaussparung. In einigen Fällen waren kleine Reste der temporalen Gesichtsfeldhälfte erhalten; in LIEBRECHTS (l. c.) Fall waren in beiden Gesichtsfeldern temporale Inseln erhalten.

b) Veränderungen des Chiasma unter dem Einfluß von außen darauf wirkender Ursachen.

Die von außen einwirkenden Faktoren bilden die häufigste Ursache der Chiasmaveränderungen. In erster Linie handelt es sich dabei um Geschwülste der Hypophyse, ihres Stieles — des Infundibulums. Außer diesen Geschwülsten kommen in Betracht Vergrößerung des III. Ventrikels mit Vorwölbung dessen vorderer Wand, Geschwülste der Nachbargebilde, besonders Meningiome, Gefäßveränderungen, besonders Aneurysmen, entzündlich-exsudative Prozesse (Arachnoiditis optico-chiasmatica), die durch verschiedenste Einflüsse hervorgerufen werden können, besonders infektiöse, mitunter in Verbindung mit Verletzungen. Alle diese Krankheitszustände können einen Druck auf das Chiasma ausüben und entsprechende Veränderungen in den Gesichtsfeldern hervorrufen. Diese Veränderungen sind nicht von der wirkenden Ursache abhängig, sondern vom Sitz des auf das Chiasma ausgeübten Druckes. Verlaufen die Veränderungen in den Gesichtsfeldern typisch nach der vorausgeschickten Beschreibung, so handelt es sich wahrscheinlich um eine sich anfangs im Türkensattel entwickelnde Geschwulst. Weichen dagegen die Veränderungen vom typischen Verlauf ab, so handelt es sich wohl um suprasellare Geschwülste oder um Veränderungen an der Schädelbasis ohne direkten Zusammenhang mit der Hypophyse. Hier kann die Ventrikulographie bzw. die Lipijodolfüllung der Ventrikel aufklärend wirken. Man kann gegebenenfalls feststellen, daß eine Geschwulst von unten vorne den III. Ventrikel eindellt, bzw. seitwärts verschiebt, woraus sich Größe und Wachstumsrichtung der Geschwulst ergibt (BALADO 1902).

Bezüglich der Diagnose darf man sich nicht ausschließlich auf die Gesichtsfeldbefunde stützen. Eine genaue Anamnese, die es gestattet, ein klares Bild über die im ganzen Organismus sich abspielenden Veränderungen zu gewinnen, Alter, Veränderungen des Augenhintergrundes, Krankheitszeichen im Bereiche der Hirnnerven, das Ergebnis der Röntgenuntersuchung, alle örtlichen und allgemeinen Veränderungen zusammengenommen, gestatten erst eine Diagnose

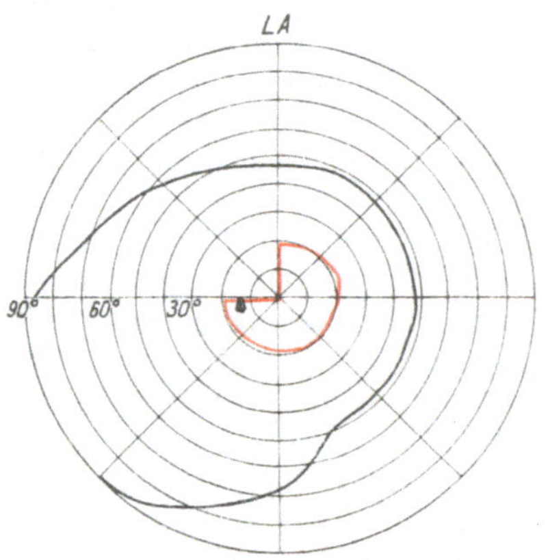

Abb. 200. Bitemporale Hemianopsie. 43jährige Frau. Seit vier Tagen Kopfschmerzen, Erbrechen und Abnahme des Sehens. Rechtes Auge blind. Papille weiß, linkes Auge: $S = 6/15$. Gesichtsfeld für Weiß 3/330, für Rot 5/330.

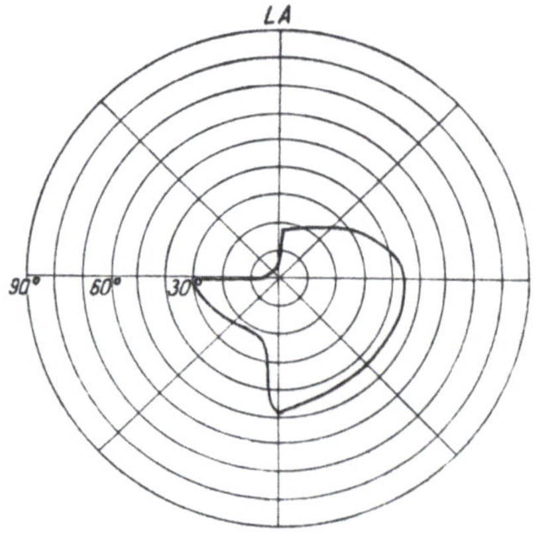

Abb. 201. Derselbe Fall, drei Tage später. Linkes Auge: $S = 6/36$. Gesichtsfeld für Weiß 5/330, Rot wird nicht erkannt. Operation.

zu stellen. Angesichts der enormen Bedeutung der Hypophyse für eine Reihe von Prozessen im Organismus, muß man dem Allgemeinzustand besondere Beachtung schenken. Es ist hier nicht der Platz, die ganze Pathologie der Hypophysenstörungen zu erörtern, nur die Augenveränderungen können hier in Betracht gezogen werden.

Die Veränderungen im Gesichtsfeld und die Sehstörungen entstehen meist allmählich, so daß die Kranken oft lange Zeit hindurch von ihrem Leiden nichts wissen. Es gibt aber Ausnahmen, in denen die Veränderungen sehr rasch entstehen. Als Beispiel möge eine meiner Kranken angeführt werden (1932) (Abb. 200 bis 202), die seit vier Tagen an starken Kopfschmerzen und Erbrechen litt und gleichzeitig eine Sehstörung bemerkt hatte. Die Untersuchung ergab Blindheit des rechten Auges, die der Kranken entgangen war. Die Sehschärfe des linken Auges betrug 10/18 und das Gesichtsfeld stellte sich wie in Abb. 200 dar. Drei Tage später war die Sehschärfe auf 5/36 gefallen, und die Gesichtsfeldveränderungen hatten bedeutend zugenommen (Abb. 201). Dieser Fall kann als Beispiel übersehener schwerer Einbußen des Sehvermögens dienen, zugleich der raschen Entwicklung der Sehstörung des zweitbefallenen Auges. Krank war die 42jährige Frau schon lange, da sie die Menses vor acht Jahren verloren hatte. In diesem Falle ist auch ein Symptom vorhanden gewesen, das bei rascher Entwicklung des Krankheits-

prozesses auftritt, nämlich der rasche Verfall der Sehschärfe. Diese Funktionsstörung fällt den Kranken am meisten auf, die nur ausnahmsweise über eine
genügende Beobachtungsgabe verfügen, um das Auftreten von peripheren Gesichtsfeldveränderungen zu bemerken. Daher sieht man Fälle mit hemianopischen Skotomen oft in einem verhältnismäßig frühen Zeitpunkt, da die hemianopischen Zentralskotome bei der Arbeit, besonders beim Lesen, sehr störend wirken.
Diese Skotome sind meist mit deutlichen peripheren Gesichtsfeldveränderungen
verbunden. Fehlen die letzteren, so muß die Möglichkeit eines entzündlichen
Prozesses in Betracht gezogen werden.

Im allgemeinen haben die Gesichtsfeldveränderungen einen fortschreitenden
Charakter, doch kommen im Verlauf der Beobachtung auch Schwankungen der
Befunde vor. Raschere Veränderungen in den Gesichtsfeldbefunden, besonders
bei Wiederherstellung der Funktion in Ge-
bieten, die ausgefallen waren, weisen auf
das Vorhandensein einer retrobulbären Neuritis im Chiasma hin. Langsam und unauf-
haltsam fortschreitende Veränderungen in
den Gesichtsfeldern dagegen sprechen für
Geschwulstbildung. Es kann dabei ein gewisses Verhältnis zwischen der Größe der
Neubildung oder ihres auf das Chiasma
drückenden Teiles und der Größe der Gesichtsfeldausfälle bestehen, doch ist dieses
Verhältnis weder konstant, noch gesetzmäßig.
Schwere Sehstörungen weisen meist auf
Wachstum der Geschwulst in der Richtung gegen das Gehirn hin, woraus auf eine
große Geschwulst geschlossen werden kann.
Geringe Sehstörungen bedeuten nicht notwendigerweise, daß die Geschwulst klein
ist, weil bei langsamem Wachstum auch

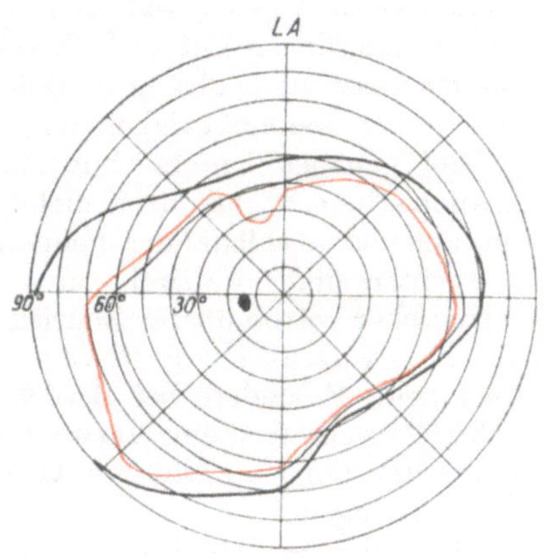

Abb. 202. Derselbe Fall, drei Monate später.
Linkes Auge: $S = 6/6$. Gesichtsfeld für Weiß
5/330, 13/330, für Rot 5/330.

einer großen Geschwulst sich die betreffenden Teile der Sehbahn den veränderten
Verhältnissen anpassen können, wobei sie oft nur wenig leiden. Vom theoretischen
Standpunkt kann einseitige Blindheit mit temporaler Hemianopsie der Gegenseite
durch einen kleinen Herd im vorderen Chiasmawinkel bedingt sein. Die beschriebenen Fälle jedoch, die autoptisch geklärt wurden, ergaben das Vorhandensein großer Neubildungen mit starken Veränderungen der Sehbahnen. WALKER
(1915), GORDON HOLMES (1920).

Zu Beginn ihrer Entwicklung rufen die Hypophysengeschwülste keine Sehstörungen hervor: ihr Auftreten weist darauf hin, daß die Geschwulst so groß
geworden ist, daß sie das Chiasma oder die benachbarten Teile der Sehbahn
erreicht. In diesem Stadium können die Gesichtsfeldveränderungen fast die
einzigen Krankheitszeichen sein. Im Laufe der weiteren Entwicklung der Geschwulst macht sie sich durch das Auftreten anderer Anzeichen bemerkbar.
Die Gesichtsfelduntersuchung liefert dabei wertvolle Hinweise auf die Lokalisation
und Wachstumsrichtung der Geschwulst. Genau durchgeführte Anamnesen
beweisen, daß meist viel Zeit zwischen dem Auftreten der ersten Krankheitsanzeichen und der ersten Sehstörung vergeht. FRAZIER und GRANT (1925)
haben auf Grund der Analyse von 100 Fällen festgestellt, daß der Zeitraum vom
Auftreten der ersten Erscheinungen bis zur Spitalsaufnahme 1 bis 12 Jahre,
durchschnittlich drei Jahre beträgt.

TRAQUAIR ist der Ansicht, daß der skotomatöse Typus auf einen aktiven

Prozeß hindeutet, Gesichtsfeldausfälle ohne Skotome einem langsam fortschreitenden oder stationären Prozeß angehören. Ausdehnung und Dichte der Skotome stehen in einem gewissen Verhältnis zur Wachstumsgeschwindigkeit der Geschwulst. Sie können sich nicht nur stets fortschreitend entwickeln, sondern zeigen gelegentliche Neigung zur Rückbildung, die mit Verlangsamung des Wachstums der Geschwulst oder damit, daß diese durch Nachgeben von Nachbargebilden sich in anderer Richtung entwickelt, zusammenhängt. Die Geschwülste verschiedener Art wachsen nicht immer gleichmäßig: es wechseln mitunter Perioden rascheren mit solchen langsameren Wachstums ab. Auch Veränderungen der Durchblutung können eine Rolle spielen; akute Blutüberfüllung oder Blutungen der Geschwulst sind vielleicht der Grund plötzlich auftretender Verschlimmerungen. Eine scharfe Abgrenzung zwischen rasch und langsam wachsenden Geschwülsten läßt sich ebensowenig treffen wie die zwischen Gesichtsfeldveränderungen mit und ohne Skotomen. Je mehr Fälle von Chiasmaschädigungen man zu beobachten Gelegenheit hat, desto mehr überzeugt man sich von großer Mannigfaltigkeit der Gesichtsfeldveränderungen.

Bei genauer Untersuchungstechnik sind die Gesichtsfeldausfälle von hemianopischem Typus meist nicht schwer zu erkennen: Man findet Quadrantenskotome oder vollständig hemianopische Ausfälle, die als charakteristisch zu betrachten sind. Sie sind von den Ausfällen, die bei beiderseitiger akuter oder chronischer retrobulbärer Neuritis auftreten (Typus Alkohol-Tabak-Amblyopie) durchaus verschieden, auch von den bei der LEBERschen Krankheit auftretenden Ausfällen. Besonders bei Berücksichtigung des Verhaltens der peripheren Gesichtsfeldgrenzen ist eine Verwechslung der Zustände miteinander schwer denkbar. Am seltensten sind isolierte Quadrantenskotome ohne periphere Gesichtsfeldveränderungen.

Je steiler der Abfall der Gesichtsfeldgrenzen ist, desto eher kann man einen nur langsam fortschreitenden oder fast stationären Prozeß annehmen. Bei milderer Abdachung der Grenzen liegt die Annahme eines rascher fortschreitenden Vorganges nahe. Es bestehen hier ähnliche Verhältnisse, wie sie bezüglich der Skotome bereits erörtert worden sind. Machen sich Anzeichen der Besserung der Gesichtsfeldverhältnisse bemerkbar, so spricht dies dafür, daß die Sehnervenfasern selbst nicht von der Geschwulst ergriffen worden sind, sondern nur unter dem Einfluß äußeren Druckes stehen, der im gegebenen Zeitpunkt nachgelassen hat. Treten derartige Veränderungen auf, so spricht dies für Änderung der Lage der Geschwulst, und eventuell Anpassung der gedehnten Sehnervenfasern an die veränderten Verhältnisse. Es können sich dabei rasch neue Ausfälle bilden, entsprechend Änderung der Richtung des auf das Chiasma ausgeübten Druckes. Während harte Geschwülste das Chiasma verschieben und rein im Sinne des Druckes wirken, haben weiche Geschwülste eher die Neigung das Chiasma zu umgreifen und dabei atypische Ausfälle zu veranlassen. Die Craniopharyngiome oder Geschwülste der RATHKEschen Tasche bedingen ähnliche Gesichtsfeldausfälle wie die Hypophysenadenome. Sie können zu Beginn homonym-hemianopische Ausfälle durch Druck auf den Tractus hervorrufen. Sie treten im jugendlichen Alter auf; es fehlen bei ihnen meist Veränderungen des Türkensattels, dagegen weisen sie in 80% der Fälle Verkalkungen oberhalb des Türkensattels auf.

Die Meningiome gehen meist vom Tuberculum sellae, vom kleinen Keilbeinflügel (DAVID und HARTMANN 1935) oder von der Olfactoriusrinne aus (LILLIER 1921, CUSHING 1922, 1929, CUSHING und EISENHARDT 1929, VAN BOGAERT 1929, DEERY 1930, WALKER 1930, L. DAVIS 1931, FRAZIER 1932, THIEL 1932, HARTMANN 1936). Im ersteren Falle (wie dies besonders CUSHING und EISENHARDT, [l. c.] gezeigt haben), kommt die Geschwulst zuerst mit dem vorderen Rand des Chiasma in Berührung, verschiebt es nach oben und hinten, wobei die Sehnerven wie Zügel das Chiasma zurückhalten. Die Dehnung betrifft hauptsächlich die Sehnerven. Durch Schädigung der gekreuzten unteren Nervenfasern entstehen Ausfälle in den temporalen oberen Gesichtsfeldquadranten, die aber meist nicht symmetrisch sind. Es kommt daher verhältnismäßig häufig zu einseitiger Blindheit bei temporalen Gesichtsfeldausfällen auf der anderen Seite. Da die Meningiome meist vor dem Chiasma gelegen sind, kommen Schädigungen des hinteren Chiasmarandes, somit auch hemianopische Skotome, selten vor. Entspringt das Meningiom vom kleinen Keilbeinflügel, so überwiegt oft die Schädigung eines Sehnerven. Es kommen hier gelegentlich horizontale Hemianopsien vor. Entsprechend der Lage der Neubildung werden benachbarte Hirnnerven in Mitleidenschaft gezogen und Exophthalmus gehört nicht zu den Seltenheiten. Bei Meningiomen der Fossa olfactoria ist begreiflicherweise der Geruchssinn frühzeitig gestört oder aufgehoben. Das FOSTER KENNEDYsche Syndrom kommt dabei vor. Da die Geschwulst von vorne und oben auf das Chiasma wirkt, kommen zu Beginn Ausfälle der äußeren unteren Gesichtsfeldquaranten vor, die den Weg zur topischen Diagnose weisen. Die Meningiome können große Ausmaße erreichen und dann durch Druck auf den III. Ventrikel hypothalamische Symptome zugleich mit Hydrocephalus und Hypophysensymptomen hervorrufen. Im Gegensatz zu den intrasellaren Geschwülsten kommt bei den suprasellaren Stauungspapille nicht selten vor.

Die vom III. Ventrikel ausgehenden Geschwülste schädigen in erster Linie den hinteren Rand des Chiasma, so daß hemianopische Skotome dabei häufig sind.

Es wurde bereits darauf hingewiesen, daß die Zusammenfassung aller Krankheitserscheinungen erst die Stellung einer Diagnose ermöglicht, die nicht auf dem Gesichtsfeldbefund allein beruhen kann, so wertvoll dieser auch ist. Sein Wert steigert sich noch in den Fällen, wo andere Krankheitszeichen fehlen, besonders der Röntgenbefund keine Veränderungen erkennen läßt. Bereits besprochen wurden Gliome des Chiasma, zu erörtern sind die auf Schwangerschaftsveränderungen der Hypophyse zurückgeführten Gesichtsfeldveränderungen.

Eine Reihe von Forschern: FINLAY (1923, 1934), CARVILLE (1923), BELLINZONA und TRIDONTANI (1904), FORTI (1910), LINGNAU (1923), und LÖHLEIN (1924) haben bei ihren Untersuchungen bei Schwangeren in den letzten Wochen oder Tagen der Schwangerschaft bei der Mehrzahl der Untersuchten temporale Einengungen der Gesichtsfelder gefunden. GURWITSCH (1929) fand solche Veränderungen nur in einem Drittel der Fälle, ABRAMOWICZ nur in 6%. POPOWA (1926), URBANEK (1927) und JOHNS (1930) fanden konzentrische Einengungen. Andere Untersucher (STARGARDT und SCHALL 1925, HOLM 1924, SCHÖNINGER 1924, BECKERSHAUS (1925), RICHTER 1925, SABA 1931, McCURRY 1930) fanden keinerlei oder ganz unbedeutende Einengungen des Gesichtsfeldes. Kontrolluntersuchungen von GURWITSCH (l. c.) an Ärzten ergaben dieselben Veränderungen wie bei Schwangeren. Während die Autoren, die Veränderungen gefunden haben, der Meinung sind, daß es sich um Druck der infolge der Schwangerschaft vergrößerten Hypophyse (ERDHEIM und STUMME 1909) handelt, weisen die Gegner dieser Ansicht darauf hin, daß die Vergrößerung der Hypophyse während der Schwangerschaft so unbedeutend ist, daß sie gar nicht das Chiasma zu beeinflussen imstande ist. TRAQUAIR (1927) weist wohl mit Recht darauf hin, daß die beschriebenen temporalen Gesichtsfeldeinengungen nicht die charakteristischen Eigenschaften der Gesichtsfelder aufweisen, die bei Druck der Hypophyse auf das Chiasma entstehen, wie Eindellung der inneren Isopteren im temporalen oberen Quadranten. Die Veränderungen des Gesichtsfeldes weisen auf allgemeine Herabsetzung der Funktion hin, die in den temporalen Gesichtsfeldhälften infolge des größeren Abstandes der Isopteren leichter hervortritt. Vielfach handelt es sich auch um funktionelle Störungen. Diese Ansicht steht nicht im Widerspruch zu Fällen, in denen während der Schwangerschaft wirkliche temporale Einengungen durch Hypophysengeschwülste auftraten (FRANKL 1925, FISCHER 1931, 1935, BÖCK 1932, SHIMKIN 1932, HAGEDOORN 1935).

Unter den entzündlichen Veränderungen, die das Chiasma betreffen, sind im Chiasma lokalisierte retrobulbäre Neuritis und die Arachnoiditis optico-chiasmatica zu nennen. Die Pathologie und Klinik der im Chiasma lokalisierten retrobulbären Neuritis ist bereits erörtert worden. Es mag nur erwähnt werden, daß diese Lokalisation des Leidens wohl häufiger ist als allgemein angenommen wird.

In den letzten Jahren hat ein anderes Krankheitsbild an Bedeutung zugenommen. Es ist dies die Arachnoiditis optico-chiasmatica. Wohl kennt die ältere Literatur die basalen Meningitiden (DOERGENS, 1880, OPPENHEIM 1890, SIEMERLING 1890, UHTHOFF 1894, ALEXANDER 1904, KOEPPEN 1895, FRAZIER 1905, LAAS 1907, PLACZEK und KRAUSE 1907, BEHR 1910), doch erst in letzterer Zeit haben sich die Befunde vermehrt: HORRAX (1924), FAVORY (1926), CHRISTIANSEN 1927), H. J. LILLIE (1928), GORDON HOLMES (1929), CUSHING und EISENHARDT (1929), HEUER und VAIL (1931), BALADO und SATANOWSKY (1929), VINCENT PUECH et DAVID (1931), BROUWER (1931), MAC CRAIG und LILLIE (1931), L. DAVIS (1931), FRAZIER (1932), PUECH, DAVID und BRUN (1932), MALBRÁN und BALADO (1933), BAILLIART, DAVID und SCHIFF-WERTHEIMER (1934), LO CASCIO (1934), SPAETH (1934), BASERGA (1935), FRANÇOIS, DE MARTEL und GUILLAUME (1935), MALBRÁN (1935), BARRÉ und MASSON (1936), BÉRIEL und RICARD (1936), BOURGEOIS, H, R. BOURGEOIS LAPOUGE, ROGER, COSSA und CARLOTTI (1936), DI MARZIO, CAVINA und DE NIGRIS (1936), VELTER (1936), BALADO und E. FRANKE (1937), BOLLACK, DAVID und PUECH (1937), GISCARD (1937), HERITAGE (1937), KALT, PUECH und KREBS (1937), RUBINO (1937) und PIERGUIDI (1938). — Es sei die Monographie von BOLLACK, DAVID und PUECH (l. c.) besonders hervorgehoben. Aus den zahlreichen Beschreibungen der Fälle ergibt sich, daß bei diesem Leiden, das anscheinend viel häufiger ist als bisher angenommen wurde, die Sehstörung meist an erster Stelle steht. Die Gesichtsfeldbefunde lassen dabei jede Gesetzmäßigkeit der Veränderungen vermissen, was angesichts der äußerst wechselnden pathologischen Bilder nicht Wunder nehmen kann. Es finden sich dabei sowohl Gesichtsfeldausfälle, die für Chiasmaleiden typisch sind, also bitemporale Hemianopsien, einseitige Hemianopsien, binasale Ausfälle (Abb. 203), als auch in anderen Fällen eine gleichmäßige Herabsetzung des Niveaus der Gesichtsfeldinsel (MALBRÁN 1936), schließlich auch isolierte Zentralskotome (L. DAVIS 1931, MALBRÁN 1936). Jedenfalls verdient die Arachnoiditis optico-chiasmatica besondere Berücksichtigung in allen unklaren Fällen mit unregelmäßigen Gesichtsfeldausfällen bei negativem Röntgenbefund. Dies ist um so wichtiger, als bei frühzeitigem chirurgischen Einschreiten sich mitunter bedeutende Besserungen des Sehvermögens erzielen lassen.

Die Gefäße des WILLISschen Gefäßkranzes spielen bei Chiasmaschädigungen eine wichtige Rolle. In vielen Fällen werden das Chiasma, die Sehnerven oder die Tractus gegen die normalen Gefäße angedrängt. Seit TÜRCK (1852) und H. KNAPP (1875), die als erste Druckwirkung der basalen Hirngefäße auf die Sehbahn beschrieben haben, ist auf die Bedeutung der Gefäße des Circ. arteriosus Willisii öfter hingewiesen worden. TRAQUAIR, HIRSCH (1921), SACHS (1893), BARTELS (1906), IGERSHEIMER (1930), ERDHEIM (1905), UHTHOFF (1897), v. HIPPEL (1891), FAY und GRANT (1923) und besonders in der Zusammenstellung von 52 eigenen Fällen von BALADO und MALBRÁN (1933). Nicht jede Furchenbildung bedeutet Atrophie von Sehnervenfasern, aber in vielen Fällen ist die Bedeutung des Gefäßdruckes sichergestellt. Je nachdem, wo und in welcher Richtung der Druck ausgeübt wird, treten verschiedenartige Gesichtsfeldausfälle auf. Sind die Gefäße verhärtet, sklerotisch, so macht sich ihr Druck um so mehr bemerkbar. CUSHING und WALKER (1912) haben darauf hingewiesen, daß durch Druck des erweiterten Bodens des III. Ventrikels Chiasma und Sehnerven gegen die Arterien des Circulus art. Willisii gedrängt und Einschnürungen bedingt werden. Sklerose der Carotis interna (THIEL 1932, HARTMANN 1936, PUECH und STUHL 1934, Fälle eigener Beobachtung) können zu Sehnervenschwund mit unregelmäßigen

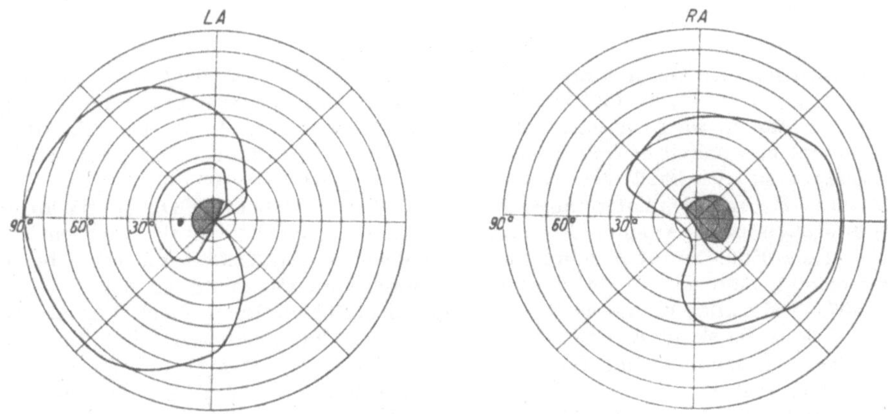

Abb. 203. Binasale Hemianopsie bei Arachnoiditis optochiasmatica. Seit mehreren Monaten Kopfschmerzen und Abnahme des Sehvermögens. Gesichtsfelder für Weiß 5/300 und 5/2000. Zentralskotom für 5/2000.

Gesichtsfeldausfällen, auch binasaler Hemianopsie, führen (THIEL 1932). Aneurysmen der Carotis interna (NOISZEWSKI 1901, CUTLER 1904, BRAMWELL 1906, KÜMMELL 1911, BEADLES 1907, FREUND 1916, SHANNON 1917, ZOLLINGER und CUTLER 1933, HORNIKER 1924, BOZZOLI 1937) können sowohl zu homonymer als auch zu binasaler Hemianopsie führen (NOISZEWSKI, HORNIKER). Auch Aneurysmen der A. communicans anterior (BRUCE-DRUMMOND (1904), RICE (1904), PETERSEN (1921), HARRIS (1938) und der A. communicans post. (BUTLER 1931) sind im Zusammenhang mit Chiasmaschädigungen beschrieben worden.

Auf Grund der gemachten Angaben wird die Differentialdiagnose zwischen Schädigung des Chiasma durch Geschwulst oder einen anderen Prozeß bei Berücksichtigung aller Faktoren meist zu stellen sein. In manchen Fällen bedarf es längerer Beobachtung, um zu einem sicheren Schluß zu kommen.

Damit hängt auch Prognose und Behandlungsindikation zusammen. Rasch fortschreitende Ausfälle in den Gesichtsfeldern können als Anzeichen maligner Geschwülste gelten. Zeitweiser Stillstand oder Besserung der Funktion kann, muß aber durchaus nicht Folge der Behandlung sein (z. B. Röntgenbestrahlung). Es kann sich um Änderung der Wachstumsrichtung der Geschwulst handeln, wodurch Verschiebungen ihrer Angriffsrichtung auf die Sehbahn entsteht. Da manche Hypophysengeschwülste strahlenempfindlich sind, kann Röntgen oder Radiumbestrahlung recht günstig wirken. Am wichtigsten ist die Anzeige zu einem chirurgischen Eingriff, bei dessen Plan die Art und Entstehung der Gesichtsfeldausfälle berücksichtigt werden müssen.

Manche Geschwülste führen nach wenigen Jahren zum Tode, während in anderen Fällen sich ein annähernd stationärer Zustand ausbildet, bei dem sich die Kranken wohl fühlen und arbeitsfähig sind, mitunter sogar nur mit geringen Resten des Sehvermögens auf beiden oder einem Auge.

Median gelegene Geschwülste weisen oft bessere Verhältnisse für operative Eingriffe auf, während diese bei seitlich gelegenen Geschwülsten ungünstige sein können. Dies ist der Fall, wenn es sich um einseitige Erblindung mit temporaler Hemianopsie des sehenden Auges handelt.

Geht eine bitemporale Hemianopsie in eine homonyme über, so ist dies ein Anzeichen für eine günstige Änderung der Lagerung der Geschwulst zum Chiasma, wodurch eine Periode von Besserung des Sehvermögens und besserer Arbeitsfähigkeit eingeleitet werden kann.

Literatur.

ABRAMOWICZ, I.: On bitemporal contraction of the visual field in pregnancy. Brit. J. Ophthalm. 11, 17 (1927). — ALEXANDER: Ein Fall von bitemporaler Hemianopsie. Münch. med. Wschr. 1904, 1225. — ALPERS, B. J. a. H. D. PALMER: The cerebral and spinal complications occuring during pregnancy and puerperium. A critical review with illustrative cases. J. nerv. Dis. (Am.) 70, 465, 606 (1929).

BAILEY, P.: Intracranial tumors. London 1933. — BAILLIART, D., M. DAVID et SCHIFF-WERTHEIMER: Arachnoïdite opto-chiasmatique avec cécité totale. Intervention, Amélioration. Bull. Soc. Ophtalm. Par. 1934, 293. — BAKKER, S. P.: Ein Abszeß in der rechten Seite des Chiasma nervorum opticorum. Psychiatr. en neur. bladen 1920, 297. — BALADO, M.: Lecciones de cirurgia neurologica. Buenos Aires: El Ateneo 1932. — BALADO, M. u. E. FRANKE: Störungen am Chiasma bei Arachnoiditis der Chiasmagegend. Arch. Oftalm. B. Air. 12, 618 (1937). — BALADO, M. u. J. MALBRÁN: Kompression und Durchschneidung des Chiasma durch die Arterien des Circulus Willisii. Arch. argent. Neur. 9, 126 (1933). — BALADO, M. u. P. SATANOWSKY: Chirurgische Behandlung der Sehnervenatrophie. Arch. argent. Neur. 4, 71 (1929). — BARRÉ J. A. et J. MASSON: Sur l'arachnoïdite opto-chiasmatique (Remarques à propos de plusieurs cas personnels). Rev. Ot. etc. 14, 739 (1936). — BARTELS, M.: Über Plattenepithelgeschwülste der Hypophysengegend des Infundibulums. Z. Augenhk. 16, 407 (1906). — BASERGA, A.: Sindrome infundibulare ed arachnoidite del chiasma in soggetto luetico. Boll.-Soc. med.-chir. Catania 3, 670 (1935). — BAUDOUIN, A., P. HALBRON et M. DAPARIS: L'hémianopsie binasale. Rev. neur. (Fr.) 41/2, 531 (1934). — BAURMANN: Über binasale Hemianopsie. Klin. Mbl. Augenhk. 83, 115 (1929). — BEADLES: Aneurisms of the larger cerebral arteries. Brain 30, 285 (1907). — BECKERSHAUS, F.: Schwangerschaftshyperplasie der Hypophyse und Gesichtsfeld. Z. Augenhk. 55, 181 (1925). — BEHR, C.: Der Reflexcharakter der Adaptationsvorgänge, insbesondere der Dunkeladaptation, und deren Beziehungen zur topischen Diagnose und zur Hemeralopie. Graefes Arch. 75, 201 (1910).— BELLINZONA e TRIDONTANI: Modificazioni del campo visivo nelle gestanti. Boll. Soc. med.-chir. Pavia 13/2 (1904). — BELLONI, G. B. e L. ZOLDAN: Un caso di emianopsia binasale in soggetto. Affetto da atrofia del nervo ottico da tabe. 31. Congr. Soc. Oftalm. It. Parma 1932. — BERBLINGER: Erkrankungen des Hypophysen-Zwischenhirnsystems in pathologischer Betrachtung. Schweiz. Z. allg. Path. u. Bakt. 1, 72 (1938). — BERGER u. LOEWY: Über Augenerkrankungen sexuellen Ursprunges bei Frauen. Übers. von B. ROSSBACH. Wiesbaden: Bergmann 1906. — BÉRIEL et RICARD: Arachnoïdite optochiasmatique. Rev. Ot. etc. 14, 716 (1936). — BÖCK, J.: Während der Schwangerschaft auftretende bitemporale Hemianopsie. Z. Augenhk. 77, 126 (1932). — BOGAERT, L. VAN: Le diagnostic des tumeurs suprasellaires et en particulier des tumeurs de la poche de Rathke pharyngienne. 13. Internat. Congr. Ophthalm. 3, 1 (1929). — BOLLACK, J.: Hémianopsie bitemporale par traumatisme de guerre. Ann. Ocul. (Fr.) 157, 27 (1920). — BOLLACK, J., M. DAVID et P. PUECH: Les arachnoïdites opto-chiasmatiques

Paris: Masson. 1937. — BOLLACK, J., J. HAGUENAU et J. VOISIN: Hémianopsie en quadrant chez un acromégaloide syphilitique. Rev. Ot. etc. (Fr.) 17, 383 (1939). — BOURGEOIS, H., R. BOURGEOIS, A. M. J. LAPOUGE, H. ROGER, P. COSSA, P. CARLOTTI, CL. VINCENT, P. PUECH et LERDET: Les arachnoïdites de la base du cerveau. Rev. Ot. etc. (Fr.) 14, 321, 385 (1936). — BOZZOLI, A.: Aneurisma bilaterale della carotide interna. Riv. Ot. ecc. 14, 304 (1937). — BRAMWELL: Rev. of Neurol. 4, 507, 1906, Edinbgh. med. J. 9, 152 (1889). — BROSE, L. D.: Eye and ear symptoms in basal cranial injuries. Med. Rec. (Am.) 96, 1012 (1919). — BROUWER, B.: Über Chiasmaerkrankungen. Ndld. Tschr. Geneesk. 1931/1, 2683. — BRUCE-DRUMMOND: Rev. neur. (Am.) 2, 737 (1904). — BRULÉ, P., HILLEMAND, SCHIFF-WERTHEIMER et M. WOLINETZ: Arachnoïdite aiguë optochiasmatique. Meningite à streptocoques. Traitement par paraminophénul sulfamide. Bull. Soc. méd. Hôp. Par. 54, 1128 (1938). — BUSACCA, G. A.: Due casi di emianopsie eteronima binasale da lesione del chiasma e della sella turcica senza sintomi di disfunzione ipofisaria. Lett. oftalm. 3, 600 (1926). — BUTLER, T. H. Aneurysm of posterior communicating artery. Trans. ophthalm. Soc. U. Kingd. 51, 569 (1931).

CANTONNET et COUTELA: L'hémianopsie bitemporale dans les fractures de la base du crâne. Arch. gén. méd. 1906, Nr. 35. — CARAMAZZA, F.: Sindrome chiasmatica da ateromasia della carotide interna. Riv. ot. ecc. 9, 486 (1932). — CARVILL, M.: Bitemporal contraction of the fields of vision in pregnancy. Amer. J. Ophthalm. 6, 885 (1923). — CHARAMIS, J. S.: Hemianopsie binasale par tumeur de la région hypophysaire. Ann. Ocul. (Fr.) 168, 737 (1931). — CHIASSERINI: Diagnostic et thérapeutique de quelques affections sellaires. Schweiz. med. Wschr. 1939, 425. — CHRISTIANSEN, V.: Les tumeurs de la région du chiasma avec pléocytose concomitante. Rev. neur. (Fr.) 3, 113 (1924). — Une forme spéciale de l'hémianopsie nasale. Acta ophthalm. (Dän.) 5, 78 (1927). — Les syndromes simples de la région chiasmatique. Brux. méd. 31. Juli 1937, S. 40. — CLAUSEN: Funktionsstörung der Hypophyse durch Fraktur der Sella. Klin. Mbl. Augenhk. 101, 755 (1938). — COLLIN: L'état actuel de la question de la neurocrinie hypophysaire. Ann. thér. biol. 15. April 1934. — COLLINS, R. T.: Bitemporal hemianopsia and unilateral cerebral tumors with report of two cases. Bull. neur. Inst. N. Y. 4, 531 (1935). — CONWAY, J. A.: Two cases of cerebral aneurysma causing ocular symptoms with notes of other cases. Brit. J. Ophthalm. 10, 78 (1926). — COPPEZ, H.: Les traumatismes du chiasma et des nerfs optiques. Arch. franco-belg. Chir. (Belg.) 31, 476 (1929). — Le mécanisme des lésions du chiasma dans les fractures du crâne. Arch. Ophtalm. (Fr.) 46, 705 (1929). — Sur les lésions traumatiques du chiasma et leur mécanisme de production. Rev. Path. et Physiol. Trav. 12, 501 (1936). — CORDA, G. M.: Modificazioni del campo visivo in gravidanza e loro originie. Monit. ostetr.-ginec. 4, 156 (1932). — CRAIG, W. McK. a. I. LILLIE: Chiasmal syndrome produced by chronic local arachnoiditis. Report of eight cases. Arch. Ophthalm. (Am.) 5, 558 (1931). — CRAMER: Ein Fall von binasaler Hemianopsie. Klin. Mbl. Augenhk. 65, 419 (1920). — CUSHING, H.: The Meningiomas. Cavendish Lecture. Brain 45, 252 (1922). — The chiasmal syndrome of primary optic atrophy and bitemporal field defects in adult patients with a normal sella turcica. 13. Internat. Ophthalm. Congr. 3, 97 (1929). — CUSHING, H. a. L. EISENHARDT: Meningiomas arising from the tuberculum sellae with the syndrome of primary optic atrophy and bitemporal field defects combined with a normal sella turcica in a middle-aged person. Arch. Ophthalm. (Am.) 1, 1 u. 168 (1929). — CUSHING, H. a. C. B. WALKER: Distortions of the visual fields in cases of brain tumors. Arch. Ophthalm. (Am.) 41, 559 (1912). — CUTLER: N. Y. acad. med. 12. Febr. 1904.

DALLA VOLTA, A.: Sulla diagnosi di sede dei tumori ipofisari. Quad. radiol. 1, 13 (1937). — DAVID, M. et E. HARTMANN: Les symptomes oculaires dans les meningiomes de la petite aile du sphénoïde. Ann. Ocul. (Fr.) 172, 177 (1935). — DAVIS, L.: Chiasmal symptoms in intracranial tumors. Arch. Ophthalm. (Am.) 6, 181 (1931). — DEERY: Tumor syndrome in the chiasmal region. J. nerv. Dis. (Am.) 1930. — DEJEAN, CH.: L'hémianopsie bi-nasale. Rev. Ot. etc. (Fr.). — Un cas d'hémianopsie binasale. Rev. Ot. etc. (Fr.) 5, 28 (1930). — DESVIGNES, P.: Le syndrome de compression directe du nerf optique intracrânien. Ann. Ocul. (Fr.) 174, 289 (1937). —

DOERGENS, H.: Zur Symptomatologie und Diagnostik der Hirntumoren. Diss. Würzburg 1880. — DUFOUR et GONIN: Encycl. franç. Ophtalm. 7, 542 (1908).

ERDHEIM, J.: Über die Topographie der Hypophysengeschwülste. Z. Augenhk. 13, 378 (1905). — ERDHEIM, J. u. E. STUMME: Über die Schwangerschaftsveränderungen der Hypophyse. Zieglers Beitr. 46, 1 (1909). — ESPILDORA-LUQUE, C.: Binasale Hemianopsie. Arch. Oftalm. hisp.-amer. (Sp.) 32, 196 (1932). — EWETZKY: Über rezidivierende doppelseitige Amaurose infolge einer Affektion des Chiasma. West. Oftalm. 11, 196 (1894).

FALK, H.: Über intra- und extracerebrale Geschwülste mit gleichartigen Türkensattelveränderungen. Inaug.-Diss. Basel 1935. — FANCHAMPS, J.: Lésions traumatiques du chiasma. Bull. Soc. belge Ophtalm. 77, 126 (1938). — FAVORY, A.: Les syndromes chiasmatiques d'origine syphilitique. Arch. Ophtalm. (Fr.) 43, 204 (1926). — Le syndrome chiasmatique. Paris: Doin 1926. — FAY, T. a. F. C. GRANT: Lesion of the optic chiasm and tracts with relation to the adjacent vascular structures. Arch. Neur. (Am.) 9, 739 (1923). — FEIGENBAUM, A.: Binasale Hemianopsie. Klin. Mbl. Augenhk. 77, 517 (1926). — Certain responsive bitemporal disturbances of the field of vision exclusive those caused by true tumour of the pituitary body in some endocrine vegetative affections. 15. Internat. Congr. ophthalm. 4, 124 (1938). — FENDEL, H.: Über einen Fall von bitemporaler Hemianopsie von Chiasmazerreißung durch Schädelbasisbruch. Inaug.-Diss. Gießen 1919. — FINLAY, C. E.: Bitemporal contraction of visual fields in pregnancy. Internat. Congr. Ophthalm. Washington 1922, 144. — Visual field defects in pregnancy. Arch. Ophthalm. (Am.) 12, 207 (1934). — FISCHER, F.: Schwangerschaftsveränderungen der Hypophyse als Ursache bitemporaler Hemianopsie. Z. Augenhk. 75, 343 (1931). — Chiasmaherd bei multipler Sklerose. Z. Augenhk. 93, 237 (1937). — FORTI: Il campo visivo nelle gestanti. Arch. Ottalm. 22, 357 (1910). — FOUCHÉ, C. H.: Aneurysm of the anterior communicating artery of the brain. Proc. Soc. Med., Lond. 24, 1471 (1931). — FRANÇOIS, J.: Contribution à l'étude des arachnoïdites optochiasmatiques. J. belge Neur. 35, 188 (1935). — FRANKL, O.: Schwangerschaftserblindung und Akromegalie. Z. Konstit.lehre 11, 166 (1925). — FRAZIER, C. H.: Differential diagnosis of lesions in and adjacent to the sella turcica. Amer. J. Surg. 16, 199 (1932). — FREUD, C. S.: Subdural gelegenes Aneurysma der Carotis interna als Ursache der Kompression des Tractus opticus (homonyme Hemianopsie). Klin. Mbl. Augenhk. 56, 468 (1916). — FUJIMURA, S.: Über zwei durch Lumbalpunktion ausgeheilte Fälle von Gesichtsfeldanomalien (binasale Hemianopsie und beiderseitiges Ringskotom). Acta Soc. ophthalm. jap. 39, 691 (1935).

GALEZOWSKI, X.: Hémiopie croisée chromatique avec aphasie et hémiplégie, cause syphilitique. Gaz. méd. Par. 1880, 163. — GARVEY, J. L.: Hysteric homonymous hemianopsia. Amer. J. Ophthalm. 5, 721 (1922). — GISCARD: Arachnoïdite kystique de la région opto-chiasmatique. Bull. Soc. Ophtalm. Par. 1937, 441. — GOWERS: Manuel of diseases of the nervous system. 1892. — GRAY, E.: Bitemporal hemiopia due to fracture of the scull. Proc. Soc. Med., Lond. 18, 35 (1925). — GROLMAN, G. v.: Die bitemporale Hemianopsie bei Myopie. Arch. Oftalm. B. Air. 12, 240 (1937). — GURWITSCH, B.: Über den Einfluß der Vergrößerung der Hypophyse auf das Gesichtsfeld der Schwangeren. Russk. Ophthalm. J. 9, 146 (1929).

HAGEDOORN, A.: Temporale Hemianopsie in der Schwangerschaft. Ndld. Tschr. Geneesk. 1935, 1992. — The chiasmal syndrome and retrobulbar neuritis in pregnancy. Amer. J. Ophthalm. 20, 690 (1937). — HARRIS, S. T.: A case of aneurysm of the anterior cerebral artery causing compression of the optic nerves and the chiasma. Brit. J. Ophthalm. 12, 15 (1928). — HARTMANN, E.: Hémianopsie binasale dans un cas de cécité post-hémorragique. Bull. Soc. Ophtalm. Par. 1933, 347. — La radiographie en Ophtalmologie. Paris: Masson 1936. — HEED, C. R. a. G. E. PRICE: Binasal hemianopsia occuring in the course of tabetic optic atrophy. J. amer. med. Assoc. 62, 771 (1914). — HENSCHEN, S. E.: Klinische und anatomische Beiträge zur Pathologie des Gehirns. Upsala 1890—1903. — HERITAGE, K.: Suprasellar arachnoidal cyst. Proc. Soc. Med., Lond. 31, 9 (1937). — HEUER, G. J. a. D. T. VAIL jr.: Chronic cisternal arachnoiditis producing symptoms of involvment of the optic nerves and chiasma. Pathology and results of operative treatment in four cases. Arch. Ophthalm. (Am.) **5**, 334 (1931). — v. HIPPEL: Ein Beitrag zur Kasuistik der Hypophysistumoren. Virchows Arch. **126**, 124 (1891). — HIRSCH, O.: Die operative Behandlung von Hypophysentumoren nach endonasalen Methoden. Arch. Laryng. (D.) **26**, 529 (1912). — Über Augensymptome bei Hypophysentumoren und ähnlichen Krankheitsbildern. Z. Augenhk. **45**, 294 (1921). — HIRSCH, O. u. H. KOTRNETZ: Über die topographischen Beziehungen des Chiasma opticum zur Hypophyse und ihre Bedeutung für die Chirurgie des Hirnanhanges. Z. Augenhk. **76**, 404 (1932). — HOFFMANN, C. v.: Zur Kasuistik der indirekten Verletzungen des Sehnerven. Inaug.-Diss. Tübingen 1904. — HOLM, E.: Gesichtsfeldeinschränkung während der Gravidität. Ugeskr. Laeg. (Dän.) **86**, 615 (1924). — Contraction of the visual field during pregnancy. Acta Ophthalm. (Dän.) **2**, 92 (1924). — HOLMES GORDON: Suprassellar tumours. 13. Internat. Ophthalm. Congr. **3**, 65 (1930). — HORNIKER, E.: Demonstration von Röntgenbildern bei Sehnervenerkrankungen. Ber. ophthalm. Ges. Heidelberg **44**, 283 (1924). — HORRAX, G.: Generalised arachnoiditis simulating brain tumor. Arch. Surg. **9**, 95 (1924). — HUDSON: Primary tumours of the optic nerve. Ophthalm. Hop. Rep. **18**, 317 (1912). — HUTCHINSON, J.: Intracranial aneurysm pressing on the optic commissure causing distention of the optic sheaths, oedema of the retina. Trans. ophthalm. Soc. U. Kingd. **9**, 152 (1889).

IGERSHEIMER, J.: Ein neuer Weg zur Erkenntnis krankhafter Vorgänge in der Sehbahn. Vers. ophthalm. Ges. Heidelberg **40**, 352 (1916). — Zur Pathologie und Therapie der Tumoren der Chiasmagegend. Klin. Mbl. Augenhk. **84**, 161 (1930).

JANCKE: Binasale Hemianopsie. Klin. Mbl. Augenhk. **98**, 820 (1937). — JEFFERSON, G.: Compression of the chiasma, optic nerves and optic tracts by intracranial aneurysms. Brain **60**, 444 (1937). — JEANDELIZE et DROUET: L'œil et l'hypophyse. 15. Internat. Congr. Ophthalm. **3**, 227 (1938). — JOHNS, J. P.: The influence of pregnancy on the visual field. Amer. J. Ophthalm. **13**, 956 (1930). — JOSEFSON, A.: Studier ofver akromegali och hypophysistumörer. Arsberättelse från Sabbatsberg Sjukhus i Stockholm för 1901 och 1902. Stockholm 1903.

KALT, M., PUECH et KREBS: Sur un cas d'arachnoïdite opto-chiasmatique consécutive à une contusion sans plaie de la région palpébrale droite. Bull. Soc. Ophtalm. Par. **1937**, 291. — KARBACHER, P. u. H. R. SCHINZ: Augensymptome bei Patienten mit Hypophysentumoren aus der Züricher Augenklinik und dem Züricher Röntgeninstitut von 1924—1939. Klin. Mbl. Augenhk. **103**, 541 (1939). — KESSEL, F. K.: Chiasma-Gliom. Nervenarzt **10**, 414 (1937). — KIPP: A case of unilateral hemianopia in which the WERNICKE hemianopsia; pupillary reaction was present. Trans. amer. ophthalm. Soc. **38**, 673 (1902). — KITAHARA, S.: Klinische und systematische Beobachtungen über die Sehnervenveränderungen durch Kompressionswirkung. IV. Über einen Fall von während rhinogener Neuritis aufgetretener, rhinogener, bitemporaler Hemianopsie und ihre Pathogenese. Acta Soc. ophthalm. jap. **41**, 1729 (1937). — KNAPP, H.: Hemiopic and sector like defects in the visual field and their connection with diseases of the heart and brain. Arch. sci. a. pract. med. **1**, 304 (1873). — KNAPP, P.: Diagnostische und therapeutische Fragen bei Tumoren der Chiasmagegend. Klin. Mbl. Augenhk. **105**, 401 (1940). — KNOTZ: Ein Fall von syphilitischer Meningitis mit temporaler Hemianopie und vorübergehender totaler Amaurose. Wien. med. Presse **1899**, Nr. 21 u. 22. — KOMOTO, J.: Über einen Fall von sagittalem Riß des Chiasma bei Schädelverletzung. Chuo-Ganka Iho. **29**, 1 (1937). — KÖPPEN, M.: Über Pachymeningitis cervicalis hypertrophica. Arch. Psychiatr. (D.) **27**, 818 (1895). — KOZLOWSKI, B.: Über einige Fälle von Geschwülsten in der Gegend des Türkensattels. Klin. oczna (Pol.) **17**, 360 (1939). — KRÜCKMANN, E.: Ophthalmologisches bei Schädelbasisfrakturen. Arch. orthop. u. Unfallchir. **36**, 433 (1936). — KÜMMELL: Zur Kenntnis der Geschwülste der Hypophysengegend. Münch. med. Wschr. **1911**, 1293.

LAAS, O.: Zwei Fälle von kontralateraler Sehstörung nach Operation der spina septi narium. Der eine kompliziert durch Erblindung auf der Seite der Operation und durch meningitische Symptome. Z. Augenhk. **18**, 142 (1907). — LAND u. BEEVOR: Binasal hemianopsia in a case of tabes dorsalis. Trans. ophthalm. Soc. U. Kingd.

14, 246 (1894). — LANGE, O.: Über einen Fall von traumatischer bitemporaler Hemianopsie mit hemianopischer Pupillenreaktion. Klin. Mbl. Augenhk. 42/1, 419 (1904). — LAUBER, H.: Betrachtungen über einige Fälle von Hypophysengeschwülsten. Rev. Oto-Neuro-Oftalm. (Span.) 6, Nr. 9 (1931). — LIEBRECHT: Schädelbruch und Sehnerv. Graefes Arch. (D.) 83, 525 (1912). — LINGNAU, H.: Über die bitemporale Hemianopsie während der Gravidität. Inaug.-Diss. Greifswald 1923. — LILLIE, H. I. a. W. I. LILLIE: The effect of sinusitis on certain syndromes of chiasmal tumor. Laryngoscope 38, 761 (1928). — LILLIE, W. I.: Ocular phenomena produced by intracranial lesions involving optic tracts near the chiasma. J. amer. med. Assoc. 81, 1765 (1923). — LILLIER, W. L.: Ocular phenomena of chiasma lesions not of pituitary origin. Surg. clin. of N. Amer. 1, 1363 (1921). — LOBECK, E.: Über die Bedeutung des Augenbefundes für die Diagnostik und Therapie von Hirntumoren. Nebst Bemerkungen über die Entstehungsweise von Zentralskotomen bei Tumoren der vorderen Schädelgrube. Graefes Arch. 140 599 (1939). — Über den Kontraktionszustand der Netzhautgefäße in seiner diagnostischen Bedeutung für Hypophysentumoren. Graefes Arch. 143, 501 (1941). — Weitere Beobachtungen über die Beziehungen zwischen Netzhautgefäßspasmen und Hypophysentumoren, sowie die Genese des Hochdrucks. Graefes Arch. 144, 532 (1942). — LO CASEO, G.: L'arachnoidite del chiasma dei nervi ottici. Riv. Pat. nerv. 44, 638 (1934). — LÖHLEIN, W.: Die bitemporale Hemianopsie der Schwangeren. Mschr. Geburtsh. 65, 129 (1924). — LÖWENSTEIN, A.: Sehnervenschwund mit binasaler Hemianopsie durch Atheromdruck basaler Hirngefäße. Med. Klin. 1935/1, 176. — LUNDBERG, A.: Über die primären Tumoren des Sehnerven und der Sehnervenkreuzung. Inaug.-Diss. Stockholm 1935. — Le gliome primitif du nerf optique et du chiasma des nerfs optiques. Arch. Ophtalm. (Fr.) 1, 97 (1937). — LUTZ, A.: Über binasale Hemianopsie. Eine vergleichende Zusammenstellung von 84 Mitteilungen in der Literatur und Beschreibung zweier eigener Beobachtungen. Graefes Arch. 119, 423 (1928). — Über einige weitere Fälle von binasaler Hemianopsie (Bericht über eine neue eigene Beobachtung unter spezieller Berücksichtigung der Pupillenreaktion). Graefes Arch. 125, 103 (1930).

MALBRÁN, J.: Das Gesichtsfeld bei Chiasmaprozessen. Semana méd. (Arg.) 1934/1, 569. — Der perimetrische Polymorphismus bei der Diagnose der Arachnoiditis opticochiasmatica. Arch. Oftalm. B. Air. 10, 632 (1935). — Chiasmaverletzung durch Schädeltrauma. Arch. Oftalm. B. Air. 12, 150 (1937). — Die binasale Hemianopsie. Acta 1. Congr. argent. Oftalm. 1938, 454. — MALBRÁN, J. u. M. BALADO: Arachnoiditis in der Chiasmagegend. Arch. Oftalm. B. Air. 8, 199 (1933). — MARTEL, TH. DE et J. GUILLAUME: Les arachnoïdites optochiasmatiques. Rev. méd. franç. 1935. — MARTEL, TH. DE, J. FRANÇOIS et J. GUILLAUME: Dilatation anévrismale de l'artère ophtalmique ayant déterminé un retrécissement pseudohémianopsique supérieur du champ visuel. Bull. Soc. franç. Ophtalm. 49, 318 (1936). — MARTIN, P. a. H. CUSHING: Primary gliomas of the chiasma and optic nerves in their intracranial portion. Arch. Ophthalm. (Am.) 52, 209 (1923). — MARZIO, Q. DI, C. CAVINA e G. DE NIGRIS: Sulla aracnoidite opto-chiasmatica. Riv. ot. ecc. 14, 291 (1936). — McCURRY, A.: On examination of the fields of vision in the last weeks of pregnancy. Brit. J. Ophthalm. 12, 177 (1928). — METZGER, E. L., M. SIMON u. H. WEINBERG: Gesichtsfelduntersuchungen an Schwangeren. Mschr. Geburth. 70, 140 (1925). — MEZZATESTA, F.: Gumma chiasmatis. Riv. ot. ecc. 2, 347 (1925). — MILLS LLOYD: The significance of ocular changes occuring in association with preeclamptic symptom. Amer. J. Obstetr. 7, 304 (1924). — MITCHELL, S. W.: Aneurysm of an anomalous artery causing anterior-posterior division of the chiasma of the optic nerves and producing bitemporal hemianopsia. J. nerv. Dis. (Am.) 19, 44 (1889). — MÖNCKEBERG, C.: Sehstörungen in Gravidität und Puerperium. Bol. Soc. chil. Obstetr. 17, 18 (1931).

NIEHANS, P.: Die endokrinen Drüsen des Gehirns. Bern: H. Huber 1938. — NOISZEWSKI, K.: Aneurysma carotidis internae in chiasmate. Postemp okul. 3, 117 (1901).

OPPENHEIM, H.: Zur Pathologie der Großhirngeschwulst. Arch. Nervenkrh. 21, 705; 22, 27 (1890). — Zur Kenntnis der syphilitischen Erkrankungen des centralen

Nervensystems. Berlin: Hirschwald 1890. — OTTAVIANI: Über die anatomischen volumenometrischen Beziehungen zwischen Türkensattel und menschlicher Hypophyse. Radiol. Clin. 8, Nr. 3.

PAUFIQUE et LÉVY: Syndrome chiasmatique traumatique. Bull. Soc. Ophtalm. Par. 1933, 527. — PEREIRA, R. F.: Symptomenbild vom Chiasma. Arch. Oftalm. B. Air. 8, 553 (1933). — PERÉMY, G.: Schwere Sehstörung in der Schwangerschaft durch Chiasmaläsion. Klin. Wschr. 1934/2, 1905. — PERETTI: Ein Fall von Sehnervenatrophie nach Schädelverletzung. Dtsch. med. Wschr. 1893, Nr. 13. — PETERSEN: Drei Fälle von intrakraniellem Aneurysma. Hosp. tid. (Dän.) 64, 721 (1921). — PETRAGNANI, V.: Emianopsia omonima sinistra da calcificazione della carotide interna. Riv. ot. ecc. 8, 317 (1931). — PIERGUIDI, C.: L'aracnoidite optochiasmatica. Boll. Ass. med. triest. 29, 70 (1938). — PINES, A. u. J. L. PINES: Über binasale Hemianopsie bei Tabes dorsalis. Arch. Psychiatr. (D.) 81, 269 (1927). — PLACZEK u. KRAUSE: Zur Kenntnis der umschriebenen Arachnitis adhaesiva cerebralis. Berl. klin.-Wschr. 1907, 1273. — POPOWA, N.: Über Gesichtsfeldveränderungen bei Schwangeren. KAZANSKIJ med. J. 1926, 333. — PROTOPOPESCO, E.: Un cas d'hémianopsie binasale. Ann. Ocul. (Fr.) 162, 628 (1925). — PUECH, P., M. DAVID et M. BRUN: Contribution à l'étude des arachnoïdites optochiasmatiques. Rev. Ot. etc. (Fr.) 11, 641 (1933). — PUECH, P. et L. STUHL: La selle turcique, étude radiologique dans les tumeurs de l'hypophyse et de la région hypophysaire. Rev. neur. (Fr.) 1934 et Bull. Soc. radiol. med. franç. 22, 102 (1934). — PUYO: Des névrites gravidiques. Thèse de Paris 1905.

RAND, C. W.: Chiasmal injury complicating fracture of the skull. Bull. Los Angeles neur. Soc. 2, 91 (1937). — REUSS, A. v.: Sehnervenleiden infolge von Gravidität. Wien. klin. Wschr. 1908, Nr. 31. — REUTE, A. u. I. LAMPRECHT: Zur Klinik der suprasellaren Tumoren. Dtsch. med. Wschr. 1937/2, 1033. — RICHTER: Gesichtsfeld bei Schwangerschaft. Klin. Mbl. Augenhk. 75, 475 (1925). — RICE, J. ment. Sci. 1904. — RÖNNE, H.: Ein Fall von Sehnervenatrophie bei Tabes mit einseitiger nasaler Hemianopsie. Klin. Mbl. Augenhk. 50, 452 (1912). — ROUQUIER, A. et A. GAULT: Syndrome chiasmatique. Hemianopsie binasale: Aracnoïdite probable. Bull. Soc. Ophtalm. Par. 1937, 253. — RUBINO, A.: Contributo allo studio dell'aracnoidite ottico-chiasmatica. (Su cinque casi clinici di cui due operati). Riv. ot. ecc. 14, 552 (1937).

SABA, V.: Sul restringimento bitemporale del campo visivo in gravidanza. Studi Sassaresi. II, 9, 197 (1931). — SACHS, TH.: Studien zur Pathologie des Nervus opticus. Arch. Augenhk. 26, 237 (1893). — SAPHIR, O.: Changes of the optic nerve resulting from pressure of the arteriosclerotic internal carotid arteries. Amer. Ophthalm. 16, 110 (1933). — SCHAEFFER, J. P.: Some points on the regional anatomy of the optic pathway, with especial reference to tumors of the hypophysis cerebri and resulting changes. Anat. Rec. (Am.) 28, 243 (1924). — SCHOELER, A.: Beiträge zur Pathologie des Sehnerven und der Netzhaut bei Allgemeinerkrankungen. Berlin 1884, 65. — SCHÖNINGER, L.: Das Gesichtsfeld in der Schwangerschaft. Klin. Mbl. Augenhk. 72, 526 (1934). — SCHUSBOË, F. et SARROUY: Symptomes oculaires d'origine hypophysaire au cours d'un syndrome de Basedow. Bull. Soc. Ophtalm. Par. 1939, 191. — DE SCHWEINITZ, G. E.: Concerning certain ocular aspects of pituitary body disorders, mainly exclusive of the usual central and peripheral hemianopic field defects. Bowman Lecture 1923. Trans. ophthalm. Soc. U. Kingd. 43, 12 (1923). — SEGGEL: Eine geheilte Chiasmaaffektion nebst Bemerkungen über die Lage der Sehnerven im Chiasma. Arch. Augenhk. 40, 53 (1899). — SEGUINI, A.: Emianopsia binasale in affezioni luetiche della base. Riv. ot. ecc. 4, 299 (1927). — SHANNON, J. R.: A case of aneurism of the internal carotid artery (intracranial portion) and its effect upon the patients vision. Trans. amer. ophthalm. Soc. 15, 100 (1917), Arch. Ophth. (Am.) 46, 518 (1917). — SHIMKIN, N.: Contribution à l'étude de l'hémianopsie bitemporale gravidique. Fol. ophthalm. orient (Pal.) 1, 90 (1932). — SHOEMAKER: Binasal hemianopsia. N. Y. med. J. 1, 215 (1905). — SIEMERLING: Zur Syphilis des Centralnervensystems. Arch. Psychiatr. (D.) 22, 191, 257 (1890). — SMEESTERS, J.: Le champ visuel: a) dans la grossesse, b) dans l'iritis. Bull. Soc. belge Ophtalm.

9, 86 (1925). — SÖRENSEN, E. u. E. BUSCH: Tumor im Chiasma. Hosp. tid. **1935, 23.** — SOURDILLE, G. P.: L'arachnoïdite et l'atteinte rétrobulbaire du nerf optique. Gaz. méd. France. 1. Okt. **1936.** — SPAETH, E. B.: Swelling of the nerve heads with arachnoiditis and unusual changes in the visual fields. Arch. Ophthalm. (Amer.) **12,** 167 (1934). — STARGARDT, K. u. E. SCHALL: Zur Frage der bitemporalen Hemianopsie der Schwangeren. Mschr. Geburtsh. **68,** 75 (1925). — SUGITAM, S.: Beiderseitige nasale Hemianopsie durch Sklerose der Arteria ophthalmica. Acta Soc. ophthalm. jap. **42,** 588 (1938). — SULZER et CHAPPÉ: Hémianopsie bitemporale typique absolue d'origine traumatique. Réaction pupillaire hémianopique et dissociation inverse des reflexes pupillaires. Fracture du trou optique. Ann. Ocul. (Fr.) **147,** 194 (1912).

TERRIEN, F.: Syndrome chiasmatique et fractures de la base du crâne. Bull. Acad. Méd., Par. **97,** 102 (1927). — THIEL, R.: Röntgendiagnostik des Schädels bei Erkrankungen des Auges und seiner Nachbarorgane. Berlin: Springer 1932. — Zur Klinik und Therapie der Hypophysengeschwülste. Klin. Mbl. Augenhk. **90,** 581 (1933). — TORKILDSEN, A.: Binasale Hemianopsie bei einem Tumor der hinteren Schädelgrube. Norsk. Mag. Laege videnk. (Norw.) **99,** 1317, (1938). — TRAQUAIR, H. M.: Visual field changes in pregnancy. Brit. J. Ophthalm. **11,** 271 (1927). — TRAQUAIR, H. M., N. M. DOTT a. W. R. RUSSELL: Traumatic lesions of the optic chiasma. Brain **58,** 398 (1935). — TRETTENERO, A.: Due casi di emianopsia binasale: Il primo causato da insolazione su base luetica terziara, il secondo prodotto da tumore della sella turcica. 22. Congr. Soc. It. Oftalm. 22—24. Okt. 1930. — TÜRCK: Über Kompression und Ursprung des Sehnerven. Z. Ges. Ärzte, Wien **8,** 199 (1892). — TUFFIER: Polyurie et hémianopsie d'origine traumatique (Fracture du crâne). Rev. Chir. (Fr.) **4,** 827 (1884).

UHTHOFF, W.: Untersuchungen über die bei der Syphilis des Centralnervensystems vorkommenden Augenstörungen. Graefes Arch. **39/1,** 1 (1893), **40,** 43 (1894). — Neur. Zbl. **3,** 96 (1884). — Ein Beitrag zu den Sehstörungen bei Zwergwuchs und Riesenwuchs. Berl. klin. Wschr. **1897,** Nr. 22. — Beitrag zu den Wachstumsanomalien bei der temporalen Hemianopsie resp. den Hypophysis- Affektionen. Verh. ophthalm. Ges. Heidelberg **34,** 140 (1907). — Augensymptome bei den Hypophysis-Affektionen und der Akromegalie. Ber. Verh. ophthalm. Sekt. 16. Internat. med. Kongr. Budapest u. Z. Augenhk. **22,** 249 (1909). — Über einen Fall von binasaler Hemianopsie. Klin. Mbl. Augenhk. **70,** 138 (1923). — URBANEK, J.: Über die Schwangerschaftsveränderungen der Hypophyse und ihren Einfluß auf das Gesichtsfeld. Wien. klin. Wschr. **40,** 1195 (1927).

VELHAGEN, K.: Über indirekte heteronyme Hemianopsien. Klin. Mbl. Augenhk. **101,** 801 (1938). — VELTER, E.: Le diagnostique des affections de la région chiasmatique et sellaire. Bull. Soc. Ophtalm. Par. **1926,** 216 u. Arch. Ophthalm. (Fr.) **53,** 583 (1936). — VERGOZ, C.: Les fractures de la selle turcique. Rev. Chir. (Fr.) **43,** 272 (1924). — VERHOEFF, F. H.: Primary intraneural tumors (gliomas) of the optic nerve. Arch. Ophthalm. (Am.) **51,** 120, 239 (1922). — VINCENT CL. et E. HARTMANN: 12 observations de rétrécissement binasal du champ visuel au cours d'affections intracrâniennes. Ann. Ocul. (Fr.) **171,** 193 (1934). — VINCENT, CL., P. PUECH et M. DAVID: À propos de sept cas d'arachnoïdite optochiasmatique. Rev. neur. (Fr.), (1931). — VLAVIANOS, G.: Über binasale Hemianopsie. Arch. Psychiatr. (D.) **97,** 207 (1932).

WALKER, C. B.: Lesions of the chiasmal region. Amer. J. Ophthalm. **13,** 198 (1930). — WERTHEIM-SALOMONSON, J. K. A.: Ein Fall von binasaler Hemianopsie. Ndld. Tschr. Geneesk. **1919,** 11 (1927). — WILBRAND u. SAENGER: Die Neurologie des Auges **6,** 11 (1915).

ZANDER, R.: Über die Lage und die Dimensionen des Chiasma opt. und ihre Bedeutung für die Diagnose der Hypophysentumoren. Dtsch. med. Wschr. Vereinsbeil. **1897,** Nr. 3, 13. — ZEEMAN, W. P. C.: Erweichungsherd im Chiasma und Chiasmastruktur. Ndld. Tschr. Geneesk. **68,** 1440 (1924). — Binasale Hemianopsie. Ndld. Tschr. Geneesk. **1933,** 1938. — ZOLLINGER, A. u. E. C. CUTLER: Aneurysm of the internal carotid artery. Report of a case simulating tumor of the pituitary. Arch. Neur. (Am.) **30,** 607 (1933).

J. Das Gesichtsfeld bei Schädigungen des Tractus opticus.

Die Unterbrechung der Nervenfasern im Tractus führt den anatomischen Verhältnissen entsprechend prinzipiell zu gleichnamiger Hemianopsie, die jedoch vielfach anders geartet ist als die gleichnamige Störung, die durch Schädigung der höheren Hirnbahnen verursacht wird. Dabei ergeben sich Unterschiede zwischen Fällen, in denen der vordere Teil des Tractus geschädigt ist, und denen, wo die Schädigung den hinteren Abschnitt des Tractus betrifft. Primäre Schädigungen des Tractus sind selten; meist handelt es sich um Übergreifen von Krankheitsprozessen von der Nachbarschaft auf den Tractus. Als primäre Schädigungen des Tractus erscheinen die Fälle von MARGULIES (1910), GRAHAM (1898), BEHR (1917), SCHÜLLER (1917), E. WEISS (1928), TRAQUAIR (Abb. 204), MALBRÁN

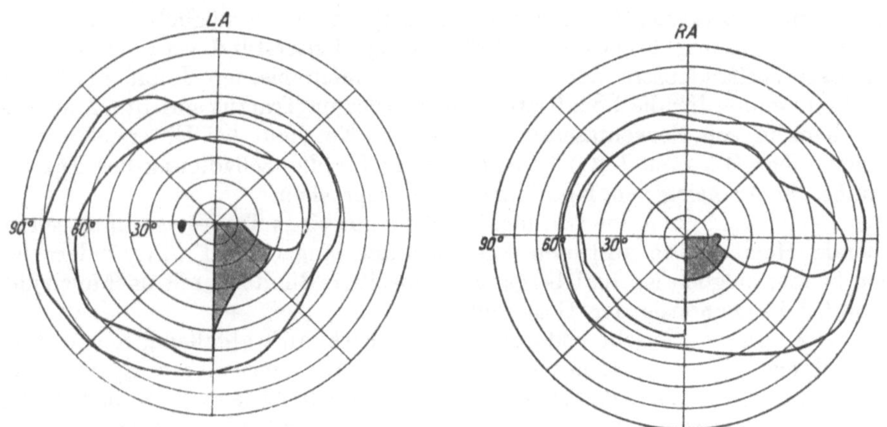

Abb. 204. Homonyme Quadrantenhemianopsie mit Skotom. Primäre Neuritis des linken Tractus. 36jährige Frau. Plötzliche Entstehung der Sehstörung und rasche vollständige Heilung. Beide Augen: $S = 6/9$. Gesichtsfelder für Weiß 5/330 und 1/330 (nach TRAQUAIR).

und HENNEBERG (1931), DEMANGE und SPILLMANN (1899), SAMELSON (1890), PICK (nach MALBRÁN); vielleicht Fälle von BULL (1892). Viel häufiger ist das Übergreifen von Krankheitsprozessen von der Nachbarschaft auf den Tractus. Dabei sind zwei Gruppen von Fällen zu unterscheiden: 1. diejenigen, in denen der vordere, dem Chiasma benachbarte Teil des Tractus geschädigt ist und 2. diejenigen, in denen die Schädigung den rückwärtigen Tractus betrifft.

Die erste Gruppe umfaßt fast ausschließlich Krankheitsprozesse, die vom Chiasma auf den Tractus übergreifen, bzw. auf Chiasma und Tractus einwirken. Dabei kann nur ein Tractus erkrankt sein oder beide Tractus sind geschädigt. Bei Funktionsstörung beider Tractus steht im Vordergrund des Krankheitsbildes die bitemporale Hemianopsie mit macularer Beteiligung. Die Erkrankung beider Tractus ohne Chiasmaschädigung ist sehr selten, und das Vorkommen eines solchen Zustandes wird z. B. von TRAQUAIR bezweifelt. Die Gesichtsfeldbefunde und die anderen Krankheitszeichen sind dieselben wie bei reiner Chiasmaschädigung, also anfängliches Befallensein der temporalen oberen Gesichtsfeldquadranten infolge Druckes von unten auf das Chiasma und den Anfangteil des einen oder beider Tractus. Zu Beginn der Erkrankung können subjektive Sehstörungen fehlen, und es bedarf sehr genauer Untersuchung der Gesichtsfelder mit kleinen Reizobjekten, um Ausfälle zu entdecken. Diesem Anfangsstadium folgt gegebenenfalls schwere Beeinträchtigung der Leitungsfähigkeit der ungekreuzten Fasern in einem Tractus, also Übergreifen des Gesichtsfeldausfalles auf die nasale Gesichtsfeldhälfte einer Seite. In einem Falle von MALBRÁN war dieses Krankheitsbild durch Druck der A. communicans posterior auf den Tractus einer Seite bei Hypophysengeschwulst verursacht worden. Asymmetrischer Druck einer Hypophysengeschwulst auf die Sehbahnen kann zu einseitiger Erblindung mit temporaler Hemianopsie auf der anderen Seite führen. Dies stellt die extreme Ausbildung der Asymmetrie der Gesichtsfeldausfälle bei Schädigung des vorderen Teiles des Tractus dar. Da die aus den entsprechenden Netzhauthälften stammenden Fasern sich im vorderen Teil des Tractus noch nicht so eng aneinander gelegt haben, wie dies im rückwärtigen Teil des Tractus der Fall ist, vom Kniehöcker und den höheren Sehbahnen ganz zu schweigen, so verursachen Leitungsstörungen des vorderen Tractusanteiles asymmetrische und inkongruente Gesichtsfeldausfälle im Gegensatz zu den Schädigungen höher gelegener Teile der Sehbahn. Dieser Umstand ist bei homonymer Hemianopsie von diagnostischer Bedeutung und ermöglicht in manchen Fällen die Erkennung des Ortes der Erkrankung. Unterstützt wird die Diagnose durch das Vorhandensein oder Fehlen der hemianopischen Pupillenreaktion, deren Feststellung für die Lokalisation des Herdes im Tractus spricht. Auch das Vorhandensein von Nervenfaserausfällen in der Netzhaut bei Untersuchung im rotfreien Licht (LAUBER 1927) kann eindeutig für die Schädigung des Tractus gegenüber höher gelegenen Krankheitsherden sprechen.

Bei Beeinträchtigung der Leitungsfähigkeit nur eines Tractus kann einseitige temporale Hemianopsie auftreten, die mitunter längere Zeit unverändert bestehen bleibt; möglich ist ihr Übergang in einseitige Blindheit mit nachfolgender temporaler Hemianopsie der Gegenseite.

Die Grenzen der Gesichtsfeldausfälle sind meist sanft abfallend, die Ausfälle selbst anfangs relativ, d. h. nur für schwache Reize nachweisbar. Später sinkt die Funktion in geschädigten Gebieten, in denen auch stärkere Reize nicht mehr wahrgenommen werden, die Grenzen werden schärfer und somit steiler. Der Verlauf der Erkrankung ist im allgemeinen fortschreitend, doch kommen zeitweise Besserungen mit Rückbildung der Ausfälle vor. Diese letzteren sind meist durch lange Zeit nicht absolut, sondern relativ, wodurch sie sich, wie erwähnt, von den ähnlichen Gesichtsfeldausfällen bei supragenikularen Ausfällen unterscheiden. Bei diesen sind die Ausfälle meist absolut und scharf begrenzt, wozu noch die Kongruenz der Ausfälle in beiden Gesichtsfeldern hinzutritt. Es treten mitunter Quadranten- oder hemianopische Zentralskotome auf, die die Spitze des ausgefallenen Quadranten oder der Gesichtsfeldhälfte einnehmen. Sie sind in ihrem Verhalten den Zentralskotomen bei bitemporaler Hemianopsie gleich.

Es kann vorkommen, daß eine anfänglich bitemporale Hemianopsie in eine homonyme übergeht. Diese Erscheinung spricht für das Vorhandensein einer zwischen den Hirnschenkeln nach hinten wachsenden Geschwulst, wobei der Druck auf das Chiasma abnimmt.

Die Fälle der zweiten Gruppe, in denen der mittlere oder rückwärtige Teil des Tractus geschädigt ist, sind viel zahlreicher als die der ersten. Fast stets wird der Tractus von außen in Mitleidenschaft gezogen, was sich aus der Nachbarschaft des Schläfenlappens und der Hauptmasse des Hirns erklärt. Zum Unterschied von den Erkrankungen des vorderen Abschnittes des Tractus erscheint in diesen Fällen zumeist eine homonyme Hemianopsie, die sich allmählich entwickelt, wobei die Ausfälle in beiden Gesichtsfeldern inkongruent sind und sanft abfallende Grenzen aufweisen. Das erste Auftreten von Ausfällen betrifft die nasale Gesichtsfeldhälfte des auf der Seite des Herdes liegenden Auges. Die relative Grenzzone der Ausfälle (Abb. 205) ist an verschiedenen Stellen ungleich breit, was zur Erscheinung der Asymmetrie der Ausfälle beiträgt. Die Ausfälle sind meist im Gesichtsfeld der befallenen Seite ausgesprochener als auf der Gegenseite. Dabei ist auch die Intensität der Sehstörung in den geschädigten Gesichts-

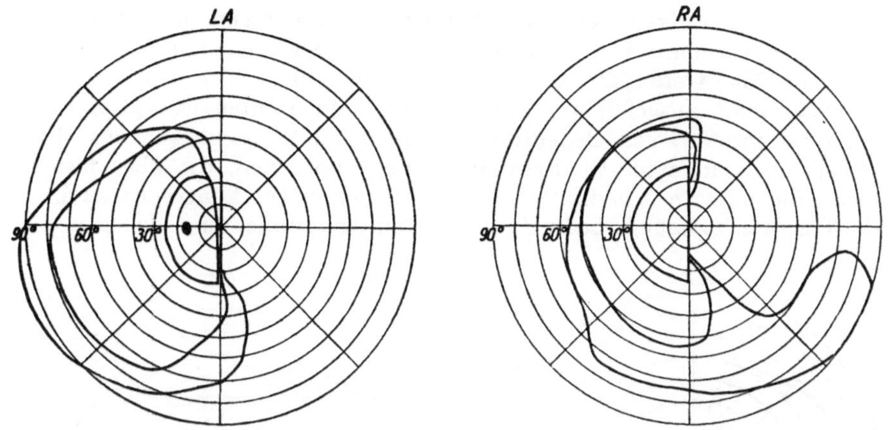

Abb. 205. Homonyme inkongruente rechtsseitige Hemianopsie, einer Tractusschädigung zuzuschreiben. Neurologische Diagnose: Geschwulst des Mittelhirns. Rechtes Auge: S = beinahe 6/6, linkes Auge: S = 6/12. Gesichtsfelder für Weiß 10/330, 1/330, 1/2000. Grenze für kleine Reize geht durch den Fixationspunkt (nach TRAQUAIR).

feldbezirken nicht gleich auf beiden Seiten. Diese Erscheinung traf in acht von zehn Fällen von TRAQUAIR zu. Die oft als Quadrantenausfälle beginnende Gesichtsfeldstörung (Abb. 206) nimmt an Größe zu, bis eine vollständige homo-

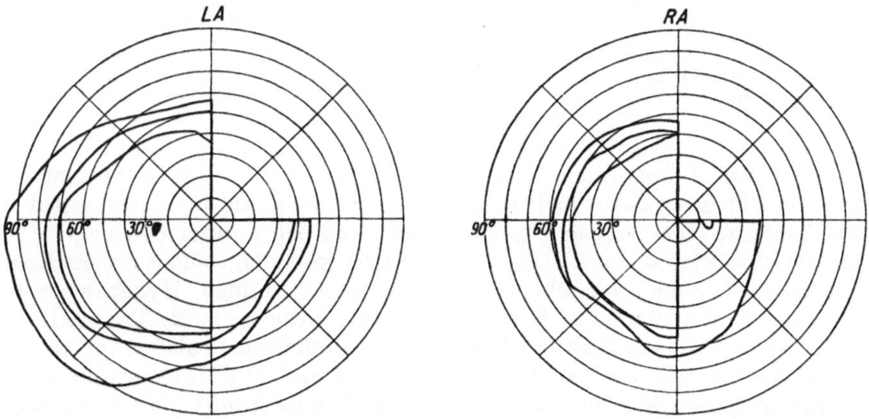

Abb. 206. Homonyme rechtsseitige Hemianopsie durch Tractusschädigung: Aneurysma am Abgang der A. ophthalmica von der A. carotis interna. Rechtes Auge: S = 6/12, linkes Auge: S = 6/9. Gesichtsfelder für Weiß 20/330, 5/330, 1/330. In den rechten unteren Quadranten wurde 5/330 nicht, 20/330 nur undeutlich gesehen (nach TRAQUAIR).

nyme Hemianopsie (Abb. 208) ohne Maculaaussparung ausgebildet ist. Mit der Entwicklung des Krankheitsbildes (Abb. 205, 207) nimmt die Asymmetrie der Gesichtsfeldausfälle ab. Für größere Reizobjekte kann anfangs eine maculare Aussparung vorhanden sein, während sie für kleine Reizobjekte bereits nicht nachweisbar ist. Im späteren Verlaufe der Erkrankung verläuft die Trennungslinie auch für größere Reizobjekte durch den Fixationspunkt. Doch ist voll-

ständige homonyme Hemianopsie verhältnismäßig selten, weil die Tractushemianopsie meist durch Geschwülste bedingt ist, die die Neigung haben, den
hinteren Chiasmawinkel anzugreifen, wodurch ein Übergreifen der Gesichtsfeldausfälle auf die andere Gesichtsfeldhälfte hervorgerufen wird. Bei langsam
sich entwickelnden Krankheitsfällen können Schwankungen im Verhalten der
Gesichtsfelder vorkommen, indem die Ausfälle ab- und zunehmen.

Manche Fälle treten als Quadrantenausfälle auf; meist sind homonyme
obere Quadranten ausgefallen. Ausfall unterer Quadranten ist selten. Dieser
Umstand ist insofern von Bedeutung, als auch bei Schädigungen des Hinterhauptslappens homonyme Quadrantenausfälle vorkommen, die aber fast ausnahmslos die unteren Quadranten betreffen, und dabei kongruent sind. Die
durch Tractusschädigung bedingten Quadrantenausfälle sind dagegen meist

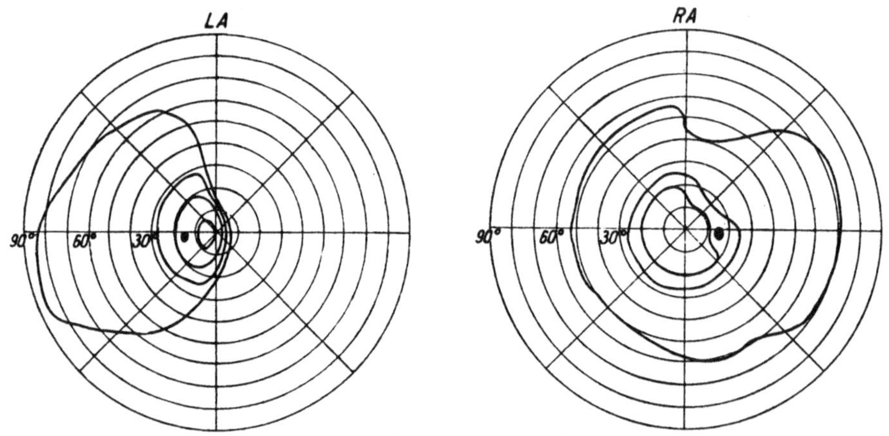

Abb. 207. Rechtsseitiger homonymer Gesichtsfeldausfall bei einem 13jährigen zwerghaften Mädchen. Rechtes
Auge: $S = 10/10$; Papille temporal blaß. Die Inkongruenz der Ausfälle spricht für Tractusschädigung. Die
genauere Analyse führt zur Annahme einer Schädigung des linken Sehnerven durch einen perichiasmatischen
Prozeß. Gesichtsfelder für 3/330, 5/2000, 3/2000 und 2/2000 (nach MALBRÁN).

inkongruent. Die Inkongruenz kann so weit gehen, daß bei Quadrantenausfall
im Gesichtsfeld einer Seite fast vollständige Hemianopsie im Gesichtsfeld der
anderen Seite zu verzeichnen ist, oder dies zunächst normal erscheint.

Die Geschwülste, die ursächlich in Betracht kommen, sind verschiedenster
Art: Sarkome, Gliome, cystische Gliome, Tuberkel, Gumnen, Hydatidencysten,
Abszesse des Schläfenlappens. Während manche Autoren, z. B. TRAQUAIR, der
Ansicht sind, daß neben direktem Druck des vergrößerten Schläfenlappens auch
Ödem der Nachbarteile auf den Tractus wirken kann, lehnt MALBRÁN auf Grund
eines Sektionsfalles diese letztere Möglichkeit ab und glaubt, daß nur direkter
Druck der Geschwulst oder eines vergrößerten Hirnteiles den Tractus zusammen-
drückt. Basale meningitische Schwarten können den Tractus zusammendrücken.
Bei Geschwülsten der Nachbarschaft, die bedeutendere Verlagerungen der anatomischen Gebilde hervorrufen, kann es zum Druck von Gefäßen auf den Tractus
kommen. Einen solchen Fall beschreibt MALBRÁN.

Man darf das Vorkommen von sklerotischen Herden im Tractus nicht vergessen, die durch Anwesenheit von kleineren oder größeren hemianopischen
Zentralskotomen gekennzeichnet sind, die in ihrem Verhalten den Ausfällen
bei der akuten retrobulbären Neuritis auf gleicher Grundlage ähneln: Veränderlichkeit und gegebenenfalls fast spurlose Rückbildung der Gesichtsfeldausfälle.

Im Gebiete der A. communicans post. und der A. chorioides ant. kann es, wenn auch nur selten, zur Ausbildung von Erweichungsherden kommen. Das Krankheitsbild ergibt Hemianopsie mit gleichzeitiger Hemiplegie ohne Hemianästhesie und bei linksseitigem Sitze des Herdes ohne Aphasie.

Differentialdiagnostisch ist von Bedeutung, daß langsam fortschreitende Fälle mit sanften Grenzen und Inkongruenz der Ausfälle für Tractusschädigung sprechen, zum Unterschiede von teilweisen Hemianopsien, deren Ausfälle kongruent und von gleicher Intensität sind. Wird die anfangs normale Hälfte des Gesichtsfeldes eines oder beider Augen in Mitleidenschaft gezogen, so weist dies auf ein Übergreifen auf das Chiasma oder den Tractus der Gegenseite hin. Hierher gehören die Fälle, in denen nach anfänglicher homonymer Hemianopsie einseitige Blindheit mit temporaler Hemianopsie der Gegenseite auftritt. Auch das Vorhandensein von hemianopischen Zentralskotomen spricht für Tractuserkrankung, da solche Skotome bei Hemianopsien mit Sitz des Herdes oberhalb des Kniehöckers sehr selten sind. Der Verlauf der Grenzlinie der Gesichtsfeldhälften durch den Fixationspunkt spricht für Sitz des Herdes im vorderen Teil des Tractus. Doch ist dieser Umstand allein nicht ausreichend für die topische Diagnose.

Plötzliches Auftreten von vollständiger Hemianopsie mit oder ohne Beteiligung der zentralen Gesichtsfeldteile, ebenso Fälle von teilweiser homonymer Hemianopsie sind eher auf Herde oberhalb des Kniehöckers zurückzuführen, mit Ausnahme von Fällen mit Inkongruenz der Ausfälle, nach denen genau gefahndet werden muß. Unter Umständen können Begleitsymptome der Hemianopsie ausschlaggebend für die Ermittelung des Sitzes des Krankheitsherdes sein.

Literatur.

ALLAN, T. D. a. H. F. CARMAN jr.: Homonymous hemianopic paracentral scotoma. Report of a case. Arch. Ophthalm. **20**, 846 (1938).

BEHR, C.: Zur topischen Diagnose der homonymen Hemianopsie. Graefes Arch. **70**, 340 (1919). — BEST, F.: Topische Diagnose der Hemianopsie. Münch. med. Wschr. **1910**, 1789. — BOZZOLI: Lesione del tractus opticus e reazione emianopica del WERNICKE. Soc. ital. oftalm. Congr. 1928. — BULL, G. S.: Contribution to the subject of intracranial lesions with defects in the visual fields; five cases with autopsie. Amer. J. Ophthalm. **1892**, 313. — BUNGE, E.: Über homonyme Hemianopsie. Abh. Augenhk. **8**, 1 (1938).

DEMANGE et SPILLMANN: Tubercule de la couche optique. Presse méd. **1899**, Nr. 11, 65.

FREUSBERG, O.: Halbteilige homonyme Stauungspapille bei partieller Opticusatrophie nach einseitiger Tractusläsion. Klin. Mbl. Augenhk. **101**, 494 (1938).

GLOBUS, J. H.: Tumors affecting the optic chiasm and optic tracts. A brief critical survey of their clinical and anatomical features. Arch. Ophthalm. (Am.) **9**, 729 (1933). — GRAHAM, J. E.: Traumatic lesion of the Pons Varolii. Brit. med. J. **1898**, Nr. 1955.

HENNEBERG: Ein Fall von rechtsseitiger homonymer Hemianopsie als Folge eines Glioms (Spongioblastoma multiforme). Veröff. Heeressanwes. **1931**, H. 85, 166. — HERRMANN, G.: Herde im Corpus geniculatum laterale bei multipler Sklerose. Z. Neur. **118**, 405 (1929). — HESSE: Studien über die hemianopische Pupillenreaktion und die Ausdehnung des pupillo-motorischen Bezirks der Netzhaut. Klin. Mbl. Augenhk. **47**, 33 (1925).

JESS, A.: Über die hemianopische Pupillenstarre und das hemianopische Prismenphänomen. Arch. Augenhk. **71**, 66 (1912).

KESTENBAUM, E.: Zur topischen Diagnostik der Hemianopsie. Z. Augenhk. **76**, 241 (1932). — KRAVITZ, D.: Studies of the visual field in cases of verified tumor of the brain. Arch. Ophthalm. (Am.) **20**, 437 (1938).

LAUBER, H.: Die ophthalmoskopische Differentialdiagnose der infra- und supranukleären Hemianopsie, zugleich ein Beitrag zur Topographie der Faserverteilung in der Netzhaut. Ber. 46. Zusammenk. dtsch. ophthalm. Ges., Heidelberg 1927, S. 89 u.

116. — Lea Plaza, H. u. C. Espildora Luque: Über periphere und zentrale Hemianopsien. Arch. Oftalm. B. Air. **4**, 176 (1929). — Lemoine, A. N.: Lesion of the optic tract probably result of the infected sphenoid sinuses. Arch. Ophthalm. (Am.) **20**, 966 (1938). — Lenz, G.: Die hirnlokalisatorische Bedeutung der Maculaaussparung im hemianopischen Gesichtsfeld. Klin. Mbl. Augenhk. **53**, 30 (1914). — Lesion of the optic tract probably result of the infected sphenoid sinuses. Arch. Ophthalm. (Am.) **20**, 966 (1938). — v. Leyden, E.: Die hemianopische Pupillenreaktion. Dtsch. med. Wschr. **18**, 3 (1892).— Lillie, W. L.: Ocular phenomena produced by intracranial lesions involving optic tracts near the chiasm. J. amer. med. Assoc. **81**, 1765 (1923).

Margulies: Über eine Stichverletzung des Tractus opticus. Prag. med. Wschr. **1911**, Nr. 8. — Moeli: Über atrophische Folgezustände im Chiasma und Sehnerven. Arch. Psychiatr. (D.) **30**, 3 (1898).

Niessl v. Mayendorf: Über die Existenz angeblicher Erweichungsherde im Sehnerven, Chiasma und tractus opticus. Z. Augenhk. **90**, 241 (1936). — Norris, W. F.: Two cases of brain tumor with interesting eye symptoms. Trans. amer. ophthalm. Soc. 26. th. Ann. Meet. **1890**, 460.

Oloff: Über hemianopische Pupillenreaktion. Münch. med. Wschr. **69**, 462 (1922).

Pastore, F.: I segni diagnostici differenziali nella emianopsia. (Reazione emianopica di Wernicke. Persistenza della sensazione luminosa nel campo cieco emianopsico.) Rev. ot. ecc. **4**, 557 (1927).

Samelsohn: Fall von Hemiachromatopsie. Berl. klin. Wschr. **1890**, 331. — Schöler, A.: Beitrag zur Pathologie des Sehnerven. Berlin 1884. — Schüller, A.: Neur. Zbl. **1908**, 888. — Sanford, H. S. a. H. L. Bair: Visual disturbances associated with tumors of the temporal lobe. Arch. Neur. (Am.) **12**, 21 (1939).

Weiss, E.: Stichverletzung des Tractus opticus. Klin. Mbl. Augenhk. **81**, 579 (1928). — Wernicke, C.: Amaurose mit erhaltener Pupillenreaktion bei einem Hirntumor. Z. klin. Med. **6**, 361 (1883).

K. Das Gesichtsfeld bei Erkrankungen der supragenikularen Bahnen.

1. Kniehöcker.

Isolierte Herde des äußeren Kniehöckers sind in der Literatur nur wenige verzeichnet. Hierher gehören zwei Fälle von Henschen (1890 bis 1892), in denen untere homonyme Quadrantenhemianopsie verzeichnet worden ist. Malbrán führt drei Fälle von Lillie an, die mir jedoch nicht zugänglich sind. Derselbe Verfasser beschreibt einen eigenen Fall, in dem neben einem Tuberkel des Kleinhirnes mit Stauungspapille inkongruente hemianopische Ausfälle gefunden wurden, die auf einen Erweichungsherd im hinteren Teil des Kniehöckers zurückgeführt wurden. In den bekannten Fällen waren teilweise oder vollständige Halbseitenlähmungen vorhanden, was sich aus den anatomischen Verhältnissen ergibt. Es ist jedoch zweifelhaft, ob die Diagnose einer Schädigung des Kniehöckers zu Lebzeiten aus dem klinischen Bilde sich wird stellen lassen, ehe man über eine größere Zahl von klinisch und anatomisch genau untersuchten Fällen verfügen wird.

2. Schädigung der Sehbahn oberhalb des Kniehöckers.

a) Allgemeine Charakteristik. Homonyme Hemianopsie.

Die Schädigung der Sehbahn im Kniehöcker oder oberhalb desselben führt im allgemeinen zu homonymer Hemianopsie. Die Ausfälle können, was Größe, Gestalt, Lage und Intensität betrifft, sehr verschieden sein, sind aber mit seltenen

Ausnahmen kongruent, wenn man vom temporalen Halbmond absieht. Sie
treten auch in beiden Gesichtsfeldern meist gleichzeitig auf. Es besteht also
ein einzelner Ausfall im binokularen Gesichtsfeld, wobei die Trennungslinie der
sehenden und der blinden Gesichtsfeldhälfte senkrecht verläuft.

Der Ausdruck Hemianopsie oder Halbseitenblindheit wird verschieden verwendet. Ursprünglich wurde damit der Ausfall der rechten oder der linken
Gesichtsfeldhälfte in beiden Augen bezeichnet. Man muß zwischen vollständiger
Hemianopsie unterscheiden, bei der in beiden Gesichtsfeldern je eine Hälfte vollständig ausgefallen ist, und unvollständiger Halbseitenblindheit, bei der bei den
vorerwähnten Gesichtsfeldhälften nur Teile fehlen oder in den betreffenden
Gesichtsfeldteilen die Funktion mehr oder weniger geschädigt ist. Als charakteristisch für Halbseitenblindheit wird die Kongruenz oder Symmetrie der

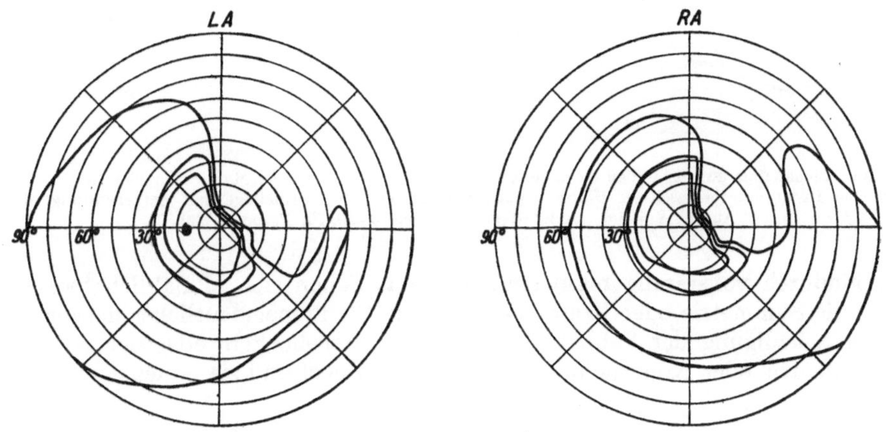

Abb. 208. Teilweise rechtsseitige kongruente Hemianopsie. 39jähriger Mann. Vor fünf Jahren apoplektischer
Insult von mehrstündiger Dauer mit rechtsseitiger Halbseitenlähmung. Jetzt dieselben Erscheinungen mit
vollständiger rechtsseitiger Hemianopsie, die nach sechs Stunden mit Hinterlassung der bestehenden Gesichtsfeldausfälle zurückging. Herd wahrscheinlich in der Rinde oder in der Sehstrahlung. Der Ausfall im temporalen
oberen Quadranten des Gesichtsfeldes des linken Auges weist auf einen zweiten kleinen Herd in der rechten
Sehbahn hin. Beide Augen: $S = 6/6$ (nach MALBRÁN).

Gesichtsfeldausfälle betrachtet. Wir können daher unvollständige Hemianopsien
(z. B. Quadrantenausfälle), hemianopische Skotome, Hemiachromatopsien
verzeichnen, wobei diese letzteren den Übergang zu Hemiamblyopien bilden.
Bei genauer Untersuchung kann man oft in der „blinden" Gesichtsfeldhälfte
Lichtwahrnehmung (BARD 1905, PASTORE 1927) oder die Erkennung von Bewegungen großer Gegenstände feststellen. Dabei spielt auch die Ermüdung der
Untersuchten mitunter eine bedeutende Rolle. So kann man finden, daß bei
wiederholten Untersuchungen stets die Ausfälle im Gesichtsfeld des zuerst
untersuchten Auges kleiner sind als im Gesichtsfeld des zweituntersuchten, oder
man erhält Befunde, in denen abwechselnd der Ausfall im Gesichtsfeld des einen
oder des anderen Auges größer ist. Dieses Verhalten ist bei den Fällen von
Asymmetrie und Inkongruenz der Gesichtsfeldausfälle zu berücksichtigen, da
sie die Quelle der hier wohl scheinbaren Asymmetrie oder Inkongruenz sein
können.

Bei der Entwicklung fortschreitender Krankheitsprozesse kann das Gesichts-
feld eines Auges zuerst Veränderungen aufweisen, die im Gesichtsfeld des anderen
Auges fehlen und erst später auftreten, wobei zum Schluß typisch hemianopische
Ausfälle vorhanden sind. Es kann auch umgekehrt zuerst schwere Beeinträchti-

gung der Sehfunktion bestehen, deren Rückbildung erst die hemianopische
Natur der Gesichtsfeldausfälle zu erkennen erlaubt. Dies ist das oft festgestellte
Verhalten bei Hinterhauptschüssen, bei denen die Verletzten oft durch längere

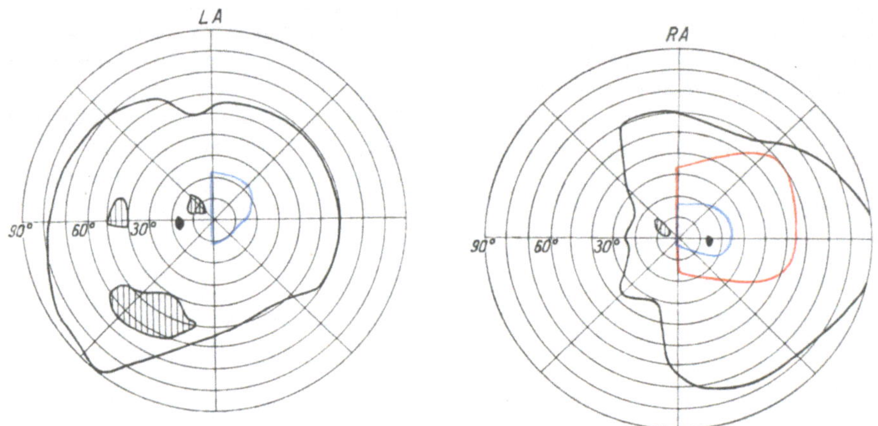

Abb. 209. Linksseitige unvollständige Hemianopsie nach Apoplexie. 44jähriger Mann. Vor vier Monaten apoplektischer Insult mit rechtsseitiger Halbseitenlähmung auf luetischer Grundlage, mit Sprachstörung. Beide
Augen: $S = 6/6$. Gesichtsfelder für Weiß 3/330, für Farben 5/330.

Zeit hindurch vollständig blind sind, und das Sehen sich allmählich herstellt,
wobei die Symmetrie oder Kongruenz der Ausfälle immer deutlicher hervortritt.

Bei Schädigung der Sehbahn oberhalb des Kniehöckers oder der Sehrinde
ist Symmetrie oder Kongruenz der Ausfälle die Regel und sie bildet ein Charak-

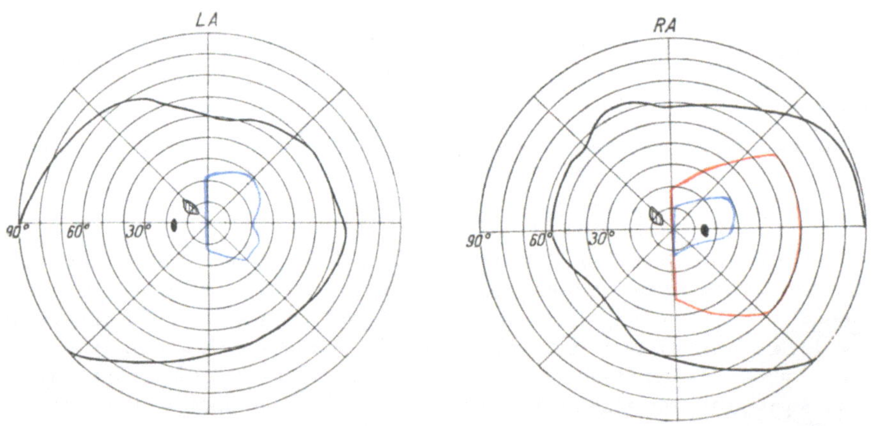

Abb. 210. Derselbe Fall, 9 Monate später. Beide Augen: $S = 6/6$. Reizobjekte wie früher.

teristikum dieser Halbseitenblindheit. Abweichungen von dieser Regel kommen
zwar ausnahmsweise vor, mahnen aber stets zu besonderer Vorsicht bei der
Beurteilung der Befunde (Abb. 208—210, 214, 215). Größte Genauigkeit und
womöglich mehrmalige Wiederholung der Untersuchung (Abb. 209) mit abgestuften Reizobjekten können die Lage klären. Findet man bei der Untersuchung mit Reizobjekten verschiedener Größe und Farbe, daß die Grenzen
stets zusammenfallen, so ist dies ein Beweis für die Verläßlichkeit der Untersuchung und ihrer Ergebnisse.

Außer Hemianopsien mit senkrechter Trennungslinie kommen solche mit
waagrechter Begrenzung vor. Sie sind in der überwiegenden Mehrzahl der Fälle
durch Schädigung der oberen oder unteren Lippe der Fissura calcarina bedingt.
Da die aus der oberen Hälfte der Netzhaut stammenden Fasern in der oberen
Calcarinalippe ihre Vertretung haben (was der unteren Hälfte des Gesichtsfeldes

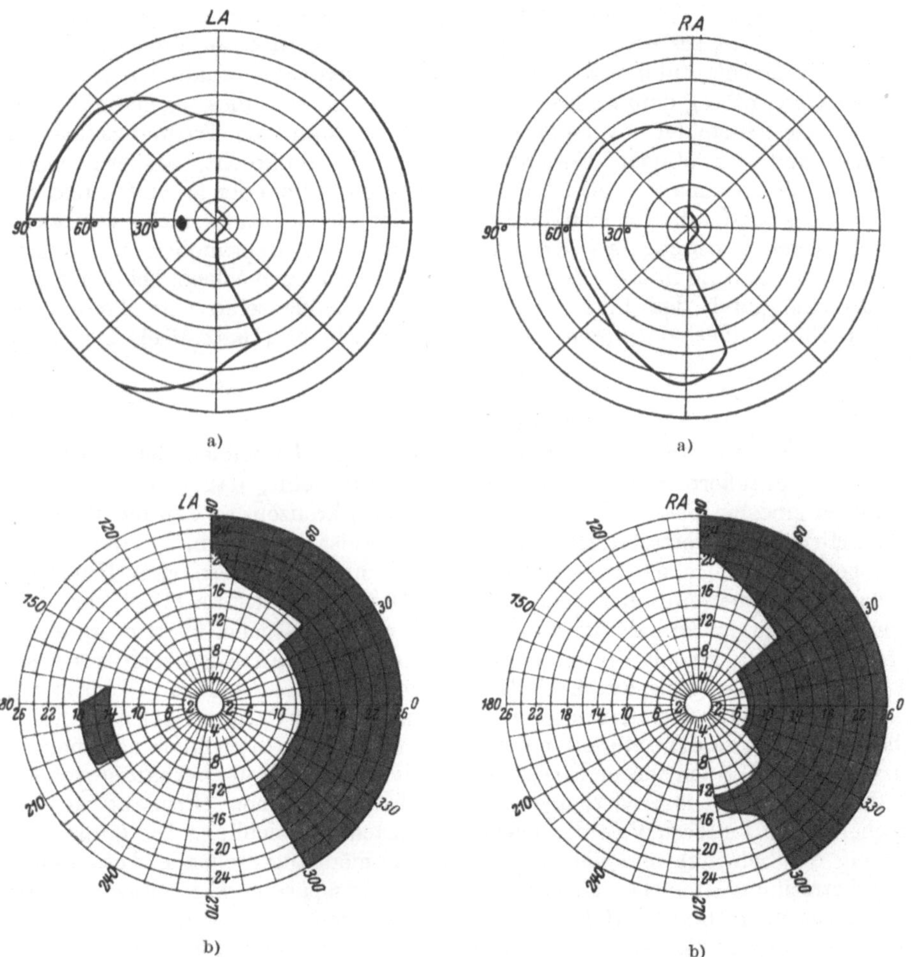

Abb. 211. Rechtsseitige unvollständige homonyme Hemianopsie. 49jähriger Mann. Vor vier Wochen plötzlich
entstandene Sehstörung. Rechtes Auge: $S = 6/6$, linkes Auge: $S = 6/5$. Gesichtsfelder für Weiß a) 3/330 und
b) 1/1700. Wahrscheinlich subkortikaler Herd im Hinterhauptslappen.

entspricht) und die aus der unteren Hälfte der Netzhaut stammenden Fasern
ihre Vertretung in der unteren Calcarinalippe besitzen, was der oberen Gesichtsfeldhälfte entspricht, so ist die anatomische Grundlage für hemianopische Ausfälle
mit waagrechter Trennungslinie gegeben.

　　Die hemianopischen Ausfälle können sich plötzlich oder allmählich entwickeln,
sich vergrößern oder rückbilden, daher auch in Abhängigkeit von der Ursache
nur vorübergehend bestehen. Sie können bei Herden im Hinterhauptslappen
infolge Gefäßverschlusses als isolierte Krankheitsanzeichen vorkommen, plötzlich auftreten und scharf begrenzt als absolute Ausfälle dauernd bestehen

bleiben. Dabei ist deutliche maculare Aussparung vorhanden, die von den meisten Forschern als charakteristischer und konstanter Befund angegeben wird. So auch von TRAQUAIR. Dies kann aber nur anerkannt werden, wenn mit größeren Reizobjekten untersucht wird. Bedient man sich kleiner Reizobjekte, so wird die maculare Aussparung oftmals kleiner und läßt sich in vielen Fällen überhaupt nicht nachweisen. Dies gilt besonders für Schädigung der Sehbahn durch Geschwülste, während bei Gefäßerkrankungen die maculare Aussparung meist vorhanden ist. Es sei noch darauf hingewiesen, daß in manchen Fällen nicht nur der der Macula entsprechende Teil des Gesichtsfeldes erhalten ist, sondern auch Streifen entlang dem senkrechten Meridian. Es sind dies sogenannte überschüssige Gesichtsfelder (overshot fields). Dabei kann die Trennungslinie der sehenden und der blinden Gesichtsfeldteile nicht senkrecht, sondern schräg verlaufen. Wenn auch in vielen Fällen die Trennungslinie der gesunden und der kranken Gesichtsfeldhälfte sich im Verlaufe der Beobachtung nicht verändert, so gibt es genau beobachtete Kranke, bei denen die ursprünglich vorhandene maculare Aussparung mit der Zeit verschwindet, aber auch solche, bei denen sich anfangs eine durch den Fixationspunkt durchgehende senkrechte Trennungslinie im Sinne einer macularen Aussparung verschiebt (LENZ 1914, FOERSTER 1929).

b) Maculare Aussparung.

Es sind mannigfache Ansichten über das Zustandekommen der macularen Aussparung geäußert worden. HIRSCHBERG (1876) meint, daß von allen Teilen der Fovea einzelne Fasern der Netzhaut die Seite kreuzen, so daß die Fovea in beiden Hirnhälften vertreten ist. RÖNNE (1911) weist darauf hin, daß der Ausfall eines geringen Teiles der von der Fovea stammenden Fasern kein Hindernis für das Vorhandensein einer Sehschärfe von 6/6 ist. FÖRSTER (1890) versucht die maculare Aussparung dadurch zu erklären, daß die Gegend des Hinterhauptslappens, in der die Macula vertreten ist, durch reichliche Anastomosen der kleinen Arterien vor Schädigung durch Undurchgängigkeit eines Gefäßes geschützt ist. Dies könnte nur für die Hirnrinde und die unmittelbar darunter gelegene weiße Substanz gelten, da die Arterien in der weichen Hirnhaut tatsächlich miteinander anastomosieren. Nach ihrem Eindringen in die Hirnsubstanz verhalten sie sich wie Endarterien. Die Anastomosenbildung in der weichen Hirnhaut ist entsprechend dem hinteren Pole der Sehrinde tatsächlich reichlich. Die große Ausdehnung der Sehrinde und die damit in Zusammenhang stehende Ausdehnung der Sehstrahlung ist sicher eine die maculare Aussparung begünstigende Tatsache. Nach v. MONAKOW (1900) besitzt die Fovea keine einheitliche topographische Vertretung in der Hirnrinde. Die von ihr stammenden Fasern enden im ganzen Bereich der Sehrinde. Dadurch erklärt sich die Häufigkeit der macularen Aussparung, da sie nur bei vollständiger Zerstörung der Fasern der Sehstrahlung fehlen kann. Diese Ansicht ist gegenwärtig allgemein verlassen.

WILBRAND (1897) nimmt an, daß die fovealen Nervenfasern sich im Chiasma gabeln und sowohl in den Tractus derselben als der Gegenseite nach hinten ziehen. Dadurch gewinnt jede Macula eine Vertretung in beiden Hirnhälften, so daß der Ausfall einer Sehsphäre nicht zum Verlust des macularen Sehens führt. Diese Theorie kann die Tatsache nicht erklären, daß Halbseitenblindheit infolge von Tractuserkrankungen oder von Herden im Kniehöcker oder rindenwärts in dessen Nähe viel seltener mit Maculaaussparung einhergehen als Halbseitenblindheit infolge von Herden in den rückwärtigen Teilen der Sehbahn oder in der Sehrinde.

HEINE (1900) nimmt, um diese Schwierigkeit zu überwinden, an, daß die macularen Fasern durch Kommissuren, die im Splenium corporis callosi verlaufen, mit der entgegengesetzten Sehrinde in Verbindung stehen. Seine Ansicht ist also eine Abänderung der WILBRANDschen Theorie.

RÖNNE (1919) ist der Ansicht, daß in manchen Fällen nur Hemiamblyopie, nicht Hemianopsie, besteht. Da die Funktion der Macula der der peripheren Netzhautteile stark überlegen ist, werden Reize, die für die peripheren Netzhautteile unterschwellig sind, in der Mitte des Gesichtsfeldes doch noch wahrgenommen, wodurch sich die maculare Aussparung erklärt. Auch SANFORD und BAIR (1939) nehmen an, daß in der geschädigten Gesichtsfeldhälfte die Wahrnehmung herabgesetzt ist. Bei entsprechender Änderung der Untersuchungsbedingungen verschwindet in manchen Fällen die anscheinend vorhandene maculare Aussparung.

BAIR (1940) hat durch Untersuchung bei herabgesetzter Beleuchtung nachweisen können, daß bei Hemianopsie infolge Schädigung des Hinterhauptslappens maculare Aussparung nicht vorhanden ist und die Gesichtsfeldgrenze streng durch den Fixationspunkt verläuft. Auch die Untersuchungen von FRYDRYCHOWICZ und HARMS (1940) mittels Messung der pupillomotorischen Erregbarkeit verschiedener Netzhautpunkte im Sinne der objektiven Perimetrie sind im selben Sinne aufzufassen. ADROGUÉ (1939) ist der Ansicht, daß die maculare Aussparung bei Verwendung von 10/250 sich durch Diffusionskreise erklären läßt. Verwendet man Reizobjekte von 1/2000 oder 1/4000, so verschwindet die maculare Aussparung. Sie wird auch bei Untersuchung mit Reizobjekten von 1/2000 bei Anwendung von Pilocarpin infolge Verkleinerung der Zerstreuungskreise zum Verschwinden gebracht. Es verbleibt mitunter eine Aussparung von 1 bis 2°, die sowohl bei infra- wie bei supragenikularen Schädigungen der Sehbahn vorkommt. Interessant sind die beiden von HALSTEAD, WALKER und BUCY (1940) sehr genau untersuchten Fälle von Abtragung des Hinterhauptslappens: im ersten Fall bestand nach der Operation maculare Aussparung von ungleicher Größe in beiden Gesichtsfeldern, im zweiten Fall fehlte die Aussparung vollständig. Es konnte im zweiten Fall nicht ausgeschlossen werden, daß eine stärkere Schädigung des Schläfenlappens stattgefunden habe als im ersten Falle.

Das Verhalten der macularen Aussparung bei Schädigung der Sehbahn oberhalb des Kniehöckers besitzt lokalisatorische Bedeutung. Je näher die Schädigung dem Kniehöcker liegt, desto wahrscheinlicher ist der Durchgang der Trennungslinie durch den Fixationspunkt. LENZ (1909), MALBRÁN und andere Forscher sind der Ansicht, daß in der Höhe der Mitte des Scheitellappens die Grenze zweier Teile der zentralen Sehbahn liegt, die sich dadurch voneinander unterscheiden, daß Schädigung der Sehbahn zwischen dieser Stelle und dem, Kniehöcker ohne, zwischen dieser Stelle und dem Hinterhauptslappen mit macularer Aussparung verläuft. Je näher der Krankheitsherd dem Kniehöcker liegt, desto öfter sind außer der Sehbahn andere Fasersysteme in Mitleidenschaft gezogen, so daß bei diesem Sitz der Schädigung die Hemianopsie nur eine von mehreren Erscheinungen bildet im Gegensatz zu höher gelegenen Herden, bei denen die Hemianopsie, wie erwähnt, das einzige Krankheitszeichen sein kann (Abb. 212). Die meist scharf begrenzten, kongruenten Gesichtsfeldausfälle mit macularer Aussparung bei Schädigung der Sehbahn oberhalb des Kniehöckers unterscheiden sich von den mehr unregelmäßig begrenzten, inkongruenten, fortschreitenden Ausfällen bei Herden unterhalb des Kniehöckers. Der Gesichtsfeldbefund allein bietet kaum Anhaltspunkte für die Unterscheidung von Schädigung der Stabkranzfasern von denen der Hirnrinde. Es ist daher notwendig, nach begleitenden anderweitigen Symptomen zu suchen. LENZ (1909) und MALBRÁN haben, wie gesagt, darauf hingewiesen, daß, je näher der Krankheitsherd dem

Kniehöcker liegt, desto häufiger die maculare Aussparung fehlt, weil sich die Fasern der Sehbahn zusammendrängen. Hemianopsie durch alleinige Schädigung der Sehstrahlung ist ein seltenes Ereignis, sie ist häufiger Folge der Erkrankung der Sehrinde und der daran grenzenden Marksubstanz. Dieser Sitz ist daher anzunehmen, falls nicht andere Anzeichen für Schädigung der Sehstrahlung sprechen. RÖNNE (1919) ist der Ansicht, daß Quadrantenausfälle, die rechtwinklig horizontale und vertikale Grenzen haben, auf Schädigung der Sehstrahlung beruhen, wogegen Rindenherde Ausfälle mit unregelmäßigen, steilen Grenzen hervorrufen.

GORDON HOLMES (1918), TRAQUAIR und MALBRÁN weisen darauf hin, daß außer den topischen Verhältnissen auch pathogenetische Momente eine Rolle

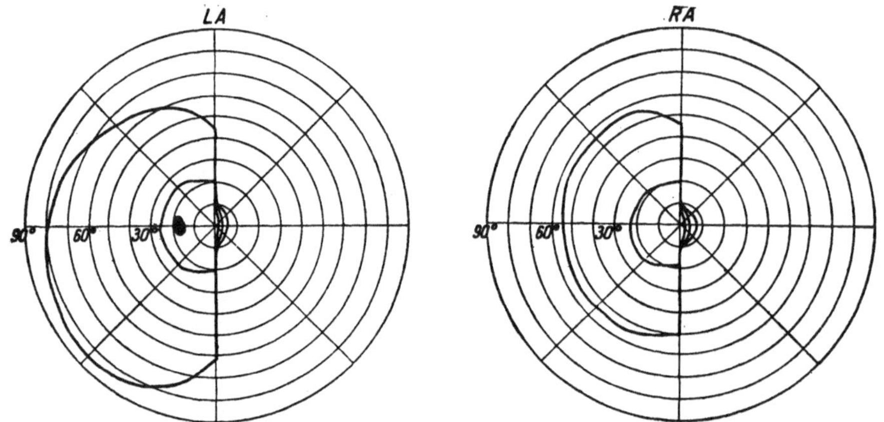

Abb. 212. Rechtsseitige homonyme inkongruente Hemianopsie infolge eines großen Glioms des Schläfenlappens. Beide Augen: $S = 1/4$. Bedeutende Vergrößerung des blinden Fleckes links.

spielen. Bei den sich rasch entwickelnden Gefäßschädigungen der Sehbahn ist maculare Aussparung häufig und kann, wenn sie zu Anbeginn der Erkrankung nicht vorhanden war, sich allmählich entwickeln, wogegen bei Geschwülsten die Gesichtsfeldausfälle fortschreiten und durch vollständige Zerstörung der Nervenfasern zum Schlusse zu Hemianopsie mit durch den Fixationspunkt ziehender senkrechter Trennungslinie führen. HORRAX und PUTNAM (1932) beschreiben auch Fälle, in denen nach erfolgreicher Operation die vorher nicht vorhandene maculare Aussparung in Erscheinung trat. Es bleibt dabei dahingestellt, ob die Änderung der anatomischen Verhältnisse zu einer Erholung von geschädigten Nervenfasern führt, oder ob die bessere Verfassung der Untersuchten eine genauere Feststellung der Gesichtsfeldgrenzen ermöglichte.

c) Hemianopsie.

So wie bei anderen Schädigungen der Sehfunktion, treten die ersten Erscheinungen im Gesichtsfeld bei genauer Untersuchung der inneren Isopteren hervor, während die peripheren Gesichtsfeldgrenzen, die nur mit stärkeren Reizen festgestellt werden können (Abb. 213), keine oder nur geringe Veränderungen erkennen lassen (MALBRÁN, TRAQUAIR 1939). Mit dem Fortschreiten der Geschwulstentwicklung werden die Gesichtsfeldausfälle größer und durch große Reizobjekte nachweisbar und führen bei Zerstörung aller Fasern der Sehbahn zu vollständiger homonymer Hemianopsie mit Durchgang der Trennungslinie durch den Fixationspunkt. Das beschriebene Verhalten tritt besonders bei Geschwülsten des Hinterhauptslappens hervor.

Horrax und Putnam (1932) haben 40 Fälle von Geschwülsten des Hinterhauptslappens analysiert und in 46,7% derselben homonyme Hemianopsie
auf der Gegenseite mit macularer Aussparung, in 16,7% Hemianopsie ohne

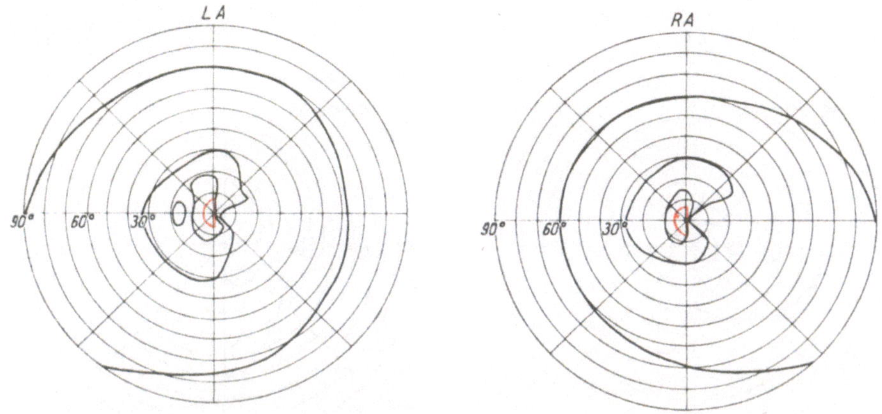

Abb. 213. Rechtsseitige homonyme Hemianopsie nur an den inneren Isopteren nachweisbar. Rechtes Auge:
$S = 6/6$, linkes Auge: $S = 6/9$. Gesichtsfelder für Weiß 3/3000, 3/2000, 2/2000 (blinder Fleck 3/2000), für Rot
10/3000. Großes Meningeom der Innenfläche des Hinterhauptslappens mit Schädigung der Rinde (Area striate)
(nach Malbrán).

maculare Aussparung, in 16,7% homonyme Quadrantenausfälle in der unteren
Hälfte der Gesichtsfelder, in 6,6% hemianopische halbmondförmige Ausfälle,
in 6,6% unregelmäßige Ausfälle und in 6,6% der Fälle normale Gesichtsfelder
gefunden.

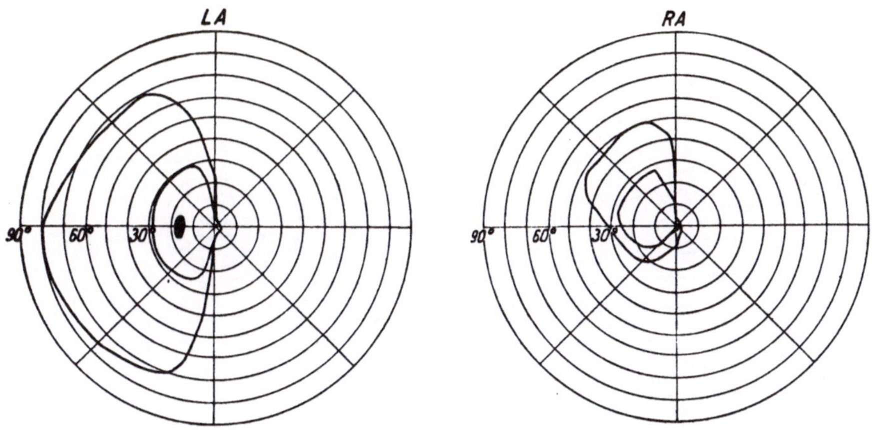

Abb. 214. Rechtsseitige homonyme Hemianopsie infolge eines Abszesses des linken Hinterhauptslappens.
7jähriges Kind. Beide Augen: $S = 7/10$. Stauungspapille (nach Malbrán).

Neben den Geschwülsten des Hinterhauptslappens verursachen Neubildungen
des Schläfenlappens gleichfalls häufig homonyme Hemianopsie (Abb. 214 bis 221),
wobei die maculare Aussparung häufiger fehlt als bei Geschwülsten des Hinterhauptslappens. Es können auch bei diesem Sitz der Erkrankung homonyme
Quadrantenhemianopsien im unteren Teil des Gesichtsfeldes vorhanden sein.
Sie unterscheiden sich öfters von den ähnlichen Quadrantenausfällen bei Hinter-

hauptsherden durch die Inkongruenz der Ausfälle gegenüber den absolut kongruenten Ausfällen bei Erkrankungen des Hinterhauptslappens.

HARRINGTON (1939) fand bei Herden im Schläfenlappen unvollständige homonymhemianopische Gesichtsfeldausfälle mit ausgesprochener Asymmetrie.

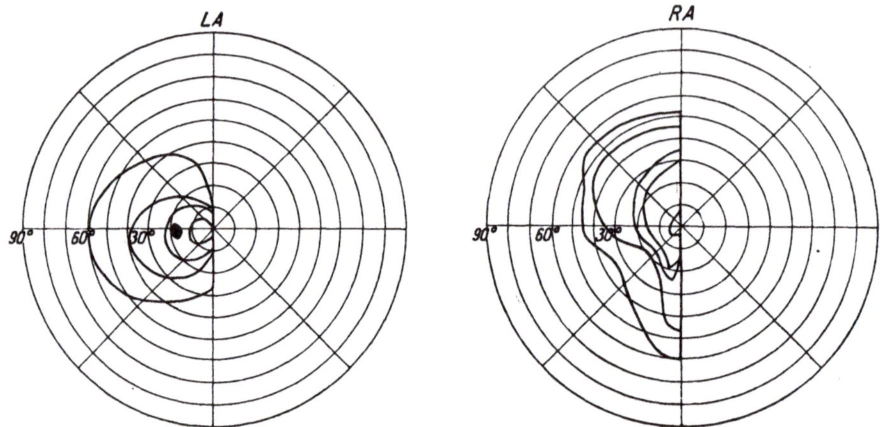

Abb. 215. Rechtsseitige homonyme inkongruente Hemianopsie ohne Maculaaussparung infolge einer Geschwulst des linken Schläfenlappens. Rechtes Auge: $S = 6/6$, linkes Auge: $S = 6/9$. Die Vergrößerung des blinden Fleckes ist auf eine in Rückbildung begriffene Stauungspapille zurückzuführen nach Dekompression (nach MALBRÁN).

Je weiter nach hinten der Krankheitsherd lag, desto geringer war die Asymmetrie. Im Gegensatz zur Mehrzahl der Beobachter steht KESTENBAUM (1938), der erhebliche Inkongruenz der Gesichtsfelder fast immer bei Herden im Hinterhauptslappen, nicht dagegen bei Herden im Scheitellappen feststellte. Seiner Meinung

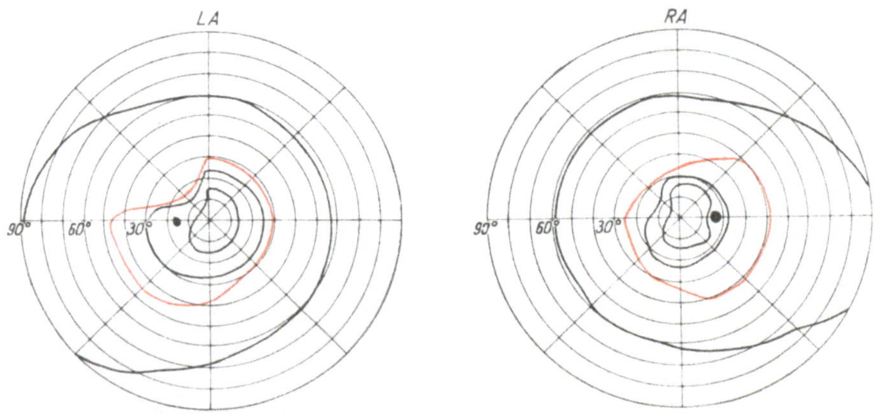

Abb. 216. Linksseitige homonyme inkongruente Hemianopsie, wahrscheinlich infolge Schädigung des rechten Tractus opticus. Äußere Isopteren normal, innere mit deutlichen Veränderungen. Beide Augen: $S = 6/18$. Gesichtsfelder für Weiß 3/300, 2/2000, 1/2000 und Rot 5/330 (nach MALBRÁN).

nach ist eine Maculaaussparung von bis zu 3° uncharakteristisch, während größere für einen Herd im Scheitel- oder Hinterhauptslappen sprechen.

Eine Rolle in der Auffassung der Gesichtsfeldausfälle bei den in Rede stehenden Prozessen spielt die dabei häufige Stauungspapille. Untersucht man sorgfältig das Verhalten der inneren Isopteren, so kommt es oft vor, daß diese in der Gegend des vergrößerten blinden Fleckes nach innen von ihm verlaufen, wodurch der

Eindruck einer beginnenden bitemporalen hemianopischen Störung hervorgerufen werden kann. Gibt man sich darüber Rechenschaft, daß bei Chiasmastörungen Stauungspapille zu den Seltenheiten gehört, und trägt man der vor-

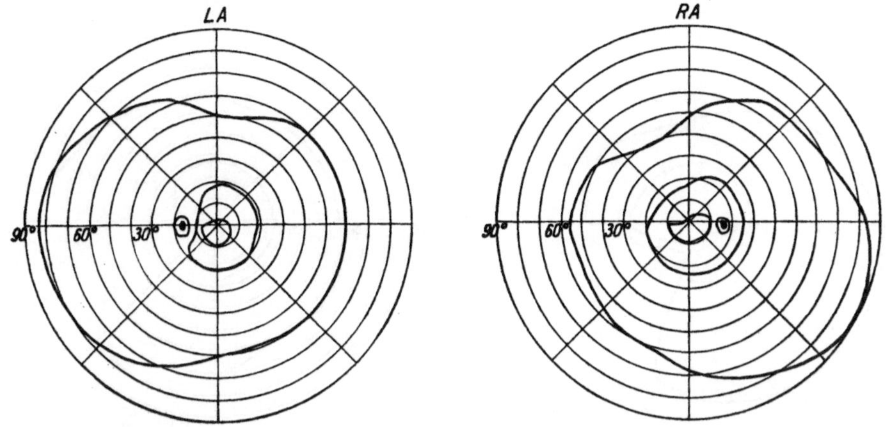

Abb. 217. Linksseitige homonyme Hemianopsie, vielleicht infolge einer Geschwulst des Schläfenlappens. 46jährige Frau. Beide Augen: $S = 6/6$. Gesichtsfelder für Weiß 3/300, 5/2000 (blinder Fleck), 2/2000, 1/2000. Keine Herdsymptome. Starke Vergrößerung des blinden Fleckes infolge von Stauungspapille.

handenen Stauungspapille Rechnung, so wird man die Sachlage richtig einschätzen können. Diese Erwägungen sind von Bedeutung, da das beschriebene Verhalten der inneren Isopteren im einen wie im anderen Falle die einzige Veränderung

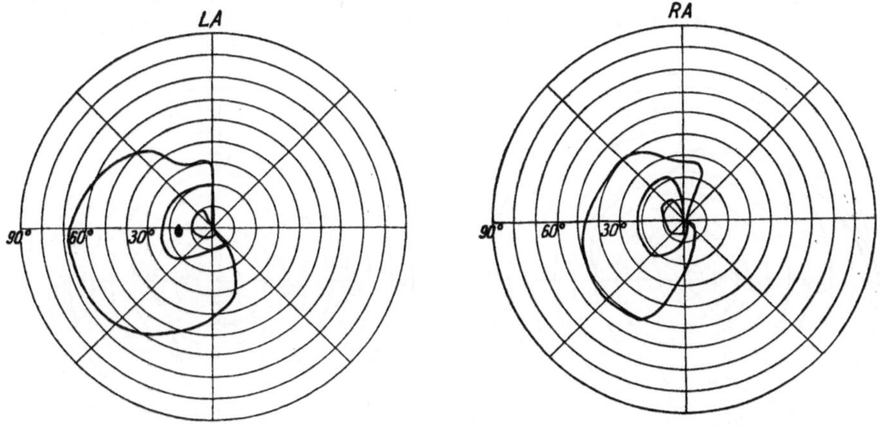

Abb. 218. Rechtsseitige homonyme inkongruente Hemianopsie ohne Maculaaussparung. Rechtes Auge: $S = 6/18$, linkes Auge: $S = 6/9$. Stärkere Schädigung der oberen Quadranten der rechten Gesichtsfeldhälften. Geschwulst des dritten Ventrikels auf den oberen und hinteren Rand des Chiasma drückend, vorwiegend am Beginne des rechten Tractus (nach MALBRÁN).

im Gesichtsfelde darstellen kann. Es ist durchaus möglich, daß der blinde Fleck bei beginnender Stauungspapille für größere Reizobjekte unverändert erscheint, während er bei Untersuchung mit kleinen Reizobjekten (1/2000 oder 2/2000) die erwähnten Veränderungen im Gesichtsfelde hervorruft.

Zu den hemianopischen Störungen gehören Ausfälle von Quadranten. Abgesehen von Erkrankungen des Chiasma, wo bitemporale Quadrantenausfälle häufig sind, kommen homonyme Quadrantenausfälle verhältnismäßig selten vor

(RÖNNE 1919). Am öftesten sind sie bei Erkrankungen, besonders Geschwülsten
des Schläfenlappens beobachtet worden. CUSHING (1921) fand homonyme Quadrantenausfälle meist in der oberen Gesichtsfeldhälfte, häufig bei Schläfen-

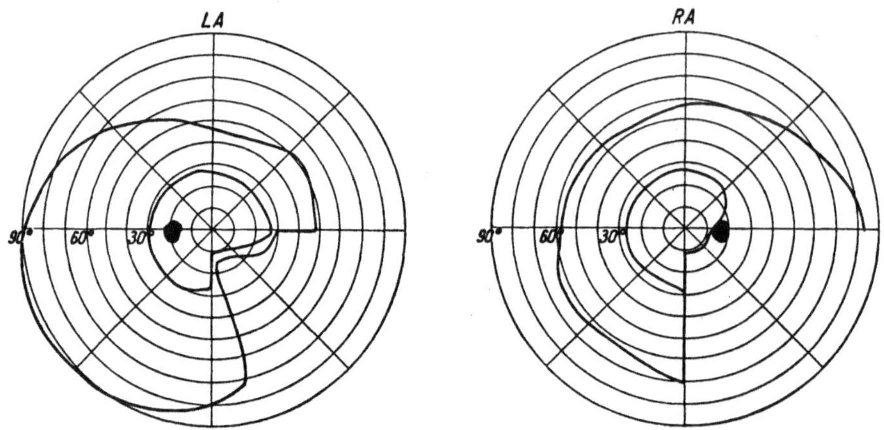

Abb. 219. Rechtsseitige homonyme untere Quadrantenhemianopsie infolge einer den hinteren Teil des Schläfen-
lappens und den unteren Teil des Scheitellappens einnehmenden Geschwulst mit Druck auf die Sehstrahlung.
Beide Augen: S = mehr als 6/9. Gesichtsfelder für Weiß 5/330, 1/330, 2/2000, blinder Fleck 30/2000. Leichte
Aphasie, gelegentliche Facialiskrämpfe und Stauungspapille (nach TRAQUAIR).

lappengeschwülsten. HORRAX und PUTNAM (1932) sahen in 75 Fällen 16mal
Ausfälle oberer und 13mal unterer Quadranten. LILLIE (1925) verzeichnet
Quadrantenausfälle in 51 Fällen. JOHNSON (1935) gibt an, daß Quadrantenaus-
fälle und andere Formen unvollständiger Hemianopsie am häufigsten bei Schläfen-

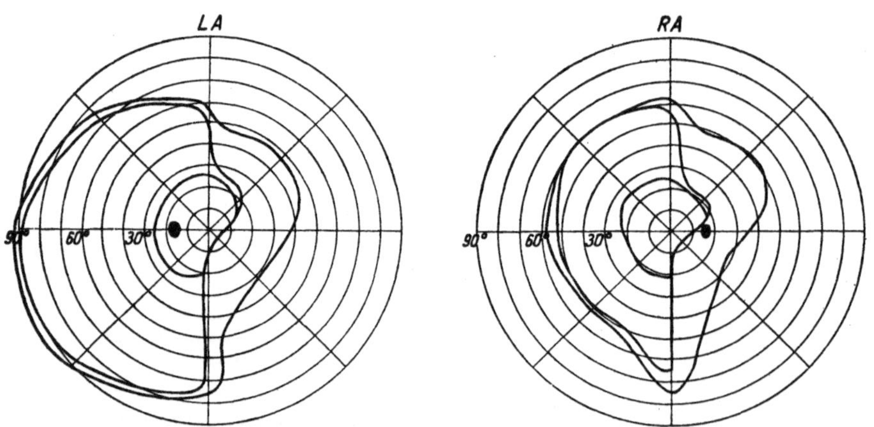

Abb. 220. Derselbe Fall, acht Wochen nach Entfernung der Geschwulst. Unvollständige homonyme Hemianopsie. Gesichtsfelder für 50/330, 5/330, 1/2000 (nach TRAQUAIR).

lappengeschwülsten nachzuweisen sind. SANFORD und BAIR (1939) fanden in
111 Fällen von Schläfenlappengeschwülsten 66 mal homonyme Hemianopsie,
40mal Ausfälle der oberen und 12mal der unteren Quadranten. Bei Inkongruenz
der Gesichtsfeldausfälle weist das Gesichtsfeld des auf der der Neubildung entgegengesetzten Seite den größeren Ausfall auf, es sei denn, daß die Geschwulst
den Tractus durch Druck schädigt. Vereinzelte Fälle verzeichnen v. SZILY

(1916), MARTIN (1925), KRAVITZ (1931). TRAQUAIR führt diese Störung bei Schläfenlappengeschwülsten auf Druck auf den Tractus zurück. Tatsächlich gehen die Gesichtsfeldausfälle mitunter nach Operation rasch zurück. Es muß aber auch berücksichtigt werden, daß Quadrantenausfälle auch durch Schädigung der Sehstrahlung oberhalb des Kniehöckers zustande kommen können. Fälle von RÖNNE (1919), v. SZILY (1916, Abb. 73), in denen es sich eigentlich um eine untere Hemianopsie mit macularer Aussparung handelt, AXENFELD (1915), UHTHOFF (1915), VELTER (1916), BEAUVIEUX (1917), VAN SCHEVENSTEEN (1907, 1916), GORDON HOLMES (1918), MONBRUN (1919), weisen darauf hin, daß Verletzungen der Sehbahn oberhalb des Kniehöckers ohne Beteiligung der Sehrinde Quadrantenausfälle hervorrufen können. RÖNNE (l. c.) zieht daraus den Schluß, daß die

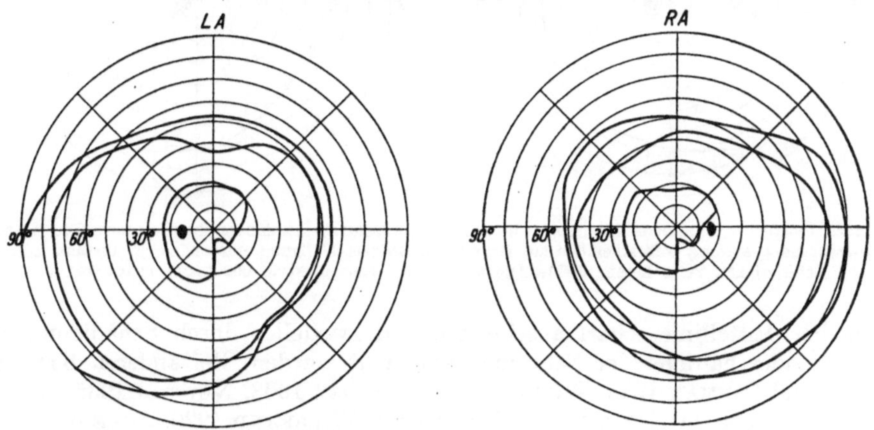

Abb. 221. Derselbe Fall, neun Jahre später. Rechtsseitige unvollständige homonyme untere Quadrantenhemianopsie. Beide Augen: $S = 6/5$. Gesichtsfelder für Weiß 3/330, 1/330, 1/2000. Für Rot 20/2000 näherte sich der Ausfall mehr einem Quadranten (nach TRAQUAIR).

von der oberen und unteren Netzhaut stammenden Fasern durch einen anatomischen Zwischenraum in der Sehstrahlung voneinander getrennt sind, und nimmt an, daß die macularen Fasern sich zwischen die beiden Teile einschieben. Quadrantenausfälle, und zwar fast immer in den unteren Gesichtsfeldhälften, sind mitunter Folgen von Schädigungen der Sehrinde. Es handelt sich dabei um Funktionsausfall der oberen Lippe der Fissura calcarina einer Hirnhälfte. Sind z. B. durch Querschuß beide Hinterhauptslappen beschädigt, so kommt es zu vollständiger unterer Hemianopsie; obere Hemianopsie und obere Quadrantenausfälle infolge Verletzungen der Sehrinde sind fast unbekannt, da bei einer den unteren Teil der Sehrinde bedingenden Verletzung die großen venösen Blutleiter in einer solchen Ausdehnung zerrissen werden müssen, daß der Tod durch Verblutung in kürzester Zeit eintritt.

d) Hemianopische Skotome.

Durch Schädigungen der Sehsphäre kommen homonyme Gesichtsfeldausfälle zustande, die kleiner sind als ein Gesichtsfeldquadrant, aber in dieselbe Gruppe der Gesichtsfeldausfälle gehören. Sie sind keilförmig, erreichen in manchen Fällen den Fixationspunkt; in anderen bleibt dieser frei, so daß maculare Aussparung besteht (WILBRAND und SAENGER, 1917, VII, S. 355 u. ff., WILBRAND 1926, GORDON HOLMES 1918). Liegen diese Ausfälle in der Nähe des senkrechten oder waagrechten Meridians, so schneiden sie meist mit dem Meridian

scharf ab (Abb. 223). Dadurch wird ihr hemianopischer Charakter besonders
kenntlich. WILBRAND (1907, 1925), WEVE (1922), HEGNER (1915, 1916) GORDON
HOLMES 1918) haben Fälle mitgeteilt, in denen zentrale hemianopische Skotome,

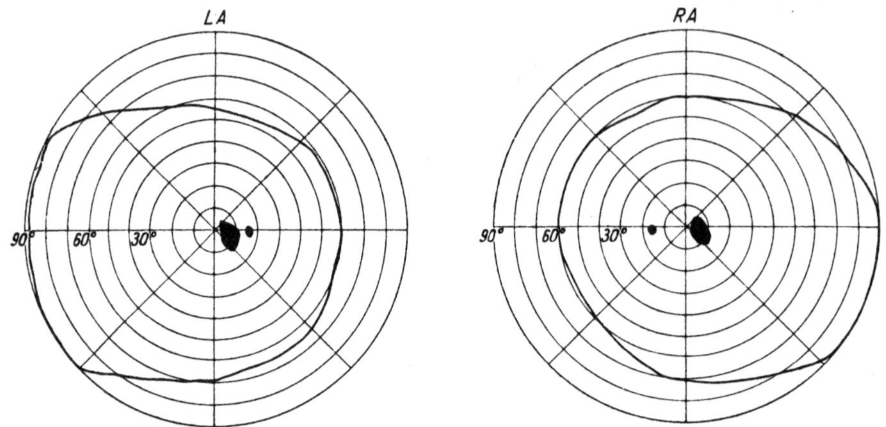

Abb. 222. Plötzlich entstandene kongruente homonyme parazentrale hemianopische Skotome. Die Ausfälle
waren steilrandig, absolut, wahrscheinlich auf Grund von Rindenschädigung entstanden. Es bestand lediglich
Schwierigkeit beim Lesen. Beide Augen: $S = 6/6$. Reizobjekt 3/2000 (nach TRAQUAIR).

die in der Mittellinie scharf abschnitten und zweifellos durch Schädigung der
Sehbahn oder häufiger der Sehrinde verursacht wurden. Bei anderen Kranken
(ALLAN und CARMAN 1938, WILBRAND 1907, POSEY 1908, NEWTON 1936, O. und
H. BARKAN 1930, O. BARKAN und BOYLE 1935, WILBRAND 1926, ACKROYD 1933)

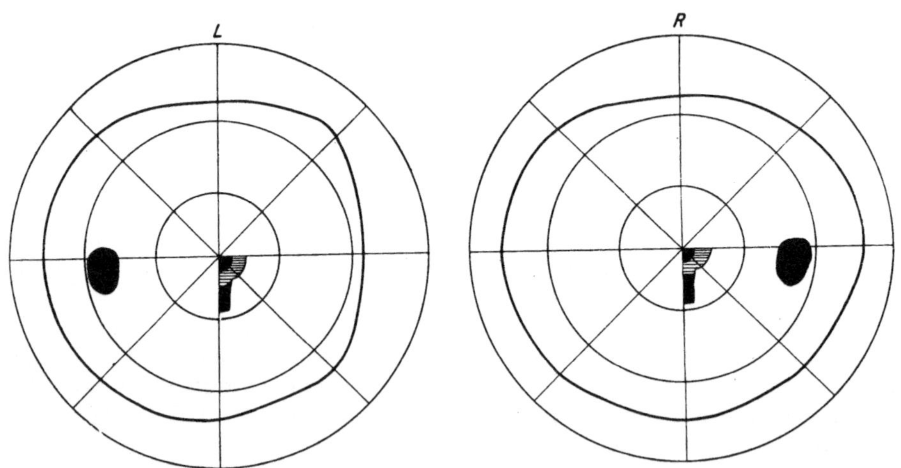

Abb. 223. Zentrales homonymes hemianopisches Quadrantenskotom auf kleinste Schädigung der linken macularen
Rinde zurückzuführen. Beide Augen: $S =$ fast 6/9. Gesichtsfelder für Weiß 1/2000 normal. Skotome beinahe
absolut (nach TRAQUAIR).

werden parazentrale, hemianopische, kongruente Skotome beschrieben, die den
Fixationspunkt nicht erreichen, somit maculare Aussparung aufweisen. Schließlich beschreiben WILBRAND und SAENGER (1917), PRZYBYLSKAJA (1935), HEGNER
(1915), JULER (1922) kongruente, symmetrische, keilförmige, bis zum Fixationspunkt reichende Ausfälle, WILBRAND und SAENGER, sowie TRAQUAIR auch

kongruente, symmetrische, weit vom Fixationspunkt liegende Skotome (Abb. 222).
Alle diese Ausfälle waren entweder durch Schädigung der Sehbahn oder der
Sehsphäre bedingt.

Die Analyse der Fälle und auch manche pathologisch-anatomische Untersuchungen haben den Beweis erbracht, daß isolierte Schädigung der Sehbahn
ohne solche der Sehrinde den klinischen Erscheinungen zugrunde liegen können,
wogegen isolierte Schädigung der Sehrinde in manchen Fällen zweifellos bestanden hat.

e) Doppelseitige Hemianopsie.

Eine sehr merkwürdige Erscheinung ist das Erhaltenbleiben eines zentralen
Gesichtsfeldrestes bei doppelseitiger Hemianopsie. Die Größe des erhaltenen
Gesichtsfeldes entspricht der Summe der macularen Aussparung beider Gesichts-

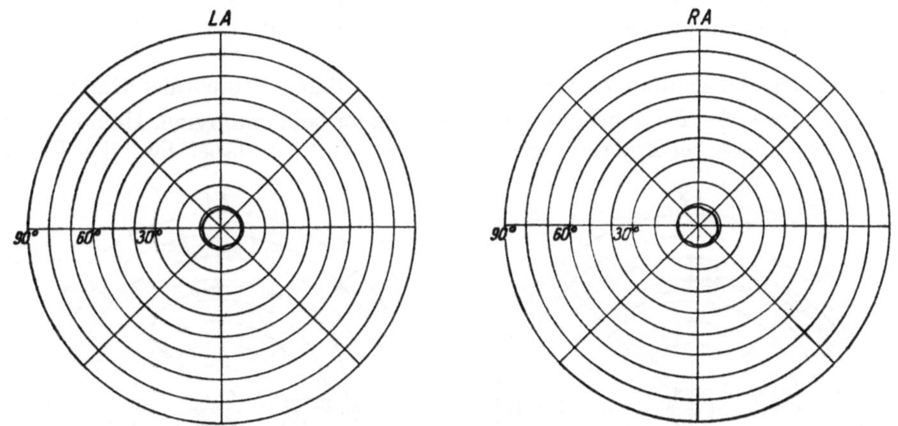

Abb. 224. Beiderseitige homonyme Hemianopsie. 64jähriger Mann. Vor vier Monaten rechtsseitige Halbseitenlähmung mit rechtsseitiger Hemianopsie. Seit drei Wochen hochgradige Sehstörung. Beide Augen: $S = 6/6$.
Gesichtsfelder für Weiß 3/330, 1/330, und für Rot 5/330 gleich.

feldhälften. Diese betragen in der Regel gegen 5°, können aber bis zu 10° erreichen.
Vielfach handelt es sich um zuerst einseitige Hemianopsie, zu der später Hemianopsie der anderen Seite hinzutritt (Abb. 224). Funktionell sind die Kranken stark
behindert und benehmen sich oft wie Blinde. Durch Gewöhnung kann sich der
Zustand erträglicher gestalten, als dies anfangs der Fall ist. Mitunter kann nach
Verlust einer Gesichtsfeldhälfte als Ausdruck der Schädigung der anderen Seite
Ausfall der zentralen Gesichtsfeldteile der anderen Gesichtsfeldhälfte sich einstellen (AGNELLO 1935, LENZ und SCHWAB 1925). WILBRAND (1925) weist darauf
hin, daß dem kleinen fovealen Bezirk in der Sehrinde ein verhältnismäßig großes
Areal entspricht. Das Vorkommen von kleinsten macularen Gesichtsfeldern bei
doppelseitiger Hemianopsie mit normaler Sehschärfe und Farbensinn beweist,
daß in der Sehbahn die macularen Fasern von den übrigen getrennt verlaufen,
und daß ein besonderer Rindenbezirk für die Vertretung der Macula im Hinterhauptslappen besteht. Daß dieser Bezirk sich am hinteren Pole des Hinterhauptslappens befindet, wird wohl heute allgemein angenommen. Dieser Bezirk und
die zu ihm ziehenden Fasern müssen in Fällen beiderseitiger Hemianopsie mit
erhaltener Maculafunktion funktionsfähig sein. Die Erklärung dieser Fälle
bietet besondere Schwierigkeiten. Das Zurückgreifen auf die FÖRSTERsche
Ansicht der besonderen Gefäßversorgung des macularen Sehzentrums für diese
Fälle ist verständlich. Ist der Sehrindenbezirk beiderseits zur Gänze ausge-

schaltet, tritt vollständige Erblindung ein, wie in einem Falle von Monbrun und Gautrand (1920). Lenz (1909) gibt an, daß bei beiderseitiger Hemianopsie in 25% der Fälle vollständige Erblindung eintritt.

In den meisten Fällen von doppelseitiger Hemianopsie liegt dem Zustand eine Gefäßerkrankung zugrunde. Wir kennen jedoch auch genügend Fälle, die als Folge von Verletzungen aufgetreten sind. Pallarés (1931) beschreibt eine doppelseitige Hemianopsie als Folge einer Zangengeburt. In den meisten Fällen handelt es sich um Schußverletzungen (Segi 1923, Monbrun und Gautrand 1920, Cerise 1916).

Doppelseitige hemianopische Ausfälle bestehen auch in den Fällen, in denen symmetrische und gegebenenfalls auch kongruente Ausfälle in beiden Hälften der Gesichtsfelder beider Augen vorhanden sind (Abb. 224). Es handelt sich dabei um gleichzeitige Schädigung beider Hinterhauptslappen, wie sie z. B. bei Hemianopsie mit waagrechter Trennungslinie vorhanden ist. Adrogué (1939) hält die doppelseitige Hemianopsie für eine unvollständige Rindenblindheit.

f) Asymmetrie der hemianopischen Gesichtsfeldausfälle. (Temporaler Halbmond.)

Asymmetrie oder Inkongruenz der Gesichtsfelder bei homonymer Hemianopsie kommt besonders bei Tractusschädigungen vor und ist dabei fast die Regel.

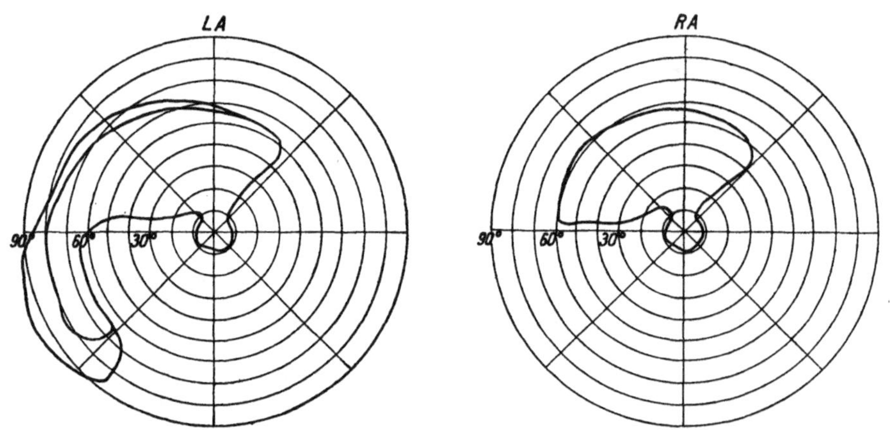

Abb. 225. Beiderseitige homonyme Hemianopsie. Beide Augen: $S = 6/5$. Gesichtsfelder rechts für Weiß 6/330, links für Weiß 60/330, 5/330. Symmetrische Gesichtsfelder mit Ausnahme des temporalen Halbmondes des linken Gesichtsfeldes. Hauptsächlich ist die linke Calcarinalippe auf beiden Seiten geschädigt; der vordere Teil der Sehrinde der rechten Seite ist erhalten, was aus dem Erhaltenbleiben des linken temporalen Halbmondes hervorgeht.

Diese Erscheinung wird dadurch erklärt, daß die von korrespondierenden Netzhautteilen stammenden Fasern sich im Tractus noch nicht aneinander gelegt haben.

Die verschiedene Größe der beiden Gesichtsfeldhälften bringt es mit sich, daß bei homonym-hemianopischen Ausfällen sich Unterschiede der ausgefallenen und der erhaltenen Gesichtsfeldhälften ergeben müssen. Der nur einäugig wahrnehmbare Teil des binokularen Gesichtsfeldes, der sogenannte temporale Halbmond oder die temporale Sichel ist als physiologische Grundlage der Inkongruenz in Rechnung zu stellen. Erhaltenbleiben des temporalen Halbmondes haben beschrieben: Bramwell (1888), Wilbrand und Sänger (1890), Delépine (1894), Noyes (1894), Harris (1897), Rübel (1913), Rönne (1915), Behr (1916), Riddoch (1917), Poppelreuter (1917), Mohr (1924), Lutz (1925), Arkin (1926), Sjögren

(1928), Löffler (1929) (Abb. 225, 226), Pötzl und Urban (1935), Mikuno (1935), Meisner (1937), Traquair (1927). Die Fälle, in denen isolierter Ausfall des temporalen Halbmondes abgebildet worden ist, sind zu zahlreich, um sie anführen zu können. Die vor 1916 beschriebenen Fälle sind in ihrer prinzipiellen Bedeutung nicht erkannt worden. Erst Behr hat (1916) ihre Bedeutung hervorgehoben. Die Tatsachen beweisen, daß die dem temporalen Halbmond entsprechenden Sehnervenfasern eine besondere Stellung einnehmen. Im Sehnerven liegen sie medial, verlaufen nach Wilbrand (1926) im Chiasma außen unten und bestehen aus lauter gekreuzten Fasern, die sich außen im hinteren Teil des Chiasma als dünne Schicht lagern. Im Tractus verlaufen sie nach Wilbrand (1890) wahrscheinlich als Auflagerung auf seiner Außenfläche (nach Brouwer und Zeeman, 1926) unten, so daß sie hier getrennt von dem Rest geschädigt oder erhalten

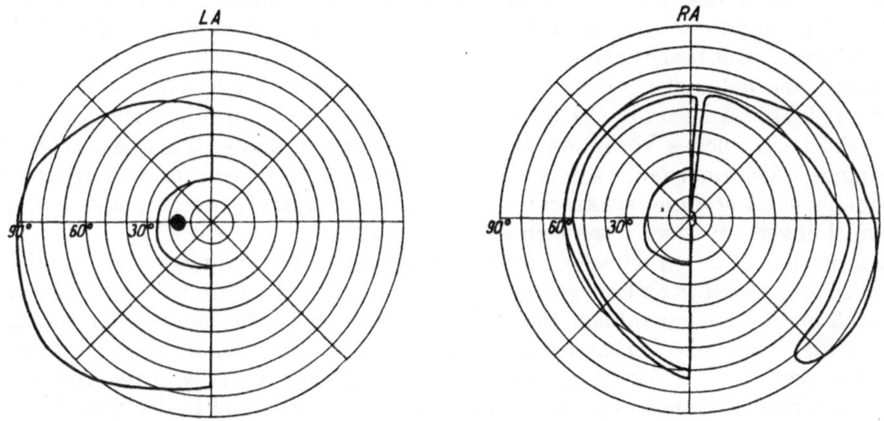

Abb. 226. Rechtsseitige homonyme Hemianopsie mit Erhaltensein des rechten temporalen Halbmondes. Die Sehstrahlung mitbetreffende Geschwulst. Rechtes Auge: $S = 6/6$, linkes Auge: $S = 6/5$. Nur Kopfschmerzen, Stauungspapille und Hemianopsie. Gesichtsfelder für Weiß 5/330, 1/330, 1/2000. Der temporale Halbmond nur mit 50/330 nachweisbar. Die dem monokularen Teil des rechten Gesichtsfeldes entsprechenden Fasern der Sehstrahlung blieben verschont. Die Schrägstellung des oberen Teiles der Trennungslinie im Gesichtsfelde des rechten Auges konnte nicht erklärt werden (nach Traquair).

sein können. Pfeifer (1925) nimmt an, daß die dem temporalen Halbmond entsprechenden Fasern den ventralsten Teil der Sehstrahlung einnehmen. Traquair (1927) und Wilbrand (l. c.) sind der Ansicht, daß sie im medialsten Teil der Sehstrahlung verlaufen. Poljak (1932) kommt zum Schlusse, daß sie sowohl von oben wie von unten die Sehrinde erreichen.

Es ist anzunehmen, daß der obere Teil des temporalen Halbmondes im vordersten Abschnitt der unteren Calcarinalippe, entsprechend der unteren Netzhauthälfte, vertreten ist, der untere Teil im vordersten Abschnitt der oberen Calcarinalippe, entsprechend der oberen Netzhauthälfte. Aus den mitgeteilten Krankengeschichten ergibt sich, daß Störungen in verschiedenen Abschnitten der Sehbahn zum Ausfall bzw. Erhaltenbleiben des temporalen Halbmondes führen können. Oft ist der Ausfall des temporalen Halbmondes der erste Beginn einer Hemianopsie oder einer allgemeinen Einengung des Gesichtsfeldes.

Klinische Beobachtungen und anatomische Befunde ergeben, daß Krankheitsherde sowohl im vorderen Teil der Sehstrahlung (Bender und Strauss 1937) als auch im rückwärtigen Teil (Fleischer 1916), ebenso in der Rinde des Hinterhauptslappens (Fleischer l. c., Riddoch 1917, Arkin 1926, Ask-Upmark 1932, Bender und Strauss l. c.) den temporalen Halbmond allein schädigen oder verschonen können.

In der Literatur ist eine Reihe von einseitigen Hemianopsien beschrieben, wobei also das Gesichtsfeld des einen Auges normal, während das des anderen hemianopisch war. In einer Reihe von Fällen (HENNEBERG 1906, LINDE 1900, GEHRUNG 1904, WALTON und CHENEY 1899) war Druck auf den Tractus die Ursache dieser Erscheinung. In all diesen Fällen wurde der anatomische Befund erhoben. In einer weiteren Reihe von klinischen Beobachtungen ohne anatomischen Befund lag wahrscheinlich auch Schädigung des Tractus vor (SCHULZ 1884, SCHIRMER 1912, HIRSCH 1921, GRAEFE 1897, NEFTEL 1878, BIHLER 1900).

In den angeführten Fällen handelt es sich um Asymmetrie höheren Grades. Solche geringen Grades gehören zu den bei Tractusschädigungen häufigen Befunden. Wichtig ist es, die Tatsache zu verzeichnen, daß auch bei Schädigungen der Sehstrahlung oder der Rinde Asymmetrien höheren Grades, abgesehen vom Verhalten des temporalen Halbmondes, vorkommen. So sind mehrere Fälle von einseitiger Hemianopsie bei normalem Verhalten des Gesichtsfeldes des anderen Auges beschrieben worden (NIEDEN 1883, ESKRIDGE 1885, BEST 1917). Asymmetrien höheren Grades haben LENZ (1905), ROCHON-DUVIGNEAUD (1908), RÖNNE (1915), MEYERHOF (1916), PAGENSTECHER (1916) veröffentlicht. Immerhin gehört ein solches Verhalten der Gesichtsfelder zu den seltenen Ausnahmen. Geringere Asymmetrien, wie überschüssige Gesichtsfelder in Gestalt eines Streifens entlang dem senkrechten Gesichtsfeldmeridian, werden auf geringe Abweichungen in der Faservermischung (RÖNNE l. c.) zurückgeführt. Für Asymmetrien höheren Grades werden entweder Abweichungen der Faszikelvermischung verantwortlich gemacht oder aber bei Rindenschädigung die Beschränkung der Läsion auf eine Schicht der Hirnrinde bei Freibleiben der Schicht, in der die Eindrücke der anderen Seite vertreten sind. Es sei daran erinnert, daß die Schicht IV a der Sehrinde als Endigungsschicht der von der Netzhaut derselben Seite stammenden Fasern angesehen wird, während in der Schicht IV c die von der Gegenseite kommenden Fasern endigen. Da die Möglichkeit besteht, daß nur die eine der beiden Schichten geschädigt oder die beiden Schichten in verschiedenem Grade oder Ausdehnung geschädigt sind, können aus diesem Grunde asymmetrische und inkongruente Ausfälle in beiden Gesichtsfeldern entstehen.

Zu den Asymmetrien sind auch die Fälle zu rechnen, in denen qualitative Unterschiede in den beiderseitigen Gesichtsfeldern nachzuweisen sind. So z. B. Fehlen der Farbenempfindung in einem Gesichtsfeld oder einer Gesichtsfeldhälfte im Gegensatz zum Verhalten der Farbenempfindung auf der Gegenseite.

Bei asymmetrischem Verhalten von Gesichtsfeldausfällen in beiden Augen ist zu bedenken, daß dieser Zustand mitunter ein vorübergehender ist. Entweder schreitet der Krankheitsprozeß fort und führt später zu symmetrischen Ausfällen, oder es handelt sich um die Rückbildung von anfangs symmetrischen oder asymmetrischen Ausfällen, die auf einer Seite rascher erfolgt als auf der Gegenseite. Es sind jedoch Fälle von dauerndem asymmetrischen Verhalten von Gesichtsfeldausfällen hemianopischer Natur beschrieben.

3. Sehstrahlung.

Schädigung der Sehstrahlung in ihrem Beginne, d. h. nächst dem Kniehöcker, ruft Hemianopsie meist ohne Maculaaussparung hervor. Herde in der inneren Kapsel bedingen außer der Hemianopsie Störungen im Gebiete der motorischen und sensiblen Innervation.

Geschwülste des Schläfenlappens bedingen Hemianopsie oder Quadrantenausfälle häufiger des oberen, seltener der unteren Quadranten. Bei unvollständiger

homonymer Hemianopsie und Inkongruenz der Ausfälle infolge von Schläfenlappengeschwülsten ist der Ausfall im Gesichtsfeld der Gegenseite größer als im
Gesichtsfeld des gleichseitigen Auges. Ausgenommen sind die Fälle, in denen
die Geschwulst auf den Tractus drückt. In diesem Fall ist der Ausfall im Gesichtsfeld der gleichen Seite größer als der im Gesichtsfeld der Gegenseite.

Hemianopsie infolge Schädigung der Sehstrahlung ist selten. Häufiger ist
die gleichzeitige Schädigung der Sehstrahlung und der Hirnrinde. Weisen
Quadrantenausfälle scharfe und gerade Grenzen auf, so spricht dies eher für
Unterbrechung der Sehstrahlung. Sind die Grenzen der Ausfälle unregelmäßig,
dabei aber steil, so spricht dies für Rindenschädigung. Die durch Befallensein
der Sehstrahlung oder der Sehrinde hervorgerufenen Hemianopsien weisen fast
stets maculare Aussparung auf. Unterbrechung der Sehbahn durch Geschwülste

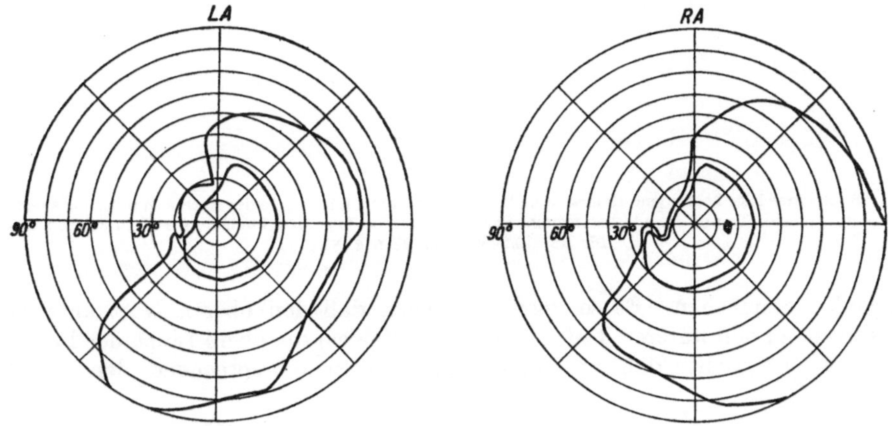

Abb. 227. Linksseitige unvollständige homonyme Hemianopsie. 26jähriger Mann. Vor einer Woche zehn Minuten
dauernde linksseitige Hemiparese von dauernder Hemianopsie gefolgt. Arterienkrampf. Zehn Jahre später gesund.
Rechtes Auge: $S = 6/9$, linkes Auge: $S = 6/24$. Gesichtsfelder für Weiß 3/330 und 1/2000 (nach TRAQUAIR).

bedingt streng kongruente Gesichtsfeldausfälle. Bei Hemianopsien infolge
von Gefäßleiden ist maculare Aussparung die Regel. Sie kann anfangs vermißt
werden und erst später in Erscheinung treten. Genaueste Untersuchung ist
dabei erforderlich, soweit dies der Zustand des Kranken zuläßt. Überschüssige
Gesichtsfelder in Gestalt von Streifen entlang dem senkrechten Meridian sind
nicht selten. Die Gesichtsfeldausfälle sind allein nicht imstande, die Frage zu
entscheiden, ob es sich um Erkrankung der oberflächlichen Äste der Arteria fossa
Sylvii oder der Arteria cerebri posterior handelt. Bei Erkrankung im Gebiete
der ersteren Arterie sind Halbseitenlähmung vom spastischen Typus mit motorischer Aphasie, ideomotorischer Apraxie zu erwarten (Abb. 227). Bei Erkrankung
im Gebiete der Arteria cerebri posterior fehlt die Halbseitenlähmung, die
Aphasie ist von sensorischem Typus und besteht neben ideomotorischer Apraxie
(Abb. 228).

Die Schädigungen der Sehrinde unterscheiden sich in ihren Erscheinungen
kaum von denen der Sehstrahlung. Die verhältnismäßig große Ausdehnung der
Sehrinde bewirkt, daß die Halbseitenausfälle oft unvollständig sind und maculare Aussparung die Regel ist. Für die genauere Lokalisation des Krankheitsherdes darf man sich daran halten, daß den mittleren Teilen der Netzhaut
der hintere Pol des Hinterhauptslappens entspricht. Den weiter peripher liegenden
Teilen der Netzhaut entsprechen weiter vorn liegende Teile der Sehrinde. Nach
GORDON HOLMES (1918) entsprechen den in der Nähe des senkrechten Meridians

liegenden Teilen der Netzhaut die mehr oberflächlichen Abschnitte der Sehrinde, während den peripheren Stellen der dem waagrechten Meridian anliegenden Teilen der Netzhaut die in der Tiefe der Fissura calcarina liegenden Teile der

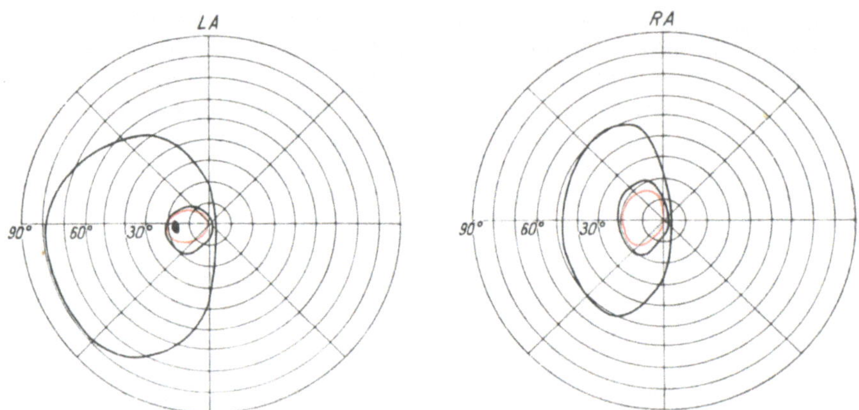

Abb. 228. Rechtsseitige homonyme Hemianopsie infolge Erweichung im Gebiete der A. cerebri posterior sinistra, Kongruenz der Ausfälle und Maculaaussparung. Beide Augen: $S = 6/6$. Gesichtsfelder für Weiß 3/250, 3/2000, für Rot 10/2000 (nach MALBRÁN).

Sehrinde entsprechen. Es sei daran erinnert, daß den oberen Netzhautteilen (entsprechend den unteren Teilen des Gesichtsfeldes) die obere Lippe der Fissura calcarina entspricht, den unteren Netzhautteilen (entsprechend den oberen

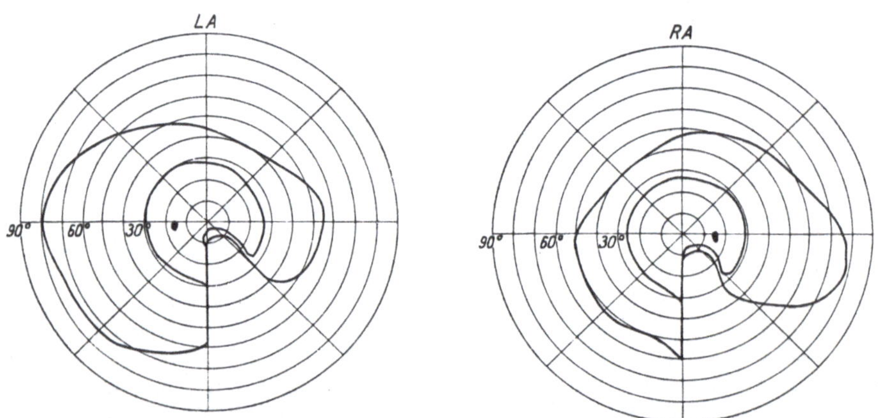

Abb. 229. Rechtsseitige, teilweise homonyme untere Quadrantenhemianopsie nach Verletzung. Vor 13 Jahren Schußverletzung der rechten oberen Hinterhauptsgegend nahe der Mittellinie. Nachher Anfälle von hemianopischen Halluzinationen und Kopfschmerzen. Beide Augen: $S = 6/4$. Gesichtsfelder für Weiß 1/330, 2/2000. Diagnose: Vernarbungsprozeß in der Sehrinde (nach TRAQUAIR).

Teilen des Gesichtsfeldes) die untere Lippe der Fissura calcarina. Daher werden oberflächliche Verletzungen die macularen oder perimacularen Teile der Gesichtsfelder in Mitleidenschaft ziehen und erst ausgedehntere Zerstörungen der Sehsphäre oder in die Tiefe reichende Verletzungen Ausfälle in den peripheren Teilen des Gesichtsfeldes herbeiführen (Abb. 229).

4. Erkrankungen des Hinterhauptslappens.

Die Geschwülste des Hinterhauptslappens unterscheiden sich in ihren perimetrischen Erscheinungsformen von denen bei Ergriffensein der Sehstrahlung. Von Symptomen infolge von Geschwülsten des Schläfenlappens unterscheiden sie sich nicht grundsätzlich; nur sind Quadrantenausfälle seltener als bei Geschwülsten des Schläfenlappens. Neben Geschwülsten spielen Abszesse eine nicht unbeträchtliche Rolle. Nimmt eine Geschwulst die innere Fläche des Hinter-

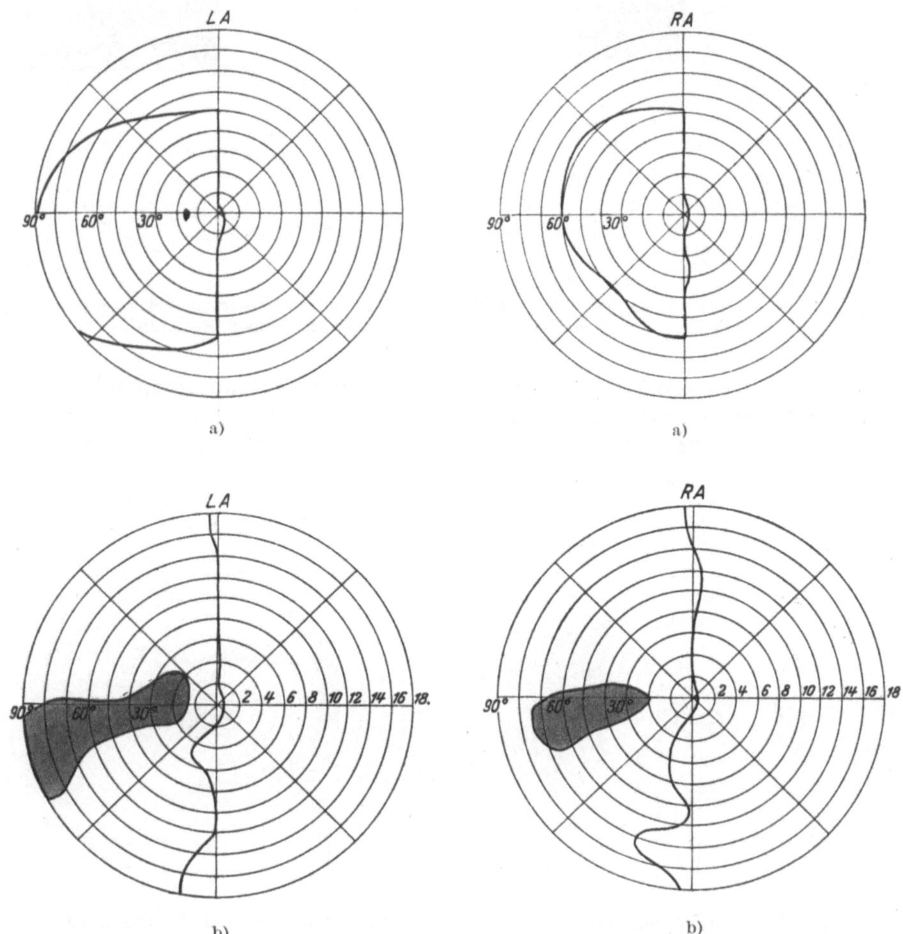

Abb. 230. Rechtsseitige homonyme Hemianopsie nach Schußverletzung vor drei Jahren. Einschuß am Scheitel in der Mittellinie, Ausschuß links von der Hinterhauptmitte. Beide Augen: $S = 10/10$. Gesichtsfelder für Weiß a) 3/330 und b) 2/1700.

hauptslappens ein, so kann sie auch auf die Sehrinde der Gegenseite einwirken und dadurch zusätzliche hemianopische Gesichtsfeldausfälle hervorrufen.

Gefäßerkrankungen, die zu Blutungen oder Erweichungsherden führen und das Gebiet der Arteria cerebri posterior betreffen, führen zum plötzlichen Auftreten von Gesichtsfeldausfällen, die mitunter von beträchtlicher Größe sind, aber auch in Gestalt kleinster hemianopischer Zentralskotome ohne maculare Aussparung aufscheinen (WILBRAND 1907, 1925, POSEY 1908, WILBRAND und

SAENGER 1917, PESME 1931) oder auch mit solcher (HEGNER 1915, DIMMER 1915, FRENKEL 1916, WEVE 1922, STIEREN 1924, WILBRAND 1925, O. und H. BARKAN 1930, ACKROYD und EURICH 1933, O. BARKAN und BOYLE 1935, NEWTON 1936,

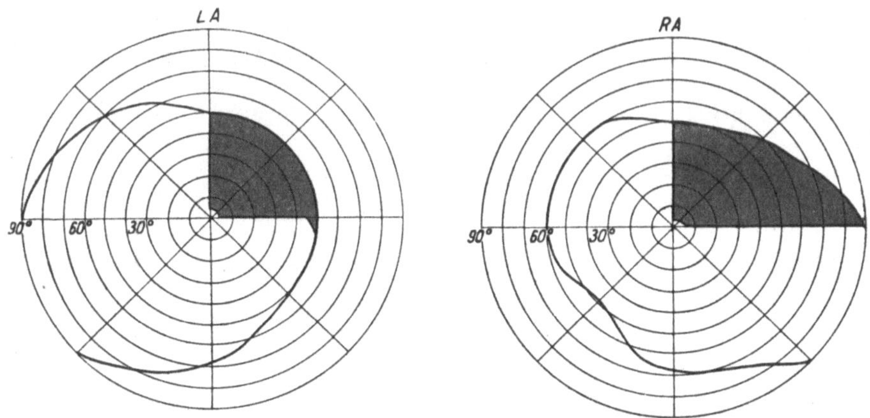

Abb. 231. Rechtsseitige homonyme obere Quadrantenhemianopsie nach Schußverletzung. Beide Augen: $S = 6/6$. Schädigung des unteren Teiles der Sehstrahlung (nach GORDON HOLMES).

ALLAN und CARMAN 1938). Die Ausfälle sind in der weit überwiegenden Mehrzahl der Fälle streng kongruent, doch kommen auch Ausnahmen vor, wie z. B. FRENKEL (1916), BEAUVIEUX (1917) angeben. Über das Vorkommen von asym-

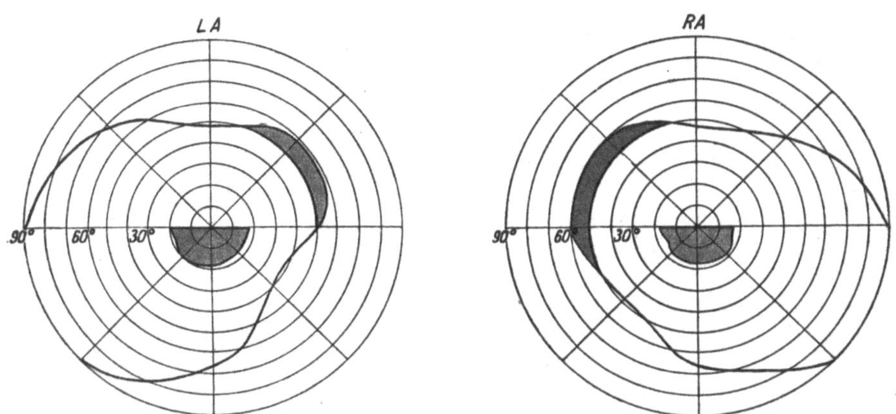

Abb. 232. Unteres hemianopisches Skotom nach Granatsplitterverletzung (nach GORDON HOLMES).

metrischen Gesichtsfeldausfällen war schon die Rede (S. 394). Sehr merkwürdig sind die von BEAUVIEUX (l. c.) und PIERRE MARIE et CHATELIN (1916) beschriebenen Ringskotome bei Schußverletzungen des Hinterhauptslappens.

MALBRÁN weist darauf hin, daß bei Verschluß der die untere Lippe des Gyrus lingualis versorgenden Arterie außer vollständiger Hemianopsie noch Ausfall eines Teiles des unteren Quadranten der anderen Seite in Erscheinung tritt, der sogar den temporalen Halbmond des oberen Quadranten mitgreifen kann. Daraus ergeben sich hakenförmige Gesichtsfeldausfälle. Hemianopische Skotome werden in der Regel von peripherer Einengung des Gesichtsfeldes begleitet und sind mitunter Überbleibsel ausgedehnter Ausfälle. Manche Ausfälle bilden sich teilweise oder vollständig zurück. Neben Ausfällen, in deren Gebiet jede Wahrnehmung fehlt, kommen auch relative Skotome oder Gesichtsfeldteile vor, in denen nur die Farbenwahrnehmung gestört ist. Sehr selten sind bei Gefäßleiden hemianopische Gesichtsfeldausfälle mit waagrechter Trennungslinie (MALBRÁN), häufiger doppelseitige unvollständige oder vollständige Halbseitenausfälle.

Bei Geschwülsten des Hinterhauptslappens ist nach SANFORD und BAIR (1939) die homonyme Hemianopsie der typische Gesichtsfeldausfall. Sie fand sich in 25 von 27 Fällen. In den beiden anderen Fällen bestand je einmal oberer und unterer Quadrantenausfall.

Verletzungen, besonders während des Krieges, die die Hinterhauptsgegend betreffen, sind in großer Zahl beschrieben worden. In den meisten Fällen sind die Verletzten anfangs bewußtlos. Nach Rückkehr des Bewußtseins besteht in der Mehrzahl der Fälle Blindheit, die nach Stunden, Tagen oder Wochen zurückgeht. Das Sehvermögen erholt sich und schließlich bleiben größere oder geringere Gesichtsfeldausfälle zurück (Abb. 230). Die genaue Untersuchung solcher Verletzter hat zur Kenntnis der Lokalisation in der Sehrinde wesentlich beigetragen. Man beobachtet sowohl homonyme vollständige oder unvollständige Hemianopsien (Abb. 231), wenn nur ein Hinterhauptslappen beschädigt worden ist, oder Hemianopsien mit horizontaler Begrenzung. Dabei handelt es sich fast ausschließlich um den Ausfall der unteren Gesichtsfeldhälfte oder ihrer Teile (Abb. 232). Dies erklärt sich aus der viel größeren Schwere der Verletzung bei Zerstörung der unteren Calcarinalippe. Bei solchen Verletzungen werden die großen venösen Blutleiter und oftmals auch das Kleinhirn beschädigt, so daß der Tod rasch eintritt.

Literatur.

ABELSDORFF, G.: Beiderseitiges zentrales Skotom bei im übrigen normalem Gesichtsfeld nach Hinterhauptschuß. Klin. Mbl. Augenhk. 56, 172 (1916). — ACKROYD, C. H. a. F. W. EURICH: Case of hemianopic paracentral scotoma following vascular lesion near posterior limb of internal capsule. Trans. ophthalm. Soc. U. Kingd. 53, 615 (1933). — ADIE, W. J.: Permanent hemianopsia in migraine and subarachnoidal haemorrhage. Lancet 1930/2, 237. — ADROGUÉ, E.: Betrachtungen über die homonymen Hemianopsien. Arch. Oftalm. B. Air. 11, 485 (1939). — AGNELLO, F.: Sopra un caso d'emianopsia doppia; perdita della visione maculare. Arch. Ottalm. 42, 39 (1935). — ALLAN, I. M.: A clinical study of tumours involving the occipital lobe. Brain 53, 94 (1930). — ALONSO, A. F.: Traumatische Läsion des Rindenzentrums des Gesichtssinnes. An. Soc. mex. Oftalm. y Ot. etc. 9, 186 (1932). — AOKI, H.: Ein Fall von Hemianopsia quadrantica, hervorgerufen durch Schistosomiasis des Großhirns. Acta Soc. ophthalm. jap. 39, 716 (1935). — ARKIN, W.: Über das Verhalten des temporalen Halbmondes im Gesichtsfeld bei homonymer Hemianopsie. Warszaw. Czas. lek. 3, 365 (1926). Ref. Zbl. Ophthalm. 17, 863. — ASHIKAGA, R.: Über die Beziehung zwischen dem Sehzentrum und dem Gesichtsfeld. Acta Soc. ophthalm. jap. 38, 675 (1934). — ASK-UPMARK, E.: Corticale Projektion des temporalen Halbmondes des Gesichtsfeldes. Hosp. tid. 1932, Verh. ophthalm. Ges. Heidelberg 1931, 27. — On the cortical projection of the temporal half-moon of the visual field. Acta ophthalm. (Dän.) 10, 271, 1932. — AXENFELD, TH.: Hemianopische Gesichtsfeldstörungen nach Schädelschüssen. Klin. Mbl. Augenhk. 55, 126 (1915).

BAIR, H. L.: Some fundamental physiologic principles in study of the visual field. Arch. of Ophthalm. (Am.) 24, 10 (1940). — BALADO, M., E. ADROGUÉ u. E. FRANKE: Zum pathologisch-anatomischen Studium der Quadrantenhemianopsien. Bol. Inst. Clin. quir. Univ. B. Air. 4, 520 (1928). — Störungen des Sehens in Fällen von Veränderungen im linken Hinterhauptslappen. Arch. argent. Neur. 15, 19 (1936). — BALADO, M. u. E. FRANKE: Über den Verlauf der Radiatio optica. Festschr. Marinesco, 1933, 21. — Das Corpus geniculatum externum. Berlin: Springer 1937. —

BALADO, M. u. J. MALBRÁN: Über die Rindenlokalisation der Macula beim Menschen. Arch. Oftalm. B. Air. 7, 259 (1932). — Frühdiagnose eines linksseitigen Hirntumors durch quantitative Perimetrie. Rev. Asoc. méd. argent. 46, 469 (1932) u. Arch. argent. Neur. 8, 96 (1933). — BALADO, M., J. MALBRÁN u. E. FRANKE: Rechtsseitige hemianopische Inkongruenz infolge primärer Veränderung des linken corpus geniculatum externum. Arch. argent. Neur. 11, 143 (1934). — Doppelseitige hemianopische Inkongruenz cortikaler Herkunft. Arch. argent. Neur. 10, 201 (1934) u. Arch. Oftalm. B. Air. 9, 295 (1934). — BARCIA GOYANES, J. J.: Die Embolie beider Arterien fossae Sylvii. Betrachtungen über die Rindenprojektion der Macula. An. Med. int. 2, 3 (1933). — BARD, L.: Les chiasmas optique, acoustique et vestibulaire; uniformité fonctionnelle, normale et pathologique des centres de la vue, de l'oui et de l'équilibre. Sem. méd. (Fr.) 24, 137 (1904). — De l'origine sensorielle de la déviation conjuguée des yeux avec rotation de la tête chez les hémiplégiques. Ibid. 24, 9 (1904). — BARKAN, O. a. H. BARKAN: Central and paracentral homonymous hemianopic scotomas. Amer. J. Ophthalm. 13, 853 (1930). — BARKAN, O. a. S. F. BOYLE: Paracentral homonymous hemianopic scotoma. Arch. Ophthalm. (Am.) 14, 957 (1935). — BARLETTA, V.: Sopra due casi di emianopsia omonima e di anopsia omonima in quadranti di origine corticale. Ann. Ottalm. 58, 353 (1930). — BARNES, S.: Graphic aphasia in association with epilepsy in a case of cerebral tumor lasting nine years. Rev. Neur. u. Psychiatr. 1, 531 (1903). — BEAUVIEUX: Les troubles visuels dans les blessures par coup de feu de la sphère visuelle corticale ou des radiations optiques. Arch. Ophtalm. (Fr.) 35, 410, 458, 560, 617 (1917). — BEHR, C.: Zur topischen Diagnose der Hemianopsie. Graefes Arch. 70, 340 (1909). — Der Reflexcharakter der Adaptationsvorgänge, insbesondere der Dunkeladaptation und deren Beziehungen zur topischen Diagnose und zur Hemeralopie. Graefes Arch. 75, 201 (1910). — Die Bedeutung der Pupillenstörungen für die Herddiagnose der homonymen Hemianopsie und ihre Beziehungen zur Theorie der Pupillenbewegungen. Dtsch. Z. Nervenhk. 46, 88 (1912). — Die homonyme Hemianopsie mit einseitigem Gesichtsfelddefekt im temporalen Halbmond. Klin. Mbl. Augenhk. 56, 161 (1916). — BENCINI, A.: Reperto anatomo-patologico in un caso di doppia emianopsia, conservazione del campo visivo maculare. Contributo allo studio delle vie visive cerebrali. Riv. Neur. 1, 353 (1928). — BENDER, M. B. a. I. STRAUSS: Defects in visual field of one eye only in patients with a lesion of one optic radiation. Arch. Ophthalm. (Am.) 17, 765 (1937). — BEST, F.: Die Bedeutung der Hemianopsie für die Untersuchung des optischen Raumsinnes. Arch. ges. Physiol. 136 (1910). — Topische Diagnose der Hemianopsie. Münch. med. Wschr. 1910, 1789 u. Dtsch. med. Wschr. 1910, 1780. — Bemerkungen zur Hemianopsie. Graefes Arch. 74, 400 (1910). — Hemianopsie und Seelenblindheit bei Hirnverletzungen. Graefes Arch. 93, 49 (1917). — BIELSCHOWSKY: Sehstörungen infolge intrakranieller Schußverletzungen. Münch. med. Wschr. 1915, 551. — BIHLER, W.: Ein Fall von Bleiamblyopie. Arch. Augenhk. 40, 274 (1900). — BÖGEL, M.: Über Hemianopsia inferior. Med. Klin. 20, 341 (1924). — BONNET, P., J. DECHAUME et E. BLANC: Les hémianopsies latérales homonymes dans les tumeurs cérébrales. J. Med. Lyon 1924, Nr. 342/344, 262, 333. — BRAMWELL, B.: Intracranial tumours. Lippincott 1888, 94, Abb. 23. — BRAMWELL, B., J. S. BOLTON a. W. ROBINSON: Bilateral lesion of the occipital lobes with retention of macular as distinct from panoramic vision. Brain 38, 447 (1915). — BROUWER, B.: Doppelseitige Hemianopsie. Psychiatr. Bl. (Nd.) 19, 295 (1915). — Experimentell anatomische Untersuchungen über die Projektion der Retina auf die primären Opticuszentren. Schweiz. Arch. Neur. u. Psychiatr. 13, 118 (1923). — Über die Projektion der Macula auf die Area striata des Menschen. J. Psychol. u. Neur. 40, 147 (1930). — BROUWER a. ZEEMAN, W. P. C.: The projection of the retina in the primary optic neurone in monkeys. Brain 49, 1 (1926). — BUNGE, E.: Über homonyme Hemianopsie. Abh. Augenhk. 1928, H. 8.

CASAGRANDI, C.: Sopra un caso di emianopsia orrizontale inferiore traumatica. Lett. oftalm. 4, 318 (1927). — CERISE, L.: Deux cas d'hémianopsie double avec conservation de la vision maculaire. Arch. Ophthalm. (Fr.) 35, 297 (1916). — CHO, Y.: Über einen Fall von Hemianopsia homonyma sinistra, dessen Gesichtsfeld in kurzer

Zeit. wieder hergestellt wurde. Chuo-Ganka-Iho **37**, 32 (1940). — COLLINS, R. T.: Bitemporal hemianopsia in unilateral cerebral tumors with report of two cases. Bull. neur. Inst. N. Y. **4**, 531 (1935). — CUSHING, H.: Distortions of the visual fields in cases of brain tumour. VI. The field defects produced by temporal lobe lesions. Brain **44**, 341 (1921). — CUSHING, H. a. C. B. WALKER: Distortions of the visual field in cases of brain tumor. Arch. Ophthalm. (Am.) **41**, 559 (1912).

DANIELS, B.: Über homonyme Hemianopsie bei Migrähe. Z. Augenhk. **77**, 67 (1932). — DELÉPINE: Hemianopsia with softening of the left cuneus. Brit. med. J. **1890**, 194. — DÉMETRIADIS, J.: Un cas d'hémianopsie homonyme avec diagnostic du siège de la lésion. Bull. ophthalm. Soc. Egypt **25**, 150 (1932) und Riv. ottalm. Oriente (Äg.) **2**, 61 (1932). — DIMMER, F.: Zwei Fälle von Schußverletzungen der zentralen Sehbahn. Wien. klin. Wschr. 1915/1, 519.

ENGEL, S.: Störungen des Gesichtsfeldes. Fschr. Neur. **3**, 388 (1931). — ENSINGER: Über homonym-hemianopische Gesichtsfeldstörungen nach Schädel-, speziell Hinterhauptsschüssen, beobachtet an 67 Kriegsverletzungen der Tübinger Augenklinik. Inaug.-Diss. Tübingen 1920. — ESKRIDGE, J. C.: Tumor of the cerebellum with monocular hemianopia. J. nerv. Dis. (Am.) **12**, 1 (1885).

FAURE-BEAULIEU et E. JOSEPH: A propos de deux cas de scotomes hémianopsiques homonymes en quadrants. Rev. Ot. ect. (Fr.) **16**, 171 (1938). — FELDMAN, W. M.: Occipital tumour. Proc. Soc. Med., Lond. **23**, 1279 (1930). — FELIX, C. H.: Crossed quadrant hemianopsia. Brit. J. Ophthalm. **10**, 191 (1926). — FLEDELIUS, M.: Über Hemianopsie auf traumatischer Grundlage. Nord. med. Tskr. (Schwed.) **1934**, 516 . — FLEISCHER: Über den Ausfall, bzw. die Erhaltung des nur von einem Auge bestrittenen sichelförmigen Außenteiles des binokularen Gesichtsfeldes. Vers. ophthalm. Ges. Heidelberg **40**, 63 (1916). — FLEISCHER u. ENSINGER: Homonym-hemianopische Gesichtsfeldstörungen nach Schädel- und Hinterhauptsschüssen. Klin. Mbl. Augenhk. **65**, 181 (1920). — FLEMING, N. B.: Gunshot wound on occipital lobe. Proc. Soc. Med., Lond. **13**, 39 (1920). — FÖRSTER: Über Rindenblindheit. Graefes Arch. **36/1**, 94 (1890). — FOERSTER, O.: Beiträge zur Pathophysiologie der Sehbahn und der Sehsphäre. J. Psychol. u. Neur. **39**, 463 (1929). — FOIX, CH. et SCHIFF-WERTHEIMER: Sémiologie des hémianopsies au cours du ramollissement cérébral. Rev. Oto-Neuro-Ocul. (Fr.) **4**, 561 (1926). — FOX jr., C. JAMES a. W. J. GERMAN: Macular vision following cerebral resection. Arch. Neur. (Am.) **35**, 808 (1936). — FRANCIONI, G.: Sindrome nervosa atipica, emiplegia destra — emianopsia omonima bilaterale sinistra. Rass. Studi psichiatr. **9**, 106 (1920). — FRENKEL, H.: Sur un cas de scotome paramaculaire avec abaissement de l'acuité visuelle par blessure de la région occipitale. Arch. Ophthalm. (Fr.) **35**, 218 (1916). — FRYDRYCHOWICZ u. HARMS: Ergebnisse pupillometrischer Untersuchungen bei Gesunden und Kranken. Ber. 53. Zusammenk. d. Dtsch. Ophthalm. Ges. Dresden **1940**, 71. — FUCHS, A. u. PÖTZL: Beitrag zur Klinik und Anatomie der Schußverletzungen im Bereich der engeren Sehsphäre (unvollständiges parazentrales Skotom bei intaktem peripheren Sehen). Jb. Psychiatr. (Ö.) **38**, 115 (1917).

GARVEY, J. L.: Hysteric homonymous hemianopsia. Amer. J. Ophthalm. **5**, 721 (1922). — GEHRUNG: Diseases of the optic chiasma. N. Y. Eye a. Ear Informary Rep. **2**, 72 (1904). — GOLDSTEIN, K. u. F. REICHMANN: Über praktische und theoretische Ergebnisse aus den Erfahrungen an Hirnschußverletzungen. Erg. inn. Med. **18**, 405 (1920). — GONZÁLEZ, L.: Über einige Fälle von sektorenförmiger Hemianopsie. An. Soc. mex. Oftalm. y Ot. etc. **3**, 175 (1922). — GORDON, A.: Visual field defects as a deciding diagnostic factor in a lesion of temporal lobe simulating cerebellar involvement. J. nerv. Dis. (Am.) **82**, 394 (1935). — GOURFEIN-WELT et REDAILLÉ: Hémianopsie en quadrant supérieur; étude anatomique et clinique. Rév. gén. Ophtalm. (Schwz) **35**, 340 (1921) u. Klin. Mbl. Augenhk. **67**, 332 (1931). — GRAEFE: Ein Fall von linksseitigem Gesichtsfelddefect des rechten Auges. Dtsch. med. Wschr. **13**, 197 (1897). — GROENOUW: Über doppelseitige Hemianopsia centralen Ursprunges. Arch. Psychiatr. (D.) **23**, 339 (1891).

HAITZ: Über Hinterhauptschüsse mit besonderer Berücksichtigung der macularen Aussparung. Klin. Mbl. Augenhk. **72**, 802 (1924). — HALSTEAD, W. C.,

A. E. Walker a. P. C. Bucy: Sparing and nonsparing of „macular" vision associated with occipital lobectomy in man. Arch. Ophthalm. (Am.) 24, 948 (1940). — Harrington, D. O.: Localizing value of incongruity in defects in the visual fields. Arch. Ophthalm. (Am.) 21, 453 (1939). — Harris, W.: Hemianopia, with special reference to its transient varieties. Brain 20, 351 (1897). — Vision and its disturbances in relation to cerebral lesions. Lancet 1935/1, 1139. — Hegner, C. A.: Über seltene Formen von hemianopischen Gesichtsfeldstörungen nach Schußverletzungen. Klin. Mbl. Augenhk. 55, 642 (1915). — Heine, L.: Sehschärfe und Tiefenwahrnehmung. Graefes Arch. 51, 146 (1900). — Henneberg: Ein Fall von rechtsseitiger homonymer Hemianopsie als Folge eines Glioms (Spongioblastoma multiforme). Veröff. Heeresan.wes. 85, 166 (1931). — Über Gehirncysticerkose, insbesondere über die basale Cysticerkenmeningitis und den Rautengrubencysticercus. Neur. Zbl. 1906, 437, u. Charité-Ann. 30, 202 (1906). — Henschen, S. E.: Über Sinnesempfindung und Vorstellung aus anatomisch-klinischem Gesichtspunkte. Acta med. scand. (Schwd.) 57, 458 (1923). — 40jähriger Kampf um das Sehzentrum und seine Bedeutung für die Hirnforschung. Z. ges. Neur. u. Psychiatr. 87, 505 (1923). — Hirsch, O.: Über Augensymptome bei Hypophysentumoren und ähnlichen Krankheitsbildern. Z. Augenhk. 45, 294 (1921). — Hirschberg, J.: Zur Frage der Sehnervenkreuzung. Arch. Aug.- u. Ohrenhk. 5, 137 (1876). — vom Hofe: Doppelseitige Hemianopsie. Klin. Mbl. Augenhk. 82, 107 (1929). — Hoff, H. u. O. Pötzl: Über ein diagonal orientiertes Skotom bei vaskulärer Läsion der cerebralen Sehsphäre. Z. Neur. 152, 422 (1935). — Holloway, T. B. u. H. A. Wentworth: The occurence of Frank hemianopsia, perimetric studies of 2500 cases. Ann. Surg. 101, 176 (1935). — Holmes, G.: Disturbances of vision by cerebral lesions. Brit. J. Ophthalm. 2, 372 (1918). — The cortical localisation of vision. Brit. med. J. Nr. 3059 (1919). — A contribution to the cortical representation of vision. Brain 54, 470 (1931). — The representation of the medial sectors of the retina in the calcarine cortex. Jb. Psychiatr. (Ö.) 51, 39 (1934). — Horrax, G. a. T. J. Putnam: Distortions of the visual fields in cases of brain tumour. The field effects and hallucinations produced by tumours of the occipital lobe. Brain 55, 499 (1932).

Inouye, T.: Die Sehstörungen bei Schußverletzungen der kortikalen Sehsphäre, nach Beobachtungen an Verwundeten der letzten japanischen Kriege. Leipzig: Engelmann 1909.

Jess, A.: Über die hemianopische Pupillenstarre und das hemianopische Prismenphänomen. Arch. Augenhk. 71, 66 (1912). — Johnson, T. H.: The significance of incomplete homonymous hemianopia in brain tumor. A study of 49 verified cases. Bull. neur. Inst. N. Y. 5, 202 (1936). — Homonymous hemianopsia: some practical points in its interpretation, with report of forty-nine cases in which the lesion in the brain was verified. Arch. Ophthalm. (Am.) 15, 604 (1936) u. Trans. amer. ophthalm. Soc. 33, 90 (1935). — Josefson, A.: Studier ofver akromegali och hypophysistumörer. Årsberättelse frän Sabbatsberg Sjukhus i Stockholm för 1901 och 1902. Stockholm 1903. — Juba, A.: Über das Projektionsfeld des zentralen Sehens im äußeren Kniehöcker und in der Sehrinde des Menschen. Z. Neur. 147, 121 (1933). — Die corticale Doppelvertretung der Macula und die Projektion der Sehrinde auf den äußeren Kniehöcker des Menschen. Klin. Mbl. Augenhk. 93, 595 (1934). — Zur Lokalisation der Makulafaserung innerhalb der Sehstrahlung. Z. Neur. 154, 123 (1935). — Juler, F. A.: Inferior paracentral scotoma after occipital wound. Trans. ophthalm. Soc. U. Kingd. 42, 195 (1922).

Kenel, Ch.: Hémorrhagie du ventricule cérébrale gauche avec hémianopsie homonyme partielle et recidive mortelle éloignée. Rev. gén. Ophthalm. (Schwz.) 43, 348 (1929). — Kennedy Foster: Symtomatology and diagnosis of expanding lesions of the brain with special reference to disturbance of vision, hearing, taste, smell and speech. Trans. amer. Acad. of Ophthalm. a. Ot., Omaha 1925, 8. — Kestenbaum, A.: Zur topischen Diagnostik der Hemianopsie. Z. Augenhk. 76, 241 (1932). — Wertung der neuen topischen Diagnostik der Hemianopsie. 15. Internat. Congr. Ophthalm. 4, 120 (1938). — Krainer, L.: Zur Anatomie und Pathologie der Sehbahn und der Sehrinde. Dtsch. Z. Nervenhk. 141, 177 (1936). — Kravitz, D.: The value of quadrant field defects in the localization of temporale lobe tumors. Amer. J. Ophthalm. **14**, 781 (1931). — KRAYENBÜHL, H.: Bedeutung der Gesichtsfeldbestimmung in der Diagnostik der Tumoren des Schläfen- und Hinterhauptslappens. Schweiz. med. Wschr. **1939**, II, 1028. — KRUSIUS, F.: Klinische Beiträge zur Frage des topischen Wertes des hemianopischen Prismenphänomens und der Hemianopsie bei hemianopischen Störungen. Arch. Augenhk. **65**, 383 (1910).

LASSIGNARDIE et MANINE: Balle de chrapnell logée dans le lobe occipital gauche au voisinage du pli courbe. Hémianopsie latérale homonyme droite et cécité verbale. Ann. Ocul. (Fr.) **160**, 719 (1923). — LEA PLAZA, H. u. C. ESPILDORA LUQUE: Über periphere und zentrale Hemianopsien. Arch. Oftalm. B. Air. **4**, 176 (1929). — LEHMANN, H.: Ein Fall von ungewöhnlicher einseitiger Hemianopsia inferior. Z. Augenhk. **59**, 145 (1926). — LENZ, G.: Beiträge zur Hemianopsie. Klin. Mbl. Augenhk. **43**/2, Beilagenh. 263 (1905). — Zur Pathologie der zerebralen Sehbahn unter besonderer Berücksichtigung ihrer Ergebnisse für die Anatomie und Physiologie. Graefes Arch. **72**, 1, 197 (1909). — Die Hirnlokalisatorische Bedeutung der Makulaaussparung im hemianopischen Gesichtsfelde. Klin. Mbl. Augenhk. **53**, 30 (1914). — Ergebnisse der Sehsphärenforschung. Zbl. Ophthalm. **17**, 1 (1927). — Zwei Sektionsfälle doppelseitiger zentraler Farbenhemianopsie. Z. Neur. **71**, 135 (1921). — Der jetzige Stand der Lehre von der Maculaaussparung. Klin. Mbl. Augenhk. **80**, 398 (1938). LENZ u. SCHWAB: Fall von Gehirnerkrankung: Doppelseitige Hemianopsie, vorübergehende typische reflektorische Pupillenstarre, Pseudobulbärparalyse. Klin. Mbl. Augenhk. **74**, 228 (1925). — LILLIE, W. I.: Ocular phenomena produced by temporal lobe tumors. Trans. Sect. Ophthalm. amer. med. Assoc. **1925**, 198. — Homonymous hemianopia. Primary sign of tumors involving lateral part of the transverse fissure. Amer. J. Ophthalm. **13**, 13 (1930). — LINDE: Hemianopsie auf einem Auge mit Geruchshalluzinationen. Mschr. Psychiatr. u. Neur. **8**, 4 (1899). — LISTER, W. T. a. G. HOLMES: Disturbances of vision from cerebral lesions, with special reference to the cortical representation of the macula. Proc. Soc. Med., Lond., Sect. Ophthalm. **1916**, 57. — LOBECK, E.: Über die Bedeutung des Augenbefundes für die Diagnostik und Therapie von Hirntumoren. (Nebst Bemerkungen über die Entstehungsweise von Zentralskotomen bei Tumoren der vorderen Schädelgrube.) Graefes Arch. **140**, 599 (1939). — LÖFFLER, J.: Ein Fall von linksseitiger homonymer Hemianopsie mit Erhaltenbleiben des temporalen Halbmondes. Z. Augenhk. **68**, 190 (1929). — LUTZ, A.: L'hémianopsie unioculaire d'origine centrale. Ann. Ocul. (Fr.) **140**, 265 (1923). — Über asymmetrische homonyme Hemianopsie und Hemiakinesis pupillaris. Graefes Arch. **116**, 184 (1925).

MACKENZIE, I.: Degeneration of the lateral geniculate bodies: A contribution to the pathology of the visual pathways. J. Path. a. Bacter. **39**, 113 (1934). — MACKENZIE, I., M. SPENCE a. E. N. POLLOCK: On the projection of the retinal quadrants on the lateral geniculate bodies and the relationsship of the quadrants to the optic radiations. Trans. ophthalm. Soc. U. Kingd. **53**, 142 (1933). — MAGITOT, A. et E. HARTMANN: La cécité corticale. Rev. Oto-Neuro.-Ocul. (Fr.) **5**, 81 (1927). — MALBRÁN, J. u. R. CARILLO: Höhen-Hemianopsie infolge Hinterhaupttraumas. Arch. Oftalm. B. Air. **10**, 642 (1935). — MALBRÁN, J. u. E. DE LA RIEGA: Über einen Fall von doppelseitiger Hemianopsie. Arch. Oftalm. B. Air. **11**, 538 (1936) u. Rev. Assoc. méd. argent. **49**, 2014 (1936). — MANOLESCU, D.: Doppelte Hemianopsie mit Erhaltung des macularen Sehens infolge eines Tumors im linken Occipitallappen. Cluj med. **8**, 296 (1927). — MARIE, P. et CHATELAIN: Les troubles visuels dus aux lésions des voies optiques intracérébrales et de la sphère visuelle corticale dans les blessures du crâne par coup de feu. Rev. neur. (Fr.) **1915**, Nr. 23/24. — Les troubles visuels consécutifs aux blessures des voies optiques centrales etc. Rev. neur. (Fr.) **17**, 375 (1917). — MARTIN, P.: Hémianopsies quadrantales par lésion des radiations optiques. J. Neur. (Belg.) **25**, 785 (1925). — MASSON, C. B.: The disturbances in vision and in visual fields after ventriculography. Bull. neur. Inst. N. Y. **3**, 190 (1933). — MATSUBARA, Y.: Über einen Fall von linksseitiger homonymer Hemianopsie durch Schädelschuß. Chuo-Ganka-Iho **27**, 33 (1935). — McCONNEL, A. A.: Fields of vision in connexion with intracranial lesions. Brit. med. J. Nr. 3787, 226 (1933). — MEISNER:

Zur Asymmetrie der Gesichtsfelddefekte bei homonymer Hemianopsie. Klin. Mbl. Augenhk. 98, 814 (1937). — MENDEL, K.: Kriegsbeobachtungen. Hemianopsia inferior. Neur. Zbl. 35, 541 (1916). — MEYER, A.: The connection of the occipital lobe and the present status of the cerebral visual affections. Trans. amer. Physicians 22, 7 (1907). — MEYERHOF, M.: Inkongruente Hemianopsie nach Schädelschuß. Klin. Mbl. Augenhk. 57, 390 (1916). — Beitrag zur unteren Hemianopsie nach Schädelschuß. Klin. Mbl. Augenhk. 56, 62 (1916). — MIKUNI, M.: Über einen Fall von beiderseitiger Erhaltung des „temporalen Halbmondes". Acta Soc. ophthalm. jap. 39, 1865 (1935). — MOHR, TH.: Gesichtsfelder bei Hinterhauptsverletzungen. Klin. Mbl. Augenhk. 73, 250 (1924). — v. MONAKOW: Pathologische und anatomische Mitteilungen über die optischen Zentren des Menschen. Wandervers. d. südwestdtsch. Neurologen, Baden-Baden 1900. — MONBRUN, A.: Le centre cortical de la vision et les radiations optiques. Les Hémianopsies de guerre et la projection rétinienne cérébrale. Arch. Ophtalm. (Fr.) 36, 641 (1919). — Spasme artériel et artérite oblitérante au niveau des radiations optiques et de l'écorce visuelle. Clin. ophtalm. (Fr.) 17, 303 (1928). — MONBRUN, A. et G. GAUTRAND: Quatre observations d'hémianopsie double. Arch. Ophtalm. (Fr.) 37, 232 (1920).

NAKAMURA, H.: Über Dunkeladaptation bei homonymer Hemianopsie. Klin. Mbl. Augenhk. 69, 320 (1922). — NEFTEL: Ein Fall von vorübergehender Aphasie mit bleibender medialer Hemianopsie des rechten Auges, nebst einem Beitrag zur galvanischen Reaktion des optischen Nervenapparates im gesunden und kranken Zustande. Arch. Psychiatr. (D.) 8, 409 (1878). — NEWTON, F. H.: Paracentral homonymous hemianopic scotoma. Amer. J. Ophthalm. 19, 600 (1936). — NIEDEN, A.: Ein Fall von einseitiger temporaler Hemianopsie des rechten Auges nach Trepanation des linken Hinterhauptbeines. Graefes Arch. 29/3, 143 (1883). — NOYES: Textbook of diseases of the eye, Abb. b. 1894.

OGUCHI, T.: Über das Gesichtsfeld bei Flimmerskotom. Acta Soc. ophthalm. jap. 33, 1 (1929). — OLDBERG, S.: Versuch zur Erklärung der Quadrantenhemianopsie bei Schläfenlappentumor. Acta med. scand. (Schwd.) 93, 330 (1937).

PAGENSTECHER, A. H.: Über Sehstörungen nach Schußverletzungen am Hinterhaupt. Arch. Augenhk. 80, 229 (1916). — PALLARÉS, J.: Un cas d'hémianopsie double avec conservation de la vision maculaire. Ann. Ocul. (Fr.) 168, 45 (1931). — Ein Fall von doppelseitiger Hemianopsie „neonatorum" mit Erhaltung des Sehvermögens. Arch. Oftalm. hisp.-amer. (Sp.) 31, 354 (1931). — PARKER, W. R.: Visual field findings in a case of brain tumor. Amer. J. Ophthalm. 3, 736 (1920). — PASTORE, F.: I segni diagnostici differenziali nell'emianopsia (Reazione emianopica di WERNICKE. Persistenza della sensazione luminosa nel campo cieco emianopsico). Rev. oto-neurooftalm. 4. 557 (1927). — PENFIELD, W., J. P. EVANS a. J. A. MACMILLAN: Visual pathways in man with particular reference to macular representation. Arch. Neur. (Am.) 33, 816 (1935). — PESME: Scotome hémianopsique maculaire avec hémiachromatopsie. Rev. Ot. etc. (Fr.) 9, 13 (1931). — PFEIFER, R. A.: Histopathologischer Befund in einem Fall von doppelseitiger Hemianopsie mit Maculaaussparung. J. Psychol. u. Neur. 40, 319 (1930). — PICK, A.: Gesichtsfelddefekte mit Erhaltensein der sogenannten „temporalen Sichel" (auch „temporaler Halbmond"). Eine historische Notiz. Arch. Augenhk. 87, 25 (1920). — POLJAK, S.: The main afferent fiber systems of the cerebral cortex in primates an investigation of the central portion of the somato-sensory, auditory and visual paths of the cerebral cortex, with consideration of their normal and pathological function, based on experiments with monkeys. Univ. Calif. Publ. Anat. (Berkeley) 2 (1932). — POMMÉ, B., J. GUILLAUME et J. HAMON: Méningiome parasagittal droit et hémianopsie latérale homonyme droite. Rev. Ot. etc. (Fr.) 16, 383 (1938). — POPPELREUTER: Die psychischen Schädigungen durch Kopfschuß. Bd. 1: Die Störungen der niederen und höheren Sehleistungen durch Verletzung des Okzipitalhirns. Leipzig 1917. — POSEY: Macular homonymous hemianopsia. Amer. med. Assoc. Sect. Ophthalm. 1908, 313. — PÖTZL, O. u. H. URBAN: Über die isoliert erhaltene temporale Sichel bei cerebraler Hemianopsie. Mschr. Psychiatr. (Ö.) 92, 67 (1935). — PRZYBYLSKAJA, J.: Zur Frage der traumatischen und hemianopischen Skotome. Sov. wjestn. Oftalm. 6, 672 (1935). — PUTNAM, T. J.: Studies on the central visual connections. III. The general relationship between the external geniculate body, optic radiation and visual cortex in man. Report of two cases. Arch. Neur. (Am.) **16**, 566 (1926).

QUENSEL, F.: Ein Fall von rechtsseitiger Hemianopsie mit Alexie und zentral bedingtem monokularem Doppeltsehen. Mschr. Psychiatr. **65**, 173 (1927).

REBOUL-LACHAUX, J.: Hémianopsie latérale homonyme gauche permanente et spasmes vasculaires à expression hémianopsique droite paroxystique avec conservation de la vision centrale; crises visuelles en „longue-vue". Rev. Ot. etc. (Fr.) **6**, 639 (1928). — RIDDOCH: Dissociation of visual perception due to occipital injuries with special reference to appreciation of movement. Brain **40** (1917). — ROCHON-DU-VIGNEAU: L'hémianopsie latérale homonyme. Encyclop. franç. Ophtalm. **7**, 845 (1908). — RÖNNE, H.: Über die Bedeutung der macularen Aussparung im hemianopischen Gesichtsfeld. Klin. Mbl. Augenhk. **49/2**, 289 (1911). — Über doppelseitige Hemianopsie mit erhaltener Macula. Klin. Mbl. Augenhk. **53**, 70 (1914). — Über die Inkongruenz und Asymmetrie im homonym hemianopischen Gesichtsfeld. Klin. Mbl. Augenhk. **54**, 399 (1915). — Über Quadrantenhemianopsie und die Lage der Maculafasern in der occipitalen Sehbahn. Klin. Mbl. Augenhk. **63**, 358 (1919). — Die Architektur des cortikalen Sehzentrums durch Selbstbeobachtung bei Flimmerskotom beleuchtet. Acta Ophthalm. **14**, 341 (1936). — The focal diagnostic of the visual path. Acta ophthalm. (Dän.) **16**, 446 (1938). — RÜBEL, E.: Hemianopisches Ringskotom. Unvollständige doppelseitige Hemianopsie. Klin. Mbl. Augenhk. **51/1**, 705 (1913). — RUSSELL: The visual fields in cases of indirect or incomplete lesions of the optic system. J. nerv. Dis. (Am.) **33**, 770 (1906).

SACHS, M.: Über das Mittel zur Linderung der bei Hemianopsie auftretenden Sehstörung. Wien. med. Wschr. **1930/2**, 1445. — SAENGER, A.: Über die durch Kriegsverletzungen bedingten Veränderungen im optischen Zentralapparat. Z. Neur. **15**, 98 (1917). — SALUS, R.: Symmetrische Skotome nach urämischer Amaurose. Klin. Mbl. Augenhk. **59**, 643 (1917). — SANFORD, H. S. a. H. L. BAIR: Visual disturbances associated with tumors of the temporal lobe. Arch. Neur. (Am.) **42**, 21 (1939). — SBROZZI, M.: Lesioni di guerra del cranio e del cervello. Ann. ital. chir. 1, 904 (1923). — SCARLETT, H. V. a. S. D. INGHAM: Visual defects caused by occipital lobe lesions. Report of thirteen cases. Arch. Neur. (Am.) 8, 225 (1922). — VAN SCHEVENSTEEN, A. fils: Hémianopsie incomplète ou anopsie en quadrant avec conservation des champs visuels maculaires à la suite d'un traumatisme grave du crâne. Arch. Ophtalm. (Fr.) **27**, 158 (1907). — Hémianopsie homonyme gauche traumatique incomplète ou anopsie en quadrant avec conservation des champs visuels maculaires et cécité verbale pure. Ann. Ocul. (Fr.) **153**, 240 (1916). — SCHIFF-WERTHEIMER, S.: Les syndromes hémianopsiques dans le ramollissement cérébral, S. 147. Paris 1927. — SCHIRMER: Case of incongrous homonymeous hemianopsia. Arch. Ophtalm. (Am.) 41, 136 (1912). — SCHOLZ, W.: Zur Klinik und pathologischen Anatomie der chronischen Encephalitis epidemica. Ein Fall mit Parkinsonismus und schwerer corticaler Sehstörung. Z. Neur. 86, 533 (1923). — SCHULZ, R.: Mitteilungen aus dem herzoglichen Krankenhause zu Braunschweig. Arch. klin. Med. **35**, 68 (1884). — DE SCHWEINITZ, A.: Brain tumor localized and completely removed with some discussion on the symptomatology of lesions variously distributed in the parietal lobe. Molls-Frasier J. nerv. Dis. (Am.) **35**, 481 (1908). — SEGGERN, H. v.: Achromatopsie bei homonymer Hemianopsie mit voller Sehschärfe. Klin. Mbl. Augenhk. 71, 101 (1923). — SEGI, M.: Ein anatomisch untersuchter Fall von doppelseitiger homonymer Hemianopsie. Z. Neur. **85**, 467 (1923). — SITTIG, O.: Nachweis der temporalen Sichel in einem Migraineskotom. Med. Klin. 19, 204 (1923). — SJÖGREN, V. H.: De la valeur diagnostique de l'intégrité maculaire dans l'hémianopsie homonyme. Acta psychiatr. (Dän.) **3**, 233 (1928). — SOMMER, I.: Hemianopsie bei Gehirntumor. Wien. klin. Wschr. **75**, 2557 (1925). — SORIANO, F. J.: Symptomenbild der homonymen Hemianopsien. Sem. méd. (Arg.) **1931**, 1. — STIEREN, E. A.: Case of central homonymous hemianopic scotoma. Amer. J. Ophthalm. (Am.) 7, 764 (1924). — STREBEL, J.: Über Hemianopsien. Arch. Augenhk. **94**, 27 (1924). — v. SZILY: Atlas der Kriegsaugenheilkunde. Stuttgart: F. Enke 1916.

TERRIEN, F. et VINSONNEAU: Hémianopsie par blessures de guerre. Arch. Ophtalm.

(Fr.) **34**, 785 (1915). — THOMPSON, R. H.: Right bilateral homonymous upper and left lower quadrantanopia. Arch. Neur. (Am.) **38**, 1452 (1932). — THROCKMORTON, T. B.: Homonymous hemianopia as an early symptom of brain tumor. Report of case. J. amer. med. Assoc. **76**, 1815 (1921). — TOMMASINI-MATTIUCCI, A.: Cecità da ascessi metastatici simmetrici dei lobi occipitali ed emiplegia da ascessi del lobo parietale sinistro. Riv. ot. ecc. **13**, 329 (1936). — TOURNAY, A.: Les localisations cérébrales en neuro-ophtalmologie. Rev. Ot. etc. (Fr.) **10**, 81, 225 (1932). — TRAQUAIR, H. M.: The course of the geniculo-calcarine visual path in relation to the temporal lobe. Brit. J. Ophthalm. **6**, 251 (1922). — Fields of vision in intracranial lesions. Brit. med. J. Nr. **3787**, 229 (1933). — Clinical detection of early changes in the visual field. Arch. Ophthalm. (Am.) **22**, 947 (1939). — TYSON, H. H.: Report of a case of bilateral inferior hemianopsia. Trans. amer. ophthalm. Soc. **15**, 208 (1917).

UHTHOFF, W.: Beiträge zu den hemianopischen Gesichtsfeldstörungen nach Schädelschüssen, besonders solchen im Bereich des Hinterhauptes. Klin. Mbl. Augenhk. **55**, 104 (1915). — Über Hemianopsie und Flimmerskotom. Klin. Mbl. Augenhk. **78**, 305 (1927).

VALIÈRE-VIALEIX: A propos de la cécité corticale. Considérations sur la symptomatologie de certaines lésions de la voie optique centrale: Modifications de la vision maculaire et du champ visuel. Ann. Ocul. (Fr.) **164**, 34 (1927). — VALLI, O.: Scotoma emianopsico da lesione occipitale. Arch. Oftalmiatr. **2**, 181 (1916). — VAMPRÉ, E.: Hemianopsie durch wahrscheinliche Läsion der A. Sylvii und ihren oberflächlichen und hinteren Verlauf. Differentialdiagnose mit den Läsionen der A. cerebri post. Rev. Ophthalm. S. Paulo **1**, 91 (1931). — VAMPRÉ, E. u. C. GAMA: Zwei Fälle von cystischem Tumor. Studie über homonyme Hemianopsie und die hemianopische Reaktion von WERNICKE. Arqu. inst. Penido Burnier **5**, 12 (1938). — VELHAGEN: Doppelseitige Hemianopsie mit Sektionsbefund. Klin. Mbl. Augenhk. **76**, 127 (1926). — VELTER, E.: Étude clinique de cinq cas d'hémianopsie par blessure de guerre. Arch. Ophthalm. (Fr.) **35**, 151 (1916). — VINSONNEAU: La vision maculaire chez les hémianopsiques à zone maculaire intacte. Arch. Ophtalm. (Fr.) **35**, 287 (1916). — VOLKMANN, R. v.: KLEISTsche Hypothese, Vertretung der temporalen Sichel in der Sehrinde und vermutliche Endigungsweise des Fasciculus corp. callosi cruciatus. Z. Neur. **155**, 631 (1936). — Über die Vertretungsweise der „temporalen Sichel" in der Area striata. Anat. Anz. **81**, Erg.-H., 268 (1936).

WALTON a. CHENEY: Hemianopsie. Tumour of the glandula pituitaria. J. nerv. Dis. (Am.) **26** (1899) u. Bost. med. J. **1899**, 565. — WARSCHAWSKI, J.: Zur Frage der präzisen Lokalisation der einzeläugigen Gesichtsfelder in der Sehrinde. Klin. Mbl. Augenhk. **79**, 216 (1927). — WECHSLER, I. S.: Partial cortical blindness with preservation of color vision. Report of a case following asphyxia (carbon monoxyde poisoning?) a consideration of the question of color vision and its cortical localisation. Arch. Ophthalm. (Am.) **9**, 957 (1933). — WEEKERS, L.: Hemianopsie double avec intégrité de la vision centrale. Topographie du centre cortical de la vision maculaire et des radiations optiques correspondantes. J. Neur. (Belg.) **28**, 685 (1928). — WEVE, H. J. M.: Ein Fall homonym hemianopischen Zentralskotoms. Psychiatr. Bl. (Nd.) **1922**, 40. — Über vollständige homonyme Hemianopsie bei nicht traumatischer Schädigung der optischen Bahn. Ndld. Tschr. Geneesk. 71/1, 2695 (1927). — WIENER, A.: A case of permanent homonymous hemianopsia following an attac of migraine. Med. Rec. (Am.) **100**, 849 (1921). — WIKNER, E.: Hemianopsie. Sv. Läkartidn. (Schwd.) **1932**. — WILBRAND: Die hemianopischen Gesichtsfeldformen und das optische Wahrnehmungszentrum. Wiesbaden: J. F. Bergmann 1890. — WILBRAND, H.: Über die makulär-hemianopische Lesestörung und die v. MONAKOWsche Projektion der Macula auf die Sehsphäre. Klin. Mbl. Augenhk. 45/2, 1 (1907). — Über die Organisation der corticalen Fovea und die Erklärung einiger Erscheinungen aus dem Symptomenkomplex der homonymen Hemianopsie. Z. Augenhk. **54**, 1 (1925). — Schema des Verlaufes der Sehnervenfasern durch das Chiasma. Z. Augenhk. **59**, 135 (1926). — Über die Bedeutung kleinster homonym-hemianopischer Gesichtsfelddefekte. Z. Augenhk. **58**, 197 (1926). — Über die makuläre Aussparung. Z. Augenhk. **58**, 261 (1926). — WILBRAND u. SAENGER: Die hemianopischen Gesichtsfeldformen,

Abb. 52. Wiesbaden 1890. — Die Neurologie des Auges. VII.: Die Erkrankungen der Sehbahn vom Tractus bis in den Cortex. Wiesbaden 1917. — WILLIAMS: A case of horizontal hemianopsia. Trans. ophthalm. Soc. U. Kingd. 11, 190 (1891). — WOOD, C. A.: Shrapnel wound of the occipital region with involvement of the visual centers. Ophthalm. Rec. (Am.) 24, 392 (1915). — WOODS, A. W.: Occipital lobe embolism. J. nerv. Dis. (Am.) 55, 81 (1922).

L. Das Gesichtsfeld beim Flimmerskotom.

Das Verhalten des Gesichtsfeldes beim Flimmerskotom schließt sich an die hemianopischen Gesichtsfeldstörungen an. In den typischen Fällen besteht vor beiden Augen Flimmern, das meist von der unmittelbaren Nähe des Fixationspunktes ausgeht und sich nach der Peripherie zu ausbreitet. Die das flimmernde Feld begrenzende Zickzacklinie weist bei Vorrücken gegen die Außengrenzen des Gesichtsfeldes gröber werdende Zacken auf. Die Erscheinung ergreift die ganze Hälfte des Gesichtsfeldes (PAGENSTECHER 1918, UHTHOFF 1927) oder nur einen Quadranten, wie dies z. B. RÖNNE (1936), MEYER-RIEMSLOH (1926) beschreiben. Während des Flimmerns ist die Wahrnehmung im betroffenen Bezirke des Gesichtsfeldes stark herabgesetzt oder ganz aufgehoben. Dem Flimmern kann eine Periode der Verdunkelung im Bereiche des früheren Flimmerns nachfolgen. Die Wiederherstellung des Sehens erfolgt in der Richtung des Fortschreitens der ursprünglichen Flimmererscheinung. Mitunter beginnt das Flimmern in der Peripherie des Gesichtsfeldes und breitet sich gegen den Fixationspunkt aus. Die Anfälle dauern meist 10 bis 20 Minuten, selten auch länger. Fast stets folgt dem Flimmerskotom heftiger einseitiger Kopfschmerz, oft mit Erbrechen. Die Erscheinung tritt meist beiderseits auf, doch kennen wir Berichte über einseitiges Flimmerskotom. Ihr Vorkommen wird aber angezweifelt, da die Selbstbeobachtung bei diesem Leiden nicht leicht ist. In wenigen Fällen sind auch Flimmererscheinungen nach dem Typus der doppelseitigen Hemianopsie beobachtet worden (UHTHOFF 1927, eigene Beobachtung). Während des Anfalles ist der Augenhintergrund meist normal. In einzelnen Fällen ist Verengerung oder Erweiterung der Netzhautgefäße verzeichnet worden, was auf Gefäßveränderungen funktioneller Art als Ursache der Erscheinung hinweist. Dem Flimmerskotom ähnliche, subjektive Empfindungen sind auch bei Krampfzuständen einzelner Abschnitte von Netzhautgefäßen beschrieben worden, die aber wohl nicht als echtes Flimmerskotom aufgefaßt werden können.

Beim Flimmerskotom können verschiedene Gesichtsfeldausfälle von hemianopischem Typus auftreten: vollständige homonyme Hemianopsie, Quadrantenausfälle, hemianopische Ausfälle mit Erhaltenbleiben des temporalen Halbmondes, hemianopische Skotome.

In der Regel vergeht das Flimmerskotom, ohne Folgen zu hinterlassen. Ausnahmsweise tritt nach vielen typischen Anfällen nach einem stärkeren Anfall keine Wiederherstellung normaler Verhältnisse ein, sondern es bleibt ein Gesichtsfeldausfall längere Zeit oder dauernd bestehen (CHARCOT 1879, FÉRÉ 1881, HILBERT 1881, v. SCHROEDER 1884, THOMAS 1907, ORMOND 1913, WILBRAND und SAENGER 1917, PAGENSTECHER 1918, WIENER 1921, MOODIE 1922, UHTHOFF 1927, MYLIUS 1928, WILBRAND 1928, 1930, OGUCHI 1929, ADIE 1930, DANIELS 1932, DEUTSCH und FRIEDMANN 1938). Dabei kann es sich um Hemiachromatopsie, Quadrantenausfälle, hemianopische Skotome größeren Ausmaßes (PAGENSTECHER) oder ganz minimaler Größe (WILBRAND 1928, DANIELS l. c.) handeln. Es kommt mitunter vor, daß ein solches Skotom sich im Laufe der Zeit zurückbildet und sogar vollständig verschwindet. Werden im Verlauf der Beobachtung Gesichtsfelduntersuchungen genau durchgeführt, läßt sich erkennen, daß bei Rückbildung der Gesichtsfeldausfälle stets ein Stadium der Achromatopsie durchlaufen wird (MONBRUN 1928, DANIELS 1932).

Es handelt sich beim Flimmerskotom wohl um Gefäßkrämpfe, die die Leitungsfähigkeit der Fasern der Sehbahnen beeinträchtigen. Bei geringerem Grade des Krampfes wird nur die Farbenwahrnehmung aufgehoben, bei stärkerer Ausbildung des Gefäßkrampfes erfolgt vollständige Leitungsunfähigkeit der Nervenfasern. Sehr plausibel ist die Erklärung, die MONBRUN (1928) gibt. Bei Eintritt einer spastischen Einschnürung einer Arterie erfolgt in ihrem Ausbreitungsbezirk Verlangsamung der Blutströmung und Sinken des Blutdruckes, so daß es schließlich zum Stillstand der Blutströmung kommt. Diese Erscheinung breitet sich von der Peripherie gegen den ursprünglichen Sitz der Zirkulationsstörung aus. Bei Lösung des Gefäßkrampfes erfolgt die Wiederherstellung des Blutstromes in umgekehrter Richtung, woraus sich auch die Wiederherstellung des Gesichtsfeldes in umgekehrter Richtung seiner ursprünglichen Ausdehnung erklärt. Gleichzeitig mit der Zusammenziehung der Arterie verengern sich auch die Venen. Die dazwischen gelegenen Kapillaren erweitern sich passiv. Bei Migräne und Flimmerskotom sind die Vorgänge im Gefäßbereich gesteigert, so daß ein Wechsel zwischen völliger Ischämie und Kongestion erfolgen kann. Diese Vorgänge erklären sowohl die Hemianopsie als auch das Flimmern, welches als Reizerscheinung nicht durch Anämie, sondern durch Hyperämie erklärt werden kann.

Entsprechend der Arterie, die sich krampfhaft zusammenzieht, werden bestimmte Abschnitte des Gesichtsfeldes vom Flimmern betroffen. Da die Arteria fossae Sylvii den oberen Teil der Sehmarklamelle im Hinterhauptslappen versorgt, die Arteria cerebri posterior den unteren Teil, kann unterer oder oberer Quadrantenausfall entstehen, je nachdem der Krampf die eine oder andere Arterie befällt. Das Erhaltenbleiben oder die frühzeitige Erholung des temporalen Halbmondes spricht dafür, daß dieser Teil der Sehbahn von einem besonderen Gefäßast versorgt wird. Je nachdem, welches Gefäß sich krampfhaft zusammenzieht, treten gegebenenfalls außer dem Flimmerskotom andere Erscheinungen auf. Bei Befallensein der Arteria chorioidea anterior tritt häufig Hemiplegie und Hemianästhesie ohne Aphasie auf. Isolierte Hemianopsie spricht für einen weiter rückwärts befindlichen Sitz der Gefäßstörung. Bei Quadrantenausfällen ist der Herd im Hinterhauptslappen zu suchen.

Es muß nur noch hervorgehoben werden, daß bei dauerndem Bestehenbleiben der hemianopischen Gesichtsfeldausfälle dauernde organische Veränderungen im Zusammenhang mit den vorausgegangenen Gefäßstörungen anzunehmen sind. Solche sind wiederholt autoptisch festgestellt worden.

In einer Reihe von Fällen geben die Kranken an, im Bereich des Gesichtsfeldausfalles Gesichtshalluzinationen beobachtet zu haben (WILBRAND und SAENGER 1917, BOSTROEM 1924, GRÖNBERG 1926).

Literatur.

ADIE, W. J.: Permanent hemianopia in migraine and subarachnoidal haemorrhage. Lancet **1930**/2, 337. — ANTONELLI, A.: L'amblyopie transitoire, contribution à l'étude des troubles visuels dans les maladies nerveuses. Arch. Neur. (fr., **24**, 203 (1892).

BOSTROEM, A.: Über die optischen Trugwahrnehmungen bei Hinterhauptsherden. Mschr. Psychiatr. **57**, 210 (1924). — BUTLER: T. H.: Scotomata in migrainous subjects. Brit. J. Ophthalm. **17**, 83 (1933).

CHARCOT: Leçons. 1879.

DANIELS, B.: Über homonyme Hemianopsie bei Migräne. Z. Augenhk. **77**, 67 (1932). — DEUTSCH, L. u. J. FRIEDMANN: Über ophthalmische Migräne bei Gefäßmißbildung (arteriovenöse Aneurysmen). Kasuistischer Beitrag. Dtsch. Z. Nervenhk. **146**, 199 (1938).

FÉRÉ, CH.: Contribution à l'étude de la migraine ophthalmique. Rev. Méd. **1881**, Nr. 8. — FLATAU, E.: Handbuch der Neurologie. Berlin 1914.

GALLERANI, G.: Fenomeni allegici per alimentazione lattea, amaurosi transitoria da scotoma scitillante e cardiopalmo accessionale. Ann. Ottalm. **60**, 249 (1932). — GRÖNBERG, A.: Contribution à l'étude des hallucinations de la vue dans l'hémianopsie. Acta med. scand. (Schwd.) **63**, 355 (1926).

HILBERT: Zur Pathologie des Flimmerskotoms. Cbl. prakt. Augenhk. **15**, 330 (1891). — Das atypische Flimmerskotom. Cbl. prakt. Augenhk. **22**, 105 (1898).

JACQUEAU: Les cécités transitoires et leur variétés. J. méd. Lyon **2**, 819 (1921). — JOLLY: Über Flimmerskotom und Migraine. Berl. klin. Wschr. **1902**, Nr. 42.

LATHAM: On teichopsia; a form of transient half-blindness; its relation to nervous or sick hedaches with an explanation of the phenomena. Med. Times (Am.) **44**, 359 (1872). — LENZ, G.: Zur Pathologie der zerebralen Sehbahnen unter besonderer Berücksichtigung ihrer Ergebnisse für die Anatomie und Physiologie. Graefes Arch. **72**, 1 (1909).

MEYER-RIEMSLOH: Einseitige Quadrantenhemianopsie bei Flimmerskotom. Klin. Mbl. Augenhk. **76**, 571 (1926). — MONBRUN: L'angiospasme et la migraine ophtalmique. Rev. Ot. etc. (Fr.) **6**, 701 (1928). — Spasme de l'artère Sylvienne et spasmes de l'artère cérébrale postérieure. Rev. Ot. etc. (Fr.) **6**, 687 (1928). — MOODIE, A. R.: A case of ophthalmic migraine with unusual symptoms. Brit. med. J. Nr. **3235**, 1256 (1922). — MYLIUS, K.: Funktionelle Veränderungen im Gefäßsystem der Netzhaut. Berlin 1928.

OGUCHI, T.: Über das Gesichtsfeld des Flimmerskotoms. Acta Soc. ophthalm. jap. **33**, 1 (1929). — ORMOND: Permanent hemianopia following migraine. Lancet 10. Mai u. Ophthalm. Rev. (Am.) **1913**, 193.

PAGENSTECHER, A. H.: Beitrag zur Kenntnis des Flimmerskotoms. Arch. Augenhk. **83**, 14 (1918).

RÖNNE, H.: Die Architektur des cortikalen Sehzentrums durch Selbstbeobachtung bei Flimmerskotom beleuchtet. Acta ophthalm. (Dän.) **14**, 41 (1936).

SAGANUMA, S.: Studien über den Blutdruck in der Zentralarterie der Netzhaut. IV. Über das Flimmerskotom. Acta Soc. ophthalm. jap. **41**, 470, (1937). — v. SCHROEDER, TH.: Über bleibende Erscheinungen des Flimmerskotoms. Klin. Mbl. Augenhk. **22**, 351 (1884). — SIEGRIST: Beiträge zur Kenntnis, Wesen und Sitz der Hemikrania ophthalmica. Mitt. Klinik. u. med. Inst. Schweiz **1894**, H. 10. — SITTIG, O.: Nachweis der temporalen Sichel in einem Migräneskotom. Med. Klin. **19**, 204 (1923). — STREBEL, J.: Die Entstehung und Heilung des Flimmerskotoms. Klin. Mbl. Augenhk. **90**, 192 (1933).

THOMAS, J. J.: Migraine and hemianopsia. J. nerv. Dis. (Am.) **1907**, Nr. 3.

UHTHOFF, W.: Über Hemianopsie und Flimmerskotom. Klin. Mbl. Augenhk. **78**, 305 (1927).

WIENER, A.: A case of permanent homonymous hemianopsia following an attack of migraine. Med. Rec. (Am.) **100**, 849 (1921). — WILBRAND, H.: Beobachtungen über Flimmerskotom. Z. Augenhk. **66**, 421 (1928). — Über die wissenschaftliche Bedeutung der Kongruenz und Inkongruenz der Gesichtsfelddefekte. J. Psychol. u. Neur. **40**, 133 (1930). — WILBRAND u. SAENGER: Neurologie des Auges. III, 1906 u. VII, 1917.

M. Das Gesichtsfeld beim Schielen und der Amblyopie ohne Befund.

Bei der Untersuchung des Gesichtsfeldes der Schielenden tritt einem eine Reihe von Fragen entgegen, deren Studium sehr interessante Tatsachen zutage fördert. Die sich immer mehr verfeinernden Untersuchungen betreffen das Gesichtsfeld des Einzelauges und das summarische Gesichtsfeld. Erst in letzter Zeit hat sich herausgestellt, daß nicht nur das Gesichtsfeld des schielenden, sondern auch das des führenden Auges Abweichungen von der Norm aufweisen kann. Das Studium des Gesichtsfeldes beim Schielen hat erst verhältnismäßig spät begonnen, trotzdem die Frage der Schwachsichtigkeit vieler Schielaugen zur Untersuchung des Gesichtsfeldes bzw. der Frage nach dem Vorhandensein eines Skotoms geradezu herausforderte.

Wenn auch L. Weiss (1897) in 5 von 104 Fällen Skotome nachwies, so hat doch erst die Arbeit von Heine (1905) die Tatsache des häufigen Vorkommens von Zentralskotomen der Schielaugen bekanntgemacht. Ob nun das Gesichtsfeld am Perimeter mit kleinen Reizobjekten, oder am Kampimeter, oder stereoskopisch untersucht wird, die Tatsache des Vorkommens zentraler Skotome läßt sich in einem größeren oder geringeren Hundertsatz der Fälle stets wieder feststellen. Best (1906, Grimm (1906), Wölfflin (1909), Lo Cascio (1925), Lloyd (1926), Evans (1927), Uhthoff (1927), Schmack (1927), Peter (1932), Haitz (1933, 1937), Braun (1934), Harms (1937) und Ziering (1938) haben alle Zentralskotome an schielenden Augen nachgewiesen. Aracri (1927) und E. Müller (1931) haben dagegen Skotome bei Schielenden nicht nachweisen können. Bezüglich der Häufigkeit des Vorkommens von Zentralskotomen an schielenden Augen gehen die Ansichten auseinander. Diese Verschiedenheit der Angaben beruht zum Teil darauf, daß einige Untersucher den Hundertsatz des Vorkommens von Zentralskotomen bei Schielaugen auf Grund aller untersuchten Fälle berechneten, während andere die Fälle nach der Sehschärfe gruppierten. Verfährt man nach dem letzteren Grundsatz, so zeigt sich, daß der Hundertsatz der nachgewiesenen Skotome und ihre Größe in innigem Zusammenhang mit der Sehschärfe stehen. So verzeichnet Heine (l. c.)

Sehschärfe	$1/20$	$1/20$	$1/10$	$1/6$	$1/3$	$1/2$
Zahl der Fälle . .	34	17	11	8	16	14
Zentralskotom .	33	16	10	7	14	10

Haitz (1933):

Sehschärfe	$1/10$	0,1 — 0,3	0,3 — 0,45	0,5 — 0,7
Zahl der Fälle . .	34			
Zentralskotom .	33	in $2/3$ der Fälle	in $1/3$ der Fälle	nur relative Farbenskotome

Schmack (1927) fand Zentralskotome in allen Fällen mit S unter 0,1. Lo Cascio (1925) wies Zentralskotome in 27% und Uhthoff (1927) in 55% der Fälle nach. Die meisten Untersucher beschreiben die Mehrzahl der Skotome als gegen den Fixationspunkt zentriert in einer Ausdehnung von 2 bis 3°. Allerdings bei höheren und höchstgradigen Amblyopien sind die Skotome viel größer, sie nehmen mitunter fast das ganze Gesichtsfeld mit Ausnahme eines peripheren Teiles ein. Nicht nur die Größe der zentralen Ausfälle weist Verschiedenheiten, die in Beziehung zur Sehschärfe stehen, auf, sondern auch die Beschaffenheit der Empfindungen im betroffenen Teil des Gesichtsfeldes zeigt Abstufungen. Bei geringer Sehschärfe des Auges findet man ein absolutes Skotom sogar für größere weiße Reizobjekte; ist die Sehschärfe besser, so ist das zentrale Skotom für Weiß klein und ist von einem Farbenskotom umgeben. Bei Sehschärfe von 0,3 oder 0,5 und darüber besteht in vielen Fällen nur mehr ein zentraler Ausfall für Farben, der eventuell nur relativ ist. Beim Studium der einschlägigen Verhältnisse am Stereokampimeter fand Evans (1927) das runde oder ovale Skotom durch einen dünnen Fortsatz mit dem blinden Fleck in Verbindung stehend. Dieses „Angioskotom" verhielt sich wie die physiologischen Angioskotome.

Außer dem Vorkommen von Zentralskotomen des Schielauges wird Vergrößerung des blinden Fleckes verzeichnet. Peter (1930, 1932) beschreibt dabei, daß sich vom blinden Fleck ein fingerförmiger Fortsatz in der Richtung gegen den Fixationspunkt nachweisen läßt. Sehr viele Forscher verzeichnen periphere Einengungen des Gesichtsfeldes des Schielauges: WEISS (1897), HEINE (1905), WÖLFFLIN (1909), LO CASCIO (1925), LLOYD (1926), EVANS (1927), UHTHOFF (1927), PETER (1930, 1932), BRAUN (1934), HARMS (1937) und ZIERING (1938). Diese Einschränkung beträgt z. B. nach den Angaben von TRON (1925) 12° bis 25°; unter 19 Fällen fand sich eine Einschränkung in 15. Dabei findet sich die Einengung in den Fällen einseitigen Schielens mit Schielwinkel über 25° stets entsprechend der Richtung des Schielens. Ist der Schielwinkel geringer als 25°,

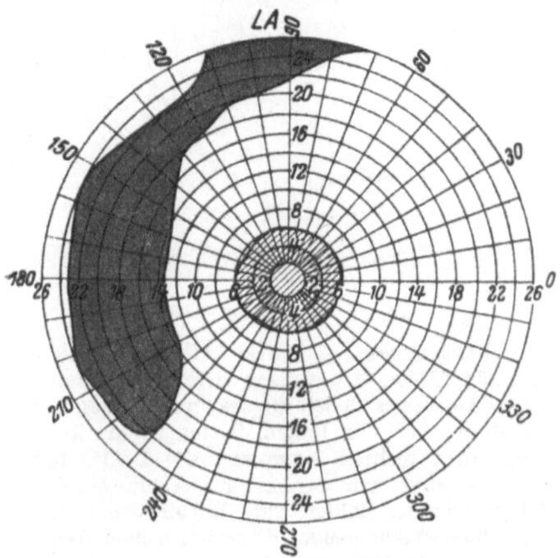

Abb. 233. Relatives Zentralskotom und Vergrößerung des blinden Fleckes eines hochgradig amblyopischen, zentral fixierenden, einwärts schielenden Auges. Kampimetrische Untersuchung für Weiß 3/1200 bei Fixationszeichen von 8 mm Durchmesser (nach ZIERING).

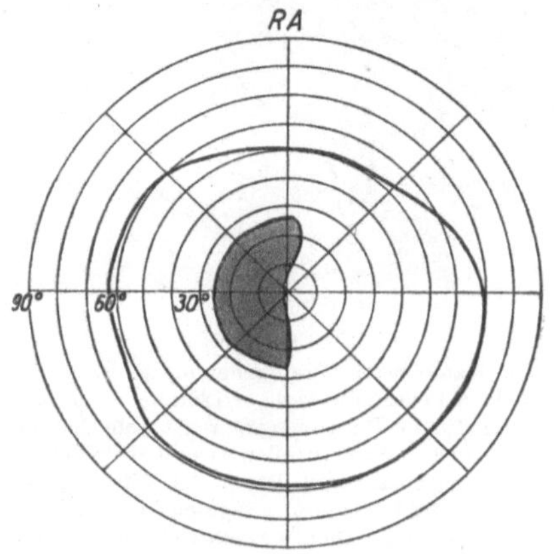

Abb. 234. Monokulares Gesichtsfeld eines hochgradig schwachsichtigen, exzentrisch fixierenden, einwärts schielenden rechten Auges. Das anscheinend parazentrale Skotom entspricht der Fovea des während der Fixation um etwa 15° nach innen abgelenkten Auges. Periphere Grenzen nasalwärts verschoben und etwas eingeengt (nach ZIERING).

so betrifft die Einschränkung die der Schielrichtung entgegengesetzte Seite des Gesichtsfeldes, so bei Einwärtsschielen die temporale Seite. Bei alternierendem Schielen fehlt die Einschränkung. Zu diesen Angaben stehen die anderen Untersucher in Widerspruch. WORTH (1905) fand normale Außengrenzen der Gesichtsfelder bei Schielenden. Auch BRAUN (1934) ist der Ansicht, daß periphere Einschränkungen des Gesichtsfeldes nicht zu den regelmäßigen Befunden beim Schielen gehören.

Die Untersuchungen von BRAUN (l. c.) führen ihn zum Ergebnis, daß bei einseitigem Schielen sich im Gesichtsfeld des schielenden Auges temporal vom Fixationspunkt ein halbmondförmiges Skotom (1/330) befindet, das absolut für das angegebene Reizobjekt ist. Seine Konkavität ist dem Fixationspunkt zugewendet. Dieser Ausfall ist größer, wenn mit dem nichtschielenden Auge fixiert wird, als wenn das schielende Auge fixiert. Die Größe des Gesichtsfeldausfalles ist um so bedeutender, je geringer die Sehschärfe des schielenden Auges ist. Die nasale Grenze dieses Skotoms nähert sich bei geringerer Sehschärfe dem Fixationspunkt, und bei höhergradiger Schwachsichtigkeit des Auges rückt die nasale Grenze des Ausfalles über den Fixationspunkt hinaus, so daß ein zentrales Skotom entsteht. Auch dieses Skotom ist bei Fixation mit dem nichtschielenden Auge größer als bei direkter Fixation mit dem Schielauge (Abb. 233). ZIERING (1938) fand ähnliche Skotome, die er als Vergrößerung des blinden Fleckes auffaßt. Sie sind mitunter von einem relativen Zentralskotom unabhängig, können jedoch mit ihm durch eine Zone geringer Abschwächung der Eindrücke (Abb. 234) verbunden sein oder mit ihm verschmelzen (Abb. 235). So ergeben sich verschiedene Abstufungen der Gesichtsfeldausfälle (Abb. 236).

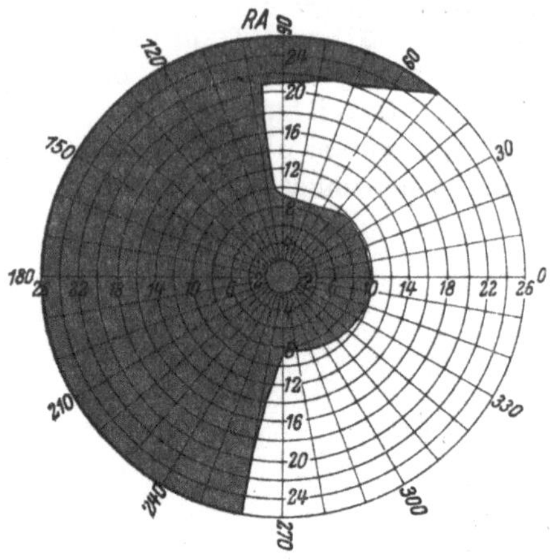

Abb. 235. Kampimetrisch aufgenommenes Gesichtsfeld desselben Falles, für Weiß 4/1200 bei Fixationszeichen von 10 mm Durchmesser. Der nasale Teil des Skotoms entspricht dem zentralen Ausfall des in Schielablenkung stehenden Auges. Das in der Mitte des Gesichtsfeldes liegende Skotom entspricht der exzentrischen Fixationsstelle; ihm schließt sich der blinde Fleck an (nach ZIERING).

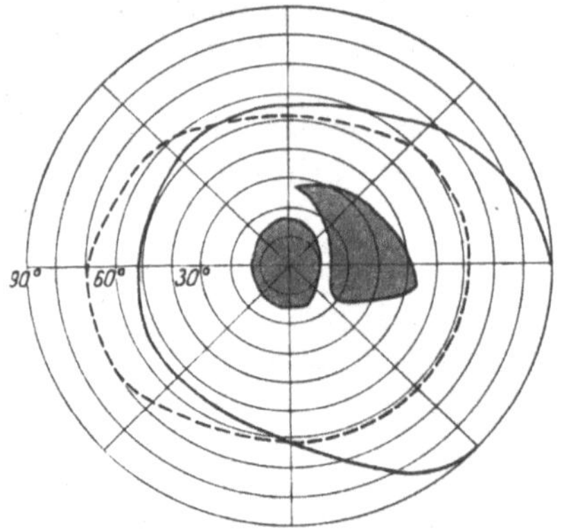

Abb. 236. Beidäugiges Gesichtsfeld bei alternierendem Schielen, für 3/330. Ausgezogen Gesichtsfeldgrenze des rechten Auges, gestrichelt die des linken Auges. Das runde Skotom gehört dem linken, das umgekehrt kommaförmige dem rechten Auge an. Die Deckstellen beider Foveae sind vom Sehakt ausgeschlossen. Gesichtsfeldgrenzen des linken Auges sind eingeengt. Der Anteil des (linken) Schielauges ist nicht geringer als der des führenden Auges.

HARMS (1937) untersucht erstens mittels des HIRSCHBERGER-SCHLÖSSERschen Verfahrens, indem das eine Auge durch ein rotes, das andere durch ein grünes Glas blickt, und das summarische Gesichtsfeld auf dem Perimeter oder dem

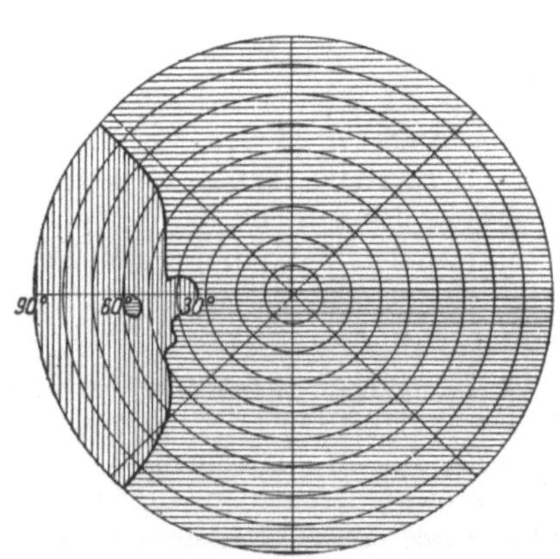

Abb. 237. Einwärtsschielen des rechten Auges. Summarisches Gesichtsfeld bei Fixation mit dem linken Auge Anteilperimetrie (nach HARMS).

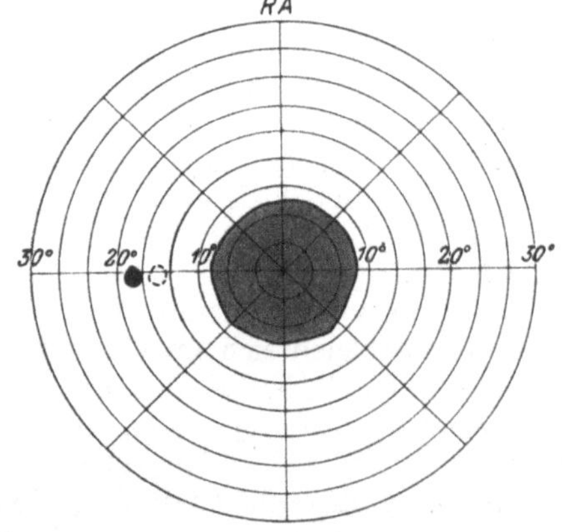

Abb. 238. Derselbe Fall. Skotomperimetrie des rechten Auges bei Linksfixation (nach HARMS).

BJERRUM-Schirme mittels eines weißen Reizobjekts geprüft wird (Abb. 237). Auf diese Weise läßt sich der Anteil jedes Auges (daher Anteilperimetrie) am summarischen Gesichtsfeld nachweisen. Dann untersucht HARMS am BJERRUM-Schirm mit derselben farbigen Brille das summarische Gesichtsfeld mit einem großen (20 mm, also 20/2000) roten Reizobjekte, das durch das grüne Glas nicht sichtbar ist. Mittels dieses Untersuchungsverfahrens (Skotomperimetrie) lassen sich verhältnismäßig kleine Gesichtsfeldausfälle feststellen (Abb. 238). Bei am-

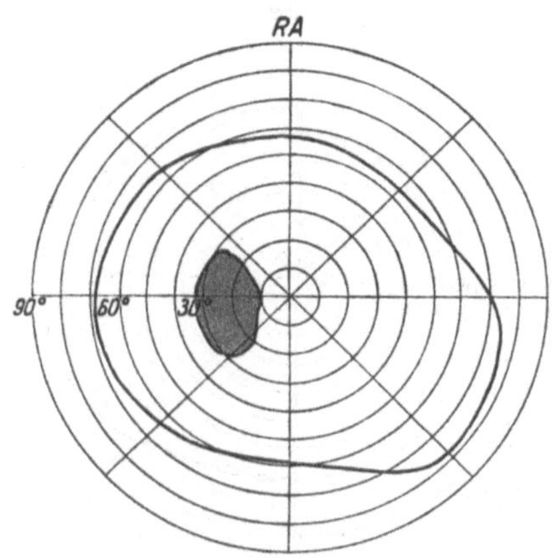

Abb. 239. Monokulares Gesichtsfeld für Weiß 3/330 des rechten, hochgradig schwachsichtigen, exzentrisch fixierenden, nach innen schielenden Auges. Entsprechend der Ablenkung des fixierenden Auges parazentral gelegenes Zentralskotom. Verlagerung des Gesichtsfeldes nasalwärts (nach ZIERING).

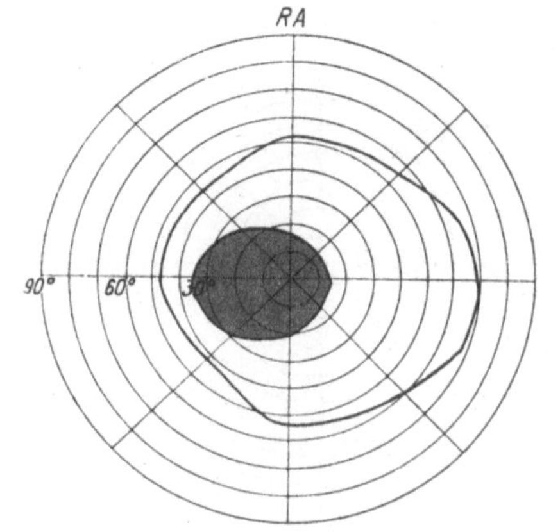

Abb. 240. Derselbe Fall. Anteil des rechten Schielauges am binokularen Gesichtsfeld (mittels der Exklusionsmethode erhalten). Großes Skotom, bestehend aus dem Exklusionsskotom der Deckstelle und dem zentralen Ausfall. Einengung der peripheren Gesichtsfeldgrenzen (nach ZIERING).

blyopen Augen, die nicht fixieren können, fand sich regelmäßig entsprechend der dem Fixationspunkt des fixierenden Auges korrespondierenden Netzhautstelle des Schielauges ein Ausfall und vielfach außerdem ein Zentralskotom. Das Schiel-

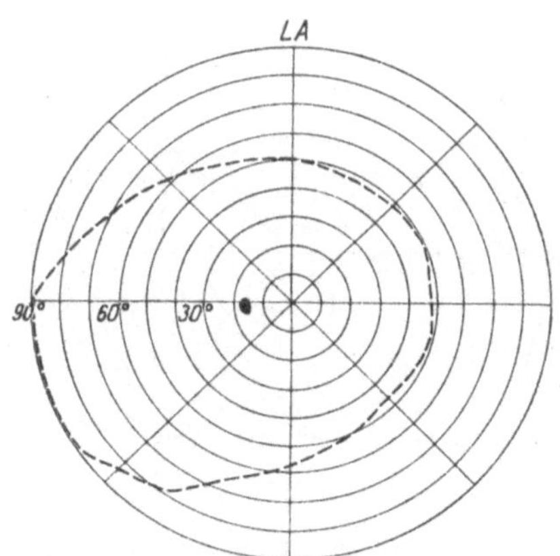

Abb. 241. Derselbe Fall. Anteil des linken, führenden Auges am binokularen Gesichtsfeld. Exklusionsmethode. Periphere Gesichtsfeldgrenzen normal. Kein Skotom (nach ZIERING).

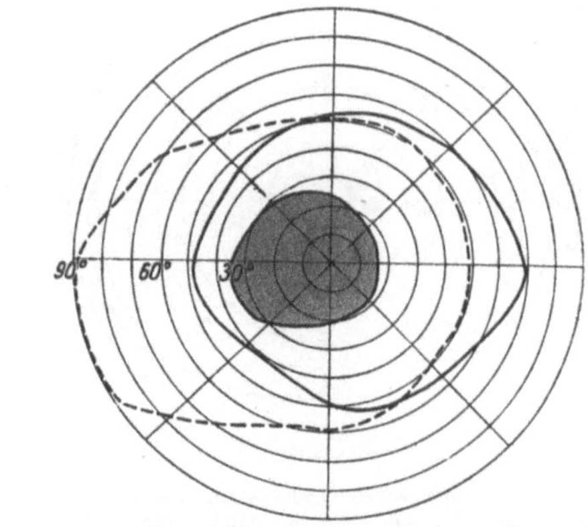

Abb. 242. Derselbe Fall. Summarisches Gesichtsfeld. Grenze des Gesichtsfeldes des rechten Auges ausgezogen, die des linken Auges gestrichelt. Normaler Gesichtsfeldbefund des führenden linken Auges. Großes Skotom, entsprechend dem Projektionsgebiete der „Deckstelle" und der Fovea des schielenden rechten Auges. Gesichtsfeldgrenzen eingeengt (nach ZIERING).

auge nimmt deutlichen Anteil am summarischen Gesichtsfelde: es füllt den blinden Fleck des führenden Auges aus, wobei mitunter hier aber die Farbenwahrnehmung fehlt. Die seiner Macula entsprechende Partie ist im summarischen Gesichtsfelde vertreten mit Ausnahme des der Fovea entsprechenden Zentralskotoms

Die bei dieser Untersuchung nachgewiesenen Zentralskotome ließen sich auch bei monokularer Gesichtsfelduntersuchung erkennen. Schielende mit beiderseitigem Fixationsvermögen teilt HARMS in zwei Gruppen ein: solche, die normale Netz-

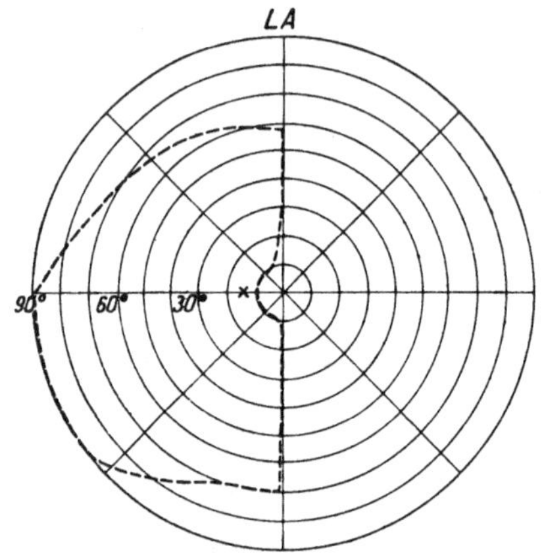

Abb. 243. Alternierendes Auswärtsschielen. Schielwinkel 25°. Anteil des abgelenkten linken Auges am summarischen Gesichtsfeld (nach der Exklusionsmethode aufgenommen). Das Deckstellenskotom geht nasenwärts ohne Grenze in das vom Sehen ausgeschlossene Gesichtsfeldgebiet über (nach ZIERING).

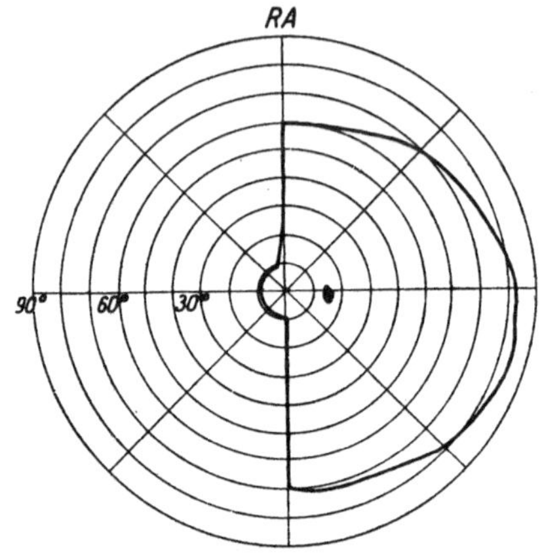

Abb. 244. Derselbe Fall, Anteil des fixierenden rechten Auges am summarischen Gesichtsfelde. Nach der Exklusionsmethode aufgenommen (nach ZIERING).

hautbeziehung aufweisen, und solche mit anomaler Sehrichtungsgemeinschaft. Die Angehörigen der ersten Gruppe schalten die Eindrücke des schielenden Auges vollständig aus, so daß Gesichtsfeldausfälle sich nicht feststellen lassen. Die Fälle der zweiten Gruppe weisen im Gesichtsfeld des Schielauges entsprechend

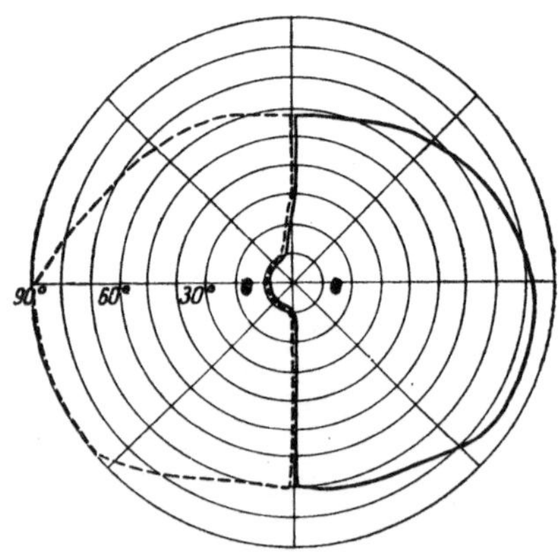

Abb. 245. Summarisches Gesichtsfeld nach der Exklusionsmethode aufgenommen. Ausgezogen die Gesichtsfeldgrenze des rechten Auges, gestrichelt die des linken Auges. Kein binokulares Gesichtsfeld (nach ZIERING).

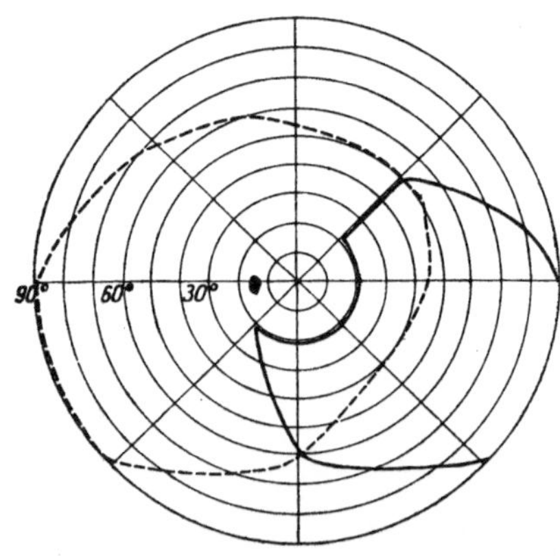

Abb. 246. Rechtsseitiges Auswärtsschielen. Rechtes Auge: $S = 6/6$. Schielablenkung 25°. Ausgezogen die Gesichtsfeldgrenze des rechten Auges, gestrichelt die des linken Auges.

der der Fovea des führenden Auges korrespondierenden Netzhautstelle einen Ausfall auf. Ein Zentralskotom fehlt. Mittels der Skotomperimetrie wies HARMS nach, daß entsprechend der Stelle der Netzhaut des führenden Auges, die der Fovea des Schielauges korrespondiert, ein Gesichtsfeldausfall besteht. Dieses Skotom ist kleiner, wenn das führende Auge fixiert, als wenn das schielende Auge zur Fixation verhalten wird. Die Ausfälle in den Gesichtsfeldern beider Augen sind klein; ihr Durchmesser beträgt 2 bis 3°, ist aber häufig bedeutend größer. Zu ähnlichen Ergebnissen gelangt auch ZIERING (1938) bei Einwärtsschielenden (Abb. 239 bis 242).

Beim Auswärtsschielen findet sich in gleicher Weise wie beim Einwärtsschielen ein Skotom des Schielauges, das der Macula des fixierenden Auges entspricht. Handelt es sich um einseitiges Schielen, so fehlt im summarischen Gesichtsfeld die nasale Hälfte des Gesichtsfeldes des schielenden Auges (Abb. 243 bis 245) samt der der Macula des führenden Auges korrespondierenden Stelle (Abb. 246). Mitunter ist der Anteil des schielenden Auges am summarischen Gesichtsfeld geringer als die Hälfte des Gesichtsfeldes des führenden Auges. Die beiden monokularen Anteile des summarischen Gesichtsfeldes ergänzen einander zu

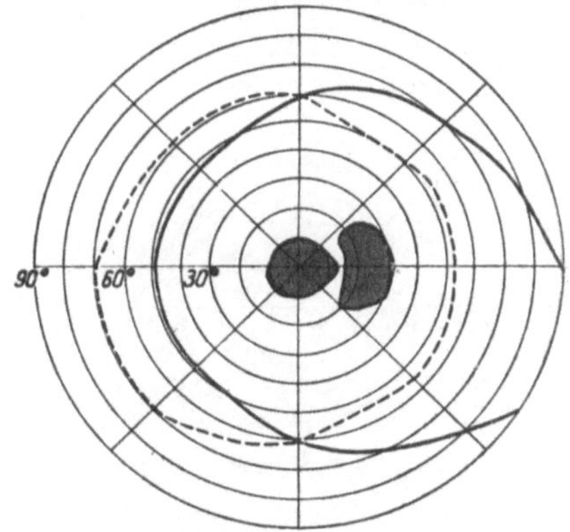

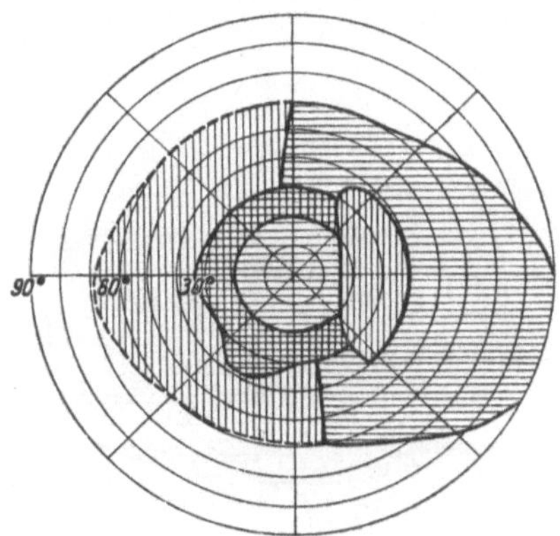

Abb. 247. Summarisches Gesichtsfeld eines Falles von alternierendem Schielen mit Vorwiegen des linken Auges. Beide Augen: $S = 6/9$. Exklusionsmethode. Gesichtsfeldgrenzen des abgelenkten linken Auges (gestrichelt) eingeengt. Exklusionsskotome: das runde gehört dem linken Auge an (nach ZIERING).

Abb. 248. Derselbe Fall. Summarisches Gesichtsfeld nach der Farbendifferenzierungsmethode. Gesichtsfeld des rechten Auges: Grenzen ausgezogen, Gesichtsfeld waagrecht gestrichelt. Linkes Auge: Grenzen gestrichelt, Gesichtsfeld senkrecht gestrichelt. Binokularer Teil des Gesichtsfeldes senk- und waagrecht gestrichelt.

einem Gesichtsfeld normaler Größe, das jedoch keinen binokularen Teil aufweist, in dem daher immer nur monokular, sei es mit dem rechten, sei es mit dem linken Auge, gesehen wird. Mitunter ist das summarische Gesichtsfeld auch kleiner als normal und beide monokularen Anteile des summarischen Gesichtsfeldes sind verkleinert. Bei alternierendem Auswärtsschielen kann im summarischen Gesichtsfeld abwechselnd die nasale Gesichtsfeldhälfte mitsamt dem Zentrum des in Schielstellung befindlichen Auges fehlen.

Wie kompliziert sich die Verhältnisse im summarischen Gesichtsfelde gestalten können, ergibt sich bei genauer Untersuchung mit dem SCHLÖSSERschen Verfahren. Die der Arbeit ZIERINGS entnommenen Abbildungen geben die Verhältnisse eines Falles wieder, bei dem alternierendes Einwärtsschielen mit vorwiegender Ablenkung des linken Auges bestand. Rechtes Auge: Senschärfe fast 6/9, nach Ausgleichung der Übersichtigkeit fast 6/6; linkes Auge: Sehschärfe fast 6/12, nach Korrektur der Übersichtigkeit fast 6/9. Schielwinkel am Perimeter gemessen 26°. Wird das summarische Gesichtsfeld untersucht, indem vor das eine Auge ein rotes Glas gehalten und ein rotes Reizobjekt auf weißem Grunde dargeboten wird, so ergeben sich die Verhältnisse, die in Abb. 247 wiedergegeben sind. Prüft man dagegen die Verhältnisse nach dem SCHLÖSSERschen Verfahren, so ergibt sich das Bild der Abb. 248. Vereinigt man die Ergebnisse beider Untersuchungen, so erhält man die in der Abb. 249 wiedergegebenen Verhältnisse. Gelegentlich kann, wie dies HEINE (1905) und UHTHOFF (1917) beschrieben haben, der Gesichtsfeldanteil des Schielauges am summarischen Gesichtsfeld sehr klein sein (Abb. 250), falls die Amblyopie des Auges eine hochgradige ist.

Die im summarischen Gesichtsfeld sich nach der Operation ergebenden Veränderungen sind von WÖLFFLIN (1909) und ZIERING (1938) untersucht worden. WÖLFFLIN fand in den ersten Tagen nach der Operation periphere monokulare Anteile des Gesichtsfeldes in der Mitte, in bestimmter Entfernung vom Fixationspunkte Doppelbilder, die nicht verschmolzen wurden. Der Bezirk des Doppelsehens war rund oder oval und hatte einen Durchmesser von 10 bis 40°. Nach und nach verkleinerte sich der Bereich des Doppelsehens und es trat ein Bezirk beidäugigen Sehens mit gemischtfarbigen Eindrücken auf, der sich stetig vergrößerte, bis schließlich im ganzen gemeinsamen Anteil des summarischen

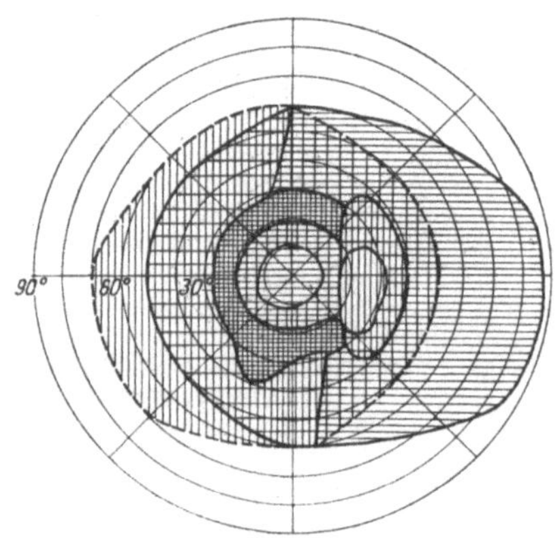

Abb. 249. Derselbe Fall. Durch Verbindung der Ergebnisse beider Methoden erhaltenes summarisches Gesichtsfeld. Die senkrecht und waagrecht gestrichelten Gebiete entsprechen monokularen Teilen. In den waag- und senkrecht gestrichelten Gebieten wird binokular gesehen, wobei das Auge das Übergewicht hat, dessen Strichelung dichter ist. Im Gebiete, das gleichmäßig waag- und senkrecht gestrichelt ist, findet binokulare Farbenmischung statt (nach ZIERING).

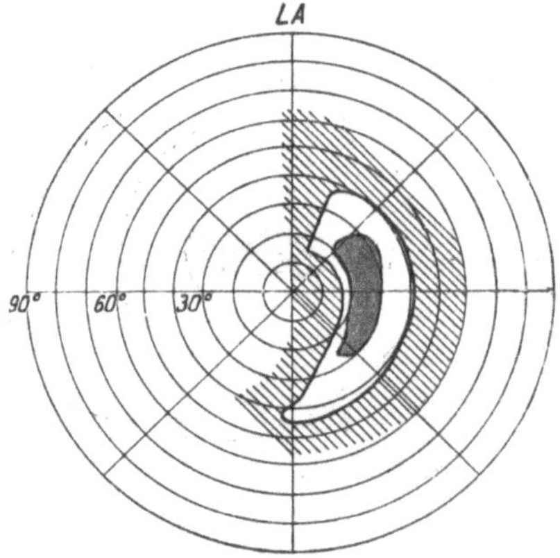

Abb. 250. Einwärtsschielen des linken Auges mit hochgradiger Schwachsichtigkeit ($S = 1/60$). Mittels der Exklusionsmethode bestimmter Anteil des Auges am summarischen Gesichtsfeld. Er besteht nur aus der perimacularen Zone, in der ein der Macula entsprechendes Skotom liegt (nach ZIERING).

Gesichtsfeldes Einfachsehen bestand. ZIERING (1938) fand Vergrößerung des Gesichtsfeldes des Schielauges und allmähliches Verschwinden des Zentralskotoms. Nach 1 bis 2 Monaten verschwand dieses Skotom. Bei Untersuchung mit dem SCHLÖSSERschen Verfahren ließen sich mitunter Doppelbilder bis zur Dauer von $1^1/_2$ Jahren nachweisen.

Die Untersuchung des Gesichtsfeldes des Schielenden kann prognostische Anhaltspunkte für den Erfolg der operativen Behandlung geben. Bei monokularem Einfachsehen vor der Operation besteht die Wahrscheinlichkeit, daß nach der Operation kein Doppelsehen auftreten wird, weil die funktionelle Unterwertigkeit der Fovea des Schielauges weiter bestehen wird. Besteht vor der Operation alternierendes Sehen, so kann bei guter Fusion Einfachsehen sich ergeben. In manchen Fällen kann ständige Hemmung des schlechter sehenden Auges eintreten, doch ist bei mangelhaftem Fusionsvermögen das Auftreten von Doppelsehen zu befürchten. Das bei anomaler sensorischer Korrespondenz auftretende Doppelsehen ist meist vorübergehend. Dies wird aber in den Fällen nicht eintreten, wo vor der Operation ein binokularer Sehakt bei anomaler Korrespondenz der Netzhäute bestand.

Die Frage der Schielamblyopie steht in innigem Zusammenhang mit der Frage der Amblyopie ohne Befund, da sie nur eine Unterart derselben darstellt. Je

genauer die objektive Untersuchung amblyopischer Augen vorgenommen wird, desto geringer ist die Zahl der Fälle, in denen keine objektive Abweichung von der Norm feststellbar ist. Fehlen des Maculagelbs (VOGT 1925), Abweichungen der Form der Macularreflexe von der Norm bis zu ihrem vollständigen Fehlen, abnorme Pigmentierung der Macula können als Hinweis auf einen pathologischen Zustand betrachtet werden, der entweder auf angeborener Unterentwicklung der Macula beruht, oder die Folge pathologischer Veränderungen sein kann. UHTHOFF (1927) hat in 10% der amblyopischen Schielaugen angeborene abnorme Befunde festgestellt. Ob und inwiefern die von verschiedenen Untersuchern festgestellten (KÖNIGSTEIN 1881, SCHLEICH 1884, BJERRUM 1884, v. HIPPEL 1898, NAUMOFF 1890, PAUL 1900, v. SICHERER 1907, RICHMAN 1937) Netzhautblutungen bei Neugeborenen dabei eine Rolle spielen, ist noch nicht sichergestellt, da einschlägige anatomi-sche und funktionelle Untersuchungen nicht vorliegen. Könnte man die Kinder, bei denen maculare Blutungen nach der Geburt vorhan-den waren, in ihrer Entwicklung verfolgen und gelegentlich ihre Augen anatomisch untersuchen, so könnte die Frage nach der Bedeutung der macularen Blutungen nach der Geburt für die spätere Funktion des Auges geklärt werden. Bisher sind wir nur auf Vermutungen angewiesen.

    Daß rein funktionelle Amblyopie vor-kommt, ist durch genaue Beobachtungen zweifellos erwiesen (Abb. 251). Dafür spricht das Ergebnis der Übungsbehandlung bei schielenden Kindern, das in der überwie-genden Mehrzahl der Fälle zur Erhal-tung bzw. Wiederherstellung guter Seh-schärfe des Schielauges führt. Daß Besserung

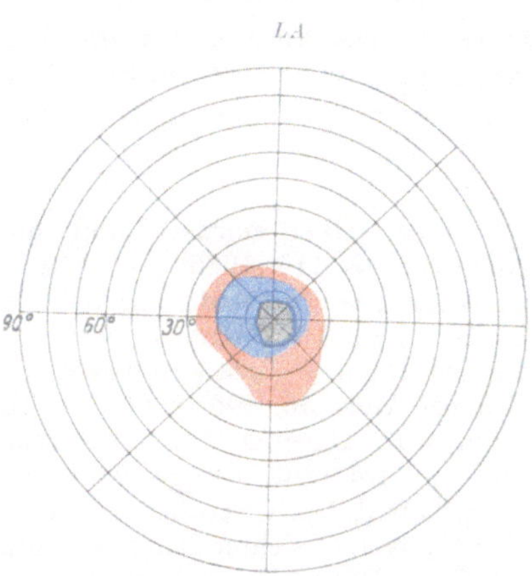

Abb. 251. Amblyopie ohne Befund. 13jähriger Knabe. Rechtes Auge: $S = 10/10$. linkes Auge: $S = 10/60$. Augenhintergrund auch im rotfreien Lichte normal. Gesichtsfeldgrenzen für Weiß 3/330 und für Farben 5/330 normal. Skotom für Weiß 3/1700, für Farben 4/1700. Parallelkreise in 1° voneinander.

herabgesetzter Sehschärfe bei Schwachsichtigkeit ohne Befund und Schielen möglich ist, beweisen die Fälle von YOUNG (1926) und PICOT (1927), sowie der folgende Fall eigener Beobachtung: Ein 64jähriger Mann hatte das Sehvermögen seines rechten Auges im Alter von 18 Jahren durch Verletzung verloren. Es bestand nur gute Lichtempfindung und Projektion, und es fand sich ein die ganze Pupille verschließender Nachstar, der vollständig von Pigmentepithel bedeckt war. Der Kranke kam wegen grauen Stares des linken Auges zur Operation; das Auge ging durch Infektion verloren. Nun wurde der Nachstar des rechten Auges diszindiert und eine Lücke erzielt, durch die der normale Augenhintergrund deutlich sichtbar war. Nach genauester Korrektion des hypermetropischen Astigmatismus konnte der Kranke jedoch nur Finger in zwei Metern zählen. Das Gesichtsfeld für Handbewegungen war frei, auf Zentralskotom wurde nicht unter-sucht. Nach sechs Wochen konnte der Mann bereits 6/18 lesen und war mit dem Zustand so zufrieden, daß er bei späterer Aufforderung zur Nachuntersuchung nur antwortete, es gehe ihm noch besser und er halte eine Nachuntersuchung für überflüssig. Hier hatte es sich also um eine Amblyopie infolge Nichtgebrauches des Auges durch 46 Jahre gehandelt, die nach sechs Wochen bereits in bedeutendem Ausmaß zurückgegangen war. In einem Falle, in dem ein 27jähriger Mann, der seit dem zweiten Lebensjahr geschielt hatte, sein gutes Auge infolge einer Eisen-splitterverletzung verloren hatte, änderte sich das Sehvermögen des Schielauges, das eine Hypermetropie von 1,5 Dioptrien und einen Astigmatismus von 2,0 Dioptrien hatte, trotz ständigen Tragens des Korrektionsglases auch nach Monaten nicht. Die sorgfältige Untersuchung des Augenhintergrundes ließ keine Anomalie erkennen; allerdings wurde (der Fall wurde im Jahre 1907 beobachtet) nicht im rotfreien Licht untersucht. Es bestand geringe periphere Gesichtsfeldeinengung und ein relatives Zentralskotom für Weiß von 3° Durchmesser. Hier ist es wahrscheinlich, daß die Amblyopie organisch bedingt war, zum Unterschiede vom erstangeführten Falle.

Die Frage nach den Grundlagen der „Amblyopie ohne Befund" ist noch nicht endgültig geklärt, und wir müssen annehmen, daß sie sowohl organisch als funktionell bedingt sein kann. Ob das Vorhandensein oder die Abwesenheit eines Zentralskotoms für die Unterscheidung der Frage nach Grundlage der Amblyopie verwendet werden kann, ist nicht sicher zu sagen, da das Material von diesem Gesichtspunkte nicht genügend bearbeitet worden ist.

Literatur.

ADAM: Über normale und anomale Netzhautlokalisation bei Schielenden. Z. Augenhk. 16, 110 (1906). — ARACRI, A.: Sull'etiologia e l'ambliopia dello strabismo concomitante. Gi. Med. mil. 76, 638 (1927).

BEST, F.: Über Unterdrückung von Gesichtsempfindungen. Klin. Mbl. Augenhk. 44, 498 (1906). — BIELSCHOWSKY, A.: Untersuchungen über das Sehen der Schielenden. Graefes Arch. 50, 406 (1900). — Zur Frage der Amblyopia ex anopsia (strabotica). Klin. Mbl. Augenhk. 77, 302 (1926).' — BJERRUM: Über die Refraktion der Neugeborenen. Internat. Kongr. Kopenhagen 1884, 207. — BLAGOWESCHTSCHENSKI: Das Gesichtsfeld beim Strabismus concomitans. Westn. Ophthalm. 22, 661 (1905). — BLATT, N.: Gesichtsfeldveränderungen bei Anisometropie. Graefes Arch. 112, 412 (1923). — BÖHM: Das Schielen und der Sehnenschnitt in seinen Wirkungen auf Stellung und Sehkraft der Augen. Berlin 1845. — BRAUN, G.: Gesichtsfelduntersuchungen bei Schielenden. Klin. Mbl. Augenhk. 92, 600 (1934).

ENGELKING, E.: Über die Ursachen des Begleitschielens. Klin. Mbl. Augenhk. 77, 315 (1926). — EVANS, J. N.: A scotoma associated with strabismus. Amer. J. Ophthalm. 12, 194 (1927).

FIŠER, E.: Binokulares Gesichtsfeld bei Strabismus concomitans. Russk. Ophthalm. J. 11, 314 (1930).

GRAEFE, A.: Die Lähmungen der Augenmuskeln. Gr.-S. Handb. 1. Aufl., 6 (1880). — GRIMM: Das zentrale Skotom bei angeborener Amblyopie und Schielamblyopie. Inaug.-Diss. Halle 1906. — GRIMMINGER, W.: Die Aplasie, bzw. Hypoplasie der Fovea centralis und ihre klinische Bedeutung. Z. Augenhk. 55, 144 (1925). — GUILLERY: Über die Amblyopie der Schielenden. Arch. Augenhk. 33, 45 (1896).

HAITZ: Das Zentralskotom bei der kongenitalen und der Schielamblyopie. Klin. Mbl. Augenhk. 91, 828 (1933). — Das Zentralskotom bei der kongenitalen und der Schielamblyopie. Klin. Mbl. Augenhk. 99, 761 (1937). — HARMS: Die Entstehungsweise der einseitigen Amblyopie. Vers. ophthalm. Ges. Heidelberg 52, 35 (1938). — Ort und Wesen der Bildhemmung bei Schielenden. Graefes Arch. 138, 149 (1937). — HEINE: Über das zentrale Skotom bei der kongenitalen Amblyopie. Klin. Mbl. Augenhk. 43, 10 (1905). — HIPPEL, E. v.: Pathologisch-anatomische Befunde am Auge des Neugeborenen. Graefes Arch. 45, 313 (1898). — HIRSCHBERGER: Binokulares Gesichtsfeld Schielender. Münch. med. Wschr. 1890, Nr. 10.

JOHNSON, G. L.: Bemerkungen über die Macula lutea. Arch. Augenhk. 25, 157 (1892). — Suppression of the visual image. Trans. amer. ophthalm. Soc. 1893, 551.

KÖNIGSTEIN, L.: Untersuchungen an den Augen neugeborener Kinder. Wien. med. Bl. 4, 20 (1881).

LO CASCIO, G.: Contributo clinico alla conoscenza della visione negli occhi strabici. Ann. di Ott. 53, 1 (1925). — LLOYD, R.: Visual field studies. 1926.

MÜLLER, E.: Zum Problem der Amblyopie ohne Spiegelbefund und des Schielens. Z. Augenhk. 75, 354 (1931).

NAUMOFF, M.: Über einige pathologisch-anatomische Veränderungen im Augengrunde bei neugeborenen Kindern. Graefes Arch. **36**, 180 (1890).

PAUL, A.: Über einige Augenspiegelbefunde bei Neugeborenen. Inaug.-Diss. Halle 1900. — PETER, L. C.: Amblyopie beim Begleitschielen. 15. Internat. Kongr. Ophthalm. **1**, 105, 136 (1930). — Amblyopia ex anopsia in adult. life. Amer. J. Ophthalm. **15**, 493 (1932). — PICOT: Rééducation spontanée d'un œil strabique amblyope chez une femme de 65 ans. Bull. Soc. Ophtalm. Par. **1927**, 636.

RICHMAN, F.: Ophthalmoscopic study of newborn infants' eyes. 15. Consilium Ophthalmologicum Égypte **4**, 76 (1938).

SCHLEICH: Die Augen von 150 neugeborenen Kindern ophthalmoskopisch untersucht. Mitt. a. d. ophthalm. Klin. Tübingen **2**, 44 (1884). — SCHMACK: Zentrales Skotom bei Schielenden. Klin. Mbl. Augenhk. **80**, 397 (1927). — SCHNABEL: Kleine Beiträge zur Lehre von der Augenmuskellähmung und zur Lehre vom Schielen. Wien. klin. Wschr. **12**, 44 (1884). — v. SICHERER: Ophthalmoskopische Untersuchungen Neugeborener. Vers. ophthalm. Ges. Heidelberg **34**, 201 (1899). — STRAUB: Beiträge zum Studium der Amblyopia congenita. Arch. Augenhk. **33**, 190 (1896).

TERÄSKELI, H.: Untersuchungen über die Amblyopie ohne Spiegelbefund bei schielenden und nichtschielenden Augen mittels der Flimmermethode. Duodecim (Fld) **19**, 1 (1934). — TRON, E.: Über einige Eigentümlichkeiten des Sehens der Schielenden. Klin. Mbl. Augenhk. **75**, 109 (1925). — TRON, W.: Über einige Besonderheiten des Sehens beim Schielen. Russ. Ophthalm. J. **2**, Nr. 2 (1923). — TRON W. u. DAAS: Verh. d. Petersb. Ophthalm. Ges. **1922**.

UHTHOFF, W.: Diskussion zu meinem Vortrag. Klin. Mbl. Augenhk. **77**, 215 (1926). — Zur Schielamblyopie. Klin. Mbl. Augenhk. **78**, 453 (1927).

VISSER: Gezichtsveldbepaaling bij eenzijdige z. g. n. aahngeboren gezichtszwakte. Mil. geneesk. Tijdschr. (Nd.) **1905**. — VOGT: Die Ophthalmoskopie im rotfreien Lichte. Gr.-S. Handb., 2. Aufl. **1925**.

WEISS, L.: Über das Verhalten des Gesichtsfeldes der Schielenden. Vers. ophthalm. Ges. Heidelberg **26**, 104 (1897). — WÖLFFLIN, E.: Über das binokulare Gesichtsfeld von Schielenden nach der Operation. Ophthalm. Kongr. Neapel 1909. — Elektrischer Beleuchtungsapparat zur Aufnahme des binokulären Gesichtsfeldes. Klin. Mbl. Augenhk. **48/1**, 194 (1910). — WORTH, C.: Squint. London 1905.

YOUNG, G.: Can vision be restored to an adult amblyopic eye if the good eye is lost? Trans. ophthalm. Soc. U. Kingd. **46**, 315 (1926).

ZIERING, J.: Schielaugenfunktion und Schielablenkung. Graefes Arch. **139**, 758 (1938).

N. Das Gesichtsfeld bei Medientrübungen.

Eine diffuse Medientrübung kann wohl durch die Beeinträchtigung der peripheren Sehschärfe die Gesichtsfeldgrenzen für ein Objekt bestimmter Größe herabsetzen; wenn aber die Untersuchung mit einem größeren Testobjekt ausgeführt wird, so ergeben sich Gesichtsfeldgrenzen, die der Norm entsprechen. Wir sehen ja auch bei vollständiger Linsentrübung, daß die Grenze der Lichtempfindung nicht von der Norm abweicht, und auch die Farbenempfindung gut erhalten ist.

Bei sehr dichten Medientrübungen, z. B. reifem Star, darf das anscheinende Fehlen der Projektion nach einer Seite, meist der nasalen, nicht zu hoch gewertet werden, denn die Projektion erfolgt bei manchen Menschen unrichtig, wie WESSELY (1913), DIMMER (1921), KÖLLNER (1914) und BIRNBACHER (1922) nachgewiesen haben.

Bei dichten, scharf umschriebenen Linsentrübungen habe ich, wenn auch selten, einen entsprechenden keilförmigen peripheren Gesichtsfeldausfall feststellen können, für den die Untersuchung keine andere Erklärung zu finden erlaubte. Liegen dichte Blutungen nahe der Netzhaut oder unmittelbar vor ihr im Glaskörper, so können sie sowohl als positive Skotome von den Kranken empfunden als auch im Gesichtsfelde nachgewiesen werden: sie bilden absolute oder relative Skotome, je nach ihrer Dichte. Natürlich kann dabei nicht ausgeschlossen werden, daß nicht' etwa die darunterliegende Netzhaut auch Veränderungen aufweist. Wenn man aber den Rückgang der Skotome parallel 'zur Resorption der Glaskörperblutungen sich vollziehen sieht, so ist man wohl berechtigt, den Gesichtsfeldausfall mit den Glaskörperblutungen in Zusammenhang zu bringen.

Wenn Medientrübungen den Einblick in das Augeninnere erschweren, und besonders das Bild des Augenhintergrundes verschleiern, so kann die Gesichtsfelduntersuchung wichtige Aufschlüsse über den Zustand der lichtempfindenden

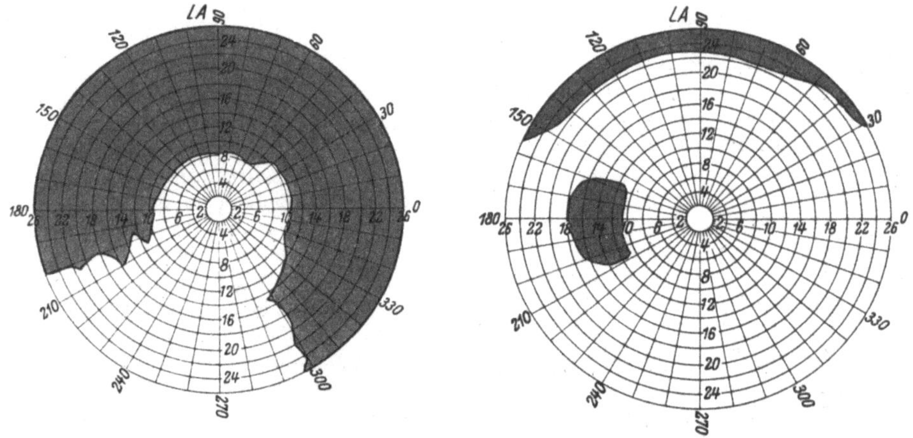

Abb. 252. Gesichtsfeld bei beginnendem grauen Star und Glaukom. 70jähriger Mann. $S = 6/24$. Kampimetrische Gesichtsfeldaufnahme für Weiß 2/1200.

Abb. 253. Derselbe Fall nach Starausziehung. $S = 6/6$. Gesichtsfeld für Weiß 2/1200.

Teile geben. Auch bei dichten Medientrübungen lassen sich mit großen Testobjekten, gegebenenfalls durch Prüfung der Gesichtsfeldgrenzen mit der Hand Ausfälle feststellen, die diagnostisch höchst bedeutsam sein können. Ein großer Ausfall im oberen Teil des Gesichtsfeldes kann einen Anhaltspunkt für die Annahme einer Netzhautablösung bilden, der eine weitere Stütze erhalten wird, wenn in einer anschließenden Zone die Blauempfindung gegenüber der für andere Farben herabgesetzt ist. Starke allseitige Einengung des Gesichtsfeldes für Blau kann den Verdacht einer spezifischen Neuroretinitis stützen, vorzugsweise Einengung für Rot und Grün den Verdacht einer Sehnervenatrophie erregen. Es ist auch möglich, bei ziemlich starken Medientrübungen zentrale Skotome für Weiß oder Farben festzustellen, wodurch die Annahme einer Schädigung der Macula oder einer retrobulbären Neuritis wahrscheinlich wird. Gerade dort, wo unsere verläßlichen Untersuchungsverfahren, die unmittelbare Inspektion des Augeninneren versagen, gewinnt die Untersuchung des Gesichtsfeldes an Bedeutung.

Die Bedeutung von Medientrübungen für die Beschaffenheit des Gesichtsfeldes beweisen folgende zwei Beobachtungen:

Der 70jährige Herr P. H. stand seit 5. 8. 1934 wegen zunehmender Sehstörung in Beobachtung. Am linken Auge betrug die Sehschärfe 6/10 infolge von vorderem und hinterem Rindenstar. Der Augenhintergrund war normal. Am 5. 4. 1935 wurde eine Vergrößerung der Excavation festgestellt, die außen unten randständig war. Die Druckwerte schwankten zwischen 17 und 24 mm Hg. Es ließen sich mit Reizobjekten von 2/1200 Ausfälle im Gesichtsfeld nachweisen, die bis 11°

an den Fixationspunkt heranrückten (Abb. 252). Allmählich sank das Sehvermögen bis auf 6/18. Da auch das rechte Auge nur mehr 6/24 sah, wurde am 7. 4. 1935 links der Star mit Iridektomie in der Kapsel ausgezogen. Die Sehschärfe betrug nach der Korrektion 6/6 und die Gesichtsfeldausfälle waren bedeutend kleiner geworden bei gleichem Aussehen der Sehnervenscheibe wie vor dem Eingriff, trotzdem der Druck anfangs zeitweise bis 36 mm Hg anstieg

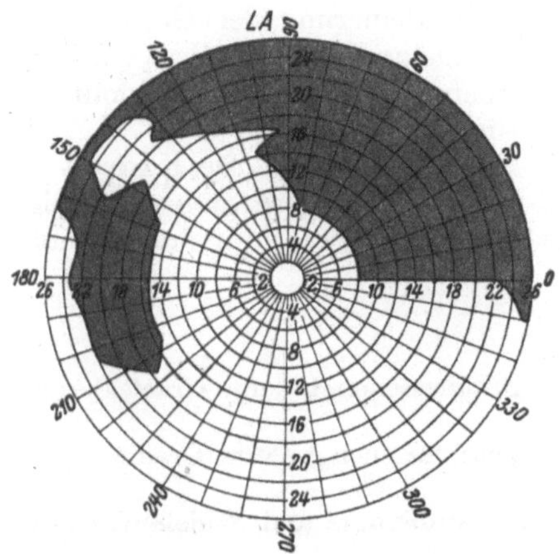

Abb. 254. Gesichtsfeld bei chronischem Glaukom. 58jähriger Mann. $S = 6/6$. Kampimetrische Gesichtsfeldaufnahme für Weiß 2/1200.

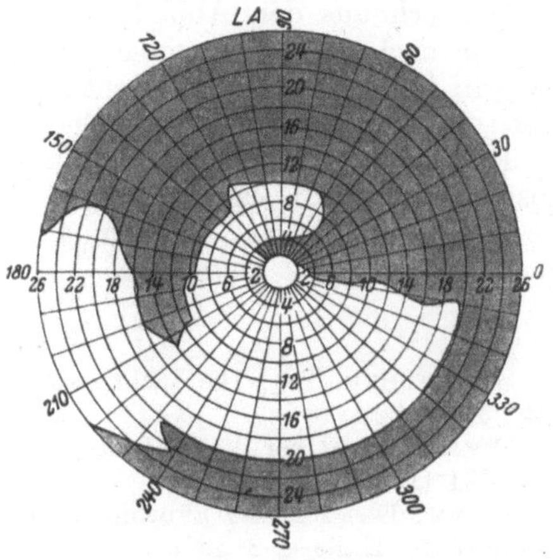

Abb. 255. Derselbe Fall nach Hinzutritt von grauem Star. $S = 6/24$. Starausziehung. Nachstarbildung. $S = 6/15$. Gesichtsfeld für Weiß 2/1200.

(Abb. 253). Später schwankte er stets nur zwischen 16,5 und 20 mm Hg. Diese Verhältnisse bestanden unverändert bis zum Tode des Kranken, der zwei Tage vor seinem Tode nochmals untersucht worden war.

Es besteht kein Zweifel, daß der Rückgang der Gesichtsfeldausfälle nicht auf die Beeinflussung des Glaukoms, sondern vielmehr auf die Beseitigung des durch die Linsentrübung bedingten Sehhindernisses zurückzuführen ist.

Herr E. P., 58 Jahre alt, trat am 22. 11. 1935 in meine Behandlung. Das rechte Auge war infolge von Netzhautablösung im Jahre 1931 erblindet. Linkes Auge: Mit —7,0 D. sph. $S = 6/8$, fast 6/6. Temporal randständige Excavation

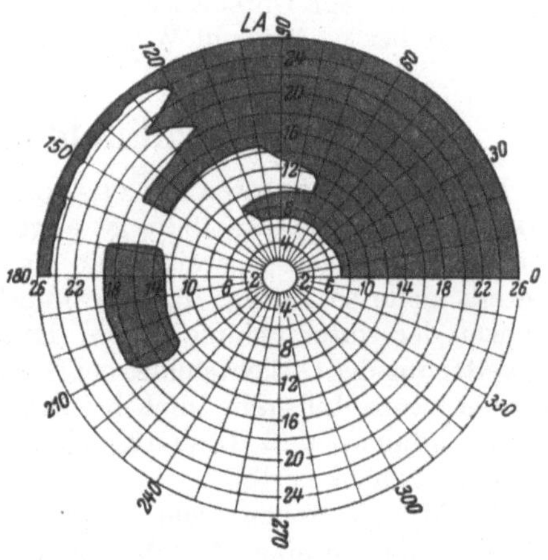

Abb. 256. Derselbe Fall nach Nachstarzerteilung. $S = 6/6$. Gesichtsfeld für Weiß 2/1200.

der Papille, Gesichtsfeldgrenzen für Weiß 3/300, nur nasal oben eingeschränkt. Bei Untersuchung mit Weiß 2/1200 bedeutende Ausfälle (Abb. 254). Druck zwischen 26 und 36 mm Hg. Am 30. 11. 1935 wurde eine Cyclodialyse ausgeführt, die den Druck herabsetzte. Bei ständiger Pilocarpinwirkung blieb der Druck niedrig, schwankte zwischen 8,5 und 18 mm Hg. Infolge beginnenden grauen Stares sank das Sehvermögen, so daß es im April 1937 nur mehr 6/24 betrug. Die am 12. 6. 1937 ausgeführte Ausziehung des Stares aus der Kapsel ergab eine Sehschärfe von 6/6, fast 6/5. Der Augendruck schwankte zwischen 12 und

16,5 mm Hg. Im Herbst 1938 begann ein zarter Nachstar die Sehschärfe zu beeinträchtigen, die auf 6/15, fast 6/12 sank (24. 2. 1939). Die Gesichtsfeldausfälle wurden deutlich größer (Abb. 255). Nach der am 25. 2. 1939 ausgeführten Diszission stieg die Sehschärfe wieder auf 6/6, fast 6/5 und die Gesichtsfeldausfälle bildeten sich deutlich zurück, trotzdem der Druck vorübergehend nach der Diszission auf 39 mm Hg. gestiegen war (Abb. 256). Er ging unter Pilocarpindarreichung auf 16,5 mm Hg zurück.

Die sich aus den Abbildungen ergebende Verkleinerung der Gesichtsfeldausfälle nach der Diszission im Vergleich zum Zustande unmittelbar vor dem Eingriff ist die Folge der Beseitigung der Medientrübung. Diese ist somit für einen Teil der Gesichtsfeldausfälle verantwortlich zu machen.

Experimentelle Untersuchungen, die auf meiner Klinik von Dr. KARBOWSKI ausgeführt, aber noch nicht veröffentlicht wurden, haben gewisse gesetzmäßige Beziehungen zwischen Einengung der Gesichtsfeldgrenzen und zunehmender Medientrübung erkennen lassen.

Literatur.

BIRNBACHER, TH.: Die Lichtprojektion bei geschlossenen Lidern. Graefes Arch. **110**, 37 (1922).

DIMMER, F.: Über die Lichtempfindung bei geschlossenen Lidern. Graefes Arch. **105**, 794 (1921).

GRIMM: Das zentrale Skotom bei angeborener Amblyopie und Schielamblyopie. Inaug.-Diss. Halle a. S. 1906.

KÖLLNER, H.: Das funktionelle Überwiegen der nasalen Netzhauthälften im gemeinschaftlichen Gesichtsfeld. Arch. Augenhk. **76**, 154 (1914).

LAUBER, H.: Der Einfluß von Medientrübungen auf das Gesichtsfeld. Graefes Arch. **140**, 687 (1939).

WESSELY: Zur Unterscheidung rechts- und linksseitiger Eindrücke. Vers. Dtsch. Naturforscher u. Ärzte in Wien, 1913.

O. Das Gesichtsfeld bei Refraktionsanomalien.

Von einigen Autoren (USCHAKOFF 1870, REICH 1871, MITKEWITSCH 1874, LIEVIN 1877, KÖLLNER 1925) ist angegeben worden, daß die Gesichtsfeldgrenzen bei der Hypermetropie weiter sind als bei Emmetropie, doch sind die angeführten Unterschiede so gering, daß sie innerhalb der Variationsbreite und der Fehlergrenzen der Untersuchung liegen. Es hat daher BAAS (1896) recht, daß von einer Erweiterung des Gesichtsfeldes bei Hypermetropen nicht mit Sicherheit gesprochen werden kann. Ich habe mich bei zahlreichen Untersuchungen nicht davon überzeugen können, daß diesbezüglich ein Unterschied zwischen Emmetropen und Hypermetropen bestehe.

Bei Myopie haben viele sorgfältige Untersuchungen verschiedener Forscher dargetan, daß in einer Anzahl von Fällen die Gesichtsfeldgrenzen enger sind als bei Emmetropie. Wenn OLE BULL (1895) angibt, daß bei Myopie von über 4,0 Dioptrien oder 6,0 Dioptrien das Gesichtsfeld stets eingeengt ist, so kann dem nicht zugestimmt werden. Jedenfalls geben USCHAKOFF (1870), REICH (1871), GELPKE und BIHLER (1897), WEISS (1898, 1891), PFLÜGER (1900) übereinstimmend an, daß Einengung der Gesichtsfeldgrenzen für Weiß und Farben bei hochgradiger Kurzsichtigkeit häufig ist. Diese Erscheinung wird darauf zurückgeführt, daß in myopischen Augen die Ora serrata weiter hinten liegt, und die peripheren Teile der gesamten Netzhaut schlechter ernährt werden als in normalen Augen. OTTO (1897) führt eine Erweiterung des Gesichtsfeldes nach Entfernung der Linse wegen Kurzsichtigkeit an, was auch PFLÜGER bestätigt. Dieser letztere bemerkt ausdrücklich, daß die Erweiterung in solchem Maße stattfindet, daß sie nicht allein durch die Veränderung der optischen Bedingungen erklärt werden kann, sondern eine Besserung der Ernährung der peripheren Netzhautteile angenommen werden muß. Durch Entfernung der Linse werden die durch die Pupille ins Auge eintretenden Strahlen weniger gebrochen und können weiter vorn gelegene Netzhautteile treffen, als dies vor der Operation der Fall war. Aus eigener Erfahrung vermag ich diese Beobachtungen nicht zu bestätigen.

Alle Untersucher, die der Frage ihre Aufmerksamkeit zugewendet haben, geben an, daß bei Myopie der blinde Fleck mit seiner nasalen Grenze dem Fixationspunkt näher liegt als bei Emmetropie oder bei Hypermetropie. Dieses hängt sowohl damit zusammen, daß derselben linearen Ausdehnung im myopischen Auge ein geringerer Winkelwert entspricht, als besonders auch mit dem häufigen Vorhandensein eines Konus nach außen, der teilweise oder vollständig der funktionsfähigen Netzhautelemente entbehrt. Auf die Frage des Verhaltens des Konus ist im Kapitel über das Gesichtsfeld bei Veränderungen des Sehnerven näher eingegangen worden (S. 153 und 154).

OTTO (1897), ferner WEISS (1898), NICOLETTI (1926) und besonders WETTEN-DORFER (1902) bilden ringförmige Skotome ab, die zum Teil vom blinden Fleck ausgehen, zum Teil weiter peripher liegen. WETTENDORFER betrachtet diese Skotome als ein häufiges Vorkommnis bei hochgradiger Kurzsichtigkeit. Andere Beobachter konnten jedoch ähnliche Befunde nicht erheben. Sie gehören vielleicht doch in die Gruppe der Ringskotome, die auch bei Normalen von KLEIN-SASSER (1921) gefunden worden und wahrscheinlich als Ermüdungserscheinungen zu werten sind. Anders verhält es sich mit den vom blinden Fleck ausgehenden bogenförmigen Skotomen, die WEISS und OTTO abgebildet haben. Es ist keineswegs ausgeschlossen, daß es sich mitunter um eine Komplikation mit Glaukom gehandelt hat, die bei hochgradiger Kurzsichtigkeit öfter vorkommt, als manche Augenärzte anzunehmen scheinen, und was zur Zeit der Veröffentlichung der angeführten Arbeiten noch nicht so bekannt war wie heute. Man muß jedenfalls bei der Wertung von peripheren Einengungen des Gesichtsfeldes bei Myopie recht kritisch vorgehen, da einerseits solche Einengungen zweifellos für Weiß und Farben vorkommen, ohne daß man einen anderen pathologischen Prozeß nachweisen könnte, andererseits sich mit der Myopie verschiedene organische Erkrankungen verbinden können, oder auch funktionelle Störungen mit unterlaufen, worauf PFLÜGER schon hingewiesen hat.

Literatur.

BAAS: Das Gesichtsfeld. 63, 108 (1896). — BULL, O.: Perimetrie, S. 35 (1895).

GELPKE, TH. u. BIHLER: Die operative Behandlung der myopischen Schwachsichtigkeit: Beitr. Augenhk. 1897, H. 28.

KLEINSASSER: Physiologische Ringskotome. Z. Augenhk. 47, 268 (1921). — KÖLLNER: Die Untersuchungsmethoden. Gr.-S. Handb., 3. Aufl., 10, 660 (1925).

LIEVIN: Über die Größe und Begrenzung des normalen Gesichtsfeldes. Inaug.-Diss. Königsberg 1877.

MAUTHNER, L.: Vorlesungen über die optischen Fehler des Auges. Wien 1876. — MITKEWITSCH: Zur Frage der Sehschärfe und ihr Verhältnis zur Gesichtsfeldgröße. Inaug.-Diss. Petersburg 1874.

NICOLETTI, G.: Sul comportamento e significato clinico dello scotoma annulare nelle affezioni delle membrane interne dell'occhio e del nervo ottico. Ann. Ottalm. 54, 879 (1926).

OTTO, F.: Beobachtungen über hochgradige Kurzsichtigkeit und ihre operative Behandlung. Graefes Arch. 43, 323, 543 (1898).

PFLÜGER, E.: Die operative Beseitigung der durchsichtigen Linse. Wiesbaden 1900.

REICH, M.: Material zur Bestimmung der Gesichtsfeldgrenzen und der dynamischen Verhältnisse der Musculi recti externi und interni in Augen mit verschiedener Refraktion. Inaug.-Diss. Petersburg 1871. — v. REUSS, A.: Untersuchungen über die optischen Konstanten ametropischer Augen. Graefes Arch. **23**/3, 183 (1877).

USCHAKOFF: Über die Größe des Gesichtsfeldes bei Augen verschiedener Refraktion. Müllers Arch. **1870**, 454.

DE VINCENTIIS, G.: Il comportamento della macchia cieca nell'occhio normale e patologico. Ann. Ottalm. **50**, 495 (1922).

WEISS, L.: Über das Vorkommen scharfbegrenzter Ectasie am hinteren Pol bei hochgradiger Myopie. Arch. Augenhk. **23**, 194 (1891). — Über das Gesichtsfeld der Kurzsichtigen. Leipzig u. Wien 1898. — WETTENDORFER: Über konzentrischzonuläre Gesichtsfelddefekte des myopischen Auges. Beitr. Augenhk. **1902**, H. 47, 33.

XILO: Estensione de campo visivo nelle differenti ametropie e influenza nei suoi limiti sia dell'adattamento retinico come del filtro attenante la luce. Bologna 1923.

P. Das Gesichtsfeld bei Hysterie.

Da bei Hysterie eine organische Veränderung des Sehorgans und der Sehzentren nach unseren heutigen Kenntnissen nicht vorliegt und sich die klinischen Erscheinungen der Hysterie unter den verschiedensten Bildern darbieten, könnte man a priori annehmen, daß ein typisches Verhalten des Gesichtsfeldes bei Hysterie nicht zu erwarten ist. Als Grundlage für funktionelle Ausfälle bei Hysterikern darf man eine Krankheitsvorstellung annehmen, eine Krankheitsbereitschaft, die unter gewissen Umständen in Erscheinung tritt. Die ärztliche Untersuchung (als solche) mit der ihr innewohnenden unwillkürlichen (nur mitunter absichtlichen) Suggestionskraft bedingt das Auftreten von Erscheinungen, die von der Norm abweichen, ohne daß ihnen adäquate anatomische oder pathologische Veränderungen zugrunde liegen. Wenn man die große Anzahl von Äußerungen über das Verhalten des Gesichtsfeldes bei Hysterie betrachtet, so findet man, daß die Ansicht, man könne bei Hysterischen nach Belieben ein Gesichtsfeld erhalten, gewissermaßen aus dem Kranken alles herausperimetrieren, was man will, nicht vereinzelt dasteht. Es kann daher das Ergebnis der perimetrischen Untersuchungen bei Hysterischen als das Resultat der Reaktion des Krankheitsbereiten auf die suggestive Problemstellung des Untersuchers betrachtet werden. Dieser Ansicht liegt außerordentlich viel Berechtigung zugrunde.

Die überwiegende Mehrzahl der Autoren sieht als charakteristisch für das Gesichtsfeld bei Hysterischen die konzentrische Einengung an. Diese Tatsache ist von gewissenhaften Untersuchern so häufig festgestellt worden, daß an ihrer Richtigkeit nicht zu zweifeln ist, und alle Autoren, die über den Gegenstand sich geäußert haben, stimmen darin überein, daß dieses Verhalten des Gesichtsfeldes, wenn eine Anomalie desselben überhaupt feststellbar ist, die häufigste Form der Gesichtsfeldveränderungen bei Hysterischen bildet. Wie kommt es nun zu diesem häufigen Verhalten der Hysterischen? Sie ist wohl als die Folge der meistverbreiteten Untersuchungstechnik beim Perimetrieren zu betrachten. Die zentripetale Objektführung kann bei allen Hysterischen leicht in derselben Weise suggestiv wirken, und bei vorhandener Vorstellung einer verminderten Leistungsfähigkeit des Sehorgans dazu führen, daß das Prüfungsobjekt erst bedeutend später wahrgenommen wird, als dies unter normalen Verhältnissen der Fall sein würde. Da sich die meisten Untersucher auf die Feststellung der peripheren Weiß- und Farbengrenzen beschränken, falls kein besonderer Anlaß vorliegt, nach anderen Gesichtsfeldanomalien zu fahnden, so sind auch andere Ausfälle des Gesichtsfeldes bei der Hysterie nicht so oft festgestellt worden. Es kommt dazu noch ein zweites Moment: Hysterische Symptome sind solche, welche dem Vorstellungsvermögen des Kranken entsprechen und für diesen auch simulierbar sind. Da krankhafte Abweichungen des Gesichtsfeldes in ihrer großen Mannigfaltigkeit dem Laien meist unbekannt und auch zum großen Teil schwer simulierbar sind, kommen sie auch infolge hysterischer Krankheitsvorstellung nur selten vor. Sehr instruktiv ist das Verhalten der Kranken bei verschiedener Art der Untersuchungstechnik. Hierher gehören die von RÖNNE (1914) mitgeteilten Fälle, in denen je nach der Vorstellung des untersuchenden Arztes über die zu erwartende Krankheit ein verschiedenes Gesichtsfeld von dem Kranken angegeben wurde, und bei Abänderung der Untersuchungstechnik auch der Charakter der Gesichtsfeldstörung sich änderte. Im ersten Fall hatte ein Arzt, der einen objektiv negativen Befund erhoben hatte und eine retrobulbäre Neuritis vermutete, ein zentrales Skotom gefunden, das bei der Nachkontrolle, die von anderen Voraussetzungen ausging, fehlte. In einem anderen Falle schien es sich um eine Hemianopsie zu handeln; als aber der Kopf des Untersuchten seitlich geneigt wurde, blieb die vertikale Grenze des hemianopischen Bezirkes vertikal und folgte der Kopfneigung nicht. Wenn man daher über die Frage des Verhaltens des Gesichtsfeldes bei Hysterischen Klarheit erhalten will, so muß man sich auf das absolut Notwendige bei der Belehrung des Untersuchten beschränken, die Untersuchungstechnik in verschiedener Weise handhaben und die auf solche Weise erhaltenen Ergebnisse nebeneinander stellen. Man kommt dabei zu Ergebnissen, die miteinander schwer oder gar nicht vergleichbar sind, und darin äußert sich eben der Einfluß des Untersuchers auf den Untersuchten. Diese Feststellung ist anscheinend im Widerspruch zu den Mitteilungen vieler Autoren, welche hervorheben, daß, im Gegensatz zu den Neurasthenikern, die Hysteriker bei wiederholter Untersuchung die gleichen Gesichtsfeldgrenzen angeben, und somit eine gewisse Konstanz der Symptome als charakteristisch für das Verhalten des Gesichtsfeldes bei Hysterikern anzusehen ist. Dieser Widerspruch ist jedoch nur ein scheinbarer. Bei Wiederholung der Gesichtsfelduntersuchung nach *demselben* Verfahren ergeben sich auch *gleiche* oder annähernd gleiche Gesichtsfeldgrenzen, hier wirkt die suggestive Kraft der Untersucher stets im selben Sinne. Somit ist ein Anlaß zu Abweichungen des Gesichtsfeldes von der ursprünglichen Angabe insofern nicht gegeben, als eine Verschiedenheit, bzw. Abänderung der suggestiven Wirkung der Untersuchungstechnik nicht vorliegt.

Die konzentrische Einengung des Gesichtsfeldes bei Hysterie kann sehr verschiedene Grade erreichen. Wird das Gesichtsfeld dabei in verschiedener Entfernung aufgenommen, so ergibt sich eine gleiche lineare Größe, was natürlich gleichbedeutend mit einem verschiedenen Winkelwert ist (GREEFF 1902, LEWIS and YEALLAND 1918, HAMILL 1934). Es handelt sich dabei oft um minimale röhrenförmige Gesichtsfelder, wie man sie sonst nur gelegentlich in den Endstadien der primären Opticusatrophie, der glaukomatösen Entartung des Sehnerven oder der Pigmententartung der Netzhaut und bei Simulation findet. Es ist dabei hervorzuheben, daß trotz des minimalen Gesichtsfeldes beider Augen die damit Behafteten sich im Raume frei bewegen können. Die Hysterischen mit konzentrischer Einengung verhalten sich, wie wenn sie große periphere negative Skotome haben würden, die ihnen spontan nicht zum Bewußtsein kommen und erst durch die Untersuchung nachgewiesen werden. Dieser Widerspruch der Bewegungsfreiheit der Kranken und der geringen Ausdehnung des Gesichtsfeldes spricht dafür, daß die Eindrücke der peripheren Netzhautteile wohl zur Wahrnehmung gelangen und wenigstens im Unterbewußtsein richtig verwertet werden. Kommt es aber darauf an, die bewußten Grenzen des Gesichtsfeldes anzugeben, so kommen diese peripheren Eindrücke nicht zur Wahrnehmung.

Innerhalb dieses verkleinerten Gesichtsfeldes kann die qualitative Funktion
der Netzhaut anscheinend normal sein, d. h. Sehschärfe und Farbenwahrnehmung
können der Norm entsprechen, und die Farbengrenzen mit der Weißgrenze
zusammenfallen oder in der normalen Reihenfolge knapp nebeneinander liegen.
Es kann aber auch die zentrale Sehschärfe herabgesetzt und die Farbenempfindung
beeinträchtigt sein. Der Umstand, daß bei minimalen Gesichtsfeldern freie
Bewegungsfähigkeit der Kranken besteht, woraus der Schluß gezogen werden
muß, daß periphere Eindrücke der Netzhaut praktisch verwertet werden, steht
in Übereinstimmung mit der Angabe von FÉRÉ und BINET (1867) und JANET
(1899), daß an hysterischer Blindheit leidende Kranke unter hypnotischem Einfluß sich an das vor der Hypnose zur Zeit ihrer Blindheit Gesehene erinnern
können. JANET (1899) konnte bei einseitiger hysterischer Blindheit binokulares
Doppelsehen hervorrufen. PICK (1908, 1910), OPPENHEIM (1913) und v. REUSS
(1902) geben allerdings an, daß Patienten mit röhrenförmigen Gesichtsfeldern
gelegentlich auch Orientierungsstörungen im Raume aufweisen.

Eine weitere Eigentümlichkeit bei der Gesichtsfelduntersuchung Hysterischer
bietet die Inversion oder die Überkreuzung der Farbengrenzen; dabei wird die
Rotgrenze mitunter enger angegeben als die Grüngrenze; besonders häufig
kommt eine Verengerung der Blaugrenze zur Beobachtung, die dann innerhalb
der Rotgrenze liegt. Hierin gleicht das Verhalten des Gesichtsfeldes dem bei
einigen Fällen von Chorioretinitis und von Netzhautablösung, wo eine relative
Blau-Gelb-Blindheit bestehen kann. Bei der Unsicherheit, mit der die Aufnahme
der Farbengesichtsfelder meistens behaftet ist, ist diesem Zeichen wohl nur dann
Bedeutung zuzumessen, wenn die Abweichung von der Norm beträchtlich ist.
Diese Erscheinung ist vielleicht auf den Umstand zurückzuführen, daß von den
meist zur Verwendung kommenden Heidelberger Farbenpapieren das Rot un-
bedingt den Eindruck der größten Helligkeit macht, jedenfalls in dieser Be-
ziehung weit vor dem Blau steht, was suggestiv auf den Untersuchten wirken kann.
Als seltene Anomalie des Farbensinnes kommt auch der vollständige Verlust des
Farbensehens in Betracht, über den BRIQUET (1859), v. GRAEFE (1865), LEBER
(1869, 1877 und 1880), LANDOLT (1875, 1876), FÖRSTER (1877), REGNARD (1878),
TREITEL (1879), HAMAUT (1879), DUNIN (1891), J. G. BLAKE und PRIKEL (1892),
PANSIER (1895), DE OBARRIO (1899), und ABELSDORFF (1900) berichtet haben.
Zwischen dem normalen Verhalten und dem Fehlen des Farbensinnes bestehen
mannigfache Übergänge, als welche die vorerwähnten Umkehrungen der Farben-
grenzen als Einschränkungen der Farbengrenzen gelten können.

Die konzentrische Gesichtsfeldeinschränkung bei Hysterischen findet sich
in der überwiegenden Mehrzahl der Fälle beiderseits, so fand sie PARINAUD (1878,
1886, 1889) in 90% der Fälle doppelseitig, nur in zehn Fällen einseitig. Wenn
man die Fälle von traumatischer Hysterie mit den fließenden Übergängen zur
traumatischen Neurose im allgemeinen der Hysterie hinzurechnet, so wird man
sich nicht wundern, daß gerade hier einseitige Gesichtsfeldeinschränkungen
nach Verletzungen eines Auges nicht so selten vorkommen. Hier wirkt der die
gesamten Erscheinungen auslösende Anlaß gewissermaßen eindeutig auf das
eine Auge, wodurch sich die Einseitigkeit der Erscheinungen leicht erklärt. Daß
die verbreitete Kenntnis des Vorkommens sympathischer Augenerkrankungen
auch dazu führen kann, daß bei einseitiger Verletzung doppelseitige Krankheitssymptome auftreten, ist begreiflich, wodurch die Häufigkeit doppelseitiger
Anomalien erklärt wird. Es ist ja auch berichtet worden, daß durch „transfert"
die Krankheitserscheinungen von der einen Seite auf die andere übertragen
werden können, ein besonders deutlicher Beweis für die rein funktionelle, der
anatomischen Grundlage entbehrende Natur der Gesichtsfeldausfälle.

Ein Urteil über die Häufigkeit hysterischer Gesichtsfeldstörungen ist sehr schwierig, und die Angaben hierüber sind je nach dem Material außerordentlich abweichend voneinander. Es scheint, daß die Häufigkeit hochgradiger hysterischer Gesichtsfeldstörungen im Material der Pariser Salpêtrière infolge der Eigenartigkeit des dortigen Krankheitsmaterials eine sehr große ist. OPPENHEIM (1913) hebt die Häufigkeit solcher Störungen bei Juden in seinem Berliner Material gegenüber den Deutschen hervor. Ein allgemeingültiges Urteil wird sich wohl nicht aufstellen lassen.

Der Verlauf der hysterischen Gesichtsfeldstörungen gleicht dem anderer hysterischer Krankheitssymptome. Es zeigt sich oft ein längeres Verharren auf derselben Stufe, welches einem plötzlichen Verschwinden des Krankheitssymptoms weicht. Dabei ist zu beachten, daß bei der Untersuchung durch Ablenkung der Aufmerksamkeit, durch suggestive Beeinflussung in Form der Anregung der Aufmerksamkeit sich Erweiterung der Gesichtsfeldgrenzen häufig erzielen läßt (OLOFF 1922). Diesem Umstand ist es zuzuschreiben, daß mancher Beobachter, wie STRÜMPELL (1896), BABINSKI (1906), BÖTTIGER (1897), WERNICKE (1893), SCHULTZE (1890, 1891, 1907, 1912) und besonders SCHMIDT-RIMPLER (1892, 1895) der konzentrischen Gesichtsfeldeinengung bei Hysterie jeden diagnostischen Wert absprechen, indem sie angeben, daß durch entsprechende Beeinflussung des Kranken sich in jedem Falle eine Normalisierung der Gesichtsfeldgrenzen erreichen lasse. Demgegenüber steht die Meinung der überwiegenden Mehrzahl der Augen- und Nervenärzte, welche den Standpunkt vertreten, daß die konzentrische Einengung des Gesichtsfeldes als ein nicht unwichtiges Symptom der Hysterie zu betrachten ist. Auch UHTHOFF (1915) ist dieser Meinung.

Der Standpunkt, daß Anomalien in der Funktion oder in der Ernährung der Netzhaut bzw. der Rindenzentren für das Zustandekommen hysterischer Gesichtsfeldstörungen anzuschuldigen sind, ist verlassen worden. Die Bedeutung der hysterischen Krankheitsvorstellung, des suggestiven Einflusses der Umgebung bei bestehender abnormer Erregbarkeit des Individuums, die zu einer autosuggestiven Beeinflussung führt, steht wohl heute im Vordergrunde der theoretischen Betrachtungen über die Ursachen der Hysterie.

In der reichhaltigen Literatur über den Gegenstand finden sich auch Mitteilungen über eine Anzahl verschiedenartiger Gesichtsfeldanomalien bei Hysterischen. So wird vom Vorkommen (v. GRAEFE 1865, LEBER 1869, 1877, 1880, FÖRSTER 1877, TREITEL 1879, PARINAUD 1886, BOREL 1887, 1894 und 1900, BLOCK 1894, DE SCHWEINITZ 1894, SCHWARZ 1895, 1897, LEHFELD 1896, 1903, LEVI 1902, BURCH 1925) zentraler Skotome berichtet. Das Tatsächliche dieser Beobachtungen soll gar nicht angezweifelt werden, doch die Deutung der zentralen oder peripheren Skotome als hysterische Erscheinung ist in der überwiegenden Mehrzahl der Fälle entschieden fragwürdig. Wenn es sich nicht, wie in dem einen Fall von RÖNNE (1914), um ein dem Kranken suggeriertes Zentralskotom handelt, so ist in einer großen Anzahl der Fälle das Zentralskotom auf ein organisches Leiden (besonders multiple Sklerose) zurückzuführen, mit dem sich, wie so oft, hysterische Symptome verbunden haben. Es besteht große Wahrscheinlichkeit dafür, daß das Auftreten eines organischen Leidens die Hysterie ausgelöst hatte, und nun eine Kombination organisch bedingter und hysterischer Symptome vorlag, deren kritisches Auseinanderhalten insbesondere zu einer Zeit Schwierigkeiten bereitete, wo die Kenntnisse sowohl der organischen als auch der hysterischen Nervenleiden nicht so weit fortgeschritten war wie gegenwärtig. Sehr illustrativ ist in dieser Beziehung der Fall von WISSMANN (1913 und 1914), bei dem multiple Sklerose mit Zentralskotom sich mit hysterischer Gesichtsfeldeinschränkung kombiniert hatte; ferner der von UHTHOFF (1915), in dem sich zu einem zentralen Blendungsskotom später die Zeichen einer traumatischen Hysterie mit konzentrischer Gesichtsfeldeinschränkung hinzugesellten.

UHTHOFF (1915) gibt die Möglichkeit von Zentralskotomen bei seltener hysterischer Gesichtsfeldstörung zu, doch ist seine diesbezügliche Äußerung sehr vorsichtig gefaßt. Entschiedener ablehnend verhält sich dieser Forscher gegenüber der Auffassung der Hemianopsie als hysterisches Krankheitssymptom. Die Anzahl der Mitteilungen über das Vorkommen hysterischer Hemianopsie ist nicht gering (JANET 1895, GILLES DE LA TOURETTE 1890, FÉRÉ et BINET 1884, DÉJÉRINE et VIALET 1894, LYBECK 1896, ZIMMERMANN 1901, AURAND 1903, VALOBRA 1904, KAFKA 1908, GARVEY 1932, DUPUY-DUTEMPS 1934). In den meisten Fällen bestand Hemianopsie mit konzentrischer Einschränkung der erhaltenen Gesichtsfeldhälfte und mit Freibleiben des Fixationspunktes. Das Vorliegen von Verletzungen, von Nervenerkrankungen organischer Natur, zum Teil auch von Flimmerskotom in den beschriebenen Fällen spricht entschieden gegen die hysterische Natur der Hemianopsie. Es soll aber nicht geleugnet werden, daß die Hemianopsie gelegentlich bei Hysterie vorkommen kann. Dieser Standpunkt wird um so eher gerechtfertigt, als die Hemianopsie sicher eine derjenigen Formen der Gesichtsfeldstörungen darstellt, die ohne große Schwierigkeit von jemandem, der das Bild eines hemianopischen Gesichtsfeldes gesehen hat, simuliert werden kann.

Die Versuche, direkte Beziehungen zwischen der Schwere anderer hysterischer Störungen, insbesondere der Sensibilisierungsstörungen, und den Gesichtsfeldanomalien herzustellen, haben sich nicht durchführen lassen. Es ist kein Zweifel, daß zwischen anästhetischen und hypästhetischen Hauptstellen und absoluten und relativen Skotomen, zwischen Hemianästhesie und einseitiger Blindheit oder Hemianopsie Analogien bestehen, und es hat daher etwas Verlockendes an sich, diesbezügliche Vergleiche anzustellen. Bedenkt man aber die große Variabilität hysterischer Krankheitsbilder, ferner das Vorkommen monosymptomatischer hysterischer Störungen, so muß man sich hüten, in der Analogisierung zu weit zu gehen.

Q. Das Verhalten des Gesichtsfeldes bei Neurasthenie.

Wenn es auch fließende Übergänge zwischen Hysterie und Neurasthenie gibt, und die Entscheidung über die Natur von Grenzfällen oft recht schwierig ist, so sind die charakteristischen Eigenschaften der beiden Krankheiten wohl voneinander zu differenzieren. Als Haupteigenschaft der Neurasthenie ist die geringe Ausdauer, die abnorme Ermüdbarkeit bis zur vollständigen Erschöpfung zu betrachten.

Während bei der Hysterie bei gleichbleibender Untersuchungstechnik eine gewisse Konstanz der Untersuchungsergebnisse gelten kann, trifft das Entgegengesetzte bei der Neurasthenie zu. Schon ältere Angaben wiesen auf das Ungleichartige und Schwankende im Verhalten der Gesichtsfelder der Neurasthenischen hin. Das Verhalten nach dem Verfahren von FÖRSTER (1877) zeitigte den sogenannten „FÖRSTERschen Verschiebungstypus". Führt man in jedem einzelnen untersuchten Meridian das Testobjekt durch das ganze Gesichtsfeld und bezeichnet die Eintritts- und Austrittspunkte (Abb. 257), so erhält man für die beiden Hälften des Gesichtsfeldes (nasale und temporale, obere und untere) je zwei Grenzen, von denen die weitere bei zentripetaler, die engere bei zentrifugaler Führung des Testobjekts angegeben wird. Dieser FÖRSTERsche Verschiebungstypus ist von einer Anzahl von Forschern erhoben worden, wobei allerdings nicht verschwiegen werden darf, daß PETERS (1894) den FÖRSTERschen Verschiebungstypus auch bei Normalen festgestellt hat. WILBRAND (1892) hat ein anderes Verfahren eingeschlagen, bei welchem er das Testobjekt in einem Meridian wiederholt hin und her führt und jedesmal den Ein- und Austrittspunkt des Testobjekts notiert. Er erreicht dadurch eine Verkleinerung des Gesichtsfeldes, die mitunter sehr hochgradig ist. Es wird auf diese Weise deutlich die Ermüdung im betreffenden Meridian kenntlich gemacht. v. REUSS (1900 und 1902) und STRAUB (1900) haben die Ermüdung der Neurastheniker bei der Gesichtsfeldaufnahme dadurch zum Ausdruck gebracht, daß sie, stets zentripetal perimetrierend (Abb. 258), sich nicht mit einer einmaligen Aufnahme der peripheren Grenze in jedem untersuchten Meridian begnügen, sondern, nachdem sie zum Ausgangsmeridian zurückgekehrt sind, die Untersuchung fortsetzen und so

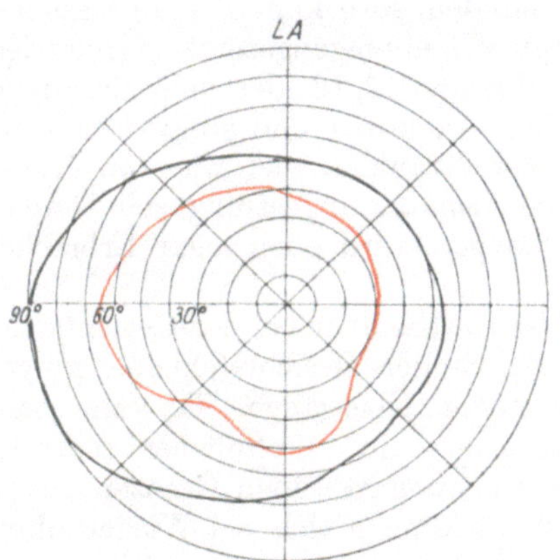

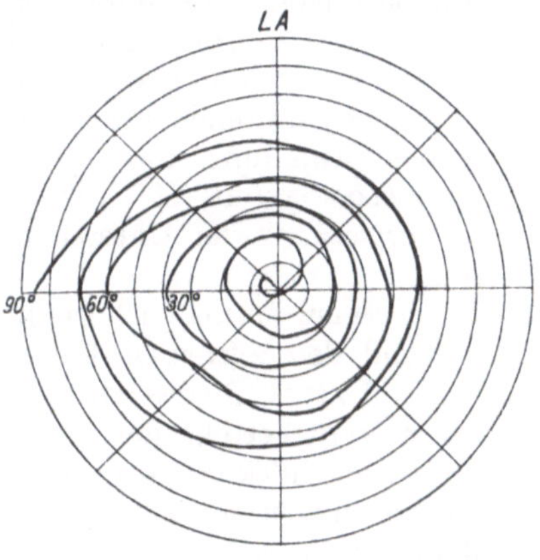

Abb. 257. FÖRSTERscher Verschiebungstypus des Gesichtsfeldes bei Neurasthenie. 23jähriges Mädchen. Klagen über Flimmern, Verschwimmen des Druckes und der Handarbeit, Ohnmachtsanfälle. Hornhaut- und Rachenreflexe stark herabgesetzt. Beide Augen: S = 10/10. Gesichtsfeldgrenzen für Weiß 10/330; weiß — Gesichtsfeldgrenzen bei zentripetaler, rot — bei zentrifugaler Objektführung.

Abb. 258. Derselbe Fall. Gesichtsfeldgrenze bei zentripetaler Objektführung. Ermüdungsspirale.

mehrmals alle untersuchten Meridiane in derselben Reihenfolge untersuchen. Bei fortschreitender Ermüdung ist bei jeder nachfolgenden Untersuchung desselben Meridians die periphere Gesichtsfeldgrenze in demselben enger als bei der vorhergehenden, da nun zwischen den nachfolgenden Untersuchungen desselben Meridians die anderen Meridiane gleichfalls untersucht wurden, so bekommt man keine geschlossene Linie als Grenze des Gesichtsfeldes, sondern eine sich mehr oder weniger regelmäßig dem Fixationspunkt spiralig nähernde Linie. Wäre man imstande, alle Gesichtsfeldmeridiane oder eine große Anzahl derselben gleichzeitig zu untersuchen, und hätte der Untersuchte dazwischen keine Erholungsmöglichkeit, so würde die Untersuchung eine Anzahl stets kleiner werdender, ineinanderliegender Gesichtsfelder mit annähernd konzentrisch zueinander liegenden Grenzen ergeben. So aber bekommt man, wie erwähnt, eine Spirallinie, die entweder zum Fixationspunkt reicht, oder sich in einiger Entfernung davon schließt. Der auf diese Weise umgrenzte Rest des Gesichtsfeldes bleibt auch bei weiterer Fortsetzung der Untersuchung erhalten. WILBRAND (1892) hat noch einen Typus des Gesichtsfeldes angegeben, das sogenannte oszillierende Gesichtsfeld. Bei wiederholter Untersuchung desselben Gesichtsfeldmeridians verschwindet das Untersuchungsobjekt auf einer kurzen Strecke, um später wieder aufzutreten. KÖNIG (1893) hat ähnliche Ergebnisse wie WILBRAND erzielt. Würden die Ausfälle in engen nebeneinanderliegenden Meridianen vereinigt, so ergäben sich ringförmige Skotome, die sehr an die von KLEINSASSER (1921) beschriebenen erinnern.

Allen angeführten Untersuchungsverfahren gemeinsam ist das schwankende Verhalten der Gesichtsfeldgrenzen. Wenn man die Aufmerksamkeit des Untersuchten ununterbrochen in Spannung hält, indem man ihm keine Zeit zur Erholung läßt, ihn aber nicht durch aufmunternde Worte aneifert und dadurch die Aufmerksamkeit periodisch steigert, so erhält man die beschriebenen Gesichtsfeldtypen in reinster Form. Jede Unterbrechung der Untersuchung, jede Ablenkung bildet eine Erholungspause für den Untersuchten, nach welcher eine bessere Leistungsfähigkeit vorhanden ist als vor derselben. Im Einhalten und Außerachtlassen dieser Momente liegt die Quelle für Widersprüche über das Verhalten des Gesichtsfeldes bei Neurasthenikern. Verfährt man langsam, läßt man die Untersuchten bei eintretender Ermüdung sich erholen, steigert man ihre Aufmerksamkeit durch entsprechendes Zureden, so bekommt man Gesichtsfelder von normaler Ausdehnung. Verhält man sich entgegengesetzt, perimetriert man z. B. nach Reuss fünf- bis sechsmal hintereinander 12, 16 oder mehr Meridiane, so wird die fortschreitende Einengung deutlich erkennbar und steigert sich mit zunehmender Ermüdung und Erschöpfung der Kranken, die, wie von Reuss (1900) und Salomonsohn (1894) erwähnt wird, dermaßen angestrengt sein können, daß eine Fortsetzung der Untersuchung verweigert wird oder sogar Erbrechen vorkommt.

Zwischen einem normalen Verhalten der Neurastheniker bei der Gesichtsfeldaufnahme und den extremen Formen konzentrischer Gesichtsfeldeinengungen während der Untersuchung bestehen verschiedene Übergänge. Es kann nach anfänglicher Verengerung der Gesichtsfeldgrenzen ein ansehnlicher zentraler Teil des Gesichtsfeldes bei fortgesetzter Untersuchung in seinen Grenzen unverändert bleiben (abortiver Typus von Reuss); es können sich bei Wiederholung der Untersuchung mehrere Kreise übereinanderlegen, sich gegenseitig durchkreuzen und erst dann kann eine weitere Einschränkung eintreten (Dornenkronentypus von Reuss). Es kommt auch gelegentlich vor, daß während der Untersuchung nach anfänglicher Einengung sich die Gesichtsfeldgrenzen etwas erweitern, um sich später neuerlich zu verengern, so daß sich die Linien in Spiralen ein- oder mehrmals überkreuzen. Alle diese verschiedenen Typen sind nichts anderes als Varianten desselben grundsätzlichen Verhaltens. Wiederholt man die Untersuchungen zu verschiedenen Zeiten, so ergeben sich voneinander abweichende Bilder, die zum großen Teil von dem augenblicklichen Gesamtzustande des Untersuchten abhängen. Bei der Labilität des Gesamtzustandes der Neurastheniker ist diese Verschiedenheit nicht wunderzunehmen.

Es sei darauf hingewiesen, daß E. Fuchs bei der Untersuchung auch umgekehrte Spiralen gefunden hat, d. h. die Grenzen der anfänglichen Untersuchungen am engsten waren, um später an Ausdehnung zuzunehmen. Ähnliche Beobachtungen liegen auch seitens Wilbrand vor.

Literatur.

Abelsdorff: Über die Möglichkeit eines objektiven Nachweises der Farbenblindheit. Arch. Augenhk. **41**, 155 (1900). — Aurand: Hémispasme glosso-labial et palpébral avec hémianopsie hystérique transitoire. Rev. gén. Ophtalm. (Schwz) **1903**, 574.

Babinski: Paralysie hystérique systématique, paralysie faciale hystérique. Bull. Soc. méd. Hôp. Par. **1892**, 28 Oct. et 4 Nov. — La conception de l'hystérie et de l'hypnotisme (Phithialisme). Arch. gén. méd. **11**, 2187 (1906) u. Chartres, Impr. Durand 1906. — Bichelonne: Considérations sur la simulation du rétrécissement concentrique du champ visuel. Ann. Ocul. (Fr.) **129**, 262 (1903). — Binet, A.: Recherches sur l'anésthésie hystérique. Sem. méd. (Fr.) **1888**, 483. — Quelques observations sur la sensibilité tactile, rétinienne et auditive chez les hystériques. C. r. Soc.

Biol. 1889, 487. — BINSWANGER, C.: Die Hysterie. H. NOTHNAGELS spez. Path. u. Ther. 2/1 (1904). Wien: A. Hölder. — BLAKE, J. G. u. M. PRIKEL: A case of functional monoplegia in a man, due to traumatism. Recovery. Bost. med. J. Jan. 1892. — BLOCK: Demonstration, Fall von hysterischer Amblyopie mit zentralem Skotom. Niederl. ophthalm. Sitzg. v. 27. Mai 1894. Arch. Ophtalm. (Fr.) 15, 521 (1895). — BONNE: Hystérie à forme de sclérose en plaques. Gaz. hebd. méd. et chir. 1897, 1201. — BOREL: Affections hystériques des muscles oculairs et leur réproduction artificielle par la suggestion hypnotique. Ann. Ocul. (Fr.) 48, 169 (1887). — Hystéro-traumatismes et pseudo-hystérotraumatismes oculaires. Ann. Ocul. (Fr.) 63, 1, 241 (1900). — Hystérotraumatismes oculaires. 11. internat. med. Kongr. Rom. Arch. Ottalm. 1, 417 (1894). — BÖTTIGER: Über Neurasthenie und Hysterie und die Beziehungen beider Krankheiten zueinander. Ärztl. Verein Hamburg 1897, 27. April. — Wahre und falsche Stigma bei Hysterie. Ärztl. Vers. zu Hamburg. Nov. 1903. Ref. Neur. Zbl. 1904, 131. — BREGMAN: Über Totalanästhesie. Neur. Cbl. 1908, 498. — BRIQUET: Traité clinique et thérapeutique de l'hystérie. 1859. — BRUNS: Die Hysterie im Kindesalter. Slg. Abh. Nerven- u. Geisteskrkh. 1, 5 (1897). — Unfallsneurosen. Enzykl. Jb. 8, 1899. — BURCH, F. E.: Hysteric amblyopia and amaurosis. Amer. J. Ophthalm. 8, 699 (1925).

CHALUPECKY: Die Augensymptome bei der traumatischen Neurose. Wien. klin. Wschr. 1907, Nr. 19. — CHARCOT: Leçons sur les maladies du nerf optique. 1868. — Klinische Vorträge über Krankheiten des Nervensystems, S. 293, 295, 312, 313, 346, 347. Deutsch von FETZER, Stuttgart 1873. — Episodes nouveaux de l'hystério-épilepsie. Zoopsie, Daralepsie chez les animaux. Ref. Jb. ges. Med. 1878/2, 76. — Conférences cliniques sur la salpêtrière. Phénomènes propres à l'hystérie grave. Anesthésie et hypersthésie, achromatopsie. Gaz. méd. 1878, Nr. 47. — Des troubles de la vision chez les hystériques. Progr. méd. (Fr.) 1878, Nr. 3. — Deux nouvaux cas de paralysie chez les hystério-traumatiques chez l'homme. Progr. méd. (Fr.) 1887, Nr. 4 et 6. — Sur un cas d'hystérie simulataire de syndrome de WEBER. Arch. Neur. 21, Nr. 63 (1891). — CLAIRBORNE: A case of sudden bilateral blindness following a fit of anger with resultant permanent bilateral central (paracentral) scotomata. Ann. Ophthalm. (Am.) 23, 243 (1914). — CLAUDE: Troubles oculaires d'origine hystérique. Ann. Ocul. (Fr.) 64, 461 (1895).

DÉJÉRINE et VIALET: Sur une forme spéciale d'hémianopsie fonctionnelle dans la neurasthénie et la névrose traumatique. Soc. Biol. 1894, 28. Juli. Ref. Ann. Ocul. (Fr.) 42, 147 (1894). — DONATH, J.: Hysterische Pupillen- und Accommodationslähmung, geheilt durch hypnotische Suggestion. Wien. med. Presse Nr. 1 u. Dtsch. Z. Nervenhk. 2, 217 (1892). — DUNIN: Einige Bemerkungen über sogenannte traumatische Neurosen. Dtsch. Arch. klin. Med. 1891. — DUPUY-DUTEMPS, P.: Amaurose et amblyopie hystérique. Bull. Soc. Ophtalm. Par. 5, 278 (1934).

FÉRÉ et BINET: Notes pour servir à l'histoire du transfer chez les hystériques. Progr. méd. (Fr.) 1884, Nr. 28. — FIEUZAL: Amblyopie hystérique. Progr. méd. (Fr.) 1877, Nr. 1. — FINKELSTEIN: Über Sehstörungen und Störungen anderer spezieller Sinne bei Erkrankungen des Nervensystems. Wratsch 1886, Nr. 1. — FÖRSTER: Gesichtsfeldmessung bei Anästhesie der Retina. Vers. ophthalm. Ges. Heidelberg 10, 162 (1877) (in Klin. Mbl. Augenhk.). — FOL: Contraction of the visual field a symptom of anesthesia of the retina in children. J. amer. med. Assoc. 1905, Jan. 7. — v. FRANKL-HOCHWART u. TOPOLANSKI: Zur Kenntnis der Augensymptome bei Neurosen. Beitr. Augenhk. 11, 48 (1895). — FREUND: Ein Überblick über den gegenwärtigen Stand der Frage von den sogenannten traumatischen Neurosen. Volksmanns Slg. klin. Vortr. 1892, Nr. 51. — FREUND, C. S.: Über cerebral bedingte optische Hyperaesthesie. Neur. Zbl. 1892, 530. — FREY: Ein Fall von Hysteria traumatica virilis. Neur. Zbl. 1904, 972.

GARVEY, J. L.: Hysteric homonymous hemianopsia. Amer. J. Ophthalm. 5, 721 (1922). — GILLES DE LA TOURETTE: Les zones hystérogènes de l'œil et la migraine ophtalmique d'origine hystérique. Ann. Ocul. (Fr.) 56, 266 (1890). — Traité clinique et thérapeutique de l'hystérie. Paris: Plon 1892. — GONZALES, J. DE JESUS: Investiganciones acerca del campo visual en la histerica. Ann. Oftalm. 7, 219 (1919). — v. GRAEFE: Vorträge aus dessen Klinik über Amblyopie und Amaurose, mitgeteilt von Dr. ENGEL-

HARDT. Klin. Mbl. Augenhk. **3**, (1865). — GRASSET: Coxalgie hystérique et coxalgie chez une hystérique. Gaz. Hôp. **1905**, Nr. 66. — GREEFF: Über das röhrenförmige Gesichtsfeld bei Hysterie. Berl. klin. Wschr. **1902**, Nr. 21.

HAMAUT, C.: Étude sur l'hémianopsie saturnine. Paris 1879. — HAMILL, R. C.: Tubular vision: Arch. Ophthalm. (Am.) **12**, 345 (1934). — HARRIS, W.: Hemianopsia with special reference to its transient varieties. Brain 1897. — v. HÖSSLIN, R.: Beiträge zur diagnostischen Gesichtsfeldmessung. 2. ärztl. Ber. Privatheilanst. Neuwittelsbach b. München, 1. Jan.—31. Dez. 1887, in Münch. med. Wschr. **1889**, Nr. 9. — Zum Nachweis der Simulation bei Hysterischen und Unfallskranken. Münch. med. Wschr. **1902**, 1521. — HURST, A. F. a. J. L. SMYTTS: Narrow and spiral fields of vision in hysteria, malingering and neurasthenia. Brit. J. Ophthalm. Jan. **1919**.

JANET, P.: Un cas d'hémianopsie hystérique. Arch. Neur. (Fr.) **1895**, 337. — Un cas d'hémianopsie hystérique transitoire. Presse méd. **1899**, 243.

KAFKA: Zur Kenntnis der Gesichtsfeldeinschränkungen vom hemianopischen Typus auf hysterischer Grundlage. Prag. med. Wschr. **1908**, Nr. 33. — KEHRER: Psychogene Störungen des Auges und des Gehörs. Arch. Psychiatr. (D.) **56**, 41 (1918). Ref. Klin. Mbl. Augenhk. **62**, 135 (1918). — KLEINSASSER: Physiologische Ringskotome. Z. Augenhk. **47**, 268 (1921). — KLIEN: Über die psychisch bedingte Einengung des Gesichtsfeldes. Arch. Psychiatr. (D.) **42**, H. 2, 1906. — KÖNIG: Sur l'ophtalmoplégie hystérique. Congr. franç. Ophtalm. Progr. méd. (Fr.) **1892**, Nr. 19—25. — Type FÖRSTER. Arch. Ophtalm. (Fr.) **22**, 1 (1893). — KÖNIG, O.: Beobachtungen über Gesichtsfeldeinengung nach dem FÖRSTERschen Typus. Arch. Augenhk. **22**, 264 (1891). — KÖNIG, W.: Über Gesichtsfeldermüdung und deren Beziehung zur konzentrischen Gesichtsfeldeinschränkung bei Erkrankung des Zentralnervensystems. Leipzig: C. F. W. Vogel 1893. — Weitere Mitteilungen über die funktionellen Gesichtsfeldanomalien mit besonderer Berücksichtigung von Befunden an normalen Menschen. Dtsch. Z. Nervenhk. **7**, 1895. — v. KRAFFT-EBING: Demonstration. Ein Fall von hysterischer Apoplexie. Ver. Psychiatr. u. Neurol. in Wien. 8. Mai 1894. Wien. klin. Wschr. **1894**.

LANDOLT: De l'amblyopie hystérique. Arch. Physique des BROWN-SÉQUARD, CHARCOT et VULPIEN, 2. Sér. **2**, 346 (1875). — De l'amblyopie hystérique. Gaz. Hôp. 5. Febr. 1876. — LANGER: Über Gesichtsfeldeinschränkung nach dem FÖRSTERschen bzw. WILBRANDschen Typus, Beitr. Augenhk. **6**, 68 (1907). — LEBER, TH.: Amblyopia hysterica. Graefes Arch. **15**/3. 57 (1869). — Reflexamblyopie traumatischen Ursprungs durch Reizzustand des Nervus supraorbitalis, rasch geheilt durch subcutane Morphiuminjektionen. Graefes Arch. **26**/2, 249 (1880). — Klinisch-ophthalmologische Miszellen. Graefes Arch. **26**/2, 236 (1880). — Über periphere Sehnervenaffektionen bei Hysterischen. Dtsch. med. Wschr. **1892**, 741. — LEDERER: Zur Lehre von der Rumination. Ges. inn. Med. u. Kinderhk.; Münch. med. Wschr. **1904**, 636. — LEHFELD: Über einen Fall von traumatischer Hysterie. Berl. Med. Ges. 12. Febr. 1896; Berl. klin. Wschr. **1896**, Nr. 8. — LEVI, E.: Über das Sehen farbiger Flecke im Gesichtsfeld (farbige Skotome) Ophthalm. Klin. **6**, 272 (1902). — LEWIS a. YEALLAND: Hysterical disorders of vision. Brit. J. Ophthalm. Nov. **1918**. Ref. Klin. Mbl. Augenhk. **62**, 135 (1919). — DI LUZENBERGER: Biplegia facciale isterica per ferite da pugnale, Contributo alla conoscenza delle nevrose traumatici. Ann. Elletr. med. e terap. fisica. **7**, H. 3 (1909). — LYBECK: Ein Fall von hysterischer Hemianopsie. Duodecim. **12**, 161, 1896. Ref. Neur. Zbl. **16**, 175 (1897).

MABILLON: Mise au point de la question de l'utilité de relevé des champs visuels colorés pour le diagnostic et le prognostique de certains troubles nerveux consécutifs au traumatisme. J. méd. Brux. **1903**, 290. — MANN: Ein Beitrag zu den Schwierigkeiten der Differentialdiagnose zwischen organischen Hirnleiden, Hysterie und Simulation. Allg. med. Zentral-Ztg. **1903**, Nr. 35. — Über das Wesen der hysterischen Symptome. Klin. Mbl. Augenhk. **51**, 24 (1912). — MENDEL: Über hysterische Amaurose. Dtsch. Z. prakt. Med. **1873**, Nr. 47. — MENESTRINA, G.: Due osservazioni non comuni di isterismo oculare. Lett. oftalmol **4**, 353 (1927). — MITCHELL, J. u. DE SCHWEINITZ: A further study of hysterical cases and their fields of vision. J. nerv. Dis. (Am.) Jan. 1894. — MÖBIUS: Über den Begriff der Hysterie. Zbl. Nervenhk. 1888. — Bemerkungen über Simulation bei Unfall-Nervenkranken. Münch. med. Wschr. **1891**,

Nr. 50. — Weitere Bemerkungen über Simulation bei Unfall-Nervenkranken. Münch. med. Wschr. 1891, Nr. 39. — MORAVCIK: Das hysterische Gesichtsfeld im wachen und hypnotischen Zustand. Neur. Zbl. 1890, Nr. 8, 230. — Akute hysterische Geistes- störung. Neur. Zbl. 1904, 188. — MUTSCHLER, E.: Über einen Fall von hysterischer Amblyopie mit zentralen Skotomen und Konvergenzkrampf. Inaug.-Diss. Leipzig 1896.

NONNE: Diskussion über traumatische Neurose. Ärztl. Ver. Hamburg, 1. Dez. 1891; Neur. Zbl. 11, 118 (1892). — Demonstration. Kombination von grande hystérie und Tabes dorsalis. Ärztl. Ver. Hamburg, 15. Nov. 1904; Neur. Zbl. 23, 142 (1904).

DE OBARRIO: L'intensité lumineuse des couleurs dans l'achromatopsie totale hystérique. Clin. ophtalm. 1899, Nr. 15. — OGUCHI u. SHIMA: Über das Doppelring- skotom mit monokularer Diplopie bei Hysterikern. Klin. Mbl. Augenhk. 65, 763 (1920). — OHM, J.: Der optokinetische Nystagmus bei hysterischer Blindheit. Z. Augenhk. 85, 65 (1935). — OLOFF: Über das Gesichtsfeld bei psychogenen Erkran- kungen. Vers. ophthalm. Ges. Jena 43, 256 (1922). — OPPENHEIM: Lehrbuch der Nervenkrankheiten, 6. Aufl. 1913. — OSWALD: A.: Beiträge zur Klinik des Ring- skotoms. Z. Augenhk. 50, 29 (1923).

PANSIER: Les manifestations oculaires de l'hystérie. Thèse de Monpellier, 16. Juli 1892. Paris: Alcan éd. — La chromatopsie des hystériques. Ann. Ocul. (Fr.) 114, 161 (1895). — L'amaurose hystérique, dédoublement de la vision consciente et de la vision polygonale. Ann. Ocul. (Fr.) 118, 401 (1897). — PARINAUD: De la polyopie monoculaire dans l'hystérie et les affections du système nerveux. Ann. Ocul. (Fr.) 79, 218 (1878). — Anaesthésie de la rétine. Contribution à l'étude de la sensibilité visuelle. Mémoire communiquée à l'Académie Royale de méd. de Belgique, le 31 Juillet. Ann. Ocul. 69, 38 (1886). — Paralysie et contracture de la convergence. Rec. Ophtalm. 1889, 735. — PARKER: The visual fields in hysteria. Amer. med. Assoc. July 10. 1909, 398. — PARKER a. NELSON: Hysterical amblyopia. Ophthalm. Sect. St. Louis med. Soc. Ophthalm. Rec. (Am.) 1909, 148. — PETELLA: I sintomi oculari della neurastenia. Bull. Ocul. 1902, 273. — PETERS: Über das Vorkommen und die Bedeutung des so- genannten Verschiebungstypus des Gesichtsfeldes. Dtsch. Z. Nervenhk. 5 (1894). — PHILIPS: Hysterical disorders of the eye Amer. J. Ophthalm. 18, 257 (1901). — PICHLER, A.: Erfahrungen über das Gesichtsfeld bei frischen und alten Unfallsver- letzungen. Dtsch. Z. Nervenhk. 74, 357 (1922). — Das Sehorgan bei der traumatischen Neurose. Zbl. Ophthalm. 1, 440 (1914). — PICK: Über eine besondere Form von Orientierungsstörung und deren Vorkommen bei Geisteskranken. Dtsch. med. Wschr. 1908. — Zur Psychologie des konzentrisch eingeengten Gesichtsfeldes (Vortrag, geh. a. d. Kongr. f. exper. Psychol. in Innsbruck 1910). Arch. Psychol. (D.) 136 (1910). — PLACZEK: Der FÖRSTERsche Verschiebungstypus, ein „objektives" Symptom der traumatische Neurosen. Berl. klin. Wschr. 1892, Nr. 35/36.

RAIMIST: Ein Fall von dauernder hysterischer „Retentio urinae". Neur. Zbl. 1907, 645. — REGNARD: Sur la nature de l'achromatopsie des hystériques. Gaz. méd. 1878, 96. — REHM, O.: Gesichtsfelduntersuchungen an manisch-melancholischen Kranken. Z. ges. Neur. 55, 154 (1920). — REINHOLD, L.: Über dementia paralytica nach Unfall. Neur. Zbl. 1905, 1914. — REUSS, A. v.: Über Ermüdungsgesichtsfelder. Vers. ophthalm. Ges. Heidelberg 28, 145 (1900). — Das Gesichtsfeld bei funktionellen Nervenleiden. Leipzig u. Wien 1902. — RHOADS, J. N.: Functional chromo-periodic hemianopsia. Amer. J. Ophthalm. 6, 392 (1923). — RIEGEL: Über einige besondere Symptome bei Neurasthenikern. Münch. med. Wschr. 1907, 298. — RÖNNE: Einige Fälle von hysterischem Gesichtsfelddefekt. Klin. Mbl. Augenhk. 52, 372 (1907). — ROSENTAL, M.: Zur Charakteristik der Hysterie. Allg. Wien. Ztg. 1887, Nr. 46 u. 47.

SACHS: Über den sogenannten Hemispasmus glosso-labialis der Hysterischen. Arch. Psychiatr. (D.) 42, 902 (1907). — SALOMONSOHN: Über die sogenannte patho- logische Netzhautermüdung. Berl. Klin. 1894, H. 70, 24. — SCHMIDT-RIMPLER: Zur Simulation konzentrischer Gesichtsfeldeinengungen mit Berücksichtigung der traumatischen Neurosen. Dtsch. med. Wschr. 1892, Nr. 24. — Über Gesichtsfeld- ermüdung und Gesichtsfeldeinengung mit Berücksichtigung der Simulation. Wien. med. Wschr. 1895, Nr. 45. — SCHULTZE, FR.: Über die traumatischen Neurosen. 10. Internat. Kongr. Berlin, 4.—6. Aug. Neur. Zbl. 9, 509 (1890). — Weiteres über die

Nervenerkrankungen nach Trauma. Dtsch. Z. Nervenhk. 1891, 445. — SCHULTZE: Klinische Mitteilungen über Pupillenstarre im hysterischen Anfall und bei Synkope. Ther. Gegenw., N. F. 9, 1 (1907). — Über Unfallsneurosen. Z. ärztl. Fortbild. 4, Nr. 20 (1907). — SCHULTZE u. STARSBERG: Erfahrungen über Neurosen nach Unfällen. Wiesbaden: Bergmann 1912. — SCHWARZ, Über hysterische Sehschwäche. Vers. ophthalm. Ges. Heidelberg 24, 210 (1895). — Die Bedeutung der Augenstörungen für die Diagnose der Hirn- und Rückenmarkkrankheiten. Berlin: S. Karger 1897. — DE SCHWEINITZ: Cases illustrating various types of scotoma in the visual field. Internat. Clin. (Am.) 3, Ser. 4 (1894). — The visual field as a factor in general diagnosis. Hosp. med. Soc. 17. Dec. 1894; Bull. Hopkins Hosp. Baltim. Jan. 1895. — A note on toxic chromatopsia and toxic hysteria. Ophthalm. Rec. (Am.) 8, 16 (1899). — Concerning the tubular visual field of hysteria. Ophthalm. Rec. (Am.) 12, 9 (1903). — The relation of the visual field to the investigation of certain psychoses and neuroses. Ophthalm. Rec. (Am.) 18, 566. — SHUMWAY: A series of cases illustrating complications of hysteria. Amer. med. Assoc. Oct. 1906. — SIEMSEN: Über konzentrische Gesichtsfeldeinengung bzw. Verschiebungstypus unter besonderer Berücksichtigung der Unfallverletzten. Inaug.-Diss. Berlin 1895. — SMEESTERS, J.: Le champ visuel des névroses traumatiques. Clin. ophtalm. 10, 123 (1921). — STEFFENS: Obduktionsbefund bei einem Fall von Hystero-Epilepsie. Arch. Psychiatr. (D.) 35, 542 (1902). — STIBBE: Über einige Augenerscheinungen bei Hysterie. Ndld. Tschr. Geneesk. 66, 2921 (1922). — STRAUB: Der Unterschied zwischen zwei Arten von Lichtscheu. Nederl. Tschr. Geneesk. 2, 481 (1900). — STRÜMPELL, A.: Über einen Fall von allgemeiner Anästhesie und die dabei beobachteten Bewegungsstörungen nebst Bemerkungen zur Theorie des Schlafes. Allg. Wien. Ztg. 1877, Nr. 44. — Über ausgebreitete Anästhesien. Dtsch. Arch. klin. Med. 21, 327 (1878). — Untersuchung, Beurteilung und Behandlung von Unfallkranken. München 1896.

TERSON: Supercherie accusatrice d'une hystérique par simulation d'une blessure de l'œil. Ann. Policlin. Févr. 1905. — THOMSEN: Zur Kasuistik und Klinik der traumatischen Reflexpsychosen. Charité-Ann. 13, 492 (1888). — TREITEL, TH.: Über den Wert der Gesichtsfeldmessung mit Pigmenten für die Auffassung der Krankheiten des Sehapparates. Graefes Arch. 25/2, 29, u. 25/3, 1 (1877).

UHTHOFF, W.: Die Augensymptome bei den Erkrankungen des Nervensystems. Graefe-Saemisch Handbuch der gesamten Augenheilkunde. 1915.

VALOBRA: Emianopsia isterica. Riv. crit. Clin. med. 1904. Nr. 38. — VOGES, C.: Die Ermüdung des Gesichtsfeldes. Neue Versuche mit kritischer Verwertung der bisherigen Arbeiten. Gekr. Preisschr. d. Univ. Göttingen. 1895.

WALTON, G. L.: Case of hysterical hemianaesthesia, convulsions and motor paralysis. brought on by a fall. Bost. med. J. 11. Dec. 1884. — WERNICKE, C.: Über die traumatische Neurose. Kongr. f. inn. Med. 12 (1893). — WILBRAND: Über typische Gesichtsfeldanomalien bei funktionellen Störungen des Nervensystems. Jb. Hamb. St. 1 (1889). — Über Gesichtsfeldveränderungen bei funktionellen Störungen des Nervensystems. Wien. med. Presse 1892, Nr. 10. — Über Erholungsausdehnung des Gesichtsfeldes und das Wesen der konzentrischen Gesichtsfeldeinschränkung. Allg. med. Zentralztg. 1895, Nr. 98ff. — WILBRAND u. SAENGER: Weitere Mitteilungen über Sehstörungen bei funktionellen Nervenleiden. Jb. Hamb. St. 2 (1890). — Über Sehstörungen bei funktionellen Nervenleiden. Leipzig 1892. — WINTER, G.: Über einen Fall von allgemeiner Anästhesie. Heidelberg 1882. — WISSMANN: Kombination von Hysterie und organisch bedingten Leiden. Dtsch. Z. Nervenhk. 1912, 50. — Einige Bemerkungen über die Stellung der Hysterie in der Augenheilkunde. Klin. Mbl. Augenhk. 46, 24 (1912). — Augensymptome bei Hysterie. VOSSIUSsche Beitr. Augenhk. Halle: Martold 1914. — WÖLFFLIN: Über ein seltenes Gesichtsfeldsymptom bei Hysterie. Arch. Augenhk. 65, 309 (1910). — WOLFFBERG: Die klinisch wichtigsten Punkte der Perimetrie mit besonderer Berücksichtigung der traumatischen Neurose. Arch. Augenhk. 47, 416 (1903).

ZAULI, G.: Sindromi isteriche oculari. Ann. Ottalm. 54, 619 (1926). — ZIMMERMANN: A case of left homonymous hemianopsia probably hysterical. Ophthalm. Rec. (Am.) 41, 132 1901.

R. Simulation von Gesichtsfeldausfällen und Verwendung des Gesichtsfeldes zur Entlarvung der simulierten Sehstörungen.

Bei der Simulation von Schwachsichtigkeit bestrebt sich der Simulant, eine Herabsetzung der Sehleistung in allen Belangen vorzutäuschen. Untersucht man daher das Gesichtsfeld, so wird er sich so verhalten, wie seiner Meinung nach ein Sehschwacher tun muß. Die Art der Objektführung bei der Gesichtsfelduntersuchung, wie sie gewöhnlich geübt wird, und die Aufforderung, das Erscheinen des Testobjekts anzugeben, sobald es auch nur undeutlich in Erscheinung tritt, liefert dem Untersuchten die Handhabe, seine Angaben in der Weise zu machen, daß sich eine konzentrische Einengung ergibt. KLIEN (1907) und PICHLER (1917) haben diesbezügliche Versuche unternommen, und ihre Versuchspersonen gaben Aufklärungen über ihre Überlegungen, die höchst lehrreich sind und den aprioristischen Vorstellungen der Untersucher entsprachen. Die Untersuchten gaben an, das Testobjekt wahrzunehmen, wenn es einen gewissen Deutlichkeitsgrad erreicht hatte, oder sie ließen eine ihnen gleich erscheinende Zeitspanne zwischen ihrer ersten Wahrnehmung und ihrer Angabe verstreichen. Auch Farbengrenzen konnten in der richtigen Reihenfolge und Gestalt nur mit entsprechender Einengung angegeben werden. Der FÖRSTERsche Verschiebungstypus ließ sich erheben, und der Untersuchte gab an, er müsse sich mit der Angabe bei zentripetaler Objektführung nicht beeilen, wohl aber bei zentrifugaler: woraus sich zwangsweise der Verschiebungstypus ergab. Diese Versuche zeigen also, daß die Vorstellung der Sehschwäche zu Ergebnissen führt, wie sie bei Simulanten tatsächlich oft erhoben worden sind. Außer diesem Verhalten der Simulanten gibt es auch ein anderes: sie geben ein kreisrundes, kleines Gesichtsfeld an, wobei sie das Auftauchen des Objekts angeben, wenn es ihnen in einer bestimmten Entfernung vom Fixationspunkt zu sein scheint. Am Perimeterbogen vorhandene, sich von seiner gleichmäßigen Beschaffenheit abhebende Stellen, wie Schrauben, Nietstellen, zufällige Verunreinigungen oder Materialfehler bilden dabei häufig die Anhaltspunkte. NIEDEN (1893) hat vorgeschlagen, solche Marken zu verwenden, um die Simulation zu erleichtern. Ich habe solche Marken in Gestalt kleiner Fäden auf dem Tuche des Perimeterbogens mit gutem Erfolg verwendet; die kreisrunde Grenze fiel mit der Lage des Fädchens zusammen. Man darf natürlich nicht in jedem Fall, wo ohne organische Grundlage ein kreisförmiges enges Gesichtsfeld angegeben wird, Simulation annehmen. Sowohl bei Hysterie als auch bei Hirnverletzungen können solche Gesichtsfelder als Zeichen des Leidens auftreten.

Will man sich Gewißheit darüber verschaffen, ob Simulation vorliegt, so kann man die Untersuchungsdistanz vergrößern. Wird dann dieselbe oder sogar eine engere Grenze angegeben als vorhin, was leicht vorkommt, wenn der Untersuchte sich vorstellt, daß er bei größerer Entfernung schlechter sehen muß, so ist die Unglaubwürdigkeit der Angaben erwiesen. Bei Verwendung des Perimeters ist es nicht zulässig, die Untersuchungsentfernung über das Doppelte zu steigern, weil dann die Untersuchungsfehler gar zu groß ausfallen. Für solche Untersuchungen eignen sich große Kampimeter (BJERRUM-Schirm) viel besser. Die Aufnahme der Gesichtsfeldgrenzen in mehreren verschiedenen Entfernungen (z. B. $^1/_2$ bis 5 m) kann auch mit Vorteil bei der Angabe eines zentralen Skotoms verwendet werden: Nimmt die Größe des Skotoms mit der Entfernung nicht entsprechend zu, so wird man den Angaben recht skeptisch begegnen müssen. Es sei nur noch darauf hingewiesen, daß zu der größeren Untersuchungsdistanz auch die Größe des Testobjekts geändert werden muß, da sonst die Gesichtsfeldgrenzen nicht auch in gleichem Maße zunehmen können.

Ein anderes Verfahren, die Unrichtigkeit der Angaben zu erweisen, besteht in der Verschiebung des Fixationspunktes. Verlegt man den Fixationspunkt z. B. um 20° nach innen, so werden sich bei organisch bedingter Störung die Grenzen des Gesichtsfeldes gleichfalls entsprechend verschieben. Bei Simulation und zuweilen auch bei Hysterie verschiebt sich das Gesichtsfeld nicht entsprechend; der ursprüngliche Fixationspunkt bleibt im Gesichtsfeld, auch wenn dieses bei der Enge des Gesichtsfeldes nicht sein sollte. Das Gesichtsfeld „klebt am Zentrum", wie sich KLIEN ausdrückt.

Auf andere Weise kann man den Untersuchten täuschen: zeigt man ihm, daß die Gegenstände sich beim Vorsetzen eines Prismas verschieben, und perimetriert man mit vorgesetztem Prisma, so wird der Unerfahrene leicht angeben, daß sich das Gesichtsfeld gegenüber dem Zentrum nach der Seite der Prismakante verschoben hat, wodurch, wie KLAUBER (1917) gezeigt hat, die Unrichtigkeit der Angaben nachgewiesen erscheint.

Auch zur Entlarvung simulierter einseitiger Blindheit oder hochgradiger Amblyopie kann die Gesichtsfelduntersuchung herangezogen werden. CUIGNET (1870) hat die Untersuchung des Gesichtsfeldes empfohlen ohne Verdeckung des angeblich blinden Auges. Der unerfahrene Simulant wird entweder das Testobjekt im monokularen Teil des blinden Auges sehen oder auch sein Erscheinen erst in der Medianlinie angeben. In beiden Fällen ist er überführt, bzw. die Unrichtigkeit seiner Angaben erwiesen. Man könnte dieses Verfahren durch Anwendung des Prinzips von HIRSCHBERGER-SCHLÖSSER verbessern und aus dem Wettstreit der Gesichtsfelder Nutzen ziehen. Bei erfahrenen Simulanten wird man aber kaum auf Erfolg rechnen können, besonders wenn ein Auge herabgesetzte Sehschärfe hat, wodurch die Unterscheidung der Seheindrücke der beiden Augen voneinander erleichtert wird.

Ist eine starke Einengung des Gesichtsfeldes des schwachsichtigen Auges angegeben worden, so stellt man nach SCHMIDT-RIMPLER (1892) bei beiden offenen Augen am temporalen Rande des Gesichtsfeldes des schwachsichtigen Auges das Testobjekt fest und bringt vor dieses Auge ein Prisma von 30°. Wird außer dem zentralen Objekt auch das periphere doppelt gesehen, so ist nachgewiesen, daß auch ein um 15° außerhalb der zuerst angegebenen Gesichtsfeldgrenze gelegener Netzhautteil erregbar ist.

Die Verbindung der Untersuchung mittels des Perimeters mit der Anwendung von Prismen kann zum Nachweis falscher Angaben bei behaupteter einseitiger Blindheit oder Schwachsichtigkeit dienen, falls keine Schielablenkung besteht (LAUBER 1927). Man setzt dem Untersuchten vor das angeblich blinde oder schwachsichtige Auge ein starkes Prisma (16 bis 20°) mit der Kante nach oben, vor das andere Auge ein ebensolches Prisma mit der Kante nach unten, stellt den Perimeterbogen vertikal und das Testobjekt an das untere Ende des Bogens. Man verlangt die Angabe des Erscheinens des von unten kommenden Testobjekts. Wird es weit peripher gesehen, z. B. bei 70°, so ist das angeblich blinde Auge sehend. Verdeckt man nun dieses Auge, so kann man das nochmalige Erscheinen des Objekts viel näher zum Fixationspunkte feststellen und den Untersuchten dadurch überführen. Auch ohne Verdecken des „blinden" Auges ist der Untersuchte entlarvt, wenn er das Erscheinen eines zweiten Objekts angibt. Mutatis mutandis kann man diese Probe in jedem Meridian vornehmen. Die bei dieser Anordnung auftretende Täuschung ist um so zwingender, als beide Objekte, der Fixationspunkt und das Testobjekt, bei Betrachtung mit jedem Auge farbige Ränder aufweisen, und die Unterscheidung, mit welchem Auge gesehen wird, wirklich sehr schwer ist.

Verwendet man für die Untersuchung einen horizontalen Meridian, so führt den Untersuchten leicht folgender Umstand irre. Setzt man vor jedes Auge ein Prisma von 16 bis 20° mit der Kante nach innen, so sieht der Untersuchte gekreuzte Doppelbilder. Es ist ganz zweckmäßig, ihm Gelegenheit zu geben, sich davon durch Zuzwicken eines Auges in einem scheinbar unbewachten Augenblicke zu überzeugen. Ist z. B. das rechte Auge das angeblich blinde, so weiß der Untersuchte, daß er den linken Punkt (Fixationspunkt) nicht sehen darf. Nähert man nun das Testobjekt von der rechten Seite gegen die Mitte des Perimeterbogens, so erscheint es zuerst in der Nähe des rechts gesehenen Fixationspunktes, der, wie der Untersuchte weiß, vom linken Auge gesehen wird. Er wird daher ohne Bedenken das Erscheinen des Testobjekts angeben, hat sich aber dabei verraten, weil er das Objekt nur mit dem rechten Auge sehen kann. Die Doppelbilder stehen nämlich so weit (18°) voneinander, daß das dem rechten Auge zugehörige Bild des Testobjekts rechts vom Fixationspunkte erscheint, der vom linken Auge gesehen wird. Man kann für diesen Versuch auch den linsentragenden Teil des ROTschen Stereoskops verwenden.

Die amerikanischen Stereoskope eignen sich nur dann dafür, wenn die Scheidewand fehlt. Bei Verwendung der Stereoskopteile schützen die seitlichen Abblendungsvorrichtungen davor, daß das Testobjekt seitlich an den Gläsern vorbeigesehen wird. Es ist aus diesem Grunde zweckmäßig, sich eines Drehbrillengestelles zu bedienen, in dessen vorderen Rahmen die Prismen eingesetzt werden, während man in die hinteren Blenden einsetzt, die den Fassungen der Schutzbrillen ähnlich sind und sich an den Orbitalrand anlegen. Diese Blenden erleichtern die Durchführung des Versuches, sind aber nicht unerläßlich. Verwendet man Prismen von 32 mm Durchmesser, so kann man das Testobjekt für den Untersucher unsichtbar machen, wenn man es auf 50° vom Fixationspunkt bringt; es ist dann von der Basis des Prismas und der Fassung verdeckt.

Das beschriebene Verfahren kann auch folgendermaßen abgeändert werden: Man klebt auf das vor dem „blinden" Auge befindliche Prisma entsprechend seiner Kante einen Papierstreifen von 3 mm Breite. Es ist nun bei Verwendung eines in der Höhe verstellbaren Brillengestelles möglich, dieses so zu stellen, daß der Untersuchte durch den obersten Teil der Prismen blickt; dabei verdeckt das aufgeklebte Papier den Fixationspunkt für das „blinde Auge". Man kann auch ein Prisma verwenden, wie es in manchen älteren Brillenkästen vorhanden ist, bei dem der mittlere Teil poliert, die Randteile matt gehalten sind. Der Untersuchte sieht bei dieser Anordnung nur ein Bild (des Fixationspunktes) und kann sich davon überzeugen, daß er es mit dem linken, sehenden Auge wahrnimmt. Bewegt man nun das Testobjekt von unten hinauf, so erscheint es, wie erwähnt, dem Untersuchten bereits bei einer Stellung, ungefähr dem siebzigsten Grad entsprechend. Da der Untersuchte nur einen Fixationspunkt und ein Testobjekt sieht, wird er das Erscheinen des letzteren leicht angeben; er hat aber das Testobjekt mit dem rechten, angeblich blinden Auge gesehen.

Diese Versuchsanordnung läßt sich auch bei Horizontalstellung des Perimeterbogens anwenden, doch ergeben sich hier Schwierigkeiten wegen eventueller geringer latenter Abweichungen der Augen. Es ist daher nicht immer sicher, daß der Fixationspunkt nur dem „sehenden" Auge sichtbar ist; es kann leicht vorkommen, daß er von beiden Augen gesehen wird, wodurch sich die Bedingungen der ersten Versuchsanordnung ergeben. Es ist aus diesem Grunde vorsichtiger, die zweite Anordnung nur bei der Untersuchung im vertikalen Meridian anzuwenden.

A. v. SZILY sen. hat 1920 ein Verfahren angegeben, wobei er sich der MARIOTTEschen Flecke bedient. Drei runde, talergroße Flecke befinden sich in gleicher

Entfernung voneinander in einer Horizontalen. Bei Fixation der mittleren Marke aus entsprechender Entfernung fallen die anderen beiden Marken auf die blinden Flecke der entsprechenden Seite. Da sie sich aber auf sehenden Teilen der Netzhaut des anderen Auges abbilden, so werden alle drei gesehen. Hält man nun in der Medianebene des Kopfes eine genügend große Scheidewand, so kann bei gleicher Fixation des mittleren Fleckes ein einseitig Blinder nur die dem sehenden Auge entsprechende seitliche Marke sehen. Der Simulant wird die gleiche Behauptung aufstellen. Läßt man den Untersuchten sich den Marken so weit nähern, daß nur mehr die mittlere sichtbar ist, weil die seitliche sich auf der Papille abbildet, so nimmt man die Scheidewand fort. Werden nun drei Marken gesehen, so ist der Simulant entlarvt, wenn er die Marke zu sehen angibt, die auf der Seite des sehenden Auges sich befindet; diese Marke bildet sich auf der Papille des sehenden Auges ab, ist also für dieses unsichtbar; da ihr Bild aber auf einer sehenden Netzhautstelle des angeblich blinden Auges liegt, ist der Simulant überführt.

Literatur.

CUIGNET: Moyens de constatation de l'amblyopie ou de l'amaurose d'un œil. Rec. Mém. Méd., etc. mil. **1870, 320.**

v. HÖSSLIN, O.: Zum Nachweis der Simulation bei Hysterischen und Unfallkranken. Münch. med. Wschr. **1902, 1521.**

KLAUBER: Simulation und Aggravation zentraler Skotome. Dtsch. med. Wschr. **1917, 1346.** — KLIEN: Über die psychisch bedingten Einengungen des Gesichtsfeldes. Arch. Psychiatr. (D.) **42,** 359 (1907).

LAUBER, H.: Ein neues Verfahren zur Entlarvung simulierter einseitiger Blindheit oder Schwachsichtigkeit. Klin. Mbl. Augenhk. **78,** Beilageh. 197, Festschr. AXENFELD (1927).

NIEDEN, A.: Über Simulation von Augenleiden und die Mittel ihrer Entdeckung. Festschr. z. Feier d. 25jähr. Jubil d. ärztl. Ver. d. Reg.-Bez. Arnsberg. Wiesbaden: Bergmann 1893.

PICHLER: Über simulierte Gesichtsfeldeinengung. Graefes Arch. **94,** 227 (1917).

SCHMEIDT, H.: Einige Bemerkungen zu dem Vortrage BURCHARDTS „Über den Einfluß, die Sehschwäche und Kurzsichtigkeit auf die Militärdiensttauglichkeit haben". Dtsch. mil.-ärztl. Z. **1874,** 16. — SCHMIDT-RIMPLER, H.: Zur Simulation konzentrischer Gesichtsfeldeinengungen mit Berücksichtigung der traumatischen Neurosen. Dtsch. med. Wschr. **1892, 561.**

v. SZILY, A. sen.: Der blinde Fleck im Dienste der Entlarvung von Simulation einseitiger Blindheit. Klin. Mbl. Augenhk. **65,** 1 (1920).

VIII. Die Bedeutung von Gesichtsfeldausfällen für die Arbeitsfähigkeit und ihre versicherungstechnische Einschätzung.

In den meisten Fällen von Erkrankungen oder Verletzungen des Auges, der Sehbahn oder Sehzentren stellt die Herabsetzung der zentralen Sehschärfe den hauptsächlichen Grund der Beeinträchtigung der Arbeitsfähigkeit dar, wobei Gesichtsfeldausfälle als mitwirkendes Moment in Erscheinung treten. Nur selten kommen Fälle vor, wo erhebliche Gesichtsfeldstörungen ohne Beeinträchtigung der zentralen Sehschärfe sich arbeitshindernd geltend machen. Da man am gemeinsamen Gesichtsfeld einen großen binokularen Teil, der vom gemeinsamen Fixationspunkt in der Horizontalen nach beiden Seiten bis zu 60° reicht, und zwei monokulare Halbmonde, die von der Grenze des binokularen nach außen bis zur absoluten Grenze des Gesichtsfeldes reichen, unterscheiden muß, ergibt sich von selbst, daß der Verlust der Sehfähigkeit des einen Auges das gemeinsame Gesichtsfeld um den monokularen Halbmond des erblindeten Auges vermindert und gleichzeitig den binokularen Sehakt in einen monokularen umwandelt, wodurch die Stereoskopie aufgehoben wird. Die durch den Verlust der Sehfähigkeit des einen Auges herbeigeführte Verminderung der Leistungsfähigkeit des Sehorgans wird zum großen Teil durch Veränderung des Gesichtsfeldes und im Gesichtsfelde bedingt. Es wird das Gesichtsfeld quantitativ kleiner und die Funktion des übriggebliebenen Restes des Gesichtsfeldes wird qualitativ verringert. Diese Einbuße an Quantität und Qualität der Sehleistung wirkt sich in einzelnen Berufen ganz verschieden aus. Im allgemeinen spielt die Verkleinerung des Gesichtsfeldes keine allzu große Rolle, sie macht sich aber dort bemerkbar, wo eine rasche Orientierung notwendig ist, z. B. bei Tätigkeit an verkehrsstarken Orten oder in Räumen mit zahlreichen in Betrieb befindlichen Maschinen.

Die homonyme Hemianopsie bewirkt in mancher Beziehung eine viel schwerere Beeinträchtigung der Arbeitsfähigkeit als der Verlust eines Auges. Das summarische Gesichtsfeld ist nur halb so groß wie das normale, während bei Erblindung eines Auges die Ausdehnung des Gesichtsfeldes nur ungefähr um ein Sechstel gegenüber der Norm vermindert ist. Es ist daher bei der homonymen Hemianopsie die Schwierigkeit der Orientierung viel größer als bei einseitiger Erblindung. Nicht nur ist die freie Beweglichkeit an Orten mit starkem Verkehr außerordentlich behindert, sie tritt besonders in unbekannten Räumen zutage, und sie erschwert viele Verrichtungen oder macht sie sogar unmöglich. MOOREN (1891) bespricht den Fall eines Fuhrknechtes, der infolge einer homonymen Hemianopsie seine Pferde nicht übersehen konnte und Gefahr lief, unter die Räder seines eigenen Wagens zu geraten. Auch im Baugewerbe, in der Landwirtschaft, in sehr vielen Industrieberufen und im öffentlichen Verkehr sind die homonym Hemianopischen leistungsunfähig. Eine schwere Behinderung besteht auch im Lesen. Bei linksseitiger Hemianopsie kommt es nicht so selten vor, daß der Lesende Schwierigkeiten hat bei Beendigung einer Zeile den Anfang der nächsten zu finden. Diese Störung ist aber viel geringer als die bei rechtsseitiger Hemianopsie auftretende, weil hier wohl der Beginn der Zeile sichtbar ist, aber die Verfolgung derselben und der rasche Überblick über sie hochgradig erschwert ist. Wohl fällt es manchen Hemianopikern leicht zu lesen, wenn sie die Schrift vertikal halten, d. h. der Beginn der Zeile oben gehalten wird. Diese Haltung hat den Vorteil, daß die folgenden Zeilen innerhalb des linken, sehenden Teiles des Gesichtsfeldes liegen (SACHS 1930). Beim Schreiben sind die linksseitigen Hemianopiker oft deshalb stärker beeinträchtigt, weil sie den Beginn der nachfolgenden Zeile schwer finden; die rechtsseitig Hemianopischen belästigt dagegen mitunter die Störung, daß sie den rechten Rand des Papiers nicht sehen und die Zeile nicht rechtzeitig abbrechen. Jedenfalls bedingt die homonyme Hemianopsie eine schwere Beeinträchtigung der Arbeits- und Erwerbsfähigkeit. Die bitemporale Hemianopsie ruft eine Verkleinerung des summarischen Gesichtsfeldes hervor, indem jede der beiden erhaltenen nasalen Gesichtsfeldhälften vom Fixationspunkt nur bis 60° in der Horizontalen nach rechts, bzw. links reicht, somit beträgt in der Horizontalen die Ausdehnung des summarischen Gesichtsfeldes 120°. Es gelten daher in noch höherem Grade die Störungen, die bei Verlust der Sehfähigkeit eines Auges besprochen wurden, denn quantitativ ist das Gesichtsfeld noch stärker beeinträchtigt als bei Erblindung eines Auges, weil es im horizontalen Meridian nur eine Ausdehnung von 120° hat, gegenüber den 150° bei Besitz eines einzigen normalen Auges, und die Stereoskopie bis auf einen kleinen zentralen Teil aufgehoben und daher praktisch nicht verwertbar ist.

Es ist selbstverständlich, daß jede Störung des Gesichtsfeldes bei Einäugigkeit besonders empfunden wird, während bei bitemporaler Hemianopsie sich manche

Kranke kaum einer Störung bewußt sind. Bemerken die Einäugigen die Gesichtsfeldstörung häufig nicht, so tun es die mit homonymer Hemianopsie Behafteten
ausnahmslos. Der Einäugige mit Ausfällen im Gesichtsfelde des einzigen Auges
kann durch sie außerordentlich schwer gestört werden.

Ein einseitiges Zentralskotom wird oft nicht bemerkt, falls es nicht positiv
ist. Je nach Beeinträchtigung der zentralen Sehschärfe wird die Störung in
Erscheinung treten. In der Regel hört die Stereoskopie des Sehens auf, wenn
die Sehschärfe des einen Auges unter 1/6 sinkt (AXENFELD 1905); sie kann daher
bei relativem Zentralskotom für Farben, ja, gelegentlich sogar bei absolutem
Zentralskotom für Farben noch erhalten sein. Die Größe des Zentralskotoms
spielt hier gleichfalls eine Rolle. Ein beiderseitiges Zentralskotom beeinträchtigt
die Arbeitsfähigkeit wegen der gleichzeitigen Herabsetzung der zentralen Sehschärfe bedeutend. Ringskotome werden von den Kranken selten als störend
bemerkt; wichtig ist dagegen die beiderseitige konzentrische Gesichtsfeldeinschränkung, wie sie bei mitunter noch guter zentraler Sehschärfe bei tabischem
Sehnervenschwund oder bei Retinitis pigmentosa vorkommt. Es wird bei der
Beurteilung hochgradiger zentraler Gesichtsfeldeinschränkungen oft kritiklos
vorgegangen, indem vergessen wird, daß die Gesichtsfeldgrenzen für eine bestimmte Objektgröße wohl hochgradig eingeengt sein, dabei für größere Reizobjekte eine beträchtliche Ausdehnung aufweisen können. In einem Fall von
Retinitis pigmentosa waren die Gesichtsfeldgrenzen für Weiß 10/330 auf 10°
eingeengt, bei Untersuchung mit 50/330 lagen die Gesichtsfeldgrenzen bei 30°,
und es ließ sich ein großer Bezirk außen unten nachweisen. Es war mir und den
Kollegen der Klinik nicht recht verständlich gewesen, wieso die Patientin mit
einem Gesichtsfeld von nur 10° Ausdehnung sich in den Straßen von Wien frei
bewegen konnte. Wir hatten damals gewohnheitsmäßig das Gesichtsfeld nur mit
einem Weißobjekt aufgenommen, wußten daher nicht, daß die Gesichtsfeldgrenzen für größere Testobjekte ausgedehnter waren. Bedenkt man nun, daß
Menschen und Fuhrwerke in Entfernungen, bei denen man ihnen ausweichen
muß, noch viel größere und dazu bewegte Reizobjekte darstellen, so wird man
es nicht wundernehmen, daß manche Kranke mit „hochgradiger Gesichtsfeldeinengung" sich verhältnismäßig leicht frei bewegen können, besonders, wenn die
Funktion nur langsam im Laufe der Jahre abgenommen hat. In den außerhalb
der „Gesichtsfeldgrenzen" liegenden Teilen des Gesichtsfeldes ist eben nicht
jede Funktion erloschen, sondern nur das gebotene Reizobjekt ist unterschwellig.
Eine solche „wissenschaftliche" Gesichtsfeldaufnahme kann irreführend sein
und ist es auch oft, wenn sie kritiklos aufgenommen wird. Natürlich gibt es
auch Gesichtsfeldeinengungen, bei denen der Abfall der Funktion an den Grenzen
ein so steiler ist, daß die Isopteren für gewöhnlich benutzte Reizobjekte mit
denen für die größten Objekte beinahe oder vollständig zusammenfallen.

Für den Arzt, der sich lediglich mit Krankenbehandlung beschäftigt und keine
Gutachtertätigkeit zu verrichten hat, liegen die Verhältnisse in bezug auf das
Gesichtsfeld und die Ausfälle desselben für die Beurteilung der Lage seiner
Kranken verhältnismäßig einfach. Für den Begutachter, der die Herabsetzung
der Arbeits- und Erwerbsfähigkeit zahlenmäßig bewerten soll, bietet die Beurteilung der Gesichtsfeldausfälle große Schwierigkeiten. Seitdem SCHRÖTER
(1891) zuerst die Bedeutung der Gesichtsfeldstörungen für die Erwerbsfähigkeit
rechnerisch auszudrücken versucht hat, sind verschiedene Ansichten über
die Abschätzung der Einbuße an Arbeitsfähigkeit bekannt geworden. SCHRÖTER
teilte das Gesichtsfeld in drei Zonen ein, die erste, von der Peripherie bis zum
Parallelkreis von 60°, schätzte er mit 1, die zweite, zwischen den Parallelkreisen
von 30 und 60°, mit 2, und die 30° um den Fixationspunkt liegenden Teile mit

3 ein. Man mußte darnach den Wert des ganzen summarischen Gesichtsfeldes mit 12 beziffern. Das äußere Drittel des Gesichtsfeldes, d. h. nur der temporale Halbmond, wurde mit $^1/_{12}$ nach oben abgerundet auf 10% eingeschätzt. Dieser Ansicht schließt sich auch GROENOUW (1896) an, weist aber auf die Notwendigkeit verschieden hoher Einschätzung des Verlustes eines Auges hin, falls das Gesichtsfeld des erhaltenen Auges durch Tieflage des Auges oder besonders hohen Nasenrücken innen nicht bis 60° reicht. MAGNUS (1894) hatte die SCHRÖTERsche Teilung beibehalten, bewertete aber alle Teile des Gesichtsfeldes gleich, wozu er die Zustimmung der Fachgenossen nicht finden konnte. Er war der Ansicht, daß eine Gesichtsfeldeinschränkung erst dann als entschädigungspflichtig anzusehen sei, wenn die Grenzen innerhalb der von HAAB (1893 als unterste Grenzen des normalen Gesichtsfeldes angegebenen liegen. Diese waren für das monokulare Gesichtsfeld außen 70°, oben 40°, innen 45° und unten 65°; beim binokularen außen 70°, oben 40°, unten 65°. GROENOUW (l. c.) und MASCHKE (1899) hielten eine konzentrische Einengung des Gesichtsfeldes um 15° bis 20° praktisch bedeutungslos und daher nicht entschädigungswert. AMMAN (1900) nahm an, daß die Gesichtsfeldausfälle an einem Auge innerhalb der Grenzen des binokularen Gesichtsfeldes praktisch keine Störungen verursachen, dagegen Störungen wohl zu verzeichnen sind, wenn der temporale Halbmond ausgefallen ist oder der Ausfall über die Ausdehnung des temporalen Ausfalles hinausgeht. MAGNUS schätzte hochgradige konzentrische Gesichtsfeldeinschränkung des einen Auges bei normaler Funktion des anderen Auges mit 3% ein, was AXENFELD (1904) wegen Störung der Stereoskopie für Berufe mit höheren optischen Anforderungen mit Recht als zu gering betrachtet hat. In bezug auf beiderseitige hochgradige Gesichtsfeldeinengung besteht keine Einigkeit. Bei einer Einschränkung bis auf 5° nahm SCHRÖTER 25% Erwerbsfähigkeit an, während MAGNUS und MASCHKE vollständige Erwerbsunfähigkeit annahmen. Für die Wertung solcher Gesichtsfeldausfälle sind die oben gemachten Bemerkungen über konzentrische Einengung zu berücksichtigen; da bei Hysterie, Neurasthenie und traumatischen Neurosen die konzentrische Gesichtsfeldeinengung für die unbewußte Perzeption nicht besteht, so hat sie praktisch keine Bedeutung und kann daher nicht als entschädigungspflichtig betrachtet werden. Solche Kranke mit hochgradiger konzentrischer Gesichtsfeldeinengung bei der Aufnahme des Gesichtsfeldes am Perimeter bewegen sich frei herum, sind also durch die Gesichtsfeldeinengung nicht praktisch gestört. Daher kann für dieses Symptom an und für sich keine Entschädigung zugesprochen werden, wenn auch die Krankheit als solche als entschädigungspflichtig anerkannt werden müßte.

Periphere Skotome eines Auges im Bereich des binokularen Gesichtsfeldes bewirken nur dann eine Störung, wenn sie nahe dem Fixationspunkte liegen und dadurch das stereoskopische Sehen bei feinen Arbeiten stören. Ein umschriebenes kleines Zentralskotom bei freier Peripherie dürfte mit 10 bis 20% Erwerbsfähigkeit je nach dem Berufe richtig bewertet werden. Verbindet sich ein Zentralskotom mit peripherer Einengung, so wird je nach der Ausdehnung des letzteren ein Übergang zur vollständigen einseitigen Erblindung geschaffen. Die Abschätzung doppelseitiger Zentralskotome wird hauptsächlich durch Verminderung der zentralen Sehschärfe im Verhältnisse zu dieser gutachtlich zu bewerten sein. Der Ausschuß der Amerikanischen Ophthalmologischen Gesellschaft (1912) hat die Entschädigung für Gesichtsfeldeinengungen folgendermaßen bewertet: Wurde der Betrag oder die Rente für den Verlust eines Auges mit 100 angenommen, so sind für die Einengung des Gesichtsfeldes bis 60° 2% zuzuerkennen. Bei zunehmender Einengung steigt der Hundertsatz, um bei Einengung bis 5° mit 25% bewertet zu werden. Die Minorität desselben Ausschusses will eine Einengung bis 55° mit 17% entschädigt sehen und läßt die Entschädigung ansteigen, bis bei Einengung auf 5° 100% erreicht wird. Es wird somit die Gesichtsfeldeinschränkung bis zu 5° ebenso hoch bewertet wie der vollständige Verlust eines Auges.

Homonyme Hemianopsie wurde von MAGNUS (l. c.) mit 32%, von BERRY (1893) mit 33^1/$_3$%, ebenso von UHTHOFF (1916) bewertet. Angesichts der schweren Störung durch homonyme Hemianopsie scheint den meisten Gutachtern diese Einschätzung als zu gering und schematisch, falls nicht zwischen links- und rechtsseitiger Hemianopsie unterschieden wird. Schon SCHRÖTER (1891) hatte diesen Unterschied gemacht, indem er die linksseitige Hemianopsie mit 30^0/$_0$, die rechtsseitige Hemianopsie mit 45% bewertete. PERCIVAL (1899) schätzte die linksseitige Hemianopsie mit 33^1/$_3$^{0}/$_0$, die rechtsseitige mit 50% ein. GROENOUW bewertet die homonyme Hemianopsie mit 45 bis 60%. SCHLEICH (1916) hat sich gegen die Bewertung der homonymen Hemianopsie mit 33% als viel zu gering ausgesprochen. Die bitemporale Hemianopsie wird von SCHRÖTER, MAGNUS, GROENOUW, MASCHKE und CÖPPEZ (1928) mit 20% angenommen, während v. GROLMAN (1897) den Wert von dem Berufe des Betroffenen abhängig macht. Genaue zahlenmäßige Angaben hat BRACCI-TORSI (1933) auf Grund von Vorschlägen von VALENTI aufgestellt. Bei Einäugigen wird die konzentrische Einengung des Gesichtsfeldes folgendermaßen bewertet:

Einengung	bis	60°	(von außen)	wird	entschädigt	mit	40%
„	„	50°	„	„	„	„	50%
„	„	40°	„	„	„	„	60%
„	„	30°	„	„	„	„	70%
„	„	20°	„	„	„	„	75%
„	„	10°	„	„	„	„	80%

Bei Zweiäugigen und konzentrischer Einengung des Gesichtsfeldes an beiden Augen ist die Bewertung folgendermaßen vorzunehmen:

Einengung	bis	60°	(von außen)	wird	entschädigt	mit	10%
„	„	50°	„	„	„	„	25%
„	„	40°	„	„	„	„	35%
„	„	30°	„	„	„	„	45%
„	„	20°	„	„	„	„	55%
„	„	10°	„	„	„	„	65%

Ist das Gesichtsfeld nur eines Auges eingeschränkt, so ist die Bewertung folgendermaßen vorzunehmen:

Einengung	bis	50°	(von außen)	wird	entschädigt	mit	5%
„	„	40°	„	„	„	„	10%
„	„	30°	„	„	„	„	15%
„	„	20°	„	„	„	„	20%
„	„	10°	„	„	„	„	25%

Bei ein- oder doppelseitiger nasaler Hemianopsie von 30° abwärts, bei Erhaltensein der temporalen Netzhauthälften und des binokularen Gesichtsfeldes wäre ein Drittel der Werte der Tabellen II und III einzusetzen. Liegt bitemporale Hemianopsie vor, so sind dieselben Tabellen auf zwei Drittel herabgesetzt anzuwenden, falls die Einschränkung von 60° bis 10° reicht. Bei homonymer Hemianopsie, sowohl rechtsseitiger als auch linksseitiger, und bei unterer Hemianopsie ist die Einbuße an Arbeitsfähigkeit mit 50% zu bewerten. Bei Zentralskotomen muß individualisiert werden, doch sollen die Werte unter denen bei Hemianopsie liegen. Bei einseitigem Zentralskotom wird eine Entschädigung von $25^0/_0$ bis $30^0/_0$ vorgeschlagen, bei beiderseitigem Zentralskotom eine solche von $60^0/_0$ bis 70%. Einengung des Gesichtsfeldes auf mehr als 10° wird der Erblindung des Auges gleichgesetzt.

GENET (1916) teilt jedes Gesichtsfeld in zehn gleiche Teile, so daß die Gesichtsfelder beider Augen 20/10 betragen. Ist die zentrale Sehschärfe erhalten, so wird die einfache Hemianopsie mit 10/10 bewertet, also gleich dem Verlust eines Auges, d. h. die Entschädigung beträgt 30%. Quadrantenausfälle von hemianopischem Typus und hemianopische Skotome, die weniger als das halbe Gesichtsfeld ausmachen, werden auf Grund der Zehntel des Gesichtsfeldes (3%) bewertet. Ist jedoch der Ausfall größer als das halbe Gesichtsfeld, so wird jedes Zehntel mit 7% bewertet, weil die übriggebliebene Gesichtsfeldhälfte 70% Wert besitzt. Geht man von der Annahme aus, daß der Verlust eines Auges mit 30% bewertet wird, so hat das verbliebene Auge den Wert von 70%. Jedes Zehntel des Gesichtsfeldes dieses Auges ist daher 7% wert im Gegensatz zu den Zehnteln des Gesichtsfeldes eines Auges bei normalem Zustande des andern, wo jedes Zehntel mit 3% bewertet werden soll.

Eine aus MORAX, MOREAU und GENET bestehende Kommission der französischen Ophthalmologischen Gesellschaft hat 1916 einen Bericht erstattet, auf den BEAUVIEUX (1916/17) sich stützt. Da die temporalen Gesichtsfeldhälften sich zu den nasalen ungefähr wie 2 : 1 verhalten, wird die nasale Gesichtsfeldhälfte mit 12, die temporale mit 24 bewertet. Daher besitzt jeder nasale Quadrant den Wert von 6%, jeder temporale den von 12%. Untere Hemianopsie eines Auges würde daher mit 18% zu entschädigen sein. Übergreifen eines Ausfalles auf einen benachbarten Quadranten muß abgeschätzt werden; Ausfall von zwei Dritteln eines Quadranten wird als Ausfall des ganzen Quadranten betrachtet.

Die Schemata geben die Auffassungen wieder, die in der Aussprache über das Referat vorgebracht wurden. Es offenbart sich in den Ansichten die Neigung, den äußeren und unteren Teilen des Gesichtsfeldes größeren Wert zuzuschreiben als den oberen und nasalen. Dies erschien vollständig berechtigt.

Die verschiedenen vorgeschlagenen Arten der Bewertung der einzelnen Teile des Gesichtsfeldes können dem Begutachter nützliche Anhaltspunkte für seine Tätigkeit geben.

Literatur.

AMMAN, E.: Die Begutachtung der Erwerbsfähigkeit nach Unfallverletzungen des Sehorgans. München: Lehmann 1900. — Zur Kenntnis der Erwerbsverhältnisse der Augeninvaliden. Z. Augenhk. 8, 539 (1902). — AXENFELD, TH.: Die Unfallentschädigung in der Augenheilkunde. 10. Internat. Kongr. Luzern 1904. A. 61.

BEAUVIEUX: Les troubles visuels dans les blessures par coup de feu de la sphère visuelle corticale ou des radiations optiques. Arch. Ophtalm. (Fr.) 35, 625 (1916/17). — BECKER: Anleitung zur Bestimmung der Arbeits- und Erwerbsfähigkeit nach Verletzungen. 4. Aufl., S. 55. Berlin 1892. — Der Entschädigungsanspruch des Arbeiters bei Augenverletzungen. Arbeitsversorgung, S. 1. Düsseldorf 1901. — BERRY: The relation between visual acuity and visual efficiency. Ophthalm. Rev. (Am.) 1893, 155, u. Trans. ophthalm. Soc. U. Kingd. 13, 223 (1893). — BLACK, N. M., A. C. SNELL, J. PATTON a. H. S. GRADLE: Report of committee on compensation for eye injuries. Trans. amer. Ophthalm. Soc. 24, 385 (1926). — BRACCI-TORSI, H.: Sui criteri d'indennizzo globale nei dannegiamenti da infortunio della funzione visiva. Ann. Ottalm. 61, 461 (1933). — BRANDENBURG: Über Augenverletzungen in landwirtschaftlichen Betrieben. Z. Augenhk. 5, 345 (1901). — BRAUNSTEIN: Über die Verminderung der Erwerbsfähigkeit bei Augenverletzungen. 8. PIROGOFFscher Kongr. Z. Augenhk. 7, 486 (1902).

COPPEZ, H.: Hémianopsie bitemporale traumatique. Évaluation de la dépréciation permanente. Bull. Soc. belge Ophtalm. 57, 122 (1928). — CRAMER, E.: Die

Verletzungen und Berufskrankheiten des Auges einschließlich ihrer Entschädigungen. Kurzes Handb. d. Ophthalm. 4, 434 (1931).

GENET, L.: Hémianopsie d'origine corticale, évaluation des invalidités. Ann. Ocul. (Fr.) 153, 153 (1916). — GROENOUW: Anleitung zur Berechnung der Erwerbsfähigkeit bei Sehstörungen. Wiesbaden: Bergmann 1896. — Über die Beurteilung der Erwerbsfähigkeit bei Sehstörungen. Ärztl. Sachverst.-Ztg. 3, 196 (1897). — Referat und Kritik des AMMANschen Buches. Ärztl. Sachverst.-Ztg. 5, 441 (1900). — Sehstörungen und Invalidenversicherungsgesetzgebung. Klin. Mbl. Augenhk. 43, Beilageh. 1, (1905). — v. GROLMAN: Der gegenwärtige Stand der Unfallentschädigungsfrage bei Augenverletzungen. Z. prakt. Ärzte 1897, Nr. 17, 20, 21.

HAAB: Die wichtigsten Störungen des Gesichtsfeldes. Augenärztl. Unterrichtstafeln v. MAGNUS, V. 1893. — HEINE, L.: Grundsätzliches zur Frage der Minderung der Erwerbsfähigkeit. Med. Klin. 1921/2, 1379. — HENDERSON, TH.: On the physiological night-blindness of the one eyed. Trans. ophthalm. Soc. U. Kingd. 42, 371 (1922). — HUMMELSHEIM: Über die Frage der Werteinschätzung des Verlustes, bzw. der Sehschädigung eines Auges. Ref. Vers. Rhein.-Westphäl. Augenärzte. Ophthalm. Klin. u. Klin. Mbl. Augenhk. 42, 265 (1902).

LEWIS, F. P.: A decimal percentage scale for visual losses. Med. J. a. Rec. (Am.) 127, 581 (1928).

MAGNUS: Leitfaden für Begutachtung und Berechnung von Unfallbeschädigung der Augen, 2. Aufl. Breslau: J. Kern 1897. — Stellungnahme des deutschen Reichsversicherungsamtes zur Abschätzung des Verlustes eines Auges nach Prof. Doktor MAGNUS. Ärztl. Sachverst.-Ztg. 2, 38 (1897). — Die Einäugigkeit in ihren Beziehungen zur Erwerbsfähigkeit. Breslau: J. Kern, u. Ärztl. Sachverst.-Ztg. 2, 85, 165 (1897). — Die Untersuchung der optischen Dienstfähigkeit des Eisenbahnpersonals. Breslau: J. Kern 1898. — MASCHKE: Die augenärztliche Unfallpraxis. Wiesbaden: Bergmann 1899. — MEHL, W.: Rating losses of industrial vision under the New-York State compensation law. Med. Rec. (Am.) 101, 145 (1922). — MOOREN: Die Sehstörungen und Entschädigungsansprüche der Arbeiter. Düsseldorf: Hagel, u. Klin. Mbl. Augenhk. 28, 336, 503 (1891).

PERCIVAL: Relation between visual acuity and efficiency. Ophthalm. Rev. (Am.) 1899, 211.

Report of the committee on estimating compensation for eye injuries. — Majority report. Trans. Sect. Ophthalm. Amer. med. Assoc. 73, ann. sess. St. Louis 22.—26. Mai 1922, 377. — Minority report. Trans. Sect. Ophthalm. Amer. med. Assoc. 73 ann. sess. St. Louis 22.—28. Mai 1922, 344.

v. SCHLEICH, G.: Erwerbsbeschränkung bei gleichseitiger Hemianopsie. Klin. Mbl. Augenhk. 58, 507 (1916). — SCHROETER: Unfallschädigungen des Sehvermögens und ihre Abschätzung. Antrittsvorlesung am 11. Juli 1891 zu Leipzig. Edelmann 1891.

UHTHOFF: Beiträge zur Gutachten-Tätigkeit des Ophthalmologen bei Kriegsteilnehmern. Klin. Mbl. Augenhk. 58, 480 (1916). — Diskussionsbemerkung zum Vortrag über Augenspiegelbefunde bei Schädelschüssen von BEST. Vers. ophthalm. Ges. Heidelberg 40, 107 (1916).

Namenverzeichnis.

Die Namen BAAS, OLE BULL, L. C. PETER, H. M. TRAQUAIR, MALBRÁN im Text ohne Jahreszahl beziehen sich auf folgende Werke der Genannten:

K. BAAS: Das Gesichtsfeld. Stuttgart: Encke, 1896.

OLE BULL: Perimetrie. Bonn, 1895.

LUTHER C. PETER: The principles and practice of perimetry. New York, 1923.

H. M. TRAQUAIR: An introduction to clinical perimetry. London: H. Kipton, 1938.

J. MALBRÁN: Campo visual normal y patologico, 2. Aufl. Buenos Aires: Il Ateneo, 1936.

Sachverzeichnis.

In der Sammlung

Augenheilkunde der Gegenwart

erschienen bis zum Frühjahr 1944 ferner

Band 1: *Einführung in die physiologische Optik.* Von Professor Dr. Armin von Tschermak-Seysenegg, Prag. Mit 106 Abbildungen im Text. VIII, 184 Seiten. 1942.

Zweite Auflage in Vorbereitung.

Band 2: *Sehorgan und innere Sekretion.* Von Professor Dr. Karl Velhagen, Direktor der Universitäts-Augenklinik Greifswald. Mit 102 zum Teil farbigen Abbildungen im Text. IX, 260 Seiten. 1943. Zweite Auflage in Vorbereitung.

Berichtigungen.

S. 21, Zeile 14 von oben lies: nasaler unterer Gesichtsfeldquadrant, statt: nasaler unterer Netzhautquadrant.

S. 21, Zeile 4 von unten lies: der Netzhaut, statt: des
Gesichtsfeldes.

S. 33, Zeile 1 von oben lies: Punktsehschärfen, statt:
Punktsehschärfe.

S. 122, Zeile 6 von oben lies: Gesichtsfelder aufzuzeichnen
erlauben, statt: Gesichtsfeldes erlauben.

S. 125, Zeile 1 von oben lies: Untersucher, statt: Untersuchte.

S. 372, Zeile 23 von oben lies: VINCENT, PUECH, statt:
VINCENT PUECH.